健康食品 取扱マニュアル

消費者へのより良い健康食品の提供を目指して

東京都福祉保健局・東京都生活文化局 編

第7版

薬事日報社

編集にあたって

　健康であることは、より良い人生を送るために最も大切なことです。健康を維持するための重大な要素である「食品」には、単に食欲を満たすだけでなく、健康増進を目的とした様々な付加価値が求められるようになっています。

　このような状況の中で、健康によいと称して販売される健康食品は、店頭販売やインターネット、カタログ等の通信販売などにより、手軽に入手でき、多くの消費者に日常的に利用されるようになってきています。

　しかし、利用が広がる一方で、健康食品との関連が疑われる健康被害や、健康食品を過信し、治療を中断したことによる疾病の悪化等の被害も報告されています。また、消費者の健康志向の高まりを逆手にとったキャッチセールスやマルチまがい商法に利用される場合もあり、販売方法等をめぐる苦情・相談が東京都や区市町村の消費者相談窓口に多数寄せられています。

　このような健康食品の問題に対し総合的な対応を図るため、東京都は、平成8年10月に健康食品の関係する法令を所管する部署が連携し、一体的な施策を協議する場として、「健康食品対策推進連絡会」を設置しました。この「健康食品対策推進連絡会」では、都民・事業者向け印刷物の発行、ホームページによる広報、試買品の調査・検査、講習会の開催などを行っています。健康食品の関係法令を網羅した解説書である本書も「健康食品対策推進連絡会」が編集したものです。

　本書は、平成10年に発刊して以降、改訂を重ねてきました。平成27年4月に食品表示法及び同法に基づく食品表示基準が施行され、機能性表示食品の制度が新設されました。今回、このことによる関係法令の改正などを踏まえ、薬事日報社より「健康食品取扱マニュアル第7版」として出版したものです。

　また、平成27年12月に内閣府食品安全委員会　いわゆる「健康食品」の検討に関するワーキンググループが発信した「いわゆる『健康食品』に関するメッセージ」、平成28年3月に東京都が報道発表した「健康食品の利用に関する消費者調査について」の概要も収載しています。

　本書が、健康食品を取り扱う事業者の皆様の御理解を深めていただく一助になることを期待しております。

平成28年11月

東京都福祉保健局
東京都生活文化局

本 書 の 構 成 等

1 本書は、「解説編」、「資料編」の2編で構成されています。

2 「解説編」は、第1章「総論」、第2章「製造・輸入・販売に係る規制等」、第3章「製品に係る規制等」、第4章「表示・広告に係る規制等」及び第5章「保健機能食品」の5章で構成されています。

3 第1章「総論」では、健康食品に関係する主な法令等の概要について解説いたしました。

4 第2章「製造・輸入・販売に係る規制等」、第3章「製品に係る規制等」、第4章「表示・広告に係る規制等」、第5章「保健機能食品」では、各項目に関連する法令等について総合的に解説しております。

5 「資料編」は、健康食品に関連する法令及び通知等で構成されております。

6 なお、本書に使用した略語は次のとおりです。
医薬品、医療機器等の品質、有効性及び安全性の確保等に関する法律
　　……医薬品医療機器等法
不当景品類及び不当表示防止法……景品表示法
特定商取引に関する法律……特定商取引法
農林物資の規格化等に関する法律……JAS法
東京都消費生活条例……消費生活条例

これから健康食品を取り扱おうとされる方へ

　健康食品を製造・販売・輸入等する際、①許可等を受けているか、②原材料は食品に使用できるものか、③表示・広告は適切か等、注意しなければならない事項があります。以下によくある質問と、該当事項を記載したページ数を示しましたので、目次代わりにご活用ください。

よくある質問		該当ページ
一般的事項		
□健康食品に定義はありますか？		5
□健康食品を取扱う際、知っておくべき法律は何ですか？		6
流通		
□健康食品を製造・販売・輸入するには許可が必要ですか？	製造・販売	15
	輸入	20
□不適正な販売方法について規制があると聞いたのですが…	特定商取引法の規制	23
	消費生活条例の規制	40
原材料、製品及び容器包装		
□品質や製造方法に関する決まりはありますか？	規格基準	47
□原材料に使えないものはありますか？	食品添加物（指定外のもの等）	51
	医薬品成分	51
□錠剤やカプセルなど、食品の形状についてはどうですか？	医薬品的かどうか	56
表示・広告		
□一括表示に必要な事項を教えてください	一括表示	75
□栄養成分表示の決まりはありますか？	食品表示基準	100
□表示・広告してはいけないことはありますか？	医薬品的な効果・効能の禁止	126
	虚偽・誇大な表現の禁止（健康増進法）	137
□健康食品に機能等を表示することは一切認められませんか？	特定保健用食品	140
	機能性表示食品	141
	栄養機能食品	142
	保健機能食品以外の健康食品（いわゆる健康食品）	142
	虚偽・誇大な表現の禁止（景品表示法）	143
特別用途食品、保健機能食品の取扱い		
	栄養機能食品	165
	機能性表示食品	172
	特定保健用食品	179
	特別用途食品	185

目　次

- 編集にあたって ……………………………………………………………………… I
- 本書の構成等 ………………………………………………………………………… III
- これから健康食品を取り扱おうとされる方へ …………………………………… V
- 解説編索引 …………………………………………………………………………… XI

解　説　編

第1章　総　論

- 1　健康食品の位置づけ …………………………………………………………… 5
- 2　健康食品に関係する主な法令 ………………………………………………… 6
  - (1) 各種法令との関係 ………………………………………………………… 6
  - (2) 食品衛生法の概要と関与 ………………………………………………… 6
  - (3) 食品表示法の概要と関与 ………………………………………………… 7
  - (4) 健康増進法の概要と関与 ………………………………………………… 8
  - (5) 医薬品医療機器等法の概要と関与 ……………………………………… 9
  - (6) 景品表示法の概要と関与 ………………………………………………… 10
  - (7) 特定商取引法の概要と関与 ……………………………………………… 11
  - (8) 消費生活条例の概要と関与 ……………………………………………… 11
  - (9) JAS法の概要と関与 ……………………………………………………… 12

第2章　製造・輸入・販売に係る規制等

- 1　東京都における食品関係営業者の許可等の手続き ………………………… 15
  - (1) 営業許可 …………………………………………………………………… 15
  - (2) 営業許可の手続き ………………………………………………………… 16
  - (3) 営業施設の基準 …………………………………………………………… 17
  - (4) 輸入時の手続き …………………………………………………………… 20
- 2　販売方法に係る規制 …………………………………………………………… 23
  - (1) 特定商取引法で規制の対象としている販売形態 ……………………… 23
  - (2) 特定商取引法の規制概要 ………………………………………………… 36
  - (3) その他 ……………………………………………………………………… 39
- 3　Q&A ……………………………………………………………………………… 42

第3章　製品に係る規制等

- 1　製品に係る規制 ………………………………………………………………… 47
  - (1) 食品の規格基準 …………………………………………………………… 47

(2) 器具容器包装の規格基準 ································· 50
　　(3) 新開発食品等の暫定流通禁止措置 ··················· 50
　2　原材料成分 ··· 51
　　(1) 食品添加物 ·· 51
　　(2) 医薬品成分 ·· 51
　3　形状 ·· 56
　　(1) 形状が規制される理由 ···································· 56
　　(2) 医薬品的な剤型の判断 ···································· 56
　4　Q&A ··· 57

第4章　表示・広告に係る規制等

　1　健康食品の表示に係る規制等 ································ 63
　　(1) 各法律の関与 ··· 63
　2　食品表示法による表示 ··· 65
　　(1) 食品表示法及び食品表示基準について ············ 65
　　(2) 加工食品の表示 ··· 71
　3　栄養成分表示（保健機能食品を除く） ················ 100
　　(1) 栄養成分表示の概要 ······································ 100
　　(2) 食品表示基準における栄養成分表示適用の範囲 ·· 100
　　(3) 表示方法 ·· 106
　　(4) 栄養強調表示 ·· 114
　4　その他の表示事項（参考） ································ 124
　　(1) 有機食品等の表示（JAS法） ························ 124
　　(2) 特別栽培農産物の表示（ガイドライン） ······· 125
　5　表示・広告禁止事項 ··· 126
　　(1) 医薬品的な効能効果の標ぼうの禁止（医薬品医療機器等法） ··· 126
　　(2) 含有成分（原材料）の標ぼうについて（医薬品医療機器等法） ··· 132
　　(3) 医薬品的な用法用量の標ぼうについて（医薬品医療機器等法） ··· 134
　　(4) 健康の保持増進効果に関する虚偽・誇大表示の禁止（健康増進法） ··· 137
　　(5) 消費者を誤認させる不当な表示の禁止（景品表示法） ··· 143
　　(6) 保健機能食品に類似する名称等の禁止（食品表示法） ··· 147
　6　Q&A ·· 148

第5章　保健機能食品

　1　保健機能食品制度とは ·· 165
　2　栄養機能食品 ··· 165
　　(1) 栄養機能食品の対象となる食品区分 ·············· 166

(2) 機能に関する表示を行うことができる栄養成分 ･･････････････････････ 166
　　(3) 栄養機能食品の必要表示事項 ････････････････････････････････････ 166
　　(4) 栄養機能食品の表示禁止事項 ････････････････････････････････････ 167
　　(5) 栄養機能食品の表示が望ましくない食品 ･･･････････････････････････ 168
　3　機能性表示食品 ･･･ 172
　　(1) 対象食品 ･･ 173
　　(2) 対象事業者 ･･ 173
　　(3) 機能性表示食品の届出等に関する留意点 ･･････････････････････････ 173
　　(4) 機能性表示食品の届出等に必要な手続きの概要 ････････････････････ 173
　　(5) 機能性表示食品の必要表示事項 ･･････････････････････････････････ 175
　　(6) 機能性表示食品の表示禁止事項 ･･････････････････････････････････ 178
　　(7) 情報開示 ･･ 178
　　(8) 機能性表示食品における表示責任者の考え方 ･･････････････････････ 178
　4　特定保健用食品 ･･･ 179
　　(1) 特定保健用食品の区分 ･･ 179
　　(2) 保健の用途の表示の範囲 ･･ 180
　　(3) 特定保健用食品の必要表示事項 ･･････････････････････････････････ 180
　　(4) 表示の取扱い ･･ 181
　　(5) 許可等の要件 ･･ 182
　　(6) 申請手続き ･･ 182
　　(7) 製品見本の試験検査（許可試験）････････････････････････････････ 183
　　(8) 許可等に関する申請後の流れ ････････････････････････････････････ 184
　5　特別用途食品（参考）･･ 185
　　(1) 特別用途食品制度とは ･･ 185
　　(2) 特別用途食品の許可の範囲 ･･････････････････････････････････････ 185
　　(3) 申請手続き ･･ 186
　　(4) 製品見本の試験検査 ･･ 187
　　(5) 表示許可書及び表示承認書の交付 ････････････････････････････････ 187
　6　Q&A ･･ 187

資料編

第1章　食品衛生法関係
　1　法令 ･･ 193
　2　関係通知 ･･ 238

第2章　食品表示法関係

	1	法令	249
	2	関係通知	325

第3章　健康増進法関係
	1	法令	485
	2	関係通知等	496

第4章　医薬品医療機器等法関係
	1	法令	609
	2	関係通知	614

第5章　景品表示法関係
	1	法令	695
	2	告示・運用基準・指針等	702

第6章　特定商取引法関係
	1	法令	765
	2	東京都消費生活条例等	818

第7章　JAS法関係
	1	法令	831

補　章
健康食品の利用に関する消費者調査について　841
いわゆる「健康食品」に関するメッセージ　847

解説編索引

あ行

- アレルゲン ……………………………… 65, 85
- アレルゲンの拡大表記 ………………………… 87
- アレルゲンの代替表記 ………………………… 87
- アレルゲンの注意喚起表示 …………………… 89
- 遺伝子組換え食品の表示 ……………………… 89
- 医薬品 …………………………………………… 9
- 医薬品的効能効果を標ぼうしない限り医薬品と
  判断しない成分本質（原材料）……… 9, 51, 52
- 医薬品的な剤型 ………………………………… 56
- 医薬品の範囲に関する基準 …………………… 9
- 医薬品の判定 …………………………………… 9
- 営業許可 ………………………………………… 15
- 栄養機能食品 ……………………………… 5, 165
- 栄養機能食品に係る基準及び表示 ………… 169
- 栄養機能食品の必要表示事項 ……………… 166
- 栄養素等表示基準値 ………………………… 171
- オプトイン規制 …………………………… 31, 40

か行

- 加工食品の表示 ………………………………… 71
- 期限表示 …………………………………… 81, 82
- 機能性表示食品 …………………………… 5, 172
- キャリーオーバー ………………………… 79, 86
- 強調表示 …………………………………… 66, 114
- 業務提供誘引販売取引 ………………………… 34
- クーリング・オフ ……………………………… 26
- 検疫所 ……………………………………… 20, 21
- 原産国名 ………………………………………… 82
- 好転反応 ……………………………………… 131

さ行

- 疾病リスク低減表示 …………………… 179, 180
- 条件付き特定保健用食品 ……………… 179, 180
- 錠剤、カプセル状等食品の原材料の安全性に
  関する自主点検ガイドライン ……………… 16
- 錠剤、カプセル状等食品の適正な製造に係る
  基本的考え方について ……………………… 16
- 食品 ……………………………………………… 6
- 食品衛生責任者 ………………………………… 17
- 食品添加物の指定制度 ………………………… 51
- 食品添加物の使用基準 ………………………… 51
- 食品等の輸入届出手続の流れ ………………… 22
- 食品の規格基準 ………………………………… 47
- 食品表示基準 ……………………………… 7, 65
- 製造所固有記号 ………………………………… 83
- 絶対表示 ……………………………………… 115
- 相対表示 ……………………………………… 118

た行

- 通信販売 ………………………………………… 29
- 電話勧誘販売 …………………………………… 32
- 特定継続的役務提供 …………………………… 34
- 特定原材料 ……………………………………… 86
- 特定原材料に準ずるもの ……………………… 86
- 特定保健用食品 ……………………………… 5, 8, 179
- 特定保健用食品の審査手続きフロー ……… 184
- 特別栽培農産物に係る表示ガイドライン …… 12, 125
- 特別用途食品 ……………………………… 5, 8, 185

な行

- ネガティブオプション ………………………… 35

は行

- バイオテクノロジー応用食品のマーク表示
  ガイドライン ………………………………… 92
- 標ぼう ………………………………………… 126
- 訪問購入 ………………………………………… 35
- 訪問販売 ………………………………………… 23
- 保健機能食品 ……………………………… 5, 165
- 保健機能食品制度 …………………………… 165
- 保存方法 ………………………………………… 82

ま行

- 無承認医薬品 …………………………………… 9
- 専ら医薬品として使用される成分本質
  （原材料）………………………………… 9, 51

や行

- 有機食品 ………………………………… 12, 124
- 有利誤認 ………………………………… 11, 144
- 優良誤認 ………………………………… 11, 144

ら行

- 連鎖販売取引 …………………………………… 33

解説編

総　論

1　健康食品の位置づけ ……………………………… 5
2　健康食品に関係する主な法令 ……………………… 6

第1章

総　論

1　健康食品の位置づけ

　健康食品については、現状、そのものを規定する単独の法律（例えば、「健康食品法」なるもの）がなく、法令上、明確な規定はない。ただし、一般的には、広く、健康の保持増進に資する食品として販売・利用されるもの全般（栄養補助食品、サプリメントなど）を指すと考えられている。

　このような健康食品のうち、個別に、生理的機能や特定の保健機能を示す有効性及び安全性等に関する国の審査を受け、消費者庁長官によって有効性に係る表示を許可又は承認された食品を「特定保健用食品」といい、また、特定の栄養成分を含むものとして国が定める基準に従い当該栄養成分の機能を表示する食品を「栄養機能食品」という。さらに、国の定めるルールに基づき、事業者が食品の安全性と機能性に関する科学的根拠などの必要事項を販売前に消費者庁長官に届け出れば、機能性を表示することができる食品を「機能性表示食品」という。これら3つの食品を総称して、「保健機能食品」という。

　本書においては、健康食品を、健康の保持増進に資する食品として販売・利用されるもの全般（保健機能食品を含む。）として捉えることとする。

　なお、このほか食品の表示に関する制度として特別用途食品制度がある。これは、販売に供する食品につき、乳児用、病者用等の特別の用途に適する旨の表示をする者は、消費者庁長官の許可を受けなければならないという制度である。なお、特定保健用食品は、特別用途食品としても位置づけられている（解説編 p.185参照）。

「健康食品」の範囲

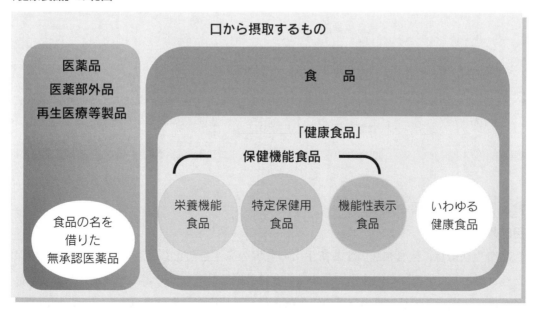

2　健康食品に関係する主な法令

(1) 各種法令との関係

一つの商品が世の中に出て消費者の手に渡るまでには、原料の仕入、製造、包装、表示、広告、流通、販売等、さまざまな過程を経ている。この過程において、安全でよりよい商品が適正な商取引により販売されるように、健康食品は通常の食品と同様、種々の関係法令によって規制されている。以下にその概略を示した。

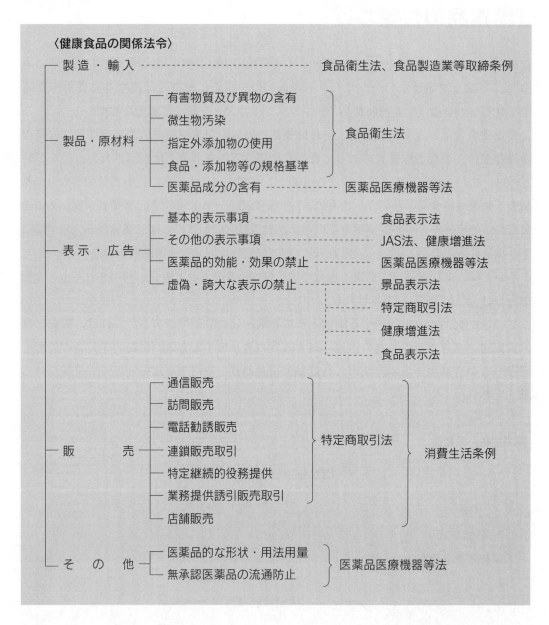

(2) 食品衛生法の概要と関与

ア　目的等

食品衛生法では、飲食に起因する衛生上の危害の発生を防止し、もって国民の健康の保護を図ることを目的としている。この法律で「食品」とは、医薬品医療機器等法で規定される医薬品、医薬部外品及び再生医療等製品以外の全ての飲食物を指し、健康食品も含まれる。また、経口的に摂取する

飲食物だけでなく、飲食物に用いる器具、容器包装や洗浄剤、乳幼児が口に入れる可能性のあるおもちゃなども規制の対象としている。

イ 主な規定事項

(ア) **食品等事業者の責務**（第3条、資料編p.193）

(イ) **不衛生食品、新開発食品、特定の食品等の販売等の禁止**（第6～8条、解説編p.50）

(ウ) **厚生労働大臣が指定していない食品添加物及びこれを含む食品等の販売等の禁止**（第10条、解説編p.51）

(エ) **規格、基準に適合しない食品、添加物の販売等の禁止**（第11条、解説編p.47）

(オ) **規格、基準に適合しない器具、容器包装の販売等の禁止**（第18条、解説編p.50）

(カ) **公衆衛生に危害を及ぼすおそれのある虚偽又は誇大な表示又は広告の禁止**（第20条、資料編p.195）

(キ) **食品等の輸入の届出、製造等の営業許可**（第27条、第52条、解説編p.20）

(ク) **違反者等の公表、罰則**（第63条、第71条～第79条）

(ケ) **錠剤、カプセル状等の形状の食品を取扱う事業者の自主的な取組みの推進**（資料編p.238）

(3) 食品表示法の概要と関与

ア 目的等

食品の表示は、これまで食品衛生法、JAS法及び健康増進法と、複数の法律に定めがあり、非常に複雑なものになっていた。

平成25年6月28日に、これら3法の食品表示に係る規定を一元化した食品表示法が公布され、平成27年4月1日に施行された。

食品表示法は、次のことを目的としている。

・販売の用に供する食品に関する表示について、基準の策定その他の必要な事項を定めることにより、その適正を確保し、もって一般消費者の利益の増進を図ること

・食品衛生法、健康増進法、JAS法による措置と相まって、国民の健康の保護及び増進並びに食品の生産及び流通の円滑化並びに消費者の需要に即した食品の生産の振興に寄与すること

なお、食品表示法において表示の具体的なルールである「食品表示基準」が規定されている。

イ 主な規定事項

(ア) **衛生事項**

食品衛生法で定められていた、国民の健康の保護を図るために必要な食品に関する表示事項について規定している。

（添加物、賞味期限、消費期限、保存方法、アレルゲン、製造所所在地　等）

(イ) **品質事項**

JAS法で定められていた、食品の品質に関する表示の適正化を図るために必要な食品に関する表示事項について規定している。

（原材料名、原料原産地名、内容量、原産地、原産国名、食品関連事業者　等）

(ウ) **保健事項**

健康増進法で定められていた、国民の健康の増進を図るために必要な食品に関する表示事項につ

いて規定している。

【3法の統合のイメージ】

法令	食品衛生法	JAS法	健康増進法	
目的	○飲食に起因する衛生上の危害発生を防止	○農林物資の品質の改善 ○品質に関する適正な表示により消費者の選択に資する	○栄養の改善その他の国民の健康の増進を図る	
表示関係	○販売の用に供する食品等に関する表示についての基準の策定及び当該基準の遵守 等	○製造業者が守るべき表示基準の策定 ○品質に関する表示の基準の遵守 等	○栄養表示基準の策定及び当該基準の遵守 等	食品表示法に統合
表示関係以外	○食品、添加物、容器包装等の規格基準の策定 ○営業の許可 等	○日本農林規格（JAS規格）の制定 ○日本農林規格（JAS規格）による格付 等	○基本方針の策定 ○国民健康・栄養調査の実施 ○特別用途食品に係る許可 ○誇大表示の禁止 等	食品表示法施行後も各法律に残る

（4）健康増進法の概要と関与

ア　目的等

健康増進法では、国民の健康の増進の総合的な推進に関して基本的な事項を定めるとともに国民の栄養の改善その他の国民の健康の増進を図るための措置を講じ、もって国民保健の向上を図ることを目的としている。

イ　主な規定事項

(ア) 特別用途食品（解説編p.185）

特別用途食品とは、消費者庁長官の許可を受けて、乳児用、幼児用、妊産婦用、病者用等の特別の用途に適する旨の表示をして販売する食品である。特別用途食品のうち、身体の生理学的機能等に影響を与える保健機能成分を含んでおり、食生活において特定の保健の目的が期待できる旨を表示する食品を「特定保健用食品」という（健康増進法第26条）。

また、特定保健用食品については、それまでの審査で必要とされていた科学的根拠のレベルには届かないものの一定の有効性が確認される食品については条件付きで許可される「条件付き特定保健用食品制度」の他、これまでの特定保健用食品の中で、許可件数が多い食品等、科学的根拠が蓄積したものについて新たに規格基準を定め、審査の迅速化を目指した「特定保健用食品（規格基準型）制度」、特定保健用食品において疾病リスクの低減に関する表示も一部認められている。

なお、「特定保健用食品」は、健康増進法と食品表示法の2つの法律に規定されており、食品表示基準において、「栄養機能食品」及び「機能性表示食品」とともに「保健機能食品」として位置づけられている。

(イ) 健康の保持増進に係る虚偽・誇大表示の禁止（解説編p.137）

食品として販売するものに関して、健康の保持・増進効果等について、著しく事実に相違する又は著しく人を誤認させるような表示をすることが禁止されている（健康増進法第31条第1項）。

(5) 医薬品医療機器等法の概要と関与

ア 目的等

医薬品医療機器等法（医薬品、医療機器等の品質、有効性及び安全性の確保等に関する法律）は、医薬品の使用によってもたらされる国民の健康への積極的、消極的被害を未然に防止するため、医薬品に関する事項を規制し、その品質、有効性及び安全性を確保することを目的としている。

医薬品医療機器等法において医薬品として規制を受けるべき物は、次のように定義されている。

〔医薬品医療機器等法第2条第1項〕
　一　日本薬局方に収められている物
　二　人又は動物の疾病の診断、治療又は予防に使用されることが目的とされている物であって、機械器具等（機械器具、歯科材料、医療用品、衛生用品並びにプログラム（電子計算機に対する指令であって、一の結果を得ることができるように組み合わされたものをいう。以下同じ。）及びこれを記録した記録媒体をいう。以下同じ。）でないもの（医薬部外品及び再生医療等製品を除く。）
　三　人又は動物の身体の構造又は機能に影響を及ぼすことが目的とされている物であって、機械器具等でないもの（医薬部外品、化粧品及び再生医療等製品を除く。）

この定義から、「疾病の診断、治療又は予防に使用する」又は「身体の構造又は機能に影響を及ぼす」という目的性がある物は、医薬品に該当し、医薬品医療機器等法の規制を受けるべき物となる。

いわゆる健康食品について医薬品医療機器等法との関係で問題となるのは、医薬品として医薬品医療機器等法で規制を受けるべき物が食品の名目のもとに製造・販売されるという点である。

医薬品に該当する物が、医薬品医療機器等法に基づく承認・許可を取得せず（無承認医薬品）に食品として製造・販売されるとなると、

① 一般消費者の間にある、医薬品と食品に対する概念を混乱させ、ひいては医薬品に対する不信感を生じさせるおそれがある

② 有効性が確認されていないにもかかわらず、疾病の治療等が行えるかのような認識を与えて販売されることから、これを信じて摂取する一般消費者に、正しい医療を受ける機会を失わせ、疾病を悪化させるなど保健衛生上の危害を生じさせるおそれがある

等の問題が生じる。

医薬品医療機器等法は、このような国民の健康への積極的、消極的被害を未然に防止するため、無承認医薬品の製造・販売を禁止している。

イ 主な規定事項

(ア) 医薬品の範囲に関する基準

医薬品医療機器等法に規定する医薬品に該当するか否かについては、昭和46年6月1日薬発第476号厚生省薬務局長通知「無承認無許可医薬品の指導取締りについて」（以下、「46通知」という。）において、具体的な判断基準として「医薬品の範囲に関する基準」が示されている。

(イ) 医薬品の判定における各要素の解釈

①**物の成分本質（原材料）からみた分類**（解説編 p.51）

「医薬品の範囲に関する基準」では、様々な成分についてその成分の作用等を考慮し、「専ら医薬品として使用される成分本質（原材料）」と、「医薬品的効能効果を標ぼうしない限り医薬品

と判断しない成分本質（原材料）」に分類し、現在までに判断された成分本質（原材料）のリストを例示している。

専ら医薬品として使用される成分本質（原材料）に分類された成分は、医薬品医療機器等法に規定された医薬品の目的性を持つことが明らかであるため、原則として食品に使用することができない。

②**医薬品的な効能効果とは**（解説編p.126）

食品に疾病の治療又は予防を目的とする効能効果等が表示説明されている場合、医薬品的な効能効果を標ぼうしているものとみなす。ただし、栄養機能食品については、その栄養成分の機能表示等を医薬品的効能効果とは判断しない。

③**医薬品的な用法用量とは**（解説編p.134）

その物の使用方法として、服用時期、服用間隔、服用量等の標ぼうのある場合には、原則として、医薬品的な用法用量とみなす。

一方、食品であっても過剰摂取や連用による健康被害が起きる危険性などがあるものについて、「食品」の文字を容器等に分かりやすく記載し、適度な栄養補給を目的として1日量の目安を示す場合は医薬品的な用法用量とは判断しない。また、栄養機能食品については、医薬品と誤認されやすい表現（「食前」、「食後」、「食間」等）を用いる場合以外は、摂取時期、間隔、量等の記載によって医薬品的用法用量とはみなさない。

④**医薬品的な形状とは**（解説編p.56）

通常、食品として流通しないアンプル剤等の形状は、消費者に医薬品との誤認を与えるおそれがあるため、専ら医薬品的な形状に該当する。しかしその他の形状のもの（錠剤、丸剤、カプセル剤等）は、「食品」である旨が明示されており、他の標ぼう内容からも、消費者に医薬品と誤認させることを目的としない場合は、原則として医薬品的な形状に該当しない。

医薬品に該当するか否かは、個々の製品について上記①から④を総合的に検討の上、判断することとなる。

なお、次の物は原則として、通常人が医薬品としての目的を有するものであると認識しないものと判断して差し支えない。

・野菜、果物、調理品等その外観、形状等が明らかに食品と認識される物
・健康増進法（平成14年法律第103号）第26条の規定に基づき許可を受けた表示内容を表示する特別用途食品
・食品表示法（平成25年法律第70号）第4条第1項の規定に基づき制定された食品表示基準（平成27年内閣府令第10号）第2条第1項第10号の規定に基づき届け出た内容を表示する機能性表示食品

(6) 景品表示法の概要と関与

ア 目的等

景品表示法（不当景品類及び不当表示防止法）は、過大な景品や不当な表示による顧客の誘引を防止するため、一般消費者による自主的かつ合理的な選択を阻害するおそれのある行為を禁止し、一般消費者の利益を保護することを目的としている。

イ　主な規定事項（解説編 p.143）

本法では、商品の包装やラベルなどの表示、見本、チラシ、口頭による広告、ポスター・看板、実演、新聞、放送、インターネット等による広告など、事業者が一般消費者に対して知らせるあらゆるものを対象として、うそや大げさな表現によって顧客を誘引する不当表示を禁止している。

なお、不当表示は以下のように分類される。

(ア) **商品・サービスの品質や規格、その他の内容について、実際のものよりも、又は事実に相違して競争事業者のものよりも、著しく優良であると誤認される表示（優良誤認）の禁止**

(イ) **商品・サービスの価格などの取引条件について、実際のものよりも、又は事実に相違して競争事業者のものよりも、著しく有利であると誤認される表示（有利誤認）の禁止**

(ウ) **その他誤認されるおそれのある表示として、内閣総理大臣は、商品の原産国に関する不当な表示など6種類の不当表示を指定・禁止**

(7) 特定商取引法の概要と関与

ア　目的等

特定商取引法（旧：訪問販売法）は、事業者と消費者との間に生じるトラブルを未然に防止することを目的にしている。

イ　主な規定事項

本法では、「訪問販売」、「通信販売」、「電話勧誘販売」、「連鎖販売取引」、「特定継続的役務提供」、「業務提供誘引販売取引」、「訪問購入」の取引類型について、事業者による違法・悪質な勧誘行為等を防止し、消費者の利益を守るため、事業者が守るべきルールと、クーリング・オフ等の消費者を守るルールを定めている。また、いわゆるネガティブオプション（一方的送りつけ商法）について、一定の消費者保護規定を盛り込んでいる。

(8) 消費生活条例の概要と関与

ア　目的等

消費生活条例（東京都消費生活条例）は、消費者の権利を確立し、都民の消費生活の安定と向上を図ることを目的に制定されたものであり、事業者による不適正な取引行為の防止規定を設けている。

イ　主な規定事項

特定商取引法が取引類型を限定しているのに対し、条例は事業者と消費者との間の全ての取引を対象としている。したがって、本条例で規制の対象となる取引は、事業者が消費者と行う取引全般であり、全ての取引形態、全ての商品・サービス等を含むものである。本条例では、まず、不適正な取引行為として9つの行為類型を示し、これを禁止している（条例第25条、資料編 p.820）。また、条例施行規則で、具体的な不適正取引行為として55の禁止行為を規定している（資料編 p.823）。また、タレント・モデルになるために必要な講座の提供等7種類の取引について、不実告知などの重大不適正取引をした場合において、消費者の利益が著しく害されるおそれがあり、当該被害を防止するために緊急必要があると認めるとき等に、知事は、1年以内の期間に限り、契約の締結について勧誘すること又は契約を締結することを禁止することを命ずることができる。

(9) JAS法の概要と関与

ア 目的等

JAS法（農林物資の規格化等に関する法律）は、JAS規格（日本農林規格）を定めており、農林物資の品質改善や取引の公正化を図り、農業生産等の振興並びに消費者の利益の保護に寄与することを目的として、JAS規格を満たしていることを確認した製品にJASマークを付けることができる。

JAS法では、酒類並びに医薬品医療機器等法で規定される医薬品、医薬部外品、化粧品及び再生医療等製品を除く全ての飲食料品を対象にしている。

イ 主な規定事項

(ア) 有機食品の表示（解説編p.124）

JAS法は、有機食品に関するJAS規格を設けており、これに基づく「有機JASマーク」がない農産物や農産物加工食品に、「有機」、「オーガニック」などの名称の表示や、これと紛らわしい表示を付すことを禁止している。

(イ) 特別栽培農産物の表示（解説編p.125）

「特別栽培農産物に係る表示ガイドライン」において、「無農薬」、「減農薬」、「無化学肥料」等の表示は禁止されている。

製造・輸入・販売に係る規制等

1 東京都における食品関係営業者の許可等の手続き‥15
2 販売方法に係る規制 …………………………………23
3 Q＆A ………………………………………………42

第2章

製造・輸入・販売に係る規制等

1　東京都における食品関係営業者の許可等の手続き

(1) 営業許可

食品に関する営業にはさまざまな業種がある。そのうち、食品衛生法及び食品製造業等取締条例（昭和28年東京都条例第111号、条例による営業許可業種を以下の表に下線で示す。）によって営業許可が必要なものは次のとおりである。

分　類	業　　　種
調理業	飲食店営業、喫茶店営業
製造業	菓子製造業、あん類製造業、アイスクリーム類製造業、乳製品製造業、食肉製品製造業、魚肉ねり製品製造業、清涼飲料水製造業、乳酸菌飲料製造業、氷雪製造業、食用油脂製造業、マーガリン又はショートニング製造業、みそ製造業、醤油製造業、ソース類製造業、酒類製造業、豆腐製造業、納豆製造業、めん類製造業、そうざい製造業、缶詰又は瓶詰食品製造業、添加物製造業、つけ物製造業、製菓材料等製造業、粉末食品製造業、そう菜半製品等製造業、調味料等製造業、魚介類加工業、液卵製造業
処理業	乳処理業、特別牛乳さく取処理業、集乳業、食肉処理業、食品の冷凍又は冷蔵業、食品の放射線照射業
販売業	乳類販売業、食肉販売業、魚介類販売業、魚介類せり売営業、氷雪販売業、食料品等販売業、弁当等人力販売業

※この他にも届出や報告が必要な業種があるので、詳しくは最寄りの保健所に相談すること。

健康食品を製造する際に必要となる営業許可業種の例をいくつかあげる。このほかにも製造や販売にあたって許可が必要な場合があるので、詳しくは最寄りの保健所に相談すること。

ア　菓子製造業

パン、餅菓子、ケーキ、飴菓子、干菓子、チューインガム等の菓子類を製造する営業
〈健康食品の例〉錠菓、糖類加工食品、プルーン飴等

イ　清涼飲料水製造業

酒精分が1容量パーセント未満である飲料（乳酸菌飲料、乳及び乳製品を除く。）を製造する営業
〈健康食品の例〉酵素飲料、アロエジュース、ドリンク剤類似清涼飲料水等

ウ 食用油脂製造業

動物性、植物性の別を問わず、全ての食用に供する油脂を製造する営業
〈健康食品の例〉サメ肝油、小麦胚芽油、スッポン油、卵黄油等

エ 缶詰又は瓶詰食品製造業

缶詰又は瓶詰（細菌侵入による腐敗、変敗、変質及び酸化等を防止するとともに、保存を目的として金属、硝子若しくは陶磁器製で、缶切り、栓抜器、螺旋形栓抜器、巻切り等により開く仕掛けとなっている容器に入れられており、一度開封すると再び容易に復元できないような方法で密封又は密栓された食品）を製造する営業
〈健康食品の例〉大豆たんぱく等の缶詰・瓶詰

オ 添加物製造業

食品衛生法の規定により規格が定められた添加物の製造又は加工（小分けを含む。）を行う営業
〈健康食品の例〉ビタミンC等

カ 粉末食品製造業

粉末ジュース、インスタントコーヒー、みそ汁のもと、ふりかけ類、ドーナツのもと、その他の粉末食品（顆粒、錠剤、カプセル及びフレーク状を含む。）を製造する営業
〈健康食品の例〉粉末清涼飲料、クロレラ（錠剤）、高麗人参（粉末）、ヘビ粉末等

◆錠剤、カプセル状等の形状の食品を製造する事業者にあっては、下記の通知を参考にすること。
- 「錠剤、カプセル状等食品の適正な製造に係る基本的考え方について」及び「錠剤、カプセル状等食品の原材料の安全性に関する自主点検ガイドライン」について（平成17年2月1日食安発第0201003号）（資料編p.238）

(2) 営業許可の手続き〔窓口は営業施設を所轄する保健所〕

ア 事前相談

営業許可を受けるためには、施設基準に合致した施設を作らなければならない。また、営業にあたっては、食品衛生責任者（許可業種によっては食品衛生管理者）を設置しなければならない。
よって、営業許可の申請に、施設の設計図等を持参のうえ、保健所の食品衛生担当に事前相談することや、食品衛生責任者の資格者がいない場合には講習会等により資格を取得しておくことが必要である。なお、貯水槽を使用する場合や井戸水等水道水以外の水を使用する場合には水質検査を行う必要がある。

イ 申請書類の提出

- 営業許可申請書　1通
- 営業設備の大要・配置図　2通
- 許可申請手数料
- 登記事項証明書　1通（法人の場合）
- 水質検査成績書（貯水槽、井戸水等使用の場合）

■ 食品衛生責任者（又は食品衛生管理者）の資格を証明するもの（食品衛生責任者手帳等）

食品衛生責任者の資格

1　栄養士、調理師、製菓衛生師、食鳥処理衛生管理者、と畜場法に規定する衛生管理責任者若しくは作業衛生責任者、船舶料理士の資格を有する者
2　食品衛生管理者若しくは食品衛生監視員となることができる資格を有する者
3　食品衛生責任者の資格取得のための講習会の受講修了者　　　　　等

ウ　施設完成の確認検査・許可書の交付

保健所の食品衛生監視員が施設の検査を行う。検査の結果、施設基準に適合しない場合は許可にならない。不適事項がある場合にはそれを改善し、再検査を受けなければならない。なお、営業許可書は施設基準に適合していることが確認された後、交付される。

(3) 営業施設の基準

全ての業種に適用される共通基準と業種ごとの特定基準が定められている。

ア　営業許可施設の共通基準

(ア) 営業施設の構造

場　所	営業施設（以下「施設」という。）は、清潔な場所に位置すること。ただし、衛生上必要な措置の講じてあるものは、この限りでない。
建　物	建物は、鉄骨、鉄筋コンクリート、石材、木造モルタル、木造造り等十分な耐久性を有する構造であること。
区　画	施設は、それぞれ使用目的に応じて、壁、板その他の適当なものにより区画すること。
面　積	施設は、取扱量に応じた広さを有すること。
床	施設の床は、タイル、コンクリート等の耐水性材料を使用し、排水がよく、かつ、清掃しやすい構造であること。ただし、水を使用しない場所においては、厚板等を使用することができる。
内　壁	施設の内壁は、床から少なくとも1メートルまでは耐水性材料又は厚板で腰張りし、かつ、清掃しやすい構造であること。
天　井	施設の天井は、清掃しやすい構造であること。
明るさ	施設の明るさは、50ルクス以上とすること。
換　気	施設には、ばい煙、蒸気等の排除設備を設けること。
周囲の構造	施設の周囲の地面は、耐水性材料を用いて舗装し、排水がよく、清掃しやすい状態であること。
ねずみ族、昆虫等の防除	施設は、ねずみ族、昆虫等の防除のための設備を設けること。
洗浄設備	施設には、原材料、食品、器具及び容器類を洗浄するのに便利で、かつ、十分な大きさの流水式の洗浄設備並びに従事者専用の流水受槽式手洗い設備及び手指の消毒装置を、当該洗浄、手洗い及び消毒に適した位置に設けること。
更衣室	従事者の数に応じた清潔な更衣室又は更衣箱を作業場外に設けること。

（イ）食品取扱設備

器具等の整備	施設には、その取扱量に応じた数の機械器具及び容器包装を備え、衛生的に使用できるものとすること。
器具等の配置	固定され、又は移動し難い機械器具等は、作業に便利で、かつ、清掃及び洗浄をしやすい位置に配置されていること。
保管設備	取扱量に応じた原材料、食品、添加物並びに器具及び容器包装を衛生的に保管することができる設備を設けること。
器具等の材質	食品に直接接触する機械器具等は、耐水性で洗浄しやすく熱湯、蒸気又は殺菌剤等で消毒が可能なものであること。
運搬具	必要に応じ、防虫、防じん及び保冷の装置のある清潔な食品運搬具を備えること。
計器類	冷蔵、殺菌、加熱、圧搾等の設備には、見やすい箇所に温度計及び圧力計を備えること。また、必要に応じて計量器を備えること。

（ウ）給水及び汚物処理

給水設備	給水設備は、水道水又は次のいずれかに該当する機関若しくは事業者が行う検査において飲用適と認められた水を豊富に供給することができるものであること。ただし、島しょ等で飲用適の水を、土質その他の事情により得られない場合には、ろ過、殺菌等の設備を設けること。 ■ 国公立衛生試験機関 ■ 食品衛生法第4条第9項に規定する、厚生労働大臣の登録を受けた検査機関 ■ 水道法第20条第3項ただし書の規定に基づき、厚生労働大臣の登録を受けた検査機関 ■ 建築物における衛生的環境の確保に関する法律第12条の2第1項の規定に基づき、建築物における飲料水の水質検査を行う事業者として知事の登録を受けた者 貯水槽を使用する場合は、衛生上支障のない構造であること。
便所	便所（し尿浄化槽を含む。）は、作業場に影響のない位置及び構造とし、従事者に応じた数を設け、使用に便利なもので、ねずみ族、昆虫等の侵入を防止する設備を設けること。また、専用の流水受槽式手洗い設備及び手指の消毒装置を設けること。
汚物処理設備	廃棄物容器は、ふたがあり、耐水性で十分な容量を有し、清掃しやすく、汚液及び汚臭が漏れないものであること。
清掃器具の格納設備	作業場専用の清掃器具と格納設備を設けること。

※ここに示したのは食品衛生法に基づく許可業種の共通基準である。

イ　営業施設の特定基準（抜粋）

菓子製造業	施設・区画	施設は、製造、発酵、加工及び包装を行う場所、製品置場その他の必要な設備を設け、作業区分に応じて区画すること。また、作業場外に原料倉庫を設けること。
	機械器具	製造量に応じた数及び能力のある混合機、焼がま、平なべ、蒸し器、焙焼機、成型機その他の必要な機械器具類を設けること。また、必要に応じ冷蔵設備を設けること。
清涼飲料水製造業	施設・区画	施設は、調合室、製造、充てん及び包装を行う場所、製品置場、洗瓶室その他の必要な設備を設け、作業区分に応じて区画すること。また、作業場外に原料倉庫、空瓶置場等を設けること。
	機械器具	製造量に応じた数及び能力のある調合タンク、充てん機、打栓機、殺菌設備、冷却器、洗瓶装置、製品検査設備その他の必要な機械器具類を設けること。
食用油脂製造業	施設・区画	施設は、製造、充てん及び包装を行う場所、搾油粕置場、製品倉庫その他の必要な設備を設け、作業区分に応じて区画すること。また、作業場外に原料倉庫（タンク）を設けること。
	機械器具	製造量に応じた数及び能力のある前処理設備（原料の精選、破砕、圧ぺん、乾燥、ばい煎、蒸煮等ができる設備をいう。）、搾油設備（圧搾機、抽出機等をいう。）、精製設備（ろ過、湯洗い、脱ガム、脱酸、脱色、脱臭、脱ろう等ができる装置又は設備をいう。）、充てん機、打栓機、巻締機その他の必要な機械器具類を設けること。
	排水設備	排水溝は、浄化施設又は終末処理施設に接続する公共下水道に直結すること。
缶詰又は瓶詰食品製造業	施設・区画	施設は、原料処理、調理、充てん及び包装を行う場所、製品置場その他の必要な設備を設け、作業区分に応じて区画すること。また、作業場外に原料倉庫を設けること。
	機械器具	［缶詰製造］ 製造量に応じた数及び能力のある解凍設備、蒸煮がま、調理設備、巻締機、殺菌装置、冷却槽その他の必要な機械器具類を設けること。 ［瓶詰製造］ 製造量に応じた数及び能力のある洗瓶装置、解凍槽、充てん機、打栓機、殺菌装置その他の必要な機械器具類を設けること。
	冷蔵設備	必要に応じて、食品を保存するために、十分な大きさを有する冷蔵設備を設けること。
添加物製造業	施設・区画	施設は、製造、加工、小分け及び包装を行う場所、原材料及び製品の保管設備その他の必要な設備を設け、作業区分に応じて区画すること。
	機械器具	製造量又は取扱量に応じた数及び能力のある機械器具類を設けること。添加物の製剤を製造する場合は、含有成分を均一にする機械的かくはん装置等必要な設備を設けること。なお、医薬品又は工業薬品等の製造、加工及び小分けのための機械器具類とは区別すること。ただし、添加物の成分に影響を及ぼさないと認められる場合は、この限りでない。
	検査製品置場	製品検査を受けるべき添加物については、その申請量に応じた製品検査申請製品を一括して封印のできる設備を設けること。

検査設備の設置	原料及び製品を検査するために必要な設備を設けること。ただし、他の検査機関を利用し、食品衛生管理者の責任において管理を行う場合は、この限りでない。
廃棄物等の処理	製造又は加工の過程において生ずる廃水、廃棄物及びガス等を完全に処理する設備を設けること。

※他にも特定基準が定められている業種があるので、詳しくは保健所に相談すること。
※錠剤、カプセル状等の形状の食品を製造する場合、下記の自主的な適正製造規範（Good Manufacturing Practice。以下「GMP」という。）を参考に、構造設備を構築すること。
　①作業室は、作業に支障のない広さを持ち、例えば表示包装作業室では、ラベルの貼り違いを防ぐために異品目の作業台の間に仕切りをしたり、十分な間隔をとる等により、混同等の間違いを防ぐことができるような広さと構造をもつこと。
　②粉塵等によって製品が汚染されることを防ぐことができること。
　③作業室を専用化するなど、交叉汚染を防止できること。
　④作業室の床、壁、天井等の材質は清掃しやすいものであって必要に応じて消毒ができること。
　⑤製品の製造に使用する機械器具及び容器等で特に原材料、製品等に直接接触する部分は、製品を変化させない材質のものであり、製造機械は潤滑油により製品を汚染しない構造となっていること。
　⑥作業室及び機械設備が、製造工程の順序に従って合理的に配置されていること。
　⑦手洗い設備及び更衣室を有すること。

（4）　輸入時の手続き〔窓口は貨物を輸入する場所を担当する厚生労働省検疫所〕

　販売又は営業上使用する食品、添加物等を輸入する場合には、その都度厚生労働大臣に届け出なければならない（食品衛生法第27条）。
　以下に輸入手続について簡単に述べるが、詳細については後出の厚生労働省の検疫所に問い合わせること。

ア　輸入の届出
　食品等輸入届出書などの必要書類を準備し、貨物を輸入する場所を担当する検疫所に届出を行う。

イ　審査及び検査
（ア）届出を受けた検疫所では、食品衛生監視員が、食品等輸入届出書に記載されている輸出国、輸入品目、製造者・製造所、原材料、製造方法、添加物の使用の有無等に基づいて以下の内容を確認し、食品衛生法に適合しているか審査を行う。
　■食品衛生法に規定される製造基準に適合しているか。
　■添加物の使用基準は適切であるか。
　■有毒有害物質が含まれていないか。
　■過去に衛生上の問題があった製造者・製造所ではないか。
（イ）審査の結果、検査が必要であると判断されたものについては検査命令、行政検査等の検査を実施し、食品衛生法に適合していることを確認する。
（ウ）審査や検査の結果、適法であると判断された場合は、検疫所より届出済証が発行され、以後通関手続きを進めることになる。
（エ）違反と判断された食品等は、日本国内に輸入することはできない。違反の内容が検疫所より輸入者に通知され、以後貨物の取扱いは検疫所の指示に従うこととなる。

錠剤、カプセル状等の形状の食品を輸入する際、輸入者は、輸入しようとする製品が適正な製造工程管理の下で製造されていることを輸入元の製造者に確認するとともに、製品の情報（原材料、製造所等）、保管方法等必要事項を記載した書類を作成するなど、国内で製造される製品と同等の品質の確保を図るよう努めること。

食品等輸入届出受付窓口担当検疫所一覧（東京都及び近県）

検疫所名	住所・電話番号	担当区域
成田空港検疫所 食品監視課	千葉県成田市駒井野字天並野2159 成田空港合同庁舎2階 Tel：0476(32)6741	千葉県（成田市、香取郡多古町及び山武郡芝山町に限る。）
東京検疫所 食品監視課	東京都江東区青海2-7-11 東京港湾合同庁舎8階 Tel：03(3599)1520	茨城県、栃木県、群馬県、埼玉県、東京都（東京空港検疫所支所の担当区域を除く。）、山梨県、長野県
東京検疫所 食品監視第二課	千葉県船橋市潮見町32-5 船橋港湾合同庁舎 Tel：047(437)1381	千葉県（野田市、柏市、流山市、松戸市、鎌ヶ谷市、船橋市、習志野市、浦安市及び市川市に限る。）
千葉検疫所支所 検疫衛生・食品監視課	千葉市中央区中央港1-12-2 千葉港湾合同庁舎 Tel：043(241)6096	千葉県（成田空港検疫所及び東京検疫所食品監視第二課の担当区域を除く。）
東京空港検疫所支所 食品監視課	東京都大田区羽田空港2-6-3 羽田空港貨物合同庁舎内 Tel：03(6847)9320	東京都（東京国際空港に限る。）
川崎検疫所支所 食品監視課	川崎市川崎区東扇島6-10 かわさきファズ物流センター Tel：044(277)0025	神奈川県（川崎市に限る。）
横浜検疫所 食品監視課	横浜市中区海岸通1-1 横浜第二港湾合同庁舎 Tel：045(201)0505	神奈川県（川崎検疫所支所の担当区域を除く。）

食品等の輸入届出手続の流れ

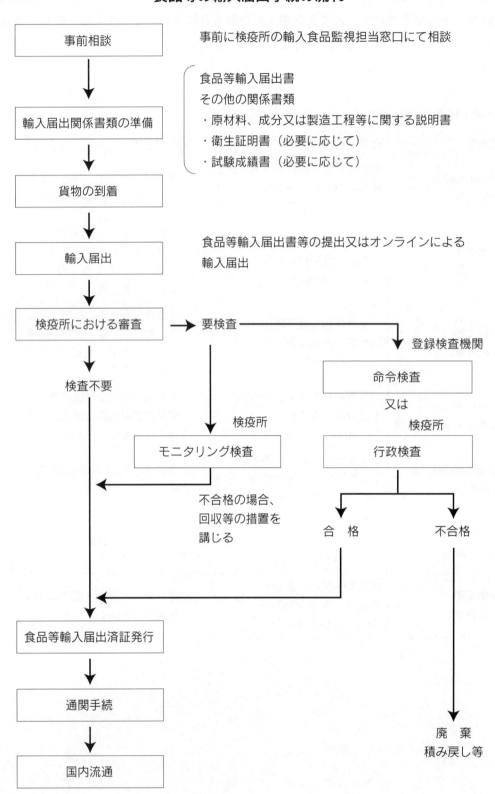

2 販売方法に係る規制

健康食品を販売する際、食品の種類によっては食品衛生上の観点から販売業の許可が必要になる場合がある（解説編p.15）。

一方、「訪問販売」、「通信販売」等、特定の取引類型を規制の対象としている特定商取引法、全ての取引類型を対象に事業者による不適正な取引行為の防止規定を設けている消費生活条例により、消費者保護等の観点から不適正な商取引が規制されている。

(1) 特定商取引法で規制の対象としている販売形態

ア 「訪問販売」（法第2条第1項）について

(ア) 「訪問販売」とは

事業者が、各家庭を訪問するなどして、消費者と営業所等以外の場所において申込みを受け、若しくは契約締結する取引形態のほか、次のような手段で誘引・勧誘・契約締結した場合も「訪問販売」に該当する。

a 営業所等以外で呼び止めて、営業所等に同行させ、勧誘・契約締結した場合（キャッチセールス）

b 電話、郵便、信書便、電報、ファクシミリ、電子メール、ビラ・パンフレットの配布、拡声器での呼び掛け、住居訪問により、契約目的を告げず営業所その他特定の場所へ来訪を要請した場合、及び電話、郵便、信書便、電報、ファクシミリ、電子メール、住居訪問により、著しく有利な条件を告げて営業所その他特定の場所へ来訪を要請した場合（アポイントメントセールス、SF商法等）

なお、「営業所等」とは、営業所、代理店、露店・屋台、及び一定期間（2～3日以上）商品を陳列し、固定的設備を備えている販売会場をいう。

> **ワンポイント**
>
> bで挙げた誘引方法以外の、例えば、雑誌広告、新聞広告、テレビCM等不特定多数を対象とした誘引方法は、「訪問販売」の対象とはならない。
>
> aの「呼び止め」とは、必ずしもその場所に停止させる必要なく、併歩しつつ話しかける行為も含まれる。
>
> 「あなたは特に選ばれたので非常に安く買える」等のセールストークは、その真偽にかかわらずbに該当する。

(イ) 氏名等の明示（法第3条）

事業者は、訪問販売をしようとするときは、その勧誘に先立って、氏名又は名称及び勧誘しようとする商品等を明らかにするとともに、契約の締結について勧誘する目的である旨についても明らかにしなければならない。「勧誘に先立って」とは、契約締結のための勧誘行為を始めるに先立って、の意味をいう。

「○○を買いませんか。」等直接購入を勧める場合のほか、その商品を購入した場合の便利さを強調するなど客観的にみて契約締結の意志の形成に影響を与える行為（勧誘行為）を始める前に、「契約の締結について勧誘をする目的である旨」を明らかにすることが義務付けられている。

販売目的を、「勧誘に先立って」告げるのは、消費者が、その勧誘を受けるか否かを自由に判断できるようにするためである。

(ウ) 契約を締結しない旨の意思を表示した者に対する勧誘の禁止等（第3条の2）

事業者は、訪問販売をしようとするときは、その相手方に対し、勧誘を受ける意思があることを確認するよう努めなければならない。

また、事業者は契約を締結しない旨の意思を表示した者に対し、契約の締結について勧誘をしてはならない。

(エ) 書面の交付（法第4条、第5条）

《申込み時》

事業者は契約の申込みを受けたときは、次の事項についてその申込み内容を記載した書面を直ちに消費者に交付しなければならない。

> **ワンポイント**
> 「直ちに」とは、申込み又は契約の締結が完了したその場で、という意味である。
> 申込み時に契約締結した場合は、申込み時の書面交付義務はないが、契約締結時の書面を直ちに交付しなければならない。

① 種類
② 価格（対価）
③ 支払時期・方法（持参、集金、振込、現金、クレジット等の別）
④ 商品の引渡し・権利の移転・役務の提供時期
⑤ 申込みの撤回又は契約の解除（「クーリング・オフ」のこと）に関する事項（詳細は(カ)クーリング・オフを参照）
⑥ その他（省令で定める事項）
　a 事業者の氏名又は名称、住所、電話番号、代表者の氏名（法人の場合）
　b 契約担当者氏名
　c 契約申込み又は契約締結年月日
　d 商品名、商標又は製造者名
　e 商品等の型式
　f 商品の数量
　g 瑕疵担保責任の定めがあるときは、その内容（ただし、その内容は、瑕疵担保責任を負わない旨の定めがないものでなければならない。）
　h 解約の定めがあるときは、その内容（ただし、その内容は、解約できない旨が定められていないものであり、かつ、民法第545条の原状回復義務、付利息義務、損害賠償義務の規定より消費者に不利な内容とならないものでなければならない。）

i　その他特約の定めがあるときは、その内容（ただし、その内容は、法令に違反する特約が定められていないものでなければならない。）

　また、書面は次の要件を満たさなければならない。
　（a）書面内容を十分読む旨の赤枠赤字記載
　（b）8ポイント以上の文字及び数字を用いること。

《契約締結時》

　事業者は、契約締結をした際には、申込み時の書面記載事項（申込みの撤回は除く。）について契約内容を明らかにする書面を遅滞なく消費者に交付しなければならない。

> **ワンポイント**
>
> 「遅滞なく」とは、通常、3～4日以内のことである。
> 　契約締結と同時に契約内容を履行し、代金を受領したときは、直ちに消費者に同様の書面を交付しなければならない。

(オ)　**禁止行為**

① **懲役刑又は罰金刑が科せられる禁止行為（第6条関係）**

　a　勧誘に際し、又はクーリング・オフを妨げるため、次の事項について不実のことを告げる行為（不実告知）
　　（1）商品の種類・性能・品質・効能・商標又は製造者名・販売数量・必要数量
　　（2）商品の販売価格
　　（3）商品の代金の支払いの時期・方法
　　（4）商品の引渡し時期
　　（5）契約の申込の撤回又は契約の解除に関する事項
　　（6）契約の締結を必要とする事情に関する事項
　　（7）その他判断に影響を及ぼす重要な事項
　b　勧誘に際しa（1）～（5）の事項について故意に事実を告げない行為
　c　契約を締結させるため又は解約を妨げるため威迫して困惑させる行為（威迫困惑）
　d　勧誘目的を告げないで誘引したものに対して、公衆の出入りする場所以外の場所において、契約の締結について勧誘する行為

> **ワンポイント**
>
> ●合理的な根拠を示す資料の提出
>
> 　不実の告知をしたかどうかを判断するため必要があると認めるときは、期間を定めて（原則15日間）、その裏付けとなる合理的な根拠を示す資料の提出が求められる。資料を提出しないときは、不実のことを告げる行為をしたものとみなされる。
>
> ●勧誘目的を告げない勧誘方法
>
> 　勧誘の目的であることを告げないで、①営業所等以外の場所において呼び止めて同行させる、②電話、郵便、信書便、電報、ファクシミリ、電子メール、ビラ・パンフレットの配布、拡声器の呼びかけ又は住宅訪問により、営業所その他特定の場所への来訪を要請する方法、が該当する。
>
> 　「公衆の出入りする場所以外の場所」とは、不特定多数の一般人が自由に出入りしない場所のことで、例えば、事業者の事務所、ホテルの部屋や会議室、カラオケボックス等が該当すると考えられる。

② 指示の対象となる禁止行為（法第7条）

　a　債務の履行の拒否又は不当な遅延

　b　勧誘に際し、又はクーリング・オフを妨げるために①a(6)～(7)の事項について、故意に事実を告げない行為

　c　正当な理由がないのに、日常生活において通常必要とされる分量を著しく超える商品の勧誘

　d　迷惑を覚えさせる勧誘行為又は解除妨害行為

　e　判断力の不足に乗じて契約させる行為

　f　顧客の知識、経験及び財産の状況に照らして不適当と認められる勧誘

　g　契約書面に年齢・職業等を虚偽記載させる行為

　h　勧誘をするため、立ちふさがり、つきまとう行為

　i　解約を妨げるため、商品を使用・消費させる行為

(カ) クーリング・オフ（法第9条）

　消費者は契約の申込み又は締結した後、規定の書面を受け取った日から起算して8日以内ならば書面を発することにより一方的に申込みの撤回又は契約の解除（クーリング・オフ）ができ、次の効果が生じる。

　a　事業者は、クーリング・オフに伴う損害賠償を請求できない。

　b　クーリング・オフに伴う商品引取り・返還費用は事業者の負担となる。

　c　上記に反する特約で消費者に不利なものは無効となる。

　　（注）　電話勧誘販売（法第24条）、特定継続的役務提供（法第48条）、訪問購入（法第58条の14）のクーリング・オフ期間は8日間、連鎖販売取引（法第40条）、業務提供誘引販売取引（法第58条）のクーリング・オフ期間は20日間。

> **ワンポイント**
> クーリング・オフの起算日は消費者が規定の書面を受け取ったときである。したがって、事業者がこれらの書面を交付しなかった場合はクーリング・オフの起算日は進行せず、消費者はいつでもクーリング・オフできる。また、書面を発したときに効力が生じ、事業者への到達が8日を経過していても有効となる。

なお、次の場合には、クーリング・オフできない。

① 書面受領後8日を経過したとき

　ただし、事業者が不実告知又は威迫行為によりクーリング・オフを妨害した場合は、改めてクーリング・オフが可能であることを示した書面を渡し、その旨を告げてから8日間は、クーリング・オフが可能となる。

② 使用等により商品価値が著しく下がる商品として政令で定めるものを使用したとき（販売業者が使用させた場合を除く。）

③ 現金取引の総額が3,000円に満たないとき

※クーリング・オフに関する記載内容（(エ)書面の交付）

・商品の場合

　a　書面受領後8日間は書面により解約できること

　b　不実告知、威迫行為により解約しなかったときは、新たな書面を受領後8日間は書面により解約できること

　c　書面を発したときに効力を生じること

　d　事業者は、損害賠償等の請求はできないこと

　e　引取又は返還費用は事業者が負担すること

　f　商品が使用されていたときでも、金銭の支払を請求できないこと

　g　支払代金を受け取っているときは、速やかに全額を返還すること

　h　上記②、③の場合にクーリング・オフができないこととする場合、a～gのほかに、次の事項を記載する必要がある。

　　②の場合：a　商品名等

　　　　　　　b　使用・消費したときは、クーリング・オフできないこと（事業者が消費させた場合は除く。）。

　　③の場合：クーリング・オフできないこと。

> **ワンポイント**
> クーリング・オフに関する記載内容は、赤枠赤字で記載しなければならない。
> クーリング・オフについては、必ず口頭でも説明すること。

(キ) 不実告知、重要事項不告知の場合の意思表示の取消（第9条の3）

　勧誘に際し、不実のことを告げられその内容が事実であると誤認し、又は、故意に事実を告げ

られなかったためにその事実が存在しないと誤認して契約の申し込み又はその承諾の意思表示をしたときは、消費者は誤認であることに気づいたときから6カ月間、契約締結から5年間、その意思表示を取消すことができる。

ただし、この取消は、善意の第三者に対抗することはできない。

(ク) 契約の解除等に伴う損害賠償額等の制限（法第10条）

解約に伴う損害賠償額は次の額に法定利率による遅延損害金を加えた額を超えることはできない。損害賠償額の予定又は違約金の定めがあっても、この制限を超えた部分の請求は無効となる。

① 商品等が返還された場合 → 通常の商品使用料
② 商品等が返還されない場合 → 販売価格
③ 商品の引渡し前 → 契約締結・履行の通常費用

まだ支払の全部又は一部が履行されていない場合（解約の場合を除く。）は、販売額から既払額を控除した額に法定利率による遅延損害金を加えた額を超えて請求することはできない。

> **ワンポイント**
> 法定利率は商法第514条の商事法定利率年6分が適用になる。
> 「通常費用」は、現実に要した費用ではなく、業界の平均費用が標準となる。

(ケ) 行政監督権限

① **業務改善の指示（法第7条）**

事業者が次の行為を行い、取引の公正及び消費者の利益が害されるおそれがある場合は、主務大臣及び都道府県知事は、その事業者に対し必要な措置をとるよう指示することができる。

a 氏名等の明示違反
b 契約を締結しない旨の意思を表示した者に対する勧誘禁止違反
c 書面交付義務違反
d 直罰が科せられる禁止行為違反
e 指示の対象となる禁止行為違反

② **業務停止命令（法第8条）**

事業者の行為が業務改善の指示行為に該当し、取引の公正及び消費者の利益が著しく害されるとき、又は、事業者が指示に従わないときは、1年以内に限り業務の全部又は一部停止を命ずることができる。

また、業務停止命令をしたときは、そのことを公表する。

③ **報告徴収・立入検査（法第66条）**

本法施行上必要があるときは、事業者に報告若しくは、帳簿、書類その他の物件の提出を命じ、又はその事業所等に立入り、帳簿、書類その他の物件を検査することができる。対象となる事業者には、直接の事業者だけでなく密接な関係を有する者も含まれる。さらに、事業者と取引する者に対し、当該事業者の業務又は財産に関し参考となるべき報告又は資料の提出を命ずることができる。

> **ワンポイント**
> 知事は当該区域内における営業活動について本法違反行為が存在すれば、当該区域外に事業所を有する事業者であっても行政処分を行うことができる。

(コ) **適用除外（法第26条）**

「訪問販売」の規定は、主に次の場合に適用除外となる。

① 申込者が営業目的で行うもの
② 特別法に基づく組合等が構成員に対して行うもの
③ 事業者が従業員に対して行うもの
④ 消費者が住居における契約の申込み又は締結を要求した場合の訪問販売
⑤ 営業所以外での契約の申込み・締結をすることが通例であり、消費者の利益を損なうおそれのないもの
   a 店舗販売業者が定期的に巡回訪問し、勧誘をせずに行う販売等
   b 店舗販売業者が1年以内に取引のあった消費者を訪問して行う販売等
   c 無店舗販売業者が1年以内に2回以上取引のあった消費者を訪問して行う販売等
   d 事業者が、他人の事業所の管理者の書面承認を受けて行う当該事業所内販売（職域販売）

ただし、④及び⑤については、ア(イ)氏名等の明示（法第3条）及び(ウ)契約を締結しない旨の意思を表示した者に対する勧誘の禁止等（第3条の2）が適用される。

> **ワンポイント**
> 「管理者」とは、当該事業所の管理権限を有する者であり、共同ビルの管理者等は含まれない。

イ **「通信販売」（法第2条第2項）について**

(ア) **「通信販売」とは**

本法における「通信販売」は、郵便、信書便、通信機器、情報処理の用に供する機器、電報、預貯金の口座振込により契約の申込みを受けて行う商品、指定権利、役務の販売・提供をいう。

> **ワンポイント**
> 情報処理の用に供する機器とは、パーソナルコンピュータ等を規定したものであり、パソコン通信やインターネット等を通じて申込みが行われるものがこれに該当する。

【参考】
インターネット通販における「意に反して契約の申込みをさせようとする行為」に係るガイドライン（資料編p.813）

(イ) **広告（法第11条）**

通信販売の広告には次の事項を表示しなければならない。

① 価格（対価）→ 送料表示は、金額をもって表示

② 支払時期・方法
③ 商品引渡し時期 → 期間又は期限を表示
④ 契約の申込みの撤回、契約解除に関する事項（返品特約の内容を含む。）
⑤ その他
   a 事業者の氏名又は名称、住所、電話番号
   b 電子商取引を行う法人は代表者名等
   c 申込み有効期限があるときは、その期限
   d ①以外に負担すべき金銭があるときは、その内容
   e 瑕疵担保責任の定めがあるときは、その内容
   f ソフトウェアに係る取引の場合には、その動作環境
   g 販売数量制限、その他の特別条件があるときは、その内容
   h カタログ等の請求者に、その費用を負担させるときは、その額
   i 電子メールにより広告をするときは、事業者の電子メールアドレス

なお、広告に「請求次第カタログ送付」等と表示すれば、広告表示の一部（金銭表示全部ほか）を省略できる。

■販売価格・送料その他消費者の負担する「金銭表示」による省略の可否

		事項							
全部表示する場合	省略可	後払代金の支払時期	代金の支払方法	遅滞なく商品を送付する場合の引渡時期	販売業者の氏名等	法人が電子広告を行う場合、代表者名等	瑕疵担保責任を負う場合、その内容		
	省略不可	前払代金の支払時期	遅滞なく商品を送付する場合以外の引渡時期	返品特約（可否、期間等条件、送料負担有無）	申込みの有効期限	瑕疵担保責任を負わない場合、その内容	電子計算機の動作環境	販売数量の制限等、特別の販売条件	請求により送付する書面の価格
全部表示しない場合	省略可	代金の支払時期	代金の支払方法	商品の引渡時期	販売業者の氏名等	法人が電子広告を行う場合、代表者名等	瑕疵担保責任		
	省略不可	返品特約（可否、期間等条件、送料負担有無）	申込みの有効期限	電子計算機の動作環境	販売数量の制限等、特別の販売条件	請求により送付する書面の価格			

（注）「代金」には、役務の対価を含みます。
　　　「商品の引渡し」には、権利の移転・役務の提供を含みます。

> **ワンポイント**
> 金銭表示の一部省略はできない。

(ウ) 誇大広告等の禁止（法第12条、第12条の2）

販売業者が広告をするときは、商品の種類・性能・効能、返品特約、国・地方公共団体・通信販売協会その他著名な法人等の関与、商品の原産地若しくは製造地・商標・製造者名及び広告事項について、著しく事実に相違する表示、優良・有利と誤認させる表示をしてはならない。このような表示に該当するかどうか判断するため必要があるときは、表示の裏付けとなる合理的な根拠を示す資料の提出を求められる。定められた期間内（原則15日間）に資料を提出しないときは、誇大広告等に該当するとみなされる。

(エ) 消費者の承諾・請求のない電子メールによる広告の送信の禁止（法第12条の3）

消費者があらかじめ承諾・請求しない限り、電子メール広告の送信は原則的に禁止されている（オプトイン規制）（例外：消費者に対し、契約の内容や契約履行に関する事項を通知する場合に電子メール広告をするとき）。また、この承諾・請求を受けた事業者であっても、その後、消費者からメール広告の提供を受けない旨の意思の表示を受けたときは、メール広告は禁止される。なお、消費者から承諾・請求を受けた事業者は、その記録を保存しなければならない。

(オ) 承諾等の通知（法第13条）

前払式の通信販売の場合、事業者は申込みを受け、代金の一部又は全部を受領したときは、遅滞なく次の事項を書面により消費者に通知しなければならない。ただし、代金受領後遅滞なく商品を送付等したときは、その限りではない。

① 承諾する・しない
② 事業者の氏名又は名称、住所及び電話番号
③ 受領金額
④ 金銭受領年月日
⑤ 申込み商品名、数量等
⑥ 承諾する際は引渡時期等

また、書面は次の基準により作成しなければならない。

① 承諾しない通知には、既受領金銭の返還方法を記載すること。
② 商品引渡時期等は、期間又は期限をもって表示すること。
③ 8ポイント以上の文字及び数字を用いること。

> **ワンポイント**
> 「通信販売」にはクーリング・オフ制度はないが、事業者が返品の可否・条件を広告に表示していない場合は、商品到着後8日間、送料を消費者負担で返品（契約の解除）することが可能である。
> 「遅滞なく」とは、取引の実態から見て1週間程度をいう。

(カ) 行政監督権限
① 業務改善の指示（法第14条）
　　事業者が広告表示義務、誇大広告等の禁止、消費者の承諾・請求等のない電子メール広告の送信禁止、承諾等の通知義務に違反するほか、債務履行拒否・不当遅延をすること、又は顧客の意に反して契約させようとする行為として次の行為をし、通信販売取引の公正、消費者の利益が害されるおそれがある場合、その事業者に対し必要な措置を指示することができる。
　a　電子契約の申込みにおいて、電子計算機の操作が当該契約の申込みとなることを、顧客が操作を行う際に容易に認識できるように表示していないこと。
　b　電子契約の申込みにおいて、申込みの内容を、顧客が操作を行う際に容易に確認・訂正できるようにしていないこと。
　c　申込みの様式が印刷された書面により契約の申込みを受ける場合に、当該書面の送付が申込みとなることを、顧客が容易に認識できるように当該書面に表示していないこと。
　　加えて、事業者が電子メール広告をすることの承諾を得、又は請求を受ける場合において、顧客の意に反する承諾又は請求が容易に行われないよう、顧客の電子計算機の操作が当該電子メール広告を受けることについての承諾又は請求となることを、顧客が容易に認識できるように表示していないことも指示の対象となる。
② 業務停止命令（法第15条）
③ 報告徴収・立入検査（法第66条）

> **ワンポイント**
> 「電子契約」とは、インターネットやパソコン通信等の手段を利用して、コンピュータ等の映像面を介して締結される売買契約又は役務提供契約であって、事業者が顧客のコンピュータ等の画面上に申込みを行うための手続を表示させ、顧客がコンピュータ等を用いて申込み内容を送信することによってその申込みを行うものをいう。

(キ) 適用除外（法第26条）
「通信販売」の規定は、主に次の場合に適用除外となる。
① 申込者が営業目的で行うもの
② 特別法に基づく組合等が構成員に対して行うもの
③ 事業者が従業員に対して行うもの

ウ 「電話勧誘販売」（法第2条第3項）について
　事業者が消費者に対して電話をし、その電話において行う契約の勧誘により、消費者から、郵便、信書便、通信機器、電報、預貯金の口座振込等により契約の申込みを受ける場合、若しくは契約を締結する場合が該当する。また、次のような手段で電話をかけさせて、勧誘し、契約を締結させる場合も「電話勧誘販売」に該当する。
① 電話、郵便、信書便、電報、ファクシミリ、電子メールにより、又はビラ、パンフレットを配布して当該契約の締結について勧誘をするためのものであることを告げずに電話をかけることを要請すること。

② 電話、郵便、信書便、電報、ファクシミリ、電子メールにより、他の者に比して著しく有利な条件で契約を締結できる旨を告げ、電話をかけることを要請すること。

なお、規制内容についてはp.37（規制概要一覧）を参照すること。

エ 「連鎖販売取引」（法第33条）について

物品の販売（あっせんを含む。）事業で、商品の再販売・受託販売・販売のあっせんをする者を特定利益が得られると誘引し、特定負担を伴う取引をいう。

また、「連鎖販売取引」の規定は、健康食品を含む全ての商品が対象となる。

> **ワンポイント**
> 連鎖販売業は組織の個々の取引に注目したものであり、組織全体を１つの連鎖販売業として捉えるものではない。したがって個々の取引が「連鎖販売取引」に該当すれば、その取引については本法の適用を受けることになる。

「再販売」とは、
販売の相手方が商品を買い受けて販売することをいう。

「受託販売」とは、
商品の所有者等から販売の委託を受けて行う販売をいう。

「あっせん」とは、
販売の相手方を見つけ、販売の仲立ちをすることをいう。

「特定負担」とは、
販売活動をするにあたって必要とする商品の購入、取引料の提供等のことをいう。

> **ワンポイント**
> 入会金支払契約と商品購入契約等を行った時点に時間的な差がある場合、それらが実体的に一体となる取引であれば、それぞれの契約金額を合算した額が特定負担に該当する。
> 入会時に負担がなくても、商売を始めるために別途負担することが条件とされた場合は、特定負担に該当する。

「特定利益」とは、
次の利益の全部又は一部をいう。
① 他の者が提供する取引料により生ずるもの
→例「あなたが勧誘して組織に加入する人の提供する取引料の○○％があなたのものになる。」
② 他の者に対する商品販売等から生ずるもの
→例「あなたが勧誘して組織に加入する人が購入する商品の代金の○○％があなたのものになる。」
③ 当該他の者以外が提供する金品により生ずるもの
→例「あなたが勧誘して組織に加入する人があれば統括者から一定の金銭がもらえる。」

> **ワンポイント**
> 特定利益はいずれも組織の外部の者ではなく、組織の内部の者（加入予定者を含む。）の金品を源泉とするものであり、いわゆる小売差益は含まれない。

「取引料」とは、
　取引料、加盟料、保証金その他いかなる名義をもってするかを問わず、取引をするに際し、又は取引条件を変更するに際し、提供される金品をいう。

「統括者」とは、
　連鎖販売商品等に自己の商標等を使用させ、連鎖販売取引に関する約款を定め、又は経営指導を行う等、連鎖販売業を実質的に統括する者をいう。

「勧誘者」とは、
　統括者から勧誘の委託を受けて、説明会等で専ら勧誘を行う者のほか、明示的に勧誘を委託されていないが、自分自身の勧誘と併行して、他の者の勧誘を推進している者も該当する。

「一般連鎖販売業者」とは、
　統括者又は勧誘者以外の者で、連鎖販売業を行う者をいう。

なお、規制内容についてはp.37（規制概要一覧）を参照すること。

オ 「特定継続的役務提供」（法第41条）について

　消費者の心身又は身上に関する目的を実現させることをもって誘引するが、その目的の実現が確実でないという特徴を有する役務（具体的には、次の(ア)～(カ)の役務）を事業者が一定期間を超える期間にわたり、一定金額を超える対価を受け取り提供するもの（役務提供を受ける権利の販売も含む。）で、店頭契約も含む。

(ア) いわゆるエステティック
(イ) いわゆる語学教室
(ウ) いわゆる家庭教師
(エ) いわゆる学習塾
(オ) いわゆるパソコン教室
(カ) いわゆる結婚相手紹介サービス

> **ワンポイント**
> 「一定金額」とは、政令により5万円と定められているが、これは役務相当額だけでなく、入学金、受講料、教材費、関連商品の販売などを含めた契約金の総額でとらえる。

なお、規制内容についてはp.37（規制概要一覧）を参照すること。

カ 「業務提供誘引販売取引」（法第51条）について

　物品の販売又は有償で行う役務の提供の事業であって、その販売の目的物たる物品（以下、「商品」という。）又はその提供される役務を利用する業務に従事することにより得られる業務提供利益を収

受し得ることをもって相手方を誘引し、その者と特定負担を伴うその商品の販売、又はその役務の提供に係る取引をするものをいい、その取引条件の変更も含む。

「業務提供利益」とは、

顧客を勧誘する際の誘引の要素となる利益のことであり、その利益とは、提供又はあっせんされる業務に従事することによって得られる収入のことである。

「商品の販売」「役務の提供」には、

そのあっせんも含まれ、商品の販売等をする者と業務の提供をする者が異なる場合であっても、商品の販売等をする者が業務の提供をあっせんする場合には、本条に該当する。

なお、規制内容についてはp.37（規制概要一覧）を参照すること。

キ 「訪問購入」（法第58条の4）について

物品の購入を業として営む者（購入業者）が営業所以外の場所において、売買契約の申込みを受け、又は売買契約を締結して行う物品の購入をいう。

※適用除外物品（政令第16条の2）
① 自動車（二輪のものを除く。）
② 家庭用電気機械器具（携行が容易なものを除く。）
③ 家具
④ 書籍
⑤ 有価証券
⑥ レコードプレーヤー用レコード及び磁気的方法又は光学的方法により音、影像又はプログラムを記録した物

なお、規制内容についてはp.37（規制概要一覧）を参照すること。

ク ネガティブオプション（法第59条）について

① 消費者が購入の申込みをしていないのに商品を送り付け、返品する又は購入しない旨の意思表示がないと購入を承諾したものとして代金を請求する販売方法をいう。
② 事業者は、消費者が商品送付日から14日間（引取請求した場合は7日間）申込みの承諾をせず、かつ事業者が引取りをしないときは、送付した商品の返還請求ができない。

> **ワンポイント**
> 「ネガティブオプション」の規定には、単に送付した商品の返還請求期限が規定されているだけで、行政監督権限等の規定はない。

ケ その他の販売形態（消費生活条例の適用）

通常の店舗における取引には特定商取引法は適用されないが、消費生活条例は取引形態を問わないので、店舗販売でも条例の規制対象となる。

通常、店舗といっても様々であるが、健康食品を取り扱っている業種の例としては、百貨店、スー

パー、コンビニエンスストア、ドラッグストア等の小売店やエステティックサロンなどが考えられる。

店舗取引では、通常消費者の方から店に出向き、事業者側と対面で取引し、かつ、物品であれば実物を確認し得る状況なので、商品自体をめぐる大きな行き違いはないと思われるが、トラブルの原因としては、消費者に過大な期待を抱かせるような紛らわしいトークがあったり、過量販売、返済能力を越えた高額契約といった無理な取引があったというような場合が多い。こうしたことからも、事業者には、条例を遵守した適正な取引を行うことが求められる。

(2) 特定商取引法の規制概要

別表に、特定商取引法による取引類型ごとの規制内容を示す（p.37）。なお、各条文については、資料編（p.765）を参照すること。

また、より詳細な内容については、「特定商取引に関する法律の解説〈平成24年度版〉（消費者庁取引対策課／経済産業省商務流通保安グループ消費経済企画室編　株式会社商事法務発行）」及び消費者庁ホームページ（URL http://www.caa.go.jp/index.html）を参照するとよい。

ア　主務大臣に対する申出（法第60条）

(ア) 主務大臣に対する申出

何人も訪問販売、通信販売、電話勧誘販売、連鎖販売取引、特定継続的役務提供、業務提供誘引販売取引並びに訪問購入に係る取引の公正及び購入者等の利益が害されるおそれがある場合において、主務大臣に対して、その旨を申し出て適当な措置をとるように求めることができる。

なお、これらの申出は、都道府県知事に対しても行うことができる。

(イ) 申出書の記載事項
① 申出人の氏名又は名称及び住所
② 申出に係る取引の態様
③ 申出の趣旨
④ その他参考となる事項

イ　報告及び立入検査（法第66条）

この法律の施行に必要があるときは、販売業者、役務提供事業者、統括者、勧誘者、一般連鎖販売業者、業務提供誘引販売業を行う者若しくは購入業者（以下「販売業者等」という。）に報告若しくは帳簿、書類その他の物件の提出を命じ、又は職員がその店舗等に立ち入り、帳簿、書類その他の物件を検査することができる。

また、販売業者等と密接な関係を有する次の者に報告若しくは資料の提出を命じ、又は店舗等に立入検査することができる。

(ア) 特定継続的役務提供契約の関連商品の販売を行う者
(イ) 業務提供誘引販売取引に係る業務の提供を行う者
(ウ) 購入業者が訪問購入にかかる売買契約の相手方から引渡しを受けた物品の引渡しを受けた第三者
(エ) 報告及び立入検査の対象となる事業者が行う取引に関する事項について、相手方の判断に影響を及ぼす重要なものを告げ、または表示する者（例えば、健康食品の販売契約をした事業者では

特定商取引法の規制概要一覧表

取引形態		訪問販売	通信販売	電話勧誘販売	連鎖販売取引	特定継続的役務提供	業務提供誘引販売取引	訪問購入	効果
適用対象	定義	（2条第1項）	（2条第2項）	（2条第3項）	（33条）	（41条）	（51条）	（58条の4）	―
	商品・権利・役務・業種等	商品・役務：原則全て 権利：政令3条	商品・役務：原則全て 権利：政令3条	商品・役務：原則全て 権利：政令3条	限定無し	6業種 （政令11条） （政令12条）	限定無し	物品	―
	適用除外	（26条）	（26条）	（26条）	―	（50条）	―	（政令16条の2）	―
書面交付義務		申込書面（4条） 契約書面（5条）	原則はなし 前払式の承諾書面（13条）	申込書面（18条） 契約書面（19条） 前払式の承諾書面（20条）	概要書面 契約書面（37条）	概要書面 契約書面（42条）	概要書面 契約書面（55条）	申込書面（58条の7） 契約書面（58条の8）	行政規制・罰則クーリング・オフ
クーリング・オフ		8日間（9条）	―	8日間（24条）	20日間（40条）	8日間（48条）	20日間（58条）	8日間（58条の14）	契約解除
勧誘行為等の規制	販売目的の明示	（3条）	―	（16条）	（33条の2）	―	（51条の2）	（58条の5）	行政規制
	禁止行為	（6条）	―	（21条）	（34条）	（44条）	（52条）	（58条の10）	行政規制罰則
	取消権	（9条の3）	―	（24条の2）	（40条の3）	（49条の2）	（58条の2）	―	契約取消
	指示対象行為	（7条）	（14条）	（22条）	（38条）	（46条）	（56条）	（58条の12）	行政規制
広告規制	表示事項の義務	―	（11条）	―	（35条）	―	（53条）	―	行政規制
	誇大広告等の禁止	―	（12条）	―	（36条）	（43条）	（54条）	―	行政規制罰則
中途解約権		―	―	―	（40条の2）	（49条）	―	―	契約解除
損害賠償額の制限		（10条）	―	（25条）	（40条の2）	（49条）	（58条の3）	（58条の16）	超過分無効
他の規制		再勧誘の禁止（3条の2）	承諾のない電子メール広告の禁止（12条の3）	再勧誘の禁止（17条）	承諾のない電子メール広告の禁止（36条の3）	書類開示義務（45条）	承諾のない電子メール広告の禁止（54条の3）	要請をしていない者に対する勧誘の禁止（58条の6）	行政規制罰則
行政監督制度		国と都道府県（7・8・66条）	国と都道府県（14・15・66条）	国と都道府県（22・23・66条）	国と都道府県（38・39・66条）	国と都道府県（46・47・66条）	国と都道府県（56・57・66条）	国と都道府県（58条の12、58条の13、66条）	―

ないが、健康食品の製造・卸をしている事業者）

また、特に必要があると認めるときは、販売事業者等と取引する者（電気通信事業者等に対する場合を除く。）に対し、当該販売業者等の業務又は財産に関し参考となるべき報告又は資料の提出を命ずることができる。

ウ　罰則（法第70条～第76条）

(ア)　3年以下の懲役又は300万円以下の罰金又はこの併科の対象

　　　禁止行為違反（訪問販売、電話勧誘販売、連鎖販売取引、特定継続的役務提供、業務提供誘引販売取引、訪問購入）

(イ)　2年以下の懲役又は300万円以下の罰金又はこの併科の対象

　　　業務停止命令違反（訪問販売、通信販売、電話勧誘販売、連鎖販売取引、特定継続的役務提供、業務提供誘引販売取引、訪問購入）

(ウ)　1年以下の懲役又は200万円以下の罰金又はこの併科の対象

　　　公衆の出入りする場所以外での勧誘（訪問販売、連鎖販売取引、業務提供誘引販売取引）

(エ)　6月以下の懲役又は100万円以下の罰金又はこの併科の対象

　　　書面不交付、規定事項不記載・虚偽記載書面交付（連鎖販売取引、業務提供誘引販売取引）

(オ)　100万円以下の罰金の対象

　　①書面不交付、規定事項不記載・虚偽記載書面交付（訪問販売、電話勧誘販売、特定継続的役務提供、訪問購入）

　　②業務改善指示違反（訪問販売、通信販売、電話勧誘販売、連鎖販売取引、特定継続的役務提供、業務提供誘引販売取引、訪問購入）

　　③誇大広告等の禁止違反（通信販売、連鎖販売取引、特定継続的役務提供、業務提供誘引販売取引）

　　④承諾をしていない者に対する電子メール広告の禁止等違反（通信販売、連鎖販売取引、業務提供誘引販売取引）

　　※広告表示義務違反等もある場合は、1年以下の懲役又は200万円以下の罰金又はこの併科の対象

　　⑤記録不作成、虚偽記録作成（通信販売、連鎖販売取引、業務提供誘引販売取引）

　　⑥承諾等の通知違反（通信販売、電話勧誘販売）

　　⑦広告表示義務違反（連鎖販売取引、業務提供誘引販売取引）

　　⑧書類の備付け義務違反（特定継続的役務提供）

　　⑨書類の閲覧又は交付の義務違反（特定継続的役務提供）

　　⑩報告徴収及び立入検査応諾義務違反〈販売業者等〉（訪問販売、通信販売、電話勧誘販売、連鎖販売取引、特定継続的役務提供、業務提供誘引販売取引、訪問購入）

　　⑪報告徴収及び立入検査応諾義務違反〈密接関係者〉（訪問販売、通信販売、電話勧誘販売、連鎖販売取引、特定継続的役務提供、業務提供誘引販売取引、訪問購入）

2 販売方法に係る規制

（カ）30万円以下の罰金の対象
　①名称の使用制限違反
　②報告徴収及び資料提出義務違反（販売業者等と取引する者）

> **ワンポイント**
> 違反行為があったときは、行為者本人が罰せられるほか、その法人・使用者等にも罰金刑が科せられる。

（3）その他
ア　特定商取引法の改正について（平成28年）

平成28年6月3日「特定商取引に関する法律の一部を改正する法律」が公布された。

〈概要〉
　○悪質事業者への対応
　　・次々と法人を立ち上げて違反行為を行う事業者への対処
　　・業務停止命令の期間の伸長（最長1年→2年）
　　・行政調査に関する権限の強化
　　・刑事罰の強化
　○消費者利益の保護
　　・消費者利益の保護のための行政処分規定の整備
　○過量販売への対応
　　・電話勧誘販売における過量販売規制の導入（訪問販売ルールの拡張）
　○その他
　　・訪問販売、通信販売及び電話勧誘販売における規制対象の拡大（指定権利制の見直し）
　　・通信販売におけるファクシミリ広告への規制の導入（電子メール広告における規制の拡充）
　　など

※施行期日は公布日から1年6月以内

詳細は消費者庁ホームページ（URL http://www.caa.go.jp/index.html）を参照。

イ　特定商取引法と消費生活条例との比較

	特定商取引法	消費生活条例
対象	訪問販売、通信販売、電話勧誘販売、連鎖販売取引、特定継続的役務提供（政令で定める特定役務に限る。）、業務提供誘引販売取引、訪問購入	事業者・消費者間の全ての取引
禁止行為等の内容	・不実告知 ・重要事項の故意の不告知 ・威迫困惑行為 ・勧誘目的を告げないで行う公衆の出入りする場所以外の場所での勧誘 ・誇大広告（優良有利等誤認） ・契約を締結しない意思表示をした者に対する勧誘 ・書面不交付、規定事項不記載書面の交付 ・債務履行の拒否又は不当な遅延 ・迷惑勧誘、解除妨害 ・判断力不足に乗じての契約締結 ・適合性原則違反 ・虚偽事項記載の唆し ・顧客の進路妨害、つきまとい行為 ・クーリング・オフ妨害 ・請求や承諾のない者に対する電子メール広告の送信（オプトイン規制） ・勧誘を要請していない者への勧誘（訪問購入）	9つの類型 ① 不当勧誘行為（消費者の自主性を害する勧誘行為） ② 不当勧誘行為（情報提供義務違反等） ③ 不当勧誘行為（誤信を招く情報提供等） ④ 不当勧誘行為（威迫・困惑させる行為等） ⑤ 不当な取引内容を定める行為 ⑥ 不当な履行強制行為 ⑦ 不当な履行遅延行為 ⑧ 不当な終了拒否行為 ⑨ 不当与信行為
義務等	・氏名等の明示　・申込み時、契約締結時の書面交付　・広告における表示事項（通信販売、連鎖販売取引、業務提供誘引販売取引）　・電子メール広告についての請求や承諾があったことの記録の保存　・電子メール広告の提供を受けない旨の意思表示をするための連絡方法の表示　・前払取引における業務・財産状況に関する書類の備付け及び閲覧等（特定継続的役務提供） （以下「訪問購入」） ・物品の引渡しの拒絶に関する告知　・第三者への物品の引渡しについての相手方に対する通知　・物品の引渡しを受ける第三者に対する通知　・勧誘意思の確認	他の法令（特商法、割販法等）で義務付けられている情報提供義務
クーリング・オフ規定	・訪問販売、電話勧誘販売、特定継続的役務提供、訪問購入　8日 ・連鎖販売取引、業務提供誘引販売取引　20日	なし
解約規定等	・契約の解除等に伴う損害賠償等の額の制限 ・連鎖販売契約の中途解約 ・特定継続的役務提供契約の中途解約	なし
行政措置	報告徴収、立入検査、業務改善の指示、業務停止命令、公表	調査（立入調査を含む。）、指導、勧告、公表、禁止命令、情報提供
罰則	・指示（業務改善指示）違反 　100万円以下の罰金 ・業務停止命令違反 　2年以下の懲役又は自然人300万円・法人3億円以下の罰金、又はその併科 ・不実告知、威迫困惑等の行為 　3年以下の懲役又は300万円以下の罰金、又はその併科 ・その他	・禁止命令違反 　5万円以下の過料 ・禁止命令に係る立入調査拒否 　3万円以下の過料

ウ 事業者調査・指導の仕組み

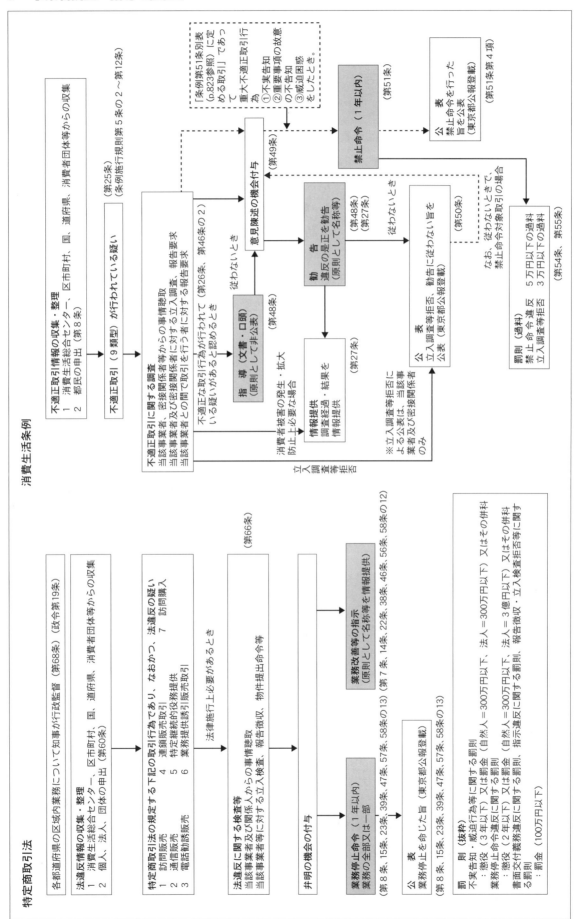

3 Q&A

Q 健康食品を販売するのに許可は必要ですか。

A その健康食品が、どの食品分類に当たるかによって判断されます。常温で保存可能なカプセルや錠剤状の健康食品、菓子、缶詰、瓶詰、レトルト食品、清涼飲料水等を、仕入れた状態でそのまま販売するのであれば、許可を取得する必要はありません。

一方、牛乳、バター、チーズ、はっ酵乳、乳酸菌飲料、食肉製品、魚肉ねり製品、豆腐等、販売にあたって、営業許可が必要な食品もあります。初めて食品を販売するときには、所管の保健所にご相談ください。

また、販売許可のいらない健康食品であれば、店頭等でサンプルを無料配布する場合でも、届出や許可は必要ありません。ただし、無料配布する場合でも、食品表示法に基づく表示は必要となります。

Q 健康食品を輸入して販売するのに営業許可は必要ですか。

A 販売又は営業上使用する食品、添加物等を輸入する場合には、その都度厚生労働大臣に届け出なければなりません。その手続きについては、p.20にあるとおりです。

営業許可については、国内で小分け等を行ったり、販売にあたって許可が必要な食品を取り扱う場合には、製造業や販売業の許可が必要となることもあります。国内で小分け等を行う場合には、所管の保健所に御相談ください。また、販売の際は、邦文による表示をしなければなりません。

Q クーリング・オフにより返品・返金となった場合、消費者に景品としてあげたものの返還を要求できますか？

A 景品の提供と契約締結との一体性がどこまであるかがポイントになります。

景品が、購入してもらったことに対するプレゼントである場合には、通常、契約と一体性があるとは言えず、元の契約が解除されても景品の返還まで消費者に求めるのは困難だと解されています。

一方、景品の提供を条件に契約させた場合、元の契約が解除されれば景品も返還請求できることにはなりますが、提供された景品が過剰であるなど公正な取引ルールに反している場合は、そもそも返還を請求するのは無理があるでしょう。

Q いわゆる消耗品を使用した場合はクーリング・オフはできない規定になっていますが、一部未使用のセット商品の場合も全て解約を拒めますか？

A どのような状態が「使用した」に該当するかがポイントになります。
　一般的には、「商品価値が回復できなくなってしまったとき」と考えられています。したがって、簡単に包み直せる商品の包装を破いただけでは「使用した」とは言えませんが、密封商品を開けてしまったときは「使用した」ということになります。セット商品などの場合は、通常販売されている商品の最小単位を基準として判断されます。例えば、6本セットの健康食品の箱を開け1本飲んだ場合は、残り5本はクーリング・オフできることになり、消費者は1本分の料金を負担すればよいことになります。

Q クーリング・オフの期間を過ぎたあとの解約は一切拒否できますか？

A 特定商取引法では「訪問販売」に関する書面交付規定（第4条、第5条）において記載事項を定めていますが、その中で、「契約の解除に関する定めがあるときは、その内容」を記載しなければならないとしています。この箇所は任意的事項なので、契約の解除に関する事項を特に定めていなければ省略できますが、省令第5条で、消費者の不利にならないよう「購入者又は役務の提供を受ける者からの契約の解除ができない旨定められていないこと」などが規定されています。
　したがって、クーリング・オフ期間後の解約は不可という規定を設けることはできませんし、契約書に明記していなくても実際にそのような対応をしているとすれば、法の趣旨に反することになります。また、第10条で「契約の解除等に伴う損害賠償等の額の制限」をしており、事業者が一定額を超えて損害賠償等を請求できないことを規定しています。
　特定商取引法以外には割賦販売法に同様の規定があります。また、消費生活条例では全ての取引形態を対象に、「高率・高額な違約金等を定めること」や「解約できる権利を不当に制限すること」を禁止していますので、注意が必要です。

製品に係る規制等

1 製品に係る規制 ……………………………… 47
2 原材料成分 …………………………………… 51
3 形状 …………………………………………… 56
4 Q&A …………………………………………… 57

第3章

製品に係る規制等

1 製品に係る規制

(1) 食品の規格基準

　食品には、製造、加工、使用、調理、保存の方法についての基準や、成分についての規格が定められているものがある。これらの基準、規格に合わない食品の製造、輸入、加工、使用、調理、保存、販売は禁止されている（食品衛生法第11条）。

　なお、健康食品という分類での規格基準はないが、全ての食品に「食品一般の成分規格、製造・加工・調理基準」が適用される。

食品一般の成分規格（抜粋）

1　食品は、抗生物質又は化学的合成品（化学的手段により元素又は化合物に分解反応以外の化学的反応を起こさせて得られた物質）たる抗菌性物質及び放射性物質を含有してはならない。ただし、次のいずれかに該当するものにあっては、この限りではない。 （1）食品衛生法第10条の規定により人の健康を損なうおそれのない場合として厚生労働大臣が定めた添加物と同一であるもの （2）個別に定める成分規格に適合するもの（(1)に該当するものを除く。） （3）(2)に該当するものを原材料として、製造され、又は加工されるもの
2　食品が組換えDNA技術によって得られた生物の全部若しくは一部であり、又は当該生物の全部若しくは一部を含む場合は、当該生物は、厚生労働大臣が定める安全性審査の手続を経た旨の公表がなされたものでなければならない。
3　食品が組換えDNA技術によって得られた微生物を利用して製造された物であり、又は当該物を含む場合は、当該物は、厚生労働大臣が定める安全性審査の手続を経た旨の公表がなされたものでなければならない。
4　セシウムは、次の表の第1欄に掲げる食品の区分に応じ、それぞれ同表の第2欄に定める濃度を超えて食品に含有されるものであってはならない。 （表略）

食品一般の製造、加工及び調理基準（抜粋）

1　食品を製造し、又は加工する場合は、食品に放射線を照射してはならない。ただし、食品の製造工程又は加工工程において、その製造工程又は加工工程の管理のために照射する場合であって、食品の吸収線量が0.10グレイ以下のとき及び特別の定めがある場合は、この限りではない。

2	組換えDNA技術によって得られた微生物を利用して食品を製造する場合は、厚生労働大臣が定める基準に適合する旨の確認を得た方法で行わなければならない。
3	食品を製造し、又は加工する場合は、成分規格・保存基準に適合しない添加物、又は製造基準に適合しない方法で製造された添加物を使用してはならない。
4	食品を製造し、加工し、又は調理する場合は、牛海綿状脳症の発生国又は発生地域において飼養された牛（食肉の加工に係る安全性が確保されていると認められる国又は地域において飼養された、月齢が30月以下の牛を除く。以下「特定牛」という。）のせき柱を原材料として使用してはならない。ただし、以下のいずれかに該当するものを原材料として使用する場合は、この限りではない。 （1）特定牛の脊柱に由来する油脂を、高温かつ高圧の条件の下で、加水分解、けん化又はエステル交換したもの （以下略）

食品一般の保存基準（抜粋）

1	食品を保存する場合には、抗生物質を使用してはならない。ただし、食品衛生法第10条の規定により人の健康を損なうおそれのない場合として厚生労働大臣が定める添加物については、この限りでない。
2	食品の保存の目的で、食品に放射線を照射してはならない。

ア 個別に規格基準が定められている主な食品の分類

清涼飲料水（果汁飲料、ミネラルウォーター等）、粉末清涼飲料、食肉製品、寒天、穀類・豆類及び野菜、生あん、豆腐、即席めん類、冷凍食品、容器包装詰加圧加熱殺菌食品（レトルト食品等）ほか

上記以外にも、個別に暫定基準、指導事項等が定められている場合がある。また、乳及び乳製品等の成分規格については、乳及び乳製品の成分規格等に関する省令により、別途規定されているので、最寄の保健所等に確認すること。

イ 食品に個別に定められた規格基準（例）

個別に規格基準が定められている主な食品について、成分規格、製造基準の例を示す。なお、これ以外にも規格基準が定められている場合があるので、最寄の保健所等に確認すること。

清涼飲料水（抜粋）

成分規格（一般規格）	1	混濁（原材料として用いられる植物若しくは動物の組織成分、着香若しくは着色の目的に使用される添加物又は一般に人の健康を損なうおそれがないと認められる死滅した微生物（製品の原材料に混入することがやむを得ないものに限る。）に起因するものを除く。）：認めない
	2	沈殿物（原材料として用いられる植物若しくは動物の組織成分、着香若しくは着色の目的で使用される添加物又は一般に人の健康を損なうおそれがないと認められる死滅した微生物（製品の原材料に混入する

		ことがやむを得ないものに限る。）に起因するものを除く。）又は固形の異物（原材料として用いられる植物たる固形物で、その容量百分率が30％以下であるものを除く。）：認めない
	3	スズ：150.0ppm以下（金属製容器包装入りのもの）
	4	大腸菌群：陰性
成分規格（個別規格：ミネラルウォーター類以外の清涼飲料水）	1	ヒ素、鉛：検出しない
製造基準（一般基準）		製造に使用する器具及び容器包装は、適当な方法で洗浄し、かつ、殺菌したものでなければならない。ただし、未使用の容器包装であり、かつ、殺菌され、又は殺菌効果を有する製造方法で製造され、使用されるまでに汚染されるおそれのないように取り扱われたものにあっては、この限りではない。
製造基準（個別基準：ミネラルウォーター類、冷凍果実飲料及び原料用果汁以外の清涼飲料水）	1	原料として用いる水は、水道水又は次のいずれかでなければならない。（以下略）
	2	製造に使用する果実、野菜等の原料は、鮮度その他の品質が良好なものであり、かつ、必要に応じて十分洗浄したものでなければならない。
	3	清涼飲料水は、容器包装に充てんし、密栓若しくは密封した後殺菌するか、又は自記温度計をつけた殺菌器等で殺菌したもの若しくはろ過器等で除菌したものを自動的に容器包装に充てんした後、密栓若しくは密封しなければならない。ただし、容器包装内の二酸化炭素圧力が20℃で98kPa以上であって、かつ、植物又は動物の組織成分を含有しないものにあっては、殺菌及び除菌を要しない。（以下略）
	4	3の殺菌に係る殺菌温度及び殺菌時間の記録又は3の除菌に係る記録は6ヶ月間保存しなければならない。
	5	紙栓により打栓する場合は、打栓機械により行わなければならない。
保存基準		ミネラルウォーター類、冷凍果実飲料及び原料果汁以外の清涼飲料水のうち、pH4.6以上で、かつ、水分活性が0.94を超えるものであり、原材料等に由来して当該食品中に存在し、かつ、発育し得る微生物を死滅させ、又は除去するのに十分な効力を有する方法で殺菌又は除菌を行わないものにあっては、10℃以下で保存しなければならない。

粉末清涼飲料（抜粋）

成分規格	1	混濁・沈殿物：飲用時の倍数の水で溶解した液が「清涼飲料水」の成分規格混濁及び沈殿物の項に適合すること
	2	ヒ素、鉛：検出しない
	3	スズ：150.0ppm以下（金属製容器包装入りのもの）

	4 ■乳酸菌を加えないもの 大腸菌群：陰性、細菌数：3,000／g以下 ■乳酸菌を加えたもの 大腸菌群：陰性、細菌数（乳酸菌を除く。）：3,000／g以下
製造基準	粉末清涼飲料の容器包装は、適当な方法で洗浄され、乾燥されたガラスびん、金属製容器包装、合成樹脂製容器包装又は金属製若しくは合成樹脂製の運搬器具に収めて、密栓若しくは密封するか又は防じん、防湿及び防虫できるようにしたものでなければならない。ただし、洗浄したことと同一の効果がある製造方法で製造される容器包装であって、使用されるまでに汚染されるおそれのないように取り扱われたものについては、洗浄することを要しない。

寒天

成分規格	ホウ素化合物：1g／kg以下［ホウ酸（H_3BO_3）として］

(2) 器具容器包装の規格基準

　食品や添加物の製造、調理等に用いる器具や、食品や添加物を入れたり包んだりする容器包装についても基準や規格が定められている。例えば、容器包装の製造基準、容器包装の原材料一般の規格、原材料の材質別規格、用途別規格などが規定されている。これらの基準、規格に合わない器具や容器包装の製造、販売、輸入、使用等は禁止されている（食品衛生法第18条）。

器具若しくは容器包装又はこれらの原材料一般の規格（抜粋）

1	器具は、銅若しくは鉛又はこれらの合金が削り取られるおそれのある構造であってはならない。
2	食品に接触する部分に使用するメッキ用スズは、鉛を0.1％を超えて含有してはならない。
3	鉛を0.1％を超えて又はアンチモンを5％以上含む金属をもって器具及び容器包装の食品に接触する部分を製造又は修理してはならない。
4	器具又は容器包装は、食品衛生法施行規則別表第1に掲げる着色料以外の化学的合成品たる着色料を含むものであってはならない。ただし、着色料が溶出又は浸出して食品に混和するおそれのないように加工されている場合はこの限りでない。
5	油脂又は脂肪性食品を含有する食品に接触する器具又は容器包装には、フタル酸ビス（2-エチルヘキシル）を原材料として用いたポリ塩化ビニルを主成分とする合成樹脂を原材料として用いてはならない。ただし、フタル酸ビス（2-エチルヘキシル）が溶出又は浸出して食品に混和するおそれのないように加工されている場合にあっては、この限りではない。

(3) 新開発食品等の暫定流通禁止措置

　近年の製造技術の進歩や輸入食品の多様化等により新たに開発された食品等による衛生上の危害の発生や拡大防止のために、厚生労働大臣は必要があると認めるとき、薬事・食品衛生審議会の意見を

聴いて、その物を食品として販売することを禁止することができる（食品衛生法第7条）。具体的には、以下のような場合、適用されることがある。

　ア　一般に食経験がなく、人の健康を損なわないという確証のないものが、「食品」として販売されていた場合

　イ　一般に食経験はあるが、通常想定される飲食の方法とは著しく異なる方法で飲食されるものであって、人の健康を損なわないという確証がないと認められる場合

　ウ　重大な健康被害が発生した場合で、原因として疑われる食品に「ア」に該当するものが含まれていると疑われる場合

2　原材料成分

(1)　食品添加物

食品の製造の過程において又は食品の加工若しくは保存の目的で、食品に添加、混和、浸潤その他の方法によって使用するものが食品添加物である（食品衛生法第4条）。

ア　食品添加物の指定制度

食品添加物については指定制度がとられており、人の健康を損なうおそれがないとして厚生労働大臣が指定したもの以外、すなわち指定外の食品添加物やそれを含む製剤及び食品の製造、輸入、販売、使用等が禁止されている（食品衛生法第10条）。平成28年10月6日現在で454品目が指定されている（食品衛生法施行規則　別表第1　p.201）。また、既存添加物名簿（平成8年厚生省告示第120号　p.206）に、化学的合成品以外で使用の認められている添加物が収載されている。

そのほか、天然香料基原物質リスト（p.381）、一般に食品として飲食に供されている物であって添加物として使用される品目（一般飲食物添加物リストp.390）があり、添加物として使用可能な物質を収載している。

海外で使用が認められていても、わが国では食品添加物として指定されていないものも多いので、食品等を輸入する際には注意が必要である。

イ　食品添加物の使用基準

食品添加物には、使用できる食品の種類と使用量や残存量の基準が定められているものが多い。対象外の食品に使用したり、基準量以上の添加物を使用した食品は輸入、販売等をすることができない（添加物一般の使用基準p.215、各添加物の使用基準及び保存基準p.216）。

(2)　医薬品成分

医薬品医療機器等法では物の成分本質が医薬品成分であるか否か判断することとしている。これらは、「専ら医薬品として使用される成分本質（原材料）」（以下、「医薬品成分」という。）（資料編p.621）と、「医薬品的効能効果を標ぼうしない限り医薬品と判断しない成分本質（原材料）」（以下、「非医薬品成分」という。）（資料編p.627）の2つに分類される。

この分類に定められた医薬品成分は、医薬品医療機器等法第2条第1項第2号（疾病の診断、治療又は予防に使用する）又は第3号（身体の構造又は機能に影響を及ぼす。）の目的が明らかであるため、

その物又はこれを配合若しくは含有するものは原則として医薬品とみなされる。医薬品成分は基本的に人体に対する影響が大きいため、医薬品として決められたときに決められた量だけ服用し、その目的の達成と共に服用を中止するものである。さらに、使用方法を誤ればかえって身体状況を悪化させてしまうおそれさえある。よって、原則として食品として使用することができない。

ここでは、成分本質（原材料等）からみて、商品が医薬品に該当するかどうかの判断方法を解説する。ただし、ここでいう非医薬品成分とは、医薬品医療機器等法上医薬品に該当しないことを示すのみであり、実際に食品に使用可能かどうかは食品衛生法による判断となる。また、非医薬品成分でも、医薬品としての前例があるものやその性質が明らかでないものがあるため、商品開発にあたっては安全性等について十分に検討する必要がある。

商品を製造、輸入及び開発する場合、成分本質（原材料等）について確認しなければならない医薬品医療機器等法上のポイントは以下のとおりである。

> **ポイント**
> 1）原材料に医薬品成分が入っていないか。
> 2）製品の表示やチラシ等に医薬品成分を含有する旨を標ぼうしていないか。
> 3）医薬品成分を添加物等で使用する場合、その使用目的や使用量が食品として妥当であるか、また、その記載方法は正しいか。
> 4）部位によって医薬品成分となる物ではないか、また、そのようなものを原材料として使用する場合、どのように記載すべきか。
> 5）原材料は医薬品成分以外の物だが、抽出等により医薬品成分になっていないか。
> 6）原材料表示などに、生薬名を使用していないか。

※「医薬品的効能効果を標ぼうしない限り医薬品と判断しない成分本質（原材料）」の取扱い

ここでいう「医薬品と判断しない」とは、医薬品とみなさず、医薬品医療機器等法の規制を受けないということである。ただし、同リストは食品としての安全性等の評価がなされたものではなく、収載されているものを食品又は食品添加物として使用する場合には、当然食品衛生法の規制対象になる。

例えば、ビオチンやヘスペリジンを食品添加物として使用する場合、これらのものは食品添加物の規格基準など他の食品添加物と同様に食品衛生法の規制対象となる。また、コラーゲンやゼラチンのように一般に飲食されているものを食品添加物として用いる場合、一般飲食物添加物として取扱われる。その他、厚生労働省に照会しないと食品添加物か一般に飲食されているものか判断できないものもある。

参考『「医薬品的効能効果を標ぼうしない限り医薬品と判断しない成分本質（原材料）」の食品衛生法上の取扱いの改正について』（資料編p.244）

ア 成分本質を分類する際の基本的な考え方

成分本質の分類は、その物の医薬品としての使用実態及び食品としての認識の程度を基準として分類する。

医薬品としての使用実態がある場合とは、原則として、厚生労働大臣が医薬品として承認・許可を与えている場合を言うが、必要な場合には外国での医薬品としての使用実態をも参考とする。例

えば、ある成分本質が我が国では医薬品として承認・許可を受けたことはないが、外国において医薬品としての有効性が科学的に認められている場合には、これを勘案して、この成分本質を「医薬品として使用されている物」と判断する場合もある。

また、食品としての認識についても外国の実態を参考とする。例えば、日本では食品としての認識がない場合又は不明な場合であっても、外国で広く食品として使用されているときには、これも参考とする。

なお、例えば、伝承的に疾病時のみその治療又は症状の緩和の目的で使用されているものは、食品としての認識があるものとはみなさない。

イ　例示成分の分類の変更等

46通知に示された各成分本質の分類（リスト）は、国内外、特に国内における今後の食生活の変化等により将来変更となる可能性がある。現在医薬品として使用されていない物（非医薬品成分）であっても、将来医薬品として承認・許可を取得した場合や、その作用が、人体に対して著しいものであることが科学的に解明された場合等により、分類が変更となる可能性はある。このように、リストは科学的な検証に基づき定期的に見直しが行われ、追加、訂正、削除等が行われる。

また、リストに示されていない物質については、その使用実績、含有成分、類似の物などをもって個別に判断することとなっている。

ウ　成分本質が何であるかの判断

医薬品成分そのもの又はこれを配合若しくは含有するものは本質的に医薬品となる。しかし、一般の消費者はその物の成分本質を分析して確認することは不可能であるため、成分本質が何であるかの判断は、表示、販売時の説明、広告等の内容に基づいて行われる。

したがって、実際に配合又は含有されていない成分本質であっても、配合又は含有されている旨を標ぼうする場合には、その成分本質が配合又は含有されているものとみなされる。

なお、医薬品成分を配合又は含有していることが判明した場合には、表示の如何にかかわらず、医薬品と判断される。

エ　成分規制の例外

次に示すように、当該成分が医薬品の目的をもって使用されたものではない場合であって、通常人に医薬品的な認識を与えるおそれがないときには、当該成分は含有されていないものとみなす。

なお、この場合にあっても、食品添加物等としての使用の適否については、確認する必要がある。

(ア) **含有されている成分が、着色、着香等の目的のために使用されているものと認められ、かつ、当該成分を含有する旨を標ぼうしない場合又は当該成分を含有する旨を標ぼうするが、その使用目的を併記する場合には、当該成分が含有されていないものとみなす。この場合、医薬品的な効能効果、用法用量を標ぼうしないこと。**

成分例)

成　分　本　質	用　　途
キナ	苦味料等
ゲンチアナ	苦味料等
シコン	着色料
γ－オリザノール	酸化防止剤
ニガキ	苦味料等

(イ) 食品の製造過程において使用されたものの、最終の食品中には含有されない場合又は最終の食品中に含有される場合であっても失活している場合についても、当該成分を使用した旨若しくは含有する旨を標ぼうしない場合又は当該成分を使用した旨若しくは含有する旨を標ぼうするが、その使用目的を併記する場合には、当該成分が使用又は含有されていないものとみなす。

　この場合、医薬品的な効能効果、用法用量を標ぼうしないこと。

(ウ) 食品の製造過程において使用される物又は食品の加工保存のために使用される物が単独で流通する場合があるが、これらは医薬品の目的を有するものではないので、食品調理用である旨等その目的を明確に標ぼうする場合には、医薬品に該当しない。

成分例)

成　分　本　質	用　　途
アミラーゼ	デンプン質の糖化
パパイン	ビール等の清澄剤 肉軟化剤

オ　抽出物の取扱い

　非医薬品リストに掲載されている成分本質であっても、水、エタノール以外の溶媒による抽出を行った場合には、抽出成分について、判断基準の考え方に基づいて再度検討を行い、医薬品と判断すべきかどうか評価する。

　医薬品成分を元来含有する成分本質（原材料）からの抽出物については特に注意する必要がある。例えば、非医薬品成分である玄米胚芽（米糠）は医薬品成分であるγ－オリザノール等を含有する。この場合、玄米胚芽からの抽出物については、原材料となった成分の分類とは別に、この抽出成分の医薬品又は食品としての認識の程度を勘案して分類を判断する。

　分類に当たっては、原則としてその物の名称、原材料等の表示、説明等に基づいてその物の成分本質がどのように認識されるかにより判断するものとし、次の全ての条件を満たす場合には、その物の成分本質は玄米胚芽であると判断する。

　なお、この場合、その物が原材料となった食品の本質を失っていないものであることは当然である。

(ア)「食品」の文字を容器、被包前面及び内袋に分かりやすく記載する等食品である旨が明示されていること。

（イ）原材料となった食品又はその加工品である旨が明示されていること。
（ウ）その物の成分本質（原材料）に誤解を与えるような特定成分の強調がなされていないこと。

　下記右欄に示す成分本質（原材料）例は、上記条件を満たす場合には非医薬品成分と判断する。また、上記条件を満たさない場合であって、左欄に掲げる成分を成分本質（原材料）とする物と認識されるときには、医薬品成分と判断する。

医　薬　品	非　医　薬　品
グルタチオン	酵母
タウリン	たこ、いわし等の魚介類加工品
γ－オリザノール	玄米胚芽（米糠）
パパイン	パパイヤ加工品
ブロメライン	パイナップル加工品

カ　動植物の部位による取扱いの違い

　動植物は、必ずしもその全体が同じ分類となっておらず、医薬品として使用される部位とそうでない部位を併せ持っていることがある。このような場合、単に基源植物名や総称のみを標ぼうし、その使用部位や対象を明示していないときには、医薬品成分に該当する部位や対象が使用されているものとみなして判断する。したがって、医薬品成分に該当する部位とそうでない部位を持つ動植物を原材料とする場合には、使用部位まで明確に表示する必要がある。表示方法についてはp.133を参考にすること。

キ　生薬名の使用

　非医薬品成分に該当する生薬成分を食品として使用する場合には、その成分本質の標ぼうに当たっては、原則として基源植物名等を使用し、生薬名は使用しないこと。これは、生薬名を使用した場合には、食品と認識されにくく、医薬品的な認識を与えるおそれがあるためである。表示方法についてはp.100を参考にすること。

成分例）

生　薬　名	基　源　植　物　名
サンヤク（山薬）	ヤマノイモ ナガイモ
ショウキョウ（生薑）	ショウガ
タイソウ（大棗）	ナツメ
ボレイ	カキ殻
ヨクイニン	ハトムギ

3 形状

(1) 形状が規制される理由

通常食品として流通していない形状のものは、消費者に医薬品的な誤認を与えるとの観点から、形状規制が行われている。

なお、形状とは、商品そのものの剤型のほか、ガラス瓶、紙箱、ビニール袋等のその物の容器又は被包の形態や、その容器又は被包に書かれている図案、写真、図画及び表示されている文字、デザイン等の全てを含んだものをいう。

(2) 医薬品的な剤型の判断

現在は、専ら医薬品的な剤型であるものを除き、その容器等に「食品」である旨を明示している場合は、原則として形状のみによって医薬品に該当するか否かの判断は行っていない。ただし、剤型、その他の容器又は形態等の全てを総合的に判断し、通常人に医薬品と誤認させることを目的としていると考えられる場合は、専ら医薬品的な形状と判断する。

専ら医薬品的な剤型である物は、その容器又は被包の意匠及び形態の如何にかかわらず、専ら医薬品的な形状に該当する。

専ら医薬品的な剤型と判断する例

- アンプル剤
- 舌下錠や、舌下へ滴下し、粘膜からの吸収を目的とするもの
- スプレー管に充填して口腔内へ噴霧し、口腔内へ作用させることを目的としたもの 等

食品である旨が明示されており、消費者に医薬品と誤認させることを目的としない場合には、原則として医薬品的な形状には該当しない剤型

ハードカプセル	ソフトカプセル
錠剤	丸剤
変形錠	粉末状・顆粒状及びこれらの分包
茶状	ティーバッグ状
液状	飴状

4 Q&A

Q 中華料理店等で出す薬膳料理に、医薬品成分を使用することはできますか。

A 店内で飲食（テイクアウトを含む）に供される料理は、医薬品として誤認されるおそれは少ないので、使用することはできます。

しかし、医薬品成分は薬理作用を有するため、料理の素材として使用する場合は、健康に悪影響を及ぼすことのないよう十分な配慮が必要です。

また、このような料理を缶詰、瓶詰め、レトルトパック等にして販売する場合は医薬品成分を配合することは認められませんし、医薬品成分を食品原料として流通させることも認められていません。

Q 医薬品的な効能効果を標ぼうしない限り医薬品と判断しない成分本質（原材料）（非医薬品成分）と判断されている成分はすべて食品に使用することが可能なのですか。

A 非医薬品成分との判断は、あくまでも医薬品医療機器等法の規制を直ちに受けないことを示すものです。食品又は食品添加物として使用する場合には、食品衛生法の規制の対象となります。食品又は食品添加物として使用可能かどうかは、資料編p.201等を参考にする他、最寄りの保健所等の食品衛生担当部署にお問い合わせください。

Q リストに掲載されていない成分本質（原材料）の分類を知りたい場合どうすればよいですか。

A リストに掲載されていない成分について分類をはっきりさせるためには、原材料の性質（原材料の学名、使用部位、薬理作用又は生理作用、毒性、麻薬・覚醒剤様作用、国内外での医薬品又は食品としての前例など）を明らかにし、個別に厚生労働省へ照会する必要があります。厚生労働省への照会は製造所・輸入営業所がある都道府県の薬務主管課を経由して行うので、所轄の都道府県の薬務主管課までお問い合わせください。問い合わせの際には、分類判断のために、以下の事項に関する資料が必要です。提出資料には定まった様式はありません。下記項目について必要調査し、根拠となる資料を付けてください。

なお、抽出物の照会についても同様の資料が必要です。

必要項目

1 一般的名称（他名等）及び科属等	科　　　　　属
2 学名	
3 使用部位	
4 含有成分等	
5 毒性	ＬＤ₅₀（経口）＿＿＿＿＿＿＿ mg/kg ＬＤ₅₀（　　）＿＿＿＿＿＿＿ mg/kg その他慢性毒性等の有無　　有　・　無
6 麻薬・覚せい剤様作用の有無	有　・　無
7 医薬品としての使用実態	有　・　無
（1）国内外での医薬品としての承認前例の有無	有の場合：承認国 　　　　　　効能効果等
（2）民間薬的な使用の有無	有　・　無
8 国内での食経験	流通形態　　生食　・　料理
9 海外での食経験	有　・　無 有の場合：食経験のある国 　　　　　流通形態等　生食　・料理 　　　　　　　　　　　　　・サプリメント
10 同じ属又は科の既判断成分本質の分類	

> **Q** 今後、新たに医薬品か食品かの判断が示されたものについては、どのように情報提供されるのでしょうか。

A　リストは科学的な検証に基づき定期的に見直しが行われ、リストへの追加・削除等が行われることになっています。

　リストへの追加等は厚生労働省によって行われますが、リストが改訂され次第、東京都で作成しているホームページの記載内容も更新します。

Q ゲンチアナ（医薬品成分）は苦味健胃薬（医薬品）として用いられていますが、清涼飲料水等に苦味をつけるため薬理作用の期待できない程度の量を添加することは、差しつかえないですか。

A 苦味料として使用する場合であって、当該成分を含有する旨を標ぼうしない場合、又は含有する旨標ぼうするがその使用目的を併記する場合には、医薬品として認識されるおそれがないので、医薬品医療機器等法上は差しつかえありません。

ただし、この場合、医薬品的効能効果を標ぼうすることは当然できません。

なお、食品衛生法上の取扱いについては、ゲンチアナ抽出物は、既存添加物名簿に記載されていますので、食品添加物として使用することも可能です。この場合、添加物の表示として、ゲンチアナ抽出物を含む旨を表示する必要がありますが、これは医薬品医療機器等法でいう「当該成分を含有する旨を標ぼう」することには当たりません。

Q チーズは空気に触れると表面が酸化し、硬化するので、これを防ぐため卵白を処理して得られる酵素リゾチーム（医薬品成分）を表面処理のワックス加工に使用したいのですがよいでしょうか。

A リゾチームは医薬品成分に該当しますが、照会のように、食品の製造の過程において食品の加工を目的（照会事例は硬化防止）として食品添加物として使用する場合であって当該成分を含有する旨を標ぼうしないとき、又は含有する旨の標ぼうをするがその使用目的を併記する場合には、当該成分を使用することは医薬品医療機器等法上は差しつかえありません。この場合であっても、医薬品的効能効果を標ぼうすることはできません。

なお、食品衛生上の取扱いについては、リゾチーム（別名：卵白リゾチーム）は、既存添加物名簿に記載されていますので、食品添加物として使用することは可能です。リゾチームはアレルギー物質を含む卵由来の添加物ですので、「リゾチーム（卵由来）」などと表示してください。添加物としての表示は医薬品医療機器等法でいう「当該成分を含有する旨を標ぼう」することにはあたりません。

※アレルギー物質を含む食品の表示については、p.85を参照してください。

Q 高タンパク質粉末食品について、そのタンパク質の利用効率を高めるため、原料たる大豆タンパク等の分解を目的として製造工程でタンパク消化酵素（パパイン、ブロメライン）を使用することは、よいでしょうか。

A パパインやブロメライン等消化酵素は医薬品成分に該当しますが、照会のような食品のタンパク質の分解を目的とする場合で、当該成分を含有する旨を標ぼうしない場合、又は含有する旨の標ぼうをするがその使用目的を併記する場合には、当該成分を使用することは医薬品医療機器等

法上は差しつかえありません。ただし、この場合医薬品的効能効果を標ぼうすることはできません。

なお、食品衛生上の取扱いについては、パパイン、ブロメライン（別名：ブロメリン）は、既存添加物名簿に記載されていますので、食品添加物として使用することは可能です。

添加物としての表示が必要となりますが、これは医薬品医療機器等法でいう「当該成分を含有する旨を標ぼう」することには当たりません。

Q 非医薬品成分である植物からの、超臨界流体抽出物の分類はどうなりますか。

A 非医薬品成分であっても、水とエタノール以外の溶媒を用いた抽出物の分類は、その抽出成分について、医薬品と判断すべきかどうか個別に検討する必要があります。住所地（法人にあっては、主たる事務所の所在地又は製品に表示する所在地）の都道府県の薬務主管課まで問い合わせてください。問い合わせの際には、p.58に挙げた項目に関する資料の中で、どのような成分が抽出されるのかをお示しください。

Q 牡蠣肉エキス（非医薬品成分）を精製して天然タウリンが90％含まれる抽出成分（牡蠣肉エキス抽出物）にしたものも、非医薬品成分になりますか。

A この場合の牡蠣肉エキス抽出物は、抽出工程により牡蠣そのものの本質を失っていると言えます。また、含有量からみても、医薬品成分であるタウリンとみなします。

Q 海外で「健康食品」として販売されているものは、日本でも同じように「食品」とみなせるのでしょうか。

A 海外と日本では成分の分類に一部違いがあります。必ず原材料を日本のリストと照合して判断してください。

近年、原材料を海外から輸入している場合等において医薬品に該当する化学物質などが混入してくることがあるようです。原材料の確認を十分行う必要があります。

表示・広告に係る規制等

1 健康食品の表示に係る規制等 ……………………… 63
2 食品表示法による表示 ……………………………… 65
3 栄養成分表示（保健機能食品を除く）……………… 100
4 その他の表示事項（参考）………………………… 124
5 表示・広告禁止事項 ………………………………… 126
6 Q＆A ………………………………………………… 148

第4章

表示・広告に係る規制等

1 健康食品の表示に係る規制等

　ここでいう表示には、商品の容器や包装に記載されたものだけでなく、製品に添付されている説明書や店頭での掲示、広告なども含むものとする。

　健康食品は食品表示法に従った表示が必要となるほか、計量法による内容量についての表示方法など、さまざまな法令の規制がかかる。製品の表示をする際には、関係する全ての法令を遵守しなければならない。

　食品の分類などにより必要となる表示事項は異なるが、ここでは容器包装に入れられた一般的な加工食品に必要な表示事項等について解説する。

(1) 各法律の関与

関係する諸法令

法律名	趣旨目的	主な規制対象
食品表示法 (消費者庁) (農林水産省) (財務省)	■ 食品を摂取する際の安全性の確保 ■ 自主的かつ合理的な食品の選択の機会の確保 ■ 一般消費者の利益の増進 ■ 国民の健康の保護及び増進 ■ 食品の生産及び流通の円滑化 ■ 消費者の需要に即した食品の生産の振興	■ 生鮮食品 ■ 加工食品 ■ 添加物 （医薬品、医薬部外品及び再生医療等製品を除く。）
健康増進法 (消費者庁)	国民の栄養の改善及び健康の増進	■ 特別用途食品（特定保健用食品を含む。） ■ 容器包装、パンフレット、雑誌、インターネット等による広告等
景品表示法 (消費者庁)	一般消費者による自主的かつ合理的な選択を阻害する行為の禁止・一般消費者の利益を保護	容器包装、パンフレット、雑誌、インターネット等による広告等
特定商取引法 (消費者庁)	購入者等の利益の保護及び商品等の流通等の適正・円滑化	通信販売における広告等 （第2章p.29参照）
医薬品医療機器等法 (厚生労働省)	無承認医薬品の流通防止	容器包装、パンフレット、雑誌、インターネット等による広告等

食品衛生法 （厚生労働省）	飲食に起因する衛生上の危害の発生の防止、国民の健康の保護	■ 容器包装に入れられた食品及び食品添加物の表示及び広報 （虚偽あるいは誇大なもので食品衛生上の危害をもたらすおそれのある場合）

表示事項と法令の関係

表示事項	関係法令	備考
名称	食品表示法	
原材料名	食品表示法	
添加物	食品表示法	
原料原産地名	食品表示法	
内容量	食品表示法	
賞味期限又は消費期限	食品表示法	
保存方法	食品表示法	
原産国名	食品表示法	輸入品の場合は必要
食品関連事業者の氏名又は名称及び住所	食品表示法	食品関連事業者のうち表示内容に責任を有する者の氏名又は名称及び住所を表示
製造所又は加工所の所在地及び製造者又は加工者の氏名（輸入品の場合は、輸入者の営業所所在地及び氏名）	食品表示法	食品関連事業者の氏名又は名称及び住所と同一である場合は省略可。
アレルゲン	食品表示法	特定原材料を含む場合に表示
遺伝子組換え食品に関する事項	食品表示法	
有機食品等の表示	JAS法	有機JAS規格の格付けを受けている場合に表示可能
栄養成分表示	食品表示法	一般消費者向けの加工食品及び添加物には原則必須
その他の表示	食品衛生法	公衆衛生の見地から危害を及ぼすおそれのある虚偽等の表示又は広告の禁止
	食品表示法	優良誤認等を与える表示の禁止
	健康増進法	特別用途食品の表示及び健康の保持増進の効果に係る誇大広告の禁止
	景品表示法	優良誤認等を与える表示の禁止
	医薬品医療機器等法	医薬品的な効能効果の標ぼうの禁止

2 食品表示法による表示

(1) 食品表示法及び食品表示基準について

ア 概要

(ア) これまでの食品表示制度からの主な変更点

- 栄養成分表示の義務化

  これまで表示義務がなく、事業者が任意で行っていた栄養成分表示が義務化される（一部省略規定あり。p.102〜参照）。

- 「機能性表示食品」制度の新設

  これまで健康の維持・増進をうたえる食品は栄養機能食品と特定保健用食品のみであったが、企業の責任で科学的根拠に基づきこれらを表示できる第3の制度として、機能性表示食品制度が新設された（詳しくは、p.172〜参照）。

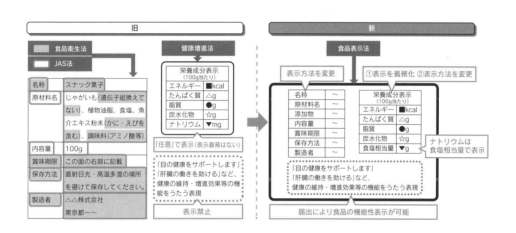

上記以外の変更点として、次のものがある。

①原材料名の表示方法

- 原材料と添加物は明確に区分して表示することとされた。
- これまで原材料と添加物を区分せず重量順に表示することを定めていた、従来のJAS法の個別の品質表示基準（パン類、食用植物油脂、ドレッシング及びドレッシングタイプ調味料、風味調味料）について、他の加工食品と同様に、原材料と添加物を区分して、それぞれに占める重量の割合の高いものから順に表示することに統一された。
- 単に混合しただけなど、原材料の性状に大きな変化がない複合原材料（中間加工原材料）を使用する場合、構成する原材料を分割して表示することが可能となった（p.74参照）。

②アレルゲンの表示方法

- 特定加工食品及びその拡大表記が廃止された（p.88参照）。
- 個別表示が原則となった。

③栄養成分の表示方法

- ナトリウムの量は食塩相当量で表示することとされた。任意でナトリウムを表示する場合は、

ナトリウムの量の次に「食塩相当量」を括弧書きで表示することとされた（ただし、ナトリウム表示ができるのは、ナトリウム塩を添加していない食品に限る。）（p.108〜参照）。

④栄養強調表示の方法

- 低減された旨（熱量、脂質、飽和脂肪酸、コレステロール、糖類及びナトリウム）及び強化された旨（たんぱく質及び食物繊維）の表示には、基準値以上の絶対差に加え、新たに25％以上の相対差が必要となった（p.118〜参照）。

⑤栄養機能食品のルールの変更

- 栄養成分の機能が表示できるものとして、新たにn-3系脂肪酸、ビタミンK及びカリウムが追加された（p.165〜参照）。
- 鶏卵以外の生鮮食品にも栄養機能表示ができるようになった。

⑥加工食品と生鮮食品の区分の統一

- 従来から食品衛生法とJAS法で異なっていた食品の区分について、JAS法の考え方に基づいて区分が整理された。従来の食品衛生法では表示対象とされていなかった、軽度の撒塩、生干し等により簡単な加工を施したもの（例：ドライマンゴー）は食品表示基準では「加工食品」に区分されるため、このような食品については、アレルゲン及び製造所所在地等の表示が必要となった。

⑦製造所固有記号の使用方法

- 製造所固有記号を使用できる条件が変更された（p.83参照）。
- 新基準に基づく製造所固有記号のデータベースは平成28年4月1日から運用が開始された。

⑧表示可能面積が小さい食品の表示方法

- これまで、表示可能面積が30cm^{2}以下だった場合は省略可能だった保存方法、消費期限又は賞味期限、アレルゲン、L-フェニルアラニン化合物を含む旨については、省略不可となった。

⑨販売される添加物の表示方法

- 一般消費者向けに販売される添加物について新たに「内容量」、「食品関連事業者の氏名又は名称及び住所」の表示が義務化された。
- 業務用として販売される添加物について新たに「食品関連事業者の氏名又は名称及び住所」の表示が義務化された。

⑩通知等に規定されている表示ルールの一部を表示基準に規定

- 通知等に規定されているフグ食中毒対策やボツリヌス食中毒対策の表示を基準に統合した。

イ　食品表示基準

食品表示法では、具体的な表示事項や、表示事項を表示する際に事業者が遵守すべき事項は、内閣府令により定めることとしている。これらの事項を定めた内閣府令が、食品表示基準である。

食品表示基準の条文では、食品等を「加工食品」、「生鮮食品」及び「添加物」の3種類に分類し、さらに流通形態により「一般用」、「業務用」及び「食品関連事業者以外の販売者」の3種類に分類している。

3×3＝9種類のカテゴリのそれぞれについて、
・横断的義務表示
・一定の食品に該当する場合の義務表示
・省略規定
・個別的義務表示
・表示の特例、推奨表示、任意表示、表示の方式及び表示禁止事項等
が定められている。

【9種類のカテゴリ】

食品関連事業者等	食品区分	加工食品	生鮮食品	添加物
食品関連事業者	一般用	第2章第1節 第1款 第3条〜第9条	第3章第1節 第1款 第18条〜第23条	第4章第1節 第32条〜第36条
	業務用	第2章第1節 第2款 第10条〜第14条	第3章第1節 第2款 第24条〜第28条	
食品関連事業者以外の販売者		第2章第2節 第15条〜第17条	第3章第2節 第29条〜第31条	第4章第2節 第37条〜第39条

なお、食品関連事業者とは、食品の製造、加工（調整及び選別を含む。）若しくは輸入を業とする者（当該食品の販売をしない者を除く。）又は食品の販売を業とする者を指す。

また、食品関連事業者以外の販売者とは、反復継続性のない販売を行う者を指し、例えば、小学校のバザーで袋詰めのクッキーを販売する保護者や、町内会の祭りで瓶詰めの手作りジャムを販売する町内会の役員等が該当する。

食品表示を作成する際には、上記のカテゴリを参考に、従うべき内容が食品表示基準のどこに記載されているかを確認する必要がある。

【食品表示基準の条文一覧】

章		条	内容
第1章 総則		第1条	適用範囲（飲食店などの場合は、一部を除き、適用対象外）
		第2条	用語の定義
第2章 加工食品	食品関連事業者 一般用	第3条	横断的義務表示
		第1項	全ての食品に共通の表示（名称、原材料名、保存方法など）
		第2項	一定の食品に共通の表示（アレルゲン、遺伝子組換えなど）
		第3項	表示の省略（1項・2項の例外）
		第4条	個別的義務表示（旧JAS法の個別の基準、食肉、乳製品など）
		第5条	義務表示の特例（酒類、現地販売・無償譲渡に係る特例規定）
		第6条	推奨表示（飽和脂肪酸、食物繊維）
		第7条	任意表示（特色のある原材料、栄養成分表示、栄養強調表示など）
		第8条	表示の方式など（様式、文字サイズ、製造所固有記号の表示箇所など）
		第9条	表示禁止事項（横断的禁止事項、個別食品に係る禁止事項）
	業務用	第10条	義務表示
		第1項	横断的義務表示、個別的義務表示
		第2項	製造所固有記号
		第3項	表示方法の例外
		第4項	表示の省略
		第11条	義務表示の特例（酒類、外食用・現地販売用・無償譲渡用などに係る特例規定）
		第12条	任意表示（特色のある原材料、栄養成分表示など）
		第13条	表示の方式など（容器包装、送り状に記載できる事項など）
		第14条	表示禁止事項（9条1項を準用）
	上記以外の販売者	第15条	義務表示事項（名称、保存方法、消費期限など）
		第16条	表示の方式など
		第17条	表示禁止事項（9条1項を準用）
第3章 生鮮食品	食品関連事業者 一般用	第18条	横断的義務表示（名称、原産地、遺伝子組換えなど）
		第19条	個別的義務表示（玄米・精米、食肉、乳、ふぐなど）
		第20条	義務表示の特例（現地販売・無償譲渡、容器包装なしに係る特例規定）
		第21条	任意表示（栄養成分表示、栄養強調表示など）
		第22条	表示の方式など（表示媒体、文字サイズなど）
		第23条	表示禁止事項（横断的禁止事項、個別食品に係る禁止事項）
	業務用	第24条	義務表示（名称、原産地など）
		第25条	義務表示の特例（外食用・現地販売用・無償譲渡用、容器包装なしに係る特例規定）
		第26条	任意表示（栄養成分表示）
		第27条	表示の方式など（容器包装、送り状に記載できる事項など）
		第28条	表示禁止事項（23条1項を準用）
	上記以外の販売者	第29条	義務表示（名称、遺伝子組換えなど）
		第30条	表示の方式など
		第31条	表示禁止事項（23条1項を準用）
第4章 添加物	食品関連事業者	第32条	義務表示（名称、添加物である旨、消費期限など）
		第33条	義務表示の特例（無償譲渡に係る特例規定）
		第34条	任意表示（栄養成分表示）
		第35条	表示の方式など（様式、文字サイズなど）
		第36条	表示禁止事項
	上記以外の販売者	第37条	義務表示（名称、添加物である旨、消費期限など）
		第38条	表示の方式など（様式、文字サイズなど）
		第39条	表示禁止事項（36条を準用）
第5章 雑則		第40条	生食用牛肉の注意喚起表示
		第41条	努力義務（任意表示、書類の整備・保存に係る努力義務）

【食品表示基準の別表の内容と由来する元の法律】

別表又は別記様式	関連条項	分類	内容	表示事項 ※括弧内は由来する元の法律		
				衛生（食品衛生法）	保健（健康増進法）	品質（JAS法）
別表第1	第2条	食品の分類	食品表示基準の対象となる加工食品を定めるもの	○		○
別表第2	第2条		食品表示基準の対象となる生鮮食品を定めるもの			○
別表第3	第2条		食品表示基準の対象となる食品に係る定義を定めるもの			○
別表第4	第3条	個別品目の表示	横断的義務表示事項に係る個別のルールを定めるもの	○		○
別表第5	第3条	表示禁止	名称規制に係る加工食品及びその名称を定めるもの			○
別表第6	第3条	添加物	添加物の用途を定めるもの	○		
別表第7	第3条		添加物の物質名の代替となる一括名を定めるもの	○		
別表第8	第32条		食品衛生法施行規則別表第1に定める名称を用いない添加物の類を定めるもの	○		
別表第9	第3、7、9、12、21、23、26、34条	栄養表示	栄養成分及び熱量の表示単位、測定法、許容差の範囲及びゼロと表示できる場合の含有量を定めるもの		○	
別表第10	第2条		栄養素等表示基準値を定めるもの		○	
別表第11	第2、7、9、23条		機能を表示できる栄養成分について定めるもの		○	
別表第12	第7条		栄養成分の補給ができる旨の表示の基準値を定めるもの		○	
別表第13	第7条		栄養成分又は熱量の適切な摂取ができる旨の表示の基準値を定めるもの		○	
別表第14	第3条	アレルゲン	特定原材料を定めるもの	○		
別表第15	第3、10条	原料原産地	原料原産地表示の対象食品を定めるもの			○
別表第16	第2条	遺伝子組換え	遺伝子組換え対象農産物を定めるもの	○		○
別表第17	第3、9条		遺伝子組換え対象加工食品を定めるもの	○		○
別表第18	第3、18条		特定遺伝子組換えに係る形質、対象加工食品、対象農産物を定めるもの			○
別表第19	第4、5条	個別品目の表示	一般用加工食品の個別的表示事項を定めるもの	○		○
別表第20	第8条		様式、文字ポイント等表示の方式等の個別ルールを定めるもの	○		○
別表第21	第9条		牛乳の切り欠き表示の様式を定めるもの	○		○
別表第22	第9条	表示禁止	個別の加工食品に係る表示禁止事項を定めるもの	○		○
別表第23	第13条	業者間取引	業務用加工食品の容器包装に表示しなければならない事項を定めるもの	○		
別表第24	第19、20、24、25条	個別品目の表示	一般用生鮮食品の個別的表示事項を定めるもの	○		○
別表第25	第27条	業者間取引	業務用生鮮食品の容器包装に表示しなければならない事項を定めるもの	○		
別記様式1	第8条	様式	加工食品の様式			○
別記様式2	第8、22、35条		栄養成分表示の様式		○	
別記様式3	第8、22、35条		栄養成分表示の様式		○	
別記様式4	第22条		精米及び玄米の表示の様式			○

ウ　経過措置期間

経過措置期間は、下表のとおりである。

経過措置期間中は、旧基準（旧食品衛生法、旧JAS法及び旧健康増進法に基づく表示をいう。以下p.99までにおいて同じ。）による表示も認められるが、1つの食品の表示の中で、旧基準と新基準（食品表示基準をいう。以下p.99までにおいて同じ。）の両者に基づいた表示の混在は原則認められない。

食品の区分	食品表示法施行前の旧基準による表示が認められる期間
加工食品（一般用・業務用）	平成32年3月31日までに、 ■ 一般用：製造（又は加工・輸入）されるもの ■ 業務用：販売されるもの
添加物（一般用・業務用）	
生鮮食品（一般用）※	平成28年9月30日までに販売されるもの

※機能性表示食品及び業務用生鮮食品については、経過措置期間はなく、平成27年4月1日から新基準に基づく表示が必要となる。

エ　罰則等

罰則は、「安全性に重大な影響を及ぼすか否か」で大きく二つに分かれる。

「表示事項を表示せず、又は遵守事項を遵守しなかった場合」は、「指示」、「命令」とそれに従わなかった場合の「罰則」が規定されている。また、JAS法に規定のあった「産地偽装」の直罰規定も引き継がれている。

「安全性に重要な影響を及ぼす事項について、基準に従った表示をしない場合」については、罰則が強化された。

生命・身体に対する危害の発生、拡大の防止を図るため、緊急の必要性があるときは「回収等命令」が出され、その命令に違反した場合は以下の図のとおり罰則が科せられる。

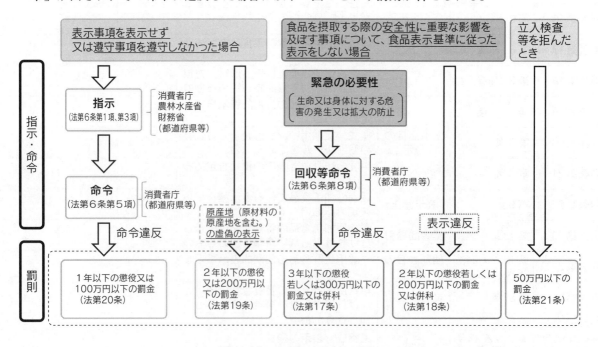

(2) 加工食品の表示

ア 食品表示基準における表示事項の分類

食品表示基準に定められている表示事項は、従来の食品衛生法、JAS法及び健康増進法に由来するものに分けられる。これらの表示事項のうち、食品衛生法に由来するものを「衛生事項」、JAS法に由来するものを「品質事項」、健康増進法に由来するものを「保健事項」と呼ぶ。

(ア) 衛生事項
アレルゲンや消費期限など、国民の健康の保護を図るために必要な表示事項

(イ) 品質事項
原材料や原産地など、食品の品質に関する表示の適正化を図るために必要な表示事項

(ウ) 保健事項
栄養成分の量及び熱量や、特定保健用食品及び機能性表示食品に関する事項など、国民の健康の増進を図るために必要な表示事項

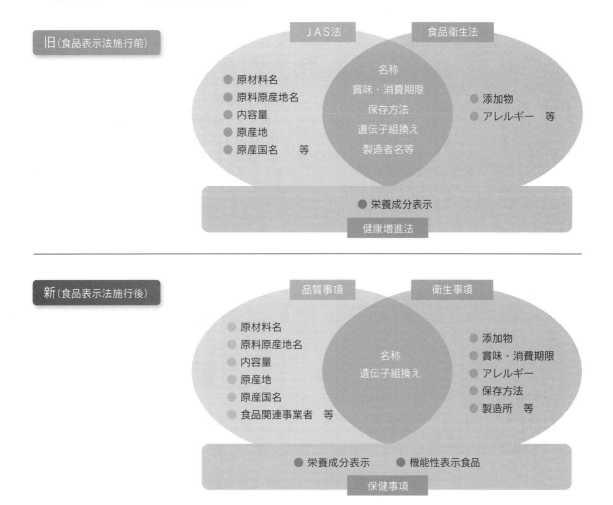

イ 食品関連事業者が一般用加工食品を販売する場合の表示

食品関連事業者が販売する一般用加工食品（容器包装に入れられ、消費者に販売される形態となっている加工食品）について、消費者が目にする最終的な表示のうち、主に衛生事項と品質事項について解説する。

(ア) どこに表示するのか

表示は、販売に用いる容器包装の見やすい場所に表示しなければならない。

容器包装を包装紙で外装する商品の場合は、外装紙に必要な表示を行うか、容器包装の表示が外装紙を透かしてよく読めるようにしなければならない。

(イ) **表示の様式と義務表示事項**（食品表示基準第8条並びに第3条第1項及び第2項）

加工食品の表示は、食品表示基準の「別記様式1」及び「別記様式2」（又は「別記様式3」）に従って表示する。

ただし、義務表示事項について、これらの様式による表示と同等程度に分かりやすく一括して表示してあれば、これらの様式以外による表示も可能である。

【別記様式1】

名　　　　称	*1
原　材　料　名	
添　　加　　物	*2
原料原産地名	*3
内　　容　　量	
固　　形　　量	*4
内　容　総　量	*4
消　費　期　限	*5
保　存　方　法	
原　産　国　名	*4
製　　造　　者	*6

注：このほかに、別表第20により別途表示方法が定められている食品がある。

*1　「名称」に代えて、「品名」、「品目」、「種類別」又は「種類別名称」と記載できる。また、商品の主要面に表示することができる。

*2　添加物については、事項欄を設けずに、原材料名の欄に原材料名と明確に区分して表示することができる。

*3　食品表示基準別表第15の食品が対象。対応する原材料名の次に括弧を付して表示することができる（原料原産地名表示　p.79参照）。

*4　該当する食品のみ表示

*5　「消費期限」又は「賞味期限」と表示する。

*6　「製造者」、「加工者」、「販売者」又は「輸入者」と記載し、氏名及び住所を表示する。

【別記様式2】

栄養成分表示	
食品単位当たり	
熱量	kcal
たんぱく質	g
脂質	g
炭水化物	g
食塩相当量	g

注：別記様式2の基本5項目以外を併せて表示する場合は、別記様式3を使用する（栄養成分表示の詳細は、p.100～「栄養成分表示」参照）。

【別記様式３】

栄養成分表示	
食品単位当たり	
熱量	kcal
たんぱく質	g
脂質	g
－飽和脂肪酸	g
－n-3系脂肪酸	g
－n-6系脂肪酸	g
コレステロール	mg
炭水化物	g
－糖質	g
－糖類	g
－食物繊維	g
食塩相当量	g
たんぱく質、脂質、飽和脂肪酸、n-3系脂肪酸、n-6系脂肪酸、コレステロール、炭水化物、糖質、糖類、食物繊維及びナトリウム以外の栄養成分	mg/μg

①名称（衛生・品質事項）

- 内容を的確に表現する一般的な名称を記載する。
- 食品表示基準別表（以下p.99までにおいて「別表」という。）第4や乳及び乳製品の成分規格等に関する省令（以下p.99までにおいて「乳等省令」という。）に定めのある食品は、その規定に従って記載する。
- 別表第5に掲げられた名称については、使用制限があるため注意が必要である。

【別表第5により名称の使用制限があるもの】

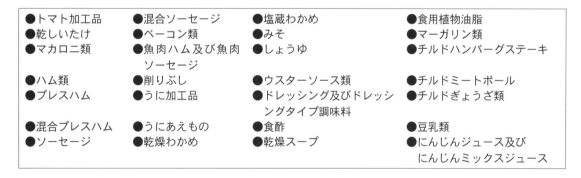

- 乳及び乳製品にあっては、「種類別」又は「種類別名称」として、乳等省令第2条の定義に従った種類別を表示する。
- 名称中に主要原材料名を冠する場合は、主要原材料と一致しなければならない。
- 名称に冠すべき主要な原材料を2種類以上混合している場合には、1種類の原材料名のみを冠することは認められない。
- 新製品等で、業界内にあっても、未だ名称が広く通用しない食品にあっては、社会通念的に内容がどのような食品であるかを判断できるものであれば、名称とすることができる。

- ■冷凍食品である場合は、名称のほか、冷凍食品である旨を表示する。
- ■名称は、商品の主要面に見やすく記載することにより、食品表示基準別記様式（以下p.99までにおいて「別記様式」という。）1から省略できる。

②原材料名（品質事項）

- ■使用した原材料を、原材料に占める重量の割合の高いものから順に、その最も一般的な名称で表示する。
- ■別表第4に原材料の表示方法が定められた品目は、その規定に従い表示する。
- ■複合原材料（使用する原材料が2種類以上の原材料からなるもの）の原材料は、その複合原材料名の次に括弧を付して、複合原材料の原材料に占める重量の割合の高いものから順に記載する。

  a 複合原材料を構成する原材料のうち、当該原材料に占める重量の割合の高い順が3位以下であって、かつ、当該複合原材料に占める重量割合が5％未満の原材料については「その他」とまとめて表示することができる。なお、この場合でもアレルギー物質を含む旨の表示と食品添加物の表示を省略することはできない。

  b 複合原材料の製品の原材料に占める割合が5％未満のとき、又は複合原材料の名称からその原材料が明らかなときは、この複合原材料の原材料の記載を省略できる。

- ■単に混合しただけなど、原材料の性状に大きな変化がない複合原材料を使用する場合については、当該複合原材料の全ての原材料及びそれ以外の使用した原材料について、原材料に占める重量の割合の高いものから順に、その最も一般的な名称をもって表示することができる。
- ■原材料名は、他の義務表示事項と一括して表示することが困難な場合、義務表示事項を一括して表示する箇所に記載箇所を明確に表示すれば、他の箇所に記載できる。

③添加物（衛生事項）

　添加物とは、食品衛生法の規定による「食品の製造の過程において又は食品の加工若しくは保存の目的で、食品に添加、混和、浸潤その他の方法によって使用するもの」をいう。

　添加物の分類等については下表のとおりである。

添加物の分類等

分類	添加物の説明	物質名表示関係
指定添加物	安全性と有効性が確認され、厚生労働大臣により指定された添加物	・食品衛生法施行規則別表第1に掲げる名称の他、「食品表示基準について（平成27年3月30日付消食表第139号）」（以下「食品表示基準について」という。）別添　添加物1-1に掲げる簡略名又は類別名
既存添加物	長年使用されていた実績があるものとして、厚生労働大臣が認めた添加物	・既存添加物名簿（平成8年厚生省告示第120号。）に掲げる名称又は「食品表示基準について」別添　添加物2-1に掲げる品名

天然香料	動植物から得られる物又はその混合物で、食品の着香の目的で使用される添加物	・「食品表示基準について」別添　添加物2-2に掲げる基原物質又は別名
一般飲食物添加物	一般に食品として飲食に供されるものであって添加物として使用されるもの	・「食品表示基準について」別添　添加物2-3に掲げる品名

添加物の使用目的による分類

使用目的	例
食品の製造や加工のために必要なもの	酵素、ろ過助剤、油脂溶出剤、消泡剤、酸・アルカリなどの加工助剤
食品の風味や外観を良くするためのもの	味を良くするもの：甘味料、調味料、酸味料、苦味料 色合いを良くするもの：着色料、発色剤、漂白剤、光沢剤 食感を良くするもの：乳化剤、増粘剤 香りを付けるもの：香料
食品の保存性を良くし食中毒を防止するもの	保存料、酸化防止剤、殺菌料、防かび剤
食品の栄養成分を強化するもの	ビタミン、ミネラル、アミノ酸

a　表示の方法

■ 食品に添加物を使用した場合や使用する原材料に添加物が含まれている場合は、原則として、全ての添加物の物質名を添加物に占める重量の割合の高いものから順に表示する。ただし、栄養強化の目的で使用されるもの、加工助剤及びキャリーオーバーは表示が免除される（表示の免除についてはp.78を参照）。

■ 添加物は物質名を表示することが原則であるが、一部の添加物は物質名に代えて、別名や簡略名又は類別名を使用することができる。また、用途名の併記が必要な場合や使用の目的を表す「一括名」で表示することが可能な場合もある。

I　別名、簡略名又は類別名で表示できる場合

添加物は、原則として物質名を表示するが、添加物の物質名は消費者にとってはなじみがなく、逆に分かりにくくなることもある（例えば、「L-アスコルビン酸」より「ビタミンC」と表示したほうが一般的に分かりやすい。）。

そこで、一部の添加物については、物質名に代えて別名、簡略名又は類別名のいずれかを表示することができる（表1）。

また、同種の機能の添加物を併用した場合は、簡略名を用いることができる（表2）。

表1　添加物の簡略名等の例

名称	別名	簡略名又は類別名
L-アスコルビン酸	ビタミンC	アスコルビン酸、V.C
亜硫酸ナトリウム	亜硫酸ソーダ	亜硫酸塩、亜硫酸Na

表2　指定添加物の簡略名の例（同種の機能の添加物を併用した場合）

	物質名	簡略名
同種の添加物の酸及び塩を併用	安息香酸及び安息香酸ナトリウム	安息香酸（Na）
同種の添加物の塩を併用	炭酸ナトリウム及び炭酸マグネシウム	炭酸塩（Na、Mg）

※「簡略名及び類別名」及び「同種の機能の添加物を併用した場合の簡略名」については、それぞれ「食品表示基準について」別添　添加物1-1及び添加物1-2に示されている（p.347及びp.350参照）。

II　用途名を併記する必要がある場合

保存料や甘味料など別表第6で示された8種類の用途に使用される添加物は、消費者の選択に役立つ情報として、その用途名を併せて表示しなければならない（表3）。

表3　用途名を併記する添加物

用途名	表示例
甘味料、人工甘味料又は合成甘味料	甘味料（ステビア）
着色料又は合成着色料	着色料（赤102）
保存料又は合成保存料	保存料（ソルビン酸K）
増粘剤、安定剤、ゲル化剤又は糊料	ゲル化剤（ペクチン）
酸化防止剤	酸化防止剤（アスコルビン酸）
発色剤	発色剤（亜硝酸Na）
漂白剤	漂白剤（二酸化硫黄）
防かび剤又は防ばい剤	防かび剤（イマザリル）

※添加物表示中に「色」の文字を含む場合は「着色料又は合成着色料」の用途名を、また、「増粘」の文字を含む場合は「増粘剤又は糊料」の用途名を省略することができる。
※甘味料のうち、「アスパルテーム」においては、「L-フェニルアラニン化合物を含む旨」を併記する。
【表示例】甘味料（アスパルテーム・L-フェニルアラニン化合物）
※用途名併記が必要な添加物については、「食品表示基準について」別添　添加物1-3に例示されている。

III　一括名で表示できる場合

別表第7で示された次の14種類の用途で、かつ、定められた範囲の添加物（「食品表示基準について」別添　添加物1-4）（p.352参照）を使用する場合は、物質名を表示する代わりに使用の目的を表す「一括名」で表示することが認められている。例えば、微量の添加物を調合して作られる香料製剤は、配合した物質全てを表示するよりも、「香料」と表示した方が分かりやすい（表4）。

表4 一括名で表示できる添加物

表示される一括名	使用目的
イーストフード	パン、菓子等の製造工程におけるイーストの栄養源等
ガムベース	チューインガム用の基材
かんすい	中華麺類の製造
苦味料	苦味の付与又は増強による味覚の向上又は改善
酵素	食品の製造又は加工の工程における触媒作用（最終食品においても失活せず、効果を有するもの）
光沢剤	食品の保護及び表面に光沢を与える
香料又は合成香料	香気を付与又は増強する
酸味料	酸味の付与又は増強による味覚の向上又は改善
軟化剤	チューインガムを柔軟に保つ
調味料（構成成分に応じ種類別を表示） 例：アミノ酸のみから構成 　　→調味料（アミノ酸） 　　主としてアミノ酸から構成 　　→調味料（アミノ酸等）	味の付与又は味質の調整等味覚の向上又は改善（種類はアミノ酸、核酸、有機酸、無機塩。ただし、甘味料、酸味料、苦味料は除く。）
豆腐用凝固剤又は凝固剤	大豆から調整した豆乳を豆腐様に凝固させる
乳化剤	乳化、分散、浸透、洗浄、起泡、消泡、離型等
水素イオン濃度調整剤又はpH調整剤	食品を適切なpH領域に保つ
膨張剤、膨脹剤、ベーキングパウダー又はふくらし粉	パン、菓子等の製造工程で添加し、ガスを発生して生地を膨張させ多孔性にするとともに食感を向上させる

◆上記Ⅰ～Ⅲの表示例

・パン、菓子等の製造工程において、イーストの栄養源として「硫酸カルシウム、塩化アンモニウム、リン酸三カルシウム」を使用した場合

物質名	一括名のみで表示
硫酸カルシウム、塩化アンモニウム、リン酸三カルシウム	イーストフード

・着香を目的としてアーモンド抽出物を使用した場合

物質名	一括名のみで表示
アーモンド香料	香料

※天然香料の物質名表示は、基原物質名又は別名に「香料」の文字を付す。

・着色を目的としてクチナシ青色素を使用した場合

用途名＋物質名	用途名＋簡略名	添加物の名称に「色」の文字が含まれているので着色料の用途名を省略
着色料（クチナシ青色素）	着色料（クチナシ）	クチナシ青色素

・酸化防止を目的として、L-アスコルビン酸を使用した場合

用途名＋物質名	用途名＋別名	用途名＋簡略名又は類別名
酸化防止剤（L-アスコルビン酸）	酸化防止剤（ビタミンC）	酸化防止剤（V.C）

・増粘剤としてペクチンとカラギナンを使用した場合

用途名＋物質名	用途名＋簡略名※	添加物の名称に「増粘」の文字が含まれているので増粘剤の用途名を省略
増粘剤（ペクチン、カラギナン）	増粘剤（増粘多糖類）	増粘多糖類

※「既存添加物名簿収載品目リスト」及び「一般飲食物添加物品目リスト」の用途欄に増粘安定剤と記載された多糖類を複数で使用する場合は、「増粘多糖類」という簡略名が使用できる。

b 表示の免除

栄養強化の目的で使用される添加物、加工助剤及びキャリーオーバーに該当する添加物は、添加物としての表示が免除される。

ただし、添加物（副材を含む。）に、アレルゲンの表示を義務付けられた特定原材料7品目（えび、かに、小麦、そば、卵、乳、落花生）を使用している場合は、そのアレルゲンに関しては、最終製品まで表示する必要がある。

Ⅰ 栄養強化の目的で使用されるもの

原則として、栄養強化の目的で使用されるビタミン類、ミネラル類、アミノ酸類などの添加物は添加物表示を省略できる。

ただし、特別用途食品、機能性表示食品及び別表第4において「栄養強化の目的で使用される添加物に係る表示の省略規定は適用しない。」とされている食品は、添加物表示を省略することはできない。また、乳等省令で定める調製粉乳については、栄養強化の目的で使用されたものであっても、表示が必要である。

なお、栄養強化の目的で使用されたものと認められる添加物の範囲は、「食品表示基準について」別添　添加物1-5（栄養強化の目的が考えられる添加物の範囲）に記載されている。また、同通知別添　添加物2-1（既存添加物名簿収載品目リスト）及び添加物2-3（一般に食品として飲食に供されている物であって添加物として使用される品目リスト）の用途の項に「強化剤」として例示がある。

> 注意！
>
> 同じ添加物でも、栄養強化の目的以外で使用する場合は、表示する必要がある。
> （例）L-アスコルビン酸（ビタミンC）
> 　　栄養強化の目的で使用する場合　→　添加物としての表示は免除
> 　　　　　　　　　　　　　　　　　　　（ただし、特別用途食品、機能性表示食品、調整粉乳及び別表第4で本省略規定を適用しないとされている食品は表示が必要。）
> 　　酸化防止剤として使用する場合　→　「酸化防止剤（ビタミンC）」と表示

Ⅱ　加工助剤

食品の加工の際に添加されるもので、次の3つのいずれかに該当する場合は「加工助剤」となり、表示が免除される。

（ⅰ）当該食品の完成前に除去されるもの

（例）油脂製造時の抽出溶剤であるヘキサン

（ⅱ）当該食品の原材料に起因してその食品中に通常含まれる成分と同じ成分に変えられ、かつ、その成分量を明らかに増加させるものではないもの

（例）ビールの原料水の水質を調整するための炭酸マグネシウム

（ⅲ）当該食品に含まれる量が少なく、かつ、その成分による影響を当該食品に及ぼさないもの

（例）豆腐の製造工程中、大豆汁の消泡の目的で添加するシリコーン樹脂

Ⅲ　キャリーオーバー

食品の原材料に使用された添加物についても、原則として表示する必要があるが、次の2つの条件を満たす添加物は、「キャリーオーバー」となり、表示が免除される。

（ⅰ）食品の原材料の製造又は加工の過程において使用され、かつ、当該食品の製造又は加工の過程において使用されないものであって、

（ⅱ）当該食品中には当該添加物が効果を発揮することができる量より少ない量しか含まれていないもの。

なお、着色料、甘味料等のように、添加物の効果が視覚、味覚等の五感に訴えるものは、キャリーオーバーには該当せず、表示が必要である。

c　表示における表現の禁止

添加物の表示においては、「天然」又はこれに類する表現の使用は認められていない。

④原料原産地名（品質事項）

- 輸入品を除く別表第15に掲げる加工食品（次ページ表の加工食品）に必要となる。
- 次ページ表の1から22まで（別表第15の1から22まで）の加工食品については、原材料及び添加物に占める重量の割合が50％以上である生鮮食品の原産地を表示する。当該生鮮食品が国産品である場合は国産である旨（又は都道府県名その他一般に知られている地名等）を表示し、輸入品の場合は原産国名を表示する。
- 次ページ表の23から26まで（別表第15の23から26まで）の加工食品については、食品表示基準第3条第2項の規定に従い表示する。
- 原料原産地名は、原材料名の次に括弧を付して記載することができる。この場合、別記様式1の原料原産地名の項目を省略することができる。
- 原料原産地名は、他の義務表示事項と一括して表示することが困難な場合、別記様式1に記載箇所を明確に表示すれば、他の箇所に記載することができる。

原料原産地名表示の対象加工食品

	食品表示基準別表第15に掲げる品目	対象加工食品の例
1	乾燥きのこ類、乾燥野菜及び乾燥果実（フレーク状又は粉末状にしたものを除く。）	乾しいたけ、切り干し大根、干し柿 など
2	塩蔵したきのこ類、塩蔵野菜及び塩蔵果実（農産物漬物を除く。）	塩蔵きのこ、塩蔵山菜ミックス など
3	ゆで、又は蒸したきのこ類、野菜及び豆類並びにあん（缶詰、瓶詰及びレトルトパウチ食品に該当するものを除く。）	ゆでたたけのこ、下ゆでしたごぼう、ゆでた小豆、生あん など
4	異種混合したカット野菜、異種混合したカット果実その他野菜、果実及びきのこ類を異種混合したもの（切断せずに詰め合わせたものを除く。）	カット野菜ミックス、カットフルーツミックス など
5	緑茶及び緑茶飲料	玉露、ほうじ茶 など
6	もち	まるもち、切りもち、草もち など
7	いりさや落花生、いり落花生、あげ落花生及びいり豆類	いりさや落花生、いり大豆 など
8	黒糖及び黒糖加工品	黒糖みつ、黒糖菓子 など
9	こんにゃく	板こんにゃく、玉こんにゃく など
10	調味した食肉（加熱調理したもの及び調理冷凍食品に該当するものを除く。）	タレ漬けした牛肉 など
11	ゆで、又は蒸した食肉及び食用鳥卵（缶詰、瓶詰及びレトルトパウチ食品に該当するものを除く。）	蒸し鶏、ゆで卵 など
12	表面をあぶった食肉	牛もも肉のたたき など
13	フライ種として衣をつけた食肉（加熱調理したもの及び調理冷凍食品に該当するものを除く。）	衣をつけたカツ用の食肉
14	合挽肉その他異種混合した食肉（肉塊又は挽肉を容器に詰め、成形したものを含む。）	合挽肉、牛豚焼肉セット、成形肉（サイコロステーキ） など
15	素干魚介類、塩干魚介類、煮干魚介類及びこんぶ、干のり、焼きのり、その他干した海藻類（細切り若しくは細刻したもの又は粉末状にしたものを除く。）	しらす干、干さくらえび、干こんぶ、味付海苔、乾燥わかめ、干ひじき など
16	塩蔵魚介類及び塩蔵海藻類	塩さんま、塩たらこ、塩蔵わかめ など
17	調味した魚介類及び海藻類（加熱調理したもの及び調理冷凍食品に該当するもの並びに缶詰、瓶詰及びレトルトパウチ食品に該当するものを除く。）	まぐろしょうゆ漬け、あまだい味噌漬け、もずく酢、いくらしょうゆ漬け など
18	こんぶ巻	
19	ゆで、又は蒸した魚介類及び海藻類（缶詰、瓶詰及びレトルトパウチ食品に該当するものを除く。）	ゆでだこ、ゆでがに、釜揚げしらす など
20	表面をあぶった魚介類	かつおのたたき など
21	フライ種として衣をつけた魚介類（加熱調理したもの及び調理冷凍食品に該当するものを除く。）	衣をつけたフライ用のかき、小麦粉をまぶしたムニエル用のしたびらめ など
22	4又は14に掲げるもののほか、生鮮食品を異種混合したもの（切断せずに詰め合わせたものを除く。）	ねぎま串、鍋物セット（魚介類と野菜のセット等） など
23	農産物漬物	梅干し、たくあん漬 など
24	野菜冷凍食品	ミックスベジタブル など
25	うなぎ加工品	うなぎ蒲焼 など
26	かつお削りぶし	

⑤内容量（品質事項）

- 内容重量、内容体積又は内容数量をグラム（g）、ミリリットル（ml）又は個数などの単位を明記して記載する。固形物に充てん液を加え缶又は瓶に密封したもの（缶詰など）は、内容量に代えて、固形量及び内容総量を表示する。
- 計量法で定める特定商品に該当する場合は、計量法の規定に従って記載する。
- 容器に入れられ、又は包装された状態で、内容量を外見から容易に判別することができる場合（特定商品を除く。）は、内容量の表示を省略することができる。
- 名称を商品の主要面に見やすく記載した場合、内容量についても、名称と同じ面に記載することができる。この場合においては、別記様式1の内容量の表示を省略することができる。

⑥消費期限又は賞味期限（衛生事項）

食品の特性等に応じて、消費期限又は賞味期限のいずれかを年月日の順で表示する。

また、当該期限表示であることが明らかに分かるように、年月日の前に「消費期限」又は「賞味期限」の文字を記載する。

消費期限と賞味期限

	対象となる食品	期限の表示	表示の意義
消費期限	品質が急速に劣化しやすい食品	年月日	未開封品を定められた方法で保存した場合に、腐敗、変敗その他の品質の劣化に伴い安全性を欠くこととなるおそれがないと認められる期限
賞味期限	製造日から賞味期限までの期間が3か月以内の食品	年月日	未開封品を定められた方法で保存した場合に、期待される全ての品質の保持が十分に可能であると認められる期限
	製造日から賞味期限までの期間が3か月を超える食品	年月日又は年月	

（イメージ図）

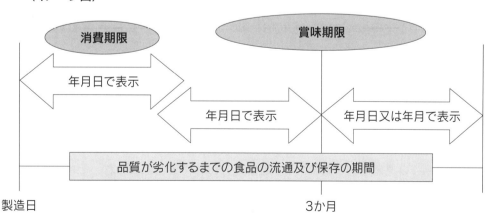

表示例

①製造又は加工した日から消費期限又は賞味期限までの期間が3か月以内のものは、次のいずれかの方法で記載する。

　　1）平成28年4月1日　　2）28.4.1　　3）2016.4.1　　4）16.4.1

ただし、2)、3)、4) の場合であって、「.」を印字することが困難であるときは、「.」を省略することができる。この場合において、月又は日が1桁の場合は、その数字の前に「0」を記載する。

　　例　平成28年4月1日の場合：280401　20160401　160401

②製造又は加工した日から賞味期限までの期間が3か月を超えるものは、次のいずれかの方法で記載するか①により記載する。

　　1）平成28年4月　2）28.4　3）2016.4　4）16.4

ただし、2)、3)、4) の場合であって、「.」を印字することが困難であるときは、「.」を省略することができる。この場合において、月が1桁の場合は、その数字の前に「0」を記載する。

　　例　平成28年4月の場合：2804　201604　1604

【期限表示の設定方法】

期限表示は、製造業者、加工業者又は販売業者（輸入食品にあっては輸入業者）が食品の特性、品質変化の要因、保存状態等の諸要素を勘案し、理化学試験、微生物試験、官能試験等の科学的・合理的な根拠に基づいて設定する。この際、客観的な指標により得られた期限に対し、安全係数を掛けた期間を設定することが基本である。

また、期限表示を行う食品関連事業者は、期限設定の設定根拠に関する資料等を整備・保管し、必要に応じて情報提供するよう努めなければならない。

なお、平成17年2月、厚生労働省、農林水産省の両省により、食品全般に共通した期限表示の設定に関する科学的・合理的なガイドラインが示されている（現在の所管は消費者庁。「食品期限表示の設定のためのガイドラインについて」（平成17年2月25日）食安基発第0225001号）。

⑦保存方法（衛生事項）

- 食品衛生法で保存基準が定められている食品（非加熱食肉製品、冷凍食品、ゆでだこなど）は、保存基準に合った保存方法の表示が必要である。
- 保存基準が定められていない食品については、その特性に従い、「直射日光を避け、常温で保存すること」、「10℃以下で保存すること」等と記載する。
- 賞味期限を別記様式1以外の箇所に記載した場合、保存方法についても、別記様式1に記載箇所を明確に表示すれば、賞味期限の記載箇所に近接して記載することができる。

⑧原産国名（品質事項）

輸入品には原産国名を記載する。輸入品とは、①容器包装され、そのままの形態で消費者に販売される製品（製品輸入）、②バルクの状態で輸入されたものを、国内で小分けし、容器包装した製品、③製品輸入されたものを、国内で詰め合わせた製品、④その他、輸入された製品について、国内で「商品の内容について実質的な変更をもたらす行為」が施されていない製品、をいう。

また、原産国とは、その商品の内容について実質的な変更をもたらす行為が行われた国のことを指す。

＊原産国名に係る「商品の内容についての実質的な変更をもたらす行為」の例示

該当するもの	① 加熱調理 ② 味付け（米菓を除く。） ③ 異種混合 ④ 米菓の煎焼又は揚 ⑤ 緑茶及び紅茶における荒茶の製造 ⑥ 清涼飲料・果汁飲料の希釈 ⑦ インスタントコーヒーにおけるコーヒー豆の粉砕、抽出濃縮後の乾燥、乾燥後の混合
該当しないもの	① 商品にラベルを付け、その他表示を施すこと ② 商品を容器に詰め、又は包装をすること ③ 商品を単に詰合せ、又は組合わせること ④ 簡単な部品の組立をすること ⑤ 単なる切断 ⑥ 輸送又は保存のための乾燥、冷凍、塩水漬けその他これに類する行為 ⑦ 単なる混合

⑨食品関連事業者の氏名又は名称及び住所（品質事項）

- 表示内容に責任を有する食品関連事業者（表示責任者）の氏名又は名称及び住所を、「製造者」、「加工者」、「販売者」又は「輸入者」のいずれかの項目名を付して表示する。
- 項目名については、表示責任者が当該製品の製造業者である場合には「製造者」、加工者である場合は「加工者」、輸入業者にあっては「輸入者」とする。
- 製造業者、加工者又は輸入業者との合意等により、これらの者に代わって販売業者が表示責任者となる場合は、項目名を「販売者」と表示する。

⑩製造所又は加工所の所在地及び製造者又は加工者の氏名又は名称（衛生事項）

- 最終的に衛生状態を変化させる製造又は加工を行った製造所又は加工所の所在地と、製造者又は加工者の氏名又は名称を表示する。
- 個人の場合は衛生上のリスクを生じさせる行為を行った店舗や工場等の住所を、法人の場合はその所在地を表示する。
- 「製造者又は加工者の氏名又は名称」は、最終的に衛生上のリスクを生じさせる製造又は加工を行った店舗や工場等ではなく、個人の場合は製造又は加工する者の氏名を、法人の場合には法人登記した法人名や会社の代表権を有する支店等の名称を表示する。
- 氏名や名称に屋号等を併記することはできるが、屋号等の記載をもって氏名や名称に代えることはできない。
- 輸入品の場合は輸入業者の営業所の所在地と輸入業者の氏名又は名称を、乳の場合は乳処理場の所在地と乳処理業者の氏名又は名称を表示する。
- ⑨の食品関連事業者の氏名又は名称及び住所と近接した箇所に表示する。
- ⑨と⑩の事業者名と所在地が同一である場合は、⑨を表示すれば⑩を省略できる。

◇製造所固有記号について（衛生事項）

　加工食品の製造者表示については、製造所所在地及び製造者の氏名の表示に代え、あらかじめ消費者庁長官に届け出た製造所固有の記号（アラビア数字、ローマ字、ひらがな、カタカナ

又は、これらの組み合わせによるものに限る。）を用いた表示が認められている。

食品表示基準（新基準）に基づく製造所固有記号の届出制度は平成28年4月1日から開始され、各種の届出（新規、更新、変更、廃止）はオンラインで行う。

a　使用条件

新基準に基づく製造所固有記号は、「原則として同一製品を2以上の製造所で製造している場合」に使用することができる。

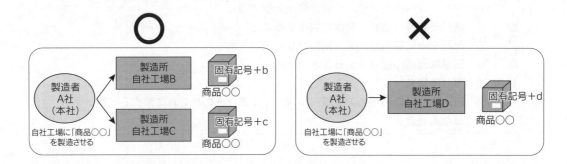

I　「同一製品を2以上の製造所で製造している場合」について

「同一製品を2以上の製造所で製造している場合」とは、次の2つの要件を満たすことを言う。

(ⅰ) 2以上の製造所が、それぞれ、食品の衛生状態を最終的に変化させる場所であること。

(ⅱ) 製造所固有記号の使用によって包材が共有化されること。

II　「原則として同一製品を2以上の製造所で製造している場合」の例外について

次の(ⅰ)から(ⅲ)のいずれかに該当する場合には、Iの要件を満たさなくとも、例外として、製造所固有記号の使用が認められる。なお、例外に該当しても、bの応答義務は課せられる。

(ⅰ) 届出時に一つの製造所で製造している場合であって、新基準に基づく製造所固有記号の有効期間内に、同一製品につき製造を行うことが計画されている製造所について、製造計画書を添付して届け出る場合

(ⅱ) 旧基準で製造所固有記号を使用することができた場所のうち、新基準において「加工所」と取り扱われる場所が2以上ある場合であって、当該2以上の場所で同一製品を加工している場合

- 製造された製品を仕入れ、最終的に衛生状態を変化させる小分け行為を行う場所については、旧基準では製造所固有記号の使用が認められていたことを受け、同一製品を2以上の場所で加工している場合には、製造所固有記号が使用できる。
- 例えば、うなぎ蒲焼をバルクで仕入れて小分けし、包装するなど衛生状態の変化が生じる場合が該当する。

(ⅲ) 他の法令の規定により、最終的に衛生状態を変化させた場所及び当該行為を行った者に関する情報の厳格な管理が行われているような場合であって、かつ、当該法令その他関係法令に基づく表示から、最終的に衛生状態を変化させた者又は場所が特定できる場合

b 表示の方法

製造所固有記号は、製造者の氏名又は販売者の氏名（法人にあっては法人名）の次に記載することを原則とする。ただし「製造所固有記号は○○に記載」として記載箇所を指定し、表示しても差し支えない。

なお、旧基準に基づき取得した製造所固有記号と区別するため、新基準に基づき取得した製造所固有記号は当該記号の前に「+」を冠して表示する。

また、新基準に基づく製造所固有記号を使用する場合には、消費者への情報提供に係る表示義務（応答義務）として、別途、次のⅠからⅢのいずれかを表示する必要がある。

Ⅰ 製造所所在地及び製造者の氏名若しくは名称の情報の提供を求められた時に回答する者の連絡先

Ⅱ 製造所固有記号が表す製造所所在地及び製造所の氏名若しくは名称を表示したウェブサイトアドレス（二次元コード等を含む。）

Ⅲ 当該製品を製造している全ての製造所所在地及び製造者の氏名若しくは名称並びに製造所固有記号

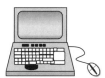

c 届出方法

表示内容に責任を有する製造者又は販売者が、オンライン（消費者庁の製造所固有記号制度届出データベース）により行う。

なお、製造所固有記号の有効期間は5年で満了するため、有効期間経過後も継続して使用する場合は、更新期限の90日前から更新の届出を行うことができる（詳細は、消費者庁の「製造所固有記号制度に係る届出マニュアル」を参照）。

d 経過措置期間の扱い

旧基準に基づき取得した製造所固有記号は、平成32年3月31日までに製造される一般用加工食品に使用することができる。具体的には以下の場合である。

Ⅰ 旧基準に基づき表示した包材を使用する場合

Ⅱ 製造所固有記号制度届出データベースによる届出の手続等が完了するまでの間、新基準に基づき表示した包材を使用する場合

Ⅲ 旧基準においては製造所固有記号を使用できていたが、新基準の下では製造所固有記号を使用できない事業者が、新基準に基づき表示した包材を使用する場合

⑪栄養成分の量及び熱量（保健事項）

・栄養成分の量及び熱量の表示については、p.100～を参照。

⑫アレルゲン（衛生事項）

アレルギーを起こしやすい食品（卵など）や重篤な症状を引き起こしやすい食品（そばなど）

については、食品表示基準に基づき、特定原材料としての「アレルゲン」表示が義務付けられている。

a 表示が必要なアレルゲン

I 特定原材料

アレルギーを起こしやすいとされる食品のうち、特に症状が重篤な、又は症例数が多いものとして表示が義務付けられている7品目（別表第14）

II 特定原材料に準ずるもの

症例数が比較的少ないか、又は重篤な例が少なく、現段階では科学的知見が必ずしも十分ではないが、可能な限り表示することが推奨されている20品目（「食品表示基準について」別添　アレルゲンを含む食品に関する表示。p.395参照。）

【アレルゲンの表示対象品目】

表示	品目数等	名称
義務	特定原材料（7品目）	えび、かに、小麦、そば、卵、乳、落花生
推奨	特定原材料に準ずるもの（20品目）	あわび、いか、いくら、オレンジ、カシューナッツ、キウイフルーツ、牛肉、くるみ、ごま、さけ、さば、大豆、鶏肉、豚肉、バナナ、まつたけ、もも、やまいも、りんご、ゼラチン

※今後の調査研究による新たな知見や報告により検討を行っていくため、これらの品目は適宜見直される。

以下本章では「I　特定原材料」と「II　特定原材料に準ずるもの」をまとめて「特定原材料等」とする。

b 特定原材料等の表示方法の原則

I 個別表示と一括表示

個々の原材料名又は添加物の直後に括弧書きで表示する方法（個別表示。例：原材料名（○○を含む））が原則だが、表示面積に限りがあり、個別表示が困難な場合等は、例外として原材料の最後に全ての特定原材料等をまとめて括弧書きで表示する方法（一括表示。例：一部に○○を含む）も認められている。一括表示では原材料の最後に、食品に含まれる全ての特定原材料等をまとめて一括して表示する。

ただし、個別表示と一括表示を組み合わせて表示することはできない。

II 加工食品や添加物におけるアレルゲン表示例

複合原材料の原材料を省略する場合や、加工助剤又はキャリーオーバーなどに該当し添加物の表示を省略する場合であっても、特定原材料等の表示は必要である。

（ⅰ）特定原材料等を含む加工食品の表示

原材料（○○を含む）　例：チョコレート（乳成分を含む）[※1]

(ⅱ) 特定原材料等に由来する添加物
○ 物質名又は一括名で表示する場合
・物質名（○○由来） 例：カゼインNa（乳由来[※1]）
・一括名（○○由来） 例：乳化剤（卵由来）

○ 用途名の併記が必要な添加物の場合
・1種類の特定原材料に由来するもの 例：増粘剤（グルテン：小麦由来）
・2種類の特定原材料に由来するもの 例：増粘剤（キチン：えび・かに由来[※2]）

[※1] 乳については、原則として「乳成分を含む」と表示する。
　ただし、個別表示の添加物においては、「乳成分由来」ではなく、日本語上の意味合いから、「乳由来」と表示する。

[※2] 一つの原材料（添加物を含む。）に対して複数の特定原材料等を含んでいる（又は由来している）場合は、それぞれの特定原材料等を「・」でつなぐ。
　原材料（○○・△△を含む）、用途名（物質名：○○・△△由来）

c　特定原材料等の代替表記と拡大表記

限られたスペースに表示をするため、特定原材料等と表示方法や言葉が違うが、特定原材料等と同じものであることが理解できる表示として、以下の表示が認められている。

Ⅰ　代替表記
　表示方法や言葉が違うが、特定原材料等と同じものであることが理解できる表記

Ⅱ　拡大表記
　特定原材料名又は代替表記を含むことにより、特定原材料等を使った食品であることが理解できる表記

代替表記等方法リスト（特定原材料）

特定原材料	代替表記	拡大表記（表記例）
えび	海老、エビ	えび天ぷら、サクラエビ
かに	蟹、カニ	上海がに、マツバガニ、カニシューマイ
小麦	こむぎ、コムギ	小麦粉、こむぎ胚芽
そば	ソバ	そばがき、そば粉
卵	玉子、たまご、タマゴ、エッグ、鶏卵、あひる卵、うずら卵	厚焼玉子、ハムエッグ
乳	ミルク、バター、バターオイル、チーズ、アイスクリーム	アイスミルク、ガーリックバター、プロセスチーズ、乳糖、乳たんぱく、生乳、牛乳、濃縮乳、加糖れん乳、調製粉乳
落花生	ピーナッツ	ピーナッツバター、ピーナッツクリーム

代替表記等方法リスト（特定原材料に準ずるもの）

推奨品目	代替表記	拡大表記（表記例）
あわび	アワビ	煮あわび
いか	イカ	いかフライ、イカ墨
いくら	イクラ、すじこ、スジコ	いくら醤油漬け、塩すじこ
オレンジ		オレンジソース、オレンジジュース
カシューナッツ		
キウイフルーツ	キウイ、キーウィー、キウィ、キウィー、キーウィ	キウイジャム、キーウィージャム、キウイソース、キーウィーソース
牛肉	牛、ぎゅうにく、牛にく、ビーフ、ぎゅう肉	牛すじ、ビーフコロッケ、牛脂
くるみ	クルミ	くるみパン、くるみケーキ
ごま	ゴマ、胡麻	ごま油、すりゴマ、ゴマペースト、練りごま、切り胡麻
さけ	鮭、サーモン、シャケ、サケ、しゃけ	鮭フレーク、紅しゃけ、スモークサーモン、焼鮭
さば	鯖、サバ	さば節、さば寿司
大豆	だいず、ダイズ	大豆煮、大豆油、大豆たんぱく、脱脂大豆
鶏肉	とりにく、鳥肉、鳥、チキン、とり肉、鶏、とり	焼き鳥、鶏レバー、チキンスープ、ローストチキン、チキンブイヨン、鶏ガラスープ
バナナ	ばなな	バナナジュース
豚肉	ぶたにく、ぶた肉、ポーク、豚にく、豚	ポークウインナー、豚ミンチ、豚生姜焼
まつたけ	松茸、マツタケ	焼きまつたけ、まつたけ土瓶蒸し
もも	モモ、ピーチ、桃	もも果汁、白桃、黄桃、ピーチペースト
やまいも	山芋、山いも、ヤマイモ	千切りやまいも
りんご	リンゴ、アップル	アップルパイ、焼きりんご、リンゴ酢、りんご飴
ゼラチン		板ゼラチン、粉ゼラチン

「特定加工食品」の制度の廃止について

旧基準では、一般的にその特定原材料等から製造されていることが予測できる食品として、「特定加工食品」（マヨネーズ等）についてはアレルゲンの表示を省略することができた。

しかし、マヨネーズに卵が入っていることを知らないという事故例があること等の理由から、新基準では特定加工食品及びその拡大表記の制度は廃止された。したがって、新基準では、表に示すように、特定原材料等の名称を表示しなければならない。

	旧基準（旧食品衛生法）	新基準（食品表示法）
特定加工食品	「マヨネーズ」	「マヨネーズ（卵を含む）」
特定加工食品の拡大表記	「からしマヨネーズ」	「からしマヨネーズ（卵を含む）」

d　繰り返しになるアレルゲン表示の省略について

同一の特定原材料等を含む原材料を重複して使用している食品において、個別表示をする場合は、特定原材料等の表示は一度行えばよく、原材料ごとに繰り返して特定原材料等を表示する必要はない。

ただし、一括表示をする場合は、一括表示に全ての特定原材料等を記載しなければならない。

【小麦、大豆、卵、乳を重複して使用した場合の表示例】

＜個別表示＞

> 小麦粉、砂糖、植物性油脂（大豆を含む）、鶏卵、マーガリン（大豆・乳成分を含む）、脱脂粉乳、洋酒、でん粉（小麦を含む）／膨張剤、香料（卵・乳由来）、乳化剤（大豆由来）

二重取消線のアレルゲンを省略できる。

＜一括表示＞

> 小麦粉、砂糖、植物性油脂、鶏卵、マーガリン、脱脂粉乳、洋酒、でん粉／膨張剤、香料、乳化剤、（一部に小麦・乳成分・卵・大豆を含む）

小麦粉、鶏卵、脱脂粉乳が代替表記されているが、一括表示で改めて「小麦・乳成分・卵」を表示する。

e　注意喚起表示

食品を製造する際に、原材料としては使用していないにもかかわらず、特定原材料等が意図せず混入（コンタミネーション）してしまう場合がある。

コンタミネーションを防止することが原則であるが、コンタミネーションの防止策の徹底を図ってもコンタミネーションの可能性を排除できない場合は、表示方法への対応として、原材料名欄外に注意喚起表示をすることが認められている。ただし、「入っているかもしれません」、「入っている場合があります」というような可能性表示は、消費者の選択の幅を狭めてしまうおそれがあるため認められない。

なお、コンタミネーションを防ぐには、製造ライン等を十分に洗浄すること、特定原材料等を含まない食品から製造すること、可能な限り専用器具を使用すること等の対策を徹底することが必要である。

（例）同一ラインで○○を含む食品を製造しています。

　　　本品製造工場では○○を含む製品を生産しています。

> **～含有量・形態についての表示～**
>
> 特定原材料等のうち、高価なもの（あわび、まつたけ等）が含まれる加工食品については、ごく微量しか含有されていないにもかかわらず、あたかも多く含まれるような表示が行われると、消費者に誤認を生じさせるおそれがあるため、「あわび粉末」、「まつたけエキス」など、それらの含有量、形態に着目して表示する。

⑬遺伝子組換え食品に関する事項（衛生・品質事項）

組換えDNA技術を用いて生産された農産物の属する作目であって別表第16に定める農産物（以下p.99までにおいて「対象農産物」という。）を原材料とする一般用加工食品については、食品表示基準に基づく表示が必要となる。

a 遺伝子組換えに関する表示の対象となる食品

表5（別表第17）及び表6（別表第18）に定める加工食品。

表5 食品表示基準別表第17（遺伝子組換え対象加工食品を定めるもの）

対象農産物	加工食品	対象農産物	加工食品
大豆（枝豆及び大豆もやしを含む。）	1 豆腐・油揚げ類	とうもろこし	1 コーンスナック菓子
	2 凍り豆腐、おから及びゆば		2 コーンスターチ
	3 納豆		3 ポップコーン
	4 豆乳類		4 冷凍とうもろこし
	5 みそ		5 とうもろこし缶詰及びとうもろこし瓶詰
	6 大豆煮豆		6 コーンフラワーを主な原材料とするもの
	7 大豆缶詰及び大豆瓶詰		7 コーングリッツを主な原材料とするもの（コーンフレークを除く。）
	8 きなこ		
	9 大豆いり豆		8 調理用のとうもろこしを主な原材料とするもの
	10 1から9までに掲げるものを主な原材料※1とするもの		
	11 調理用の大豆を主な原材料とするもの		9 1から5までに掲げるものを主な原材料とするもの
	12 大豆粉を主な原材料とするもの	ばれいしょ	1 ポテトスナック菓子
	13 大豆たんぱくを主な原材料とするもの		2 乾燥ばれいしょ
			3 冷凍ばれいしょ
	14 枝豆を主な原材料とするもの		4 ばれいしょでん粉
	15 大豆もやしを主な原材料とするもの		5 調理用のばれいしょを主な原材料とするもの
			6 1から4までに掲げるものを主な原材料とするもの
		なたね	
		綿実	
		アルファルファ	アルファルファを主な原材料とするもの
		てん菜	調理用のてん菜を主な原材料とするもの
		パパイヤ	パパイヤを主な原材料とするもの

※1 「主な原材料」とは、全原材料中重量で上位3位までのもので、かつ、原材料及び添加物の重量に占める割合が5％以上のものをいう（以下p.99までにおいて同じ。）。

2 食品表示法による表示

表6 食品表示基準別表第18（特定遺伝子組換えに係る形質、対象加工食品、対象農産物を定めるもの）

形質	加工食品	対象農産物
高オレイン酸	1　大豆を主な原材料とするもの（脱脂されたことにより、左欄に掲げる形質を有しなくなったものを除く。） 2　1に掲げるものを主な原材料とするもの	大豆
ステアリドン酸産生		
高リシン	1　とうもろこしを主な原材料とするもの（左欄に掲げる形質を有しなくなったものを除く。） 2　1に掲げるものを主な原材料とするもの	とうもろこし

b　表示の方法

表5及び表6に定める加工食品は表7に示す食品の分類に応じて、遺伝子組換えに関する表示を行う。

表7　遺伝子組換えに関する表示

食品の分類	表示の方法	表示例
分別生産流通管理[※1]が行われたことを確認した遺伝子組換え農産物[※2]を原材料とする加工食品	当該原材料名の次に括弧を付して、分別生産流通管理が行われた遺伝子組換え農産物である旨を表示する。	「大豆（遺伝子組換えのものを分別）」、「大豆（遺伝子組換え）」等
遺伝子組換え農産物及び非遺伝子組換え農産物[※3]が分別されていない対象農産物を原材料とする加工食品	当該原材料名の次に括弧を付して、遺伝子組換え農産物及び非遺伝子組換え農産物が分別されていない旨を表示する。	「大豆（遺伝子組換え不分別）」等
分別生産流通管理が行われたことを確認した非遺伝子組換え農産物を原材料とする加工食品	当該原材料名を表示するか、又は当該原材料名の次に括弧を付して、分別生産流通管理が行われた非遺伝子組換え農産物である旨を表示する。	「大豆」、又は「大豆（遺伝子組換えでないものを分別）」、「大豆（遺伝子組換えでない）」等
特定分別生産流通管理[※4]が行われたことを確認した特定遺伝子組換え農産物[※5]を原材料とする加工食品	当該原材料名の次に括弧を付して、特定分別生産流通管理が行われた特定遺伝子組換え農産物である旨を表示する。	「大豆（高オレイン酸遺伝子組換え）」等
特定遺伝子組換え農産物及び非特定遺伝子組換え農産物[※6]が意図的に混合された対象農産物を原材料とする加工食品	当該原材料名の次に括弧を付して、特定遺伝子組換え農産物及び非特定遺伝子組換え農産物が意図的に混合された農産物である旨を表示する。この場合、当該特定遺伝子組換え農産物が同一の作目に属する対象農産物に占める重量の割合を表示することができる。	「大豆（高オレイン酸遺伝子組換えのものを混合）」、「大豆（高オレイン酸遺伝子組換え）」、「大豆（高オレイン酸遺伝子組換えのものを60％混合）」等

※1　遺伝子組換え農産物及び非遺伝子組換え農産物を生産、流通及び加工の各段階で善良なる管理者の注意

をもって分別管理すること(その旨が書類により証明されたものに限る。)をいう。
※2　対象農産物のうち組換えDNA技術を用いて生産されたものをいう。
※3　対象農産物のうち遺伝子組換え農産物でないものをいう。
※4　特定遺伝子組換え農産物及び非特定遺伝子組換え農産物を生産、流通及び加工の各段階で善良なる管理者の注意をもって分別管理すること(その旨が書類により証明されたものに限る。)をいう。
※5　対象農産物のうち組換えDNA技術を用いて生産されたことにより、組成、栄養価等が通常の農産物と著しく異なるものをいう。
※6　対象農産物のうち特定遺伝子組換え農産物でないものをいう。

c　遺伝子組換えに関する表示を省略できる加工食品

Ⅰ　表5及び表6の加工食品の原材料のうち、対象農産物又はこれを原材料とする加工食品であって主な原材料でないもの
Ⅱ　表5及び表6に定める加工食品以外の加工食品
Ⅲ　p.93の省略規定に該当する加工食品
Ⅳ　一般用加工食品以外の加工食品

なお、ⅠからⅢに該当する加工食品に遺伝子組換えに関する表示を行う場合は、表7に示す食品の分類に応じて、遺伝子組換えに関する表示を行わなければならない。

d　表示禁止事項

p.99の7及び8を参照。

～バイオテクノロジーマーク応用食品のマーク表示ガイドライン～

　東京都では、遺伝子組換え食品等のバイオテクノロジー応用食品について、消費者が商品を適切に選択できるように、独自のマークを定め、これを普及させることにより、見やすく、分かりやすい表示の推進を図っている。このガイドラインは、都内で販売される遺伝子組換えに関する表示のある食品に適用される。製造業者、加工包装業者、輸入業者、販売業者等に協力を求め、該当するマークを、見やすい場所に、見やすい大きさで表示することとしている。

※「非組換え」マークを使用する際の注意点

　主な原材料について非遺伝子組換え農産物を使用している場合であっても、以下のような加工食品については、非組換えマークを付すことはできない。
- 分別生産流通管理を行っていない対象農産物を副原料として使用している加工食品
- 義務表示でない油や添加物等の原材料に分別生産流通管理を行っていない農産物を使用している加工食品

⑭**個別的義務表示事項（衛生・品質事項）**

一般用加工食品のうち別表第19に掲げる食品を販売する際（設備を設けて飲食させる場合を除く。）には、別表第19に規定された表示事項及び表示の方法に従い表示する必要がある。

(ウ) **省略規定**（食品表示基準第3条第3項及び第4条）

食品表示基準第3条第3項の表及び第4条ただし書に該当する場合、該当する表示事項を省略することができる。

省略できる表示事項	食品
保存方法	1　でん粉、2　チューインガム、3　冷菓、4　砂糖、5　アイスクリーム類、6　食塩、7　酒類、8　飲料水及び清涼飲料水［ガラス瓶入りのもの（紙栓を付けたものを除く。）又はポリエチレン容器入りのものに限る。］、9　氷、10　常温で保存すること以外にその保存の方法に関し留意すべき事項がないもの
消費期限又は賞味期限	1　でん粉、2　チューインガム、3　冷菓、4　砂糖、5　アイスクリーム類、6　食塩及びうま味調味料、7　酒類、8　飲料水及び清涼飲料水［ガラス瓶入りのもの（紙栓を付けたものを除く。）又はポリエチレン容器入りのものに限る。］、9　氷
原材料名	1　容器包装の表示可能面積がおおむね30cm²以下であるもの（特定保健用食品及び機能性表示食品を除く。） 2　原材料が1種類のみであるもの。ただし、次に掲げる場合は除く。 　一　缶詰及び食肉製品の場合 　二　特定保健用食品及び機能性表示食品の場合 　三　原材料名に分別生産流通管理が行われた遺伝子組換え農産物である旨を表示する場合 　四　原材料名に遺伝子組換え農産物及び非遺伝子組換え農産物が分別されていない旨を表示する場合 　五　原材料名に分別生産流通管理が行われた特定遺伝子組換え農産物である旨を表示する場合 　六　原材料名に特定遺伝子組換え農産物と非特定遺伝子組換え農産物を意図的に混合した旨を表示する場合
添加物	容器包装の表示可能面積がおおむね30cm²以下であるもの（特定保健用食品及び機能性表示食品を除く。）
内容量又は固形量及び内容総量	1　内容量を外見上容易に識別できるもの（特定商品の販売に係る計量に関する政令第5条に掲げる特定商品、特定保健用食品及び機能性表示食品を除く。） 2　容器包装の表示可能面積がおおむね30cm²以下であるもの（特定商品の販売に係る計量に関する政令第5条に掲げる特定商品、特定保健用食品及び機能性表示食品を除く。）
栄養成分の量及び熱量	以下に掲げるもの［栄養表示（栄養成分若しくは熱量に関する表示及び栄養成分の総称、その構成成分、前駆体その他これらを示唆する表現が含まれる表示をいう。）をしようとする場合、特定保健用食品及び機能性表示食品を除く。］ 　一　容器包装の表示可能面積がおおむね30cm²以下であるもの 　二　酒類 　三　栄養の供給源としての寄与の程度が小さいもの 　四　極めて短い期間で原材料（その配合割合を含む。）が変更されるもの 　五　消費税法（昭和63年法律第108号）第9条第1項において消費税を納める義務が免除される事業者が販売するもの

製造所等の所在地及び製造者等の氏名又は名称	容器包装の表示可能面積がおおむね30cm²以下であるもの（食品関連事業者の氏名又は名称及び住所の表示は要しないとされているものを除く。）
遺伝子組換え食品に関する事項	容器包装の表示可能面積がおおむね30cm²以下であるもの
乳児用規格適用食品である旨	1 容器包装の表示可能面積がおおむね30cm²以下であるもの
	2 乳児用規格適用食品であることが容易に判別できるもの
原料原産地名	容器包装の表示可能面積がおおむね30cm²以下であるもの
原産国名	容器包装の表示可能面積がおおむね30cm²以下であるもの
別表第19（加工食品の個別的義務表示）に掲げる表示事項	容器包装の表示可能面積がおおむね30cm²以下であるもの

(エ) 義務表示の特例【表示不要事項】（食品表示基準第5条）

次の表に掲げる場合にあっては、該当する表示事項の表示は不要である。

また、この表に掲げる場合で名称を表示する際は、別表第4に掲げる食品の表示の方法及び別表第5に掲げる名称制限に関する規定は適用されない。

酒類を販売する場合	■原材料名	■アレルゲン	■原産国名
① 食品を製造し、又は加工した場所で販売する場合 ② 不特定又は多数の者に対して譲渡（販売を除く。）する場合	■原材料名（特定保健用食品及び機能性表示食品の場合を除く。） ■内容量又は固形量及び内容総量（特定保健用食品及び機能性表示食品の場合を除く。） ■栄養成分の量及び熱量（栄養表示をしようとする場合並びに特定保健用食品及び機能性表示食品の場合を除く。） ■食品関連事業者の氏名又は名称及び住所（特定保健用食品及び機能性表示食品の場合を除く。） ■原産国名 ■原料原産地名 ■別表第19の中欄に掲げる表示事項のうち、以下の表に掲げる表示事項			

食品	表示事項（抄）	食品	表示事項（抄）	食品	表示事項（抄）
トマト加工品	使用上の注意	風味調味料	使用方法	農産物缶詰及び農産物瓶詰	形状
	形状	乾燥スープ	調理方法		大きさ
	「濃縮トマト還元」の用語		「コンソメ」又は「ポタージュ」の用語		基部の太さ
	トマトの搾汁を濃縮した度合	マーガリン類	油脂含有率		粒の大きさ
	トマトの搾汁の含有率		名称の用語		果肉の大きさ
ジャム類	使用上の注意	調理冷凍食品（冷凍フライ類、冷凍しゅうまい、冷凍ぎょうざ、冷凍春巻、冷凍ハンバーグステーキ、冷凍ミートボール、冷凍フィッシュハンバーグ、冷凍フィッシュボール、冷凍米飯類及び冷凍めん類に限る。）	衣の率		果粒の大きさ
乾めん類	調理方法		皮の率		内容個数
	そば粉の配合割合		使用方法		使用上の注意
即席めん	調理方法		内容個数		「冷凍原料使用」の用語
	使用上の注意		食用油脂で揚げた後、凍結し、容器包装に入れた旨		「もどし豆」の用語
マカロニ類	調理方法		ソースを加えた旨又はソースで煮込んだ旨		「もどし原料使用」の用語
凍り豆腐	調理方法		食肉の含有率		固形分
プレスハム、混合プレスハム、ソーセージ及び混合ソーセージ	でん粉含有率		魚肉の含有率		形状を表す写真、絵又は図柄
魚肉ハム及び魚肉ソーセージ	でん粉含有率	チルドハンバーグステーキ及びチルドミートボール	調理方法	畜産物缶詰及び畜産物瓶詰	内容個数
	名称の用語				使用上の注意
削りぶし	名称の用語				食肉の名称
	密封の方法				肉片形状の用語
	圧搾煮干し配合率	チルドぎょうざ類	調理方法	調理食品缶詰及び調理食品瓶詰	使用上の注意
うに加工品	塩うに含有率		皮の率		食肉の名称
	名称の用語		「チルド」の用語		「骨付」の用語
うにあえもの	塩うに含有率		「魚肉」の用語		固形量又は内容量に対する食肉、臓器、可食部分及び家きん卵並びにそれらの加工品の重量の割合
	名称の用語		「野菜」の用語		
塩蔵わかめ	食塩含有率	レトルトパウチ食品（植物性たんぱく食品（コンビーフスタイル）を除く。）	レトルトパウチ食品である旨	果実飲料	使用方法
	使用方法		調理方法		「加糖」の用語
	名称の用語		内容量		「濃縮還元」の用語
食酢	酸度		食肉等若しくはその加工品又は魚肉の含有率		希釈時の果汁割合
	醸造酢の混合割合			豆乳類	大豆固形分
	希釈倍数				使用上の注意
	「醸造酢」又は「合成酢」の用語				名称の用語
					粉末大豆たんぱくを加えた旨

(オ) **任意表示**（食品表示基準第7条）

次に掲げる表示事項が容器包装に表示される場合には、定められた表示の方法に従い表示する必要がある。ただし、特色のある原材料等に関する事項について、(1) 酒類を販売する場合、(2) 食品を製造し、又は加工した場所で販売する場合、(3) 不特定又は多数の者に対して譲渡（販売を除く。）する場合は除く。

①特色のある原材料等に関する事項（品質事項）

特色のある原材料を使用したことを強調して表示する場合や特定の原材料の使用量が少ない旨を表示する場合には、定められた表示の方法に従って使用割合を表示しなければならない。

「特色のある原材料」に該当するもの

①特定の原産地のもの
- 国産大豆絹豆腐・トルコ産ヘーゼルナッツ使用・十勝産小豆使用・国内産山ごぼう使用・三陸産わかめを使用 等

②有機農産物、有機畜産物及び有機加工食品
- 有機小麦粉使用・有機栽培こんにゃく芋から自社生産・有機牛肉使用 等

③非遺伝子組換えのもの等
（※食品表示基準第3条第2項の表の遺伝子組換え食品に関する事項の規定に基づき表示する）

④特定の製造地のもの
- 群馬県で精製されたこんにゃく粉入り・北海道で製造されたバターを使用 等

⑤特別な栽培方法により生産された農産物
- 特別栽培ねぎ入り・栽培期間中農薬不使用のにんじん使用 等

⑥品種名等
- とちおとめ使用・コシヒカリ入り・本まぐろ入り 等

⑦銘柄名、ブランド名、商品名
- 宇治茶使用・松阪牛使用・越前がに入り・市販されている商品の商品名○○を「○○使用」等

a 表示の方法

Ⅰ 特定の原産地のもの、有機農産物、有機畜産物、有機加工食品その他の使用した原材料が特色のあるものである旨を表示する場合又は製品の名称が特色のある原材料を使用した旨を示すものである場合にあっては、次に掲げるいずれかの割合を当該表示に近接した箇所又は原材料名の次に括弧を付して表示する。

ただし、その割合が100％である場合にあっては、割合の表示を省略することができる。

なお、原料原産地名表示（任意で表示する場合を含む。）は特色のある原材料には該当しない。

（ⅰ）特色のある原材料の製品の原材料及び添加物に占める重量の割合

（ⅱ）特色のある原材料の特色のある原材料及び特色のある原材料と同一の種類の原材料を合わせたものに占める重量の割合（この場合において、特色のある原材料の特色のある原材料及び特色のある原材料と同一の種類の原材料を合わせたものに占める重量の割合である旨の表示を記載する。）

Ⅱ 特定の原材料の使用量が少ない旨を表示する場合にあっては、特定の原材料の製品に占める重量の割合を当該表示に近接した箇所又は原材料名の次に括弧を付して表示する。

b 表示例

Ⅰ 強調表示部分において「米に占める割合」であることを明記
- ■「コシヒカリ50％使用（米に占める割合）」
- ■「この商品に使用されている米のうちコシヒカリは50％です」

Ⅱ 一括表示部分の原材料名欄において割合表示

原材料名	うるち米（コシヒカリ50％）、…

②栄養成分（たんぱく質、脂質、炭水化物及びナトリウムを除く。）（保健事項）

③ナトリウムの量（ナトリウム塩を添加していない食品の容器包装に表示される場合に限る。）（保健事項）

④栄養機能食品に係る栄養成分の機能（保健事項）

⑤栄養成分の補給ができる旨（保健事項）

⑥栄養成分又は熱量の適切な摂取ができる旨（保健事項）

⑦糖類（単糖類又は二糖類であって、糖アルコールでないものに限る。）を添加していない旨（保健事項）

⑧ナトリウム塩を添加していない旨（保健事項）

左記栄養成分表示に係る事項の詳細については、p.100〜を参照。

(カ) 表示の方式等（食品表示基準第8条及び別記様式1）

食品表示基準第8条及び別記様式1の備考に掲げるその他規定は以下のとおりである。

表示事項	その他規定
名称	■別記様式1の「名称」に代えて、「品名」、「品目」、「種類別」又は「種類別名称」と表示することができる。
	■別記様式1の枠内ではなく、商品の主要面に表示することができる。その際、別記様式1の名称の事項を省略することができる。
原材料名	■別記様式1の他の事項と一括して表示することが困難な場合には、表示事項を一括して表示する箇所にその表示箇所を表示すれば、他の箇所に表示することができる。
原料原産地名	■別記様式1の他の事項と一括して表示することが困難な場合には、表示事項を一括して表示する箇所にその表示箇所を表示すれば、他の箇所に表示することができる。
内容量	■別記様式1の他の事項と一括して表示することが困難な場合には、表示事項を一括して表示する箇所にその表示箇所を表示すれば、他の箇所に表示することができる。
	■名称を商品の主要面に表示した場合において、内容量、固形量又は内容総量についても、別記様式1の枠内ではなく、名称と同じ面に表示することができる。その際、別記様式1の内容量、固形量又は内容総量の事項を省略することができる。

消費期限又は賞味期限	■ 別記様式1の他の事項と一括して表示することが困難な場合には、表示事項を一括して表示する箇所にその表示箇所を表示すれば、他の箇所に表示することができる。
保存方法	■ 消費期限又は賞味期限の表示箇所を表示して他の箇所に表示する場合において、保存方法についても、表示事項を一括して表示する箇所にその表示箇所を表示すれば、消費期限又は賞味期限の表示箇所に近接して表示することができる。
製造所等の所在地及び製造者等の氏名又は名称	■ 製造所等の所在地及び製造者等の氏名又は名称は、食品関連事業者の氏名又は名称及び住所と近接して表示する必要がある。
特定保健用食品	■ 特定の保健の目的が期待できる旨の表示は、添付する文書への表示をもって、容器包装への表示に代えることができる。
様式	■ 別記様式1は、縦書とすることができる。また、別記様式1の枠を表示することが困難な場合には、枠を省略することができる。 ■ 別表第20に掲げる食品にあっては、定められた様式及び表示の方法に従い表示する必要がある。
その他	■ 不当景品類及び不当表示防止法第11条第1項の規定に基づく公正競争規約に定められた表示事項その他法令により表示すべき事項及び一般消費者の選択に資する適切な表示事項は、枠内に表示することができる。 ■ 第3条第2項の表の上欄に掲げる食品に該当しない食品にあっては、同表の中欄に定める事項、第3条第3項により省略できる事項又は第5条の規定により表示しない事項については、この様式中、当該事項を省略する。 ■ 表示項目の順番を変更した表示（栄養成分の量及び熱量を除く。）やプライスラベル等別記様式1と同等程度に分かりやすく一括して表示することも可能である。 ■ 表示に用いる文字は、日本工業規格Z8305（1962）（以下「JISZ8305」という。）に規定する8ポイントの活字以上の大きさの文字で表示する。 ただし、表示可能面積がおおむね150cm²以下のもの及び印刷瓶に入れられた一般用加工食品であって、表示すべき事項を蓋（その面積が30cm²以下のものに限る。）に表示するものにあっては、JISZ8305に規定する5.5ポイントの活字以上の大きさの文字とすることができる。 蓋に表示をする場合であって、内容量以外の事項を全て蓋に表示する場合には、内容量の表示は、蓋以外の箇所にすることができる。

(キ) **表示禁止事項**（食品表示基準第9条）

食品表示基準第3条、第4条、第6条及び第7条に掲げる表示事項に関して、次に掲げる事項を一般用加工食品の容器包装に表示してはならない。

また、別表第22に掲げる食品にあっては、以下の表示禁止事項のほか、同表に掲げる表示禁止事項を容器包装に表示してはならない。

（加工食品全般表示禁止事項）
1 実際のものより著しく優良又は有利であると誤認させる用語
2 第3条及び第4条の規定により表示すべき事項の内容と矛盾する用語

3 産地名を示す表示であって、産地名の意味を誤認させるような用語
4 屋根型紙パック容器の上端の一部を一箇所切り欠いた表示（ただし、牛乳について、別表第21に掲げる方法により表示する場合を除く。）
5 その他内容物を誤認させるような文字、絵、写真その他の表示

（特定の食品以外の食品に係る表示禁止事項）

6 乳児用規格適用食品以外の食品：乳児用規格適用食品である旨を示す用語又はこれと紛らわしい用語
7 分別生産流通管理が行われたことを確認した非遺伝子組換え農産物を原材料とする食品（当該食品を原材料とするものを含む。）以外の食品：当該食品の原材料である別表第17の上欄に掲げる作物が非遺伝子組換え農産物である旨を示す用語
8 組換えDNA技術を用いて生産された農産物の属する作目以外の作目を原材料とする食品：当該農産物に関し遺伝子組換えでないことを示す用語
9 等級のある日本農林規格（JAS規格）の格付対象品目であって、等級の格付が行われた食品以外のもの：等級を表す用語

（栄養成分表示に係る表示禁止事項）

10 ナトリウム塩を添加している食品
11 機能性表示食品
12 栄養機能食品
13 保健機能食品（特定保健用食品、機能性表示食品及び栄養機能食品をいう。）以外の食品

左記栄養成分表示に係る事項については、p.100〜を参照。

3 栄養成分表示（保健機能食品を除く）

（1） 栄養成分表示の概要

栄養成分表示は、食品表示法の施行とともに、原則として全ての予め包装された一般消費者向け加工食品及び添加物において表示が義務付けられた。また、生鮮食品は任意表示の対象となった。

食品表示基準では、栄養成分及び熱量を、義務表示対象成分、推奨表示対象成分、任意表示対象成分として定めている。これらの栄養成分及び熱量は、国民の栄養摂取の状況からみて、その欠乏又は過剰な摂取が国民の健康の保持増進に影響を与えているものとして、厚生労働省令により定められたものである。

また、栄養成分及び熱量の補給ができる旨、適切な摂取ができる旨、ナトリウム塩及び糖類を添加していない旨等の栄養強調表示をする場合に、一定の基準を満たすことを義務付けている。

（2） 食品表示基準における栄養成分表示適用の範囲

①栄養成分表示が義務又は任意となる食品区分

食品表示基準における栄養成分表示については、次の表のとおり、食品区分により義務又は任意となる（ただし、表示が義務となる区分であっても、条件を満たすものについては、栄養成分表示を省略できる場合又は要しない場合がある。）。

栄養成分表示が義務又は任意となる食品区分

食品表示基準に規定される成分	加工食品		生鮮食品		添加物	
	一般用	業務用	一般用	業務用	一般用	業務用
基本5項目 【熱量、たんぱく質、脂質、炭水化物、ナトリウム（食塩相当量で表示）】	義務※	任意	任意	任意	義務※	任意
上記基本5項目以外の 次頁③アに記載された成分	任意	任意	任意	任意	任意	任意

※一部、栄養成分表示を省略できる（又は要しない）食品を含む。（p.102④「栄養表示を省略できる又は要しない食品」参照）

②栄養成分表示の対象となる表示媒体

食品表示基準の適用対象となる表示媒体は、販売される食品の容器包装であり、店頭で表示されるポップやポスターなど、食品の容器包装以外のものに栄養表示する場合は、食品表示基準の対象外となる（ただし、健康増進法（誇大表示の禁止）や景品表示法（優良誤認）等は適用対象である。）。

③食品表示基準が適用となる栄養成分等

ア 食品表示基準に規定される栄養成分（p.104〜表8第1欄参照）

> 熱量、たんぱく質、脂質、飽和脂肪酸、n-3系脂肪酸、n-6系脂肪酸、コレステロール、炭水化物、糖質、糖類〔単糖類又は二糖類であって糖アルコールでないものに限る〕、**食物繊維**、
> ミネラル類（亜鉛、カリウム、カルシウム、クロム、セレン、鉄、銅、ナトリウム［食塩相当量で表示］、マグネシウム、マンガン、モリブデン、ヨウ素、リン）、
> ビタミン類（ナイアシン、パントテン酸、ビオチン、ビタミンA、ビタミンB_1、ビタミンB_2、ビタミンB_6、ビタミンB_{12}、ビタミンC、ビタミンD、ビタミンE、ビタミンK、葉酸）

イ 栄養成分表示をする際に表示が義務となる成分、任意表示となる成分

表示の区分	対象となる栄養成分等
義務表示[※1]【基本5項目】	熱量、たんぱく質、脂質、炭水化物、ナトリウム（食塩相当量で表示）
推奨表示[※2]	飽和脂肪酸、食物繊維
任意表示[※3]	n-3系脂肪酸、n-6系脂肪酸、コレステロール、糖質、糖類、ミネラル類（ナトリウムを除く。）、ビタミン類

※1 「義務表示」：栄養成分表示をする場合に必ず表示しなければならない成分等（基本5項目）
※2 「推奨表示」：義務表示ではないが、積極的に表示を推進するよう努めなければならない成分
※3 「任意表示」：義務表示及び推奨表示対象成分以外の表示対象となる成分
（注）その他、トランス脂肪酸の表示についてもルールが示されている（p.112⑫参照）。

ウ 食品表示基準が適用となる栄養表示

　食品の容器包装に、上記③ア「食品表示基準に規定する栄養成分」の栄養成分及び熱量をそのまま表示する場合はもとより、次のような表現の表示を行う場合も、『栄養成分表示をしようとする※』場合として、食品表示基準に従い、必要な表示を行わなければならない。

　ただし、これらの表現については、食品表示基準が適用となるため、基本5項目（熱量、たんぱく質、脂質、炭水化物、ナトリウム〔食塩相当量で表示〕）及び強調した栄養成分の量の表示は必要となるが、上記③アに規定されていない成分については、含有量の表示は必ずしも必要ではない。

> ※『栄養成分表示をしようとする』（食品表示基準に基づく栄養成分表示が必要となる）場合の表示の例
>
> p.101③アに記載の成分をそのまま表示する場合の他に…
> - 総称（ミネラル、ビタミンなど）
> - 種類である栄養成分（脂質における不飽和脂肪酸、炭水化物における食物繊維など）
> - 別名称（プロテイン、ファットなど）
> - 構成成分（たんぱく質におけるアミノ酸など）
> - 前駆体（β-カロテンなど）
> - その他これらを示唆する一切の表現（果実繊維、カルシウムイオン、DHA、<u>シュガーレス</u>、<u>ノンオイル</u>、<u>低塩</u>、<u>食塩無添加</u>など）が含まれた表示
>
> ※下線のような表示は栄養強調表示となるため、強調基準も満たす必要がある（詳細はp.114〜参照）。

留意点

以下のような場合にも食品表示基準に基づく栄養成分表示が必要となる。
＊栄養成分が添加されたものでなく、天然に含まれる栄養成分について表示をした場合
＊原材料に対し栄養表示をした場合
　（例えば、青汁飲料におけるケールに含まれる栄養成分について表示をした場合、販売に供する食品（最終製品である青汁飲料）について食品表示基準に基づく表示が必要である。）
＊品名の中に一般名称として栄養成分名が表示される場合（p.102③エに該当する場合を除く。）

エ　食品表示基準が適用されない栄養表示

次の(ア)〜(オ)のような表示は、栄養表示に該当しない。

(ア)　原材料名又は添加物としての栄養成分名のみの表示

(イ)　食品表示法及びその下位法令（食品表示基準等）以外の法令により義務付けられた栄養成分名の表示

(ウ)　「うす塩味」、「甘さひかえめ」など味覚に関する表示（ただし、「あま塩」、「うす塩」、「あさ塩」などの表示は、栄養表示として適用対象となる。）

(エ)　「ミネラルウォーター」のように広く浸透した一般的な品名であって、一般消費者に対し栄養成分が添加された又は強化されたという印象や期待感を与えないもの

(オ)　店頭で表示されるポップやポスターなど、食品の容器包装以外のものに栄養表示をする場合

④栄養成分表示を省略できる又は要しない食品

ア　栄養成分表示を省略できる食品

次の(ア)〜(オ)のいずれかに該当する食品は、栄養成分表示を省略することができる。

ただし、栄養成分表示をしようとする場合（p.101ウ参照）、特定保健用食品及び機能性表示食品は、以下(ア)〜(オ)に該当する場合であっても、食品表示基準に従って栄養成分表示をしなければならない。

また、栄養成分表示を省略できる食品であっても、可能なものについては、できるだけ表示することとする。

(ア) 容器包装の表示可能面積がおおむね30cm²以下であるもの
(イ) 酒類
(ウ) 栄養の供給源としての寄与の程度が小さいもの
　→次のa、bのいずれかの要件を満たすものとする。
　　a　熱量、たんぱく質、脂質、炭水化物及びナトリウムの全てについて、0と表示することができる基準を満たしている場合
　　b　1日に摂取する当該食品由来の栄養成分（たんぱく質、脂質、炭水化物及びナトリウム）の量及び熱量が、社会通念上微量である場合
(エ) 極めて短い期間で原材料（その配合割合を含む。）が変更されるもの
　→次のa、bのいずれかの要件を満たすものとする。
　　a　日替わり弁当等、レシピが3日以内に変更される場合（サイクルメニューを除く。）
　　b　複数の部位を混合しているため都度原材料が変わるもの（例：合挽肉、切り落とし肉等の切身を使用した食肉加工品、白もつ等のうち複数の種類・部位を混合しているため都度原材料が変わるもの）
(オ) 消費税法（昭和63年法律第108号）第9条第1項において消費税を納める義務が免除される事業者[※1]が販売するもの。
　ただし、当分の間、「中小企業基本法（昭和38年法律第154号）第2条第5項に規定する小規模企業者[※2]が販売するもの」も省略できるものとする。

[※1] 「消費税法（昭和63年法律第108号）第9条第1項において消費税を納める義務が免除される事業者」とは、事業者のうち、その課税期間に係る基準期間における課税売上高が1,000万円以下である者を言う。この者に該当するか否かは、消費税法の判断基準による。

[※2] 「中小企業基本法（昭和38年法律第154号）第2条第5項に規定する小規模企業者」の判断基準は、当該事業年度の前事業年度において常時使用した従業員数が最多となった時点での数とし、当該事業年度の前事業年度の従業員数が20人（商業又はサービス業に属する事業を主たる事業として営む者については、5人）以下である場合は、当該事業年度は栄養成分表示を省略できる。
　また、当該事業年度中に従業員数が20人又は5人を超えた場合は、翌年度は、原則として栄養成分表示の省略は認められないが、翌年度の開始日から6か月間は栄養成分表示を省略できるものとする。

イ　栄養成分表示を要しない食品

以下の(ア)、(イ)のいずれかに該当する食品は、栄養成分表示を要しない。

(ア) 食品を製造し、又は加工した場所で販売する場合
　（ただし、スーパーマーケットのバックヤードで単に小分け等を行った加工食品をその場で販売する場合は、これには該当しないため、栄養成分表示が必要となる。）
(イ) 不特定又は多数の者に対して譲渡（販売を除く。）する場合

　ただし、栄養成分表示をしようとする場合（p.101ウ参照）、特定保健用食品及び機能性表示食品は、食品表示基準に基づいて栄養成分表示を行う必要がある。

表8　食品表示基準に規定する成分・許容差の範囲・分析方法・ゼロと表示できる基準

食品表示基準別表第9（第3条、第7条、第9条、第12条、第21条、第23条、第26条、第34条関係）

第1欄 栄養成分及び熱量	第2欄 表示の単位	第3欄 測定及び算出の方法	第4欄 許容差の範囲	第5欄 0と表示することができる量
たんぱく質	g	窒素定量換算法	±20％（ただし、当該食品100g当たり（清涼飲料水等にあっては、100ml当たり）のたんぱく質の量が2.5g未満の場合は±0.5g）	0.5g
脂質	g	エーテル抽出法、クロロホルム・メタノール混液抽出法、ゲルベル法、酸分解法又はレーゼゴットリーブ法	±20％（ただし、当該食品100g当たり（清涼飲料水等にあっては、100ml当たり）の脂質の量が2.5g未満の場合は±0.5g）	0.5g
飽和脂肪酸	g	ガスクロマトグラフ法	±20％（ただし、当該食品100g当たり（清涼飲料水等にあっては、100ml当たり）の飽和脂肪酸の量が0.5g未満の場合は±0.1g）	0.1g
n-3系脂肪酸	g	ガスクロマトグラフ法	±20％	
n-6系脂肪酸	g	ガスクロマトグラフ法	±20％	
コレステロール	mg	ガスクロマトグラフ法	±20％（ただし、当該食品100g当たり（清涼飲料水等にあっては、100ml当たり）のコレステロールの量が25mg未満の場合は±5mg）	5mg
炭水化物	g	当該食品の質量から、たんぱく質、脂質、灰分及び水分の量を控除して算定すること。この場合において、たんぱく質及び脂質の量にあっては、第1欄の区分に応じ、第3欄に掲げる方法により測定し、灰分及び水分の量にあっては、次に掲げる区分に応じ、次に定める方法により測定すること。 1　灰分　酢酸マグネシウム添加灰化法、直接灰化法又は硫酸添加灰化法 2　水分　カールフィッシャー法、乾燥助剤法、減圧加熱乾燥法、常圧加熱乾燥法又はプラスチックフィルム法	±20％（ただし、当該食品100g当たり（清涼飲料水等にあっては、100ml当たり）の炭水化物の量が2.5g未満の場合は±0.5g）	0.5g
糖質	g	当該食品の質量から、たんぱく質、脂質、食物繊維、灰分及び水分の量を控除して算定すること。この場合において、たんぱく質、脂質及び食物繊維の量にあっては、第1欄の区分に応じ、第3欄に掲げる方法により測定し、灰分及び水分の量にあっては、炭水化物の項の第3欄の1及び2に掲げる区分に応じ、1及び2に定める方法により測定すること。	±20％（ただし、当該食品100g当たり（清涼飲料水等にあっては、100ml当たり）の糖質の量が2.5g未満の場合は±0.5g）	0.5g
糖類（単糖類又は二糖類であって、糖アルコールでないものに限る。）	g	ガスクロマトグラフ法又は高速液体クロマトグラフ法	±20％（ただし、当該食品100g当たり（清涼飲料水等にあっては、100ml当たり）の糖類の量が2.5g未満の場合は±0.5g）	0.5g
食物繊維	g	プロスキー法又は高速液体クロマトグラフ法	±20％	
亜鉛	mg	原子吸光光度法又は誘導結合プラズマ発光分析法	−20％〜＋50％	

3 栄養成分表示（保健機能食品を除く）

第1欄	第2欄	第3欄	第4欄	第5欄
栄養成分及び熱量	表示の単位	測定及び算出の方法	許容差の範囲	0と表示することができる量
カリウム	mg	原子吸光光度法又は誘導結合プラズマ発光分析法	－20％～＋50％	
カルシウム	mg	過マンガン酸カリウム容量法、原子吸光光度法又は誘導結合プラズマ発光分析法	－20％～＋50％	
クロム	μg	原子吸光光度法又は誘導結合プラズマ発光分析法	－20％～＋50％	
セレン	μg	蛍光光度法又は原子吸光光度法	－20％～＋50％	
鉄	mg	オルトフェナントロリン吸光光度法、原子吸光光度法又は誘導結合プラズマ発光分析法	－20％～＋50％	
銅	mg	原子吸光光度法又は誘導結合プラズマ発光分析法	－20％～＋50％	
ナトリウム	mg（1000mg以上の量を表示する場合にあっては、gを含む。）	原子吸光光度法又は誘導結合プラズマ発光分析法	±20％（ただし、当該食品100g当たり（清涼飲料水等にあっては、100ml当たり）のナトリウムの量が25mg未満の場合は±5mg）	5mg
マグネシウム	mg	原子吸光光度法又は誘導結合プラズマ発光分析法	－20％～＋50％	
マンガン	mg	原子吸光光度法又は誘導結合プラズマ発光分析法	－20％～＋50％	
モリブデン	μg	誘導結合プラズマ質量分析法又は誘導結合プラズマ発光分析法	－20％～＋50％	
ヨウ素	μg	滴定法又はガスクロマトグラフ法	－20％～＋50％	
リン	mg	バナドモリブデン酸吸光光度法、モリブデンブルー吸光光度法又は誘導結合プラズマ発光分析法	－20％～＋50％	
ナイアシン	mg	高速液体クロマトグラフ法又は微生物学的定量法	－20％～＋80％	
パントテン酸	mg	微生物学的定量法	－20％～＋80％	
ビオチン	μg	微生物学的定量法	－20％～＋80％	
ビタミンA	μg	高速液体クロマトグラフ法又は吸光光度法	－20％～＋50％	
ビタミンB$_1$	mg	高速液体クロマトグラフ法又はチオクローム法	－20％～＋80％	
ビタミンB$_2$	mg	高速液体クロマトグラフ法又はルミフラビン法	－20％～＋80％	
ビタミンB$_6$	mg	微生物学的定量法	－20％～＋80％	
ビタミンB$_{12}$	μg	微生物学的定量法	－20％～＋80％	
ビタミンC	mg	2,4-ジニトロフェニルヒドラジン法、インドフェノール・キシレン法、高速液体クロマトグラフ法又は酸化還元滴定法	－20％～＋80％	
ビタミンD	μg	高速液体クロマトグラフ法	－20％～＋50％	
ビタミンE	mg	高速液体クロマトグラフ法	－20％～＋50％	
ビタミンK	μg	高速液体クロマトグラフ法	－20％～＋50％	
葉酸	μg	微生物学的定量法	－20％～＋80％	
熱量	kcal	修正アトウォーター法	±20％（ただし、当該食品100g当たり（清涼飲料水等にあっては、100ml当たり）の熱量が25kcal未満の場合は±5kcal）	5kcal

（3） 表示方法

①表示場所

容器包装を開かないでも容易に見ることができるように、当該容器包装の見やすい場所に表示する。

> **留意点**
> ＊同一の食品が継続的に同一人に販売されるもののうち、容器包装に表示することが困難な食品（特定保健用食品及び機能性表示食品を除く。）については、当該食品の販売に伴って定期的に購入者に提供される文書による表示も可能である。
> ＊特定保健用食品の「特定の保健の目的が期待できる旨の表示」は、容器包装への表示に代えて添付する文書への表示に代えることができる。

②表示する文字及び栄養成分表示に用いる名称

消費者が理解しやすい日本語で、正確に記載する。なお、栄養成分表示に用いる名称は、右記のように表示することができる。

熱　　　量	→	エネルギー
たんぱく質	→	蛋白質、たん白質、タンパク質、たんぱく、タンパク
ナトリウム	→	Na
カルシウム	→	Ca
鉄	→	Fe
ビタミンA	→	V.A（その他のビタミンも同様）

③文字の大きさ

表示事項は、原則として8ポイント以上の大きさの文字で記載する。ただし、表示可能面積がおおむね150cm²以下の場合は、5.5ポイント以上の大きさの文字で記載することができる。

　　　8ポイント見本　　　　5.5ポイント見本

④食品の単位

販売される状態における可食部分の100g若しくは100ml又は1食分、1包装その他の1単位（以下「食品単位」という。）当たりの栄養成分の含有量について表示する。

なお、食品単位を1食分と表示する場合は、その量を併せて記載する。この場合の1食分の量は、通常人が当該食品を1回に摂食する量として、事業者等が定めた量とする。

> **留意点**
> ＊水等を加えることによって、販売時と摂食時で重量に変化があるもの（粉末ジュース、粉末スープ等）においても販売時の栄養成分の量及び熱量で表示する。
> ＊調理により栄養成分の量が変化するもの（米、乾めん、塩抜きをする塩蔵品等）は、販売時の栄養成分の量に加えて、標準的な調理方法と調理後の栄養成分の量を併記することが望ましい。
> ＊1包装が1食分である食品のように、1食分の量を適切に設定できる食品については、食品単位を1食分とすることが望ましい。
> ＊セットで販売され、通常一緒に食される食品（即席めんなどにおける「めん、かやく、スープの素」、ハンバーグセットにおける「ハンバーグとソース」等）の表示については、セット合計の含有量を表示する必要がある。これに併せて、セットを構成する個々の食品についても、含有量を表示することは可能である。

⑤表示項目と順番

ナトリウムは食塩相当量に換算して表示する。

【ナトリウムから食塩相当量への換算式】
食塩相当量 (g) ＝ナトリウム (mg) ×2.54÷1000

ア　基本5項目のみ表示する場合

右記【表示例①】のように、1～5までは栄養成分表示をする場合には必ず表示しなければならない基本の5項目で、この順番で表示することが定められている（食品表示基準「別記様式2」）。

イ　基本5項目以外の成分も表示する場合

【表示例①】の1～5以外の、p.104～表8第1欄に記載された成分を表示する場合は、右記【表示例②】の順番で表示する（食品表示基準「別記様式3」）。

この場合、包含関係にある成分は、何の内訳成分であるかが分かるように記載する。

ビタミン類、ミネラル類（ナトリウムを除く。）は、食塩相当量に続けて枠内に記載する。

【表示例②】では、内訳成分の表示例として、飽和脂肪酸、n-3系脂肪酸及びn-6系脂肪酸は脂質の内訳成分であることが分かるように、脂質の次の行に1字下げ、さらにハイフン「-」を付して記載している。

また、糖質及び食物繊維も同様に、炭水化物の内訳成分であることが分かるように、さらに糖類は糖質の内訳であることが分かるように記載している（内訳であることが分かりやすく表示されていれば、「-」は省略しても差し支えない。）。

【表示例①】

栄養成分表示 [1個（〇g）当たり]	
1　熱量	〇kcal
2　たんぱく質	〇g
3　脂質	〇g
4　炭水化物	〇g
5　食塩相当量	〇g

【表示例②】

栄養成分表示 [1袋（〇g）当たり]	
1　熱量	〇kcal
2　たんぱく質	〇g
3　脂質	〇g
－飽和脂肪酸	〇g
－n-3系脂肪酸	〇g
－n-6系脂肪酸	〇g
コレステロール	〇mg
4　炭水化物	〇g
－糖質	〇g
－糖類	〇g
－食物繊維	〇g
5　食塩相当量	〇g
ビタミン類、ミネラル類（ナトリウムを除く）	〇mg、〇μg

留意点

＊「栄養成分表示」と表示する（「栄養成分値」や「標準栄養成分」等の文字にすることはできない。）。
＊【表示例②】の様式のうち、1～5の義務表示項目以外で表示しない栄養成分は省略する。
＊糖質又は食物繊維のいずれかの量を表示する場合は、糖質及び食物繊維の両方を表示しなければならない。
＊ナトリウム塩を添加していない食品又は添加物について、ナトリウムを表示しようとする場合は、「食塩相当量」を「ナトリウム（食塩相当量）」等に代えて表示する（p.108ウ参照）。
＊p.104～表8第1欄に記載されていない成分（ポリフェノール、カテキン、β-カロテン、DHAなど。）について含有量を表示する場合は、p.112⑪の方法により行う。
＊トランス脂肪酸の含有量を表示する場合は、p.112⑫の方法により行う。

ウ ナトリウムの量の表示ができる場合

食品表示基準では、ナトリウムの量は食塩相当量に換算して記載することが規定されているが、ナトリウム塩※を添加していない食品については、食塩相当量に加えてナトリウムの量を表示することができる。その場合、ナトリウムの量の次に括弧書きで食塩相当量を記載する(【表示例③】参照)。

ナトリウム以外のp.104~表8第1欄に記載されたミネラルやビタミン類の含有量を表示する場合は、食塩相当量に続けて記載する(【表示例③】の「ビタミンC」参照)。

【表示例③】

炭水化物	○g
ナトリウム	○mg
(食塩相当量	○g)
ビタミンC	○mg

※ナトリウム塩には、食塩(塩化ナトリウム)の他、「グルタミン酸ナトリウム」や「グアニル酸ナトリウム」「リン酸三ナトリウム」などがあるが、これに限定されるものではない。

エ 定められた様式による表示が困難な場合

表示スペースの関係等で【表示例①、②】のように表示することが困難な場合、【表示例④】~【表示例⑥】のように記載することができる。ただし、【表示例①、②】と同等程度に分かりやすく一括して表示する必要がある。

【表示例④】横に並べて表示する場合

栄養成分表示(○g当たり)/熱量○kcal、たんぱく質○g、脂質○g、炭水化物○g、食塩相当量○g

【表示例⑤】分割した様式で表示する場合

栄養成分表示 [1食分(○g)当たり]					
熱量	○kcal	炭水化物	○g	その他の栄養成分(ビタミン、ミネラル)	mg、μg
たんぱく質	○g	－糖質	○g		
脂質	○g	－糖類	○g		
－飽和脂肪酸	○g	－食物繊維	○g		
コレステロール	○mg	食塩相当量	○g		

【表示例⑥】内訳である栄養成分を含む表示を横に並べて行う場合

栄養成分表示 [1個(○g)当たり]/熱量○kcal、たんぱく質○g、脂質○g(飽和脂肪酸○g)、炭水化物○g(糖質○g、食物繊維○g)、食塩相当量○g

---

⑥ 表示値、表示単位等

ア 表示値

栄養成分等の含有量は、一定値又は下限値及び上限値(【表示例⑦】参照)で表示する。「微量」、「検出せず」などの言葉や、割合(%)での表示はできない。

栄養成分ごとに一定値による表示と、下限値及び上限値による幅表示を併用することも可能である。

【表示例⑦】

栄養成分表示 [○g当たり]	
熱量	○~○kcal
たんぱく質	○~○g
脂質	○~○g
炭水化物	○~○g
食塩相当量	○~○g

3 栄養成分表示（保健機能食品を除く）

なお、下限値及び上限値の幅で表示する場合は、当該食品の賞味（消費）期限内において、分析値がその幅の中に含まれていなければならない。

また、表示の幅は適切に設定する。過度に広い幅で表示することは望ましくない。

イ　表示単位

各栄養成分及び熱量の定められた単位で表示する（p.104〜表8第2欄「表示単位」参照）。

なお、右記のように表示することもできる。

> kcal → キロカロリー　　g → グラム
> mg → ミリグラム　　μg → マイクログラム
> ※IU又は国際単位の表示はできない。

⑦表示値の許容差の範囲

含有量を一定の値で表示する場合は、当該食品の賞味（消費）期限内において、「測定及び算出の方法」（p.104〜表8第3欄）による分析値が、表示値を基準とした「許容差の範囲」（同表第4欄）内でなければならない。

> 【許容差の算出方法】
> 許容差（％）＝分析値÷表示値×100－100

＊低含有量の場合の許容差の範囲の拡張について

主要な栄養成分の許容差の範囲は表示値の±20％であるが、含有量が極めて少ない食品の場合、ほんのわずかな成分の変動であっても、この範囲から外れてしまう場合がある。そのため、主要栄養成分の含有量が極めて少ない食品の許容差の範囲は±20％より大きく設定されている（該当する成分等は、p.104〜表8第4欄に括弧でただし書きのあるもののみ。）。

留意点

＊合理的な推定により得られた値（下記⑧参照）を表示する場合は、「許容差の範囲」は適用されない。
＊含有量の表示は、必ず分析を行わなければならないものではなく、結果として表示された含有量が許容差の範囲内であれば表示基準違反にはならない。
＊「機能を表示する栄養成分」、「強調表示をする栄養成分の量及び熱量」は、p.104〜表8第3欄「測定及び算出の方法」に定められた方法により得られた値の表示が必要となる。

⑧合理的な推定による表示値の設定

分析値が定められた許容差の範囲に収まることが困難な場合、合理的な推定により得られた値（原材料における栄養成分の量から算出し得られた値や当該食品と同様の組成と考えられるものを分析して得られた値等）を、以下≪合理的な推定により表示値を設定する場合に定められた方法≫【1】及び【2】に従い記載すれば、表示値として用いることができる。この場合、許容差の範囲は適用されない。

ただし、栄養強調表示（p.114〜参照）及び栄養機能食品（p.165〜参照）、機能性表示食品（p.172〜参照）等にはこの方法による表示は認められない（生鮮食品における、「強調表示を行う成分」及び「機能性関与成分」以外の成分を除く。）。

> 【表示例⑧】
>
> | 栄養成分表示 | |
> |---|---|
> | [1個（○g）当たり] | |
> | 熱量 | ○kcal |
> | たんぱく質 | ○g |
> | 脂質 | ○g |
> | 炭水化物 | ○g |
> | 食塩相当量 | ○g |
>
> この表示値は、目安です。

≪合理的な推定により表示値を設定する場合に定められた方法≫

【1】 表示値が、定められた分析方法によって得られた値と一致しない可能性を示す、下記①②のいずれかを含む文言を、栄養成分表示の近接した場所に表示する（p.109【表示例⑧】参照）。

①『この表示値は、目安です。』　②『推定値』

※消費者への的確な情報提供を行う観点から、例えば「日本食品標準成分表2015の計算による推定値」、「サンプル品分析による推定値」など、表示値の設定根拠等を追記することは差し支えない。

【2】 行政機関等の求めに応じて表示値の設定根拠を説明できる資料を保管しておく必要がある。

根拠となる資料として、例えば、サンプル品の分析値や最新版の日本食品標準成分表からの計算値等が考えられるが、具体的な内容等は下記のa～dのとおり。

a　内容（例）

＜分析値の場合＞
- 分析試験成績書
- 季節間、個体間、期限内の栄養成分等の変動を把握するために十分な数の分析結果
- 表示された栄養成分等の含有量を担保するための品質管理に関する資料

＜計算値の場合＞
- 採用した計算方法
- 引用したデータベースの名称
- 原材料について、配合量が重量で記載されたレシピ
- 原材料について、その栄養成分等の含有量を示す妥当な根拠に基づくデータ
- 調理加工工程表
- 調理加工前後における重量変化率に関するデータ

b　保管方法

文書、電子媒体のいずれの方法でも構わない。

c　保管期間

その資料を基に表示が行われる期間。

販売を終了する製品については、最後に製造した製品の賞味（消費）期限が経過するまでの間。

d　その他

定期的に確認を行うことが望ましい。

⑨最小表示の位（数値の丸め方）

最小表示の位は、下記の表のとおり。

なお、これより下の位まで表示することは差支えない。その場合は、その1つ下の位（小数第1位まで表示する場合には小数第2位）を四捨五入して表示する。

表9　栄養成分の量及び熱量の最小表示の位　　消費者庁通知「食品表示基準について」より

成分名等	最小表示の位	成分名等	最小表示の位
たんぱく質	1の位[※1]	マグネシウム	1の位
脂質	1の位[※1]	マンガン	小数第1位
飽和脂肪酸	1の位[※1]	モリブデン	1の位
n-3系脂肪酸	小数第1位	ヨウ素	1の位
n-6系脂肪酸	小数第1位	リン	1の位
コレステロール	1の位	ナイアシン	1の位
炭水化物	1の位[※1]	パントテン酸	小数第1位
糖質	1の位[※1]	ビオチン	1の位
糖類	1の位[※1]	ビタミンA	1の位
食物繊維	1の位	ビタミンB_1	小数第1位
亜鉛	小数第1位	ビタミンB_2	小数第1位
カリウム	1の位	ビタミンB_6	小数第1位
カルシウム	1の位	ビタミンB_{12}	小数第1位
クロム	1の位	ビタミンC	1の位
セレン	1の位	ビタミンD	小数第1位
鉄	小数第1位	ビタミンE	小数第1位
銅	小数第1位	ビタミンK	1の位
ナトリウム	1の位	葉酸	1の位
食塩相当量	小数第1位[※2]	熱量	1の位

※1　1の位に満たない場合であって、0と表示することができる量（p.104〜表8第5欄）以上である場合は、有効数字1桁以上で表示する。

※2　小数第1位に満たない場合であって、ナトリウムの量が0と表示することができる量（p.104〜表8第5欄）以上である場合は、有効数字1桁以上で表示する。
　　なお、ナトリウムの量が0と表示することができる量未満である場合は、食塩相当量を0と表示することができる。その場合、「0.0g」又は「0g」と表示することができる。

⑩0（ゼロ）と表示できる基準

p.104〜表8第5欄に「0（ゼロ）と表示できる基準」が定められている栄養成分等については、食品100g当たり（一般に飲用に供する液状の食品では100ml当たり）、該当する栄養成分等の量が基準値未満の場合には0と表示することができる。

含有量が0の場合であっても表示事項の省略はできない。ただし、近接した複数の表示事項が0である場合は、一括して表示することができる。　表示例）たんぱく質、脂質：0g

> **留意点**
> 0と表示できる基準のない成分は、p.104〜表8第3欄の分析方法で測定して検出限界以下の場合、0と表示して差し支えない。

⑪食品表示基準に定められていない成分の取扱い

p.104〜表8第1欄に記載されていない成分（ポリフェノール、カテキン、オリゴ糖など）の表示は、科学的根拠に基づいたものである限り、事業者の責任により任意に表示することができる。

表示する際は、【表示例⑨】のポリフェノールのように、栄養成分表示の枠外に記載する（下記aの方法）か、又は線で区切る（下記bの方法）など、食品表示基準に規定された栄養成分とは異なることが分かるように表示する。

【表示例⑨】食品表示基準に定められていない成分（例：ポリフェノール）の表示方法

a　枠外に記載する方法の例

栄養成分表示 [1袋（○g）当たり]	
熱量	○kcal
たんぱく質	○g
脂質	○g
炭水化物	○g
食塩相当量	○g

ポリフェノール	○mg

b　線で区切る方法の例

栄養成分表示 [1袋（○g）当たり]	
熱量	○kcal
たんぱく質	○g
脂質	○g
炭水化物	○g
食塩相当量	○g
ポリフェノール	○mg

⑫トランス脂肪酸の含有量表示について

トランス脂肪酸を含む脂質に関する情報については、食品関連事業者が自主的に情報開示をする取組が進むことを目的とした指針が出ている（「トランス脂肪酸の情報開示に関する指針」平成23年2月21日消食表第65号）。

食品表示基準施行後も、上記指針に基づき表示を行う旨が食品表示基準Q&A【加工－215】（平成27年3月（最終改正　平成27年12月24日消食表第660号））において示されている。

> 「トランス脂肪酸の情報開示に関する指針」のポイント(注)

(注) 旧基準（栄養表示基準）に基づく表示内容は、「食品表示基準」に基づく表示方法に読み替えている（■■部分）。

ア 表示方法

トランス脂肪酸の含有量を表示する場合は、食品表示基準に定める義務表示事項（熱量、たんぱく質、脂質、炭水化物、ナトリウム［食塩相当量で表示］の含有量）に加え、飽和脂肪酸及びコレステロールの含有量を併せて枠内に表示する。

【表示例】

栄養成分表示 [1袋（〇g）当たり]	
熱量	〇kcal
たんぱく質	〇g
脂質	〇g
－飽和脂肪酸	〇g
－n-3系脂肪酸	〇g
－n-6系脂肪酸	〇g
－トランス脂肪酸	〇g
コレステロール	〇mg
炭水化物	〇g
食塩相当量	〇g

注）n-3系脂肪酸、n-6系脂肪酸を表示しない場合は省略する。

> ※食品表示基準対応のための変更点
>
> 飽和脂肪酸とトランス脂肪酸は脂質の内訳成分として表示する（右記表示例1〜4参照）。
> n-3系脂肪酸やn-6系脂肪酸を合わせて表示する場合も、脂質の内訳成分として表示する。この場合、飽和脂肪酸とトランス脂肪酸の間に、n-3系脂肪酸、n-6系脂肪酸の順で表示する。

イ 名称

トランス脂肪酸は、その表示名称を「トランス脂肪酸」とする。

ウ 食品単位及び表示単位

当該食品の100g若しくは100ml又は1食分、1包装その他の1単位当たりの含有量を一定の値で記載する。

トランス脂肪酸の表示単位はグラム（g）とする。

エ 表示値の許容差の範囲

トランス脂肪酸の含有量表示値の認められる誤差範囲は、プラス20％である（誤差の下限については、1日摂取目安量を設定する根拠が明確でないことから、制限を設けていない。）。

オ 0（ゼロ）g表示

原則として当該食品にトランス脂肪酸が含まれない場合に限り、表示することができる。

しかし、分析精度にはばらつきがあることから、食品100g当たり（清涼飲料水等にあっては、100ml当たり）のトランス脂肪酸の含有量が0.3g未満である場合には、0gと表示しても差し支えない。

カ 強調表示

トランス脂肪酸に係る強調表示（「含まない旨」又は「低減された旨」の表示）をする場合は、以下の基準による。この場合、食品表示基準に定める義務表示事項（熱量、たんぱく質、脂質、炭水

化物、ナトリウム［食塩相当量で表示］の含有量）に加えて、飽和脂肪酸及びコレステロールの含有量を表示する。

「含まない旨」の表示 「無、ゼロ、ノン、レス」等	「低減された旨」の表示 「○％（g）減、オフ、カット」等
次のa及びbのいずれにも該当すること a　食品100g当たり（清涼飲料水等にあっては食品100ml当たり）のトランス脂肪酸の含有量が0.3g未満である場合 b　食品100g当たりの飽和脂肪酸の量が1.5g（清涼飲料水等にあっては食品100ml当たりの飽和脂肪酸の量が0.75g）未満、又は当該食品の熱量のうち飽和脂肪酸に由来するものが当該食品の熱量の10％未満である場合	比較対象食品名及び低減量又は割合を表示する。 　なお、食品単位当たりの使用量が異なる食品を比較対象食品とし、食品単位当たりで比較して表示を行う場合には、消費者への適切な情報提供の観点から、食品単位当たりの比較である旨を表示する。

キ　分析方法

含有量の表示に当たっては本指針に示された分析方法（AOCS Ce1h－05又はAOAC 996.06）によるものとするが、これら以外の分析方法を用いる必要がある場合には、AOCS Ce1h－05と同等の性能を有する分析方法で行うものとする。

なお、本指針に基づくトランス脂肪酸の含有量表示については、必ず分析を行わなければならないものではないが、表示された含有量が正確な値であることを示す合理的な根拠が必要とされているため、事業者のホームページ等において使用した分析方法等を明らかにするなど、表示の根拠となる考え方を消費者へ分かりやすく情報提供することが必要である（「トランス脂肪酸の情報開示に関する指針」より）。

(4)　栄養強調表示

食品表示基準では、その欠乏や過剰な摂取が国民の健康の保持増進に影響を与えている栄養成分について、補給ができる旨や適切な摂取ができる旨の表示をする際の基準を定めている。

栄養強調表示は下記のように分類される。このような表示をする場合は、定められた条件を満たす必要がある。

3 栄養成分表示（保健機能食品を除く）

＜栄養強調表示の分類＞

強調表示の種類	補給ができる旨の表示（栄養成分の量が多いことを強調）			適切な摂取ができる旨の表示（栄養成分の量または熱量が少ないことを強調）			添加していない旨の表示（無添加を強調）
	高い旨	含む旨	強化された旨	含まない旨	低い旨	低減された旨	無添加強調表示
	絶対表示		相対表示	絶対表示		相対表示	
表現例	高○○ △△豊富 ××たっぷり	○○含有 △△源 ××入り	○○30％アップ △△2倍	無○○ △△ゼロ ノン××	低○○ △△控えめ ××ライト	○○30％カット △△〜gオフ ××ハーフ	○○無添加 △△不使用
該当する栄養成分等	たんぱく質、食物繊維、亜鉛、カリウム、カルシウム、鉄、銅、マグネシウム、ナイアシン、パントテン酸、ビオチン、ビタミンA、ビタミンB_1、ビタミンB_2、ビタミンB_6、ビタミンB_{12}、ビタミンC、ビタミンD、ビタミンE、ビタミンK、葉酸			熱量、脂質、飽和脂肪酸、コレステロール、糖類、ナトリウム			糖類、ナトリウム塩

ア 絶対表示（高い旨、含む旨）
〜栄養成分の量（絶対量）が多いことを強調する表示〜

（ア）高い旨の表示（「高」、「多」、「豊富」など）を行う場合

必要条件
- 強調したい栄養成分の含有量が「高い旨の表示の基準値」以上であること。
  （p.121表10第1欄「栄養成分」の量がそれぞれ同表の第2欄「高い旨の表示の基準値」の食品100g当たり（括弧内は、一般に飲用に供する液状の食品100ml当たりの場合。）又は100kcal当たりのいずれかに定める基準値以上であること。）

注意事項
- 次頁【注意事項：1】『絶対表示・相対表示・無添加強調表示　共通注意事項』及び【注意事項：2】『「高い旨」・「含む旨」の表示における注意事項』参照

（イ）含む旨の表示（「源」、「供給」、「含有」、「入り」、「使用」、「添加」など）を行う場合

必要条件
- 強調したい栄養成分の含有量が「含む旨の表示の基準値」以上であること。
  （p.121表10第1欄「栄養成分」の量がそれぞれ同表の第3欄「含む旨の表示の基準値」の食品100g当たり（括弧内は、一般に飲用に供する液状の食品100ml当たりの場合。）又は100kcal当たりのいずれかに定める基準値以上であること。）

注意事項
- 次頁【注意事項：1】『絶対表示・相対表示・無添加強調表示　共通注意事項』及び【注意事項：2】『「高い旨」、「含む旨」の表示における注意事項』参照

【注意事項：1】

『絶対表示・相対表示・無添加強調表示　共通注意事項』

* 栄養成分の量及び熱量は、当該食品の100g若しくは100ml又は1食分、1包装その他の1単位当たりの量を表示する。この場合、補給ができる旨（又は低減された旨）を強調する栄養成分の量及び熱量は、p.104～表8第3欄に規定された測定及び算出の方法によって得られた値を表示する。
* 栄養強調表示を行う際は、「合理的な推定による表示値の設定」（p.109⑧参照）の表示はできない。
* 食品表示基準が適用される栄養表示とは、邦文（原則として、漢字、平仮名、片仮名又はアラビア数字を用いて表示することをいう。）によるものとなる。
  ただし、全体として邦文表示を行っていて、食品表示基準に適合しない栄養強調表示のみを邦文以外で行うこと等は適当ではない。
* 食品表示基準を満たしていないにも関わらず、文字の色や大きさ等によって目立たせた表示をすることは望ましくない。
* 高い、低いに言及せずに栄養成分名のみ目立たせて表示するものについては、強調表示基準は適用されないが、消費者に誤認を与えないような表示をする必要がある。
* 塩、シュガー、脂肪、糖といった表現でも強調表示基準が適用される。
* 強調表示基準を満たしているか否かは販売時に判断するが、販売時に基準を満たすものであっても、摂取時に基準を満たさなくなる食品に強調表示することは望ましくない。
* 強調表示基準が定められていない栄養成分について栄養強調表示を行う場合は、科学的根拠に基づき、販売者の責任において表示する。
* 少なくとも、栄養強調表示を行う栄養成分については、消費者の商品選択に資するため、栄養素等表示基準値（p.171表2）に占める割合を併せて表示することが望ましい。

【注意事項：2】

『「高い旨」・「含む旨」の表示における注意事項』

* 高い旨の表示は、当該栄養成分を強化していなくても、その食品本来の性質として基準を満たしていれば行うことができるが、例えば、単に「高たんぱく質チーズ」と表示するなど、当該チーズが他のチーズに比べて、たんぱく質が多いという誤解を招くような表示は適当ではない。この場合、「チーズは高たんぱく質食品です。」というような表示をすることとなる。
* 「ビタミンを含む」、「ミネラルたっぷり」のように、ビタミンやミネラルの総称について栄養強調表示を行う場合は、食品表示基準で規定する全てのビタミン又はミネラルについて栄養強調表示の基準が適用される。
  一部のビタミンやミネラルについてのみ栄養強調表示の基準を満たしている場合は、「ビタミン」や「ミネラル」といった総称を用いるのではなく、その栄養成分名を表示する。
* 原材料について栄養強調表示をする場合、最終製品についても栄養強調表示の基準を満たしていることが望ましい。すなわち、最終製品中の含有量があまりに低いのにもかかわらず、原材料についてのみ高い旨又は含む旨の表示をすることは適当ではない。

3 栄養成分表示（保健機能食品を除く）

絶対表示の例
~「カルシウムたっぷり（カルシウムの「高い旨」の表示）」を行う場合~

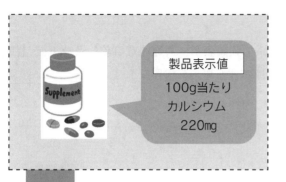

製品表示値
100g当たり
カルシウム
220mg

考え方

カルシウムの「高い旨」の表示をするためには、p.121表10第2欄（高い旨の表示基準値：カルシウムの場合、100g当たり204mg以上）を満たす必要がある。この製品のカルシウム含有量の表示値は220mg／100gで、高い旨の基準値を満たしているため、「カルシウムたっぷり」の表示をすることができる。

分析値の考え方

【成分分析の結果】
（例：カルシウム〔許容差の範囲は製品表示値の－20%～＋50%〕）
◎実際の分析値が250mgの場合
　①表示値の許容差（176～330mg）の範囲内である。
　　→　栄養成分表示：○適正
　②「高い旨」の基準値（p.121表10第2欄）「204mg」を上回っている。
　　→　「たっぷり」の強調表示：○適正
◎実際の分析値が200mgの場合
　①表示値の許容差（176～330mg）の範囲内である。
　　→　栄養成分表示：○適正
　②「高い旨」の基準値（p.121表10第2欄）「204mg」を下回っている。
　　→　強調表示：×不適正（「カルシウムたっぷり」の表示はできない）
※各栄養成分等の許容差の範囲は　p.104～表8第4欄参照
※許容差の計算方法は　p.109⑦参照

イ　絶対表示（含まない旨、低い旨）
　~栄養成分の量（絶対量）が少ないことを強調する表示~

（ア）含まない旨の表示（「無」、「ゼロ」、「ノン」など）を行う場合

必要条件

・強調したい栄養成分の含有量が「含まない旨の表示の基準値」未満であること。
（p.122表11第1欄「栄養成分」の量がそれぞれ同表の第2欄「含まない旨の表示の基準値」の食品100g当たり（括弧内は、一般に飲用に供する液状の食品100ml当たりの場合。）に定める基準値に満たないこと。）

注意事項

・p.116【注意事項：1】『絶対表示・相対表示・無添加強調表示　共通注意事項』及びp.118【注意事項：3】『「含まない旨」・「低い旨」の表示における注意事項』参照。

（イ）低い旨の表示（「低」、「ひかえめ」、「少」、「ライト」、「ダイエット」など）を行う場合

必要条件

・強調したい栄養成分の含有量が「低い旨の表示の基準値」未満であること。

(p.122表11第1欄「栄養成分」の量がそれぞれ同表の第3欄「低い旨の表示の基準値」の食品100g当たり（括弧内は、一般に飲用に供する液状の食品100ml当たりの場合。）に定める基準値に満たないこと。）

注意事項

・p.116【注意事項：1】『絶対表示・相対表示・無添加強調表示　共通注意事項』及び下記【注意事項：3】『「含まない旨」・「低い旨」の表示における注意事項』参照

【注意事項：3】

『「含まない旨」・「低い旨」の表示における注意事項』

＊「含まない旨」の表示には、「不使用」、「無添加」は該当しない。
　（ただし、糖類及びナトリウム塩については「無添加強調表示」の基準が適用となる。）
＊「ノンシュガー」、「シュガーレス」のような表示は、糖類に係る含まない旨の表示の基準が適用となる。
＊熱量等の低い旨の基準を満たしていない場合に、単に「ダイエット」、「ライト」等と表示することは、消費者に誤認を与える可能性があることから、望ましくない。

※トランス脂肪酸について強調表示を行う場合の方法は、p.112⑫を参照

ウ　相対表示（強化された旨、低減された旨）
　～他の食品と比べて栄養成分の量や熱量が多い（少ない）ことを強調する表示～

（ア）**強化された旨の表示**（「◇◇g（％）強化」、「増」、「アップ」、「プラス」、「2倍」など）を行う場合

必要条件

・強調したい栄養成分の『増加量』が「強化された旨の表示の基準値」以上であること。
　（p.121表10第1欄「栄養成分」の量について、他の同種の食品（以下、比較対象食品という。）に比べて強化された栄養成分の量がそれぞれ同表の第4欄「強化された旨の表示の基準値」以上であること。）
・たんぱく質と食物繊維については比較対象食品に比べて強化された割合（相対差）が25％以上であること。
・必要事項の表示（p.119『「強化された旨」・「低減された旨」　共通　必要表示事項』参照）。

注意事項

・p.116【注意事項：1】『絶対表示・相対表示・無添加強調表示　共通注意事項』及びp.119【注意事項：4】『「強化された旨」・「低減された旨」　共通　注意事項』参照

（イ）**低減された旨の表示**（「◇◇g（％）減」、「オフ」、「カット」、「1/4」など）を行う場合

必要条件

・強調したい栄養成分又は熱量の『低減量』が、「低減された旨の表示の基準値」以上であること。
　（p.122表11第1欄「栄養成分」の量について、比較対象食品に比べて低減された栄養成分の量又は熱量がそれぞれ同表の第4欄「低減された旨の表示の基準値」以上であること。）
・比較対象食品に比べて低減された割合（相対差）が25％以上であること。

(ただし、ナトリウムの含有量を25％以上低減することにより、当該食品の保存性及び品質を保つことが著しく困難な食品（※）について、ナトリウムに係る低減された旨の表示をする場合を除く。）

※みそ、しょうゆが該当します。詳細はp.123上部（注）参照。

- 必要事項の表示（下記【必要表示事項】『「強化された旨」・「低減された旨」共通　必要表示事項』参照）。

注意事項

- 「減塩」や「塩分○％カット」等という表示には、ナトリウムの低減された旨の基準が適用される。
- p.116【注意事項：1】『絶対表示・相対表示・無添加強調表示　共通注意事項』及び下記【注意事項：4】『「強化された旨」・「低減された旨」共通　注意事項』参照

【必要表示事項】

『「強化された旨」・「低減された旨」　共通　必要表示事項』

強化（低減）された旨の表示を行う場合は、次のa、bの事項を強調表示する部分に近接した場所に表示しなければならない。

a　比較対象食品を特定するために必要な事項
例）「自社従来品○○」「日本食品標準成分表2015○○」等
※比較対象食品が全く同種の食品である場合は、比較対象食品名の記載は近接した場所でなくとも良い。

b　強化（低減）された旨を表示する栄養成分の量が、比較対象食品に比べて強化（低減）された量又は割合
例）「○○ｇ増」「○○％プラス」「○○％カット」

【注意事項：4】

『「強化された旨」・「低減された旨」　共通　注意事項』

＊強化（低減）された旨の表示は、他の食品と比べて栄養成分の量が強化（低減）された旨の表示をする場合に適用となる。そのため、比較対象食品名及び増加（低減）量又は割合を記載せずに、単に「高（低）」等の表示がされた場合は、強化（低減）された旨の表示ではなく、高い（低い）旨の表示の基準が適用される。

＊比較対象食品は、全く同種の食品でなくても、例えばバターとマーガリンを比較する等もできるが、次のａ、ｂのような場合は不適当である。

a　比較対象食品の当該栄養成分が一般流通品と比べて高く、「低減された旨」の表示を行った食品の当該栄養成分が一般流通品と比較して大差ない場合

b　比較対象食品の流通がかなり以前に終了している等、事実上比較が不可能な場合

＊熱量や栄養成分値の「ハーフ」、「2倍」、「1/4」等の表示は、相対表示に該当する。

＊食品単位当たりの使用量が異なる食品を比較対象食品とし、食品単位当たりで比較して相対表示を行う場合、消費者への適切な情報提供の観点から、食品単位当たりの比較である旨を表示することが望ましい。

＊適切な摂取ができる旨の表示の基準が適用される栄養成分及び熱量は、あくまで「国民の栄養摂取状況からみて、その過剰な摂取が国民の健康の保持増進に影響を与えている」（健康増進法第30条の2第2項第2号ロ）ものであって、そもそも栄養成分や熱量である以上、エネルギーを供給し、又は生命の維持・成長に必要不可欠なものであり、本来、有害な成分でないことは当然である。

解説編　第4章　表示・広告に係る規制等

相対表示の例
～自社従来品と比較して「食物繊維が2.5倍（食物繊維の強化された旨）の表示」を行う場合～

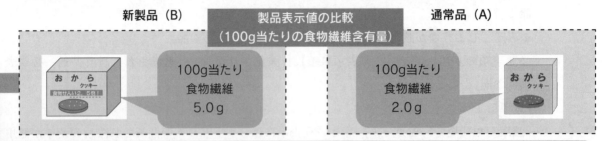

新製品Bについて食物繊維の「強化された旨」の表示をするには、以下の＜条件①②＞を満たす必要がある。

＜条件①＞
　製品100g当たりの比較対象食品（通常品A）との食物繊維含有量の強化された量（絶対差）がp.121表10第4欄「強化された旨の表示基準値」（食物繊維の場合：100g当たり3g）以上あること。

＜条件②＞
　通常品Aと比較して新製品Bの食物繊維の強化された割合（相対差）が25％以上あること。

この例では、
＜条件①＞の絶対差（B－A）は3.0gなので強化された旨の基準値以上である。
＜条件②＞の相対差は、Aの2gからBの5gに増加しているので150％（25％以上）である。
　→　＜条件①②＞を満たすので、食物繊維の強化された旨の表示をすることができるが、その際下記ア、イの必要表示事項を相対表示と近接した場所に記載しなければならない（ただし、比較対象食品が全く同種の食品である場合は、比較対象食品名の表示は、近接した場所でなくても良い。）。

　　　　　　　　　ア「比較対象食品名」　　イ「増加量(割合)」
　　　表示例：『自社通常品「おからクッキー」と比較して食物繊維を2.5倍に強化しています。』

注1）増加量（割合）又は低減量（割合）の表示値は分析値以下であること。この例では「食物繊維が自社通常品Aと比較して2.5倍！」と表示しているので、＜条件①②＞を満たしている場合であっても、新製品Bの食物繊維の実際の分析値が通常品Aの表示値の2.5倍未満だった場合には、表示基準違反となる。
注2）たんぱく質及び食物繊維以外の成分（ビタミン類、ミネラル類）について強化された旨の表示を行う場合は、上記＜条件②＞は適用されない。

分析値の考え方

【成分分析の結果】
　例：食物繊維（許容差の範囲は表示値の－20％～＋20％）
　◎新製品Bの実際の分析値が5.2gの場合［通常品Aとの絶対差（増加量）：3.2g］
　　①表示値の許容差（4.0～6.0g）の範囲内である。
　　　→　栄養成分表示：○適正
　　②増加量が基準値（p.121表10第2欄）
　　　「食物繊維の場合：3g」を上回り、かつ増加割合が25％以上である。
　　　→　「強化された旨」の強調表示：○適正

　◎新製品Bの実際の分析値が4.5gの場合［通常品Aとの絶対差（増加量）：2.5g］
　　①表示値の許容差（4.0～6.0g）の範囲内である。
　　　→　栄養成分表示：○適正
　　②増加量が基準値（p.121表10第2欄）
　　　「食物繊維の場合：3g」を下回っている。
　　　→　「強化された旨」の強調表示：×不適正（強化された旨の表示はできない）
　※この他、新製品Bで強調している「食物繊維2.5倍」も満たす必要がある。
　　（上記注1参照）

3 栄養成分表示（保健機能食品を除く）

表10 栄養成分の補給ができる旨の表示基準値　食品表示基準　別表第12（第7条関係）一部加筆

第1欄	第2欄		第3欄		第4欄
	高い旨の表示の基準値		含む旨の表示の基準値		強化された旨の表示の基準値
	「高、多、豊富、たっぷり」等		「源、供給、含有、入り、使用、添加」等		「○％（g）強化、増、アップ、プラス」等
栄養成分	栄養成分の量が次のいずれかの基準値以上であること		栄養成分の量が次のいずれかの基準値以上であること		栄養成分の量の比較対象品との絶対差（増加量）が次の基準値以上であり、かつ＊印の成分については比較対象品との相対差（増加割合）が25％以上であること
	食品100g当たり（　）内は、一般に飲用に供する液状の食品100ml当たりの場合	100kcal当たり	食品100g当たり（　）内は、一般に飲用に供する液状の食品100ml当たりの場合	100kcal当たり	食品100g当たり（　）内は、一般に飲用に供する液状の食品100ml当たりの場合
たんぱく質＊	16.2g（8.1g）	8.1g	8.1g（4.1g）	4.1g	8.1g（4.1g）＊25％以上の相対差が必要
食物繊維＊	6g（3g）	3g	3g（1.5g）	1.5g	3g（1.5g）＊25％以上の相対差が必要
亜鉛	2.64mg（1.32mg）	0.88mg	1.32mg（0.66mg）	0.44mg	0.88mg（0.88mg）
カリウム	840mg（420mg）	280mg	420mg（210mg）	140mg	280mg（280mg）
カルシウム	204mg（102mg）	68mg	102mg（51mg）	34mg	68mg（68mg）
鉄	2.04mg（1.02mg）	0.68mg	1.02mg（0.51mg）	0.34mg	0.68mg（0.68mg）
銅	0.27mg（0.14mg）	0.09mg	0.14mg（0.07mg）	0.05mg	0.09mg（0.09mg）
マグネシウム	96mg（48mg）	32mg	48mg（24mg）	16mg	32mg（32mg）
ナイアシン	3.9mg（1.95mg）	1.3mg	1.95mg（0.98mg）	0.65mg	1.3mg（1.3mg）
パントテン酸	1.44mg（0.72mg）	0.48mg	0.72mg（0.36mg）	0.24mg	0.48mg（0.48mg）
ビオチン	15μg（7.5μg）	5μg	7.5μg（3.8μg）	2.5μg	5μg（5μg）
ビタミンA	231μg（116μg）	77μg	116μg（58μg）	39μg	77μg（77μg）
ビタミンB$_1$	0.36mg（0.18mg）	0.12mg	0.18mg（0.09mg）	0.06mg	0.12mg（0.12mg）
ビタミンB$_2$	0.42mg（0.21mg）	0.14mg	0.21mg（0.11mg）	0.07mg	0.14mg（0.14mg）
ビタミンB$_6$	0.39mg（0.20mg）	0.13mg	0.20mg（0.10mg）	0.07mg	0.13mg（0.13mg）
ビタミンB$_{12}$	0.72μg（0.36μg）	0.24μg	0.36μg（0.18μg）	0.12μg	0.24μg（0.24μg）
ビタミンC	30mg（15mg）	10mg	15mg（7.5mg）	5mg	10mg（10mg）
ビタミンD	1.65μg（0.83μg）	0.55μg	0.83μg（0.41μg）	0.28μg	0.55μg（0.55μg）
ビタミンE	1.89mg（0.95mg）	0.63mg	0.95mg（0.47mg）	0.32mg	0.63mg（0.63mg）
ビタミンK	45μg（22.5μg）	30μg	22.5μg（11.3μg）	7.5μg	15μg（15μg）
葉酸	72μg（36μg）	24μg	36μg（18μg）	12μg	24μg（24μg）

表11　適切な摂取ができる旨の表示基準値　食品表示基準　別表第13（第7条関係）一部加筆

第1欄	第2欄	第3欄	第4欄
栄養成分及び熱量	含まない旨の表示の基準値	低い旨の表示の基準値	低減された旨の表示の基準値
	「無、ゼロ、ノン、レス」等	「低、控えめ、少、ライト、ダイエット」等	「○％（g）減、オフ、カット」等
	栄養成分及び熱量の量が次の基準値未満であること	栄養成分及び熱量の量が次の基準値未満であること	栄養成分及び熱量の量の比較対象品との絶対差（低減量）が次の基準値以上であり、かつ＊比較対象品との相対差（低減割合）が25％以上であること
	食品100g当たり（）内は、一般に飲用に供する液状の食品100ml当たりの場合	食品100g当たり（）内は、一般に飲用に供する液状の食品100ml当たりの場合	食品100g当たり（）内は、一般に飲用に供する液状の食品100ml当たりの場合
熱量＊	5kcal（5kcal）	40kcal（20kcal）	40kcal（20kcal）＊25％以上の相対差が必要
脂質＊	0.5g（0.5g）※例外あり（備考1参照）	3g（1.5g）	3g（1.5g）＊25％以上の相対差が必要
飽和脂肪酸＊	0.1g（0.1g）	1.5g（0.75g）ただし、当該食品の熱量のうち飽和脂肪酸に由来するものが当該食品の熱量の10％以下であるものに限る。	1.5g（0.75g）＊25％以上の相対差が必要
コレステロール＊	5mg（5mg）ただし、飽和脂肪酸の量が1.5g（0.75g）未満であって当該食品の熱量のうち飽和脂肪酸に由来するものが当該食品の熱量の10％未満のものに限る。※例外あり（備考2参照）	20mg（10mg）ただし、飽和脂肪酸の量が1.5g（0.75g）以下であって当該食品の熱量のうち飽和脂肪酸に由来するものが当該食品の熱量の10％以下のものに限る。※例外あり（備考2参照）	20mg（10mg）＊25％以上の相対差が必要 ただし、飽和脂肪酸の量が当該他の食品に比べて低減された量が1.5g（0.75g）以上のものに限る。
糖類＊	0.5g（0.5g）	5g（2.5g）	5g（2.5g）＊25％以上の相対差が必要
ナトリウム＊	5mg（5mg）	120mg（120mg）	120mg（120mg）＊25％以上の相対差が必要

備考
1　ドレッシングタイプ調味料（いわゆるノンオイルドレッシング）について、脂質の「含まない旨の表示」については「0.5g」を「3g」とする。
2　1食分の量を15g以下である旨を表示し、かつ、当該食品中の脂肪酸の量のうち飽和脂肪酸の量の占める割合が15％以下である場合、コレステロールに係る含まない旨の表示及び低い旨の表示のただし書きの規定は、適用しない。

3 栄養成分表示（保健機能食品を除く）

> **（注）ナトリウムについて「低減された旨」の表示を行う場合の相対差の特例について**
> 　「ナトリウムの含有量を25％以上低減することにより、当該食品の保存性及び品質を保つことが著しく困難な食品」（p.118ウ(イ)の必要条件参照）には、「**みそ**」と「**しょうゆ**」が該当する。
> 　これらの食品について「ナトリウムの低減された旨の表示」をする場合は、低減されたナトリウムの含有量の割合（相対差）を以下に定める割合以上と読み替える。
>
> ■みそ　15％　　■しょうゆ　20％

エ　無添加強調表示（糖類＊、ナトリウム塩＊＊）
＊糖類＝単糖類又は二糖類であって、糖アルコールでないもの
＊＊ナトリウム塩＝p.108【表示例③】下※印参照

（ア）糖類を添加していない旨（「糖類無添加」、「砂糖不使用」など）の表示を行う場合

必要条件

以下の4つの要件を全て満たしていること。

a　いかなる糖類も添加されていないこと。

b　糖類（添加されたものに限る。）に代わる原材料（複合原材料を含む。）又は添加物を使用していないこと（添加糖類に代わる原材料の例：ジャム、ゼリー、甘味の付いたチョコレート、甘味の付いた果実片、非還元濃縮果汁、乾燥果実ペースト等）。

c　酵素分解その他何らかの方法により、当該食品の糖類含有量が原材料及び添加物に含まれていた量を超えていないこと。

d　当該食品の100g若しくは100ml又は1食分、1包装その他の1単位当たりの糖類の含有量を表示していること。

（イ）ナトリウム塩を添加していない旨（「食塩無添加」など）の表示を行う場合

必要条件

以下の2つの要件を両方満たしていること。

a　いかなるナトリウム塩も添加されていないこと（ただし、食塩以外のナトリウム塩を技術的目的で添加する場合［重曹等、呈味成分ではないナトリウム塩等］であって、当該食品に含まれるナトリウムの量がp.122表11第3欄「低い旨の表示の基準値」以下であるときは、この限りでない。）。

b　ナトリウム塩（添加されたものに限る。）に代わる原材料（複合原材料を含む。）又は添加物を使用していないこと（添加ナトリウム塩に代わる原材料の例：ウスターソース、ピクルス、ペパローニ、しょう油、塩蔵魚、フィッシュソース等）。

4 その他の表示事項（参考）

(1) 有機食品等の表示（JAS法）

ア 有機食品とは

JAS法では、有機農産物、有機畜産物、有機加工食品のJAS規格を設けている。JAS規格に適合した生産が行われていることを登録認定機関が検査し、その結果認定された事業者のみが有機JASマークを貼付することができる。

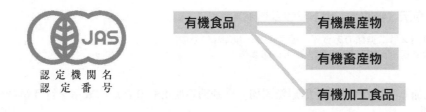

有機食品のJAS規格は、以下のような生産の方法についての基準等を定めている。

(ア) 有機農産物

ほ場、栽培場又は採取場、ほ場に使用する種子・苗等、種菌、ほ場における肥培管理、ほ場における有害動植物の防除、一般管理、育苗管理、収穫・輸送・選別・調製・洗浄・貯蔵・包装その他の収穫以後の工程管理等について定められている。

(イ) 有機畜産物

畜舎（家きん舎）、野外の飼育場、飼養の対象となる家畜（家きん）、飼料の給与、健康管理、一般管理、と畜・解体・選別・調製・洗浄・貯蔵・包装の工程管理等について定められている。

(ウ) 有機加工食品

原材料及び添加物とその使用割合、製造・加工・包装・保管その他の工程管理等について定められている。

イ 「有機」等の表示規制

有機JASマークが付いていない農産物及び農産物加工食品に、有機農産物及び有機農産物加工食品と誤認されるような表示を付すことはできない。

> 輸入農産物及び輸入農産物加工食品に英語で「Organic」等と表示されている場合や、それ以外の外国語についても「有機」「オーガニック」の商品であると消費者の商品選択を誤らせるような表示の場合は、その表示のまま販売することはできない。認定輸入業者となるなど有機JASマークを付すことが必要となる。
>
> また、輸入畜産物・畜産物加工食品・農畜産物加工食品に英語等外国語で「有機」に関する表示がある場合は、当該製品の原産国の有機制度に基づく認証を受けているなど、客観的な第三者認証が表示根拠として必要である。

有機JASマークの付いていない加工食品に強調表示を付する場合、原材料に有機JASマークの付いた有機農産物を原材料として使用しているものについては、「有機○○使用」と表示することができる。

　　（例）①有機大豆使用豆腐
　　　　　②有機トマト○％使用ケチャップ
　　ただし、上記①のように使用割合（％）を表示していない場合、100％使用と見なされる。100％でない場合は、上記②のように使用割合を表示しなければならない。

(2) 特別栽培農産物の表示（ガイドライン）

　ガイドライン表示の対象となる農産物は、生産の原則に基づくとともに、節減対象農薬の使用回数、化学肥料の窒素成分量が慣行レベルの5割以下で栽培された農産物である。

　慣行レベルは、地方公共団体が定めたもの（地域ごとに定めたものを含む。）又は地方公共団体がその内容を確認したものとし、使用実態が明確でない場合には特別栽培農産物の表示は行わないものとする。

　「無農薬」「無化学肥料」等の表示は、消費者が一切の残留農薬等を含まないとの間違ったイメージを抱きやすく、優良誤認を招くため表示が禁止されている。

　また、「減農薬」「減化学肥料」等の表示も、削減の比較基準、割合及び対象（残留量なのか使用回数なのか）が不明確であり、消費者にとって曖昧で分かりにくい表示だったため、表示が禁止されている。

　一括して表示すべき事項は、「特別栽培農産物」の名称、このガイドラインに準拠している旨、栽培責任者、確認責任者、精米確認者、輸入業者、農薬（節減対象農薬）の節減割合等、化学肥料（窒素成分）の節減割合等を容器包装等に表示することになっている。

　有機食品の表示全般については以下を参照のこと。

　参考：農林水産省ホームページ（有機食品の検査認証制度）
　　　　http://www.maff.go.jp/j/jas/jas_kikaku/yuuki.html

5 表示・広告禁止事項

（1）医薬品的な効能効果の標ぼうの禁止（医薬品医療機器等法）

食品の表示や広告物などを作成する際には、医薬品的な効能効果、用法用量の標ぼうや配合若しくは含有する成分（原材料）の標ぼうの仕方について注意をしなければならない。

これは、たとえ成分が医薬品に該当しないものであっても、医薬品的な目的を有する物であるかのような説明により、製品を医薬品とみなすことになるからである。

ア 基本的な考え方

疾病の治療又は予防を目的とする効能効果及び身体の組織機能の一般的増強、増進を主たる目的とする効能効果の標ぼうは、医薬品的な効能効果の標ぼうに該当する。

この場合、明示的であると暗示的であるとを問わず、外国語で標ぼうされた場合であっても同様に取り扱われる。

また、内容がたとえ事実であったとしても、医薬品としての承認を取得しない限り医薬品的な効能効果を標ぼうすることはできない。

なお、特定保健用食品、栄養機能食品（栄養機能表示）及び機能性表示食品に表示が認められている効能効果は、医薬品的な効能効果とは判断しない。

イ 「標ぼう」とは

標ぼうとは、その物の販売、授与に関連して次により行われる全ての説明をいう。

(ｱ) 製品の容器、包装、添付文書等の表示物
(ｲ) 製品のチラシ、パンフレット等
(ｳ) テレビ、インターネット、ラジオ、新聞、雑誌等による製品の広告
(ｴ) 小冊子、書籍
(ｵ) 会員誌、情報誌
(ｶ) 新聞、雑誌等の記事の切り抜き、書籍、学術論文等の抜粋
(ｷ) 代理店、販売店に教育用と称して配布される商品説明（関連）資料
(ｸ) 使用経験者の感謝文、体験談集
(ｹ) 店内及び車内等における吊り広告
(ｺ) 店頭、訪問先、説明会、相談会、キャッチセールス等においてスライド、ビデオ等又は口頭で行われる演述等
(ｻ) その他特定商品の販売に関連して利用される上記に準ずるもの

上記の(ｴ)から(ｻ)により行われる医薬品的な効能効果の標ぼうについては、特定商品を示していない場合であっても、特定商品の説明を求める者に提供したり、特定商品を説明するものとして商品と同一売り場においたり、特定商品の購入申込書とともに送付する等により特定商品の説明を行っているときは、当該商品について、医薬品的な効能効果を標ぼうしているものとみなす。

すなわち、その物の容器、包装、添付文書等には医薬品的な効能効果の標ぼうは行われていないが、特定商品名を明示しない書籍、小冊子、情報誌等に医薬品的な効能効果を標ぼうし、これらを販売活動の中で特定商品に結びつけて利用している場合には、全て当該製品についての医薬品的な効能

効果を標ぼうしているものとみなす。

ウ　医薬品的な効能効果に該当する例・しない例

(ア) 疾病の治療又は予防を目的とする効能効果の表現
〔不適例〕
- 糖尿病・高血圧・動脈硬化の方に
- 胃・十二指腸潰瘍の予防
- 肝障害、腎障害をなおす
- がんが良くなる
- 眼病の人のために
- 難病・慢性病の治療に
- ○○○は、成人病、慢性疾患、婦人病を予防します。
- 身体に無理をかけず便秘を解消するお茶！
- 頭痛、吐き気、腰痛、不眠、吹き出物、腹痛などを和らげる効果
- アトピー性皮膚炎が完治　　等

(イ) 身体の組織機能の一般的増強、増進を主たる目的とする効能効果の表現
〔不適例〕
- 疲労回復
- 強精（強性）強壮
- 体力増強
- 食欲増進
- 老化防止
- 勉学能力を高める
- 回春
- 若返り
- 精力をつける
- 新陳代謝を盛んにする
- 内分泌機能を盛んにする
- 解毒機能を高める
- 心臓の働きを高める
- 血液を浄化する
- 病中・病後に
- 胃腸の消化吸収を増す
- 健胃整腸
- 成長促進
- 病気に対する自然治癒力が増す
- 細胞の活性化
- ○○○は、今話題のSOD（活性酸素除去酵素）を増加させます。
- 血液を浄化し、スムーズに循環させる。
- ○○○は、脂肪に直接働くことにより、脂肪の燃焼を促進します。

(ウ) 疾病等による栄養素の欠乏時等に使用することを特定した表現
〔不適例〕
- 病中病後の体力低下時（の栄養補給）に
- 胃腸障害時（の栄養補給）に
- 肉体疲労時（の栄養補給）に
- 発育不良児の栄養補給に

> **医薬品的な効能効果に該当しない表現**
>
> 　正常状態でありながら通常の生理現象として特に栄養素の需要が増大することが医学的、栄養学的に確認されている発育期、妊娠授乳期等において、その栄養素の補給ができる旨の表現。
> 　【例】
> - 育ち盛りのお子さまや中高年の方（の栄養補給）に
> - ダイエット時の栄養補給に
> - スポーツする方のミネラル補給に

(エ)「頭髪」、「目」、「皮膚」、「臓器」等の特定部位への「栄養補給」、「健康維持」、「美容」を標ぼうし、当該部位の改善、増強等ができる旨の表現

〔不適例〕
- ○○○は、赤ちゃんの脳の発育に役立つ栄養素です。
- 目の健康に役立つ○○○を配合しています。
- 真の美肌を作るために身体の内側からコラーゲンを補給しましょう。
- ○○○は×××の作用により、身体の内側から自然にバストを大きくします。
- 肝臓の健康のために

医薬品的な効能効果に該当しない表現

一般的な「栄養補給」、「健康維持」、「美容」に関する表現

【例】
- △△△は赤ちゃんの発育に役立つ栄養素です。
- 毎日の健康のためにお召し上がりください。
- 美容のために、身体の内側からコラーゲンを補給しましょう。

エ　医薬品的な効能効果の暗示に該当する例・しない例

(ア) 名称又はキャッチフレーズによる表現

〔不適例〕
- 延命○○
- 不死源
- 不老源
- 不老長寿
- 百寿の精
- 漢方秘宝
- 皇漢処方
- 血糖降下茶
- 快便食品（特許第○○○号）

(イ) 含有成分や栄養素の表示及び説明による表現

〔不適例〕
- 体質改善、健胃整腸で知られる○○を原料とし、これに有効成分を添加、相乗効果をもつ
- EPAは、不飽和脂肪酸の一種で、血液の粘度を低下させる作用があります。
- ○○○は、イギリス、ドイツ等欧州9カ国でアトピー性皮膚炎の処方薬として使用されています。
- ○○に含まれるコラーゲンは、皮膚にうるおいを与える成分です。
- ○○は細胞のエネルギー産生と抗酸化作用を有するコエンザイムQ10を1粒中に△△mg含有しています。
- グルコサミンは、関節部分の軟骨の再生や再形成を促し、インドメタシンよりも効果が高くスポーツマンや中高年の方々の関節のケアに有用です。

5 表示・広告禁止事項

医薬品的な効能効果に該当しない表現

含有成分や栄養素の説明において、具体的な作用を標ぼうせずに、単に健康維持に重要であることを示す表現又はたんぱく質、カルシウム等生体を構成する栄養素について構成成分であることを示す表現。

【例】
- EPAは不飽和脂肪酸の一種で、健康維持のために大切な成分です。
- 1粒中に60mgもの○○が含まれています、○○は、イギリス、ドイツ等欧州9カ国で健康維持のために愛用されています。
- ○○○に含まれるグルコサミンは、体の重要な構成成分です。
- ○○は不足しがちなカルシウムを1粒中に50mg含有しています。
- ○○、×××等の必須アミノ酸は、人体では合成することができないので、外から補う必要があります。

(ウ) **製法の説明による表現**

〔不適例〕

- 本邦の深山高原に自生する植物○○○を<u>主剤</u>に、△△△、×××等の<u>薬草</u>を独特の製造法（製法特許出願）によって調整したものである。

(エ) **起源、由来等の説明による表現**

「神農本草経」や「本草綱目」などの古書の薬効に関する記載の引用等により、古来より薬効が認められているということを示す表現や他国においての使用実例により暗示するもの。

〔不適例〕

- ○○という古い自然科学書をみると<u>胃を開き、鬱を散じ、消化を助け、虫を殺し、痰なども無くなる</u>とある。
- ○○の主原料は××です。××の<u>血圧降下作用</u>は、「本草綱目」「神農本草経」等を始め、19種におよぶ世界の文献に古くから紹介されています。
- インド国内では<u>医薬品</u>として販売されています。
- 欧州では<u>循環器系の薬</u>として、イチョウ葉が使用されています。

(オ) **新聞、雑誌等の記事、医師、学者等の談話、学説、経験談などを引用又は掲載することによる表現**

医師、学者等の談話、学説、経験談などを引用又は掲載することは、その引用又は掲載された文章の内容により判断する。たとえ、引用された談話、学説、経験談などが事実であっても、製品への医薬品的な効能効果の標ぼうはできない。

〔不適例〕

- 医学博士○○○の談
  「昔から赤飯に○○○をかけて食べると<u>癌にかからぬ</u>といわれている。××癌細胞の脂質代謝異常ひいては糖質、タンパク代謝異常と○○○が結びつきはしないかと考えられる。」
- ○○医科大学△△△教授の談
  「<u>発ガン性物質</u>を与えたマウスに○○○の抽出成分を食べさせたところ、何もしなかったマウ

スよりもかなり低い発ガン率だったことを発表しました。」

■○○○県××子

「私は普段から血圧が高く、最大血圧150mm前後、最小血圧が90mm前後ありました。〜そんなとき○○が血圧を下げるのにいいという話を聞き」

■○○○は脳機能障害の予防・改善に有効な成分であり…

（××出版社 「驚異の○○○」より）

医薬品的な効能効果に該当しない表現

医薬品的な効能効果の標ぼうにあたらない内容となる医師、学者等の談話、学説、経験談などを事実の範囲内で引用又は掲載すること

【例】■医学博士○○○の談

「ダイエットのために食事制限してる人は、どうしても必要な栄養素の摂取量が減ってきます。○○は、ダイエット時に不足しがちなタンパク質、ビタミン、ミネラルをバランス良く配合し…」

■△△県○山○子

「私は普段から人一倍健康に気を付けており、何か手軽に摂取できる健康食品はないものかとさがしていたところ、○○○を知人より紹介されました。それ以来○○○を夫婦そろって愛用しています。」

(カ) 「健康チェック」等として、身体の具合、症状等をチェックさせ、それぞれの症状等に応じて摂取を勧める表現

〔不適例〕

〈健康バランスチェック〉

あなたの健康バランスはいかがですか。 ○○○の健康食品シリーズがお手伝いします。 ●印の健康食品をどうぞ	商品名				
	○ ○ E	△ △ C	× × Ca	◎ ◎ ◎	□ □ □
時々、動悸、息切れがする		●	●		
血圧が高いと言われている	●	●		●	
歯をみがくと、出血することがある		●	●		
風邪を引きやすい		●			●
しみ、そばかす、肌荒れが気になる	●		●	●	
便秘がちである			●	●	
いらいらして眠れないことがある		●	●	●	

(キ) 「○○○の方に」等の表現

「○○○の方にお勧めします。」等の摂取を勧める対象を示す表現のうち、疾病を有する者、疾病の予防を期待する者、好ましくない身体状態にある者を対象とする旨の表現

〔不適例〕
- ○○病が気になる方に
- 糖尿病を始め成人病でお困りの方へお勧めします。
- 体力の低下が気になるあなた
- しわが気になる年齢に

医薬品的な効能効果に該当しない表現

疾病を有する者、疾病の予防を期待する者、好ましくない身体状態にある者以外の者を対象とする旨の表現

【例】
- 多忙で食事が不規則な方（の栄養補給）に
- 中高年から（の栄養補給）に
- カルシウムを効率的に摂取したい方に
- 健康維持を心がけている方に
- 日頃の食事で繊維不足を感じている方に
- スポーツをする方のミネラル補給に

(ク) 「好転反応」等に関する表現

「摂取すると、一時的に下痢、吹き出物などの反応が出るが、体内浄化、体質改善等の効果の現れである初期症状であり、そのまま摂取を続けることが必要である」等として不快症状が出ても、それを「好転反応」、「めんけん（瞑眩）反応」等と称して効果の証であると説明するような標ぼう

〔不適例〕
- 一時的に下痢、吹き出物などがでますが、これは体内にある毒素が排出されるためで、そのまま飲み続ければこのような症状は治まります。
- 最初のうちは下痢、吹き出物などがでますが、これは「好転反応」といい、体調が良くなっていく前触れです。そのまま飲み続けてください。

(ケ) 「効果」、「効用」、「ききめ」等の表現

疾病名等の具体的な表現はしないが、特定製品の摂取により「効果」、「効用」、「ききめ」又は「効能効果」等がある旨を標ぼうすることにより、医薬品的な効能効果があるかのように暗示する表現

〔不適例〕
- 一か月以上飲み続けないと効果はありません。
- 大学病院でもその効用が認められています。
- 医薬品のように即効性はありませんが、2～3か月飲み続ければ、その効果は必ずおわかりいただけます。
- 期待できる効能効果は、次のとおりです。
- 大学病院でもその有効性が認められています。

- 即効性はありませんが、飲み続ければその効果は必ずおわかりいただけます。
- 穏やかな効き目が特徴です。
- Q「○○○はどの位の時間で効果がでますか？」
  A「20分～30分で効果がでます。」

(コ)「薬」の文字による表現

〔不適例〕

- 生薬　　■妙薬　　■民間薬　　■薬草　　■漢方薬
- 薬用されている。　■薬効が認められる。
- ○○○に用いられる薬草には、以下のような薬効があると言われています。
- ○○○は、古くから「幻の聖薬」と呼ばれて、珍重されてきました。

(2) 含有成分（原材料）の標ぼうについて（医薬品医療機器等法）

ア 基本的な考え方

その物の成分本質（原材料）が何であるかの判断は、表示、販売時の説明、広告等の内容に基づいて行うものとする。これは、通常人には、その物の成分本質（原材料）を分析して確認することは不可能であり、その物の成分本質（原材料）が何であるかを認識するのは、その物の表示等によるほかはないためである。

したがって、実際に配合又は含有されていない成分本質（原材料）であっても、配合又は含有されている旨を標ぼうする場合には、その成分本質（原材料）が配合又は含有されているものとみなして判断する。

医薬品成分については、原則としてこれを配合又は含有するものは、形状や効能効果、用法用量の標ぼうのいかんにかかわらず、医薬品とみなす。

また、実際には医薬品成分を原材料として使用していないにもかかわらず、表示方法によっては、医薬品成分を使用しているとみなすことや、原材料名に生薬名を使用することによって医薬品を使用しているものとみなすことがあるので注意が必要である。

イ 含有成分の標ぼう方法について

(ア) 原材料が元来医薬品成分を含有する場合

原材料自体が医薬品成分に該当しなくても、その原材料の構成成分に医薬品成分に該当する成分が含まれる場合がある。このような医薬品成分については、含有する旨を標ぼうしないこと。

原材料の構成成分として医薬品成分を含む例

原材料	中に含まれる医薬品成分
たこ、いわし等の魚介類加工品	タウリン
パパイヤ加工品	パパイン
パイナップル加工品	ブロメライン
酵母	グルタチオン
玄米胚芽（米糠）	γ-オリザノール

〔不適例〕
- ○○○に含まれるパパイヤは、<u>消化酵素として働くパパイン</u>を含み
- 酵母中には、亜鉛、マンガン等のミネラルを始め、<u>グルタチオン</u>などの栄養素が含まれています。
- パイナップルエキス（<u>ブロメライン配合</u>）

(イ) 部位によっては医薬品成分となる原材料を使用している場合

医薬品成分に該当する原材料であっても、必ずしもその原材料の全体が医薬品成分に該当するわけではなく、医薬品として使用される部位（薬用部位）や、対象が限られるものがある。このような場合、単に当該基源植物名や総称のみを標ぼうし、その使用部位や対象を明示していないときには、医薬品成分に該当する部位や対象が使用されているものとみなして判断する。

したがって、使用部位や対象によって医薬品成分に該当する場合がある原材料の場合は、その使用部位や対象まではっきりと明示する必要がある。

表示例

原材料の不適切な表示例	改善例（解説）
アロエ	アロエ（葉肉）（アロエの葉の液汁は医薬品成分）
トチュウ	トチュウ葉（トチュウの樹皮は医薬品成分）
センナ	センナ茎（センナの果実、小葉、葉柄、葉軸は医薬品成分）
胆汁・胆嚢	ヘビの胆嚢（ウシ、クマ、ブタの胆汁・胆嚢は医薬品成分）

(ウ) 着色、着香等の目的で医薬品成分を使用している場合

医薬品成分であっても、以下の場合には、当該成分が医薬品の目的をもって使用されたものではない場合であって、通常、人に医薬品的な認識を与えるおそれがないときには、当該成分は含有されていないものとみなす。

- 含有されている成分が、薬理作用の期待できない程度の量で、着色、着香等の目的のために使用されているものと認められ、かつ、当該成分を含有する旨を標ぼうしない場合又は当該成分を含有する旨を標ぼうするが、その使用目的を併記する場合
- 食品の製造過程において使用されたものの、最終製品の中には含有されない場合又は最終の食品中に含有されていても失活している場合
- 食品の製造過程において使用される物又は食品の加工保存のために使用される物が単独で流通する場合であって、食品調理用である旨等その目的を明確に標ぼうする場合

このような場合であっても、商品の説明として当該医薬品成分を含有する旨を標ぼうしないこと

表示例

不適切な標ぼう例	医薬品成分とみなさない表示例
天然タウリン含有！！	タウリン（調味料）
○○○に含まれるγ-オリザノールは米胚芽中に含まれる栄養素で‥	γ-オリザノール（酸化防止剤）
○○○は、アミラーゼ、パパインを添加し、消化吸収にすぐれた	アミラーゼ（でんぷん質の糖化） パパイン（肉軟化剤）

　　食品添加物としての物質名の表示は、上記例示によらず、資料編「既存添加物名簿収載品目リスト」（p.357）を参考とすること。

(エ) 生薬名を使用する場合

　　非医薬品の成分の中には、医薬品として使用される物もあるため、当該成分を食品として使用する場合には、原則として基源植物名等を使用し、生薬名を使用しないこと。これは生薬名を使用した場合には、食品と認識されにくく、医薬品的な認識を与えるおそれがあるためである。
　　なお、基源植物名等と生薬名が同一である成分（原材料）（カンゾウ、ウコン、ケイヒ等）については、基源植物名等を使用することをもって生薬名を使用したとはみなさない。

表示例

不適切な表示例（生薬名）	改善例（基源植物名等）
ハンピ（反鼻）、サンヤク（山薬）、タイソウ（大棗）、車前子…	マムシ、ヤマノイモ、ナツメ、オオバコの種…
ジュウヤク、チンピ、ヨクイニン	どくだみ、みかんの皮、ハトムギ

(3) 医薬品的な用法用量の標ぼうについて（医薬品医療機器等法）
ア 基本的な考え方

　　医薬品は、その有効性及び安全性を確保するという観点から、用法用量が詳細に定められている。医薬品の用法用量、特に服用時期及び服用間隔は、その物に一定の効能効果を期待して初めて設定できる性格の強いものであり、これを食品に定めることは、一定の効果を期待する医薬品と誤認されやすい。よって、その物の使用方法として、服用時期、服用間隔、服用量等の標ぼうがある場合は原則として医薬品とみなす。
　　一方、食品であっても、過剰摂取や連用による健康被害が起きる危険性があるものもある。このように合理的な理由があるものについては、むしろ積極的に摂取の目安を表示すべき場合がある。よって、栄養機能食品については、時期、間隔、量等摂取の方法を記載することについて医薬品的効能効果とは判断しない。
　　ただし、栄養機能食品であっても、「食前」、「食後」など、普通の食品の摂取時期等とは考えられない表現により医薬品と誤認を招く可能性の高い表現は使用しないこと。

イ　医薬品的な用法用量に該当する例・しない例
（ア）服用時期、服用間隔、服用量等を定める表現

〔不適例〕
- 一日三回毎食後、一回2粒が適当です。
- 一日一回添付の小さじで、大人は3杯、小児は1杯です。この使用量を良く守ることが、大切です。
- 朝と晩にコップの水に添付のスポイトで3～4滴たらしてお飲みください。
- 夜、寝る前にお飲みください。
- 最初は、一日○粒を、三週間後には△粒を目安にお召し上がりください。
- 飲酒の前にご使用ください。

医薬品的な用法用量に該当しない表現

服用量を定める場合であっても、「食品」の文字を容器、被包前面及び内袋に分かりやすく記載する等食品である旨を明記する場合であって次に該当するとき

1）原材料となった食品との相関を示し、原材料となった食品の通常の食生活における摂取等を勘案して、適当量を一応の目安として定める物

【例】
- 本品○粒は100gのマイワシ○匹分に相当するビタミンが含まれていますので日常の食事の内容に応じて適宜お召し上がりいただいて結構です。
- 本品○粒位で、一日に必要とされるカルシウムの補給ができます。

2）「栄養補給の食品として」等食品としての目安量であることを明示して、適量を一応の目安として定めるもの

【例】
- 栄養補給の食品として、一日8粒程度を2～3回に分けてお召し上がりください。
- 通常、一日○粒程度を栄養補助食品としてお召し上がりください。
- 栄養補給のため、目安として、1日2～3回、1回1粒（○～○粒、○粒以内）程度お召し上がりください。
- 1瓶を約1か月を目安として適宜お召し上がりください。

3）下記食品のより効率的な摂取を図るために摂取時期を定める必要があると客観的に認められる場合であって、「食品」の文字を容器、被包前面及び内袋に分かりやすく記載する等食品である旨を明記して摂取時期を定める場合

【例】
- 食後のデザートに
- 朝食、昼食、晩食のうち2食を○○○で置き換えてお召し上がりください。
- カフェインを含まないお茶ですので、夜寝る前に飲まれても大丈夫です。

(イ) 症状に応じた用法用量を定める表現
〔不適例〕

- 高血圧の方は、一日10粒を目安にお召し上がりください。
- 適宜、体調の変化に応じて飲む量を変えてください。
- 便秘の方は、1日5粒、頑固な便秘の方は、1日10粒を目安にお召し上がりください。
- 心臓が弱い方や病気中の方は、一週間程度は通常量の倍ぐらいの量にし、様子を見てください。

(ウ) 医薬品に特有な服用方法と同様の表現
〔不適例〕

- 用法用量
- 服用量
- オブラートに包んでお飲みください。
- 飲み込まずに舌下でとかしてお召し上がりください。

医薬品的な用法用量に該当しない表現

食品としての摂取方法、調理法等を示すもの

1) 水、ミルク、ジュース等の飲料に溶いて摂取するものなど、その使用方法、使用を定めているもの
【例】
- そのまま飲まれても結構ですが、ジュース、ミルク等の飲料に溶かして、飲まれますと、小さなお子さまでもおいしくいただけます。
- 1パックに水500cc程を注いで、4〜5分してからお飲みください。
- コップ1杯の水に本品1袋を溶かしてお飲みください。
- ティーバッグ1袋を1リットルの水で煮出してください。

2) 調理の目的のために使用するもので、その使用方法、使用量等を定めているもの
【例】
- 炊飯時に一合のお米に対して、一粒を入れて炊きますとおいしく炊きあがります。
- スープ、みそ汁、煮物等お料理にお使いください。
- ハンバーグにはお肉300gに大さじ6杯、ぎょうざにはお肉200gに大さじ6杯をまぜてお使いください。

(エ) 摂取の上限量等を示す表現

過食等により健康被害を防ぐための上限量等を示すものは、医薬品的な表現にはあたらないが、有害事象を主目的とするかのような表現は認められない。

〔不適例〕

- 本品は、成分の効果によりやわらかい便が出るようになります。外出の前にはご注意ください。

> **医薬品的な表現に該当しない表現**
>
> 【例】■ ○○○は食べ過ぎると、お腹がゆるくなることがありますので、1日10粒程度を上限としてください。
> 　　　■ セントジョーンズワートは医薬品の作用に影響を及ぼす場合があります。薬による治療を受けている方は、医師、又は薬剤師にご相談ください。

(4) 健康の保持増進効果に関する虚偽・誇大表示の禁止（健康増進法）

食品として販売に供する物に関して、広告その他の表示をする際は、健康の保持増進の効果等について虚偽・誇大な表示をすることが禁止されている。

これは、食品として販売されている物について、健康の保持増進等が必ずしも実証されていないにもかかわらず、その効果を期待させる虚偽・誇大な広告等を信じた国民が適切な診療機会を逸する等、健康に重大な支障を起こす可能性があることからである。

（健康増進法第31条第1項）
何人も、食品として販売に供する物に関して広告その他の表示をするときは、健康の保持増進の効果その他内閣府令で定める事項（以下「健康保持増進効果等」という。）について、著しく事実に相違する表示をし、又は著しく人を誤認させるような表示をしてはならない。

ア　食品として販売に供する物に関して広告その他の表示をする者の責務

摂取する者が当該食品を適切に理解し、適正に利用することができるよう、健康の保持増進の効果等について、客観的で正確な情報の伝達に努めなければならないものである。

イ　「食品として販売に供する物」の範囲

食品として販売される無承認医薬品や、生鮮食品等明らかに医薬品医療機器等法の適用対象とならない食品についても規制の対象になる。

ウ　「広告その他の表示」

健康増進法第31条第1項で規定する「広告その他の表示」とは、顧客を誘引するための手段として行う広告その他の表示であり、具体的には次に掲げるものをいう。

(ア) 商品、容器又は包装による広告等及びこれらに添付した物による広告その他の表示

(イ) 見本、チラシ、パンフレット、説明書面その他これらに類似する物（ダイレクトメール、ファクシミリ等によるものを含む。）及び口頭による広告その他の表示（電話によるものを含む。）

(ウ) ポスター、看板（プラカード及び建物又は電車、自動車等に記載されたものを含む。）、ネオン・サイン、アドバルーンその他これらに類似する物及び陳列物又は実演による広告その他の表示

(エ) 新聞紙、雑誌その他の出版物、放送（有線電気通信設備又は拡声機による放送を含む。）、映写、演劇又は電光による広告その他の表示

(オ) 情報処理の用に供する機器による広告その他の表示（インターネット、パソコン通信等によるものを含む。）

> 広告か否かの判断基準：①顧客を誘引する（顧客の購入意欲を昂進させる）意図が明確にあること。
> ②特定食品の商品名等が明らかにされていること。
> ③一般人が認知できる状態であること。
> ※具体的な商品名を明示しないなど、上記①〜③に該当することを回避した場合であっても、広告その他の表示における説明などによって特定の商品に誘引すると認められる場合等には、実質的に上記の①〜③を満たすものと判断される。

エ 「健康保持増進効果等」

「健康保持増進効果等」の表示に該当するものの例を以下(ア)〜(ウ)に示すが、(ア)〜(ウ)のような表示をしたことをもって直ちに虚偽誇大表示に該当するものではなく、健康保持増進効果等について、著しく事実に相違する表示や著しく人を誤認させる表示をする場合に虚偽誇大表示に該当することになる。

また、健康増進法の規定は、特定の用語、文言等の使用を一律に禁止するものではない。虚偽誇大表示に該当するか否かは、当該用語等のほか周辺に記載されているその他の表現、掲載された写真、イラストのみならず、時にはコントラストも含め、表示全体から個別に判断されることとなる。

(ア)「健康の保持増進の効果」の表示例

a 疾病の治療又は予防を目的とする効果
「糖尿病、高血圧、動脈硬化の人に」、「末期ガンが治る」、「虫歯にならない」、「生活習慣病予防」、「骨粗しょう症予防」、「アレルギー症状を緩和する」、「花粉症に効果あり」、「インフルエンザの予防に」、「便秘改善」等
b 身体の組織機能の増強、増進を主たる目的とする効果
「疲労回復」、「強精（強性）強壮」、「体力増強」、「食欲増進」、「老化防止」、「免疫機能の向上」、「疾病に対する自然治癒力を増強します」、「集中力を高める」、「脂肪燃焼を促進！」等
c 特定の保健の用途に適する旨の効果
「本品はおなかの調子を整えます」、「この製品は血圧が高めの方に適する」、「コレステロールの吸収を抑える」、「食後の血中中性脂肪の上昇を抑える」、「本品には○○○（成分名）が含まれます。○○○（成分名）には食事の脂肪や糖分の吸収を抑える機能があることが報告されています」等
d 栄養成分の効果
「カルシウムは、骨や歯の形成に必要な栄養素です」等

(イ)「内閣府令で定める事項」の表示例

a 含有する食品又は成分の量
「大豆が○○g含まれている」、「カルシウム○○mg配合」
b 特定の食品又は成分を含有する旨
「プロポリス含有」、「○○抽出エキスを使用しています」
c 熱量
「カロリー○％オフ」、「エネルギー0kcal」

d	人の身体を美化し、魅力を増し、容ぼうを変え、又は皮膚若しくは毛髪を健やかに保つことに資する効果

「美肌、美白効果が得られます」、「皮膚にうるおいを与えます」、「美しい理想の体形に」

(ウ)「健康保持増進効果等」を暗示的又は間接的に表現するものの表示例

a	名称又はキャッチフレーズにより表示するもの

「ほね元気」、「延命〇〇」、「快便食品（特許第〇〇〇号）」、「血糖下降茶」、「血液サラサラ」

b	含有成分の表示及び説明により表示するもの

「腸内環境を改善することで知られる〇〇〇を原料とし、これに有効成分を添加することによって、相乗効果を発揮！」、「〇〇〇（成分名）は、不飽和脂肪酸の一種で、血液をサラサラにします」、「〇〇〇（成分名）は、関節部分の軟骨の再生・再形成を促し、中高年の方々の関節のケアに最適です」

c	起源、由来等の説明により表示するもの

「『〇〇〇』という古い自然科学書をみると×××は肥満を防止し、消化を助けるとある。こうした経験が昔から伝えられていたが故に、×××は食膳に必ず備えられたものである」、「×××（国名）では医薬品として販売されています」、「欧州では循環器系の薬として、〇〇〇が使用されています」

d	新聞、雑誌等の記事、医師、学者等の談話やアンケート結果、学説、体験談などを引用又は掲載することにより表示するもの

〇〇　〇〇（××県、△△歳）
「×××を3か月間毎朝続けて食べたら、9kg痩せました。」
〇〇医科大学△△△教授の談
「発がん性物質を与えたマウスに〇〇〇の抽出成分を食べさせたところ、何もしなかったマウスよりもかなり低い発がん率だったことが発表されました」
「〇〇％の医師の方が、『〇〇製品の利用をおススメする』と回答しました」
「管理栄養士が推奨する〇〇成分を配合」

e	医療・薬事・栄養等、国民の健康の増進に関連する事務を所掌する行政機関（外国政府機関を含む。）や研究機関等により、効果等に関して認められている旨を表示するもの

「××国政府認可〇〇食品」、「〇〇研究所推薦〇〇食品」

　なお、前記(ア) a 及び b のような医薬品的な効果効能を標ぼうするものは、医薬品医療機器等法上の医薬品とみなされ、野菜、果物、調理品等その外観、形状等から明らかに食品と認識される物を除き、原則として、医薬品医療機器等法上の承認を受けずにその名称、製造方法、効能、効果に関する広告をしてはならない（医薬品医療機器等法第68条）。したがって、前記(ア) a 及び b に掲げる健康保持増進効果等の表示は、当該表示が著しく事実に相違するものであるか、著しく人を誤認させる表示であるかを問わず、医薬品としての承認を受けない限り、表示することはできない。

　また、販売に供する食品につき、前記(ア) c の特定の保健の用途に適する旨の表示をしようとする者は、消費者庁長官の許可を受けなければならない（健康増進法第26条第1項）。したがって、特定の保健の用途に適する旨の表示は、当該表示が著しく事実に相違するものであるか、著しく人を誤認させるものであるかを問わず、消費者庁長官の許可を受けない限りすることができない。

　さらに、前記(ア) d の栄養成分の効果の表示をする者は、食品表示基準に従った表示をしなければならない。したがって、栄養成分の効果の表示をする場合には、当該表示が著しく事実に相違するものであるか、著しく人を誤認させるものであるかを問わず、食品表示基準に従って表示をしなければならない。

オ 禁止の対象となる「著しく事実に相違する表示」及び「著しく人を誤認させるような表示」

(ア)「著しく」とは

一般消費者が広告等に書かれた内容と当該食品を摂取した場合に実際に得られる効果との相違を知っていれば、「当該食品を購入することに誘い込まれることはない」と判断できる場合等

(イ)「事実に相違する」とは

広告等において強調されている表示内容と実際に得られる効果等が異なる場合

(例)十分な実験結果等の根拠が存在しないにもかかわらず、「3か月間で○kgやせることが実証されています。」と表示する場合や体験談をねつ造等し、又はねつ造された資料を表示した場合等

(ウ)「人を誤認させる」とは

広告等から認識することとなる健康保持増進効果等の「印象」や「期待感」と実際に得られる効果等に相違がある場合

(例)特定の成分について、健康保持増進効果等が得られるだけの量を含んでいないにもかかわらず、生活習慣を改善するための運動等をしなくても、摂り過ぎた栄養成分等を排出し、又は燃焼させることをイメージさせる場合や、根拠となる学術データのうち、当該食品にとって不都合な箇所を無視し、有利な箇所のみを引用する場合等

カ 保健機能食品（p.165参照）及び保健機能食品以外の食品において問題となる表示例

虚偽誇大表示等に当たるおそれがある表示の例を以下の(ア)〜(エ)に示す。

(ア) 特定保健用食品において問題となる表示例

a 許可を受けた表示内容を超える表示

- 許可を受けた表示内容が「本品は、食後の血中中性脂肪の上昇を抑える○○を含んでおり、脂肪の多い食事をとりがちな人の食生活改善に役立ちます。」であるにもかかわらず、広告や容器包装等において「体脂肪を減らす」などと表示すること
- 許可を受けた表示内容が「本品は、○○を含んでおり、糖の吸収を穏やかにするので、血糖値が気になり始めた方に適した食品です。」であるにもかかわらず、広告や容器包装等に「血糖値を下げる」などと表示すること
- 許可を受けた表示内容が「食後の中性脂肪の上昇を抑える」であるにもかかわらず、広告や容器包装等において「食後の」という文言を省略して、単に「中性脂肪の上昇を抑える」と表示することにより、中性脂肪の上昇を抑える効果が継続的にあるかのように表示すること
- 許可を受けた表示内容が「本品は、コレステロールの吸収を抑える働きがある○○を含んでいるので、コレステロールが気になる方に適した食品です」であるにもかかわらず、広告や容器包装等において、単に「コレステロールの吸収を抑える」と表示することにより、当該特定保健用食品自体がコレステロールの吸収を抑える効果があるかのように表示すること
- 許可を受けた表示内容が「本品は、脂肪の吸収を抑えるのを助ける」であるにもかかわらず、広告や容器包装等において、単に「脂肪の吸収を抑える」と表示することにより、当該商品に脂肪の吸収を抑える効果があるかのように表示すること

b 試験結果やグラフの使用方法が不適切な表示

- 実際には、試験対象者がBMIの数値が25以上の者に限定されているにもかかわらず、当該試験条件を明瞭に表示しないことにより、標準的な体型の者にも同様の効果があるかのように表示するなど、試験条件（対象者、人数、摂取方法等）を適切に表示しない場合

- ●試験結果を示すグラフを極端にトリミング（スケール調整等）することにより、実際の試験結果よりも過大な効果があるかのように表示すること
- ●実際には、複数の試験結果があるにもかかわらず、有意差の大きい試験結果のみを広告等において使用することにより、全ての試験結果において有意差のある結果が得られたかのように表示すること

c　アンケートやモニター調査等の使用方法が不適切な表示

- ●実際には、アンケートの質問内容が「本商品を購入したことに満足していますか」であるにもかかわらず、当該アンケート結果として「○％の人が効果を実感した」などと表示するなど、調査条件（質問内容、対象者、人数等）を適切に表示しない場合
- ●実際には、商品の効果を実感できなかった旨の体験談が相当数あるにもかかわらず、一部の都合の良い体験談や体験者の都合の良いコメントのみを引用するなどして、誰でも容易に同様の効果が期待できるかのような表示をすること

d　医師又は歯科医師の診断、治療等によることなく疾病を治癒できるかのような表示

- ●「本商品を摂取すれば、医者に行かずともガンが治る！」などと表示すること
- ●「本商品を1日1本飲むだけで、食事療法や薬に頼らず糖尿病を改善！」などと表示すること

（イ）機能性表示食品において問題となる表示例

a　届出内容を超える表示

- ●届出表示が「本品には○○（機能性関与成分の名称）が含まれます。○○には、血中コレステロールを低下させる機能があることが報告されています。」であるにもかかわらず、「コレステロールを下げる」と表示するなど、商品自体に機能があるとの根拠を有していないにもかかわらず、届出表示の一部を省略することにより、商品自体に機能性があるかのように表示すること
- ●機能性関与成分が「難消化性デキストリン」のみであるにもかかわらず、「難消化性デキストリン及び大豆イソフラボンが含まれるので、内臓脂肪を減らすのを助ける機能があります。」と表示するなど、届け出た機能性関与成分以外の成分を強調して表示することにより、当該成分が機能性関与成分であるかのように表示すること

b　特定保健用食品と誤認される表示

- ●機能性表示食品と特定保健用食品の両方を含むシリーズ商品を並べて表示する場合に、許可を受けた保健の用途を強調するなどして、シリーズ商品全体が特定保健用食品であるかのような表示をすること
- ●特定保健用食品として消費者に認知度の高い既存の食品と、商品名やデザイン、含有成分、キャッチコピー等を類似させるなど、当該特定保健用食品の保健の用途を連想させる表示をすること

c　国の評価、許可等を受けたものと誤認される表示

- ●「消費者庁承認」、「消費者庁長官許可」、「○○省承認」、「○○省推薦」、「○○省確認済」、「○○政府機関も認めた」と表示するなど、国や公的な機関により許可や承認を受けたものと誤認される表示をする場合

d　表示の裏付けとなる科学的根拠が合理性を欠いている場合

- ●届出資料に記載されたヒト試験の結果では、体脂肪率や体脂肪量、総脂肪面積が被験食群とプラセボ群との間で肯定的な結果が得られていないにもかかわらず、「体脂肪を減らす機能を有する」と表示すること
- ●届出資料に記載された機能性に関する研究レビューが、肯定的な論文だけを意図的に抽出したものであるにもかかわらず、「本品には○○（機能性関与成分の名称）が含まれます。○○には、○○の機能があることが報告されています。」と表示すること
- ●限られた指標のデータを用いて得られた根拠に基づく部分的な機能であるにもかかわらず、「身体の特定の部位（目、関節、脳等）の健康を維持する」等の当該部位全体に関する機能があると誤認される表示をすること
- ●「免疫細胞の数を増やす」、「体重を減らす」等の生体に作用する機能が不明確な表示をすること

- 一方向のデータに基づくものであるにもかかわらず、「血圧を健康に保つ」、「中性脂肪の改善に役立つ」等の両方向に適正に作用することを期待させる表示をする場合

(ウ) 栄養機能食品において問題となる表示例

a	国が定める基準に係る栄養成分以外の成分の機能の表示

- 国の定める基準に係る栄養成分ではないアミノ酸が含まれる食品について、「アミノ酸は脂肪燃焼を促進させる栄養素です」などと表示すること

b	国が定める基準を満たさない食品についての栄養成分の機能の表示

- 商品の一日当たりの摂取目安量に含まれるカルシウムの量が100mgであるにもかかわらず、「カルシウムは、骨や歯の形成に必要な栄養素です」と表示すること

(エ) 保健機能食品以外の健康食品(いわゆる健康食品)において問題となる表示例

a	医師又は歯科医師の診断、治療等によることなく疾病を治癒できるかのような表示

「この商品を飲めば、医者に行かなくとも動脈硬化を改善！」
「薬に頼らずに、糖尿病や高血圧を改善したい方にオススメです」
「本品に含まれる○○○、△△△等の成分は、昔から生活習慣病の予防に効くと言われており、本品を飲めば医者いらずです」

b	健康食品を摂取するだけで、特段の運動や食事制限をすることなく、短期間で容易に著しい痩身効果が得られるかのような表示

「決して食事制限はしないでください。この○○○があなたのムダを強力サポート」
「食べたカロリーをなかったことに」「一日たった3粒飲むだけで、楽に痩せることができました！」
「寝る前に飲むだけで、何もしなくても、勝手に痩せていきます」
「普段の食事を変えなくても、1か月で10kgも減りました」
「痩せるためにもう努力はいりません！○○○を飲むだけで楽ヤセできます」
「飲むだけで、ぽっこりお腹とサヨナラできます。ラーメンも、ハンバーグも、ステーキも好きなだけ食べてOKです」

c	最上級又はこれに類する表現を用いている場合

「最高級ミネラル成分の配合により、絶対に痩せられます！！」
「最高のダイエットサプリメント！絶対痩せられる○○○サプリ！」
「血圧に作用するサプリメントの中で、日本一の品質です」

d	体験談の使用方法が不適切な表示

- 実際には、体験者が存在しないにもかかわらず、体験者の存在をねつ造したり、体験者のコメントをねつ造する場合
- 実際には、食事療法や薬物療法を併用しているにもかかわらず、その旨を明瞭に表示せずに、健康食品を摂取するだけで効果が得られたかのような体験談を表示する場合
- 一部の都合の良い体験談のみや体験者の都合の良いコメントのみを引用するなどして、誰でも容易に同様の効果が期待できるかのような表示がされている場合
- メリットとなる情報を断定的に表示しているにもかかわらず、デメリットとなる情報(効果が現れない者が実際にいること、一定の条件下でなければ効果が得られにくいこと等)が示されていない、又は消費者が認識し難い方法で表示されている場合

e	体験結果やグラフの使用方法が不適切な表示

- 実際には、試験対象者がBMIの数値が25以上の者に限定されているにもかかわらず、当該試験条件を明瞭に表示しないことにより、標準的な体型の者にも同様の効果があるかのように表示するなど、試験条件(対象者、人数、摂取方法等)を適切に表示しない場合
- 試験結果を示すグラフを極端にトリミング(スケール調整等)することにより、実際の試験結果よりも過大な効果があるかのように表示すること
- 実際には、複数の試験結果があるにもかかわらず、有意差の大きい試験結果のみを広告等において使用することにより、全ての試験結果において有意差のある結果が得られたかのように表示すること

f	行政機関等の認証等に関する不適切な表示

「消費者庁承認済みのダイエット用健康食品です」
「○○外国政府機関も認めたダイエット用健康食品です」「世界保健機構(WHO)許可」

キ 健康増進法違反行為に対する措置

誇大表示の禁止に違反する表示を行った場合

消費者庁長官及び都道府県知事、保健所設置市長、特別区長※は、

> 健康増進法第31条第1項の規定に違反して表示した者がある場合は、その者に対し、当該表示を改善するよう指導を行う。

↓

> 国民の健康の保持増進に重大な影響を与えるおそれがある場合、その表示に関し必要な措置をとるべき旨の勧告※をすることができる。(健康増進法第32条第1項)

↓

> 正当な理由なく、勧告に係る措置をとらなかった場合、その者に対しその勧告に係る措置をとるべき旨の命令※をすることができる。(健康増進法第32条第2項)

↓

> 命令に従わなかった場合、罰則を適用
> 6月以下の懲役又は100万円以下の罰金(健康増進法第36条の2)

※平成28年4月1日、誇大表示の禁止に係る勧告・命令権限は都道府県、保健所設置市及び特別区に移譲された。

〜参考〜
「誇大表示」の考え方について、ガイドライン等が示されている(資料編p.589)。

(5) 消費者を誤認させる不当な表示の禁止(景品表示法)

景品表示法(不当景品類及び不当表示防止法)では、自己の供給する商品又は役務の取引に関して、
①品質、規格その他の内容
②価格その他の取引条件
③内閣総理大臣の指定するもの
について、消費者を誤認させる不当な表示を禁止している。

ア　表示とは

　表示とは、景品表示法第2条第4項において「顧客を誘引するための手段として、事業者が自己の供給する商品又は役務の内容又は取引条件その他これらの取引に関する事項について行う広告その他の表示であって、内閣総理大臣が指定するものをいう。」と規定している。

　この規定に基づき内閣総理大臣は、規制の対象となる表示を5つの類型に分けて指定しているが、下記のように事業者が消費者に対して表示するあらゆる手段が規制の対象となっている。

(ア) 商品、容器又は包装による広告その他の表示等

(イ) 見本、チラシ、パンフレット、説明書面、ダイレクトメール、ファクシミリ及び口頭による広告その他の表示等

(ウ) ポスター、看板、電車、自動車等の広告及び陳列物又は実演による広告

(エ) 新聞紙、雑誌その他の出版物、放送等による広告

(オ) インターネット等による広告その他の表示

イ　不当表示の禁止

　景品表示法第5条第1項において、「事業者は、自己の供給する商品又は役務の取引について次に掲げる表示をしてはならない。」と定められている。

(ア) 優良誤認（第5条第1項第1号）

　品質、規格、その他の内容について、実際のもの（又は競争事業者の供給するもの）よりも著しく優良であると一般消費者に誤認されるおそれがあると認められる表示

① **「品質」**…原材料、純度、添加物、混用率、性能、効能、安全性、栄養価、鮮度など

② **「規格」**…国、公共団体及び民間団体が定めた規格、等級、基準など（具体的にはJIS規格、JAS規格など）

③ **「その他の内容」**…間接的に品質又は規格に影響を及ぼすもの、例えば原産国、有効期限、製造方法、特許の有無、知名度、受賞の有無など

(イ) 有利誤認（第5条第1項第2号）

　価格その他の取引条件について、実際のもの（又は競争事業者の供給するもの）よりも取引相手方に著しく有利であると一般消費者に誤認されるおそれがあると認められる表示

① **「取引条件」**…価格のほか、数量、景品類、アフターサービス、保証期間、支払条件など

② **「価格」**…商品の価格、役務（サービス）の料金などの直接的な表示及び割引率などの間接的な表示

③ **「不当な二重価格表示」**…二重価格表示は、事業者が自己の販売価格よりも高い価格（比較対照価格）を併記して表示するものである。比較対照価格として用いられる価格は、適正である必要がある。

　次のような価格を比較対照価格として用いた場合には、不当な二重価格表示となる。

　　a　実際の市価よりも高い価格を市価として用いた場合
　　b　実際の自店旧価格よりも高い価格を自店旧価格（自店通常価格）として用いた場合
　　c　架空の、又は既に撤廃されたメーカー希望小売価格

(ウ) その他の不当表示（第5条第1項第3号）

　商品又は役務の取引に関する事項について一般消費者に誤認されるおそれがあるとして、内閣総理大臣は、商品の原産国に関する不当な表示など6種類の不当表示を指定している。

ウ 合理的な根拠の提出（第7条第2項）

合理的な根拠がない効果、性能の表示は不当表示とみなされる。

内閣総理大臣は、不当表示（優良誤認）に該当するか否かを判断するため必要があると認めるときは、当該表示をした事業者に対し、期間を定めて、当該表示の裏付けとなる合理的な根拠を示す資料の提出を求めることができる。この場合、当該資料の提出がないときは不当表示とみなされる。

(ア) 合理的な根拠の判断基準

①基本的な考え方

「商品・サービスの効果、性能の著しい優良性を示す表示は、一般消費者に対して強い訴求力を有し、顧客誘引力が高いものであることから、そのような表示を行う事業者は、当該表示内容を裏付ける合理的な根拠をあらかじめ有しているべきである」とされており、事業者から提出された資料が、合理的根拠を示すものであると認められるためには次の2つの用件を満たす必要がある。

- 提出資料が客観的に実証された内容のものであること
- 表示された効果、性能と提出資料によって実証された内容が適切に対応していること

②「提出資料が客観的に実証された内容のものであること」とは

提出資料は、表示された具体的な効果、性能が事実であることを説明できるものでなければならず、そのためには、客観的に実証されたものである必要がある。客観的に実証された内容のものとは、次のいずれかに該当するものである。

- 試験・調査によって得られた結果
- 専門家、専門家団体若しくは専門機関の見解又は学術文献

③「表示された効果、性能と資料によって実証された内容が適切に対応していること」とは

表示された効果、性能が提出した資料によって実証された内容と適切に対応していなければ、当該資料は、当該表示の裏付けとなる合理的な根拠を示すものとは認められない。

「表示された効果、性能」とは文章、写真、試験結果等から引用された数値、イメージ図、消費者の体験談等を含めた表示全体から一般消費者が認識する効果、性能であることに留意する必要がある。

(不当景品類及び不当表示防止法第7条第2項の運用指針　－不実証広告規制に関する指針－、資料編p.726参照)

(イ) 合理的な根拠を示す資料の提出がないとして措置命令を受けた事例

事例1

表示内容	○「『ダイエットサポートがこの1粒で！　※目安　短期間で－3kgの秘密とは…？』」と記載 ○「寝る前にたった1粒。　※目安　短期間ではっきりと変化が」と記載の上で「届いてすぐに飲んでみる。なんのことはない健康食品…と思ったら、短期間ではっきりとした変化が！続けていると、規則正しくスッキリしはじめたのがよくわかる。」、「寝る前の1粒（目安）だからすっごく楽。なんとなくウエストがちょっとゆるくなったような…」と記載 ○「短期間でマイナス3kg！□□が脂肪そのものを減らす！」と記載の上で「数日たった夜、初めて体重計に乗ってみる。すると…なんと3kgも変化が！なぜ？」、「独自の□□が脂肪そのものに作用。継続して摂取すればするほど高い効果が期待できる。」と記載 上記のように記載することにより、あたかも、対象商品を摂取するだけで、特段の運動や食事制限をすることなく、短期間で容易に痩身効果が得られるかのように示す表示

実際	消費者庁が○○製薬株式会社に対し上記表示の裏付けとなる合理的な根拠を示す資料の提出を求めたところ、提出された資料は当該表示の裏付けとなる合理的な根拠を示すものとは認められなかった。

事例２

表示内容	○「今までにない　スッキリ…の理由とは！？」、「秘密その１　新成分ガセリ菌SP配合！！」、「新成分ガセリ菌SPが強力にダイエッターを襲う！！　あなたをモテボディに！！」と記載 ○「甘いものは我慢したくない！という方にオススメ！　糖質完全サポート成分ギムネマをたっぷり配合！　砂糖は人間が働くためのエネルギーとしてとても必要な成分ですが、摂り過ぎてしまうと脂肪として蓄えられます。糖質は脂肪よりも先にエネルギー源として代謝されるので、砂糖をたくさん摂ってしまうといつまでも脂肪がエネルギーに変わりません。」、「スリム××はこの糖質も完全にサポートする成分ギムネマが配合されているので、甘いものを我慢できない方にお勧めです！！」と記載 ○「L-カルニチン　L-カルニチンは加齢や食事内容により不足しがちな成分です。スリム××はそのL-カルニチンを高配合。エネルギーの消費にアプローチし、若々しく燃えやすい身体づくりをサポートします。」、「レスベラトロール　無理な食事制限はしたくないという方のために！"いつまでも若くいたい"注目の成分レスベラトロールで若々しさをサポート！！」と記載 上記のとおり記載することにより、あたかも、対象商品を摂取するだけで、特段の運動や食事制限をすることなく、容易に著しい痩身効果が得られるかのように示す表示
実際	消費者庁が合同会社◇◇食品に対し、期間を定めて、上記表示の裏付けとなる合理的な根拠を示す資料の提出を求めたところ、期間内に資料を提出しなかった。

事例３

表示内容	○「△△オイルで認知症の予防・改善」と記載 ○「△△オイルでガン予防」と記載 ○「△△オイルでウイルス感染を防ぐ」と記載 ○「△△オイルが心臓病を予防する理由」と記載 ○「△△オイルがアルツハイマー病に効果がある理由」と記載 ○「△△オイルに含まれるのは中鎖脂肪酸ですから、すぐにエネルギーとなってくれるため体内に溜まることはありません。むしろ体内に溜まっている脂肪をエネルギーに換えてくれるので、便秘だけでなく、ダイエットにも効果を期待することができます。」と記載 上記のとおり記載することにより、あたかも、対象商品を摂取することにより、認知症、ガン等の各種疾病を予防する効果等が期待できるかのように示す表示
実際	消費者庁が、××株式会社に対し、上記表示の裏付けとなる合理的な根拠を示す資料の提出を求めたところ、提出された資料は、上記表示の裏付けとなる合理的な根拠を示すものとは認められなかった。

エ 「健康食品」に関して不当表示となるおそれのある表示例

表示内容		違反の原因等	表示例
原材料	栽培方法等	栽培履歴書や認証団体の証明によらない表示	「無農薬」 「有機栽培」等
	等級・価値等	客観的な根拠に基づかない「最上級」表示	「○○をもしのぐ最強のキノコ」 「最高級の原料と製法」等
製法	特許	製法特許を効能特許のように表示 特許を根拠にして「世界初」と表示	「日本で初めて痩身特許取得の実績をもつ」 「世界ではじめて考案した特許製法により開発した○○」等
	配合・製法等	根拠のないことや実証不可能なことがら（内容・効果等）を表示	「本品は、細胞を活性化する○○、消化吸収をコントロールする○○、体内の糖分を分解する驚異の野草○○などを配合した栄養補助食品です」等
安全性の標ぼう		根拠のないことや事実に反したことがらにより安全性が高いかのように表示	「○○は天然素材100％ですから、副作用がなく安全性の高い栄養素」 「健康食品ですので副作用の心配御無用です」 「複数の食品検査機関の検査をクリア、高い安全性をご確認ください」等
商品や原材料の効能効果等	効能・効果	客観的な根拠のないことがらや実証できないことがらに基づいて効能・効果を標ぼうする表示	「○○でカロリーブロック、いくら食べても安心」 「美しくスリムな理想の状態へ、いっきに変化！わずか1ヶ月で、驚きの大変身」 「最強精力サプリメント」等
	体験談等	都合の良い部分だけを抜粋した体験談等の表示	モニターや利用者の体験談

（6）保健機能食品に類似する名称等の禁止（食品表示法）

保健機能食品以外の食品について、以下に挙げる事項についての表示を禁止している。

ア 保健機能食品と紛らわしい名称、例えば「特定健康食品」、「特定機能食品」、「保健○○食品」、「機能○○食品」等で、特に「機能」、「保健」の文字が含まれているもの。

イ 栄養成分の機能の表示

ウ 特定の保健の目的が期待できる旨を示す用語

なお、保健機能食品（特定保健用食品、栄養機能食品及び機能性表示食品）の表示については、第5章を参照すること。

6 Q & A

> **Q** 商品名を名称として記載したり、名称に括弧を付して商品名を併記することはできますか。

A 食品表示基準において、名称は、その内容を表す一般的な名称で記載するよう規定していますので、商品名がその内容を表す一般的な名称であれば、名称に使用することは可能です。また、食品表示法以外の法令により表示規制のある品目については、当該法令により制限を受けることがあります。

名称に括弧を付して商品名を併記することについては、併記することにより名称を誤認させるものでなければ、差し支えありません。

> **Q** 食品表示基準における食品関連事業者の項目名について、製造所又は加工所の所在地及び製造者又は加工者の氏名又は名称の表示との関係を教えてください。

A 加工食品について、その表示内容に責任を持つ者（食品関連事業者）の氏名又は名称及び住所を表示することが規定されています。

一方、製造所又は加工所の所在地及び製造者又は加工者の氏名又は名称については、食品を摂取する際の安全性の確保の観点から、表示することが規定されています。

これらの規定は目的が異なっていることから、表示に責任を持つ者の氏名又は名称及び住所と、製造所又は加工所の所在地及び製造者又は加工者の氏名又は名称を、それぞれ適切な項目名で表示することが必要となります。

表示内容に責任を持つ者の氏名又は名称及び住所と、製造所又は加工所の所在地及び製造者又は加工者の氏名又は名称とが同一である場合には、その事業者名を表示することで両規定を満たしているものとみなされます。

一方、両規定により表示する者が異なる場合は、表示内容に責任を持つ者の氏名又は名称及び住所を食品表示基準別記様式1の枠内に表示することが必要です。なお、製造所又は加工所の所在地及び製造者又は加工者の氏名又は名称についても食品表示基準別記様式1の枠内に表示することは可能ですが、この場合、どちらの者が表示に責任を持つ者であるかを合意しておく必要があります。また、表示責任者は1者となりますが、温度帯を変更するなど部分的に表示の変更を行う場合は、その表示事項について、変更した者が責任を負うことになります。

なお、製造所又は加工所の所在地及び製造者又は加工者の氏名又は名称は、表示内容に責任を持つ者の名称等に近接して表示しなければならないことが規定されています。

（平成27年3月30日消食表第140号より）

Q 製造者と表示責任者(販売者)が異なる場合の表示方法について具体的に教えてください。

A 食品表示基準第3条第1項の表に規定しているとおり、一般用加工食品を販売する場合「販売者の氏名又は名称及び住所」に加えて、これまでどおり、公衆衛生上の危害発生・拡大防止の観点から「製造所の所在地及び製造者の氏名又は名称」を表示する必要があります。その際、「製造所の所在地及び製造者の氏名又は名称」は「販売者の氏名又は名称及び住所」に近接して表示する必要があります。具体的には以下の表示方法が考えられます。

① 食品関連事業者が販売者であり、製造者が異なる場合

ア 製造所の所在地及び製造者の氏名又は名称を一括表示部分の枠外に表示した場合の表示例

販売者の欄に近接して表示してください。

```
名称
原材料名
添加物
内容量
賞味期限
保存方法
販売者      □□株式会社
           東京都千代田区霞が関■-■-■
```

製造所[※1]   ○○株式会社
            東京都千代田区永田町●-●-●

イ 製造所の所在地及び製造者の氏名又は名称を一括表示部分の枠内に表示した場合の表示例

```
名称
原材料名
添加物
内容量
賞味期限
保存方法
販売者      □□株式会社
           東京都千代田区霞が関■-■-■
製造所[※1]  ○○株式会社
           東京都千代田区永田町●-●-●
```

ウ 製造所の所在地及び製造者の氏名又は名称を、製造所固有記号を用いて表示した場合の表示例(例:当該製品を製造している全ての製造所の所在地又は製造者の氏名若しくは名称及び製造所固有記号を表示する場合[※2])

製造所固有記号を用いて表示する場合に併せて必要となる表示事項については、必ずしも販売者の欄に近接して表示する必要はありませんが、分かりやすい箇所に表示するようにしてください。

```
名称
原材料名
添加物
内容量
賞味期限
保存方法
販売者　　□□株式会社　　＋ＡＡ
　　　　　東京都千代田区霞が関■－■－■
```

　　製造所固有記号
　　ＡＡ：○○株式会社▲▲工場　神奈川県…
　　ＡＢ：○○株式会社◆◆工場　栃木県…
　　ＡＣ：○○株式会社▼▼工場　愛知県…

エ　輸入品を小分けし、加工所の所在地及び加工者の氏名又は名称を一括表示部分の枠内に表示した場合の表示例

```
名称
原材料名
添加物
内容量
賞味期限
保存方法
原産国名　　△△国
販売者　　　□□株式会社
　　　　　　東京都千代田区霞が関■－■－■
加工所※3　　○○株式会社
　　　　　　東京都千代田区永田町●－●－●
```

オ　輸入品を小分けし、加工所所在地及び加工者の氏名又は名称を一括表示部分の枠外に表示した場合の表示例

一括表示部分の枠外に表示することも可能ですが、販売者に近接して表示してください。

```
名称
原材料名
添加物
内容量
賞味期限
保存方法
原産国名    △△国
販売者      □□株式会社
            東京都千代田区霞が関■-■-■
```

　　加工所※3　○○株式会社
　　　　　　　東京都千代田区永田町●-●-●

② 食品関連事業者が製造者である場合（販売者と製造者が同一の場合を含む。）
　　製造者が表示責任者の場合は、製造者の氏名又は名称、製造者の住所及び製造所の所在地を表示すればよい。

ア　製造所の所在地及び製造者の氏名又は名称を一括表示部分の枠外に表示した場合の表示例

　　製造者の欄に近接して表示してください。

```
名称
原材料名
添加物
内容量
賞味期限
保存方法
製造者      □□株式会社
            東京都千代田区霞が関■-■-■
```

　　製造所※4　東京都千代田区永田町●-●-●

イ　製造所の所在地及び製造者の氏名又は名称を一括表示部分の枠内に表示した場合の表示例

```
名称
原材料名
添加物
内容量
賞味期限
保存方法
製造者      □□株式会社
            東京都千代田区霞が関■-■-■
製造所※4    東京都千代田区永田町●-●-●
```

ウ　製造所の所在地及び製造者の氏名又は名称を、製造所固有記号を用いて表示した場合の表示
　　例（例：当該製品を製造している全ての製造所の所在地又は製造者の氏名並びに名称及び製造

所固有記号を表示する場合[※2])

　製造所固有記号を用いて表示する場合に併せて必要となる表示事項については、必ずしも販売者の欄に近接して表示する必要はありませんが、分かりやすい箇所に表示するようにしてください。

```
名称
原材料名
添加物
内容量
賞味期限
保存方法
製造者　□□株式会社　＋AA
　　　　東京都千代田区霞が関■－■－■
```

　　　　製造所固有記号
　　　　AA：○○株式会社▲▲工場　神奈川県…
　　　　AB：○○株式会社◆◆工場　栃木県…
　　　　AC：○○株式会社▼▼工場　愛知県…

※1　「製造者」、「製造場所」等の製造した場所が分かるような事項名も可。なお、「加工所の所在地及び加工者の氏名又は名称」を表示する場合は「加工所」、「加工場所」等の加工した場所が分かるような事項名とする。

※2　製造所固有記号を表示した場合には、食品表示基準第3条第1項の表の製造所又は加工所の所在地（輸入者にあっては、輸入業者の営業所所在地）及び製造者又は加工者の氏名又は名称（輸入品にあっては、輸入業者の氏名又は名称）の項の下欄3に示す一から三までのいずれかを表示しなければならないこととなっている。表示例は、同項下欄3の三の事例であり、同項下欄の一又は二に掲げる事項を表示することも可能である。

【参考】食品表示基準第3条第1項

| 製造所又は加工所の所在地（輸入品にあっては、輸入業者の営業所所在地）及び製造者又は加工者の氏名又は名称（輸入品にあっては、輸入業者の氏名又は名称） | 1・2　（略）
3　1の規定にかかわらず、原則として同一製品を二以上の製造所で製造している場合にあっては、製造者の住所及び氏名並びに製造者が消費者庁長官に届け出た製造所固有の記号（アラビア数字、ローマ字、平仮名若しくは片仮名又はこれらの組合せによるものに限る。以下この項において同じ。）又は販売者（乳、乳製品及び乳又は乳製品を主要原料とする食品を販売する者を除く。以下3において同じ。）の住所、氏名及び販売者である旨並びに製造者及び販売者が連名で消費者庁長官に届け出た製造者の製造所固有の記号（以下「製造所固有記号」という。）の表示をもって製造所の所在地及び製造者の氏名又は名称の表示に代えることができる。この場合においては、次に掲げるいずれかの事項を表示しなければならない。
　一　製造所の所在地又は製造者の氏名若しくは名称の情報の提供を求められたときに回答する者の連絡先
　二　製造所固有記号が表す製造所の所在地及び製造者の氏名又は名称を表示したウェブサイトのアドレス（二次元コードその他のこれに代わるものを含む。）
　三　当該製品を製造している全ての製造所の所在地又は製造者の氏名若しくは名称並びに製造所固有記号 |

※3 「加工者」、「加工場所」等の加工した場所が分かるような事項名も可。
※4 「製造場所」等の製造した場所が分かるような事項名も可。

Q 外国（A国）で製造された加工食品を別の外国（B国）を経由して輸入した場合、食品表示基準では原産国名はどちらを表示すべきですか。

A この場合、B国は経由するだけで、実質的な変更をもたらす行為を行っていないことから、原産国としては最終的な製造国であるA国を表示することとなります。
　なお、関税法（昭和29年法律第61号）においても最終加工地を原産国と規定しています。
（平成27年3月30日消食表第140号より）

Q インターネット上で行う健康食品の広告も、テレビ、新聞、雑誌等と同様に規制対象となりますか。

A 医薬品医療機器等法
　顧客を誘引する（顧客の購入意欲を昂進させる）意図が明確であり、商品名が明らかにされ、一般人が認知できる状態である場合には、広告に該当し、他の媒体と同様に規制の対象となります。インターネット広告については、リンク先の内容も同一広告の一部とみなします。

　健康増進法
　インターネット上で行う広告もその他の表示①顧客を誘引する（顧客の購入意欲を昂進させる）意図が明確にあること　②特定食品の商品名等が明らかにされていること　③一般人が認知できる状態にあること　の3つに該当する場合又は①〜③に該当することを回避した場合であっても、具体的な商品名や期待される効果等を消費者が容易に認知できる形で表示されている場合等は①〜③を実質的に満たすものとして、他の媒体と同様に規制の対象となります。また、医薬品医療機器等法と同様にリンク先の内容も同一広告の一部とみなされます。

　景品表示法
　インターネット上で行う広告も、不当景品類及び不当表示防止法第2条第4項に規定する表示にあたるため、規制の対象となります。

　特定商取引法
　販売方法「通信販売」は特定商取引法第2条第2項に該当するため、規制の対象となります。

Q 栄養成分の機能の表示や栄養強調表示をする成分以外の栄養成分について、合理的な推定により得られた値を表示することができますか。

A 一般加工食品について栄養成分の機能の表示や栄養強調表示をする場合、表示する全ての栄養成分について、許容差の範囲内にある必要があります（合理的な推定により得られた値は認めら

Q 一般用加工食品について、栄養成分の機能の表示や栄養強調表示（栄養成分の補給ができる旨、栄養成分又は熱量の適切な摂取ができる旨、糖類を添加していない旨、ナトリウム塩を添加していない旨）をしない場合、一つの食品の栄養成分表示の中に、一部の項目のみ合理的な方法による推定値で表示することは可能ですか。その場合、保管しておく合理的根拠は「推定値」の表示を行った成分のみでよいですか。

A 「推定値」である成分が分かるように記載すれば問題ありません。例えば「○○は推定値」、「○○以外の栄養成分については、推定値」等の文言を、栄養成分表示に近接した場所に記載してください。

「推定値」の表示を行った成分については、必要に応じて説明ができるようにその合理的根拠を保管しておく必要があります。

Q ナトリウム塩を添加していない食品の栄養成分表示（食品表示基準別記様式3）において、ナトリウムを任意で表示する場合、食塩相当量を枠外に記載することは可能ですか。

A できません。食塩相当量も一括表示内でナトリウムのあとに括弧書きで表示してください。

Q 容器包装に、一般的に知られていることを謳った場合（例：「みかんにはビタミンCがたくさん含まれます」「豚肉200gで1日に必要なビタミンB1が摂取できます」）、栄養強調表示の規定に従った表示が必要となりますか。

A 一般論であっても、p.121表10の第1欄及びp.122表11の第1欄に掲げる栄養成分について栄養強調表示をする場合、食品表示基準に則る必要があります。なお、栄養強調表示をせずに単に栄養成分の名称を記載した場合は、基本5項目（熱量、たんぱく質、脂質、炭水化物、食塩相当量）及び強調した栄養成分の量の表示が必須です。

Q 製品の原材料の効能等が書かれた書籍を製品と一緒に配布することは問題がありますか？

A 医薬品的な効能効果を説明した書籍を、製品販売時に手渡したり、製品送付時に同封することは、医薬品的な効能効果を標ぼうしたことになるため医薬品医療機器等法に抵触します。また、一緒に配布しなくても、その書籍に販売業者の連絡先やホームページへのリンクが容易に認知できる形で記載してある場合には、健康増進法に抵触することになります。

Q タコには、もともとタウリン（医薬品成分）が含まれているので、製品表示やパンフレット等に「商品名：○○○の原料であるタコには、滋養強壮によいと言われているタウリンが含まれています。」といった内容を標ぼうしてもよいですか。

A 医薬品成分であるタウリンがその商品に含まれている旨を標ぼうすることにより、その商品は医薬品とみなされます。よって、医薬品医療機器等法上はこのような標ぼうはできません。

Q 次のような内容を標ぼうしてもよいでしょうか。
「ケールには、ビタミン（ビタミンＣ等）やミネラル（鉄、亜鉛等）をはじめ今、話題のメラトニンなどの栄養素が含まれています。」

A ビタミン・ミネラルは非医薬品成分であるため、このような標ぼうをすることは事実であれば医薬品医療機器等法上は問題ありません。しかし、メラトニンは医薬品成分（ホルモン）ですので、このようなことを標ぼうした場合、商品は医薬品とみなされます。よって、医薬品医療機器等法上はメラトニンが含有する旨の標ぼうはできません。

また、ビタミンなどの栄養素を含有する旨の表示を行う場合は、食品表示法に従った栄養成分表示が必要になります。栄養成分表示の方法については、本書p.100〜を参考にしてください。

Q 通常の食品に含有されている成分と同等の成分を配合した食品に、痩身用、身体の具合の悪い人に最適な食品ですと表示した場合は不当表示となりますか。

A 痩せる効果の根拠としている成分が通常の食品に含まれている成分と変わらないにもかかわらず「痩身用」と表示した場合は不当表示となるおそれがあります。

また、「身体の具合が悪い人」を対象としている旨の標ぼうは、医薬品的な効能効果に該当するため、医薬品医療機器等法に抵触します。

また、このような表示について、「事実に著しく相違する」又は「著しく人を誤認させる」ような場合には、健康増進法に抵触するおそれがあります。

Q 低カロリー食品を開発し、販売するに際して、この食品は「痩身効果」、「糖尿病の方に最適」と表示したいのですが、できますか。

A その食品中にカロリーが少ないことのみを理由に、その食品を摂取することで痩せると表示することは不当表示となるおそれがあります。

また、低カロリーというだけで糖尿病の人に客観的に最適といえるかどうかもさることながら、糖尿病治療効果を標ぼうすることは医薬品医療機器等法に抵触するおそれがあります。

また、このような表示について、「事実に著しく相違する」又は「著しく人を誤認させる」ような表示をした場合には、あわせて健康増進法に抵触するおそれがあります。

Q スーパーが自然健康食品フェアーと銘打って販売する商品に、次のような表示をしたら不当表示になりますか。
「糖尿病、肥満症の方に適しています。」「疲労回復、老化予防」

A 「自然健康食品フェアー」と銘打つか否かにかかわらず、表示されている効能効果が当該商品の効能効果として認められない場合には、景品表示法上の不当表示にあたります。なお、上記のような効果がある旨の標ぼうを行うことは、医薬品医療機器等法に抵触する場合があります。
また、このような表示について、「事実に著しく相違する」又は「著しく人を誤認させる」ような表示をした場合には、あわせて健康増進法に抵触するおそれがあります。

Q 天然自然又は天然自然素材を使用と表示している食品を見かけるが、この表示は問題ないですか。

A 加工食品に天然自然の表示をすることは不当表示となるおそれがあります。
素材に、栽培された農産物・養殖された水産物を使用している場合に「天然」、「自然」と表示すると不当表示になります。

Q 広告に、よく「思いどおり痩せた」、「目標を達成できた」等体験談が掲載されているが問題ないですか。

A 体験談そのものを広告等に掲載することは差し支えありませんが、その食品を摂して痩せるといっている体験談のうち、当該事業者に都合のよい部分のみを掲載している場合は不当表示となります。また、この場合に「事実に著しく相違する」又は「著しく人を誤認させる」ような表示をした場合は、あわせて健康増進法に抵触するおそれがあります。

Q 体験談を掲載した広告を見ると、その食品を摂取すると全ての人が健康になったり、痩身効果があったように記載されているものを多く見受けるが問題とはならないですか。
また、関係者に依頼した場合はどうですか。

A 当該食品の利用者のうち、その効果があったとする人は少なく、多くの人は効果がなかったにもかかわらず、効果があった人のみの体験談だけを掲載した場合は不当表示となるおそれがあります。また、関係者に依頼した体験談であるにもかかわらず、一般の利用者の体験談のように表

示をした場合も同様です。

また、この場合に「事実に著しく相違する」又は「著しく人を誤認させる」ような表示をした場合は、あわせて健康増進法に抵触するおそれがあります。

Q 雑誌の広告等で「飲むだけで痩せる」、「これを飲めば1日3食しっかり食べても太らない」等の表示は不当表示とならないですか。

A 結果的に痩せる場合があったにしても、当該食品の摂取以外に運動・減食等を必要としている場合は不当表示となります。

また、この場合に「事実に著しく相違する」又は「著しく人を誤認させる」ような表示をした場合は、あわせて健康増進法に抵触するおそれがあります。

Q 広告チラシ等で1カ月で15キログラム、1週間で5キログラム痩せると表示したものを見受けるが、不当表示とならないですか。

A 当該食品を摂取することのみによって、短期間でそのように痩せることは通常考えられないので、このような表示は不当表示になるおそれがあります。

また、この場合に「事実に著しく相違する」又は「著しく人を誤認させる」ような表示をした場合は、あわせて健康増進法に抵触するおそれがあります。

Q 「健康食品」を発売するに際して、モニター等に依頼しその食品の効果を試してもらった。その結果を表示したいがどのような表示にしたらよいですか。

A 利用結果が、効果があった者より、効果のなかった者が圧倒的に多かったにもかかわらず、効果のあった者のことのみ表示している場合、また、利用者の生活条件も異なっていた場合は、当然異なる食生活をしたことも考えられるところから、誰にでも効果があると思われるような表示は不当表示となるおそれがあります。

また、この場合に「事実に著しく相違する」又は「著しく人を誤認させる」ような表示をした場合は、あわせて健康増進法に抵触するおそれがあります。

Q 当該食品（使用原材料を含む）の効果について、雑誌等に学術論文として掲載されていたのでそれを引用したいと思うが、どのような注意が必要ですか。雑誌社、研究者には使用許可を得ています。

A その掲載誌や研究者の著作権を侵すことがないよう手続きを取ったにしても、その学術論文が

当該食品の効果について、全ての面で肯定していないにもかかわらず、肯定部分のみを引用したり、断定していないのに断定しているかのように表示した場合は不当表示となるおそれがあります。また、事実学術論文に記載されている事項であっても、商品の医薬品的効能効果を明示、暗示するような引用を行った場合は、医薬品医療機器等法に抵触します。また、この場合に「事実に著しく相違する」又は「著しく人を誤認させる」ような表示をした場合は、あわせて健康増進法に抵触するおそれがあります。

Q 「不当表示」として規制される表示とはどのようなものですか。

A 不当表示とは、商品・サービスの最終需要者である一般消費者に誤認されることによって不当に顧客を誘引し、一般消費者による自主的かつ合理的な選択を阻害するおそれがある表示をいい、その類型は商品等の内容についての不当表示を「優良誤認」、商品等の取引条件についての不当表示を「有利誤認」、その他内閣総理大臣が指定するものとして、「商品の原産国に関する不当な表示」など6種類の不当表示を規制しています。

Q 一般消費者に誤認される表示とはどのようなものですか。

A 常識的な知識を持っている消費者が通常誤認を生じる表示をいいますが、商品やサービスにはその需要者が限られているものがあります。
　その場合は、その商品等の需要者が一般消費者になりますので、この需要者が的確な判断ができるかどうかで決まります。

Q 不当表示は表示されたものでなければ問題とならないでしょうか。

A 景品表示法でいう表示とは、記載されている文字、絵、図形、あるいは広告媒体の物理的な形状そのものをいうのではなく、その表示を見た一般消費者に対しその商品の取引に関する事項について、何らかの認識を持たせるもの全てを包括的にいっています。
　また、表示と実際のものとの形式的な食い違いだけではなく、表示から受ける一般消費者の認識と、表示がされていないがために起った、実際のものとの食い違いがある場合には不当表示となります。

Q 通信販売の広告で表示しなければならない事項は何ですか。

A 通信販売の広告には次の事項を表示しなければなりません。
　① 販売価格

なお、送料は金額をもって表示（送料実費という表示不可）のこと
② 代金等の支払時期・方法
③ 商品の引渡時期等（期間又は期限を表示のこと）
④ 商品の売買契約の申込みの撤回、売買契約の解除に関する事項（返品特約がなければその旨記載すること）
⑤ その他
　ア　事業者の氏名又は名称、住所及電話番号
　イ　事業者が法人であって、電子情報処理組織を使用する方法により広告をする場合は代表者または通信販売に関する業務の責任者の氏名
　ウ　申込み有効期限があるときは、その期限
　エ　①以外に負担すべき金銭があるときは、その内容・金額
　オ　瑕疵担保責任の定めがあるときは、その内容
　カ　商品等を利用するために必要な電子計算機の仕様及び性能等
　キ　販売数量制限、その他の特別条件があるときは、その内容
　ク　カタログ等の請求者に、その費用を負担させるときは、その額
　　なお、広告に「請求次第カタログ送付」等と表示すれば、広告表示の一部を省略できます。ただし、金額の一部省略はできません。全部省略するか全部載せるかにより、その他の省略できる事項が違ってきますので、詳しくは特定商取引に関する法律施行規則第10条をご確認ください。
　ケ　電子メール広告をするときは、事業者の電子メールアドレス
　コ　電子メール広告をするときは、消費者が電子メール広告の提供を受けない旨の意思を表示することができる電子メールアドレスまたはURL

Q　「取引条件についての不当表示」について具体例をあげてください。

A　取引条件についての不当表示の事例には、次のようなものがあります。
① 実際に600円で販売しているものを「1,000円の品を500円で提供」、「通常の半額」と表示した場合
② 実際に5割引するのは一部の商品なのに「全品」5割引と表示した場合
③ 「分割払い可」と広告には表示されていたのに、実際には一括払いだった場合
④ 「商品購入者には旅行に招待」と表示されていたのに、実際には実施されなかった場合
⑤ 「効果がなかった場合は代金をお返しします。」と表示されていたのにもかかわらず返金されなかった場合

Q 二重価格表示とはどのようなことをいうのか。また、二重価格表示を行うにあたっての留意点とは。

A 二重価格表示とは、実際に販売する価格にこれよりも高い価格（以下「比較対照価格」という。）を併記するなど、何らかの方法により実売価格に比較対照価格を付すことをいい、この比較対照価格が正しいものまで規制するものではありません。
次のような場合は、不当表示になるおそれがあります。
① 同一ではない商品の価格を比較対照価格に用いて表示した場合
② 比較対照価格に用いる価格について、実際と異なる表示やあいまいな表示を行った場合

Q 特色のある原材料を使用した場合、必ず使用割合を表示しなければならないのですか。

A 1 割合表示が必要となるのは、特色のある原材料を使用したことを強調して表示する場合です。特色のある原材料を使用していても、そのことを表示しないのであれば割合表示を行う必要はありません。

2 具体的には、特色のある原材料（○○）を使用して、
① 製品表面などに「○○使用」、「○○入り」のように、特色のある原材料を強調して表示する場合
② 製品の名称が特色のある原材料を使用した旨を示すものである場合
③ 「○○を使用し、…」のように説明書きなどで特色ある原材料を使用した旨を表示する場合
④ 一括表示部分の原材料名として「うるち米（○○）、…」のように表示する場合
には、○○の使用割合を明示することが必要です。

3 また、同種の原材料中における使用割合が100％である場合には、割合の表示を省略することが可能です。
（平成27年3月30日消食表第140号より）

Q A県産のりんご果汁とB県産の濃縮りんご果汁を使用した製品に、A県産のりんご果汁を使用した旨を表示する場合には割合の表示が必要ですが、使用した状態で重量の比較をすればいいのですか。

A 1 状態（濃縮、乾燥など）の異なる同種の原材料を混合して使用する場合には、使用した状態で重量比較を行うのではなく、同等の状態に換算した重量の比較を行ってください。
2 問の例の場合、使用した状態で重量の比較を行うとA県産の割合が多くなり、消費者に

誤認を与えることとなるので、B県産の濃縮りんご果汁を還元した状態の重量に換算するなど適切に比較を行った上で表示することが必要です。
（平成27年３月30日消食表第140号より）

Q 使用割合が変動する原材料を特色のある原材料として表示したい場合、どのように割合表示を行えばよいですか。

A 1　原材料の使用割合が変動する場合、想定される最小値を記載し、「〇％以上」又は「〇割以上」のように幅をもたせた表示を行うことが可能です。

2　具体的には、例えば、季節により使用割合が45％～52％の範囲で変動する特色のある原材料を強調して表示する場合には、「45％以上」又は「４割以上」の表示が可能です。

3　なお、「〇％～△％」のように表示することは、含有量が多いとの誤認を与える可能性があることから認められません。
（平成27年３月30日消食表第140号より）

保健機能食品

1 保健機能食品制度とは …………………… 165

2 栄養機能食品 …………………………………… 165

3 機能性表示食品 ………………………………… 172

4 特定保健用食品 ………………………………… 179

5 特別用途食品（参考） ………………………… 185

6 Q & A ……………………………………………… 187

第5章

保健機能食品

1 保健機能食品制度とは

　保健機能食品制度とは、一定の条件を満たした食品について、食品の機能性の表示をすることを認めるために創設された制度で、下図のとおり、表示する機能等の違いによって、「特定保健用食品」、「栄養機能食品」及び「機能性表示食品」の3つに分類されている。

　なお、食品表示基準では、保健機能食品以外の食品にあっては保健機能食品と紛らわしい名称、栄養成分の機能及び特定の保健の目的が期待できる旨を示す用語の表示は禁止されている。

〈医薬品と食品との分類〉

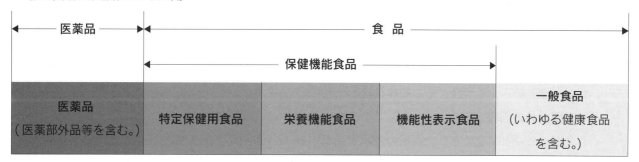

2 栄養機能食品

　栄養機能食品として栄養成分の機能の表示を行うには、1日当たりの摂取目安量に含まれる栄養成分量が、国が定めた下限値・上限値の基準に適合する必要がある。定められた栄養成分の機能の表示のほか、摂取する上での注意事項や消費者庁長官の個別の審査を受けたものではない旨等、表示しなければならない事項も定められているが、国への許可申請や届出の必要はない（栄養機能食品の具体的な基準値及び表示事項については、p.169〜表1参照）。

　なお、栄養機能食品として表示をする場合は、食品表示基準に従った栄養成分表示も必要である。

　また、栄養機能食品の基準を満たしているか否かは販売時に判断することとなるが、販売時に栄養機能食品の基準を満たすものであっても、摂取時に栄養機能食品の基準を満たさなくなる食品に栄養成分の機能を表示することは望ましくない。

(1) 栄養機能食品の対象となる食品区分

容器包装に入れられた一般消費者向けの加工食品及び生鮮食品が対象となる。

(2) 機能に関する表示を行うことができる栄養成分

```
脂 肪 酸（1種類）　：n-3系脂肪酸
ミネラル類（6種類）　：亜鉛、カリウム※、カルシウム、鉄、銅、マグネシウム
ビタミン類（13種類）：ナイアシン、パントテン酸、ビオチン、ビタミンA、
　　　　　　　　　　　ビタミンB₁、ビタミンB₂、ビタミンB₆、ビタミンB₁₂、
　　　　　　　　　　　ビタミンC、ビタミンD、ビタミンE、ビタミンK、葉酸
　　　　　　　　　　　※ただし、錠剤、カプセル剤等の形状の加工食品にあっては、カリウムを除く。
```

(3) 栄養機能食品の必要表示事項

栄養機能食品として表示する際に必要となる表示事項は下記ア〜セのとおり。

必要表示事項は全て8ポイント以上の大きさの文字で表示する（表示可能面積がおおむね150cm²以下の場合は、5.5ポイント以上の大きさの文字で表示することが可能である。）。

なお、生鮮食品を栄養機能食品として販売することも可能だが、必要表示事項を記載した容器包装に入れて販売する必要がある。

ア　栄養機能食品である旨及び当該栄養成分の名称

「栄養機能食品（栄養成分の名称○○○）」と表示する。規格基準が定められている複数の栄養成分を栄養機能表示する場合、その順序は決められていない。

イ　栄養成分の機能

栄養成分ごとに定められた機能の表示を記載する（p.169〜表1第3欄参照）。

表示内容の主旨が同じものであっても、定められた栄養成分の機能に変化を加えたり、省略したりすることは認められない。

ただし、以下の場合にはまとめて記載することができる。

```
①一つの食品で、栄養機能表示が同一の複数の栄養成分について、栄養機能表示を行う場合
　例）ナイアシン、ビオチン及びビタミンB₂は、皮膚や粘膜の健康維持を助ける栄養素です。
②一つの栄養成分に、二つ以上の栄養機能表示がある場合
　例）ビタミンAは、夜間の視力維持を助けるとともに、皮膚や粘膜の健康維持を助ける栄養素です。
```

ウ　1日当たりの摂取目安量

エ　栄養成分の量及び熱量

1日の摂取目安量当たりの栄養成分の量及び熱量を表示する。

また、機能の表示を行う栄養成分の量は、定められた方法（p.104〜表8第3欄参照）により得られた値で表示する（栄養機能食品においては、合理的な推定による値の表示は認められない。）。

オ　摂取の方法

カ　摂取する上での注意事項

栄養成分ごとに定められた注意事項を記載する。

2 栄養機能食品

表示内容の主旨が同じものであっても定められた注意事項に変化を加えたり、省略したりすることは認められない。

ただし、一つの食品で、注意喚起表示が同一の二つ以上の栄養成分について、注意喚起表示を行う場合には、まとめて記載することができる。

キ バランスの取れた食生活の普及啓発を図る文言

「食生活は、主食、主菜、副菜を基本に、食事のバランスを。」と表示する。

ク 消費者庁長官の個別の審査を受けたものではない旨

「本品は、特定保健用食品と異なり、消費者庁長官による個別審査を受けたものではありません。」と表示する。

ケ 1日当たりの摂取目安量に含まれる機能に関する表示を行っている栄養成分量が、栄養素等表示基準値に占める割合

1日当たりの摂取目安量を「○粒～○粒お召し上がりください。」という旨の幅の両端をもって表示することもできるが、この場合は栄養素等表示基準値に占める割合も幅を用いて表示する。

ただし、この場合においては、幅の両端それぞれの1日当たりの摂取目安量に含まれる栄養機能表示成分量が、栄養機能食品の規格基準に適合する（定められた上限値～下限値の範囲にある。）必要がある（栄養素等表示基準値はp.171の表2参照）。

コ 栄養素等表示基準値の対象年齢及び基準熱量に関する文言

「栄養素等表示基準値（18歳以上、基準熱量2,200kcal）」その他これに類する文言を記載する。

サ 調理又は保存の方法に関し特に注意を必要とするものは、その注意事項

シ 特定の対象者に対し注意を必要とするものにあっては、当該注意事項

例）グレープフルーツ（ジュース）は、カルシウム拮抗薬の効果を増強する可能性がある等

ス 保存方法（生鮮食品のみ※）

常温で保存すること以外にその保存の方法に関し留意すべき事項がないものにあっては、保存の方法の表示を省略することができる。

※加工食品における保存方法の記載については、一括表示の横断的義務表示事項として規定されている（食品表示基準第3条）。

セ その他（生鮮食品のみ）

加熱等により栄養成分に大きく変化が生じる食品については、機能を表示する栄養成分の量が食品表示基準別表第11（p.169～表1参照。）の上下限値の範囲内にあることを担保する調理法を表示する。

(4) 栄養機能食品の表示禁止事項

栄養機能食品に下記の事項について表示することはできない。

ア 栄養機能食品として機能等の表示が認められている栄養成分以外の成分の機能の表示
（p.169～表1の第3欄に掲げる表示以外の機能表示は認められない。）

イ 特定の保健の目的が期待できる旨の表示

(5) 栄養機能食品の表示が望ましくない食品

　ビール等のアルコール飲料や、ナトリウム、糖分等を過剰に摂取させることになる食品等は、栄養機能食品の表示をすることにより、当該食品が健康の保持増進に資するという一面を強調することになるが、摂取による健康への悪影響も否定できないことから、栄養機能食品の表示をすることは望ましくない。

表1　栄養機能食品に係る基準及び表示　食品表示基準　別表第11（第2条、第7条、第9条、第23条関係）

第1欄	第2欄	第3欄	第4欄	第5欄
栄養成分	下限値	栄養成分の機能	上限値	摂取をする上での注意事項
n-3系脂肪酸	0.6g	n-3系脂肪酸は、皮膚の健康維持を助ける栄養素です。	2.0g	本品は、多量摂取により疾病が治癒したり、より健康が増進するものではありません。一日の摂取目安量を守ってください。
亜鉛	2.64mg	亜鉛は、味覚を正常に保つのに必要な栄養素です。 亜鉛は、皮膚や粘膜の健康維持を助ける栄養素です。 亜鉛は、たんぱく質・核酸の代謝に関与して、健康の維持に役立つ栄養素です。	15mg	本品は、多量摂取により疾病が治癒したり、より健康が増進するものではありません。亜鉛の摂り過ぎは、銅の吸収を阻害するおそれがありますので、過剰摂取にならないよう注意してください。一日の摂取目安量を守ってください。乳幼児・小児は本品の摂取を避けてください。
カリウム	840mg	カリウムは、正常な血圧を保つのに必要な栄養素です。	2800mg	本品は、多量摂取により疾病が治癒したり、より健康が増進するものではありません。一日の摂取目安量を守ってください。腎機能が低下している方は本品の摂取を避けてください。
カルシウム	204mg	カルシウムは、骨や歯の形成に必要な栄養素です。	600mg	本品は、多量摂取により疾病が治癒したり、より健康が増進するものではありません。一日の摂取目安量を守ってください。
鉄	2.04mg	鉄は、赤血球を作るのに必要な栄養素です。	10mg	本品は、多量摂取により疾病が治癒したり、より健康が増進するものではありません。一日の摂取目安量を守ってください。
銅	0.27mg	銅は、赤血球の形成を助ける栄養素です。 銅は、多くの体内酵素の正常な働きと骨の形成を助ける栄養素です。	6.0mg	本品は、多量摂取により疾病が治癒したり、より健康が増進するものではありません。一日の摂取目安量を守ってください。乳幼児・小児は本品の摂取を避けてください。
マグネシウム	96mg	マグネシウムは、骨や歯の形成に必要な栄養素です。 マグネシウムは、多くの体内酵素の正常な働きとエネルギー産生を助けるとともに、血液循環を正常に保つのに必要な栄養素です。	300mg	本品は、多量摂取により疾病が治癒したり、より健康が増進するものではありません。多量に摂取すると軟便（下痢）になることがあります。一日の摂取目安量を守ってください。乳幼児・小児は本品の摂取を避けてください。
ナイアシン	3.9mg	ナイアシンは、皮膚や粘膜の健康維持を助ける栄養素です。	60mg	本品は、多量摂取により疾病が治癒したり、より健康が増進するものではありません。一日の摂取目安量を守ってください。
パントテン酸	1.44mg	パントテン酸は、皮膚や粘膜の健康維持を助ける栄養素です。	30mg	本品は、多量摂取により疾病が治癒したり、より健康が増進するものではありません。一日の摂取目安量を守ってください。
ビオチン	15μg	ビオチンは、皮膚や粘膜の健康維持を助ける栄養素です。	500μg	本品は、多量摂取により疾病が治癒したり、より健康が増進するものではありません。一日の摂取目安量を守ってください。

第1欄	第2欄	第3欄	第4欄	第5欄
栄養成分	下限値	栄養成分の機能	上限値	摂取をする上での注意事項
ビタミンA	231µg	ビタミンAは、夜間の視力の維持を助ける栄養素です。 ビタミンAは、皮膚や粘膜の健康維持を助ける栄養素です。	600µg	本品は、多量摂取により疾病が治癒したり、より健康が増進するものではありません。一日の摂取目安量を守ってください。 妊娠三か月以内又は妊娠を希望する女性は過剰摂取にならないよう注意してください。
ビタミンB_1	0.36mg	ビタミンB_1は、炭水化物からのエネルギー産生と皮膚や粘膜の健康維持を助ける栄養素です。	25mg	本品は、多量摂取により疾病が治癒したり、より健康が増進するものではありません。一日の摂取目安量を守ってください。
ビタミンB_2	0.42mg	ビタミンB_2は、皮膚や粘膜の健康維持を助ける栄養素です。	12mg	本品は、多量摂取により疾病が治癒したり、より健康が増進するものではありません。一日の摂取目安量を守ってください。
ビタミンB_6	0.39mg	ビタミンB_6は、たんぱく質からのエネルギーの産生と皮膚や粘膜の健康維持を助ける栄養素です。	10mg	本品は、多量摂取により疾病が治癒したり、より健康が増進するものではありません。一日の摂取目安量を守ってください。
ビタミンB_{12}	0.72µg	ビタミンB_{12}は、赤血球の形成を助ける栄養素です。	60µg	本品は、多量摂取により疾病が治癒したり、より健康が増進するものではありません。一日の摂取目安量を守ってください。
ビタミンC	30mg	ビタミンCは、皮膚や粘膜の健康維持を助けるとともに、抗酸化作用を持つ栄養素です。	1000mg	本品は、多量摂取により疾病が治癒したり、より健康が増進するものではありません。一日の摂取目安量を守ってください。
ビタミンD	1.65µg	ビタミンDは、腸管でのカルシウムの吸収を促進し、骨の形成を助ける栄養素です。	5.0µg	本品は、多量摂取により疾病が治癒したり、より健康が増進するものではありません。一日の摂取目安量を守ってください。
ビタミンE	1.89mg	ビタミンEは、抗酸化作用により、体内の脂質を酸化から守り、細胞の健康維持を助ける栄養素です。	150mg	本品は、多量摂取により疾病が治癒したり、より健康が増進するものではありません。一日の摂取目安量を守ってください。
ビタミンK	45µg	ビタミンKは、正常な血液凝固能を維持する栄養素です。	150µg	本品は、多量摂取により疾病が治癒したり、より健康が増進するものではありません。一日の摂取目安量を守ってください。 血液凝固阻止薬を服用している方は本品の摂取を避けてください。
葉酸	72µg	葉酸は、赤血球の形成を助ける栄養素です。 葉酸は、胎児の正常な発育に寄与する栄養素です。	200µg	本品は、多量摂取により疾病が治癒したり、より健康が増進するものではありません。一日の摂取目安量を守ってください。 葉酸は、胎児の正常な発育に寄与する栄養素ですが、多量摂取により胎児の発育がよくなるものではありません。

表2 栄養素等表示基準値　食品表示基準　別表第10（第2条関係）

上欄	下欄
栄養成分及び熱量	栄養素等表示基準値
たんぱく質	81g
脂質	62g
飽和脂肪酸	16g
n-3系脂肪酸	2.0g
n-6系脂肪酸	9.0g
炭水化物	320g
食物繊維	19g
亜鉛	8.8mg
カリウム	2,800mg
カルシウム	680mg
クロム	10μg
セレン	28μg
鉄	6.8mg
銅	0.9mg
ナトリウム	2,900mg
マグネシウム	320mg
マンガン	3.8mg

上欄	下欄
栄養成分及び熱量	栄養素等表示基準値
モリブデン	25μg
ヨウ素	130μg
リン	900mg
ナイアシン	13mg
パントテン酸	4.8mg
ビオチン	50μg
ビタミンA	770μg
ビタミンB_1	1.2mg
ビタミンB_2	1.4mg
ビタミンB_6	1.3mg
ビタミンB_{12}	2.4μg
ビタミンC	100mg
ビタミンD	5.5μg
ビタミンE	6.3mg
ビタミンK	150μg
葉酸	240μg
熱量	2,200kcal

栄養素等表示基準値とは？

　国民の健康の維持増進等を図るために示されている性別及び年齢階級別の栄養成分の摂取量の基準を性別及び年齢階級（18歳以上に限る。）ごとの人口により加重平均した値であって、上記表（別表第10）の上欄の区分に応じそれぞれ同表の下欄に掲げる値のことをいう。

　栄養素等表示基準値は、表示を目的として、食事摂取基準の基準値を日本人の人口に基づき加重平均したものであり、必ずしも個人が目指すべき1日当たりの栄養素等摂取量を示すものではない。

　また、栄養素等表示基準値のうち、食物繊維、ナトリウム及びカリウムは、生活習慣病予防のための指標である目標量を基に算出された値であり、食物繊維及びカリウムは積極摂取が、ナトリウムは過剰摂取の回避が望まれるという意味合いがある。

栄養機能食品パッケージ表示例

栄養機能食品（カルシウム・鉄）
・カルシウムは、骨や歯の形成に必要な栄養素です。
・鉄は、赤血球を作るのに必要な栄養素です。

> 栄養成分表示（3粒（1g）当たり）
> エネルギー 3kcal　たんぱく 0.2g　脂質 0g　炭水化物 0.6g
> 食塩相当量 0g　カルシウム 410mg　鉄 3.0mg

- 一日当たり3粒を目安に、かまずにお召し上がりください。
- 本品は、多量摂取により疾病が治癒したり、より健康が増進するものではありません。一日の摂取目安量を守ってください。
- 本品は、特定保健用食品と異なり、消費者庁長官による個別審査を受けたものではありません。
- 一日当たりの摂取目安量の栄養素等表示基準値2015（18歳以上、基準熱量2,200kcal）に占める割合：カルシウム 60%　鉄 44%
- 保存は高温多湿を避け、開封後はキャップをしっかり閉めてお早めにお召し上がりください。

> 食生活は、主食、主菜、副菜を基本に、食事のバランスを。

考え方
一日当たりの摂取目安量（3粒）当たりのカルシウム及び鉄の含有量が栄養機能食品の基準値
カルシウム：204 mg以上、600 mg以下、
鉄：2.04 mg以上、10 mg以下
を満たしているので、カルシウム及び鉄について栄養機能表示ができる。

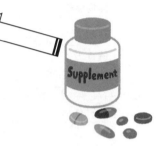

○栄養素等表示基準値に占める割合は下記の表示例のように記載することもできる。

食品表示基準に基づき栄養素等表示基準値に関する表示をする場合、旧基準（栄養表示基準）との差別化を図るため、「栄養素等表示基準値（2015）」等、日本人の食事摂取基準（2015年版）を基にしていることが分かるような表示とすることが望ましい。

また、必要表示事項である栄養素等表示基準値に対する割合、栄養素等表示基準値の対象年齢及び基準熱量に関する文言を表示した上で、小児や月経ありの女性等、特定の性・年齢階級を対象とした食事摂取基準を任意で表示することも可能である。その場合、出典を明記する。

栄養成分表示と栄養素等表示基準値に占める割合の表示例

栄養成分表示 [3粒（1g）当たり]	
熱量	3 kcal
たんぱく質	0.2g
脂質	0 g
炭水化物	0.6g
食塩相当量	0 g
カルシウム	410mg （60 %）※注
鉄	3.0mg （44 %）※注

※注）栄養素等表示基準値2015（18歳以上、基準熱量2,200kcal）に占める割合

3　機能性表示食品

機能性表示食品は、安全性及び機能性に関する一定の科学的根拠に基づき、食品関連事業者（食品表示法第2条第3項第1号）の責任において、疾病に罹患していない者（未成年者、妊産婦（妊娠を計画している者を含む。）及び授乳婦を除く。）に対し、機能性関与成分によって健康の維持及び増進に資する特定の保健の目的（疾病リスクの低減に係るものを除く。）が期待できる旨を科学的根拠に基づいて容器包装に表示をする食品である。

機能性表示食品は、必要事項を販売日の60日前までに消費者庁長官へ届出なければならない。

(1) 対象食品

容器包装に入れられた食品全般（サプリメント形状の加工食品、サプリメント形状の加工食品以外の加工食品（以下「その他加工食品」という。）及び生鮮食品）が対象となる。

ただし、次の①～③に該当する食品については、機能性表示食品の対象から除くこととする。

① 特別用途食品及び栄養機能食品
② アルコールを含有する飲料
③ 栄養素の過剰な摂取につながる食品

(2) 対象事業者

事業規模の大小に関わりなく、機能性表示食品の届出を行う食品関連事業者を対象とする。一般的には、最終製品の製造者、加工者、販売者及び輸入者のいずれかが該当すると想定されるが、生鮮食品については生産者団体等も想定される。

(3) 機能性表示食品の届出等に関する留意点

機能性表示食品の実際の届け出は、次の①～⑧について最新版を消費者庁ホームページで確認した上で行う必要がある。

① 「食品表示基準」（平成27年内閣府令第10号）
② 「食品表示基準について」（平成27年3月30日付消食表第139号消費者庁次長通知）
③ 「食品表示基準Q&A」（平成27年3月30日付消食表第140号消費者庁食品表示企画課長通知）
④ 「機能性表示食品の届出等に関するガイドライン」（平成27年3月30日公表）
⑤ 「機能性表示食品の届出書作成に当たっての留意事項」（平成27年6月2日公表）
⑥ 「機能性表示食品の広告等に関する主な留意点」（平成27年6月19日公表）
⑦ 「機能性表示食品の届出書作成に当たっての確認事項」（平成27年9月30日公表）
⑧ その他消費者庁の発出文書等

なお、届出は「機能性表示食品制度届出データベース」によりオンラインで行う。

(4) 機能性表示食品の届出等に必要な手続きの概要

機能性表示食品として届出を行う前に、次のことを確認する。1～6の全てを満たした上で届出を行う必要がある。

～食品関連事業者の皆様へ「機能性表示食品」制度がはじまります！（消費者庁発行）～より引用。一部加筆

1．機能性表示食品の対象食品となるかを判断する

以下のチェック項目に該当するものは、対象食品とはならない。
□疾病に罹患している者、未成年者、妊産婦（妊娠を計画している者を含む。）、授乳婦を対象に開発された食品
□機能性関与成分が明確でない食品
□機能性関与成分が、厚生労働大臣が定める食事摂取基準に基準が策定されている栄養素である食品
□特別用途食品（特定保健用食品を含む。）、栄養機能食品、アルコールを含有する飲料
□脂質、飽和脂肪酸、コレステロール、糖類（単糖類又は二糖類であって、糖アルコールでないものに限る。）、ナトリウムの過剰な摂取につながる食品

2. 安全性の根拠を明確にする

(1) 以下のいずれかにより、安全性を評価し、説明できなければならない。
- ☐喫食実績による食経験の評価
- ☐データベースの2次情報などを用いた情報収集
- ☐最終製品又は機能性関与成分における安全性試験の実施

(2) 機能性関与成分の相互作用に関する評価を行い、相互作用がある場合は販売の適切性を説明できなければならない。
- ☐機能性関与成分と医薬品の相互作用の有無を確認し、相互作用が認められる場合は、販売することの適切性を科学的に説明できること。
- ☐機能性関与成分を複数含む場合、当該成分同士の相互作用の有無を確認し、相互作用が認められる場合は、販売することの適切性を科学的に説明できること。

3. 生産・製造及び品質の管理体制を整える

生産・製造における衛生管理・品質管理の観点から、安全性が確保できる体制を整え、これを説明しなければならない。
- ☐加工食品における製造施設・従業員の衛生管理などの体制／生鮮食品における生産、採取、漁獲などの衛生管理体制
- ☐規格外製品の流通を防止するための取組の体制
- ☐機能性関与成分及び安全性の担保が必要な成分に関する定量試験の分析方法など

※HACCP、GMPなどに自主的、積極的に取り組むことが望ましい。

4. 健康被害の情報収集体制を整える

健康被害の発生の未然防止及び拡大防止のため、情報収集し、報告を行う体制を整備しなければならない。
- ☐消費者、医療従事者などから健康被害の報告を受け取るための体制を整えること

5. 機能性の根拠を明確にする

以下のいずれかにより、表示しようとする機能性の科学的根拠が説明できなければならない。
- ☐最終製品を用いた臨床試験の実施（特定保健用食品と同等の水準）
- ☐最終製品又は機能性関与成分に関する研究レビュー（システマティックレビュー）

6. 適正な表示を行う

容器包装に適正な表示が行われていなければならない。
- ☐食品表示基準、同基準に関する通知及びQ&A、「機能性表示食品の届出等に関するガイドライン」に基づいて表示すること（p.175(5)参照）。

上記1〜6の全てを満たしている

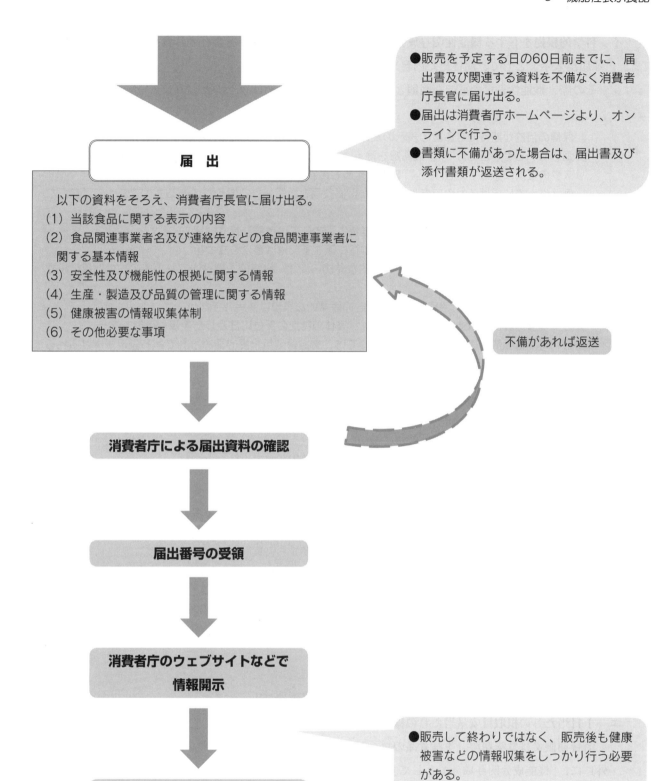

(5) 機能性表示食品の必要表示事項

機能性表示食品として表示する際に必要となる表示事項は下記のとおり。

必要表示事項は全て8ポイント以上の大きさの活字で表示する（表示可能面積がおおむね150cm²以下の場合は、5.5ポイント以上の活字で表示することができる。）。

ア **機能性食品である旨**

「機能性表示食品」と主要面（通常、商品名が記載されている面）に表示する。

イ 科学的根拠を有する機能性関与成分及び当該成分又は当該成分を含有する食品が有する機能性

「届出表示」として、届け出た内容を表示する。

その際、機能性表示の可能な範囲と、認められない表現例は以下のとおり。

1．保健の目的が期待できる旨の表示の範囲は、疾病に罹患していない者（未成年者、妊産婦（妊娠を計画している者を含む。）及び授乳婦を除く。）の健康の維持及び増進に役立つ旨又は適する旨（疾病リスクの低減に係るものを除く。）を表現するものである。※1～3

例えば、次に掲げるものであり、明らかに医薬品と誤認されるおそれのあるものであってはならない。
① 容易に測定可能な体調の指標※4の維持に適する又は改善に役立つ旨
② 身体の生理機能、組織機能の良好な維持に適する又は改善に役立つ旨
③ 身体の状態を本人が自覚でき、一時的な体調の変化（継続的、慢性的でないもの）の改善に役立つ旨

※1 「診断」、「予防」、「治療」、「処置」等の医学的な表現は使用できない。
※2 健康の維持・増進の範囲内であれば、身体の特定の部位に言及した表現も可能である。
※3 可能な機能性表示の範囲内の例としては、特定保健用食品で認められている表現が挙げられる（疾病リスクの低減に係るものを除く。）。
※4 医学的及び栄養学的な観点から十分に評価され、広く受け入れられている評価指標を用いる。なお、主観的な指標によってのみ評価可能な機能性の表示も対象となり得るが、その指標は日本人において妥当性が得られ、かつ、学術的に広くコンセンサスが得られたものとする。

2．本制度では認められない表現例としては、以下のものが考えられる。
① 疾病の治療効果又は予防効果を暗示する表現
  （例）「糖尿病の人に」、「高血圧の人に」等
② 健康の維持及び増進の範囲を超えた、意図的な健康の増強を標榜するものと認められる表現
  （例）「肉体改造」、「増毛」、「美白」等
③ 科学的根拠に基づき説明されていない機能性に関する表現
  （例）限られた免疫指標のデータを用いて身体全体の免疫に関する機能があると誤解を招く表現、in vitro試験やin vivo試験で説明された根拠のみに基づいた表現、抗体や補体、免疫系の細胞などが増加するといったin vitro試験やin vivo試験で科学的に説明されているが、生体に作用する機能が不明確な表現等

ウ 栄養成分の量及び熱量

1日当たりの摂取目安量当たりの栄養成分の量及び熱量で表示する。

エ 1日当たりの摂取目安量当たりの機能性関与成分の含有量

消費期限又は賞味期限（生鮮食品の場合は販売期間）を通じて含有する値を栄養成分表示の次（枠外）に、「機能成分関与成分」として表示する。

オ 1日当たりの摂取目安量

「1日当たりの摂取目安量」として、消費者庁長官に届け出た内容を表示する。

その際、「1日摂取目安量」と簡略して表示すること、「1日当たり○gを目安にお召し上がりください。」等の文章で表示することを可能とする。

なお、1個、1切れといった表示をする場合、生鮮食品にあっては個体差があり、一定しないことも考えられるため、グラム表示を併記しても差し支えない。

カ 届出番号

消費者庁から返送された届出書に記載されている届出番号を表示する。

キ　（加工食品のみ）食品関連事業者の連絡先
　　（生鮮食品のみ）食品関連事業者の氏名又は名称、住所及び連絡先

　食品関連事業者（原則として、届出者が想定される。）の連絡先である旨を冠し、表示内容に責任を有する者の電話番号（生鮮食品の場合、氏名又は名称、住所及び電話番号）を表示する。併せて、電話番号の記載があるウェブサイトのアドレス（二次元コードその他これに代わるものを含む。）を表示することも可能である。

　なお、表示する電話番号は国内のものに限る（海外転送機能等特殊な機能は認められない。）。その際、「食品関連事業者の連絡先」を「連絡先」又は「お問合せ先」等と簡略して表示することを可能とする。また、加工食品の場合、横断的義務表示事項である「食品関連事業者の氏名又は名称及び住所」に続けて表示することも可能である。

ク　**機能性及び安全性について国による評価を受けたものではない旨**

　「本品は、事業者の責任において特定の保健の目的が期待できる旨を表示するものとして、消費者庁長官に届出されたものです。ただし、特定保健用食品と異なり、消費者庁長官による個別審査を受けたものではありません。」と表示する。

ケ　**摂取の方法**

　摂取の方法である旨を記載し、機能性の科学的根拠に関する情報を取得した摂取の方法（例：科学的根拠に基づく摂取時期、調理法）を表示する。なお、摂取時期の表現については、総合的に判断して医薬品的な表現にならないよう注意する。また、1日当たりの摂取目安量とともに表示することも可能である（例：1日1本を目安にお召し上がりください）。

コ　**摂取をする上での注意事項**

　摂取する上での注意事項である旨を記載し、医薬品等との飲合せ、過剰摂取を防止するための注意喚起等を表示する。なお、文字のフォントを大きくする、四角で囲む、色をつける等、他の表示事項よりも目立つよう表示することが望ましい。

サ　**バランスのとれた食生活の普及啓発を図る文言**

　「食生活は、主食、主菜、副菜を基本に、食事のバランスを。」と表示する。

シ　**調理又は保存の方法に関し特に注意を必要とするものにあっては当該注意事項**

　消費者庁長官に届け出た内容を表示する（調理を要しない食品等、表示不要な場合はその旨を届け出れば省略可能）。

ス　**疾病の診断、治療、予防を目的としたものではない旨**

　「本品は、疾病の診断、治療、予防を目的としたものではありません。」と表示する。

セ　**疾病に罹患している者、未成年者、妊産婦（妊娠を計画している者を含む。）及び授乳婦に対し訴求したものではない旨**（加工食品のみ）

　「本品は、疾病に罹患している者、未成年者、妊産婦（妊娠を計画している者を含む。）及び授乳婦を対象に開発された食品ではありません。」と表示する。

ソ　**疾病に罹患している者は医師、医薬品を服用している者は医師、薬剤師に相談した上で摂取すべき旨**

　「疾病に罹患している場合は医師に、医薬品を服用している場合は医師、薬剤師に相談してください。」と表示する。

タ　**体調に異変を感じた際は速やかに摂取を中止し医師に相談すべき旨**

　「体調に異変を感じた際は、速やかに摂取を中止し、医師に相談してください。」と表示する。

チ　保存の方法（生鮮食品のみ）
　　常温で保存する以外に保存方法の留意事項がない場合は省略が可能である。

(6) 機能性表示食品の表示禁止事項
ア　疾病の治療効果又は予防効果を標ぼうする用語
　　（例）「花粉症に効果あり」、「糖尿病の方にお奨めです」、「風邪予防に効果あり」等の表現
イ　消費者庁長官に届け出た機能性関与成分以外の成分を強調する用語
　　栄養成分の補給ができる旨の表示及び栄養成分又は熱量の適切な摂取ができる旨の表示をする場合を除き、消費者庁長官に届け出た機能性関与成分以外の成分（別表第9の第1欄に掲げる栄養成分を含む。）を強調する用語

> ① 強調する用語とは、「〇〇たっぷり」、「△△強化」のような表示をいう。
> ② 含有量を色や大きさ等で目立たせた表示は望ましくない。
> ③ 主要面に成分名のみを目立つように特記した表示や機能性関与成分であると消費者に誤認を与えるような表示（例：◇◇（届け出た機能性関与成分以外の成分）のパワー）は望ましくない。

ウ　消費者庁長官の評価、許可等を受けたものと誤認させるような用語
　　「消費者庁承認」、「消費者庁長官許可」、「〇〇省承認」、「〇〇省推薦」、「〇〇政府機関も認めた」、「世界保健機関（WHO）許可」等、国や公的な機関に届け出た、承認を受けた、と誤認させる表現
エ　別表第9の第1欄に掲げる栄養成分の機能を示す用語
　　別表第9の第1欄に掲げる栄養成分の機能には、別表第11の第3欄に示されている機能も含む。

(7) 情報開示
　機能性表示食品として届け出られた情報は、消費者庁のウェブサイトで公開される。届出者も自らのウェブサイトや印刷物で販売前に情報を公開することが望ましい。

(8) 機能性表示食品における表示責任者の考え方
　届出者が表示内容全般について一義的に責任を負う。生鮮食品の場合、生産者（生産者団体等を含む。）、卸売会社等の流通業者、小売業者が機能性表示食品としての届出者となり得るが、例えば、小売店等でリパックする場合であっても、届出者が表示内容について責任を負うこととなる。そのため、届出者以外の者がリパックする場合は、リパックの際に的確に表示がなされるよう、届出者とリパックする者との間で、必要に応じて契約等により事前に合意を得ておく必要がある。

> 　機能性表示食品の届出方法等については、消費者庁のホームページより
> 「食品表示基準について」、「機能性表示食品の届出等に関するガイドライン」、「機能性表示食品の届出書作成に当たっての留意事項」、「機能性表示食品の届出書作成に当たっての確認事項」等の関係通知を必ずご確認ください。
>
> 消費者庁ホームページ
> 　（食品表示に関する法令等）：http://www.caa.go.jp/foods/index18.html
> 　（機能性表示食品）：http://www.caa.go.jp/foods/index23.html

4　特定保健用食品

　特定保健用食品は、身体の生理学的機能等に影響を与える保健機能成分を含んでおり、「お腹の調子を整える」、「コレステロールの吸収を抑える」、「食後の血中中性脂肪の上昇を抑える」等、健康の保持増進や特定の保健の用途に役立つ旨を表示して販売される食品である。

　特定保健用食品として販売するためには、摂取者に与える影響など、科学的知見に基づき、安全性及び効果について個別の食品ごとに国による審査を受け、表示許可を得なければならない。

　特定保健用食品には、健康増進法に規定する特別用途表示の許可等に関する内閣府令第8条に定める許可証票がつけられている。

(1) 特定保健用食品の区分

ア　特定保健用食品
　健康増進法第26条第1項の許可又は同法第29条第1項の承認を受けて、食生活において特定の保健の目的で摂取をする者に対し、その摂取により当該保健の目的が期待できる旨の表示をする食品をいう。

イ　条件付き特定保健用食品
　特定保健用食品のうち、食生活において特定の保健の目的で摂取をする者に対し、その摂取により当該保健の目的が期待できる旨について条件付きの表示をすることとされたものをいう。
　（特定保健食品の許可に当たっての審査で要求している科学的根拠のレベルには届かないものの、一定の有効性が確認される食品について、限定的な科学的根拠であることを表示することを条件として許可対象とするもの）

ウ　特定保健用食品（規格基準型）
　特定保健用食品であって、別に定める規格基準を満たすものとして許可等を受けたものをいう。
　（特定保健用食品として許可件数が多い食品等、科学的根拠が蓄積したものについては、関与成分について新たに規格基準を定め、消費者委員会における個別の審査を受けることなく、事務局において規格基準に適合するか否かの審査を行うもの）

エ　特定保健用食品（疾病リスク低減表示）
　特定保健用食品であって、疾病リスクの低減に関する表示を含むものをいう。
　（関与成分の疾病リスク低減効果の科学的根拠が医学的・栄養学的に広く認められ確立されているものに限り、疾病リスク低減表示を認めるもの）

オ　特定保健用食品（再許可等）
　既に許可等が行われた特定保健用食品（以下「既許可食品」という。）から、以下に掲げる変更により改めて許可等を受けたものをいう。
　(ア) 既許可食品に係る許可等を受けている者が、当該食品の商品名を変更しようとすること。
　(イ) 既許可食品と同一の食品又は風味（香料又は着色料等の添加物によるものをいう。以下同じ。）のみを変更した食品について、当該許可等を受けている者と異なる者が、当該既許可食品と同一の表示をしようとすること。
　(ウ) 既許可食品に係る許可等を受けている者が、当該食品の風味のみを変更しようとすること。

(2) 保健の用途の表示の範囲

ア 保健の用途の表示の範囲は、健康の維持、増進に役立つ、又は適する旨を表現するものであって、例えば、次に掲げるものであることとし、明らかに医薬品と誤認されるおそれのあるものであってはならない。

(ア) 容易に測定可能な体調の指標の維持に適する又は改善に役立つ旨

(イ) 身体の生理機能、組織機能の良好な維持に適する又は改善に役立つ旨

(ウ) 身体の状態を本人が自覚でき、一時的であって継続的、慢性的でない体調の変化の改善に役立つ旨

(エ) 疾病リスクの低減に資する旨(医学的、栄養学的に広く確立されているものに限る。なお、条件付き特定保健用食品の保健の用途の表示の範囲としては認められない。)

(3) 特定保健用食品の必要表示事項

特定保健用食品として表示する際に必要となる表示事項は下記ア〜セのとおり。

必要表示事項は全て8ポイント以上の大きさの活字で表示する(表示可能面積がおおむね150cm²以下の場合は、5.5ポイント以上の活字で表示することができる。)。

ア 商品名

許可等申請書中の商品名どおりに表示する。

イ 許可証票又は承認証票

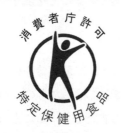
特定保健用食品の許可証票

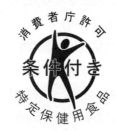
条件付き特定保健用食品の許可証票

ウ 許可等を受けた表示の内容

許可等を受けた表示の内容のとおり表示する。その際には、許可等を受けた表示の一部分のみの記載はしないこと。

エ 栄養成分量及び熱量

栄養成分の量及び熱量の表示は、食品表示基準に基づくとともに、試験検査機関による分析した結果を基に適切に表示する。

また、関与成分の量については、消費期限又は賞味期限を通じて含有する値とする。

オ 原材料名及び添加物の表示

食品表示基準に基づく。

カ 特定保健用食品である旨(条件付き特定保健用食品にあっては、条件付き特定保健用食品である旨)

「特定保健用食品」と記載する。ただし、条件付き特定保健用食品にあっては、「条件付き特定保健用食品」と記載する。

キ 内容量

1包装中の重量又は容量を表示する。小分け包装されているものにあっては、小分け包装中の重量又は容量及び小分け包装の個数を表示する。

ク 摂取する上での注意事項

審査申請書に添付した資料及び許可等申請書中の「摂取をする上での注意事項」に記載した内容を表示する。

ケ 1日当たりの摂取目安量

審査申請書に添付した資料及び許可等申請書中の「1日当たりの摂取目安量(以下「1日摂取目安量」という。)」に記載した内容を表示する。

コ 1日摂取目安量に含まれる当該栄養成分の量が栄養素等表示基準値に占める割合

(関与成分が、栄養素等表示基準値の示されている栄養成分である場合)

サ 摂取、調理又は保存の方法に関し、特に注意を必要とするものにあっては、その注意事項

許可等申請書に記載した内容を表示する。

シ 許可等を受けた者が製造者以外の者であるときは、その許可等を受けた者の営業所所在地及び氏名(法人にあっては、その名称)

(ア) 当該許可等を受けた者の住所の表示は、住居表示に関する法律(昭和37年法律第119号)に基づく住居表示に従って住居番号まで記載する。

(イ) 申請者が輸入業者である場合にあっては、輸入業者である旨を記載するとともに、申請者の住所及び氏名を記載する。

ス 消費期限又は賞味期限、保存の方法、製造所所在地及び製造者の氏名

これらの表示方法については、食品表示基準に基づき適切に記載する。

セ バランスの取れた食生活の普及啓発を図る文言

「食生活は、主食、主菜、副菜を基本に、食事のバランスを。」と表示する。

この文言の表示箇所は、消費者が商品選択する際の情報提供とするため容器包装の前面とし、容器の底面に表示する等表示義務付けの趣旨を没却するような表示方法は適切でない。

(4) 表示の取扱い

表示の取扱いについては、食品表示基準に基づくとともに、以下の点についても留意する。

ア (3)の表示事項は、一括して表示する等読みやすいように表示する。なお、一括して表示する場合は、次のように取り扱って差し支えない。

(ア) 表示項目名について、次のように簡略に記載すること。

　a 「許可を受けた表示の内容」を「許可表示」とすること。

　b 「摂取をする上での注意事項」を「摂取上の注意」とすること。

　c 「摂取、調理又は保存の方法に関し、特に注意を必要とする事項」を「摂取、調理又は保存方法の注意」とすること。

　d 「許可を受けた者が製造者以外の者であるとき、当該許可を受けた者の営業所所在地及び氏名」を「販売者」又は「許可を受けた者」とすること。

(イ) 商品名、特定保健用食品である旨(又は条件付き特定保健用食品である旨)及び許可等の証票の表示を一括表示以外の見やすい箇所に記載すること。

(ウ) 表示する内容がない場合に、表示項目名を含め、記載を省略すること。

イ　審査等に際して、表示につき条件が示された場合は、これに従う。
ウ　表示は、審査等において認められた表示の範囲内とする。
エ　虚偽又は誇大な表示、消費者に誤解を与える表示を行わない。
オ　バランスの取れた食生活の普及啓発を図る文言は、確実に消費者の目に留まるよう、文字の大きさや配置、パッケージ全体のデザイン等について十分に配慮する。

(5) 許可等の要件
次の要件に適合するものについて許可等が行われる。
ア　食品又は関与成分が、ビール等のアルコール飲料や、ナトリウム、糖分等を過剰摂取させることとなるものではないこと。
イ　食品又は関与成分について、表示しようとする保健の用途に係る科学的根拠が医学的、栄養学的に明らかにされていること。
ウ　食品又は関与成分についての適切な摂取量が医学的、栄養学的に設定できるものであること。
エ　食品又は関与成分が、添付資料等からみて安全なものであること。
オ　関与成分について、次の事項が明らかにされていること。ただし、合理的理由がある場合は、この限りでない。
　(ア)　物理学的、化学的及び生物学的性状並びにその試験方法
　(イ)　定性及び定量試験方法
カ　同種の食品が一般に含有している栄養成分の組成を著しく損なったものでないこと。
キ　まれにしか食されないものでなく、日常的に食される食品であること。
ク　食品又は関与成分が、「無承認無許可医薬品の指導取締りについて」（昭和46年6月1日付薬発第476号厚生省薬務局長通知）の別紙「医薬品の範囲に関する基準」の別添2「専ら医薬品として使用される成分本質（原材料）リスト」に含まれるものでないこと。

(6) 申請手続き
許可等申請書、審査申請書及びその添付資料は、「特定保健用食品の審査等取扱い及び指導要領」（資料編p.520）に基づき作成する。
なお、申請時には以下について留意する。
ア　申請書類の提出方法
　(ア)　許可申請書
　　　主たる営業所の所在地の（保健所を通じて）都道府県知事（保健所を設置する市又は特別区にあっては、市長又は区長。以下同じ。）を経由して消費者庁長官に提出する。
　(イ)　審査申請書（添付資料を含む。以下同じ。）及び承認申請書
　　　必要事項を記載した申請書を添付資料とともに消費者庁食品表示企画課に直接送付又は持参する。
　　　なお、審査申請書は、許可等申請書の提出を行った後に提出し、許可等申請書の写しを参考として添付すること。
イ　申請書類の提出部数
　(ア)　許可申請書
　　　→　正本1部副本1部

(イ) 審査申請書

　　a　特定保健用食品（規格基準型及び再許可等を除く）の場合

　　　→　食品の種類ごとに正本1部副本3部

　　b　特定保健用食品（規格基準型）及び特定保健用食品（再許可等）の場合

　　　→　食品の種類ごとに正本1部副本1部

(ウ) 承認申請書

　　→　正本1部

ウ　手数料

　表示の許可等に係る手数料のうち国庫に納付すべきものは、健康増進法施行令第3条第1号に定める額に相当する額の収入印紙を許可等申請書の正本に貼付して納入する。なお、貼付した収入印紙には押印等を行わないこと。

エ　許可申請書の進達

(ア) 許可申請書の提出を受けた都道府県知事は、許可申請書の不備の有無を点検の上、適当と認められるものを消費者庁長官に正本1部進達する。

(イ) 許可申請書の内容に不備がある場合は、理由を伝えて速やかに申請者に返戻する。

(7) 製品見本の試験検査（許可試験）

ア　試験検査の依頼方法

　製品見本の試験検査は(6)の申請後、審査申請書の写しを添付して、申請者が直接、国立研究開発法人医薬基盤・健康・栄養研究所（以下「研究所」という。）又は法第26条第3項に規定する登録試験機関に持ち込む。

　なお、小規模に試作する場合と実際に商品として市販するために大規模に製造する場合とでは、栄養成分の添加技術に著しい差異を生じるおそれがあるので、単に試作の段階で申請することなく、実際に商品として販売する際に行う原料の配合、製造方法等に従って製造したものであって、市販される包装容器に収められたものを製品見本とする。

イ　試験検査の開始

　申請者が申請に当たって、表示の許可申請書を都道府県経由、審査申請書を直接消費者庁食品表示企画課に提出（承認申請の場合は、審査申請書及び承認申請書を直接消費者庁食品表示企画課に提出）した後であれば、消費者庁食品表示企画課の指示なく許可試験を行うことができる。

　ただし、許可試験を行った後に、審査の過程で当初設計していた申請品の製造工程が変更になる場合、又は申請品の関与成分の量が変更になる場合等、申請品の設計等に変更が生じる場合には、再度、変更後の申請品に基づき、許可試験を行う必要がある。

ウ　試験検査費用の納付

　試験検査依頼の際には、研究所にあっては、施行令第3条第2号に定める額、登録試験機関にあっては、法第26条の8第1項の試験業務規程に定める額をそれぞれ納付する。

エ　その他

　具体的な試験検査依頼の方法は、研究所又は登録試験機関の定める方法に従う。

　研究所又は登録試験機関が発行した試験検査成績書については、その原本を消費者庁食品表示企画課に提出する。

(8) 許可等に関する申請後の流れ

特定保健用食品の表示の許可申請から許可書交付までの流れは以下のとおり。

なお、特定保健用食品の審査は複数の機関が関係しており、並行審査の導入に伴って、関係機関における情報の共有がこれまで以上に求められる。したがって、申請者から提出される資料を含め、各委員会で審議される資料などについては、関係機関で共有されることに留意する。

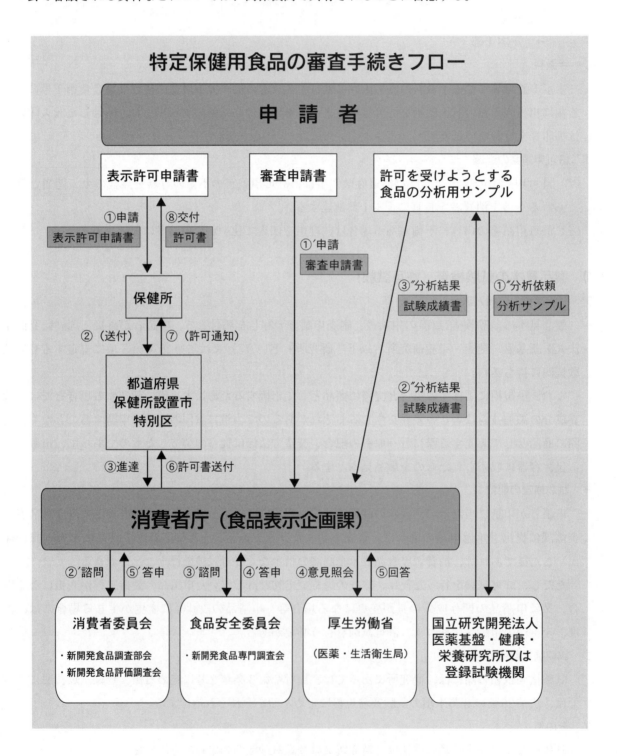

5 特別用途食品（参考）

(1) 特別用途食品制度とは

特別用途食品とは、乳児、幼児、妊産婦、病者などの発育、健康の保持・回復など特別の用途に適する旨について表示するもので、健康増進法第26条に規定されている。特別用途食品として食品を販売するには、その表示について消費者庁の許可を受ける必要がある。

健康増進法に基づく「特別の用途に適する旨の表示」の許可には特定保健用食品も含まれる。

なお、特別の用途に適する旨の表示とは、乳児、幼児、妊産婦、病者等の発育又は健康の保持若しくは回復の用に供することが適当な旨を医学的、栄養学的表現で記載し、かつ、用途を限定したものをいう。単に「乳児用」、「幼児用」等と表示されたものは許可等を必要としない。

＜参考＞ 特別用途食品

〈特別用途食品の分類〉

特別用途食品
- 病者用食品
  - 許可基準型
    - 低たんぱく質食品
    - アレルゲン除去食品
    - 無乳糖食品
    - 総合栄養食品
  - 個別評価型
- 妊産婦、授乳婦用粉乳
- 乳児用調製粉乳
- えん下困難者用食品
- 特定保健用食品

※特定の保健の用途に適する食品（特定保健用食品）については、特別用途食品制度と保健機能食品制度の両制度に位置づけられている。

(2) 特別用途食品の許可の範囲

ア　特別用途食品の表示については、病者用食品、妊産婦、授乳婦用粉乳、乳児用調製粉乳及びえん下困難者用食品に係るものを健康増進法第26条第1項の許可の対象とする。

イ　病者用食品のうち次に掲げる食品群に属する食品（以下「許可基準型病者用食品」という。）については第2の3に定める許可基準により特別用途食品たる表示の許可を行い、その他の病者用食品（以下「個別評価型病者用食品」という。）については第2の4に定めるところにより個別に評価を行

い、特別用途食品たる表示の許可を行う。

（ア）低たんぱく質食品

（イ）アレルゲン除去食品

（ウ）無乳糖食品

（エ）総合栄養食品

ウ　病者用食品について、特別の用途に適する旨の表示とは、以下の各項のいずれかに該当するものであること。したがって、これらの表示がなされた食品が無許可で販売されることのないよう留意すること。

備考：区分欄には、乳児用食品にあっては「乳児用食品」と、幼児用食品にあっては「幼児用食品」と、妊産婦用食品にあっては「妊産婦用食品」と、病者用食品にあっては「病者用食品」と、その他の特別の用途に適する食品にあっては、当該特別の用途を記載すること。

（ア）単に病者に適する旨を表示するもの。例えば、「病者用」、「病人食」等

（イ）特定の疾病に適する旨を表示するもの。例えば、「糖尿病者用」、「腎臓病食」、「高血圧患者に適する」等

　　ただし、具体的な疾病名を表示した場合のみに限られるものでなく、その表現がある特定の疾病名を表示したものと同程度の効果を消費者に与えると考えられる場合を含むものとする。例えば、「血糖値に影響がありません。」、「浮腫のある人に適する。」等

（ウ）許可対象食品群名に類似の表示をすることによって、病者用の食品であるとの印象を与えるもの。例えば「低たんぱく食品」、「低アレルゲン食品」等

　　ただし、たんぱく質含有量が低い旨を行う食品については、「本品は、消費者庁許可の特別用途食品（病者用食品）ではありません。」との文言を記載して、栄養成分表示を行っているものに限り、「低たんぱく質（通常の○○（食品名）の○％）」又は「低たんぱく質（通常の○○（食品名）に比べて○％少ない）」との表示を行ったものについては、病者等が特別用途食品と誤認するおそれがないことから、この限りではない。

<病者用食品の分類>

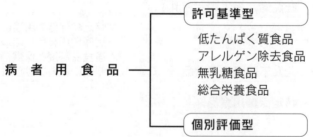

（3）申請手続き

申請書の様式及び記載事項、添付書類等については、資料編p.544「特別用途食品の表示許可基準並びに特別用途食品の取扱い及び指導要領」によるものであること。

ア　許可申請書については、主たる営業所所在地を管轄する都道府県知事に正本1部副本1部を提出すること。

イ　承認申請書については、直接、消費者庁食品表示企画課（以下「食品表示企画課」という。）に正本1部提出すること。

ウ　表示の許可等に係る手数料のうち国庫に納付すべきものについては、健康増進法施行令（平成14年政令第361号）第3条第1号に定める額に相当する額の収入印紙を許可申請書の正本に貼付して納入すること。なお、貼付した収入印紙には押印等を行わないこと。

(4) 製品見本の試験検査

ア　小規模に試作する場合と実際に商品として市販するために大規模に製造する場合とでは、栄養成分の添加技術に著しい差異を生じる恐れがあるので、単に試作の段階で申請することなく、実際に商品として販売する際に行う原料の配合、製造方法等に従って製造したものであって、市販される包装容器に収められたものを製品見本とすること。

イ　製品見本は、その試験検査のため、申請後、食品表示企画課と協議の上、許可等申請書の写しを添付して、申請者が直接、国立研究開発法人医薬基盤・健康・栄養研究所（以下「研究所」という。）又は消費者庁長官が登録した試験機関（以下「登録試験機関」という。）に持ち込むこと。検査依頼の際には、研究所にあっては健康増進法施行令第3条第2号に定める額、登録試験機関にあっては法第26条の8第2項の試験業務規程に定める額を、それぞれ納付するものとすること。

　　また、研究所又は登録試験機関での試験検査における具体的な分析項目は、別添1の別紙2によることとし、検査依頼の方法は、研究所又は登録試験機関の定める方法に従うこと。

ウ　研究所又は登録試験機関が発行した試験検査成績書については、その原本を食品表示企画課長に提出すること。

(5) 表示許可書及び表示承認書の交付

ア　特別用途食品として表示を許可したものは、別紙様式4の表示許可書を進達元の都道府県知事へ送付し、当該都道府県知事から申請者に交付する。

イ　また、特別用途食品として表示を承認したものは、別紙様式5の表示承認書を直接、申請者に交付する。

6　Q&A

Q 特別用途食品（特定保健用食品を除く。）や特定保健用食品について、合理的な推定により得られた値を表示することはできますか。

A 特別用途食品について、食品表示基準第3条第1項の表の栄養成分の量及び熱量の項の下欄2は適用されませんので、分析により得られた値を表示する必要があります。

Q 保健機能食品の表示が望ましくない食品はありますか。

A 例えば、ビール等のアルコール飲料や、ナトリウム、糖分等を過剰に摂取させることになる食品は、保健機能食品の表示をすることによって、当該食品が健康の保持増進に資するという一面

を強調することになりますが、摂取による健康への悪影響も否定できないことから、保健機能食品の表示をすることは望ましくないと考えます。

Q 保健機能食品以外の食品については、保健機能食品と紛らわしい名称を表示してはならないこととされていますが、紛らわしい名称とは、具体的にはどのようなものですか。

A 例えば、「特定健康食品」、「特定機能食品」、「保健○○食品」、「機能○○食品」等の名称で、特に「機能」、「保健」の文字が含まれているものを指します。

Q 「保健機能食品の必要表示事項である特定の対象者に対し注意を必要とするものにあっては、当該注意事項」とは、どのような表示ですか。

A 疾病により栄養代謝に変化が生じ、健康な者と同等の栄養成分の機能が得られないようなもの、妊産婦や乳幼児等、特定のライフステージにある者について摂取量に注意が必要なものについて、その旨を表示してください。

　例えば、グレープフルーツ（ジュース）は、カルシウム拮抗薬の効果を増強する可能性がある等の表示が考えられます。

Q 栄養機能食品において、規格基準が定められている栄養成分を複数表示する場合、その順序は決められていますか。

A 特に決められていません。

Q 栄養機能食品において、1日当たりの摂取目安量を「○○粒〜○○粒お召し上がりください。」という旨の幅の両端をもって表示することは可能ですか。また、「〜以上お召し上がりください。」、「〜以内をお召し上がりください。」という旨の幅の一端のみをもって表示することは可能ですか。

A 幅の両端をもって表示することは可能です。

　ただし、この場合においては、幅の両端それぞれの1日当たりの摂取目安量に含まれる栄養機能表示成分量が、栄養機能食品の規格基準に適合する必要があるのは言うまでもありません。

　一方、幅の一端のみをもって表示することは、1日当たりの摂取目安量に含まれる栄養機能表示成分量が、栄養機能食品の規格基準の上限値と下限値をはずれる可能性があるので、当該基準を満たすことにはなりません。

資料編

第1章

1 法令
- 食品衛生法（抜粋） ………………………………………………………………………………… 193
- 食品衛生法施行規則　別表第1（第12条関係） ……………………………………………… 201
- 既存添加物名簿 …………………………………………………………………………………… 206
- 食品、添加物等の規格基準（抜粋）（昭和34年12月28日厚生省告示第370号）
  - 添加物一般の使用基準 ……………………………………………………………………… 215
  - 各添加物の使用基準及び保存基準 ………………………………………………………… 216
- 乳及び乳製品の成分規格等に関する省令（抜粋）（昭和26年12月27日　厚生省令第52号） ……… 237

2 関係通知
- 「錠剤、カプセル状等食品の適正な製造に係る基本的考え方について」及び「錠剤、カプセル状等食品の原材料の安全性に関する自主点検ガイドライン」について
  （平成17年2月1日　食安発第0201003号） ……………………………………………… 238
- 「医薬品的効能効果を標ぼうしない限り医薬品と判断しない成分本質（原材料）」の食品衛生法上の取扱いの改正について（平成19年8月17日　食安基発第0817001号） ……………… 244
- 消費者庁及び消費者委員会の設置に伴う改正食品衛生法等の施行について（抜粋）
  （平成21年8月28日　健発0828第16号　薬食発0828第9号） ……………………… 246

食品衛生法（抜粋）

［昭和22年12月24日　法律第233号
最終改正　平成26年6月13日　法律第69号］

（目　的）
第1条　この法律は、食品の安全性の確保のために公衆衛生の見地から必要な規制その他の措置を講ずることにより、飲食に起因する衛生上の危害の発生を防止し、もつて国民の健康の保護を図ることを目的とする。

（国、都道府県、保健所を設置する市及び特別区の責務）
第2条　国、都道府県、地域保健法（昭和22年法律第101号）第5条第1項の規定に基づく政令で定める市（以下「保健所を設置する市」という。）及び特別区は、教育活動及び広報活動を通じた食品衛生に関する正しい知識の普及、食品衛生に関する情報の収集、整理、分析及び提供、食品衛生に関する研究の推進、食品衛生に関する検査の能力の向上並びに食品衛生の向上にかかわる人材の養成及び資質の向上を図るために必要な措置を講じなければならない。
②　国、都道府県、保健所を設置する市及び特別区は、食品衛生に関する施策が総合的かつ迅速に実施されるよう、相互に連携を図らなければならない。
③　国は、食品衛生に関する情報の収集、整理、分析及び提供並びに研究並びに輸入される食品、添加物、器具及び容器包装についての食品衛生に関する検査の実施を図るための体制を整備し、国際的な連携を確保するために必要な措置を講ずるとともに、都道府県、保健所を設置する市及び特別区（以下「都道府県等」という。）に対し前2項の責務が十分に果たされるように必要な技術的援助を与えるものとする。

（食品等事業者の責務）
第3条　食品等事業者（食品若しくは添加物を採取し、製造し、輸入し、加工し、調理し、貯蔵し、運搬し、若しくは販売すること若しくは器具若しくは容器包装を製造し、輸入し、若しくは販売することを営む人若しくは法人又は学校、病院その他の施設において継続的に不特定若しくは多数の者に食品を供与する人若しくは法人をいう。以下同じ。）は、その採取し、製造し、輸入し、加工し、調理し、貯蔵し、運搬し、販売し、不特定若しくは多数の者に授与し、又は営業上使用する食品、添加物、器具又は容器包装（以下「販売食品等」という。）について、自らの責任においてそれらの安全性を確保するため、販売食品等の安全性の確保に係る知識及び技術の習得、販売食品等の原材料の安全性の確保、販売食品等の自主検査の実施その他の必要な措置を講ずるよう努めなければならない。
②　食品等事業者は、販売食品等に起因する食品衛生上の危害の発生の防止に必要な限度において、当該食品等事業者に対して販売食品等又はその原材料の販売を行つた者の名称その他必要な情報に関する記録を作成し、これを保存するよう努めなければならない。
③　食品等事業者は、販売食品等に起因する食品衛生上の危害の発生を防止するため、前項に規定する記録の国、都道府県等への提供、食品衛生上の危害の原因となつた販売食品等の廃棄その他の必要な措置を適確かつ迅速に講ずるよう努めなければならない。

（定義）
第4条　この法律で食品とは、すべての飲食物をいう。ただし、医薬品、医療機器等の品質、有効性及び安全性の確保等に関する法律（昭和35年法律第145号）に規定する医薬品、医薬部外品及び再生医療等製品は、これを含まない。
②　この法律で添加物とは、食品の製造の過程において又は食品の加工若しくは保存の目的で、食品に添加、混和、浸潤その他の方法によつて使用する物をいう。
③　この法律で天然香料とは、動植物から得られた物又はその混合物で、食品の着香の目的で使用される添加物をいう。
④　この法律で器具とは、飲食器、割ぽう具その他食品又は添加物の採取、製造、加工、調理、貯蔵、運搬、陳列、授受又は摂取の用に供され、かつ、食品又は添加物に直接接触する機械、器具その他の物をいう。ただし、農業及び水産業における食品の採取の用に供される機械、器具その他の物は、これを含まない。
⑤　この法律で容器包装とは、食品又は添加物を入れ、又は包んでいる物で、食品又は添加物を授受する場合そのままで引き渡すものをいう。
⑥　この法律で食品衛生とは、食品、添加物、器具及び容器包装を対象とする飲食に関する衛生をいう。
⑦　この法律で営業とは、業として、食品若しくは添加物を採取し、製造し、輸入し、加工し、調理し、貯蔵し、運搬し、若しくは販売すること又は器具若しくは容器包装を製造し、輸入し、若しくは販売することをいう。ただし、農業及び水産業における食品の採取業は、これを含まない。
⑧　この法律で営業者とは、営業を営む人又は法人をいう。
⑨　この法律で登録検査機関とは、第33条第1項の規定により厚生労働大臣の登録を受けた法人をいう。

（販売用の食品及び添加物の取扱原則）
第5条　販売（不特定又は多数の者に対する販売以外の授与を含む。以下同じ。）の用に供する食品又は添加物の採取、製造、加工、使用、調理、貯蔵、運搬、陳列及び授受は、清潔で衛生的に行われなければならない。

（不衛生な食品又は添加物の販売等の禁止）
第6条　次に掲げる食品又は添加物は、これを販売し（不特定又は多数の者に授与する販売以外の場合を含む。以下同じ。）、又は販売の用に供するために、採取し、製造し、輸入し、加工し、使用し、調理し、貯蔵

し、若しくは陳列してはならない。
一 腐敗し、若しくは変敗したもの又は未熟であるもの。ただし、一般に人の健康を損なうおそれがなく飲食に適すると認められているものは、この限りでない。
二 有毒な、若しくは有害な物質が含まれ、若しくは付着し、又はこれらの疑いがあるもの。ただし、人の健康を損なうおそれがない場合として厚生労働大臣が定める場合においては、この限りでない。
三 病原微生物により汚染され、又はその疑いがあり、人の健康を損なうおそれがあるもの。
四 不潔、異物の混入又は添加その他の事由により、人の健康を損なうおそれがあるもの。

(新開発食品等の販売禁止)
第7条 厚生労働大臣は、一般に飲食に供されることがなかつた物であつて人の健康を損なうおそれがない旨の確証がないもの又はこれを含む物が新たに食品として販売され、又は販売されることとなつた場合において、食品衛生上の危害の発生を防止するため必要があると認めるときは、薬事・食品衛生審議会の意見を聴いて、それらの物を食品として販売することを禁止することができる。
② 厚生労働大臣は、一般に食品として飲食に供されている物であつて当該物の通常の方法と著しく異なる方法により飲食に供されているものについて、人の健康を損なうおそれがない旨の確証がなく、食品衛生上の危害の発生を防止するため必要があると認めるときは、薬事・食品衛生審議会の意見を聴いて、その物を食品として販売することを禁止することができる。
③ 厚生労働大臣は、食品によるものと疑われる人の健康に係る重大な被害が生じた場合において、当該被害の態様からみて当該食品に当該被害を生ずるおそれのある一般に飲食に供されることがなかつた物が含まれていることが疑われる場合において、食品衛生上の危害の発生を防止するため必要があると認めるときは、薬事・食品衛生審議会の意見を聴いて、その食品を販売することを禁止することができる。
④ 厚生労働大臣は、前3項の規定による販売の禁止をした場合において、厚生労働省令で定めるところにより、当該禁止に関し利害関係を有する者の申請に基づき、又は必要に応じ、当該禁止に係る物又は食品に起因する食品衛生上の危害が発生するおそれがないと認めるときは、薬事・食品衛生審議会の意見を聴いて、当該禁止の全部又は一部を解除するものとする。
⑤ 厚生労働大臣は、第1項から第3項までの規定による販売の禁止をしたとき、又は前項の規定による禁止の全部若しくは一部の解除をしたときは、官報で告示するものとする。

(特定の食品及び添加物の販売、製造、輸入等の禁止)
第8条 厚生労働大臣は、特定の国若しくは地域において採取され、製造され、加工され、調理され、若しくは貯蔵され、又は特定の者により採取され、製造され、加工され、調理され、若しくは貯蔵される特定の食品又は添加物について、第26条第1項から第3項まで又は第28条第1項の規定による検査の結果次に掲げる食品又は添加物に該当するものが相当数発見されたこと、生産地における食品衛生上の管理の状況その他の厚生労働省令で定める事由からみて次に掲げる食品又は添加物に該当するものが相当程度含まれるおそれがあると認められる場合において、人の健康を損なうおそれの程度その他の厚生労働省令で定める事項を勘案して、当該特定の食品又は添加物に起因する食品衛生上の危害の発生を防止するため特に必要があると認めるときは、薬事・食品衛生審議会の意見を聴いて、当該特定の食品又は添加物を販売し、又は販売の用に供するために、採取し、製造し、輸入し、加工し、使用し、若しくは調理することを禁止することができる。
一 第6条各号に掲げる食品又は添加物
二 第10条に規定する食品
三 第11条第1項の規定により定められた規格に合わない食品又は添加物
四 第11条第1項の規定により定められた基準に合わない方法により添加物を使用した食品
② 厚生労働大臣は、前項の規定による禁止をしようとするときは、あらかじめ、関係行政機関の長に協議しなければならない。
③ 厚生労働大臣は、第1項の規定による禁止をした場合において、当該禁止に関し利害関係を有する者の申請に基づき、又は必要に応じ、厚生労働省令で定めるところにより、当該禁止に係る特定の食品又は添加物に起因する食品衛生上の危害が発生するおそれがないと認めるときは、薬事・食品衛生審議会の意見を聴いて、当該禁止の全部又は一部を解除するものとする。
④ 厚生労働大臣は、第1項の規定による禁止をしたとき、又は前項の規定による禁止の全部若しくは一部の解除をしたときは、官報で告示するものとする。

第9条 (略)

(添加物等の販売等の禁止)
第10条 人の健康を損なうおそれのない場合として厚生労働大臣が薬事・食品衛生審議会の意見を聴いて定める場合を除いては、添加物(天然香料及び一般に食品として飲食に供されている物であつて添加物として使用されるものを除く。)並びにこれを含む製剤及び食品は、これを販売し、又は販売の用に供するために、製造し、輸入し、加工し、使用し、貯蔵し、若しくは陳列してはならない。

(食品又は添加物の基準・規格の制定)
第11条 厚生労働大臣は、公衆衛生の見地から、薬事・食品衛生審議会の意見を聴いて、販売の用に供する食品若しくは添加物の製造、加工、使用、調理若し

くは保存の方法につき基準を定め、又は販売の用に供する食品若しくは添加物の成分につき規格を定めることができる。
② 前項の規定により基準又は規格が定められたときは、その基準に合わない方法により食品若しくは添加物を製造し、加工し、使用し、調理し、若しくは保存し、その基準に合わない方法による食品若しくは添加物を販売し、若しくは輸入し、又はその規格に合わない食品若しくは添加物を製造し、輸入し、加工し、使用し、調理し、保存し、若しくは販売してはならない。
③ 農薬（農薬取締法（昭和23年法律第82号）第1条の2第1項に規定する農薬をいう。次条において同じ。）、飼料の安全性の確保及び品質の改善に関する法律（昭和28年法律第35号）第2条第3項の規定に基づく農林水産省令で定める用途に供することを目的として飼料（同条第2項に規定する飼料をいう。）に添加、混和、浸潤その他の方法によつて用いられる物及び薬事法第2条第1項に規定する医薬品であつて動物のために使用されることが目的とされているものの成分である物質（その物質が化学的に変化して生成した物質を含み、人の健康を損なうおそれのないことが明らかであるものとして厚生労働大臣が定める物質を除く。）が、人の健康を損なうおそれのない量として厚生労働大臣が薬事・食品衛生審議会の意見を聴いて定める量を超えて残留する食品は、これを販売の用に供するために製造し、輸入し、加工し、使用し、調理し、保存し、又は販売してはならない。ただし、当該物質の当該食品に残留する量の限度について第1項の食品の成分に係る規格が定められている場合については、この限りでない。

第12条～第14条（略）

（営業上使用する器具及び容器包装の取扱原則）
第15条 営業上使用する器具及び容器包装は、清潔で衛生的でなければならない。

（有毒有害な器具又は容器包装の販売等の禁止）
第16条 有毒な、若しくは有害な物質が含まれ、若しくは付着して人の健康を損なうおそれがある器具若しくは容器包装又は食品若しくは添加物に接触してこれらに有害な影響を与えることにより人の健康を損なうおそれがある器具若しくは容器包装は、これを販売し、販売の用に供するために製造し、若しくは輸入し、又は営業上使用してはならない。

（特定の器具又は容器包装の販売、製造、輸入等の禁止）
第17条 厚生労働大臣は、特定の国若しくは地域において製造され、又は特定の者により製造される特定の器具又は容器包装について、第26条第1項から第3項まで又は第28条第1項の規定による検査の結果次に掲げる器具又は容器包装に該当するものが相当数発見されたこと、製造地における食品衛生上の管理の状況その他の厚生労働省令で定める事由からみて次に掲げる器具又は容器包装に該当するものが相当程度含まれるおそれがあると認められる場合において、人の健康を損なうおそれの程度その他の厚生労働省令で定める事項を勘案して、当該特定の器具又は容器包装に起因する食品衛生上の危害の発生を防止するため特に必要があると認めるときは、薬事・食品衛生審議会の意見を聴いて、当該特定の器具又は容器包装を販売し、販売の用に供するために製造し、若しくは輸入し、又は営業上使用することを禁止することができる。
　一　前条に規定する器具又は容器包装
　二　次条第1項の規定により定められた規格に合わない器具又は容器包装
② 厚生労働大臣は、前項の規定による禁止をしようとするときは、あらかじめ、関係行政機関の長に協議しなければならない。
③ 第8条第3項及び第4項の規定は、第1項の規定による禁止が行われた場合について準用する。この場合において、同条第3項中「食品又は添加物」とあるのは、「器具又は容器包装」と読み替えるものとする。

（器具又は容器包装の規格・基準の制定）
第18条 厚生労働大臣は、公衆衛生の見地から、薬事・食品衛生審議会の意見を聴いて、販売の用に供し、若しくは営業上使用する器具若しくは容器包装若しくはこれらの原材料につき規格を定め、又はこれらの製造方法につき基準を定めることができる。
② 前項の規定により規格又は基準が定められたときは、その規格に合わない器具若しくは容器包装を販売し、販売の用に供するために製造し、若しくは輸入し、若しくは営業上使用し、その規格に合わない原材料を使用し、又はその基準に合わない方法により器具若しくは容器包装を製造してはならない。

（食品、添加物、器具又は容器包装の表示の基準の制定）
第19条 内閣総理大臣は、一般消費者に対する器具又は容器包装に関する公衆衛生上必要な情報の正確な伝達の見地から、消費者委員会の意見を聴いて、前条第1項の規定により規格又は基準が定められた器具又は容器包装に関する表示につき、必要な基準を定めることができる。
② 前項の規定により表示につき基準が定められた器具又は容器包装は、その基準に合う表示がなければ、これを販売し、販売の用に供するために陳列し、又は営業上使用してはならない。
③ 販売の用に供する食品及び添加物に関する表示の基準については、食品表示法（平成25年法律第70号）で定めるところによる。

（虚偽表示等の禁止）
第20条 食品、添加物、器具又は容器包装に関しては、公衆衛生に危害を及ぼすおそれがある虚偽の又は誇大な表示又は広告をしてはならない。

(食品添加物公定書の作成)
第21条 厚生労働大臣及び内閣総理大臣は、食品添加物公定書を作成し、第11条第1項の規定により基準又は規格が定められた添加物及び第19条第1項の規定により基準が定められた添加物につき当該基準及び規格を収載するものとする。

第22条～第25条（略）

(検査命令)
第26条 都道府県知事は、次の各号に掲げる食品、添加物、器具又は容器包装を発見した場合において、これらを製造し、又は加工した者の検査の能力等からみて、その者が製造し、又は加工する食品、添加物、器具又は容器包装がその後引き続き当該各号に掲げる食品、添加物、器具又は容器包装に該当するおそれがあり、食品衛生上の危害の発生を防止するため必要があると認めるときは、政令で定める要件及び手続に従い、その者に対し、当該食品、添加物、器具又は容器包装について、当該都道府県知事又は登録検査機関の行う検査を受けるべきことを命ずることができる。

一　第6条第二号又は第三号に掲げる食品又は添加物

二　第11条第1項の規定により定められた規格に合わない食品又は添加物

三　第11条第1項の規定により定められた基準に合わない方法により添加物を使用した食品

四　第16条に規定する器具又は容器包装

五　第18条第1項の規定により定められた規格に合わない器具又は容器包装

② 厚生労働大臣は、食品衛生上の危害の発生を防止するため必要があると認めるときは、前項各号に掲げる食品、添加物、器具若しくは容器包装又は第10条に規定する食品を製造し、又は加工した者が製造し、又は加工した同種の食品、添加物、器具又は容器包装を輸入する者に対し、当該食品、添加物、器具又は容器包装について、厚生労働大臣又は登録検査機関の行う検査を受けるべきことを命ずることができる。

③ 厚生労働大臣は、食品衛生上の危害の発生を防止するため必要があると認めるときは、生産地の事情その他の事情からみて第1項各号に掲げる食品、添加物、器具若しくは容器包装又は第10条に規定する食品に該当するおそれがあると認められる食品、添加物、器具又は容器包装を輸入する者に対し、当該食品、添加物、器具又は容器包装について、厚生労働大臣又は登録検査機関の行う検査を受けるべきことを命ずることができる。

④ 前3項の命令を受けた者は、当該検査を受け、その結果についての通知を受けた後でなければ、当該食品、添加物、器具又は容器包装を販売し、販売の用に供するために陳列し、又は営業上使用してはならない。

⑤ 前項の通知であつて登録検査機関がするものは、当該検査を受けるべきことを命じた都道府県知事又は厚生労働大臣を経由してするものとする。

⑥ 第1項から第3項までの規定による厚生労働大臣又は登録検査機関の行う検査を受けようとする者は、検査に要する実費の額を考慮して、厚生労働大臣の行う検査にあつては厚生労働大臣が定める額の、登録検査機関の行う検査にあつては当該登録検査機関が厚生労働大臣の認可を受けて定める額の手数料を納めなければならない。

⑦ 前条第3項から第5項までの規定は、第1項から第3項までの検査について準用する。

(輸入の届出)
第27条 販売の用に供し、又は営業上使用する食品、添加物、器具又は容器包装を輸入しようとする者は、厚生労働省令で定めるところにより、その都度厚生労働大臣に届け出なければならない。

(報告、臨検、検査、収去)
第28条 厚生労働大臣、内閣総理大臣又は都道府県知事等は、必要があると認めるときは、営業者その他の関係者から必要な報告を求め、当該職員に営業の場所、事務所、倉庫その他の場所に臨検し、販売の用に供し、若しくは営業上使用する食品、添加物、器具若しくは容器包装、営業の施設、帳簿書類その他の物件を検査させ、又は試験の用に供するのに必要な限度において、販売の用に供し、若しくは営業上使用する食品、添加物、器具若しくは容器包装を無償で収去させることができる。

② 前項の規定により当該職員に臨検検査又は収去をさせる場合においては、これにその身分を示す証票を携帯させ、かつ、関係者の請求があるときは、これを提示させなければならない。

③ 第1項の規定による権限は、犯罪捜査のために認められたものと解釈してはならない。

④ 厚生労働大臣、内閣総理大臣又は都道府県知事等は、第1項の規定により収去した食品、添加物、器具又は容器包装の試験に関する事務を登録検査機関に委託することができる。

第29条～第32条（略）

(登録検査機関の適合条件)
第33条 厚生労働大臣は、第31条の規定により登録を申請した者（以下この項において「登録申請者」という。）が次に掲げる要件のすべてに適合しているときは、その登録をしなければならない。この場合において、登録に関して必要な手続は、厚生労働省令で定める。

一　別表の第1欄に掲げる製品検査の種類ごとに、それぞれ同表の第2欄に掲げる機械器具その他の設備を有し、かつ、製品検査は同表の第3欄に掲げる条件に適合する知識経験を有する者が実施し、その人数が同表の第4欄に掲げる数以上であるこ

と。
二 次に掲げる製品検査の信頼性の確保のための措置が執られていること。
　イ 検査を行う部門に製品検査の種類ごとにそれぞれ専任の管理者を置くこと。
　ロ 製品検査の業務の管理及び精度の確保に関する文書が作成されていること。
　ハ ロに掲げる文書に記載されたところに従い製品検査の業務の管理及び精度の確保を行う専任の部門を置くこと。
三 登録申請者が、第25条第1項又は第26条第1項から第3項までの規定により製品検査を受けなければならないこととされる食品、添加物、器具又は容器包装を販売し、販売の用に供するために製造し、輸入し、加工し、若しくは陳列し、又は営業上使用する営業者（以下この号及び第39条第2項において「受検営業者」という。）に支配されているものとして次のいずれかに該当するものでないこと。
　イ 登録申請者が株式会社である場合にあつては、受検営業者がその親法人（会社法（平成17年法律第86号）第879条第1項に規定する親法人をいう。）であること。
　ロ 登録申請者の役員（持分会社（会社法第575条第1項に規定する持分会社をいう。）にあつては、業務を執行する社員）に占める受検営業者の役員又は職員（過去2年間に当該受検営業者の役員又は職員であつた者を含む。）の割合が2分の1を超えていること。
　ハ 登録申請者の代表権を有する役員が、受検営業者の役員又は職員（過去2年間に当該受検営業者の役員又は職員であつた者を含む。）であること。
② 登録は、次に掲げる事項を登録台帳に記帳して行う。
一 登録年月日及び登録番号
二 登録検査機関の名称、代表者の氏名及び主たる事務所の所在地
三 登録検査機関が行う製品検査の種類
四 登録検査機関が製品検査を行う事業所の名称及び所在地

第34条～第47条（略）

（食品衛生管理者）
第48条 乳製品、第10条の規定により厚生労働大臣が定めた添加物その他製造又は加工の過程において特に衛生上の考慮を必要とする食品又は添加物であつて政令で定めるものの製造又は加工を行う営業者は、その製造又は加工を衛生的に管理させるため、その施設ごとに、専任の食品衛生管理者を置かなければならない。ただし、営業者が自ら食品衛生管理者となつて管理する施設については、この限りでない。
② 営業者が、前項の規定により食品衛生管理者を置かなければならない製造業又は加工業を2以上の施設で行う場合において、その施設が隣接しているときは、食品衛生管理者は、同項の規定にかかわらず、その2以上の施設を通じて1人で足りる。
③ 食品衛生管理者は、当該施設においてその管理に係る食品又は添加物に関してこの法律又はこの法律に基づく命令若しくは処分に係る違反が行われないように、その食品又は添加物の製造又は加工に従事する者を監督しなければならない。
④ 食品衛生管理者は、前項に定めるもののほか、当該施設においてその管理に係る食品又は添加物に関してこの法律又はこの法律に基づく命令若しくは処分に係る違反の防止及び食品衛生上の危害の発生の防止のため、当該施設における衛生管理の方法その他の食品衛生に関する事項につき、必要な注意をするとともに、営業者に対し必要な意見を述べなければならない。
⑤ 営業者は、その施設に食品衛生管理者を置いたときは、前項の規定による食品衛生管理者の意見を尊重しなければならない。
⑥ 次の各号のいずれかに該当する者でなければ、食品衛生管理者となることができない。
一 医師、歯科医師、薬剤師又は獣医師
二 学校教育法（昭和22年法律第26号）に基づく大学、旧大学令（大正7年勅令第388号）に基づく大学又は旧専門学校令（明治36年勅令第61号）に基づく専門学校において医学、歯学、薬学、獣医学、畜産学、水産学又は農芸化学の課程を修めて卒業した者
三 厚生労働大臣の登録を受けた食品衛生管理者の養成施設において所定の課程を修了した者
四 学校教育法に基づく高等学校若しくは中等教育学校若しくは旧中等学校令（昭和18年勅令第36号）に基づく中等学校を卒業した者又は厚生労働省令で定めるところによりこれらの者と同等以上の学力があると認められる者で、第1項の規定により食品衛生管理者を置かなければならない製造業又は加工業において食品又は添加物の製造又は加工の衛生管理の業務に3年以上従事し、かつ、厚生労働大臣の登録を受けた講習会の課程を修了した者
⑦ 前項第四号に該当することにより食品衛生管理者たる資格を有する者は、衛生管理の業務に3年以上従事した製造業又は加工業と同種の製造業又は加工業の施設においてのみ、食品衛生管理者となることができる。
⑧ 第1項に規定する営業者は、食品衛生管理者を置き、又は自ら食品衛生管理者となつたときは、15日以内に、その施設の所在地の都道府県知事に、その食品衛生管理者の氏名又は自ら食品衛生管理者となつた旨その他厚生労働省令で定める事項を届け出なければならない。食品衛生管理者を変更したときも、同様とする。

(食品衛生管理者養成施設及び講習会に関する政省令への委任)
第49条 前条第6項第三号の養成施設又は同項第四号の講習会の登録に関して必要な事項は政令で、受講科目その他同項第三号の養成施設又は同項第四号の講習会の課程に関して必要な事項は厚生労働省令で定める。

(有毒、有害物質の混入防止措置基準)
第50条 厚生労働大臣は、食品又は添加物の製造又は加工の過程において有毒な又は有害な物質が当該食品又は添加物に混入することを防止するための措置に関し必要な基準を定めることができる。
② 都道府県は、営業(食鳥処理の事業の規制及び食鳥検査に関する法律第2条第五号に規定する食鳥処理の事業を除く。)の施設の内外の清潔保持、ねずみ、昆虫等の駆除その他公衆衛生上講ずべき措置に関し、条例で、必要な基準を定めることができる。
③ 営業者(食鳥処理の事業の規制及び食鳥検査に関する法律第6条第1項に規定する食鳥処理業者を除く。)は、前2項の基準が定められたときは、これを遵守しなければならない。

(営業施設の基準)
第51条 都道府県は、飲食店営業その他公衆衛生に与える影響が著しい営業(食鳥処理の事業の規制及び食鳥検査に関する法律第2条第五号に規定する食鳥処理の事業を除く。)であつて、政令で定めるものの施設につき、条例で、業種別に、公衆衛生の見地から必要な基準を定めなければならない。

(営業の許可)
第52条 前条に規定する営業を営もうとする者は、厚生労働省令で定めるところにより、都道府県知事の許可を受けなければならない。
② 前項の場合において、都道府県知事は、その営業の施設が前条の規定による基準に合うと認めるときは、許可をしなければならない。ただし、同条に規定する営業を営もうとする者が次の各号のいずれかに該当するときは、同項の許可を与えないことができる。
　一　この法律又はこの法律に基づく処分に違反して刑に処せられ、その執行を終わり、又は執行を受けることがなくなつた日から起算して2年を経過しない者
　二　第54条から第56条までの規定により許可を取り消され、その取消しの日から起算して2年を経過しない者
　三　法人であつて、その業務を行う役員のうちに前2号のいずれかに該当する者があるもの
③ 都道府県知事は、第1項の許可に5年を下らない有効期間その他の必要な条件を付けることができる。

(許可営業者の地位の承継)
第53条 前条第1項の許可を受けた者(以下この条において「許可営業者」という。)について相続、合併又は分割(当該営業を承継させるものに限る。)があつたときは、相続人(相続人が2人以上ある場合において、その全員の同意により当該営業を承継すべき相続人を選定したときは、その者)、合併後存続する法人若しくは合併により設立された法人又は分割により当該営業を承継した法人は、許可営業者の地位を承継する。
② 前項の規定により許可営業者の地位を承継した者は、遅滞なく、その事実を証する書面を添えて、その旨を都道府県知事に届け出なければならない。

(廃棄処分・危害除去命令)
第54条 厚生労働大臣又は都道府県知事は、営業者が第6条、第9条、第10条、第11条第2項、第16条若しくは第18条第2項の規定に違反した場合又は第8条第1項若しくは第17条第1項の規定による禁止に違反した場合においては、営業者若しくは当該職員にその食品、添加物、器具若しくは容器包装を廃棄させ、又はその他営業者に対し食品衛生上の危害を除去するために必要な処置をとることを命ずることができる。
② 内閣総理大臣又は都道府県知事は、営業者が第20条の規定に違反した場合においては、営業者若しくは当該職員にその食品、添加物、器具若しくは容器包装を廃棄させ、又はその他営業者に対し虚偽の若しくは誇大な表示若しくは広告による食品衛生上の危害を除去するために必要な処置をとることを命ずることができる。

(許可の取消・営業の禁停止)
第55条 都道府県知事は、営業者が第6条、第9条、第10条、第11条第2項若しくは第3項、第16条、第18条第2項、第19条第2項、第20条、第25条第1項、第26条第4項、第48条第1項若しくは第50条第3項の規定に違反した場合、第7条第1項から第3項まで、第8条第1項若しくは第17条第1項の規定による禁止に違反した場合、第52条第2項第一号若しくは第三号に該当するに至つた場合又は同条第3項の規定による条件に違反した場合においては、同条第1項の許可を取り消し、又は営業の全部若しくは一部を禁止し、若しくは期間を定めて停止することができる。
② 厚生労働大臣は、営業者(食品、添加物、器具若しくは容器包装を輸入することを営む人又は法人に限る。)が第6条、第9条第2項、第10条、第11条第2項若しくは第3項、第16条、第18条第2項、第26条第4項若しくは第50条第3項の規定に違反した場合又は第7条第1項から第3項まで、第8条第1項若しくは第17条第1項の規定による禁止に違反した場合においては、営業の全部若しくは一部を禁止し又は期間を定めて停止することができる。

(改善命令・許可の取消・営業の禁停止)
第56条 都道府県知事は、営業者がその営業の施設に

つき第51条の規定による基準に違反した場合においては、その施設の整備改善を命じ、又は第52条第1項の許可を取り消し、若しくはその営業の全部若しくは一部を禁止し、若しくは期間を定めて停止することができる。

第57条〜第62条（略）

（名称等の公表）

第63条 厚生労働大臣、内閣総理大臣及び都道府県知事は、食品衛生上の危害の発生を防止するため、この法律又はこの法律に基づく処分に違反した者の名称等を公表し、食品衛生上の危害の状況を明らかにするよう努めるものとする。

（国民等の意見の聴収）

第64条 厚生労働大臣は、第6条第二号ただし書（第62条第1項及び第2項において準用する場合を含む。）に規定する人の健康を損なうおそれがない場合を定めようとするとき、第7条第1項から第3項までの規定による販売の禁止をしようとし、若しくは同条第4項の規定による禁止の全部若しくは一部の解除をしようとするとき、第9条第1項の厚生労働省令を制定し、若しくは改廃しようとするとき、第10条に規定する人の健康を損なうおそれのない場合を定めようとするとき、第11条第1項（第62条第1項及び第2項において準用する場合を含む。）に規定する基準若しくは規格を定めようとするとき、第11条第3項に規定する人の健康を損なうおそれのないことが明らかである物質若しくは人の健康を損なうおそれのない量を定めようとするとき、第18条第1項（第62条第1項及び第3項において準用する場合を含む。）に規定する基準若しくは規格を定めようとするとき、第23条第1項に規定する輸入食品監視指導計画を定め、若しくは変更しようとするとき、又は第50条第1項に規定する基準を定めようとするときは、その趣旨、内容その他の必要な事項を公表し、広く国民の意見を求めるものとする。ただし、食品衛生上の危害の発生を防止するため緊急を要する場合で、あらかじめ広く国民の意見を求めるいとまがないときは、この限りでない。

② 都道府県知事等は、第24条第1項に規定する都道府県等食品衛生監視指導計画を定め、又は変更しようとするときは、その趣旨、内容その他の必要な事項を公表し、広く住民の意見を求めなければならない。

③ 厚生労働大臣は、第1項ただし書の場合においては、事後において、遅滞なく、広く国民の意見を求めるものとする。

④ 第1項及び前項の規定は、内閣総理大臣が第19条第1項（第62条第1項において準用する場合を含む。）に規定する表示についての基準を定めようとするとき、並びに厚生労働大臣及び内閣総理大臣が指針を定め、又は変更しようとするときについて準用する。

第65条 厚生労働大臣、内閣総理大臣及び都道府県知事等は、食品衛生に関する施策に国民又は住民の意見を反映し、関係者相互間の情報及び意見の交換の促進を図るため、当該施策の実施状況を公表するとともに、当該施策について広く国民又は住民の意見を求めなければならない。

（事前協議）

第65条の2 第64条第1項本文に規定する場合には、厚生労働大臣は、あらかじめ、内閣総理大臣に協議しなければならない。

② 内閣総理大臣は、第19条第1項（第62条第1項において準用する場合を含む。）に規定する表示についての基準を定めようとするとき、あらかじめ、厚生労働大臣に協議しなければならない。

③ 厚生労働大臣は、第18条第1項（第62条第1項及び第3項において準用する場合を含む。）又は第62条第1項及び第2項において準用する第11条第1項に規定する基準又は規格を定めたときその他必要があると認めるときは、内閣総理大臣に対し、第19条第1項（第62条第1項において準用する場合を含む。）に規定する表示についての基準を定めることを求めることができる。

（連携の確保）

第65条の3 厚生労働大臣及び内閣総理大臣は、飲食に起因する衛生上の危害の発生を防止するため、必要な情報交換を行うことその他相互の密接な連携の確保に努めるものとする。

第66条〜第70条（略）

（罰則）

第71条 次の各号のいずれかに該当する者は、これを3年以下の懲役又は300万円以下の罰金に処する。

一 第6条（第62条第1項及び第2項において準用する場合を含む。）、第9条第1項又は第10条（第62条第1項において準用する場合を含む。）の規定に違反した者

二 第7条第1項から第3項までの規定による禁止に違反した者

三 第54条第1項（第62条第1項及び第3項において準用する場合を含む。）の規定による厚生労働大臣若しくは都道府県知事（第66条の規定により読み替えられる場合は、市長又は区長。以下この号において同じ。）の命令若しくは第54条第2項（第62条第1項及び第3項において準用する場合を含む。）の規定による内閣総理大臣若しくは都道府県知事の命令に従わない営業者（第62条第3項に規定する食品を供与する者を含む。）又は第55条（第62条第1項及び第3項において準用する場合を含む。）の規定による処分に違反して営業を行った者

第72条 第11条第2項（第62条第1項及び第2項において準用する場合を含む。）若しくは第3項、第16条

（第62条第1項及び第3項において準用する場合を含む。）、第19条第2項（第62条第1項において準用する場合を含む。）、第20条（第62条第1項において準用する場合を含む。）又は第52条第1項（第62条第1項において準用する場合を含む。）の規定に違反した者は、2年以下の懲役又は200万円以下の罰金に処する。

② 前項の罪を犯した者には、情状により懲役及び罰金を併科することができる。

第73条 次の各号のいずれかに該当する者は、これを1年以下の懲役又は100万円以下の罰金に処する。

一 第9条第2項、第18条第2項（第62条第1項及び第3項において準用する場合を含む。）、第25条第1項（第62条第1項及び第3項において準用する場合を含む。）、第26条第4項（第62条第1項において準用する場合を含む。）又は第58条第1項（第62条第1項において準用する場合を含む。）の規定に違反した者

二 第8条第1項（第62条第1項において準用する場合を含む。）又は第17条第1項（第62条第1項及び第3項において準用する場合を含む。）の規定による禁止に違反した者

三 第40条第1項の規定に違反して、その職務に関して知り得た秘密を漏らした者

四 第51条（第62条第1項及び第3項において準用する場合を含む。）の規定による基準又は第52条第3項（第62条第1項において準用する場合を含む。）の規定による条件に違反した者

五 第56条（第62条第1項及び第3項において準用する場合を含む。）の規定による都道府県知事（第66条の規定により読み替えられる場合は、市長又は区長）の命令に従わない営業者（同項に規定する食品を供与する者を含む。）又は第56条（第62条第1項及び第3項において準用する場合を含む。）の規定による処分に違反して営業を行つた者

第74条 （略）

第75条 次の各号のいずれかに該当する者は、これを50万円以下の罰金に処する。

一 第28条第1項（第62条第1項及び第3項において準用する場合を含む。）の規定による当該職員の臨検検査又は収去を拒み、妨げ、又は忌避した者

二 第28条第1項（第62条第1項及び第3項において準用する場合を含む。）の規定による報告をせず、又は虚偽の報告をした者

三 第27条又は第48条第8項（それぞれ第62条第1項において準用する場合を含む。）の規定による届出をせず、又は虚偽の届出をした者

四 第46条第2項の規定による命令に違反した者

第76条 （略）

第77条 食品衛生管理者が第48条第3項に規定する職務を怠つたときは、当該施設においてその管理に係る食品又は添加物に関し第71条から第73条までの違反に該当する行為があつた場合において、その行為の態様に応じ各本条の罰金刑を科する。ただし、その食品衛生管理者がその行為を行つた者であるときは、この限りでない。

第78条 法人の代表者又は法人若しくは人の代理人、使用人その他の従業者が、その法人又は人の業務に関し、次の各号に掲げる規定の違反行為をしたときは、行為者を罰するほか、その法人に対して当該各号に定める罰金刑を、その人に対して各本条の罰金刑を科する。ただし、その人が食品衛生管理者として、前条の規定により罰金刑を科せられるべきときは、その人については、この限りでない。

一 第71条又は第72条（第11条第2項（第62条第1項及び第2項において準用する場合を含む。）若しくは第3項、第19条第2項（第62条第1項において準用する場合を含む。）及び第20条（第62条第1項において準用する場合を含む。）の規定に係る部分に限る。）1億円以下の罰金刑

二 第72条（第11条第2項（第62条第1項及び第2項において準用する場合を含む。）若しくは第3項、第19条第2項（第62条第1項において準用する場合を含む。）及び第20条（第62条第1項において準用する場合を含む。）の規定に係る部分を除く。）、第73条又は第75条各本条の罰金刑

第79条 （略）

附　則（略）

食品衛生法施行規則　別表第1
(第12条関係)

(平成28年10月6日改正まで記載)

1　亜鉛塩類（グルコン酸亜鉛及び硫酸亜鉛に限る。）
2　亜塩素酸水
3　亜塩素酸ナトリウム
4　亜酸化窒素
5　アジピン酸
6　亜硝酸ナトリウム
7　L-アスコルビン酸（別名ビタミンC）
8　L-アスコルビン酸カルシウム
9　L-アスコルビン酸2-グルコシド
10　L-アスコルビン酸ステアリン酸エステル（別名ビタミンCステアレート）
11　L-アスコルビン酸ナトリウム（別名ビタミンCナトリウム）
12　L-アスコルビン酸パルミチン酸エステル（別名ビタミンCパルミテート）
13　アスパラギナーゼ
14　L-アスパラギン酸ナトリウム
15　アスパルテーム（別名α-L-アスパルチル-L-フェニルアラニンメチルエステル）
16　アセスルファムカリウム
17　アセチル化アジピン酸架橋デンプン
18　アセチル化酸化デンプン
19　アセチル化リン酸架橋デンプン
20　アセトアルデヒド
21　アセト酢酸エチル
22　アセトフェノン
23　アセトン
24　亜セレン酸ナトリウム
25　アゾキシストロビン
26　アドバンテーム
27　アニスアルデヒド（別名パラメトキシベンズアルデヒド）
28　β-アポ-8'-カロテナール
29　(3-アミノ-3-カルボキシプロピル)ジメチルスルホニウム塩化物
30　アミルアルコール
31　α-アミルシンナムアルデヒド（別名α-アミルシンナミックアルデヒド）
32　DL-アラニン
33　亜硫酸ナトリウム（別名亜硫酸ソーダ）
34　L-アルギニンL-グルタミン酸塩
35　アルギン酸アンモニウム
36　アルギン酸カリウム
37　アルギン酸カルシウム
38　アルギン酸ナトリウム
39　アルギン酸プロピレングリコールエステル
40　安息香酸
41　安息香酸ナトリウム
42　アントラニル酸メチル(別名アンスラニル酸メチル)
43　アンモニア
44　アンモニウムイソバレレート
45　イオノン（別名ヨノン）
46　イオン交換樹脂
47　イソアミルアルコール
48　イソオイゲノール
49　イソ吉草酸イソアミル
50　イソ吉草酸エチル
51　イソキノリン
52　イソチオシアネート類（毒性が激しいと一般に認められるものを除く。）
53　イソチオシアン酸アリル（別名揮発ガイシ油）
54　イソバレルアルデヒド
55　イソブタノール
56　イソブチルアルデヒド（別名イソブタナール）
57　イソプロパノール
58　イソペンチルアミン
59　L-イソロイシン
60　5'-イノシン酸二ナトリウム（別名5'-イノシン酸ナトリウム）
61　イマザリル
62　インドール及びその誘導体
63　5'-ウリジル酸二ナトリウム（別名5'-ウリジル酸ナトリウム）
64　γ-ウンデカラクトン（別名ウンデカラクトン）
65　エステルガム
66　エステル類
67　2-エチル-3,5-ジメチルピラジン及び2-エチル-3,6-ジメチルピラジンの混合物
68　エチルバニリン（別名エチルワニリン）
69　2-エチルピラジン
70　3-エチルピリジン
71　2-エチル-3-メチルピラジン
72　2-エチル-5-メチルピラジン
73　2-エチル-6-メチルピラジン
74　5-エチル-2-メチルピリジン
75　エチレンジアミン四酢酸カルシウム二ナトリウム（別名EDTAカルシウム二ナトリウム）
76　エチレンジアミン四酢酸二ナトリウム（別名EDTA二ナトリウム）
77　エーテル類
78　エリソルビン酸（別名イソアスコルビン酸）
79　エリソルビン酸ナトリウム（別名イソアスコルビン酸ナトリウム）
80　エルゴカルシフェロール（別名カルシフェロール又はビタミンD_2）

81	塩化アンモニウム	125	グルコン酸カルシウム
82	塩化カリウム	126	グルコン酸第一鉄（別名グルコン酸鉄）
83	塩化カルシウム	127	グルコン酸ナトリウム
84	塩化第二鉄	128	グルタミルバリルグリシン
85	塩化マグネシウム	129	L-グルタミン酸
86	塩酸	130	L-グルタミン酸アンモニウム
87	オイゲノール	131	L-グルタミン酸カリウム
88	オクタナール（別名オクチルアルデヒド又はカプリルアルデヒド）	132	L-グルタミン酸カルシウム
		133	L-グルタミン酸ナトリウム（別名グルタミン酸ソーダ）
89	オクタン酸		
90	オクタン酸エチル（別名カプリル酸エチル）	134	L-グルタミン酸マグネシウム
91	オクテニルコハク酸デンプンナトリウム	135	ケイ酸カルシウム
92	オルトフェニルフェノール及びオルトフェニルフェノールナトリウム	136	ケイ酸マグネシウム
		137	ケイ皮酸
93	オレイン酸ナトリウム	138	ケイ皮酸エチル
94	過酢酸	139	ケイ皮酸メチル
95	過酸化水素	140	ケトン類
96	過酸化ベンゾイル	141	ゲラニオール
97	カゼインナトリウム	142	高度サラシ粉
98	過硫酸アンモニウム	143	コハク酸
99	カルボキシメチルセルロースカルシウム（別名繊維素グリコール酸カルシウム）	144	コハク酸一ナトリウム
		145	コハク酸二ナトリウム
100	カルボキシメチルセルロースナトリウム（別名繊維素グリコール酸ナトリウム）	146	コレカルシフェロール（別名ビタミンD_3）
		147	コンドロイチン硫酸ナトリウム
101	β-カロテン（別名β-カロチン）	148	酢酸イソアミル
102	カンタキサンチン	149	酢酸エチル
103	ギ酸イソアミル	150	酢酸カルシウム
104	ギ酸ゲラニル	151	酢酸ゲラニル
105	ギ酸シトロネリル	152	酢酸シクロヘキシル
106	キシリトール（別名キシリット）	153	酢酸シトロネリル
107	5-グアニル酸二ナトリウム（別名5'-グアニル酸ナトリウム）	154	酢酸シンナミル
		155	酢酸テルピニル
108	クエン酸	156	酢酸デンプン
109	クエン酸イソプロピル	157	酢酸ナトリウム
110	クエン酸三エチル	158	酢酸ビニル樹脂
111	クエン酸一カリウム及びクエン酸三カリウム	159	酢酸フェネチル（別名酢酸フェニルエチル）
112	クエン酸カルシウム	160	酢酸ブチル
113	クエン酸第一鉄ナトリウム（別名クエン酸鉄ナトリウム）	161	酢酸ベンジル
		162	酢酸l-メンチル（別名l-酢酸メンチル）
114	クエン酸鉄	163	酢酸リナリル
115	クエン酸鉄アンモニウム	164	サッカリン
116	クエン酸三ナトリウム（別名クエン酸ナトリウム）	165	サッカリンカルシウム
117	グリシン	166	サッカリンナトリウム（別名溶性サッカリン）
118	グリセリン（別名グリセロール）	167	サリチル酸メチル
119	グリセリン脂肪酸エステル	168	酸化カルシウム
120	グリセロリン酸カルシウム	169	酸化デンプン
121	グリチルリチン酸二ナトリウム	170	酸化マグネシウム
122	グルコノデルタラクトン（別名グルコノラクトン）	171	三二酸化鉄（別名三酸化二鉄又はベンガラ）
123	グルコン酸	172	次亜塩素酸水
124	グルコン酸カリウム	173	次亜塩素酸ナトリウム（別名次亜塩素酸ソーダ）

174 次亜臭素酸水
175 次亜硫酸ナトリウム（別名ハイドロサルファイト）
176 2,3-ジエチルピラジン
177 2,3-ジエチル-5-メチルピラジン
178 シクロヘキシルプロピオン酸アリル
179 L-システイン塩酸塩
180 5'-シチジル酸二ナトリウム（別名5'-シチジル酸ナトリウム）
181 シトラール
182 シトロネラール
183 シトロネロール
184 1,8-シネオール（別名ユーカリプトール）
185 ジフェニル（別名ビフェニル）
186 ジブチルヒドロキシトルエン
187 ジベンゾイルチアミン
188 ジベンゾイルチアミン塩酸塩
189 脂肪酸類
190 脂肪族高級アルコール類
191 脂肪族高級アルデヒド類（毒性が激しいと一般に認められるものを除く。）
192 脂肪族高級炭化水素類（毒性が激しいと一般に認められるものを除く。）
193 2,3-ジメチルピラジン
194 2,5-ジメチルピラジン
195 2,6-ジメチルピラジン
196 2,6-ジメチルピリジン
197 シュウ酸
198 臭素酸カリウム
199 DL-酒石酸（別名dl-酒石酸）
200 L-酒石酸（別名d-酒石酸）
201 DL-酒石酸水素カリウム（別名dl-酒石酸水素カリウム又はDL-重酒石酸カリウム）
202 L-酒石酸水素カリウム（別名d-酒石酸水素カリウム又はL-重酒石酸カリウム）
203 DL-酒石酸ナトリウム（別名dl-酒石酸ナトリウム）
204 L-酒石酸ナトリウム（別名d-酒石酸ナトリウム）
205 硝酸カリウム
206 硝酸ナトリウム
207 食用赤色2号（別名アマランス）及びそのアルミニウムレーキ
208 食用赤色3号（別名エリスロシン）及びそのアルミニウムレーキ
209 食用赤色40号（別名アルラレッドAC）及びそのアルミニウムレーキ
210 食用赤色102号（別名ニューコクシン）
211 食用赤色104号（別名フロキシン）
212 食用赤色105号（別名ローズベンガル）
213 食用赤色106号（別名アシッドレッド）
214 食用黄色4号（別名タートラジン）及びそのアルミニウムレーキ
215 食用黄色5号（別名サンセットイエローFCF）及びそのアルミニウムレーキ
216 食用緑色3号（別名ファストグリーンFCF）及びそのアルミニウムレーキ
217 食用青色1号（別名ブリリアントブルーFCF）及びそのアルミニウムレーキ
218 食用青色2号（別名インジゴカルミン）及びそのアルミニウムレーキ
219 ショ糖脂肪酸エステル
220 シリコーン樹脂（別名ポリジメチルシロキサン）
221 シンナミルアルコール（別名ケイ皮アルコール）
222 シンナムアルデヒド（別名ケイ皮アルデヒド）
223 水酸化カリウム（別名カセイカリ）
224 水酸化カルシウム（別名消石灰）
225 水酸化ナトリウム（別名カセイソーダ）
226 水酸化マグネシウム
227 スクラロース（別名トリクロロガラクトスクロース）
228 ステアリン酸カルシウム
229 ステアリン酸マグネシウム
230 ステアロイル乳酸カルシウム（別名ステアリル乳酸カルシウム）
231 ステアロイル乳酸ナトリウム
232 ソルビタン脂肪酸エステル
233 D-ソルビトール（別名D-ソルビット）
234 ソルビン酸
235 ソルビン酸カリウム
236 ソルビン酸カルシウム
237 炭酸アンモニウム
238 炭酸カリウム（無水）
239 炭酸カルシウム
240 炭酸水素アンモニウム（別名重炭酸アンモニウム）
241 炭酸水素ナトリウム（別名重炭酸ナトリウム又は重炭酸ソーダ）
242 炭酸ナトリウム（結晶物の場合にあっては別名炭酸ソーダ、無水物の場合にあっては別名ソーダ灰）
243 炭酸マグネシウム
244 チアベンダゾール
245 チアミン塩酸塩（別名ビタミンB_1塩酸塩）
246 チアミン硝酸塩（別名ビタミンB_1硝酸塩）
247 チアミンセチル硫酸塩（別名ビタミンB_1セチル硫酸塩）
248 チアミンチオシアン酸塩（別名ビタミンB_1ロダン酸塩）
249 チアミンナフタレン-1,5-ジスルホン酸塩（別名チアミンナフタリン-1,5-ジスルホン酸塩又はビタミンB_1ナフタレン-1,5-ジスルホン酸塩）
250 チアミンラウリル硫酸塩（別名ビタミンB_1ラウリル硫酸塩）
251 チオエーテル類（毒性が激しいと一般に認められ

るものを除く。）

252 チオール類（別名チオアルコール類）（毒性が激しいと一般に認められるものを除く。）
253 L-テアニン
254 デカナール（別名デシルアルデヒド）
255 デカノール（別名デシルアルコール）
256 デカン酸エチル（別名カプリン酸エチル）
257 鉄クロロフィリンナトリウム
258 5,6,7,8-テトラヒドロキノキサリン
259 2,3,5,6-テトラメチルピラジン
260 デヒドロ酢酸ナトリウム
261 テルピネオール
262 テルペン系炭化水素類
263 デンプングリコール酸ナトリウム
264 銅塩類（グルコン酸銅及び硫酸銅に限る。）
265 銅クロロフィリンナトリウム
266 銅クロロフィル
267 dl-α-トコフェロール
268 トコフェロール酢酸エステル
269 d-α-トコフェロール酢酸エステル
270 DL-トリプトファン
271 L-トリプトファン
272 トリメチルアミン
273 2,3,5-トリメチルピラジン
274 DL-トレオニン（別名DL-スレオニン）
275 L-トレオニン（別名L-スレオニン）
276 ナイシン
277 ナタマイシン（別名ピマリシン）
278 ナトリウムメトキシド（別名ナトリウムメチラート）
279 ニコチン酸（別名ナイアシン）
280 ニコチン酸アミド（別名ナイアシンアミド）
281 二酸化硫黄（別名無水亜硫酸）
282 二酸化塩素
283 二酸化ケイ素（別名シリカゲル）
284 二酸化炭素（別名炭酸ガス）
285 二酸化チタン
286 乳酸
287 乳酸カリウム
288 乳酸カルシウム
289 乳酸鉄
290 乳酸ナトリウム
291 ネオテーム
292 γ-ノナラクトン（別名ノナラクトン）
293 ノルビキシンカリウム
294 ノルビキシンナトリウム
295 バニリン（別名ワニリン）
296 パラオキシ安息香酸イソブチル（別名パラヒドロキシ安息香酸イソブチル）
297 パラオキシ安息香酸イソプロピル（別名パラヒドロキシ安息香酸イソプロピル）
298 パラオキシ安息香酸エチル（別名パラヒドロキシ安息香酸エチル）
299 パラオキシ安息香酸ブチル（別名パラヒドロキシ安息香酸ブチル）
300 パラオキシ安息香酸プロピル（別名パラヒドロキシ安息香酸プロピル）
301 パラメチルアセトフェノン
302 L-バリン
303 バレルアルデヒド
304 パントテン酸カルシウム
305 パントテン酸ナトリウム
306 ビオチン
307 L-ヒスチジン塩酸塩
308 ビスベンチアミン（別名ベンゾイルチアミンジスルフィド）
309 ビタミンA（別名レチノール）
310 ビタミンA脂肪酸エステル（別名レチノール脂肪酸エステル）
311 1-ヒドロキシエチリデン-1,1-ジホスホン酸
312 ヒドロキシシトロネラール
313 ヒドロキシシトロネラールジメチルアセタール
314 ヒドロキシプロピル化リン酸架橋デンプン
315 ヒドロキシプロピルセルロース
316 ヒドロキシプロピルデンプン
317 ヒドロキシプロピルメチルセルロース
318 ピペリジン
319 ピペロナール（別名ヘリオトロピン）
320 ピペロニルブトキシド（別名ピペロニルブトキサイド）
321 ヒマワリレシチン
322 氷酢酸
323 ピラジン
324 ピリドキシン塩酸塩（別名ビタミンB_6）
325 ピリメタニル
326 ピロ亜硫酸カリウム（別名亜硫酸水素カリウム又はメタ重亜硫酸カリウム）
327 ピロ亜硫酸ナトリウム（別名亜硫酸水素ナトリウム、メタ重亜硫酸ナトリウム又は酸性亜硫酸ソーダ）
328 ピロリジン
329 ピロリン酸四カリウム（別名ピロリン酸カリウム）
330 ピロリン酸二水素カルシウム（別名酸性ピロリン酸カルシウム）
331 ピロリン酸二水素二ナトリウム（別名酸性ピロリン酸ナトリウム）
332 ピロリン酸第二鉄
333 ピロリン酸四ナトリウム（別名ピロリン酸ナトリウム）
334 ピロール
335 L-フェニルアラニン

336 フェニル酢酸イソアミル
337 フェニル酢酸イソブチル
338 フェニル酢酸エチル
339 2-(3-フェニルプロピル)ピリジン
340 フェネチルアミン
341 フェノールエーテル類（毒性が激しいと一般に認められるものを除く。）
342 フェノール類（毒性が激しいと一般に認められるものを除く。）
343 フェロシアン化物（フェロシアン化カリウム（別名ヘキサシアノ鉄（Ⅱ）酸カリウム）、フェロシアン化カルシウム（別名ヘキサシアノ鉄（Ⅱ）酸カルシウム）及びフェロシアン化ナトリウム（別名ヘキサシアノ鉄（Ⅱ）酸ナトリウム）に限る。）
344 ブタノール
345 ブチルアミン
346 ブチルアルデヒド
347 ブチルヒドロキシアニソール
348 フマル酸
349 フマル酸一ナトリウム（別名フマル酸ナトリウム）
350 フルジオキソニル
351 フルフラール及びその誘導体（毒性が激しいと一般に認められるものを除く。）
352 プロパノール
353 プロピオンアルデヒド
354 プロピオン酸
355 プロピオン酸イソアミル
356 プロピオン酸エチル
357 プロピオン酸カルシウム
358 プロピオン酸ナトリウム
359 プロピオン酸ベンジル
360 プロピレングリコール
361 プロピレングリコール脂肪酸エステル
362 ヘキサン酸（別名カプロン酸）
363 ヘキサン酸アリル（別名カプロン酸アリル）
364 ヘキサン酸エチル（別名カプロン酸エチル）
365 ヘプタン酸エチル（別名エナント酸エチル）
366 *l*-ペリルアルデヒド（別名*l*-ペリラアルデヒド）
367 ベンジルアルコール
368 ベンズアルデヒド
369 2-ペンタノール（別名*sec*-アミルアルコール）
370 trans-2-ペンテナール
371 1-ペンテン-3-オール
372 芳香族アルコール類
373 芳香族アルデヒド類（毒性が激しいと一般に認められるものを除く。）
374 没食子酸プロピル
375 ポリアクリル酸ナトリウム
376 ポリイソブチレン（別名ブチルゴム）
377 ポリソルベート20
378 ポリソルベート60
379 ポリソルベート65
380 ポリソルベート80
381 ポリビニルピロリドン
382 ポリビニルポリピロリドン
383 ポリブテン（別名ポリブチレン）
384 ポリリン酸カリウム
385 ポリリン酸ナトリウム
386 *d*-ボルネオール
387 マルトール
388 D-マンニトール（別名D-マンニット）
389 メタリン酸カリウム
390 メタリン酸ナトリウム
391 DL-メチオニン
392 L-メチオニン
393 N-メチルアントラニル酸メチル（別名N-メチルアンスラニル酸メチル）
394 5-メチルキノキサリン
395 6-メチルキノリン
396 5-メチル-6,7-ジヒドロ-5H-シクロペンタピラジン
397 メチルセルロース
398 1-メチルナフタレン
399 メチル*β*-ナフチルケトン
400 2-メチルピラジン
401 2-メチルブタノール
402 3-メチル-2-ブタノール
403 2-メチルブチルアルデヒド
404 trans-2-メチル-2-ブテナール
405 3-メチル-2-ブテナール
406 3-メチル-2-ブテノール
407 メチルヘスペリジン（別名溶性ビタミンP）
408 *dl*-メントール（別名*dl*-ハッカ脳）
409 *l*-メントール（別名ハッカ脳）
410 モルホリン脂肪酸塩
411 葉酸
412 酪酸
413 酪酸イソアミル
414 酪酸エチル
415 酪酸シクロヘキシル
416 酪酸ブチル
417 ラクトン類（毒性が激しいと一般に認められるものを除く。）
418 L-リシンL-アスパラギン酸塩（別名L-リジンL-アスパラギン酸塩）
419 L-リシン塩酸塩（別名L-リジン塩酸塩）
420 L-リシンL-グルタミン酸塩（別名L-リジンL-グルタミン酸塩）
421 リナロオール（別名リナロール）
422 5'-リボヌクレオチドカルシウム（別名5'-リボヌクレオタイドカルシウム）

423 5'-リボヌクレオチド二ナトリウム（別名5'-リボヌクレオタイドナトリウム又は5'-リボヌクレオチドナトリウム）
424 リボフラビン（別名ビタミンB₂）
425 リボフラビン酪酸エステル（別名ビタミンB₂酪酸エステル）
426 リボフラビン5'-リン酸エステルナトリウム（別名リボフラビンリン酸エステルナトリウム又はビタミンB₂リン酸エステルナトリウム）
427 硫酸
428 硫酸アルミニウムアンモニウム（結晶物の場合にあっては別名アンモニウムミョウバン、乾燥物の場合にあっては別名焼アンモニウムミョウバン）
429 硫酸アルミニウムカリウム（結晶物の場合にあっては別名ミョウバン又はカリミョウバン、乾燥物の場合にあっては別名焼ミョウバン）
430 硫酸アンモニウム
431 硫酸カリウム
432 硫酸カルシウム
433 硫酸第一鉄
434 硫酸ナトリウム
435 硫酸マグネシウム
436 DL-リンゴ酸（別名 *dl*-リンゴ酸）
437 DL-リンゴ酸ナトリウム（別名 *dl*-リンゴ酸ナトリウム）
438 リン酸
439 リン酸架橋デンプン
440 リン酸化デンプン
441 リン酸三カリウム（別名第三リン酸カリウム）
442 リン酸三カルシウム（別名第三リン酸カルシウム）
443 リン酸三マグネシウム（別名第三リン酸マグネシウム）
444 リン酸水素二アンモニウム（別名リン酸二アンモニウム）
445 リン酸二水素アンモニウム（別名リン酸一アンモニウム）
446 リン酸水素二カリウム（別名リン酸二カリウム）
447 リン酸二水素カリウム（別名リン酸一カリウム）
448 リン酸一水素カルシウム（別名第二リン酸カルシウム）
449 リン酸二水素カルシウム（別名第一リン酸カルシウム）
450 リン酸水素二ナトリウム（別名リン酸二ナトリウム）
451 リン酸二水素ナトリウム（別名リン酸一ナトリウム）
452 リン酸三ナトリウム（別名第三リン酸ナトリウム）
453 リン酸一水素マグネシウム
454 リン酸モノエステル化リン酸架橋デンプン

既存添加物名簿

［平成8年4月16日 厚生省告示第120号］

食品衛生法及び栄養改善法の一部を改正する法律（平成7年法律第101号）附則第2条第4項に規定する既存添加物名簿を作成したので、同項の規定に基づき、告示する。

　　　　既存添加物名簿

一　アウレオバシジウム培養液（アウレオバシジウムの培養液から得られた、β－一・三－一・六－グルカンを主成分とするものをいう。）
二　アガラーゼ
三　アクチニジン
四　アグロバクテリウムスクシノグリカン（アグロバクテリウムの培養液から得られた、スクシノグリカンを主成分とするものをいう。）
五　アシラーゼ
六　アスコルビン酸オキシダーゼ
七　L-アスパラギン
八　L-アスパラギン酸
九　アスペルギルステレウス糖たん白質（アスペルギルステレウスの培養液から得られた、糖タンパク質を主成分とするものをいう。）
十　α-アセトラクタートデカルボキシラーゼ
十一　五'-アデニル酸
十二　アナトー色素（ベニノキの種子の被覆物から得られた、ノルビキシン及びビキシンを主成分とするものをいう。）
十三　アマシードガム（アマの種子から得られた、多糖類を主成分とするものをいう。）
十四　アミノペプチダーゼ
十五　α-アミラーゼ
十六　β-アミラーゼ
十七　L-アラニン
十八　アラビアガム（アカシアの分泌液から得られた、多糖類を主成分とするものをいう。）
十九　アラビノガラクタン
二十　L-アラビノース
二十一　L-アルギニン
二十二　アルギン酸
二十三　アルギン酸リアーゼ
二十四　アルミニウム
二十五　アントシアナーゼ
二十六　イソアミラーゼ
二十七　イソアルファー苦味酸（ホップの花から得られ

た、イソフムロン類を主成分とするものをいう。）
二十八　イソマルトデキストラナーゼ
二十九　イタコン酸
三十　イナワラ灰抽出物（イネの茎又は葉の灰化物から抽出して得られたものをいう。）
三十一　イヌリナーゼ
三十二　イノシトール
三十三　インベルターゼ
三十四　ウェランガム（アルカリゲネスの培養液から得られた、多糖類を主成分とするものをいう。）
三十五　ウコン色素（ウコンの根茎から得られた、クルクミンを主成分とするものをいう。）
三十六　ウルシロウ（ウルシの果実から得られた、グリセリンパルミタートを主成分とするものをいう。）
三十七　ウレアーゼ
三十八　エキソマルトテトラオヒドロラーゼ
三十九　エステラーゼ
四十　エレミ樹脂（エレミの分泌液から得られた、β-アミリンを主成分とするものをいう。）
四十一　塩水湖水低塩化ナトリウム液（塩水湖水から塩化ナトリウムを析出分離して得られた、アルカリ金属塩類及びアルカリ土類金属塩類を主成分とするものをいう。）
四十二　オゾケライト
四十三　オゾン
四十四　オリゴガラクチュロン酸
四十五　γ-オリザノール（米ぬか又は胚芽油から得られた、ステロールとフェルラ酸及びトリテルペンアルコールとフェルラ酸のエステルを主成分とするものをいう。）
四十六　オレガノ抽出物（オレガノの葉から得られた、カルバクロール及びチモールを主成分とするものをいう。）
四十七　オレンジ色素（アマダイダイの果実又は果皮から得られた、カロテン及びキサントフィルを主成分とするものをいう。）
四十八　海藻灰抽出物（褐藻類の灰化物から得られた、ヨウ化カリウムを主成分とするものをいう。）
四十九　カオリン
五十　カカオ色素（カカオの種子から得られた、アントシアニンの重合物を主成分とするものをいう。）
五十一　カキ色素（カキの果実から得られた、フラボノイドを主成分とするものをいう。）
五十二　花こう斑岩
五十三　カシアガム（エビスグサモドキの種子を粉砕して得られた、多糖類を主成分とするものをいう。）
五十四　カタラーゼ
五十五　活性炭（含炭素物質を炭化し、賦活化して得られたものをいう。）
五十六　活性白土
五十七　ガティガム（ガティノキの分泌液から得られた、多糖類を主成分とするものをいう。）
五十八　カテキン
五十九　カードラン（アグロバクテリウム又はアルカリゲネスの培養液から得られた、β-一・三-グルカンを主成分とするものをいう。）
六十　カフェイン（抽出物）（コーヒーの種子又はチャの葉から得られた、カフェインを主成分とするものをいう。）
六十一　カラギナン（イバラノリ、キリンサイ、ギンナンソウ、スギノリ又はツノマタの全藻から得られた、ι-カラギナン、κ-カラギナン及びλ-カラギナンを主成分とするものをいう。）
六十二　α-ガラクトシダーゼ
六十三　β-ガラクトシダーゼ
六十四　カラシ抽出物（カラシナの種子から得られた、イソチオシアン酸アリルを主成分とするものをいう。）
六十五　カラメルⅠ（でん粉加水分解物、糖蜜又は糖類の食用炭水化物を熱処理して得られたものをいう。ただし、次号のカラメルⅡ、第六十七号のカラメルⅢ及び第六十八号のカラメルⅣを除く。）
六十六　カラメルⅡ（でん粉加水分解物、糖蜜又は糖類の食用炭水化物に亜硫酸化合物を加えて熱処理して得られたものをいう。ただし、第六十八号のカラメルⅣを除く。）
六十七　カラメルⅢ（でん粉加水分解物、糖蜜又は糖類の食用炭水化物にアンモニウム化合物を加えて熱処理して得られたものをいう。ただし、次号のカラメルⅣを除く。）
六十八　カラメルⅣ（でん粉加水分解物、糖蜜又は糖類の食用炭水化物に亜硫酸化合物及びアンモニウム化合物を加えて熱処理して得られたものをいう。）
六十九　カラヤガム（カラヤ又はキバナワタモドキの分泌液から得られた、多糖類を主成分とするものをいう。）
七十　カルナウバロウ（ブラジルロウヤシの葉から得られた、ヒドロキシセロチン酸セリルを主成分とするものをいう。）
七十一　カルボキシペプチダーゼ
七十二　カロブ色素（イナゴマメの種子の胚芽を粉砕して得られたものをいう。）
七十三　カロブビーンガム（イナゴマメの種子の胚乳を粉砕し、又は溶解し、沈殿して得られたものをいう。）
七十四　カワラヨモギ抽出物（カワラヨモギの全草から得られた、カピリンを主成分とするものをいう。）
七十五　カンゾウ抽出物（ウラルカンゾウ、チョウカカンゾウ又はヨウカンゾウの根又は根茎から得られた、グリチルリチン酸を主成分とするものをいう。）
七十六　カンゾウ油性抽出物（ウラルカンゾウ、チョウカカンゾウ又はヨウカンゾウの根又は根茎から得られ

た、フラボノイドを主成分とするものをいう。）
七十七　カンデリラロウ（カンデリラの茎から得られた、ヘントリアコンタンを主成分とするものをいう。）
七十八　キサンタンガム（キサントモナスの培養液から得られた、多糖類を主成分とするものをいう。）
七十九　キシラナーゼ
八十　D-キシロース
八十一　キチナーゼ
八十二　キチン
八十三　キトサナーゼ
八十四　キトサン
八十五　キナ抽出物（アカキナの樹皮から得られた、キニジン、キニーネ及びシンコニンを主成分とするものをいう。）
八十六　キハダ抽出物（キハダの樹皮から得られた、ベルベリンを主成分とするものをいう。）
八十七　魚鱗箔（魚類の上皮部から抽出して得られたものをいう。）
八十八　キラヤ抽出物（キラヤの樹皮から得られた、サポニンを主成分とするものをいう。）
八十九　金
九十　銀
九十一　グァーガム（グァーの種子から得られた、多糖類を主成分とするものをいう。ただし、次号のグァーガム酵素分解物を除く。）
九十二　グァーガム酵素分解物（グァーの種子を粉砕し、分解して得られた、多糖類を主成分とするものをいう。）
九十三　グアヤク脂（ユソウボクの幹枝から得られた、グアヤコン酸、グアヤレチック酸及びβ-レジンを主成分とするものをいう。）
九十四　グアヤク樹脂（ユソウボクの分泌液から得られた、α-グアヤコン酸及びβ-グアヤコン酸を主成分とするものをいう。）
九十五　クエルセチン
九十六　クチナシ青色素（クチナシの果実から得られたイリドイド配糖体とタンパク質分解物の混合物にβ-グルコシダーゼを添加して得られたものをいう。）
九十七　クチナシ赤色素（クチナシの果実から得られたイリドイド配糖体のエステル加水分解物とタンパク質分解物の混合物にβ-グルコシダーゼを添加して得られたものをいう。）
九十八　クチナシ黄色素（クチナシの果実から得られた、クロシン及びクロセチンを主成分とするものをいう。）
九十九　グッタハンカン（グッタハンカンの分泌液から得られた、アミリンアセタート及びポリイソプレンを主成分とするものをいう。）
百　グッタペルカ（グッタペルカの分泌液から得られた、ポリイソプレンを主成分とするものをいう。）
百一　クリストバル石
百二　グルカナーゼ
百三　グルコアミラーゼ
百四　グルコサミン
百五　α-グルコシダーゼ
百六　β-グルコシダーゼ
百七　α-グルコシルトランスフェラーゼ
百八　α-グルコシルトランスフェラーゼ処理ステビア（ステビア抽出物（第百六十九号のステビア抽出物をいう。）から得られた、α-グルコシルステビオシドを主成分とするものをいう。）
百九　グルコースイソメラーゼ
百十　グルコースオキシダーゼ
百十一　グルタミナーゼ
百十二　L-グルタミン
百十三　グレープフルーツ種子抽出物（グレープフルーツの種子から得られた、脂肪酸及びフラボノイドを主成分とするものをいう。）
百十四　クーロー色素（ソメモノイモの根から抽出して得られたものをいう。）
百十五　クローブ抽出物（チョウジのつぼみ、葉又は花から得られた、オイゲノールを主成分とするものをいう。）
百十六　クロロフィリン
百十七　クロロフィル
百十八　くん液（サトウキビ、竹材、トウモロコシ又は木材を燃焼して発生したガス成分を捕集し、又は乾留して得られたものをいう。）
百十九　ケイソウ土
百二十　ゲンチアナ抽出物（ゲンチアナの根又は根茎から得られた、アマロゲンチン及びゲンチオピクロシドを主成分とするものをいう。）
百二十一　高級脂肪酸（動植物性油脂又は動植物性硬化油脂を加水分解して得られたものをいう。）
百二十二　香辛料抽出物（アサノミ、アサフェチダ、アジョワン、アニス、アンゼリカ、ウイキョウ、ウコン、オールスパイス、オレガノ、オレンジピール、カショウ、カッシア、カモミール、カラシナ、カルダモン、カレーリーフ、カンゾウ、キャラウェー、クチナシ、クミン、クレソン、クローブ、ケシノミ、ケーパー、コショウ、ゴマ、コリアンダー、サッサフラス、サフラン、サボリー、サルビア、サンショウ、シソ、シナモン、シャロット、ジュニパーベリー、ショウガ、スターアニス、スペアミント、セイヨウワサビ、セロリー、ソーレル、タイム、タマネギ、タマリンド、タラゴン、チャイブ、チャービル、ディル、トウガラシ、ナツメグ、ニガヨモギ、ニジェラ、ニンジン、ニンニク、バジル、パセリ、ハッカ、バニラ、パプリカ、ヒソップ、フェネグリーク、ペパーミント、ホースミント、マジョラム、ミョウガ、ラベンダー、リンデン、レモングラス、レモンバーム、ローズ、ローズマリー、

ローレル又はワサビから抽出し、又はこれを水蒸気蒸留して得られたものをいう。ただし、第三十五号のウコン色素、第四十六号のオレガノ抽出物、第四十七号のオレンジ色素、第六十四号のカラシ抽出物、第七十五号のカンゾウ抽出物、第七十六号のカンゾウ油性抽出物、第九十八号のクチナシ黄色素、第百十五号のクローブ抽出物、第百三十六号のゴマ油不けん化物、第百五十八号のシソ抽出物、第百六十二号のショウガ抽出物、第百七十四号の精油除去ウイキョウ抽出物、第百七十五号のセイヨウワサビ抽出物、第百七十八号のセージ抽出物、第百九十号のタマネギ色素、第百九十一号のタマリンド色素、第百九十二号のタマリンドシードガム、第百九十八号のタンニン（抽出物）、第二百十五号のトウガラシ色素、第二百十六号のトウガラシ水性抽出物、第二百三十六号のニガヨモギ抽出物、第二百三十八号のニンジンカロテン及び第三百六十五号のローズマリー抽出物を除く。）

百二十三 酵素処理イソクエルシトリン（ルチン酵素分解物（第三百五十四号のルチン酵素分解物をいう。）から得られた、α-グルコシルイソクエルシトリンを主成分とするものをいう。）

百二十四 酵素処理ナリンジン（ナリンジン（第二百三十四号のナリンジンをいう。）から得られた、α-グルコシルナリンジンを主成分とするものをいう。）

百二十五 酵素処理ヘスペリジン（ヘスペリジン（第二百八十九号のヘスペリジンをいう。）にシクロデキストリングルコシルトランスフェラーゼを用いてグルコースを付加して得られたものをいう。）

百二十六 酵素処理ルチン（抽出物）（ルチン（抽出物）（第三百五十五号のルチン（抽出物）をいう。）から得られた、α-グルコシルルチンを主成分とするものをいう。）

百二十七 酵素処理レシチン（植物レシチン（第百六十六号の植物レシチンをいう。）又は卵黄レシチン（第三百四十六号の卵黄レシチンをいう。）から得られた、ホスファチジルグリセロールを主成分とするものをいう。）

百二十八 酵素分解カンゾウ（カンゾウ抽出物（第七十五号のカンゾウ抽出物をいう。）を酵素分解して得られた、グリチルレチン酸-三-グルクロニドを主成分とするものをいう。）

百二十九 酵素分解リンゴ抽出物（リンゴの果実を酵素分解して得られた、カテキン類及びクロロゲン酸を主成分とするものをいう。）

百三十 酵素分解レシチン（植物レシチン（第百六十六号の植物レシチンをいう。）又は卵黄レシチン（第三百四十六号の卵黄レシチンをいう。）から得られた、フォスファチジン酸及びリゾレシチンを主成分とするものをいう。）

百三十一 酵母細胞壁（サッカロミセスの細胞壁から得られた、多糖類を主成分とするものをいう。）

百三十二 コウリャン色素（コウリャンの種子から得られた、アピゲニニジン及びルテオリニジンを主成分とするものをいう。）

百三十三 コチニール色素（エンジムシから得られた、カルミン酸を主成分とするものをいう。）

百三十四 骨炭（ウシの骨から得られた、炭末及びリン酸カルシウムを主成分とするものをいう。）

百三十五 骨炭色素（骨を炭化して得られた、炭素を主成分とするものをいう。）

百三十六 ゴマ油不けん化物（ゴマの種子から得られた、セサモリンを主成分とするものをいう。）

百三十七 ゴマ柄灰抽出物（ゴマの茎又は葉の灰化物から抽出して得られたものをいう。）

百三十八 ゴム（パラゴムの分泌液から得られた、ポリイソプレンを主成分とするものをいう。ただし、第二百八号の低分子ゴムを除く。）

百三十九 ゴム分解樹脂（ゴム（前号のゴムをいう。）から得られた、ジテルペン、トリテルペン及びテトラテルペンを主成分とするものをいう。）

百四十 コメヌカ油抽出物（米ぬか油から得られた、フェルラ酸を主成分とするものをいう。）

百四十一 コメヌカ酵素分解物（脱脂米ぬかから得られた、フィチン酸及びペプチドを主成分とするものをいう。）

百四十二 コメヌカロウ（米ぬか油から得られた、リグノセリン酸ミリシルを主成分とするものをいう。）

百四十三 サイリウムシードガム（ブロンドサイリウムの種皮から得られた、多糖類を主成分とするものをいう。）

百四十四 サトウキビロウ（サトウキビの茎から得られた、パルミチン酸ミリシルを主成分とするものをいう。）

百四十五 サバクヨモギシードガム（サバクヨモギの種皮から得られた、多糖類を主成分とするものをいう。）

百四十六 酸性白土

百四十七 酸性ホスファターゼ

百四十八 酸素

百四十九 シアナット色素（シアノキの果実又は種皮から抽出して得られたものをいう。）

百五十 シアノコバラミン

百五十一 シェラック（ラックカイガラムシの分泌液から得られた、アレウリチン酸とシェロール酸又はアレウリチン酸とジャラール酸のエステルを主成分とするものをいう。）

百五十二 シェラックロウ（ラックカイガラムシの分泌液から得られた、ろう分を主成分とするものをいう。）

百五十三 ジェランガム（シュードモナスの培養液から得られた、多糖類を主成分とするものをいう。）

百五十四 ジェルトン（ジェルトンの分泌液から得られ

た、アミリンアセタート及びポリイソプレンを主成分とするものをいう。)

百五十五　シクロデキストリン
百五十六　シクロデキストリングルカノトランスフェラーゼ
百五十七　L-シスチン
百五十八　シソ抽出物（シソの種子又は葉から得られた、テルペノイドを主成分とするものをいう。）
百五十九　シタン色素（シタンの幹枝から得られた、サンタリンを主成分とするものをいう。）
百六十　五′-シチジル酸
百六十一　ジャマイカカッシア抽出物（ジャマイカカッシアの幹枝又は樹皮から得られた、クアシン及びネオクアシンを主成分とするものをいう。）
百六十二　ショウガ抽出物（ショウガの根茎から得られた、ショウガオール及びジンゲロールを主成分とするものをいう。）
百六十三　焼成カルシウム（うに殻、貝殻、造礁サンゴ、ホエイ、骨又は卵殻を焼成して得られた、カルシウム化合物を主成分とするものをいう。）
百六十四　植物性ステロール（油糧種子から得られた、フィトステロールを主成分とするものをいう。）
百六十五　植物炭末色素（植物を炭化して得られた、炭素を主成分とするものをいう。）
百六十六　植物レシチン（アブラナ又はダイズの種子から得られた、レシチンを主成分とするものをいう。）
百六十七　しらこたん白抽出物（魚類の精巣から得られた、塩基性タンパク質を主成分とするものをいう。）
百六十八　水素
百六十九　ステビア抽出物（ステビアの葉から抽出して得られた、ステビオール配糖体を主成分とするものをいう。）
百七十　ステビア末（ステビアの葉を粉砕して得られた、ステビオール配糖体を主成分とするものをいう。）
百七十一　スピルリナ色素（スピルリナの全藻から得られた、フィコシアニンを主成分とするものをいう。）
百七十二　スフィンゴ脂質（米ぬかから得られた、スフィンゴシン誘導体を主成分とするものをいう。）
百七十三　生石灰
百七十四　精油除去ウイキョウ抽出物（ウイキョウの種子から得られた、グルコシルシナピルアルコールを主成分とするものをいう。）
百七十五　セイヨウワサビ抽出物（セイヨウワサビの根から得られた、イソチオシアナートを主成分とするものをいう。）
百七十六　ゼイン（トウモロコシの種子から得られた、植物性タンパク質を主成分とするものをいう。）
百七十七　ゼオライト
百七十八　セージ抽出物（サルビアの葉から得られた、カルノシン酸及びフェノール性ジテルペンを主成分とするものをいう。）
百七十九　セピオライト
百八十　L-セリン
百八十一　セルラーゼ
百八十二　粗製海水塩化カリウム（海水から塩化ナトリウムを析出分離して得られた、塩化カリウムを主成分とするものをいう。）
百八十三　粗製海水塩化マグネシウム（海水から塩化カリウム及び塩化ナトリウムを析出分離して得られた、塩化マグネシウムを主成分とするものをいう。）
百八十四　ソバ柄灰抽出物（ソバの茎又は葉の灰化物から抽出して得られたものをいう。）
百八十五　ソルバ（ソルバの分泌液から得られた、アミリンアセタート及びポリイソプレンを主成分とするものをいう。）
百八十六　ソルビンハ（ソルビンハの分泌液から得られた、アミリンアセタート及びポリイソプレンを主成分とするものをいう。）
百八十七　ダイズサポニン（ダイズの種子から得られた、サポニンを主成分とするものをいう。）
百八十八　タウマチン（タウマトコッカスダニエリの種子から得られた、タウマチンを主成分とするものをいう。）
百八十九　タウリン（抽出物）（魚類又はほ乳類の臓器又は肉から得られた、タウリンを主成分とするものをいう。）
百九十　タマネギ色素（タマネギのりん茎から得られた、クエルセチンを主成分とするものをいう。）
百九十一　タマリンド色素（タマリンドの種子から得られた、フラボノイドを主成分とするものをいう。）
百九十二　タマリンドシードガム（タマリンドの種子から得られた、多糖類を主成分とするものをいう。）
百九十三　タラガム（タラの種子から得られた、多糖類を主成分とするものをいう。）
百九十四　タルク
百九十五　胆汁末（胆汁から得られた、コール酸及びデソキシコール酸を主成分とするものをいう。）
百九十六　単糖・アミノ酸複合物（アミノ酸と単糖類の混合物を加熱して得られたものをいう。）
百九十七　タンナーゼ
百九十八　タンニン（抽出物）（カキの果実、五倍子、タラ末、没食子又はミモザの樹皮から得られた、タンニン及びタンニン酸を主成分とするものをいう。）
百九十九　チクル（サポジラの分泌液から得られた、アミリンアセタート及びポリイソプレンを主成分とするものをいう。）
二百　窒素
二百一　チャ乾留物（チャの葉を乾留して得られたものをいう。）
二百二　チャ抽出物（チャの葉から得られた、カテキン

類を主成分とするものをいう。)
二百三　チルテ（チルテの分泌液から得られた、アミリンアセタート及びポリイソプレンを主成分とするものをいう。)
二百四　L-チロシン
二百五　ツヌー（ツヌーの分泌液から得られた、アミリンアセタート及びポリイソプレンを主成分とするものをいう。)
二百六　ツヤプリシン（抽出物）（ヒバの幹枝又は根から得られた、ツヤプリシン類を主成分とするものをいう。)
二百七　五′-デアミナーゼ
二百八　低分子ゴム（パラゴムの分泌液を分解して得られた、ポリイソプレンを主成分とするものをいう。)
二百九　テオブロミン
二百十　デキストラナーゼ
二百十一　デキストラン
二百十二　鉄
二百十三　デュナリエラカロテン（デュナリエラの全藻から得られた、β-カロテンを主成分とするものをいう。)
二百十四　銅
二百十五　トウガラシ色素（トウガラシの果実から得られた、カプサンチン類を主成分とするものをいう。)
二百十六　トウガラシ水性抽出物（トウガラシの果実から抽出して得られた、水溶性物質を主成分とするものをいう。)
二百十七　動物性ステロール（魚油又はラノリン（第三百四十三号のラノリンをいう。）から得られた、コレステロールを主成分とするものをいう。)
二百十八　トコトリエノール
二百十九　d-α-トコフェロール
二百二十　d-γ-トコフェロール
二百二十一　d-δ-トコフェロール
二百二十二　トマト色素（トマトの果実から得られた、リコピンを主成分とするものをいう。)
二百二十三　トラガントガム（トラガントの分泌液から得られた、多糖類を主成分とするものをいう。)
二百二十四　トランスグルコシダーゼ
二百二十五　トランスグルタミナーゼ
二百二十六　トリプシン
二百二十七　トレハロース
二百二十八　トレハロースホスホリラーゼ
二百二十九　トロロアオイ（トロロアオイの根から得られた、多糖類を主成分とするものをいう。)
二百三十　納豆菌ガム（納豆菌の培養液から得られた、ポリグルタミン酸を主成分とするものをいう。)
二百三十一　ナフサ
二百三十二　生コーヒー豆抽出物（コーヒーの種子から得られた、クロロゲン酸及びポリフェノールを主成分とするものをいう。)
二百三十三　ナリンジナーゼ
二百三十四　ナリンジン
二百三十五　ニガーグッタ（ニガーグッタの分泌液から得られた、アミリンアセタート及びポリイソプレンを主成分とするものをいう。)
二百三十六　ニガヨモギ抽出物（ニガヨモギの全草から得られた、セスキテルペンを主成分とするものをいう。)
二百三十七　ニッケル
二百三十八　ニンジンカロテン（ニンジンの根から得られた、カロテンを主成分とするものをいう。)
二百三十九　ばい煎コメヌカ抽出物（米ぬかから得られた、マルトールを主成分とするものをいう。)
二百四十　ばい煎ダイズ抽出物（ダイズの種子から得られた、マルトールを主成分とするものをいう。)
二百四十一　パーオキシダーゼ
二百四十二　白金
二百四十三　パパイン
二百四十四　パーム油カロテン（アブラヤシの果実から得られた、カロテンを主成分とするものをいう。)
二百四十五　パーライト
二百四十六　パラジウム
二百四十七　パラフィンワックス
二百四十八　パンクレアチン
二百四十九　ヒアルロン酸
二百五十　微結晶セルロース（パルプから得られた、結晶セルロースを主成分とするものをいう。)
二百五十一　微小繊維状セルロース（パルプ又は綿を微小繊維状にして得られた、セルロースを主成分とするものをいう。)
二百五十二　L-ヒスチジン
二百五十三　ビートレッド（ビートの根から得られた、イソベタニン及びベタニンを主成分とするものをいう。)
二百五十四　L-ヒドロキシプロリン
二百五十五　ヒマワリ種子抽出物（ヒマワリの種子から得られた、イソクロロゲン酸及びクロロゲン酸を主成分とするものをいう。)
二百五十六　ひる石
二百五十七　ファーセレラン（フルセラリアの全藻から得られた、多糖類を主成分とするものをいう。)
二百五十八　ファフィア色素（ファフィアの培養液から得られた、アスタキサンチンを主成分とするものをいう。)
二百五十九　フィシン
二百六十　フィターゼ
二百六十一　フィチン酸（米ぬか又はトウモロコシの種子から得られた、イノシトールヘキサリン酸を主成分とするものをいう。)

二百六十二　フィチン（抽出物）（米ぬか又はトウモロコシの種子から得られた、イノシトールヘキサリン酸マグネシウムを主成分とするものをいう。）
二百六十三　フェリチン
二百六十四　フェルラ酸
二百六十五　フクロノリ抽出物（フクロノリの全藻から得られた、多糖類を主成分とするものをいう。）
二百六十六　ブタン
二百六十七　ブドウ果皮色素（アメリカブドウ又はブドウの果皮から得られた、アントシアニンを主成分とするものをいう。）
二百六十八　ブドウ果皮抽出物（アメリカブドウ又はブドウの果皮から得られた、ポリフェノールを主成分とするものをいう。）
二百六十九　ブドウ種子抽出物（アメリカブドウ又はブドウの種子から得られた、プロアントシアニジンを主成分とするものをいう。）
二百七十　ブラジルカンゾウ抽出物（ブラジルカンゾウの根から得られた、ペリアンドリンを主成分とするものをいう。）
二百七十一　フルクトシルトランスフェラーゼ
二百七十二　プルラナーゼ
二百七十三　プルラン
二百七十四　プロテアーゼ
二百七十五　プロパン
二百七十六　プロポリス抽出物（ミツバチの巣から得られた、フラボノイドを主成分とするものをいう。）
二百七十七　ブロメライン
二百七十八　L-プロリン
二百七十九　分別レシチン（植物レシチン（第百六十六号の植物レシチンをいう。）又は卵黄レシチン（第三百四十六号の卵黄レシチンをいう。）から得られた、スフィンゴミエリン、フォスファチジルイノシトール、フォスファチジルエタノールアミン及びフォスファチジルコリンを主成分とするものをいう。）
二百八十　粉末セルロース（パルプを分解して得られた、セルロースを主成分とするものをいう。ただし、第二百五十号の微結晶セルロースを除く。）
二百八十一　粉末モミガラ（イネのもみ殻から得られた、セルロースを主成分とするものをいう。）
二百八十二　ペカンナッツ色素（ピーカンの果皮又は渋皮から得られた、フラボノイドを主成分とするものをいう。）
二百八十三　ヘキサン
二百八十四　ペクチナーゼ
二百八十五　ペクチン
二百八十六　ペクチン分解物（ペクチン（前号のペクチンをいう。）から得られた、ガラクチュロン酸を主成分とするものをいう。）
二百八十七　ヘゴ・イチョウ抽出物（イチョウ及びヘゴの葉から抽出して得られたものをいう。）
二百八十八　ヘスペリジナーゼ
二百八十九　ヘスペリジン
二百九十　ベタイン
二百九十一　ベニコウジ黄色素（ベニコウジカビの培養液から得られた、キサントモナシン類を主成分とするものをいう。）
二百九十二　ベニコウジ色素（ベニコウジカビの培養液から得られた、アンカフラビン及びモナスコルブリンを主成分とするものをいう。）
二百九十三　ベニバナ赤色素（ベニバナの花から得られた、カルタミンを主成分とするものをいう。）
二百九十四　ベニバナ黄色素（ベニバナの花から得られた、サフラーイエロー類を主成分とするものをいう。）
二百九十五　ベネズエラチクル（ベネズエラチクルの分泌液から得られた、アミリンアセタート及びポリイソプレンを主成分とするものをいう。）
二百九十六　ペプシン
二百九十七　ヘプタン
二百九十八　ペプチダーゼ
二百九十九　ヘマトコッカス藻色素（ヘマトコッカスの全藻から得られた、アスタキサンチンを主成分とするものをいう。）
三百　ヘミセルラーゼ
三百一　ヘム鉄
三百二　ヘリウム
三百三　ベントナイト
三百四　ホスホジエステラーゼ
三百五　ホスホリパーゼ
三百六　没食子酸
三百七　ホホバロウ（ホホバの果実から得られた、イコセン酸イコセニルを主成分とするものをいう。）
三百八　ポリフェノールオキシダーゼ
三百九　ε-ポリリシン
三百十　マイクロクリスタリンワックス
三百十一　マクロホモプシスガム（マクロホモプシスの培養液から得られた、多糖類を主成分とするものをいう。）
三百十二　マスチック（ヨウニュウコウの分泌液から得られた、マスチカジエノン酸を主成分とするものをいう。）
三百十三　マッサランドバチョコレート（マッサランドバチョコレートの分泌液から得られた、アミリンアセタート及びポリイソプレンを主成分とするものをいう。）
三百十四　マッサランドババラタ（マッサランドババラタの分泌液から得られた、アミリンアセタート及びポリイソプレンを主成分とするものをいう。）
三百十五　マリーゴールド色素（マリーゴールドの花から得られた、キサントフィルを主成分とするものをい

う。)

三百十六　マルトースホスホリラーゼ

三百十七　マルトトリオヒドロラーゼ

三百十八　未焼成カルシウム（貝殻、真珠の真珠層、造礁サンゴ、骨又は卵殻を乾燥して得られた、カルシウム塩を主成分とするものをいう。）

三百十九　ミックストコフェロール（植物性油脂から得られた、d-α-トコフェロール、d-β-トコフェロール、d-γ-トコフェロール及びd-δ-トコフェロールを主成分とするものをいう。）

三百二十　ミツロウ（ミツバチの巣から得られた、パルミチン酸ミリシルを主成分とするものをいう。）

三百二十一　ミルラ（ボツヤクの分泌液から抽出して得られたものをいう。）

三百二十二　ムラサキイモ色素（サツマイモの塊根から得られた、シアニジンアシルグルコシド及びペオニジンアシルグルコシドを主成分とするものをいう。）

三百二十三　ムラサキトウモロコシ色素（トウモロコシの種子から得られた、シアニジン-三-グルコシドを主成分とするものをいう。）

三百二十四　ムラサキヤマイモ色素（ヤマイモの塊根から得られた、シアニジンアシルグルコシドを主成分とするものをいう。）

三百二十五　ムラミダーゼ

三百二十六　メナキノン（抽出物）（アルトロバクターの培養液から得られた、メナキノン-四を主成分とするものをいう。）

三百二十七　メバロン酸

三百二十八　メラロイカ精油（メラロイカの葉から得られた、精油を主成分とするものをいう。）

三百二十九　モウソウチク乾留物（モウソウチクの茎を乾留して得られたものをいう。）

三百三十　モウソウチク抽出物（モウソウチクの茎の表皮から得られた、二・六-ジメトキシ-一・四-ベンゾキノンを主成分とするものをいう。）

三百三十一　木材チップ（ハシバミ又はブナの幹枝を粉砕して得られたものをいう。）

三百三十二　木炭（竹材又は木材を炭化して得られたものをいう。）

三百三十三　モクロウ（ハゼノキの果実から得られた、グリセリンパルミタートを主成分とするものをいう。）

三百三十四　木灰（竹材又は木材を灰化して得られたものをいう。）

三百三十五　木灰抽出物（木灰（前号の木灰をいう。）から抽出して得られたものをいう。）

三百三十六　モモ樹脂（モモの分泌液から得られた、多糖類を主成分とするものをいう。）

三百三十七　ヤマモモ抽出物（ヤマモモの果実、樹皮又は葉から抽出して得られたものをいう。）

三百三十八　ユッカフォーム抽出物（ユッカアラボレセンス又はユッカシジゲラの全草から得られた、サポニンを主成分とするものをいう。）

三百三十九　ラカンカ抽出物（ラカンカの果実から得られた、モグロシド類を主成分とするものをいう。）

三百四十　ラクトパーオキシダーゼ

三百四十一　ラクトフェリン濃縮物（ほ乳類の乳から得られた、ラクトフェリンを主成分とするものをいう。）

三百四十二　ラック色素（ラックカイガラムシの分泌液から得られた、ラッカイン酸類を主成分とするものをいう。）

三百四十三　ラノリン（ヒツジの毛に付着するろう様物質から得られた、高級アルコールとα-ヒドロキシ酸のエステルを主成分とするものをいう。）

三百四十四　ラムザンガム（アルカリゲネスの培養液から得られた、多糖類を主成分とするものをいう。）

三百四十五　L-ラムノース

三百四十六　卵黄レシチン（卵黄から得られた、レシチンを主成分とするものをいう。）

三百四十七　L-リシン

三百四十八　リゾチーム

三百四十九　リパーゼ

三百五十　リポキシゲナーゼ

三百五十一　D-リボース

三百五十二　流動パラフィン

三百五十三　リンターセルロース（ワタの単毛から得られた、セルロースを主成分とするものをいう。）

三百五十四　ルチン酵素分解物（ルチン（抽出物）（次号のルチン（抽出物）をいう。）から得られた、イソクエルシトリンを主成分とするものをいう。）

三百五十五　ルチン（抽出物）（アズキの全草、エンジュのつぼみ若しくは花又はソバの全草から得られた、ルチンを主成分とするものをいう。）

三百五十六　ルテニウム

三百五十七　レイシ抽出物（マンネンタケの菌糸体若しくは子実体又はその培養液から抽出して得られたものをいう。）

三百五十八　レッチュデバカ（レッチュデバカの分泌液から得られた、アミリンエステルを主成分とするものをいう。）

三百五十九　レバン（枯草菌の培養液から得られた、多糖類を主成分とするものをいう。）

三百六十　レンネット

三百六十一　L-ロイシン

三百六十二　ログウッド色素（ログウッドの心材から得られた、ヘマトキシリンを主成分とするものをいう。）

三百六十三　ロシディンハ（ロシディンハの分泌液から得られた、アミリンアセタート及びポリイソプレンを主成分とするものをいう。）

三百六十四　ロシン（マツの分泌液から得られた、アビエチン酸を主成分とするものをいう。）

三百六十五　ローズマリー抽出物（マンネンロウの葉又は花から得られた、カルノシン酸、カルノソール及びロスマノールを主成分とするものをいう。）

備考　第一号から第三百六十五号までに掲げる添加物には、化学的手段により元素又は化合物に分解反応以外の化学反応を起こさせて得られた物質は含まない。

改正文　（平成16年7月9日厚生労働省告示第275号）抄
　公布の日から起算して3月を経過した日から適用することとしたので、同条第4項の規定に基づき、告示する。

改正文　（平成16年12月24日厚生労働省告示第449号）抄
　平成17年2月25日から適用することとしたので、同項の規定に基づき、告示する。

改正文　（平成19年8月3日厚生労働省告示第282号）抄
　平成19年9月11日から適用することとしたので、同項の規定に基づき、告示する。

食品、添加物等の規格基準（抜粋）

〔昭和34年12月28日　厚生省告示第370号〕

添加物一般の使用基準

添加物一般

1．別に規定するもののほか、添加物の製剤に含まれる原料たる添加物について、使用基準が定められている場合は、当該添加物の使用基準を当該製剤の使用基準とみなす。

2．次の表の第1欄に掲げる添加物を含む第2欄に掲げる食品を、第3欄に掲げる食品の製造又は加工の過程で使用する場合は、それぞれ第1欄に掲げる添加物を第3欄に掲げる食品に使用するものとみなす。

第　1　欄	第　2　欄	第　3　欄
亜硫酸ナトリウム、次亜硫酸ナトリウム、二酸化硫黄、ピロ亜硫酸カリウム及びピロ亜硫酸ナトリウム（以下「亜硫酸塩等」という。）	甘納豆、えび、果実酒、乾燥果実（干しぶどうを除く。）、乾燥じゃがいも、かんぴょう、キャンデッドチェリー（除核したさくらんぼを砂糖漬にしたもの又はこれに砂糖の結晶を付けたもの若しくはこれをシロップ漬にしたものをいう。）、5倍以上に希釈して飲用に供する天然果汁、コンニャク粉、雑酒、ゼラチン、ディジョンマスタード、糖化用タピオカでんぷん、糖蜜、煮豆、水あめ及び冷凍生かに	第2欄に掲げる食品以外の食品
サッカリンナトリウム　サッカリンカルシウム	フラワーペースト類（小麦粉、でん粉、ナッツ類若しくはその加工品、ココア、チョコレート、コーヒー、果肉又は果汁を主要原料とし、これに砂糖、油脂、粉乳、卵、小麦粉等を加え、加熱殺菌してペースト状にし、パン又は菓子に充てん又は塗布して食用に供するものをいう）	菓子
ソルビン酸、ソルビン酸カリウム及びソルビン酸カルシウム	みそ	みそ漬の漬物
すべての添加物	すべての食品	乳及び乳製品の成分規格等に関する省令（昭和26年厚生省令第52号）第2条に規定する乳及び乳製品（アイスクリーム類を除く。）

（平成28年6月8日改正まで記載）

各添加物の使用基準及び保存基準（平成28年10月27日改正まで記載）

（厚生省告示第370号　食品、添加物等の規格基準より抜粋）

公益財団法人　日本食品化学研究振興財団ホームページより引用

(注)記載のない場合は対象食品の規制はない。

品名	分類	使用基準		使用制限
		使用できる食品等＊	使用量等の最大限度	
亜塩素酸水	殺菌料	精米 豆類 野菜（きのこ類を除く） 果実 海藻類 鮮魚介類（鯨肉を含む） 食肉 食肉製品 鯨肉製品 上記食品の保存品	0.40g/kg浸漬液又は噴霧液	最終食品の完成前に分解し、又は除去すること 保存品とは塩蔵、乾燥その他の方法により保存したもの
亜塩素酸ナトリウム	漂白剤 殺菌料	かんきつ類果皮（菓子製造に用いるものに限る） さくらんぼ ふき ぶどう もも		最終食品の完成前に分解し、又は除去すること
		かずのこの加工品（干しかずのこ及び冷凍かずのこを除く。） 生食用野菜類 卵類（卵殻の部分に限る。）	0.50g/kg浸漬液	
		食肉、食肉製品	0.50〜1.20g/kg浸漬液又は噴霧液	pH2.3〜2.9の浸漬液又は噴霧液を30秒以内で使用しなければならない。 最終食品の完成前に分解し、又は除去すること
亜酸化窒素	製造用剤	ホイップクリーム類（乳脂肪分を主成分とする食品又は乳脂肪代替食品を主要原料として泡立てたものをいう。）		
アジピン酸	酸味料			
亜硝酸ナトリウム	発色剤		亜硝酸根としての最大残存量	
		食肉製品 鯨肉ベーコン	0.070g/kg	
		魚肉ソーセージ 魚肉ハム	0.050g/kg	
		いくら すじこ たらこ	0.0050g/kg	
L-アスコルビン酸	強化剤 酸化防止剤			
L-アスコルビン酸2-グルコシド	強化剤			
L-アスコルビン酸ステアリン酸エステル	強化剤			
L-アスコルビン酸ナトリウム	酸化防止剤			
L-アスコルビン酸パルミチン酸エステル				
アスパラギナーゼ	製造用剤			
L-アスパラギン酸ナトリウム	調味料 強化剤			
アスパルテーム	甘味料			
アセスルファムカリウム	甘味料	砂糖代替食品	15g/kg	特別の用途表示の許可又は承認を受けた場合はこの限りではない
		チューインガム	5.0g/kg	
		あん類 菓子（除チューインガム） 生菓子	2.5g/kg	
		アイスクリーム類 ジャム類 たれ 漬物 氷菓 フラワーペースト	1.0g/kg	
		栄養機能食品（錠剤に限る）	6.0g/kg	
		果実酒、雑酒 清涼飲料水 乳飲料 乳酸菌飲料 はっ酵乳 （希釈して飲用に供する飲料水	0.50g/kg	
		その他の食品	0.35g/kg	
アセチル化アジピン酸架橋デンプン	糊料			
アセチル化酸化デンプン	糊料			

食品、添加物等の規格基準（抜粋）

品名	分類	使用基準		
		使用できる食品等*	使用量等の最大限度	使用制限
アセチル化リン酸架橋デンプン				
アセトアルデヒド	香料			着香の目的以外の使用不可
アセト酢酸エチル				
アセトフェノン				
アセトン	製造用剤	ガラナ豆 油脂		ガラナ飲料を製造する際のガラナ豆の成分を抽出する目的及び油脂の成分を分別する目的に限る。 最終食品の完成前に除去すること。
亜セレン酸ナトリウム	強化剤	調製粉乳 母乳代替食品	母乳代替食品に使用する場合は、その100kcalにつき、セレンとして5.5μgを超える量を含有しないように使用しなければならない	
アゾキシストロビン	防かび剤	かんきつ類（みかんを除く）	最大残存量 0.010g/kg	
アドバンテーム	甘味料			
アニスアルデヒド	香料			着香の目的以外の使用不可
β-アポ-8'-カロテナール	着色料			こんぶ類、食肉、鮮魚介類（鯨肉を含む）、茶、のり類、豆類、野菜及びわかめ類に使用してはならない
(3-アミノ-3-カルボキシプロピル)ジメチルスルホニウム塩化物	香料			着香の目的以外の使用不可
アミルアルコール				
α-アミルシンナムアルデヒド				
DL-アラニン	調味料 強化剤			
亜硫酸ナトリウム	漂白剤 保存料 酸化防止剤		二酸化硫黄としての残存量	ごま、豆類及び野菜に使用してはならない
		かんぴょう	5.0g/kg未満	使用基準に従って亜硫酸塩等を使用したかんぴょう、乾燥果実等左にあげた食品（干しぶどうを除く。）を用いて製造加工された「その他の食品（コンニャクを除く。）」であって二酸化硫黄としての残存量が0.030g/kg以上残存している場合は、その残存量未満
		乾燥果実（干しぶどうを除く）	2.0g/kg未満	
		干しぶどう	1.5g/kg未満	
		コンニャク粉	0.90g/kg未満	
		乾燥じゃがいも ゼラチン ディジョンマスタード	0.50g/kg未満	
		果実酒（果実酒の製造に用いる酒精分1容量パーセント以上を含有する果実搾汁およびこれを濃縮したものを除く） 雑酒	0.35g/kg未満	
		キャンデッドチェリー 糖蜜	0.30g/kg未満	
		糖化用タピオカでんぷん	0.25g/kg未満	
		水あめ	0.20g/kg未満	
		天然果汁（5倍以上に希釈して飲用に供するもの）	0.15g/kg未満	
		甘納豆 煮豆	0.10g/kg未満	
		えび 冷凍生かに	0.10g/kg未満（そのむき身につき）	
		その他の食品（キャンデッドチェリーの製造に用いるさくらんぼ、ビール製造に用いるホップ並びに果実酒に用いる果汁、酒精分1容量パーセント以上を含有する果実搾汁およびこれを濃縮したものを除く）	0.030g/kg未満	
L-アルギニンL-グルタミン酸塩	酸味料 強化剤			
アルギン酸アンモニウム	糊料			
アルギン酸カリウム	糊料			
アルギン酸カルシウム	糊料			
アルギン酸ナトリウム	糊料			
アルギン酸プロピレングリコールエステル	糊料		1.0%	

品名	分類	使用基準		
		使用できる食品等*	使用量等の最大限度	使用制限
安息香酸 安息香酸ナトリウム	保存料		安息香酸として	マーガリンにあっては、ソルビン酸、ソルビン酸カリウム、ソルビン酸カルシウム又はこれらのいずれかを含む製剤を併用する場合は、安息香酸としての使用量およびソルビン酸としての使用量の合計が1.0g/kg以下
		キャビア	2.5g/kg	
		マーガリン	1.0g/kg	
		清涼飲料水 シロップ しょう油	0.60g/kg	
		(以下、安息香酸ナトリウムの場合のみ)		
		菓子の製造に用いる果実ペースト(果実をすり潰し、又は裏ごししてペースト状にしたもの)	1.0g/kg	
		菓子製造に用いる果汁(濃縮果汁を含む)		
アントラニル酸メチル	香料			着香の目的以外の使用不可
アンモニア	製造用剤			
アンモニウムイソバレレート	香料			着香の目的以外の使用不可
イオノン	香料			着香の目的以外の使用不可
イオン交換樹脂	製造用剤			最終食品の完成前に除去すること
イソアミルアルコール イソオイゲノール イソ吉草酸イソアミル イソ吉草酸エチル イソキノリン イソチオシアネート類(ただし、毒性が激しいと一般に認められるものを除く) イソチオシアン酸アリル イソバレルアルデヒド イソブタノール イソブチルアルデヒド(別名イソブタナール)	香料			着香の目的以外の使用不可
イソプロパノール	香料			着香の目的以外の使用不可
	製造用剤		最大残存量	抽出の目的以外の使用不可
		ホップ	20g/kg(ホップ抽出物1kgにつき)	ホップ抽出物は、ビール及び発泡酒(発泡性を有する酒類を含む。)の製造に当たり、麦汁に加えるものに限る
		魚肉	0.25g/kg(魚肉たん白濃縮物1kgにつき)	魚肉たん白濃縮物とは、魚肉から水分及び脂肪を除去したもの。
		その他の食品	0.2g/kg(抽出後の食品及びこれを原料とした食品1kgにつき)	抽出後の食品及びこれを原料とした食品には、上記ホップ抽出物又は魚肉たん白濃縮物を原料としたものは含まれない。
イソペンチルアミン	香料			着香の目的以外の使用不可
L-イソロイシン	調味料 強化剤			
5'-イノシン酸二ナトリウム	調味料			
イマザリル	防かび剤		最大残存量	
		かんきつ類(みかんを除く)	0.0050g/kg	
		バナナ	0.0020g/kg	
インドール及びその誘導体	香料			着香の目的以外の使用不可
5'-ウリジル酸二ナトリウム	調味料			
γ-ウンデカラクトン	香料			着香の目的以外の使用不可
エステルガム	チューインガム基礎剤	チューインガム		チューインガム基礎剤以外の用途に使用不可
エステル類	香料			着香の目的以外の使用不可
2-エチル3,5-ジメチルピラジン及び2-エチル3,6-ジメチルピラジンの混合物 エチルバニリン 2-エチルピラジン 3-エチルピリジン 2-エチル-3-メチルピラジン 2-エチル-5-メチルピラジン 2-エチル-6-メチルピラジン 5-エチル-2-メチルピラジン	香料			着香の目的以外の使用不可
エチレンジアミン四酢酸カルシウム二ナトリウム エチレンジアミン四酢酸二ナトリウム	酸化防止剤		エチレンジアミン四酢酸カルシウム二ナトリウムとし	エチレンジアミン四酢酸二ナトリウムについては、最終食品の完成前にエチレンジアミン四酢酸カルシウム二ナトリウムにしなければならない
		缶詰又は瓶詰の清涼飲料水	0.035g/kg	
		その他の缶詰又は瓶詰食品	0.25g/kg	
エーテル類	香料			着香の目的以外の使用不可

品名	分類	使用基準		
		使用できる食品等*	使用量等の最大限度	使用制限
エリソルビン酸	酸化防止剤	魚肉ねり製品（魚肉すり身を除く）、パン		魚肉ねり製品（魚肉すり身を除く）及びパンにあっては、栄養の目的に使用してはならない
エリソルビン酸ナトリウム		その他の食品		その他の食品にあっては、酸化防止の目的以外に使用してはならない
エルゴカルシフェロール	強化剤			保存基準：遮光した密封容器に入れ、空気を不活性ガスで置換し、冷所に保存する
塩化アンモニウム	膨張剤			
塩化カリウム	調味料			
塩化カルシウム	強化剤 豆腐用凝固剤		カルシウムとして1.0%（特別用途表示の食品を除く）	食品の製造又は加工上必要不可欠な場合及び栄養目的以外の使用不可
塩化第二鉄	強化剤			
塩化マグネシウム	豆腐用凝固剤 製造用剤 強化剤			
塩酸	製造用剤			最終食品の完成前に中和又は除去すること
オイゲノール	香料			着香の目的以外の使用不可
オクタナール	香料			着香の目的以外の使用不可
オクタン酸	香料及び過酢酸製剤			着香の目的及び過酢酸製剤として使用する場合以外の使用不可
オクタン酸エチル	香料			着香の目的以外の使用不可
オクテニルコハク酸デンプンナトリウム	糊料			
オルトフェニルフェノール	防かび剤		オルトフェニルフェノールとしての最大残存量	
オルトフェニルフェノールナトリウム		かんきつ類	0.010g/kg	
オレイン酸ナトリウム	被膜剤	果実及び果菜の表皮		被膜剤の用途に限る
過酢酸	殺菌剤			過酢酸製剤として使用する場合以外の使用不可
過酢酸製剤	殺菌剤	鶏の食肉	過酢酸として浸漬液又は噴霧液2.0g/kg以下並びに1-ヒドロキシエチリデン-1・1-ジスルホン酸として浸漬液又は噴霧液0.136g/kg以下	牛、鶏及び豚の食肉、果実並びに野菜の表面殺菌の目的以外の使用不可
		牛及び豚の食肉	過酢酸として浸漬液又は噴霧液1.80g/kg以下並びに1-ヒドロキシエチリデン-1・1-ジスルホン酸として浸漬液又は噴霧液0.024g/kg以下	
		果実及び果菜	過酢酸として浸漬液又は噴霧液0.080g/kg以下並びに1-ヒドロキシエチリデン-1・1-ジスルホン酸として浸漬液又は噴霧液0.0048g/kg以下	
過酸化水素	漂白剤 殺菌剤	釜揚げしらす、しらす干し	過酸化水素としての最大残存量0.005g/kg未満	
		その他の食品		最終食品の完成前に分解又は除去すること
過酸化ベンゾイル	小麦粉処理剤	小麦粉		ミョウバン、リン酸のカルシウム塩類、硫酸カルシウム、炭酸カルシウム、炭酸マグネシウム及びデンプンのうち1種以上を配合して希釈過酸化ベンゾイルとして使用すること
カゼインナトリウム	製造用剤			
過硫酸アンモニウム	小麦粉処理剤	小麦粉	0.30g/kg	

品名	分類	使用基準		
		使用できる食品等*	使用量等の最大限度	使用制限
カルボキシメチルセルロースカルシウム	糊料		2.0%	カルボキシメチルセルロースカルシウム、カルボキシメチルセルロースナトリウム、デンプングリコール酸ナトリウム、デンプンリン酸エステルナトリウム及びメチルセルロースの1種以上と併用する場合は、その使用量の和が2.0%以下
カルボキシメチルセルロースナトリウム				
β-カロテン	着色料 強化剤			こんぶ類、食肉、鮮魚介類（鯨肉を含む）、茶、のり類、豆類、野菜及びわかめ類に使用してはならない 保存基準：遮光した密封容器に入れ、空気を不活性ガスで置換して保存する
カンタキサンチン	着色料	魚肉ねり製品（かまぼこに限る）	0.035g/kg	はんぺん、さつま揚げ、ツナハム、魚肉ソーセージ及びこれらの類似品は除く
ギ酸イソアミル	香料			着香の目的以外の使用不可
ギ酸ゲラニル				
ギ酸シトロネリル				
希釈過酸化ベンゾイル	小麦粉処理剤	小麦粉	0.30g/kg	
キシリトール	甘味料			
D-キシロース	甘味料 製造用剤			
5'-グアニル酸ニナトリウム	調味料			
グアヤク脂	酸化防止剤	油脂 バター	1.0g/kg	
クエン酸	酸味料			
クエン酸イソプロピル	酸化防止剤	油脂 バター	クエン酸モノイソプロピルとして0.10g/kg	
クエン酸三エチル	乳化剤 安定剤	通常の食品形態でない食品（カプセル及び錠剤（チュアブル錠を除く）に限る）	3.5g/kg	通常の食品形態でない食品に菓子類は含まれない
		液卵（殺菌したものに限る） 乾燥卵（液卵を乾燥して製造したものに限る）	2.5g/kg	
		清涼飲料水	0.2g/kg（希釈して飲用に供する清涼飲料水にあっては、希釈後の清涼飲料水として）	
	香料			
クエン酸一カリウム	調味料			
クエン酸三カリウム				
クエン酸カルシウム	強化剤 製造用剤		カルシウムとして1.0%（特別用途表示の食品を除く）	
クエン酸第一鉄ナトリウム	強化剤			
クエン酸鉄				
クエン酸鉄アンモニウム				
クエン酸三ナトリウム	調味料			
グリシン	調味料 強化剤			
グリセリン	製造用剤			
グリセリン脂肪酸エステル	乳化剤			
グリセロリン酸カルシウム	強化剤		カルシウムとして1.0%（特別用途表示の食品を除く）	栄養目的以外の使用不可
グリチルリチン酸ニナトリウム	甘味料	しょう油 みそ		
グルコノデルタラクトン	酸味料			
グルコン酸（グルコン酸液）				

品名	分類	使用基準		使用制限
		使用できる食品等*	使用量等の最大限度	
グルコン酸亜鉛	強化剤	母乳代替食品	標準調乳濃度に調乳したとき、亜鉛として6.0mg/L（厚生大臣の承認を受けて調製粉乳に使用する場合を除く）	
		特定保健用食品・栄養機能食品	15mg/当該食品1日摂取目安量（亜鉛として）	
		特別用途表示のの許可又は承認を受けた食品（病者用のものに限る）		
グルコン酸カリウム	酸味料			
グルコン酸カルシウム	強化剤		カルシウムとして1.0%（特別用途表示の食品を除く）	栄養目的以外の使用不可
グルコン酸第一鉄	色調安定剤 強化剤	オリーブ 母乳代替食品 離乳食品 妊産婦・授乳婦用粉乳	鉄として0.15g/kg	
グルコン酸銅	強化剤	母乳代替食品	標準調乳濃度に調乳したとき、銅として0.60mg/L（厚生大臣の承認を受けて調製粉乳に使用する場合を除く）	
		特定保健用食品・栄養機能食品	5mg/当該食品1日摂取目安量（銅として）	
グルコン酸ナトリウム	酸味料			
グルタミルバリルグリシン	調味料			
L-グルタミン酸	調味料 強化剤			
L-グルタミン酸アンモニウム	調味料			
L-グルタミン酸カリウム	調味料			
L-グルタミン酸カルシウム	調味料		カルシウムとして1.0%（特別用途表示の食品を除く）	
L-グルタミン酸ナトリウム	調味料 強化剤			
L-グルタミン酸マグネシウム	調味料			
ケイ酸カルシウム	製造用剤	特定保健用食品たるカプセル及び錠剤並びに栄養機能食品たるカプセル及び錠剤		母乳代替食品及び離乳食に使用してはならない
		その他の食品	2.0% （微粒二酸化ケイ素と併用する場合は、それぞれの使用量の和）	
ケイ酸マグネシウム	製造用剤			油脂のろ過助剤以外の用途に使用してはならない。 最終食品前に除去すること。
ケイ皮酸	香料			着香の目的以外の使用不可
ケイ皮酸エチル				
ケイ皮酸メチル				
ケトン類				
ゲラニオール				

品名	分類	使用基準		
		使用できる食品等*	使用量等の最大限度	使用制限
高度サラシ粉	殺菌剤漂白剤			
コハク酸	酸味料			
コハク酸一ナトリウム	調味料			
コハク酸二ナトリウム				
コレカルシフェロール	強化剤			保存基準：遮光した密封容器に入れ、空気を不活性ガスで置換し、冷所に保存する
コンドロイチン硫酸ナトリウム	保水剤	マヨネーズドレッシング	20g/kg	
		魚肉ソーセージ	3.0g/kg	
酢酸	酸味料			
酢酸イソアミル	香料			着香の目的以外の使用不可
酢酸エチル	香料製造用剤	アルコール酵母エキス酢酸ビニル樹脂		着香の目的以外の使用不可ただし、酢酸エチルを次のそれぞれに使用する場合を除く
				柿の脱渋に使用するアルコール、結晶果糖の製造に使用するアルコール、香辛料の顆粒若しくは錠剤の製造に使用するアルコール、コンニャク粉の製造に使用するアルコール、ジブチルヒドロキシトルエン若しくは、ブチルヒドロキシアニソールの溶剤として使用するアルコール又は食酢の醸造原料として使用するアルコールを変性する目的で使用する場合。
酢酸エチル（続き）				酵母エキス（酵母の自己消化により得られた水溶性の成分をいう）の製造の際の酵母の自己消化を促進する目的で使用する場合。（最終食品の完成前に除去しなければならない）
				酢酸ビニル樹脂の溶剤の目的に使用する場合。
酢酸カルシウム	保存料安定剤PH調整剤			
酢酸ゲラニル	香料			着香の目的以外の使用不可
酢酸シクロヘキシル				
酢酸シトロネリル				
酢酸シンナミル				
酢酸テルピニル				
酢酸デンプン	糊料			
酢酸ナトリウム	製造用剤調味料酸味料			
酢酸ビニル樹脂	チューインガム基礎剤被膜剤	チューインガム		チューインガム基礎剤及び被膜剤以外の使用不可
		果実又は果菜の表皮		
酢酸フェネチル	香料			着香の目的以外の使用不可
酢酸ブチル				
酢酸ベンジル				
サッカリン	甘味料	チューインガム	0.050g/kg	
サッカリンナトリウム	甘味料		残存量	特別用途表示の許可又は承認を受けた場合はこの限りではない
サッカリンカルシウム		こうじ漬酢漬たくあん漬	2.0g/kg未満	
		粉末清涼飲料	1.5g/kg未満	
		かす漬みそ漬しょう油漬魚介加工品（魚肉ねり製品、つくだ煮、漬物及び缶詰又は瓶詰食品を除く）	1.2g/kg未満	サッカリンナトリウムとサッカリンカルシウムを併用する場合はそれぞれの残存量の和が基準値以上にならないこと。
		海藻加工品しょう油つくだ煮煮豆	0.50g/kg未満	

食品、添加物等の規格基準（抜粋）

品名	分類	使用基準		
		使用できる食品等*	使用量等の最大限度	使用制限
サッカリンカルシウム（続く）		魚肉ねり製品 シロップ 酢 清涼飲料水 ソース 乳飲料 乳酸菌飲料 氷菓	0.30g/kg未満 （5倍以上に希釈して飲用に供する清涼飲料水及び乳酸菌飲料の原料に供する乳酸菌飲料又ははっ酵乳にあっては1.5g/kg、3倍以上に希釈して使用する酢にあっては0.90g/kg）	
		アイスクリーム類 あん類 ジャム 漬物（かす漬、こうじ漬、しょう油漬、酢漬、たくあん漬及びみそ漬を除く） はっ酵乳（乳酸菌飲料の原料に供するはっ酵乳を除く） フラワーペースト類 みそ	0.20g/kg未満	
		菓子	0.10g/kg未満	
		上記以外の食品の缶詰、瓶詰及び魚介加工品の缶詰、瓶詰	0.20g/kg未満	
サリチル酸メチル	香料			着香の目的以外の使用不可
酸化カルシウム	PH調整剤 製造用剤			
酸化デンプン	糊料			
酸化マグネシウム	吸着剤 強化剤			
三二酸化鉄	着色料	バナナ コンニャク		バナナについては果柄の部分に限る
次亜塩素酸水	殺菌料			最終食品の完成前に除去すること
次亜塩素酸ナトリウム	殺菌料 漂白剤			ごまに使用してはならない
次亜臭素酸水	殺菌料	食肉（食鶏肉を除く）	臭素として浸漬液又は噴霧液0.90g/kg以下	食肉の表面殺菌の目的以外の使用不可
		食鶏肉	臭素として浸漬液又は噴霧液0.45g/kg以下	
次亜硫酸ナトリウム	漂白剤 保存料 酸化防止剤		二酸化硫黄としての残存量	ごま、豆類及び野菜に使用してはならない
		かんぴょう	5.0g/kg未満	
		乾燥果実（干しぶどうを除く）	2.0g/kg未満	
		干しぶどう	1.5g/kg未満	
		コンニャク粉	0.90g/kg未満	
		乾燥じゃがいも ゼラチン ディジョンマスタード	0.50g/kg未満	
		果実酒（果実酒の製造に用いる酒精分1容量パーセント以上を含有する果実搾汁及びこれを濃縮したものを除く） 雑酒	0.35g/kg未満	使用基準に従って当該添加物を使用したかんぴょう、乾燥果実等左にあげた食品（干しぶどうを除く。）を用いて製造された「その他の食品（コンニャクを除く。）」であって二酸化硫黄としての残存量が0.030g/kg以上残存している場合は、その残存量未満
		キャンデッドチェリー 糖蜜	0.30g/kg未満	
		糖化用タピオカでんぷん	0.25g/kg未満	
		水あめ	0.20g/kg未満	
		天然果汁（5倍以上に希釈して飲用に供するもの）	0.15g/kg未満	
		甘納豆 煮豆	0.10g/kg未満	
		えび 冷凍生かに	0.10g/kg未満（そのむき身につき）	
		その他の食品 （キャンデッドチェリーの製造に用いるさくらんぼ、ビールの製造に用いるホップ並びに果実の製造に用いる果汁、酒精分1容量パーセント以上を含有する果実搾汁及びこれを濃縮したものを除く）	0.030g/kg未満	

品名	分類	使用基準		
		使用できる食品等*	使用量等の最大限度	使用制限
2,3-ジエチルピラジン	香料			着香の目的以外の使用不可
2,3-ジエチル-5-メチルピラジン	香料			着香の目的以外の使用不可
シクロヘキシルプロピオン酸アリル	香料			着香の目的以外の使用不可
L-システイン塩酸塩	酸化防止剤 製造用剤	天然果汁 パン		
5'-シチジル酸二ナトリウム	調味料			
シトラール シトロネラール シトロネロール 1,8-シネオール	香料			着香の目的以外の使用不可
ジフェニル	防かび剤	グレープフルーツ レモン オレンジ類	残存量 0.070g/kg未満	貯蔵又は運搬の用に供する容器の中に入れる紙片に浸潤させて使用する場合以外に使用してはならない
ジブチルヒドロキシトルエン（BHT）	酸化防止剤	魚介類冷凍品（生食用冷凍鮮魚介類及び生食用冷凍かきを除く）及び鯨冷凍品（生食用冷凍鯨肉を除く）の浸漬液	浸漬液に対して 1g/kg*	*ブチルヒドロキシアニソールと併用するときは、その合計量
		チューインガム	0.75g/kg	
		油脂 バター 魚介乾製品 魚介塩蔵品 乾燥裏ごしいも	0.2g/kg*	
ジベンゾイルチアミン ジベンゾイルチアミン塩酸塩	強化剤			
脂肪酸類 脂肪族高級アルコール類 脂肪族高級アルデヒド類（ただし、毒性が激しいと一般に認められるもの 脂肪族高級炭化水素類（ただし、毒性が激しいと一般に認められるもの	香料			着香の目的以外の使用不可
2,3-ジメチルピラジン 2,5-ジメチルピラジン 2,6-ジメチルピラジン 2,6-ジメチルピリジン	香料			着香の目的以外の使用不可
シュウ酸	製造用剤			最終食品の完成前に除去すること
臭素酸カリウム	小麦粉処理剤	パン（小麦粉を原料として使用するものに限る）	臭素酸として 0.030g/kg（小麦粉1kgにつき）	最終食品の完成前に分解又は除去すること
DL-酒石酸 L-酒石酸	酸味料			
DL-酒石酸水素カリウム L-酒石酸水素カリウム	膨張剤			
DL-酒石酸ナトリウム L-酒石酸ナトリウム	調味料			
硝酸カリウム 硝酸ナトリウム	発酵調製剤 発色剤	チーズ	0.20g/L（原料に供する乳1Lにつき）	
		清酒	0.10g/L（酒母1Lにつき）	
		食肉製品 鯨肉ベーコン	0.070g/kg未満（亜硝酸根としての最大残存量）	

食品、添加物等の規格基準（抜粋）

品名	分類	使用基準		使用制限
		使用できる食品等*	使用量等の最大限度	
食用赤色2号（別名アマランス）及びそのアルミニウムレーキ	着色料			下記の食品に使用してはならない カステラ きなこ 魚肉漬物 鯨肉漬物 こんぶ類 しょう油 食肉 食肉漬物 スポンジケーキ 鮮魚介類（鯨肉を含む） 茶 のり類 マーマレード 豆類 みそ めん類（ワンタンを含む） 野菜 わかめ類
食用赤色3号（別名エリスロシン）及びそのアルミニウムレーキ				
食用赤色40号（別名アルラレッドAC）及びそのアルミニウムレーキ				
食用赤色102号（別名ニューコクシン）				
食用赤色104号（別名フロキシン）				
食用赤色105号（別名ローズベンガ				
食用赤色106号（別名アシッドレッド）				
食用黄色4号（別名タートラジン）及びそのアルミニウムレーキ				
食用黄色5号（別名サンセットイエローFCF）及びそのアルミニウムレーキ				
食用緑色3号（別名ファストグリーンFCF）及びそのアルミニウムレーキ				
食用青色1号（別名ブリリアントブルーFCF）及びそのアルミニウムレーキ				
食用青色2号（別名インジゴカルミン）及びそのアルミニウムレーキ				
ショ糖脂肪酸エステル	乳化剤			
シリコーン樹脂	消ほう剤		0.050g/kg	消ほうの目的以外の使用不可
シンナミルアルコール シンナムアルデヒド	香料			着香の目的以外の使用不可
水酸化カリウム	製造用剤			最終食品の完成前に中和又は除去すること
水酸化カルシウム	強化剤 製造用剤		カルシウムとして1.0%（特別用途表示の食品を除く）	食品の製造又は加工上必要不可欠な場合及び栄養目的に限る
水酸化ナトリウム	製造用剤			最終食品の完成前に中和又は除去すること
水酸化マグネシウム	強化剤 pH調整剤 色調安定剤			
水溶性アナトー	着色料			こんぶ類、食肉、鮮魚介類（鯨肉を含む）、茶、のり類、豆類、野菜及びわかめ類に使用してはならない
スクラロース	甘味料	砂糖代替食品（コーヒー、紅茶等に直接加え、砂糖に代替する食品として用いられるもの）	12g/kg	特別用途表示の許可又は承認を受けた場合はこの限りではない
		チューインガム	2.6g/kg	
		菓子（除くチューインガム） 生菓子	1.8g/kg	
		ジャム	1.0g/kg	
		清酒、合成清酒 果実酒、雑酒 清涼飲料水 乳飲料 乳酸菌飲料 （希釈して飲用に供する飲料水は、希釈後の飲料水）	0.40g/kg	
		その他の食品	0.58g/kg	

品名	分類	使用基準		
		使用できる食品等*	使用量等の最大限度	使用制限
ステアリン酸カルシウム	製造用剤 強化剤			
ステアリン酸マグネシウム	製造用剤			特定保健用食品たるカプセル剤及び錠剤並びに栄養機能食品たるカプセル剤及び錠剤以外の食品に使用してはならない
ステアロイル乳酸カルシウム ステアロイル乳酸ナトリウム	乳化剤		ステアロイル乳酸カルシウムとして	ステアロイル乳酸カルシウムとステアロイル乳酸ナトリウムを併用する場合にあっては，それぞれの使用量の和がステアロイル乳酸カルシウムとしての基準値以下でなければならない
		ミックスパウダー		
		生菓子(米を原料としたもの)製造用	10g/kg	
		スポンジケーキ、バターケーキ、蒸しパン製造用	8.0g/kg	
		菓子(小麦粉を原料とし、油脂で処理したもの)、パン製造用	5.5g/kg	
		菓子(小麦粉を原料とし、ばい焼したもの)製造用	5.0g/kg	
		蒸しまんじゅう(小麦粉を原料としたもの)製造用	2.5g/kg	
		生菓子(米を原料とするもの)	6.0g/kg	
		スポンジケーキ、バターケーキ及び蒸しパン	5.5g/kg	
		めん類(即席めん及び乾めんを除く)	(ゆでめんとして)4.5g/kg	
		菓子(小麦粉を原料とし、ばい焼又は油脂で処理したもの) パン マカロニ類(乾めん)	4.0g/kg	
		蒸しまんじゅう(小麦粉を原料としたもの)	2.0g/kg	
ソルビタン脂肪酸エステル	乳化剤			
D-ソルビトール	製造用剤 甘味料			
ソルビン酸 ソルビン酸カリウム ソルビン酸カルシウム	保存料		ソルビン酸として	チーズにあっては、プロピオン酸、プロピオン酸カルシウム、又はプロピオン酸ナトリウムを併用する場合は、ソルビン酸としての使用量及びプロピオン酸としての使用量の合計量が3.0g/kg以下。 みそ漬の漬物にあっては、原料のみそに含まれるソルビン酸及びその塩類の量を含めてソルビン酸量として1.0g/kg以下。
		チーズ	3.0g/kg	
		うに 魚肉ねり製品(魚肉すり身を除く) 鯨肉製品 食肉製品	2.0g/kg	
		いかくん製品 たこくん製品	1.5g/kg	
		あん類 かす漬・こうじ漬・塩漬・しょう油漬・みそ漬の漬物 キャンデッドチェリー 魚介乾製品(いかくん製品及びたこくん製品を除く) ジャム シロップ たくあん漬(一丁漬及び早漬を除く)	1.0g/kg	

食品、添加物等の規格基準（抜粋）

品名	分類	使用基準		使用制限
		使用できる食品等*	使用量等の最大限度	
ソルビン酸カルシウム（続き）	保存料	つくだ煮 煮豆 ニョッキ フラワーペースト類 マーガリン みそ	1.0g/kg	この項でいうフラワーペースト類の原料には、いも類、豆類及び野菜類を含める。 マーガリンにあっては、安息香酸、安息香酸ナトリウムを併用する場合は、ソルビン酸としての使用量と安息香酸としての使用量の合計量が1.0g/kg以下。
		ケチャップ 酢漬の漬物 スープ（ポタージュスープは除く） たれ つゆ 干しすもも	0.50g/kg	
		甘酒（3倍以上に希釈して飲用に供するものに限る） はっ酵乳（乳酸菌飲料の原料に供するものに限る）	0.30g/kg	
		果実酒 雑酒	0.20g/kg	
		乳酸菌飲料（殺菌したものを除く）	0.050g/kg （乳酸菌飲料の原料に供するものにあっては0.30g/kg）	
		(以下、ソルビン酸カリウム、ソルビン酸カルシウムに限る) 菓子の製造に用いる果実ペースト（果実をすり潰し、又は裏ごししてペースト状にしたもの） 菓子の製造に用いる果汁	1.0g/kg	
炭酸アンモニウム 炭酸カリウム	膨張剤 製造用剤			
炭酸カルシウム	強化剤 製造用剤		カルシウムとして	食品の製造又は加工上必要不可欠な場合及び栄養目的に限る
		チューインガム	10%(特別用途表示の食品を除く)	
		その他の食品	1.0%(特別用途表示の食品を除く)	
炭酸水素アンモニウム 炭酸水素ナトリウム	膨張剤			
炭酸ナトリウム	製造用剤			
炭酸マグネシウム	製造用剤 強化剤			
チアベンダゾール（TBZ）	防かび剤		最大残存量	
		かんきつ類	0.010g/kg	
		バナナ	0.0030g/kg	
		バナナの果肉	0.0004g/kg	
チアミン塩酸塩 チアミン硝酸塩 チアミンセチル硫酸塩 チアミンチオシアン酸塩 チアミンナフタレン－1,5－ジスルホン酸塩 チアミンラウリル硫酸塩	強化剤			
チオエーテル類（ただし、毒性が激しいと一般に認められるものを除く。）	香料			着香の目的以外の使用不可
チオール類（別名チオアルコール類）（ただし、毒性が激しいと一般に認められるものを除く。）	香料			着香の目的以外の使用不可
着色料（科学的合成品を除く）	着色料			こんぶ類、食肉、鮮魚介類（鯨肉を含む）、茶、のり類、豆類、野菜及びわかめ類に使用してはならない ただし、のり類に使用する金は除く
L－テアニン	調味料 強化剤			
デカナール デカノール デカン酸エチル	香料			着香の目的以外の使用不可
鉄クロロフィリンナトリウム	着色料			こんぶ類、食肉、鮮魚介類（鯨肉を含む）、茶、のり類、豆類、野菜及びわかめ類に使用してはならない
5,6,7,8-テトラヒドロキノキサリン 2,3,5,6-テトラメチルピラジン	香料			着香の目的以外の使用不可
デヒドロ酢酸ナトリウム	保存料	チーズ バター マーガリン	デヒドロ酢酸として 0.50g/kg	
テルピネオール	香料			着香の目的以外の使用不可
テルペン系炭化水素類	香料			着香の目的以外の使用不可

品名	分類	使用基準 使用できる食品等*	使用基準 使用量等の最大限度	使用制限
デンプングリコール酸ナトリウム	糊料		2.0%	カルボキシメチルセルロースカルシウム、カルボキシメチルセルロースナトリウム、デンプングリコール酸ナトリウム及びメチルセルロースの1種以上と併用する場合はその使用量の和が食品の2.0%以下
銅クロロフィリンナトリウム	着色料		銅として	
		こんぶ(無水物)	0.15g/kg	
		野菜類又は果実類の貯蔵品	0.10g/kg	
		シロップ	0.064g/kg	
		チューインガム	0.050g/kg	
		魚肉ねり製品(魚肉すり身を除く)	0.040g/kg	
		あめ類	0.020g/kg	
		チョコレート	0.0064g/kg	
		生菓子(菓子パンを除く)		
		みつ豆缶詰又はみつ豆合成樹脂製容器包装詰中の寒天	0.0004g/kg	
銅クロロフィル	着色料		銅として	
		こんぶ(無水物)	0.15g/kg	
		野菜類又は果実類の貯蔵品	0.10g/kg	
		チューインガム	0.050g/kg	
		魚肉ねり製品(魚肉すり身を除く)	0.030g/kg	
		生菓子(菓子パンを除く)	0.0064g/kg	
		チョコレート	0.0010g/kg	
		みつ豆缶詰又はみつ豆合成樹脂製容器包装詰中の寒天	0.0004g/kg	
dl-α-トコフェロール(ビタミンE)	酸化防止剤			酸化防止の目的以外の使用不可 ただし、β-カロチン、ビタミンA、ビタミンA脂肪酸エステル及び流動パラフィンの製剤中に含まれる場合はこの限りではない
トコフェロール酢酸エステル d-α-トコフェロール酢酸エステル	強化剤	特定保健用食品・栄養機能食品	150mg未満/当該食品1日摂取目安量(α-トコフェロールとして)	特定保健用食品・栄養機能食品以外使用不可
DL-トリプトファン	調味料			
L-トリプトファン	強化剤			
トリメチルアミン	香料			着香の目的以外の使用不可
2,3,5-トリメチルピラジン	香料			着香の目的以外の使用不可
DL-トレオニン	調味料			
L-トレオニン	強化剤			
ナイシン	保存料		ナイシンAを含むポリペプチドとして	
		食肉製品 チーズ(プロセスチーズを除く) ホイップクリーム類(乳脂肪分を主成分とする食品を主要原料として泡立てたもの)	0.0125g/kg	特別用途表示の許可又は承認を受けた場合はこの限りではない
		ソース類 ドレッシング マヨネーズ	0.010g/kg	
		プロセスチーズ 洋菓子	0.00625g/kg	
		卵加工品 味噌	0.0050g/kg	
		洋生菓子(穀類及びでん粉を主原料としたもの)	0.0030g/kg	
ナタマイシン	製造用剤	ナチュラルチーズ(ハード及びセミハードの表面部分に限る)	0.020g/kg未満	
ナトリウムメトキシド	製造用剤			最終食品の完成前にナトリウムメトキシドを分解し、これによって生成するメタノールを除去すること 保存基準:密封容器に入れ、保存する
ニコチン酸	強化剤			食肉及び鮮魚介類(鯨肉を含む)に使用してはならない
ニコチン酸アミド	製造用剤			

食品、添加物等の規格基準（抜粋）

品名	分類	使用基準		
		使用できる食品等*	使用量等の最大限度	使用制限
二酸化硫黄	漂白剤 保存料 酸化防止剤		二酸化硫黄としての残存	ごま、豆類及び野菜に使用してはならない
		かんぴょう	5.0g/kg未満	
		乾燥果実（干しぶどうを除く）	2.0g/kg未満	
		干しぶどう	1.5g/kg未満	使用基準に従って当該添加物を使用したかんぴょう、乾燥果実等左にあげた食品（干しぶどうを除く。）を用いて製造加工された「その他の食品（コンニャクを除く。）」であって二酸化硫黄としての残存量が0.030g/kg以上残存している場合は、その残存量未満
		コンニャク粉	0.90g/kg未満	
		乾燥じゃがいも ゼラチン ディジョンマスタード	0.50g/kg未満	
		果実酒（果実酒の製造に用いる酒精分1容量パーセント以上を含有する果実搾汁およびこれを濃縮したものを除く） 雑酒	0.35g/kg未満	
		キャンデッドチェリー 糖蜜	0.30g/kg未満	
		糖化用タピオカでんぷん	0.25g/kg未満	
		水あめ	0.20g/kg未満	
		天然果汁（5倍以上に希釈して飲用に供するもの）	0.15g/kg未満	
		甘納豆 煮豆	0.10g/kg未満	
		えび 冷凍生かに	0.10g/kg未満（そのむき身につき）	
		その他の食品（キャンデッドチェリーの製造に用いるさくらんぼ、ビール製造に用いるホップ並びに果実酒に用いる果汁、酒精分1容量パーセント以上を含有する果実搾汁およびこれを濃縮したものを除く）	0.030g/kg未満	
二酸化塩素	小麦粉処理剤	小麦粉		
二酸化ケイ素	製造用剤			ろ過助剤の目的以外の使用不可 最終食品の完成前に除去すること
微粒二酸化ケイ素	製造用剤		2.0% (特定保健用食品たるカプセル及び錠剤並びに栄養機能食品たるカプセル及び錠剤以外の食品にケイ酸カルシウムと併用する場合は、それぞれの使用量の和)	母乳代替食品及び離乳食に使用してはならない
二酸化炭素	製造用剤			
二酸化チタン	着色料			着色の目的以外の使用不可 カステラ、きなこ、魚肉漬物、鯨肉漬物、こんぶ類、しょう油、食肉、食肉漬物、スポンジケーキ、鮮魚介類（鯨肉を含む）、茶、のり類、マーマレード、豆類、みそ、めん類（ワンタンを含む）、野菜及びわかめ類に使用してはならない
乳酸	酸味料			
乳酸カリウム	調味料			
乳酸カルシウム	強化剤		カルシウムとして1.0%(特別用途表示の食品を除く)	
乳酸鉄	強化剤			
乳酸ナトリウム	調味料			
γ-ノナラクトン	香料			着香の目的以外の使用不可
ノルビキシンカリウム ノルビキシンナトリウム	着色料			こんぶ類、食肉、鮮魚介類（鯨肉を含む）、茶、のり類、豆類、野菜及びわかめ類に使用してはならない
バニリン	香料			着香の目的以外の使用不可
パラオキシ安息香酸イソブチル パラオキシ安息香酸イソプロピル パラオキシ安息香酸エチル パラオキシ安息香酸ブチル	保存料		パラオキシ安息香酸として	
		しょう油	0.25g/L	
		果実ソース	0.20g/kg	
		酢	0.10g/L	

品名	分類	使用基準		
		使用できる食品等*	使用量等の最大限度	使用制限
パラオキシ安息香酸プロピル	保存料	清涼飲料水 シロップ	0.10g/kg	
		果実及び果菜の表皮	0.012g/kg	
パラメチルアセトフェノン	香料			着香の目的以外の使用不可
L-バリン	調味料 強化剤			
バレルアルデヒド	香料			着香の目的以外の使用不可
パントテン酸カルシウム	強化剤		カルシウムとして 1.0%(特別用途表示の食品を除く)	
パントテン酸ナトリウム	強化剤			
ビオチン	強化剤	調整粉乳		
		母乳代替食品	10μg/100kcal	
		特定保健用食品・栄養機能食品		
L-ヒスチジン塩酸塩	強化剤			
ビスベンチアミン				
ビタミンA				
ビタミンA脂肪酸エステル	強化剤			
ビタミンA油(油性ビタミンA脂肪酸エステル)				保存基準:遮光した密封容器に入れ、空気を不活性ガスで置換して保存する
1-ヒドロキシエチリデン-1・1-ジホスホン酸	殺菌剤			過酢酸製剤として使用する場合以外の使用不可
ヒドロキシシトロネラール	香料			着香の目的以外の使用不可
ヒドロキシシトロネラールジメチルアセタール				
ヒドロキシプロピル化リン酸架橋デンプン	糊料			
ヒドロキシプロピルセルロース	製造用剤			
ヒドロキシプロピルデンプン	糊料			
ヒドロキシプロピルメチルセルロース	製造用剤			
ピペリジン	香料			着香の目的以外の使用不可
ピペロナール	香料			着香の目的以外の使用不可
ピペロニルブトキシド	防虫剤	穀類	0.024g/kg	
ヒマワリレシチン	乳化剤			
氷酢酸	酸味料			
ピラジン	香料			着香の目的以外の使用不可
ピリドキシン塩酸塩	強化剤			
ピリメタニル	防かび剤	あんず おうとう かんきつ類(みかんを除く。) すもも もも	0.010g/kg	
		西洋なし マルメロ りんご	0.014g/kg	

品名	分類	使用基準		使用制限
		使用できる食品等*	使用量等の最大限度	
ピロ亜硫酸カリウム ピロ亜硫酸ナトリウム	漂白剤 保存料 酸化防止剤		二酸化硫黄としての残存量	ごま、豆類及び野菜に使用してはならない 使用基準に従って当該添加物を使用したかんぴょう、乾燥果実等左にあげた食品（干しぶどうを除く。）を用いて製造加工された「その他の食品（コンニャクを除く。）」であって二酸化硫黄としての残存量が0.030g/kg以上残存している場合は、その残存量未満
		かんぴょう	5.0g/kg未満	
		乾燥果実（干しぶどうを除く）	2.0g/kg未満	
		干しぶどう	1.5g/kg未満	
		コンニャク粉	0.90g/kg未満	
		乾燥じゃがいも ゼラチン ディジョンマスタード	0.50g/kg未満	
		果実酒（果実酒の製造に用いる酒精分1容量パーセント以上を含有する果実搾汁およびこれを濃縮したものを除く） 雑酒	0.35g/kg未満	
		キャンデッドチェリー 糖蜜	0.30g/kg未満	
		糖化用タピオカでんぷん	0.25g/kg未満	
		水あめ	0.20g/kg未満	
		天然果汁（5倍以上に希釈して飲用に供するもの）	0.15g/kg未満	
		甘納豆 煮豆	0.10g/kg未満	
		えび 冷凍生かに	0.10g/kg未満（そのむき身につき）	
		その他の食品（キャンデッドチェリーの製造に用いるさくらんぼ、ビール製造に用いるホップ並びに果実酒に用いる果汁、酒精分1容量パーセント以上を含有する果実搾汁およびこれを濃縮したものを除く）	0.030g/kg未満	
ピロリジン	香料			着香の目的以外の使用不可
ピロリン酸四カリウム	製造用剤			
ピロリン酸二水素カルシウム	製造用剤 強化剤		カルシウムとして1.0%（特別用途表示の食品を除く）	食品の製造又は加工上必要不可欠な場合及び栄養目的に限る
ピロリン酸二水素ニナトリウム	製造用剤			
ピロリン酸第二鉄	強化剤			
ピロリン酸四ナトリウム	製造用剤			
ピロール	香料			着香の目的以外の使用不可
L-フェニルアラニン	調味料 強化剤			
フェニル酢酸イソアミル フェニル酢酸イソブチル フェニル酢酸エチル 2-(3-フェニルプロピル)ピリジン フェネチルアミン フェノールエーテル類（ただし、毒性が激しいと一般に認められるものを除く。）	香料			着香の目的以外の使用不可
フェノール類（ただし、毒性が激しいと一般に認められるものを除く。）	香料			着香の目的以外の使用不可
フェロシアン化物 　フェロシアン化カリウム 　フェロシアン化カルシウム 　フェロシアン化ナトリウム	固結防止剤	食塩	無水フェロシアン化ナトリウムとして0.020g/kg	これらを併用する場合はその合計量
ブタノール ブチルアミン	香料			着香の目的以外の使用不可
ブチルアルデヒド	香料			着香の目的以外の使用不可
ブチルヒドロキシアニソール（BHA）	酸化防止剤	魚介冷凍品（生食用冷凍鮮魚介類及び生食用冷凍かきを除く）及び、鯨冷凍品（生食用鯨冷凍品を除く）の浸漬液	浸漬液に対して1g/kg	ジブチルヒドロキシトルエンと併用するときはその合計量
		油脂 バター 魚介乾製品 魚介塩蔵品 乾燥裏ごしいも	0.2g/kg	
フマル酸	酸味料			
フマル酸一ナトリウム	調味料			

品名	分類	使用基準		使用制限
		使用できる食品等*	使用量等の最大限度	
フルジオキソニル	防かび剤	キウィー	0.020g/kg	
		かんきつ類(みかんを除く)	0.010g/kg	
		あんず(種子を除く)	0.0050g/kg	
		おうとう(種子を除く)		
		ざくろ		
		すもも(種子を除く)		
		西洋なし		
		ネクタリン(種子を除く)		
		びわ		
		マルメロ		
		もも(種子を除く)		
		りんご		
フルフラール及びその誘導体(ただし、毒性が激しいと一般に認められるものを除く。)	香料			着香の目的以外の使用不可
プロパノール	香料			着香の目的以外の使用不可
プロピオンアルデヒド				
プロピオン酸	保存料		プロピオン酸として	チーズにあっては、ソルビン酸、ソルビン酸カリウム又はソルビン酸カルシウムを併用する場合は、プロピオン酸としての使用量及びソルビン酸としての使用量の合計量が3.0g/kg以下
		チーズ	3.0g/kg	
		パン	2.5g/kg	
		洋菓子		
	香料			着香の目的以外の使用不可
プロピオン酸イソアミル	香料			着香の目的以外の使用不可
プロピオン酸エチル				
プロピオン酸カルシウム	保存料		プロピオン酸として	チーズにあっては、ソルビン酸、ソルビン酸カリウム又はソルビン酸カルシウムを併用する場合は、プロピオン酸としての使用量及びプロピオン酸としての使用量の合計量が3.0g/kg以下
プロピオン酸ナトリウム		チーズ	3.0g/kg	
		パン	2.5g/kg	
		洋菓子		
プロピオン酸ベンジル	香料			着香の目的以外の使用不可
プロピレングリコール	製造用剤 品質保持剤	生めん	2.0%	
		いかくん製品		
		ギョウザ、シュウマイ、春巻き及びワンタンの皮	1.2%	
		その他の食品	0.60%	
プロピレングリコール脂肪酸エステル	乳化剤			

食品、添加物等の規格基準（抜粋）

品名	分類	使用基準		
		使用できる食品等*	使用量等の最大限度	使用制限
粉末ビタミンA	強化剤			保存基準：遮光した密封容器に入れ、保存する
ヘキサン	製造用剤			食用油脂製造の際の油脂の抽出に限る 最終食品の完成前に除去すること
ヘキサン酸 ヘキサン酸アリル ヘキサン酸エチル ヘプタン酸エチル	香料			着香の目的以外の使用不可
/-ペリルアルデヒド ベンジルアルコール ベンズアルデヒド 2-ペンタノール trans－2－ペンテナール 1-ペンテン-3-オール 芳香族アルコール類	香料			着香の目的以外の使用不可
芳香族アルデヒド類（ただし、毒性が激しいと一般に認められるものを除く。）	香料			着香の目的以外の使用不可
没食子酸プロピル	酸化防止剤	油脂	0.20g/kg	
		バター	0.10g/kg	
ポリアクリル酸ナトリウム	糊料		0.20%	
ポリイソブチレン	チューインガム基礎剤	チューインガム		チューインガム基礎剤以外の用途に使用不可
ポリソルベート20 ポリソルベート60 ポリソルベート65 ポリソルベート80	乳化剤	カプセル、錠剤等通常の食品形態でない食品	ポリソルベート80として 25g/kg	ポリソルベート20、ポリソルベート60、ポリソルベート65若しくはポリソルベート80の1種以上を併用する場合にあっては，それぞれの使用量の和がポリソルベート80として基準値以下でなければならない。
		ココア及びチョコレート製品 ショートニング 即席麺の添付調味料 ソース類 チューインガム 乳脂肪代替食品	5.0g/kg	
		アイスクリーム類 菓子の製造に用いる装飾品（糖を主成分とするものに限る。）	3.0g/kg	
		加糖ヨーグルト ドレッシング マヨネーズ ミックスパウダー（焼菓子及び洋生菓子の製造に用いるものに限る。） 焼菓子（洋菓子に限る。） 洋生菓子		

品名	分類	使用基準		
		使用できる食品等*	使用量等の最大限度	使用制限
ポリソルベート80（続き）	乳化剤	あめ類 スープ フラワーペースト（ココア及びチョコレートを主要原料とし、これに砂糖、油脂、粉乳、卵、小麦粉等を加え、加熱殺菌してペースト状とし、パン又は菓子に充てん又は塗布して食用に供するものに限る。） 氷菓	1.0g/kg	
		海藻の漬物 チョコレートドリンク 野菜の漬物	0.50g/kg	
		非熟成チーズ	0.080g/kg	
		海藻の缶詰及び瓶詰 野菜の缶詰及び瓶詰	0.030g/kg	
		その他の食品	0.020g/kg	
ポリビニルピロリドン	糊料	カプセル、錠剤等通常の食品形態でない食品		菓子類を除く
ポリビニルポリピロリドン	製造用剤			ろ過助剤以外の用途に使用不可 最終食品の完成前に除去すること
ポリブテン	チューインガム基礎剤	チューインガム		チューインガム基礎剤以外の用途に使用不可
ポリリン酸カリウム ポリリン酸ナトリウム	製造用剤			
d-ボルネオール マルトール	香料			着香の目的以外の使用不可
D-マンニトール	粘着防止剤	ふりかけ類（顆粒を含むものに限る）	50%（顆粒部分に対して）	塩化カリウム及びグルタミン酸塩を配合して調味の目的で使用する場合（D-マンニトールが塩化カリウム及びグルタミン酸塩及びD-マンニトールの合計量の80%以下である場合に限る）は、この限りではない
		あめ類	40%	
		らくがん	30%	
		チューインガム	20%	
		つくだ煮（こんぶを原料とするものに限る）	25%（残存量）	
メタリン酸カリウム メタリン酸ナトリウム	製造用剤			
DL-メチオニン L-メチオニン	調味料 強化剤			
N-メチルアントラニル酸メチル 5-メチルキノキサリン 6-メチルキノリン	香料			着香の目的以外の使用不可
5-メチル-6,7-ジヒドロ-5H-シクロペンタピラジン	香料			着香の目的以外の使用不可
メチルセルロース	糊料		2.0%	カルボキシメチルセルロースカルシウム、カルボキシメチルセルロースナトリウム及びデンプングリコール酸ナトリウムの1種以上と併用する場合は、その使用量の和が食品の2.0%以下
1-メチルナフタレン				着香の目的以外の使用不可
メチルβ-ナフチルケトン 2-メチルピラジン 2-メチルブタノール 3-メチル-2-ブタノール	香料			着香の目的以外の使用不可
2-メチルブチルアルデヒド trans-2-メチル-2-ブテナール 3-メチル-2-ブテナール 3-メチル-2-ブテノール	香料			着香の目的以外の使用不可
メチルヘスペリジン	強化剤			
dl-メントール l-メントール	香料			着香の目的以外の使用不可
モルホリン脂肪酸塩	被膜剤	果実又は果菜の表皮		被膜剤の用途以外に使用不可
葉酸	強化剤			
酪酸 酪酸イソアミル 酪酸エチル 酪酸シクロヘキシル 酪酸ブチル ラクトン類（ただし、毒性が激しいと一般に認められるものを除く。）	香料			着香の目的以外の使用不可

食品、添加物等の規格基準（抜粋）

品名	分類	使用基準		
		使用できる食品等*	使用量等の最大限度	使用制限
L-リシンL-アスパラギン酸塩	調味料			
L-リシン塩酸塩	強化剤			
L-リシンL-グルタミン酸塩				
リナロオール	香料			着香の目的以外の使用不可
5'-リボヌクレオチドカルシウム	調味料			
5'-リボヌクレオチドナトリウム				
リボフラビン	強化剤			
リボフラビン酪酸エステル	着色料			
リボフラビン5'-リン酸エステルナトリウム				
硫酸	製造用剤			最終食品の完成前に中和又は除去すること
硫酸亜鉛	製造用剤	発泡性酒類	亜鉛として0.0010g/kg	
	強化剤	母乳代替食品	標準調乳濃度に調乳したとき亜鉛として6.0mg/L（厚生大臣の承認を受けて調製粉乳に使用する場合を除く）	
硫酸アルミニウムアンモニウム	膨張剤			みそに使用してはならない
硫酸アルミニウムカリウム	製造用剤			
硫酸アンモニウム	製造用剤			
硫酸カリウム	調味料			
硫酸カルシウム	強化剤 豆腐用凝固剤		カルシウムとして1.0%（特別用途表示の食品を除く）	食品の製造又は加工上必要不可欠な場合及び栄養目的に限る
硫酸第一鉄	製造用剤 強化剤			
硫酸銅	強化剤	母乳代替食品	標準調乳濃度に調乳したとき銅として0.60mg/L（厚生大臣の承認を受けて調製粉乳に使用する場合を除く）	
硫酸ナトリウム	製造用剤			
硫酸マグネシウム	製造用剤 豆腐用凝固剤 強化剤			
流動パラフィン	製造用剤	パン	残存量 0.10%未満	パン生地を自動分割機により分割する際及びばい焼する際の離型の目的に限る
DL-リンゴ酸	酸味料			
DL-リンゴ酸ナトリウム	調味料			
リン酸	製造用剤			
リン酸架橋デンプン	糊料			
リン酸化デンプン				
リン酸三カリウム	製造用剤			
リン酸三カルシウム	製造用剤 強化剤		カルシウムとして1.0%（特別用途表示の食品を除く）	食品の製造又は加工上必要不可欠な場合及び栄養目的に限る
リン酸水素ニアンモニウム	製造用剤			
リン酸二水素アンモニウム				
リン酸水素ニカリウム				
リン酸二水素カリウム				
リン酸一水素カルシウム	製造用剤 強化剤		カルシウムとして1.0%（特別用途表示の食品を除く）	食品の製造又は加工上必要不可欠な場合及び栄養目的に限る
リン酸一水素マグネシウム	製造用剤 強化剤			
リン酸二水素カルシウム	製造用剤 強化剤		カルシウムとして1.0%（特別用途表示の食品を除く）	食品の製造又は加工上必要不可欠な場合及び栄養目的に限る
リン酸水素ニナトリウム	製造用剤			
リン酸二水素ナトリウム				
リン酸三ナトリウム				

品名	分類	使用基準		
		使用できる食品等*	使用量等の最大限度	使用制限
リン酸三マグネシウム	製造用剤 強化剤			
リン酸モノエステル化リン酸架橋デンプン	糊料			
レシチン	乳化剤			
酸性白土	製造用剤		残存量 0.50%（2物質以上使用する場合はその合計量）	食品の製造又は加工上必要不可欠な場合以外は使用不可
カオリン				
ベントナイト				
タルク	製造用剤 チューインガム品質改良剤		チューインガムにタルクのみを使用する場合は5.0%	
砂	製造用剤			
ケイソウ土				
パーライト				
これらに類似する不溶性の鉱物性物質				

乳及び乳製品の成分規格等に関する省令（抜粋）

［昭和26年12月27日　厚生省令第52号
　最終改正　平成28年6月8日　厚生労働省令第109号］

第1条（略）

（定義）

第2条　この省令において「乳」とは、生乳、牛乳、特別牛乳、生山羊乳、殺菌山羊乳、生めん羊乳、成分調整牛乳、低脂肪牛乳、無脂肪牛乳及び加工乳をいう。

2　この省令において「生乳」とは、搾取したままの牛の乳をいう。

3　この省令において「牛乳」とは、直接飲用に供する目的又はこれを原料とした食品の製造若しくは加工の用に供する目的で販売（不特定又は多数の者に対する販売以外の授与を含む。以下同じ。）する牛の乳をいう。

4　この省令において「特別牛乳」とは、牛乳であつて特別牛乳として販売するものをいう。

5　この省令において「生山羊乳」とは、搾取したままの山羊乳をいう。

6　この省令において「殺菌山羊乳」とは、直接飲用に供する目的で販売する山羊乳をいう。

7　この省令において「生めん羊乳」とは、搾取したままのめん羊乳をいう。

8　この省令において「成分調整牛乳」とは、生乳から乳脂肪分その他の成分の一部を除去したものをいう。

9　この省令において「低脂肪牛乳」とは、成分調整牛乳であつて、乳脂肪分を除去したもののうち、無脂肪牛乳以外のものをいう。

10　この省令において「無脂肪牛乳」とは、成分調整牛乳であつて、ほとんどすべての乳脂肪分を除去したものをいう。

11　この省令において「加工乳」とは、生乳、牛乳若しくは特別牛乳又はこれらを原料として製造した食品を加工したもの（成分調整牛乳、低脂肪牛乳、無脂肪牛乳、発酵乳及び乳酸菌飲料を除く。）をいう。

12　この省令において「乳製品」とは、クリーム、バター、バターオイル、チーズ、濃縮ホエイ、アイスクリーム類、濃縮乳、脱脂濃縮乳、無糖練乳、無糖脱脂練乳、加糖練乳、加糖脱脂練乳、全粉乳、脱脂粉乳、クリームパウダー、ホエイパウダー、たんぱく質濃縮ホエイパウダー、バターミルクパウダー、加糖粉乳、調製粉乳、発酵乳、乳酸菌飲料（無脂乳固形分3.0％以上を含むものに限る。）及び乳飲料をいう。

13　この省令において「クリーム」とは、生乳、牛乳又は特別牛乳から乳脂肪分以外の成分を除去したものをいう。

14　この省令において「バター」とは、生乳、牛乳又は特別牛乳から得られた脂肪粒を練圧したものをいう。

15　この省令において「バターオイル」とは、バター又はクリームからほとんどすべての乳脂肪以外の成分を除去したものをいう。

16　この省令において「チーズ」とは、ナチユラルチーズ及びプロセスチーズをいう。

17　この省令において「ナチユラルチーズ」とは、次のものをいう。

　一　乳、バターミルク（バターを製造する際に生じた脂肪粒以外の部分をいう。以下同じ。）、クリーム又はこれらを混合したもののほとんどすべて又は一部のたんぱく質を酵素その他の凝固剤により凝固させた凝乳から乳清の一部を除去したもの又はこれらを熟成したもの

　二　前号に掲げるもののほか、乳等を原料として、たんぱく質の凝固作用を含む製造技術を用いて製造したものであつて、同号に掲げるものと同様の化学的、物理的及び官能的特性を有するもの

18　この省令において「プロセスチーズ」とは、ナチユラルチーズを粉砕し、加熱溶融し、乳化したものをいう。

19　この省令において「濃縮ホエイ」とは、乳を乳酸菌で発酵させ、又は乳に酵素若しくは酸を加えてできた乳清を濃縮し、固形状にしたものをいう。

20　この省令において「アイスクリーム類」とは、乳又はこれらを原料として製造した食品を加工し、又は主要原料としたものを凍結させたものであつて、乳固形分3.0％以上を含むもの（発酵乳を除く。）をいう。

21　この省令において「アイスクリーム」とは、アイスクリーム類であつてアイスクリームとして販売するものをいう。

22　この省令において「アイスミルク」とは、アイスクリーム類であつてアイスミルクとして販売するものをいう。

23　この省令において「ラクトアイス」とは、アイスクリーム類であつてラクトアイスとして販売するものをいう。

24　この省令において「濃縮乳」とは、生乳、牛乳又は特別牛乳を濃縮したものをいう。

25　この省令において「脱脂濃縮乳」とは、生乳、牛乳又は特別牛乳から乳脂肪分を除去したものを濃縮したものをいう。

26　この省令において「無糖練乳」とは、濃縮乳であつて直接飲用に供する目的で販売するものをいう。

27　この省令において「無糖脱脂練乳」とは、脱脂濃縮乳であつて直接飲用に供する目的で販売するものをいう。

28　この省令において「加糖練乳」とは、生乳、牛乳又は特別牛乳にしよ糖を加えて濃縮したものをいう。

29　この省令において「加糖脱脂練乳」とは、生乳、牛乳又は特別牛乳の乳脂肪分を除去したものにしよ糖を加えて濃縮したものをいう。

30　この省令において「全粉乳」とは、生乳、牛乳又は特別牛乳からほとんどすべての水分を除去し、粉末状にしたものをいう。

31　この省令において「脱脂粉乳」とは、生乳、牛乳又は特別牛乳の乳脂肪分を除去したものからほとんどすべての水分を除去し、粉末状にしたものをいう。

32　この省令において「クリームパウダー」とは、生乳、牛乳又は特別牛乳の乳脂肪分以外の成分を除去したものからほとんどすべての水分を除去し、粉末状にしたものをいう。

33　この省令において「ホエイパウダー」とは、乳を乳酸菌で発酵させ、又は乳に酵素若しくは酸を加えてできた乳清からほとんどすべての水分を除去し、粉末状にしたものをいう。

34　この省令において「たんぱく質濃縮ホエイパウダー」とは、乳を乳酸菌で発酵させ、又は乳に酵素若しくは酸を加えてできた乳清の乳糖を除去したものからほとんどすべての水分を除去し、粉末状にしたものをいう。

35　この省令において「バターミルクパウダー」とは、バターミルクからほとんどすべての水分を除去し、粉末状にしたものをいう。

36　この省令において「加糖粉乳」とは、生乳、牛乳又は特別牛乳にしよ糖を加えてほとんどすべての水分を除去し、粉末状にしたもの又は全粉乳にしよ糖を加えたものをいう。

37　この省令において「調製粉乳」とは、生乳、牛乳若しくは特別牛乳又はこれらを原料として製造した食品を加工し、又は主要原料とし、これに乳幼児に必要な栄養素を加え粉末状にしたものをいう。

38　この省令において「発酵乳」とは、乳又はこれと同等以上の無脂乳固形分を含む乳等を乳酸菌又は酵母で発酵させ、糊状又は液状にしたもの又はこれらを凍結したものをいう。

39　この省令において「乳酸菌飲料」とは、乳等を乳酸菌又は酵母で発酵させたものを加工し、又は主要原料とした飲料（発酵乳を除く。）をいう。

40　この省令において「乳飲料」とは、生乳、牛乳若しくは特別牛乳又はこれらを原料として製造した食品を主要原料とした飲料であつて、第2項から第11項まで及び第13項から前項までに掲げるもの以外のものをいう。

第3条〜第6条　（略）

附　則　（略）

「錠剤、カプセル状等食品の適正な製造に係る基本的考え方について」及び「錠剤、カプセル状等食品の原材料の安全性に関する自主点検ガイドライン」について

［平成17年2月1日　食安発第0201003号
各都道府県知事・各保健所設置市長・各特別区長宛
厚生労働省医薬食品局食品安全部長通知］

　健康食品に係る今後の制度のあり方については、平成15年4月より「「健康食品」に係る制度のあり方に関する検討会」において検討が進められ、昨年6月に「「健康食品」に係る今後の制度のあり方について（提言）」がとりまとめられたところである。この中で、錠剤、カプセル状等の成分が濃縮された形状の食品については、一定の安全性確保の観点から、個々の製品に係る成分の均質化を図るため、「適正製造規範（GMP）ガイドライン」を作成し、事業者の自主的な取り組みにより、製造工程管理による品質の確保を図るとともに、これらの形状の食品の原材料の安全性を確保するため、「原材料の安全性の確保」に関するガイドラインを示すべきである旨の指摘があったところである。

　これを受け、今般、別添1のとおり「錠剤、カプセル状等食品の適正な製造に係る基本的考え方について」を、別添2のとおり「錠剤、カプセル状等食品の原材料の安全性に関する自主点検ガイドライン」を作成した。

　これらは、錠剤、カプセル状等の形状の食品の安全性確保について、その実効性を図るための一つの考え方を示したものであり、これらの食品の製造者等においては、食品衛生法（昭和22年法律第233号）第3条に定める食品等事業者の責務として、製造する食品の本質等に応じて、これらの考え方に沿って自主的な取組みを推進することが望ましい。

　ついては、貴管下事業者への指導に際し活用いただくとともに、関係者への周知方よろしくお願いする。

（別添1）
錠剤、カプセル状等食品の適正な製造に係る基本的考え方について
第1　趣旨
　食品衛生法（昭和22年法律第233号）第3条において、食品等事業者は安全な食品等を供給するために必要な衛生管理が求められているところである。特に、錠剤、カプセル状等の形状の食品（以下「錠剤、カプセル状等食品」という。）については、原材料等に関して安全性確認がなされていても、濃縮等の工程を経ることにより個々の製品の成分の偏りが生じ、必ずしも確認された安全性レベルが保証されない、期待される有効性が確保されない等の可能性があることから、製造工程管理による製品の品質の確保を図ることが必

要である。

製造工程管理の手法については、医薬品について既に導入されている適正製造規範（Good Manufacturing Practice。以下「GMP」という。）を参考にすることができる。しかし、錠剤、カプセル状等食品におけるGMPの導入に当たってはその特性に応じたものであるべきであり、また、現段階においては、事業者の自主的な取り組みを推奨するような方向で進めることが適切である。このため、今般、錠剤、カプセル状等食品の適正な製造に係る基本的な考え方を示すこととした。

今後は、この考え方に沿って、事業者が自主的にGMPに従った製造を進めていくことが期待される。

第2　対象の範囲

この基本的考え方に従った製造が推奨される対象者は、天然からの抽出物であって分画、精製、化学的反応等により本来天然に存在するものと成分割合が異なっているもの又は化学的合成品を原材料とする錠剤、カプセル剤、粉末剤、液剤等の形状の食品若しくはその原材料を製造又は加工する事業者（以下「製造業者」という。）である。

なお、輸入業者については、輸入しようとする製品が適正な製造工程管理の下で製造されていることを輸入元の製造業者に確認するとともに、製品の情報（原材料、製造所等）、保管方法等必要事項を記載した書類を作成するなど、国内で製造される製品と同等の品質の確保を図るよう努めることが期待される。

第3　基本的な考え方

製品の品質の確保の方法としては、従来、最終製品の品質試験を行って品質の確認を行うことに重点が置かれてきたが、適正な製造を行うためには、最終製品で不良品が生じる前に、各製造段階において不良品が生じないようなチェックを行うシステムを構築していく必要がある。つまり、原材料の受け入れから最終製品の出荷に至るまでの全工程において、主に作業員、機械等による製造行為に着目した管理（以下「製造管理」という。）と、原材料、中間製品、最終製品の試験等、品質の確認行為に着目した管理（以下「品質管理」という。）を組織的に実施する必要がある。

これらを実施するには、次の3つの観点から管理システムを構築することが重要である。
1　各製造工程における人為的な誤りの防止
2　人為的な誤り以外の要因による製品そのものの汚染及び品質低下の防止
3　全製造工程を通じた一定の品質の確保

これらについて、適切な管理組織の構築及び作業管理（品質管理、製造管理）の実施（GMPソフト）と、適切な構造設備の構築（GMPハード）とに分けて基本的な考え方を示すと、概ね次のようになる。

(1) 管理組織の構築及び作業管理の実施（GMPソフト）
① 製造部門から独立した品質管理部門を設置する等、製造及び品質管理のための組織の整備を図ること。
② 部門、作業工程ごとに責任者を指定し、責任体制を明確にすること。
③ 標準的な規格及び作業手順を文書化し、それに従ってすべての作業を実施すること。
④ 作業工程において複数の人員によるチェックを行い記録すること。
⑤ 製造記録、保管記録及び出納記録等の各種記録類を整備・保存すること。
⑥ 製品をロットごとに管理し、製造段階で製造に使用している運搬容器や主要機械等に、取り扱っている製品の品名、ロット番号等の表示を行うこと。
⑦ 作業室の清掃、機械器具の洗浄等の衛生管理をあらかじめ定めた手順等に従って実施すること。
⑧ 作業員の保持する微生物等により製品が汚染されないよう、常に作業員の衛生健康状態に注意し、必要な場合には作業部署の変更等を行うこと。
⑨ 作業員以外の者の作業室への立入りを制限すること。
⑩ 設備、機械器具等を定期的に点検整備（計器の校正を含む。）すること。
⑪ 製造工程の各段階で品質チェックを行うこと。
⑫ 出荷後の製品の品質チェックに必要な検体を、適当な条件で保存すること。
⑬ 製品に対する苦情を含めた必要な情報を収集して、製造管理及び品質管理の改善に役立てること。
⑭ 製造工程管理の実施状況について定期的に自己点検を行うこと。
⑮ 総括管理者、各責任者及び作業員等GMPに従事する者全てに対して、教育訓練を計画的に実施すること。

(2) 構造設備の構築（GMPハード）
① 作業室は、作業に支障のない広さを持ち、例えば表示包装作業室では、ラベルの貼り違いを防ぐために異品目の作業台の間に仕切りをしたり、十分な間隔をとる等により、混同等の間違いを防ぐことができるような広さと構造をもつこと。
② 粉塵等によって製品が汚染されることを防ぐことができること。
③ 作業室を専用化するなど、交叉汚染を防止できること。
④ 作業室の床、壁、天井等の材質は清掃しやすいものであって必要に応じて消毒ができること。
⑤ 製品の製造に使用する機械器具及び容器等で特に原材料、製品等に直接接触する部分は、製品を変化させない材質のものであり、製造機械は潤滑

油により製品を汚染しない構造となっていること。
⑥ 作業室及び機械設備が、製造工程の順序に従って合理的に配置されていること。
⑦ 手洗い設備及び更衣室を有すること。

第4 製造工程管理の実施に当たって

1 責任者の設置

製造業者は、製造所ごとに総括管理者を置き、製造管理及び品質管理を総括させ、総括管理者の管理の下に、製造管理に係る部門の責任者として製造管理責任者を、品質管理に係る部門の責任者として品質管理責任者を置く。

なお、責任者の設置に当たっては、以下のような配慮がなされることが望ましい。

(1) 総括管理者は、次のいずれかに該当する者であること。
① 医師、歯科医師、薬剤師又は獣医師
② 学校教育法（昭和22年法律第26号）に基づく大学、旧大学令（大正7年勅令第388号）に基づく大学又は旧専門学校令（明治36年勅令第61号）に基づく専門学校において医学、歯学、薬学、獣医学、栄養学、畜産学、水産学、農芸化学又は化学の課程を修めて卒業した者
③ 製造管理又は品質管理に関する業務に5年以上従事した者

(2) 製造管理責任者は、品質管理責任者を兼ねないこと。

2 基準書類の作成

適正な製造管理及び品質管理を行うためには、組織の役割、作業手順又は、製品の規格等を明確にしておく必要がある。したがって、製造業者は、基準書類に従えば誰もがその役割を果たせるよう、原材料、機械器具、製造管理及び品質管理の方法及び製品の品質等を規定した以下のような文書を作成する必要がある。

(1) 製品標準書

製造工程管理を通じて確保しようとする製品の品質について明らかにするため、製品の本質、製造方法等を規定した基準書類であり、製品ごとに作成する。

(2) 製造管理基準書

原料、資材等の受け入れから最終製品として出荷されるまでの製造、保管等標準的な工程管理の方法を規定した基準書類であり、製造所ごとに作成する。

(3) 製造衛生管理基準書

製造における製品の汚染を防止するため、構造設備の衛生管理及び作業員の衛生管理の方法を規定した基準書類であり、製造作業を行う場所ごとに作成する。

(4) 品質管理基準書

適切な品質管理を行うために重要な要素である検体の採取方法や試験検査の判定方法等品質管理の方法を規定した基準書類であり、製造所ごとに作成する。

なお、GMP実施のための具体的な各責任者の業務内容や各種基準書類の記載事項等については、製品の本質や製造の実態等に応じて定めること。別紙のとおりGMPを実施した製造工程管理の一例を示す。

第5 記録の作成及び保存

記録の作成及び保存については、「食品衛生法第1条の3第2項の規定に基づく食品等事業者の記録の作成及び保存について」（平成15年8月29日付け食安発第0829001号本職通知）を参照の上、適切な作成及び保存を実施する。

（別紙）

GMPを実施した製造工程管理の関係図

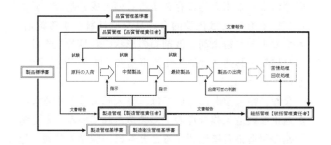

（別添2）

錠剤、カプセル状等食品の原材料の安全性に関する自主点検ガイドライン

第1 趣旨

食品衛生法（昭和22年法律第233号）第3条において、食品等事業者は安全な食品等を供給するために必要な衛生管理が求められている。特に、錠剤、カプセル状等の形状の食品（以下「錠剤、カプセル状等食品」という。）については、原材料の中に天然に微量に含まれる毒性物質も濃縮されているおそれがあり、過剰摂取等による健康被害の発生を防止する観点から、その安全性確保についてはより一層の注意が必要である。

また、「原材料の安全性の確保」については、食品等事業者の責務として同条に規定されているところであるが、錠剤、カプセル状等食品の原材料の製造、販売等に関しては、その特性に鑑み、安全性確保に向けた事業者の自主的な取り組みが期待されるところである。

このため、今般、錠剤、カプセル状等食品の原材料の安全性に関する自主点検手法についてのガイドラインを示すこととした。

第2 対象の範囲

ここで示す自主点検の実施が推奨される対象者は、天然からの抽出物であって分画、精製、化学的反応等

により本来天然に存在するものと成分割合が異なっているもの及び化学的合成品を、錠剤、カプセル剤、粉末剤、液剤等の形状の加工食品に使用する原材料として製造、販売等する事業者、及びこれらの原材料を使用して上記の形状の加工食品を製造、販売等する事業者である。

第3 自主点検の考え方

平成12年4月に「医薬品の範囲に関する基準」（「無承認無許可医薬品の指導取締りについて」（昭和46年6月1日付け薬発第476号厚生省薬務局長通知）別紙）が改正され、原則として、錠剤やカプセル等の形状のみによって医薬品に該当するか否かの判断は行わないこととされた。これを受け、これらの形状での食品の流通が可能となったところである。

通常、個々の食品の安全性については、それらの長い食経験を通じて担保されているものであるが、食経験のみによって安全性を担保できない食品もあり、特に、錠剤、カプセル状等食品については過剰摂取の可能性があるため、食経験のみによって人の健康を害するおそれがないとは言えない。

このような観点から、本ガイドラインでは、

1 原材料の製造に使用される基原原料について、文献検索により安全性・毒性情報等の収集を行う
2 食経験に基づいて安全性を担保できない場合等は、原材料等を用いて毒性試験を行う

ことを基本とし、事業者自らが当該食品の原材料の製造方法の適否や販売の可否等を判断するために一定の安全性点検を実施できるよう、その実施に当たっての一手法を示している（別紙「錠剤、カプセル状等食品の安全性に関する自主点検フローチャート」参照）。

なお、本ガイドラインは、当該食品が機能を発現することを意図して使用される原材料に限定して検討したものであり、当然のことながら、この実施のみをもって当該食品の安全性が確実に担保されるものではないことに留意する必要がある。

（別紙）

錠剤、カプセル状等食品の原材料の安全性に関する自主点検フローチャート

【定義】

1）原材料：本フローチャートの点検対象とする加工食品を製造するための配合原料をいう。ただし、賦形剤、基材及び溶剤等の製剤化のための材料は含まない。また、食品添加物として使用されるものは含まない。[*1]

2）基原材料：原材料を製造するために使用する基原原料であり、動植物個体（学名で定義する）又はその特定部位、微生物（学名で定義する）及び鉱物等をいう。原材料が生物に由来しない化学的合成品の場合には、原材料に含まれる化学物質をいう。

資料編　第1章　食品衛生法関係

【最終製品レベル】

STEP 1
すべての原材料が何であるかを明確にすること。

↓

STEP 2
すべての原材料が「専ら医薬品として使用される成分本質(原材料)」でないことを確認すること（食薬区分の確認）。*2

↓

STEP 3

- -

【原材料レベル】

STEP 3
基原材料の基原、使用部位及び原材料の製造方法等について保証する方法が明確であること。*3

↓

一定の品質（成分）が常に保証されていること。*4

↓

STEP 4

STEP 4
原材料が既存食品と同等と考えられるか？*5

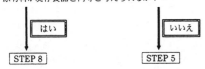

STEP 5
基原材料の安全性情報に関する文献調査を実施する。
Chemical Abstract、PubMed、RTECS など科学的に信頼できる文献データの調査により、安全性・毒性情報（疫学データも含む）があるか？

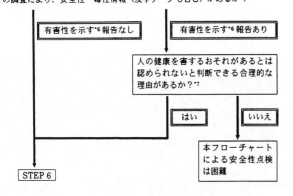

STEP 6
基原材料に含まれる成分及び成分の安全性に関する文献調査等を実施する。*8
有害性が知られるアルカロイド、トキシン、ホルモン、神経系作用物質、発がん性物質、催奇形性物質、遺伝毒性物質、その他の毒性物質及びその構造類縁物質が見出されないか？

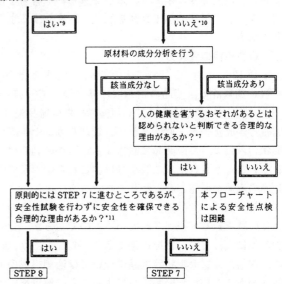

STEP 7
基原材料あるいは原材料を用いた安全性試験を実施する。*12,*13
本来は、「食品添加物の指定及び使用基準改正に関する指針」等を参考にし、標準的な方法で実施すべきであるが、反復経口投与毒性試験（90日間以上が望ましい）、in vitro 遺伝毒性試験等をまず行い、この結果のみで影響が判断できない場合には、長期毒性試験、in vivo 遺伝毒性試験等を実施し評価する。

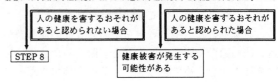

- -

【最終製品レベル】

STEP 8
すべての原材料の配合割合を明確にすること。
また、製品の衛生管理*14 を徹底するとともに、安全性情報の収集を継続して行うこと。

↓

本フローチャートに従って一定レベルの安全性点検*15 がなされている。*16

＊1　使用基準の定められているものについては、その範囲内であること。
＊2　「無承認無許可医薬品の指導取締りについて」（昭和46年6月1日付け薬発第476号厚生省薬務局長通知）※を参照のこと。
　　※厚生労働省HP（http://wwwhourei.mhlw.go.jp/hourei/index.html）より検索可能。
＊3　プロファイル分析、形態やDNA解析などによる品質保証、自主的なGAP（Good Agricultural Practice）、あるいは生産履歴管理等を実施することが望ましい。また、医薬品として販売されていた場合のデータを使用する場合には、基原材料の基原、使用部位及び原材料の製造方法等が同一であることが必要である。
＊4　自主的なGMP（Good Manufacturing Practice）等に従った製造工程管理を行うことが望ましい。
＊5　通常の食品形態であり、かつ社会通念上、十分な食経験がある食品と認められるもの。また、通常形態の食品と同等量の摂取量であるものをいう。
＊6　有害のおそれがあると認められる場合も含む。
＊7　合理的な理由の例：①加工・製造の過程で有害成分が除かれることが科学的に示されている。②成分が既知であり、その成分の毒性試験のデータから摂取量が十分安全域にある。
＊8　基原材料あるいは基原材料と同一の動植物部位あるいは基原材料とした動植物個体に含まれる成分を文献あるいは実験的に調査し、得られた個々の成分について、基原動植物の由来に関わらず安全性情報を文献調査する。
＊9　基原材料の成分に関する情報がない場合には「いいえ」の判断とする。
＊10　有害性の知られている物質が含まれるという情報がある場合。
＊11　合理的な理由の例：①当該成分について既に十分な食経験がある等、食経験に基づいて安全性を担保できる。②同じ基原材料で十分な安全性試験が行われている。
＊12　「医薬品の安全性試験の実施に関する基準」等、適切なGLP（Good Laboratory Practice）に基づき実施する。また、安全性試験の結果は学術論文やホームページ等に公表し、開示すること。
＊13　単一化合物の場合には当該化合物と同等性があるものでの安全性試験成績でも可。「同等」とは次のものがすべて一致している場合をいう。1．基原、2．製法、3．純度。また、最終製品と同等の配合割合をもつ原材料混合物を用いた安全性試験でも可。ただし、この場合、単一原材料の安全性試験とはみなさない。
＊14　重金属等の不純物の分析や、微生物検査の実施など。また、自主的なGMP等に従った製造工程管理を行うことが望ましい。
＊15　本文に述べたように、この安全性点検の実施のみをもって当該食品の安全性が確実に担保されるものではないことに留意する。
＊16　安全性確保には適切な摂取目安量の設定が重要であることを認識すること。なお、すべての原材料について安全性試験を実施するのが望ましいことは言うまでもない。

資料編　第1章　食品衛生法関係

「医薬品的効能効果を標ぼうしない限り医薬品と判断しない成分本質（原材料）」の食品衛生法上の取扱いの改正について

```
平成19年8月17日　食安基発第0817001号
各都道府県・各保健所設置市・各特別区衛生主管部（局）長宛
厚生労働省医薬食品局食品安全部基準審査課長通知
平成26年3月14日　食安基発第0314第1号改正現在
```

「無承認無許可医薬品の指導取締りについて」（昭和46年6月1日付け薬発第476号厚生省薬務局長通知）の別紙「医薬品の範囲に関する基準」別添3「医薬品的効能効果を標ぼうしない限り医薬品と判断しない成分本質（原材料）リスト」に収載されているものに係る食品衛生法（昭和22年法律第233号）上の取扱いについては、「『医薬品的効能効果を標ぼうしない限り医薬品と判断しない成分本質（原材料）』の食品衛生法上の取扱いの改正について」（平成16年6月1日付け食安基発第0601001号厚生労働省医薬食品局食品安全部基準審査課長通知。以下「16年課長通知」という。）をもって示しているところであるが、今般、「医薬品の範囲に関する基準等の一部改正について」（平成19年4月17日付け薬食発第0417001号厚生労働省医薬食品局長通知。以下「19年局長通知」という。）により「医薬品の範囲に関する基準」が改正されたこと等から、その取扱いを下記のとおり改め、今後、別添により取り扱うこととしたので、貴職におかれては御了知の上、貴管内関係者に対する指導等について遺憾のないようにされたい。

なお、この通知に伴い、16年課長通知は、廃止する。

記

1　改正の概要

(1) 19年局長通知別紙第8により「医薬品的効能効果を標ぼうしない限り医薬品と判断しない成分本質（原材料）リスト」の「3．その他（化学物質等）」に追加された「L-シトルリン」については、別添の2(4)に追加したこと。

(2) 16年課長通知の別添の2(5)で示した「ピコリン酸クロム」については、食品添加物として指定が必要と判断したことから、別添の2(3)に該当するものに改めたこと。

(3) 16年課長通知の別添の2(2)で示した「スーパーオキシドディスムターゼ（SOD）」については、既存添加物としての流通実態がないことから、別添の2(5)に該当するものに改めたこと。

2　その他

19年局長通知別紙第8により「医薬品的効能効果を標ぼうしない限り医薬品と判断しない成分本質（原材料）リスト」の「1．植物由来等」及び「2．動物由来等」に追加されたものについては、別添の2(1)に従い、疑義がある場合にはあらかじめ、その使用目的、食経験等の資料を提出し、食品添加物に該当するか否かの判断を受けるよう指導されたいこと。

（別添）

「医薬品的効能効果を標ぼうしない限り医薬品と判断しない成分本質（原材料）」の食品衛生法上の取扱い

1　「医薬品的効能効果を標ぼうしない限り医薬品と判断しない成分本質（原材料）リスト」（以下「同リスト」という。）の基本的な考え方

「医薬品的効能効果を標ぼうしない限り医薬品と判断しない」とは、医薬品的効能効果を標ぼうしない限り薬事法の規制を受けないという趣旨であり、同リストに収載されているものを食品又は食品添加物として使用する場合には、当然に食品衛生法の規制の対象となるものであることに留意されたい。

2　同リストの取扱いについて

(1) 同リスト中「1．植物由来物等」及び「2．動物由来物等」については、既存添加物に該当するものか、一般に飲食に供されている物かを直ちに判断し難いものも含まれているため、管下関係者への指導に際しては、その点御留意願いたく、疑義がある場合には、あらかじめ、その使用目的、食経験等の資料を厚生労働省医薬食品局食品安全部基準審査課添加物係あて提出し、食品添加物に該当するか否かの判断を受けるよう指導されたい。

(2) 同リスト中「3．その他（化学物質等）」のうち以下に示すものは、食品添加物に該当する。これらについて、食品衛生法施行規則別表第1及び既存添加物名簿（平成8年厚生省告示第120号）に収載されているもの以外のものを使用することは、食品衛生法第10条違反となるので留意されたい。

また、食品衛生法施行規則（昭和23年厚生省令第23号）別表第1及び既存添加物名簿に収載されているものにあっては、食品、添加物等の規格基準（昭和34年厚生省告示第370号）に規定する食品添加物としての規格及び基準を遵守する必要があること。

ア　指定添加物

亜鉛、アスパラギン酸、アラニン、イソロイシン、カリウム、カルシウム、キシリトール、クエン酸、グリシン、グリセリン、グルコン酸亜鉛、グルコン酸鉄、グルタミン酸、ケイ素、システイン、脂肪酸、酒石酸、鉄、鉄クロロフィリンナトリウム、銅、トリプトファン、トレオニン、ナイアシン、バリン、パントテン酸、ビオチン、ヒスチジン、ビタミンA、ビタミンB_1、ビタミンB_2、ビタミンB_6、ビタミンC、ビタミンD、ビタミンE、フェニルアラニン、ベータカロチン、マグネシウム、メチオニン、葉酸及びリジン

イ　既存添加物

アスパラギン、アスタキサンチン[注1]、アスパラギン酸、アラニン、イノシトール（D-chiro-イノシトールを含む）[注2]、カテキン、カフェイン、カラギーナン、カリウム、カルシウム、カロチン、岩石粉、キチン、キトサン、金、グアガム、クルクミン、グルコサミン塩酸塩、グルタミン、クロロフィル、ケルセチン、サポニン、シスチン、脂肪酸、植物性酵素・果汁酵素、植物性ステロール、セリン、タルク、チロシン、鉄、銅、トコトリエノール、トレハロース、麦飯石、ヒアルロン酸、ヒスチジン、ビタミンB_{12}、ビタミンE、ビタミンK（メナキノン）、4－ヒドロキシプロリン、フィコシアニン、フェリチン鉄、フェルラ酸[注3]、プルラン、プロアントシアニジン、プロポリス、プロリン、ヘスペリジン、ヘマトコッカス藻色素、ヘム鉄、マグネシウム、ムコ多糖類、木灰、ラクトフェリン、リジン、流動パラフィン、ルチン、ルテイン、レシチン及びロイシン

注1）当品目は、通常は、既存添加物「ヘマトコッカス藻色素」に包含されるものと思料されるが、食品衛生法第10条に基づく指定がなされていない食品添加物に該当する場合もあることに留意されたい。
注2）当品目は、通常は、既存添加物「イノシトール」に包含されるものと思料されるが、食品衛生法第10条に基づく指定がなされていない食品添加物に該当する場合もあることに留意されたい。
注3）当品目は、通常は、既存添加物「フェルラ酸」に包含されるものと思料されるが、食品衛生法第10条に基づく指定がなされていない食品添加物に該当する場合もあることに留意されたい。

(3) 同リスト「3．その他（化学物質等）」のうち以下に示すものは、現在食品衛生法第10条に基づく指定がなされていないため、食品の製造等に使用する場合には、新たに食品添加物としての指定を受ける必要があること。

クロム（Ⅲ）、セレン、ビタミンK（フィトナジオン、メナジオン）、ピコリン酸クロム、フッ素、マンガン、モリブデン、ヨウ素及びリン

(4) 同リスト「3．その他（化学物質等）」のうち以下に示すものは、「一般に食品として飲食に供される物であって添加物として使用されるもの」として取扱うこと。

なお、以下に示すものの製造の過程に用いられる溶媒等については、食品添加物に該当しないが、人の健康を損なうおそれがある不純物の混入等がないよう、製造業者等に対し、製品について規格を設定する等の指導を徹底されたい[注1]。また、食品の製造の過程において使用される溶媒等は、食品添加物に該当することに留意されたい。　アルブミン、イオウ（ただし、メチルサリフォニルメタンとして）、イコサペント酸（EPA）、イヌリン、オリゴ糖、オルニチン、果糖、L-カルニチン[注2]、L-シトルリン、還元麦芽糖、環状重合乳酸（ただし、乳酸オリゴマーとして）、γ-アミノ酪酸、絹（ただし、絹タンパクとして）、グルコマンナン、クレアチン、ゲルマニウム[注3]、コエンザイムQ10、コラーゲン、コンドロイチン硫酸[注4]、植物繊維、食物繊維、ゼラチン、チオクト酸[注5]、デキストリン、ドコサヘキサエン酸（DHA）、ドロマイト鉱石、乳清、乳糖、フルボ酸、ホスファチジルセリン、リノール酸及びリノレン酸

注1）残留溶媒の規格設定の指導にあっては、「食品、添加物等の規格基準」の第2添加物のE 製造基準において規定されている溶媒に対する基準や「医薬品の残留溶媒ガイドライン」（平成10年3月30日付け医薬審第307号厚生省医薬安全局審査管理課通知。以下「残留溶媒ガイドライン」という。）等を参考にされたい。なお、トルエンなど食品衛生法において参考となる基準がなく、残留溶媒ガイドラインを参考とする場合にあっては、医薬品と食品の相違を鑑み、十分配慮することが必要である。
注2）本成分の使用に当たっては、米国では許容一日摂取量（ADI）が20mg/kg/日と評価されていることや、スイスでは1,000mg/日を摂取の条件としていることなどから、過剰摂取しないように配慮するとともに、消費者への情報提供を適切に行うこと。
注3）ゲルマニウムについては、「ゲルマニウムを含有させた食品の取扱いについて（昭和63年10月12日付け衛新第12号生活衛生局長通知）」により、その取扱いについて指導をお願いしているところである。
注4）コンドロイチン硫酸ナトリウムは指定添加物である。
注5）本成分の使用に当たっては、国内において医療用医薬品「チオクト酸」として「通常成人1日1回10～25mgを静脈内、筋肉内又は皮下に注射」の旨の用法・用量が設定されていること等から、食品等事業者においては、自らの責任において食品の安全性を確保するため、過剰摂取しないよう必要な配慮をするとともに、消費者への情報提供を適切に行うこと。

(5) 同リスト「3．その他（化学物質等）」のうち以下に示すものについては、食品添加物に該当する可能性が考えられるため、該当するものを輸入、販売、製造等をしようとする事業者がいる場合には、あらかじめ、その使用目的、食経験等の資料を厚生労働省医薬食品局食品安全部基準審査課添加物係あて提出し、食品添加物に該当するか否かの判断を受けるよう指導されたい。

N-アセチルグルコサミン、5-アミノレブリン酸リン酸塩、アリシン、アントシアニジン、イオウ（ただし、メチルサリフォニルメタンを除く）、イソフラキシジン、雲母、オクタコサノール、オロト酸（フリー体、カリウム塩、マグネシウム塩に限る）、環状重合乳酸（ただし、乳酸オリゴマーを除く）、キトサンオリゴ糖、絹（ただし、絹タンパクを除く）、sn-グリセロ(3)ホスホコリン、クレアチン・エチルエステル塩酸塩、コエンザイムA、コリン安定化オルトケイ酸、コンドロムコタンパク、シスタチオン、スクワレン、スーパーオキシドディスムターゼ（SOD）、炭焼の乾留水、石膏、セラミド、ビス-3-ヒドロキシ-3-メチルブチレートモノハイドレート、ヒドロキシリシン、ピロロキノリンキノン二ナトリウム塩、リグナン及びtrans-レスベラトロール

消費者庁及び消費者委員会の設置に伴う改正食品衛生法等の施行について（抜粋）

［平成21年8月28日　健発0828第16号、薬食発0828第9号
各都道府県知事・各保健所設置市長・各特別区長宛
厚生労働省健康局長・厚生労働省医薬食品局長通知］

第1及び第2　（略）

第3　その他

1　既存の通知の取り扱いについて

(1)　今回移管される事務に関する既存の通知等については、別途の通知等が発出されない限り、消費者庁及び消費者委員会の設置に対応した庁名、大臣名等の改正を行わなくとも、「厚生労働省」とあるのは「消費者庁」又は「消費者庁及び厚生労働省」と、「薬事・食品衛生審議会」とあるのは「消費者委員会」と、「厚生労働大臣」とあるのは「消費者庁長官」又は「消費者庁長官及び厚生労働大臣」と読み替えるなど、必要な読替えを行った上で、引き続き適用されるものであること。

(2)　消費者庁及び消費者委員会設置前に発出された医薬食品局食品安全部内各職による通知等は、設置後に当該通知等に係る事務を所管する職の発出による通知等とみなすこと。なお、事務を所管する職の読み替えを別添1として添付するので、必要に応じ参照されたい。

(3)　所管の通知等については、消費者庁及び消費者委員会の設置以外に改正等を行う契機が生じた時点で、消費者庁及び消費者委員会の設置に対応した庁名、大臣名等の改正等も併せて行われる予定であること。なお、(1)及び(2)に該当する通知例を別添2として添付するので、必要に応じ参照されたい。

別添1

厚生労働省	消費者庁
事務次官	長官
医薬食品局長、食品安全部長	次長
食品安全部各課長、室長	課長（食品表示課長）

※　本書においては、(1)に従い適宜書き換えて標記している。

第 2 章

1　法令
- 食品表示法（抜粋）　249
- 食品表示基準（抜粋）　253

2　関係通知
- 食品表示基準について（平成27年3月30日消食表第139号）（抜粋）　325
- 機能性表示食品の届出等に関するガイドライン（平成27年3月30日消食表第141号）　411

食品表示法（抜粋）

[平成25年6月28日　法律第70号
最終改正　平成26年6月13日　法律第69号]

第1章　総則
（目的）
第1条　この法律は、食品に関する表示が食品を摂取する際の安全性の確保及び自主的かつ合理的な食品の選択の機会の確保に関し重要な役割を果たしていることに鑑み、販売（不特定又は多数の者に対する販売以外の譲渡を含む。以下同じ。）の用に供する食品に関する表示について、基準の策定その他の必要な事項を定めることにより、その適正を確保し、もって一般消費者の利益の増進を図るとともに、食品衛生法（昭和22年法律第233号）、健康増進法（平成14年法律第103号）及び農林物資の規格化等に関する法律（昭和25年法律第175号）による措置と相まって、国民の健康の保護及び増進並びに食品の生産及び流通の円滑化並びに消費者の需要に即した食品の生産の振興に寄与することを目的とする。

（定義）
第2条　この法律において「食品」とは、全ての飲食物（医薬品、医療機器等の品質、有効性及び安全性の確保等に関する法律（昭和35年法律第145号）第2条第1項に規定する医薬品、同条第2項に規定する医薬部外品及び同条第9項に規定する再生医療等製品を除き、食品衛生法第4条第2項に規定する添加物（第4条第1項第一号及び第11条において単に「添加物」という。）を含む。）をいう。

2　この法律において「酒類」とは、酒税法（昭和28年法律第6号）第2条第1項に規定する酒類をいう。

3　この法律において「食品関連事業者等」とは、次の各号のいずれかに該当する者をいう。
一　食品の製造、加工（調整及び選別を含む。）若しくは輸入を業とする者（当該食品の販売をしない者を除く。）又は食品の販売を業とする者（以下「食品関連事業者」という。）
二　前号に掲げる者のほか、食品の販売をする者

（基本理念）
第3条　販売の用に供する食品に関する表示の適正を確保するための施策は、消費者基本法（昭和43年法律第78号）第2条第1項に規定する消費者政策の一環として、消費者の安全及び自主的かつ合理的な選択の機会が確保され、並びに消費者に対し必要な情報が提供されることが消費者の権利であることを尊重するとともに、消費者が自らの利益の擁護及び増進のため自主的かつ合理的に行動することができるよう消費者の自立を支援することを基本として講ぜられなければならない。

2　販売の用に供する食品に関する表示の適正を確保するための施策は、食品の生産、取引又は消費の現況及び将来の見通しを踏まえ、かつ、小規模の食品関連事業者の事業活動に及ぼす影響及び食品関連事業者間の公正な競争の確保に配慮して講ぜられなければならない。

第2章　食品表示基準
（食品表示基準の策定等）
第4条　内閣総理大臣は、内閣府令で、食品及び食品関連事業者等の区分ごとに、次に掲げる事項のうち当該区分に属する食品を消費者が安全に摂取し、及び自主的かつ合理的に選択するために必要と認められる事項を内容とする販売の用に供する食品に関する表示の基準を定めなければならない。
一　名称、アレルゲン（食物アレルギーの原因となる物質をいう。第6条第8項及び第11条において同じ。）、保存の方法、消費期限（食品を摂取する際の安全性の判断に資する期限をいう。第6条第8項及び第11条において同じ。）、原材料、添加物、栄養成分の量及び熱量、原産地その他食品関連事業者等が食品の販売をする際に表示されるべき事項
二　表示の方法その他前号に掲げる事項を表示する際に食品関連事業者等が遵守すべき事項

2　内閣総理大臣は、前項の規定により販売の用に供する食品に関する表示の基準を定めようとするときは、あらかじめ、厚生労働大臣、農林水産大臣及び財務大臣に協議するとともに、消費者委員会の意見を聴かなければならない。

3　厚生労働大臣は、第1項の規定により販売の用に供する食品に関する表示の基準が定められることにより、国民の健康の保護又は増進が図られると認めるときは、内閣総理大臣に対し、当該基準の案を添えて、その策定を要請することができる。

4　農林水産大臣は、第1項の規定により販売の用に供する食品に関する表示の基準が定められることにより、当該基準に係る食品（酒類を除く。）の生産若しくは流通の円滑化又は消費者の需要に即した当該食品の生産の振興が図られると認めるときは、内閣総理大臣に対し、当該基準の案を添えて、その策定を要請することができる。

5　財務大臣は、第1項の規定により販売の用に供する食品に関する表示の基準が定められることにより、当該基準に係る酒類の生産若しくは流通の円滑化又は消費者の需要に即した当該酒類の生産の振興が図られると認めるときは、内閣総理大臣に対し、当該基準の案を添えて、その策定を要請することができる。

6　第2項から前項までの規定は、第1項の規定により定められた販売の用に供する食品に関する表示の基準

（以下「食品表示基準」という。）の変更について準用する。

（食品表示基準の遵守）
第5条 食品関連事業者等は、食品表示基準に従った表示がされていない食品の販売をしてはならない。

第3章 不適正な表示に対する措置
（指示等）
第6条 食品表示基準に定められた第4条第1項第一号に掲げる事項（以下「表示事項」という。）が表示されていない食品（酒類を除く。以下この項において同じ。）の販売をし、又は販売の用に供する食品に関して表示事項を表示する際に食品表示基準に定められた同条第1項第二号に掲げる事項（以下「遵守事項」という。）を遵守しない食品関連事業者があるときは、内閣総理大臣又は農林水産大臣（内閣府令・農林水産省令で定める表示事項が表示されず、又は内閣府令・農林水産省令で定める遵守事項を遵守しない場合にあっては、内閣総理大臣）は、当該食品関連事業者に対し、表示事項を表示し、又は遵守事項を遵守すべき旨の指示をすることができる。

2　次の各号に掲げる大臣は、単独で前項の規定による指示（第一号に掲げる大臣にあっては、同項の内閣府令・農林水産省令で定める表示事項が表示されず、又は同項の内閣府令・農林水産省令で定める遵守事項を遵守しない場合におけるものを除く。）をしようとするときは、あらかじめ、その指示の内容について、それぞれ当該各号に定める大臣に通知するものとする。
一　内閣総理大臣　農林水産大臣
二　農林水産大臣　内閣総理大臣

3　表示事項が表示されていない酒類の販売をし、又は販売の用に供する酒類に関して表示事項を表示する際に遵守事項を遵守しない食品関連事業者があるときは、内閣総理大臣又は財務大臣（内閣府令・財務省令で定める表示事項が表示されず、又は内閣府令・財務省令で定める遵守事項を遵守しない場合にあっては、内閣総理大臣）は、当該食品関連事業者に対し、表示事項を表示し、又は遵守事項を遵守すべき旨の指示をすることができる。

4　次の各号に掲げる大臣は、単独で前項の規定による指示（第一号に掲げる大臣にあっては、同項の内閣府令・財務省令で定める表示事項が表示されず、又は同項の内閣府令・財務省令で定める遵守事項を遵守しない場合におけるものを除く。）をしようとするときは、あらかじめ、その指示の内容について、それぞれ当該各号に定める大臣に通知するものとする。
一　内閣総理大臣　財務大臣
二　財務大臣　内閣総理大臣

5　内閣総理大臣は、第1項又は第3項の規定による指示を受けた者が、正当な理由がなくてその指示に係る措置をとらなかったときは、その者に対し、その指示に係る措置をとるべきことを命ずることができる。

6　農林水産大臣は、第1項の規定による指示をした場合において、その指示を受けた者が、正当な理由がなくてその指示に係る措置をとらなかったときは、内閣総理大臣に対し、前項の規定により、その者に対してその指示に係る措置をとるべきことを命ずることを要請することができる。

7　財務大臣は、第3項の規定による指示をした場合において、その指示を受けた者が、正当な理由がなくてその指示に係る措置をとらなかったときは、内閣総理大臣に対し、第5項の規定により、その者に対してその指示に係る措置をとるべきことを命ずることを要請することができる。

8　内閣総理大臣は、食品関連事業者等が、アレルゲン、消費期限、食品を安全に摂取するために加熱を要するかどうかの別その他の食品を摂取する際の安全性に重要な影響を及ぼす事項として内閣府令で定めるものについて食品表示基準に従った表示がされていない食品の販売をし、又は販売をしようとする場合において、消費者の生命又は身体に対する危害の発生又は拡大の防止を図るため緊急の必要があると認めるときは、当該食品関連事業者等に対し、食品の回収その他必要な措置をとるべきことを命じ、又は期間を定めてその業務の全部若しくは一部を停止すべきことを命ずることができる。

（公表）
第7条 内閣総理大臣、農林水産大臣又は財務大臣は、前条の規定による指示又は命令をしたときは、その旨を公表しなければならない。

（立入検査等）
第8条 内閣総理大臣は、販売の用に供する食品に関する表示の適正を確保するため必要があると認めるときは、食品関連事業者等若しくは食品関連事業者とその事業に関して関係のある事業者に対し、販売の用に供する食品に関する表示について必要な報告若しくは帳簿、書類その他の物件の提出を求め、又はその職員に、これらの者の事務所、事業所その他の場所に立ち入り、販売の用に供する食品に関する表示の状況若しくは食品、その原材料、帳簿、書類その他の物件を検査させ、従業員その他の関係者に質問させ、若しくは試験の用に供するのに必要な限度において、食品若しくはその原材料を無償で収去させることができる。

2　農林水産大臣は、第6条第1項の内閣府令・農林水産省令で定める表示事項以外の表示事項又は同項の内閣府令・農林水産省令で定める遵守事項以外の遵守事項に関し販売の用に供する食品（酒類を除く。以下この項において同じ。）に関する表示の適正を確保するため必要があると認めるときは、食品関連事業者若しくはその者とその事業に関して関係のある事業者に対

し、販売の用に供する食品に関する表示について必要な報告若しくは帳簿、書類その他の物件の提出を求め、又はその職員に、これらの者の事務所、事業所その他の場所に立ち入り、販売の用に供する食品に関する表示の状況若しくは食品、その原材料、帳簿、書類その他の物件を検査させ、若しくは従業員その他の関係者に質問させることができる。

3 　財務大臣は、第6条第3項の内閣府令・財務省令で定める表示事項以外の表示事項又は同項の内閣府令・財務省令で定める遵守事項以外の遵守事項に関し販売の用に供する酒類に関する表示の適正を確保するため必要があると認めるときは、食品関連事業者若しくはその者とその事業に関して関係のある事業者に対し、販売の用に供する酒類に関する表示について必要な報告若しくは帳簿、書類その他の物件の提出を求め、又はその職員に、これらの者の事務所、事業所その他の場所に立ち入り、販売の用に供する酒類に関する表示の状況若しくは酒類、その原材料、帳簿、書類その他の物件を検査させ、若しくは従業員その他の関係者に質問させることができる。

4 　前3項の規定による立入検査、質問又は収去をする職員は、その身分を示す証明書を携帯し、関係者の請求があるときは、これを提示しなければならない。

5 　第1項から第3項までの規定による権限は、犯罪捜査のために認められたものと解釈してはならない。

6 　第1項の規定による収去は、食品衛生法第30条第1項に規定する食品衛生監視員に行わせるものとする。

7 　内閣総理大臣は、第1項の規定により収去した食品の試験に関する事務については食品衛生法第4条第9項に規定する登録検査機関に、当該事務のうち食品の栄養成分の量又は熱量に係るものについては国立研究開発法人医薬基盤・健康・栄養研究所にそれぞれ委託することができる。

8 　内閣総理大臣は、第1項の規定による権限を単独で行使したときは、速やかに、その結果を、販売の用に供する食品（酒類を除く。）に関する表示の適正を確保するために行われた場合にあっては農林水産大臣に、販売の用に供する酒類に関する表示の適正を確保するために行われた場合にあっては財務大臣に通知するものとする。

9 　農林水産大臣又は財務大臣は、第2項又は第3項の規定による権限を単独で行使したときは、速やかに、その結果を内閣総理大臣に通知するものとする。

（センターによる立入検査等）

第9条　農林水産大臣は、前条第2項の規定によりその職員に立入検査又は質問を行わせることができる場合において必要があると認めるときは、独立行政法人農林水産消費安全技術センター（以下「センター」という。）に、食品関連事業者又はその者とその事業に関して関係のある事業者の事務所、事業所その他の場所に立ち入り、販売の用に供する食品（酒類を除く。以下この項において同じ。）に関する表示の状況若しくは食品、その原材料、帳簿、書類その他の物件を検査させ、又は従業員その他の関係者に質問させることができる。

2 　農林水産大臣は、前項の規定によりセンターに立入検査又は質問を行わせるときは、センターに対し、当該立入検査又は質問の期日、場所その他必要な事項を示してこれを実施すべきことを指示するものとする。

3 　センターは、前項の規定による指示に従って第1項の規定による立入検査又は質問を行ったときは、農林水産省令で定めるところにより、その結果を農林水産大臣に報告しなければならない。

4 　農林水産大臣は、第1項の規定による立入検査又は質問について前項の規定による報告を受けたときは、速やかに、その内容を内閣総理大臣に通知するものとする。

5 　第1項の規定による立入検査又は質問については、前条第4項及び第5項の規定を準用する。

（センターに対する命令）

第10条　農林水産大臣は、前条第1項の規定による立入検査又は質問の業務の適正な実施を確保するため必要があると認めるときは、センターに対し、当該業務に関し必要な命令をすることができる。

第4章　差止請求及び申出

（適格消費者団体の差止請求権）

第11条　消費者契約法（平成12年法律第61号）第2条第4項に規定する適格消費者団体は、食品関連事業者が、不特定かつ多数の者に対して、食品表示基準に違反し、販売の用に供する食品の名称、アレルゲン、保存の方法、消費期限、原材料、添加物、栄養成分の量若しくは熱量又は原産地について著しく事実に相違する表示をする行為を現に行い、又は行うおそれがあるときは、当該食品関連事業者に対し、当該行為の停止若しくは予防又は当該食品に関して著しく事実に相違する表示を行った旨の周知その他の当該行為の停止若しくは予防に必要な措置をとることを請求することができる。

（内閣総理大臣等に対する申出）

第12条　何人も、販売の用に供する食品（酒類を除く。以下この項において同じ。）に関する表示が適正でないため一般消費者の利益が害されていると認めるときは、内閣府令・農林水産省令で定める手続に従い、その旨を内閣総理大臣又は農林水産大臣（当該食品に関する表示が適正でないことが第6条第1項の内閣府令・農林水産省令で定める表示事項又は遵守事項のみに係るものである場合にあっては、内閣総理大臣）に申し出て適切な措置をとるべきことを求めることができる。

2 何人も、販売の用に供する酒類に関する表示が適正でないため一般消費者の利益が害されていると認めるときは、内閣府令・財務省令で定める手続に従い、その旨を内閣総理大臣又は財務大臣（当該酒類に関する表示が適正でないことが第6条第3項の内閣府令・財務省令で定める表示事項又は遵守事項のみに係るものである場合にあっては、内閣総理大臣）に申し出て適切な措置をとるべきことを求めることができる。

3 内閣総理大臣、農林水産大臣又は財務大臣は、前2項の規定による申出があった場合には、必要な調査を行い、その申出の内容が事実であると認めるときは、第4条又は第6条の規定による措置その他の適切な措置をとらなければならない。

第5章　雑則

（内閣総理大臣への資料提供等）

第13条　内閣総理大臣は、この法律の目的を達成するため必要があると認めるときは、厚生労働大臣、農林水産大臣又は財務大臣に対し、資料の提供、説明その他必要な協力を求めることができる。

（不当景品類及び不当表示防止法の適用）

第14条　この法律の規定は、不当景品類及び不当表示防止法（昭和37年法律第134号）の適用を排除するものと解してはならない。

（権限の委任等）

第15条　内閣総理大臣は、この法律の規定による権限（政令で定めるものを除く。）を消費者庁長官に委任する。

2 この法律に規定する財務大臣の権限の全部又は一部は、政令で定めるところにより、国税庁長官に委任することができる。

3 この法律に規定する農林水産大臣の権限及び前項の規定により国税庁長官に委任された権限の全部又は一部は、政令で定めるところにより、地方支分部局の長に委任することができる。

4 この法律に規定する農林水産大臣の権限に属する事務の一部は、政令で定めるところにより、都道府県知事が行うこととすることができる。

5 第1項の規定により消費者庁長官に委任された権限に属する事務の一部は、政令で定めるところにより、都道府県知事、地域保健法（昭和22年法律第101号）第5条第1項の政令で定める市（次条において「保健所を設置する市」という。）の市長又は特別区の区長が行うこととすることができる。

（再審査請求）

第16条　前条第5項の規定により保健所を設置する市の市長又は特別区の区長がした処分（地方自治法（昭和22年法律第67号）第2条第9項第一号に規定する第1号法定受託事務に係るものに限る。）についての審査請求の裁決に不服がある者は、内閣総理大臣に対して再審査請求をすることができる。

第6章　罰則

第17条　第6条第8項の規定による命令に違反した者は、3年以下の懲役若しくは300万円以下の罰金に処し、又はこれを併科する。

第18条　第6条第8項の内閣府令で定める事項について、食品表示基準に従った表示がされていない食品の販売をした者は、2年以下の懲役若しくは200万円以下の罰金に処し、又はこれを併科する。

第19条　食品表示基準において表示されるべきこととされている原産地（原材料の原産地を含む。）について虚偽の表示がされた食品の販売をした者は、2年以下の懲役又は200万円以下の罰金に処する。

第20条　第6条第5項の規定による命令に違反した者は、1年以下の懲役又は100万円以下の罰金に処する。

第21条　次の各号のいずれかに該当する者は、50万円以下の罰金に処する。

一　第8条第1項から第3項までの規定による報告若しくは物件の提出をせず、若しくは虚偽の報告若しくは虚偽の物件の提出をし、又は同条第1項から第3項まで若しくは第9条第1項の規定による検査を拒み、妨げ、若しくは忌避し、若しくは質問に対して答弁をせず、若しくは虚偽の答弁をした者

二　第8条第1項の規定による収去を拒み、妨げ、又は忌避した者

第22条　法人（人格のない社団又は財団で代表者又は管理人の定めのあるものを含む。以下この項において同じ。）の代表者若しくは管理人又は法人若しくは人の代理人、使用人その他の従業者が、その法人又は人の業務に関して、次の各号に掲げる規定の違反行為をしたときは、行為者を罰するほか、その法人に対して当該各号に定める罰金刑を、その人に対して各本条の罰金刑を科する。

一　第17条　3億円以下の罰金刑
二　第18条から第20条まで　1億円以下の罰金刑
三　前条　同条の罰金刑

2 人格のない社団又は財団について前項の規定の適用があるときは、その代表者又は管理人が、その訴訟行為につきその人格のない社団又は財団を代表するほか、法人を被告人又は被疑者とする場合の刑事訴訟に関する法律の規定を準用する。

第23条　第10条の規定による命令に違反したときは、その違反行為をしたセンターの役員は、20万円以下の過料に処する。

附　則

（施行期日）

第1条　この法律は、公布の日から起算して2年を超えない範囲内において政令で定める日から施行する。た

だし、次条及び附則第18条の規定については、公布の日から施行する。

(準備行為)
第2条 内閣総理大臣は、この法律の施行前においても、第4条の規定の例により、販売の用に供する食品に関する表示の基準を定めることができる。
2 前項の規定により定められた販売の用に供する食品に関する表示の基準は、この法律の施行の日において第4条第1項の規定により定められたものとみなす。

第3条~第15条 （略）

(経過措置)
第16条 この法律の施行前に附則第4条の規定による改正前の食品衛生法、附則第6条の規定による改正前の農林物資の規格化及び品質表示の適正化に関する法律又は附則第11条の規定による改正前の健康増進法の規定によってした処分その他の行為であって、この法律に相当の規定があるものは、当該規定によってしたものとみなす。

(罰則の適用に関する経過措置)
第17条 この法律の施行前にした行為に対する罰則の適用については、なお従前の例による。

(政令への委任)
第18条 この附則に規定するもののほか、この法律の施行に関し必要な経過措置は、政令で定める。

(検討)
第19条 政府は、この法律の施行後3年を経過した場合において、この法律の施行の状況を勘案し、必要があると認めるときは、この法律の規定について検討を加え、その結果に基づいて必要な措置を講ずるものとする。

食品表示基準（抜粋）

〔平成27年3月20日内閣府令第10号〕

目次
第1章 総則（第1条・第2条）
第2章 加工食品
　第1節 食品関連事業者に係る基準
　　第1款 一般用加工食品（第3条—第9条）
　　第2款 業務用加工食品（第10条—第14条）
　第2節 食品関連事業者以外の販売者に係る基準（第15条—第17条）
第3章 生鮮食品
　第1節 食品関連事業者に係る基準
　　第1款 一般用生鮮食品（第18条—第23条）
　　第2款 業務用生鮮食品（第24条—第28条）
　第2節 食品関連事業者以外の販売者に係る基準（第29条—第31条）
第4章 添加物
　第1節 食品関連事業者に係る基準（第32条—第36条）
　第2節 食品関連事業者以外の販売者に係る基準（第37条—第39条）
第5章 雑則（第40条・第41条）
附則

第1章 総則

(適用範囲)
第1条 この府令は、食品関連事業者等が、加工食品、生鮮食品又は添加物を販売する場合について適用する。ただし、加工食品又は生鮮食品を設備を設けて飲食させる場合には、第40条の規定を除き、適用しない。

(定義)
第2条 この府令において、次の各号に掲げる用語の意義は、当該各号に定めるところによる。
　一 加工食品 製造又は加工された食品として別表第1に掲げるものをいう。
　二 生鮮食品 加工食品及び添加物以外の食品として別表第2に掲げるものをいう。
　三 業務用加工食品 加工食品のうち、消費者に販売される形態となっているもの以外のものをいう。
　四 業務用生鮮食品 生鮮食品のうち、加工食品の原材料となるものをいう。
　五 業務用添加物 添加物のうち、消費者に販売される形態となっているもの以外のものをいう。
　六 容器包装 食品衛生法（昭和22年法律第233号）第4条第5項に規定する容器包装をいう。
　七 消費期限 定められた方法により保存した場合に

おいて、腐敗、変敗その他の品質の劣化に伴い安全性を欠くこととなるおそれがないと認められる期限を示す年月日をいう。

八　賞味期限　定められた方法により保存した場合において、期待される全ての品質の保持が十分に可能であると認められる期限を示す年月日をいう。ただし、当該期限を超えた場合であっても、これらの品質が保持されていることがあるものとする。

九　特定保健用食品　健康増進法に規定する特別用途表示の許可等に関する内閣府令（平成21年内閣府令第57号）第2条第1項第五号に規定する食品（容器包装に入れられたものに限る。）をいう。

十　機能性表示食品　疾病に罹患していない者（未成年者、妊産婦（妊娠を計画している者を含む。）及び授乳婦を除く。）に対し、機能性関与成分によって健康の維持及び増進に資する特定の保健の目的（疾病リスクの低減に係るものを除く。）が期待できる旨を科学的根拠に基づいて容器包装に表示をする食品（健康増進法（平成14年法律第103号）第26条第1項の規定に基づく許可又は同法第29条第1項の規定に基づく承認を受け、特別の用途に適する旨の表示をする食品（以下「特別用途食品」という。）、栄養機能食品、アルコールを含有する飲料及び国民の栄養摂取の状況からみてその過剰な摂取が国民の健康の保持増進に影響を与えているものとして健康増進法施行規則（平成15年厚生労働省令第86号）第11条第2項で定める栄養素の過剰な摂取につながる食品を除く。）であって、当該食品に関する表示の内容、食品関連事業者名及び連絡先等の食品関連事業者に関する基本情報、安全性及び機能性の根拠に関する情報、生産・製造及び品質の管理に関する情報、健康被害の情報収集体制その他必要な事項を販売日の60日前までに消費者庁長官に届け出たものをいう。

十一　栄養機能食品　食生活において別表第11の第1欄に掲げる栄養成分（ただし、錠剤、カプセル剤等の形状の加工食品にあっては、カリウムを除く。）の補給を目的として摂取をする者に対し、当該栄養成分を含むものとしてこの府令に従い当該栄養成分の機能の表示をする食品（特別用途食品及び添加物を除き、容器包装に入れられたものに限る。）をいう。

十二　栄養素等表示基準値　国民の健康の維持増進等を図るために示されている性別及び年齢階級別の栄養成分の摂取量の基準を性及び年齢階級（18歳以上に限る。）ごとの人口により加重平均した値であって別表第10の上欄の区分に応じそれぞれ同表の下欄に掲げる値をいう。

十三　組換えDNA技術　酵素等を用いた切断及び再結合の操作によって、DNAをつなぎ合わせた組換えDNAを作製し、それを生細胞に移入し、かつ、増殖させる技術をいう。

十四　対象農産物　組換えDNA技術を用いて生産された農産物の属する作目であって別表第16に掲げるものをいう。

十五　遺伝子組換え農産物　対象農産物のうち組換えDNA技術を用いて生産されたものをいう。

十六　非遺伝子組換え農産物　対象農産物のうち遺伝子組換え農産物でないものをいう。

十七　特定遺伝子組換え農産物　対象農産物のうち組換えDNA技術を用いて生産されたことにより、組成、栄養価等が通常の農産物と著しく異なるものをいう。

十八　非特定遺伝子組換え農産物　対象農産物のうち特定遺伝子組換え農産物でないものをいう。

十九　分別生産流通管理　遺伝子組換え農産物及び非遺伝子組換え農産物を生産、流通及び加工の各段階で善良なる管理者の注意をもって分別管理すること（その旨が書類により証明されたものに限る。）をいう。

二十　特定分別生産流通管理　特定遺伝子組換え農産物及び非特定遺伝子組換え農産物を生産、流通及び加工の各段階で善良なる管理者の注意をもって分別管理すること（その旨が書類により証明されたものに限る。）をいう。

2　前項各号に定めるもののほか、この府令において、別表第3の上欄に掲げる食品に係る同表の中欄に掲げる用語の意義は、それぞれ同表の下欄に定めるところによる。

3　前2項に定めるもののほか、この府令において使用する乳及び乳製品並びにこれらを主要原料とする食品の用語は、乳及び乳製品の成分規格等に関する省令（昭和26年厚生省令第52号。以下「乳等省令」という。）において使用する用語の例による。

第2章　加工食品
第1節　食品関連事業者に係る基準
第1款　一般用加工食品
（横断的義務表示）

第3条　食品関連事業者が容器包装に入れられた加工食品（業務用加工食品を除く。以下この節において「一般用加工食品」という。）を販売する際（設備を設けて飲食させる場合を除く。第6条及び第7条において同じ。）には、次の表の上欄に掲げる表示事項が同表の下欄に定める表示の方法に従い表示されなければならない。ただし、別表第4の上欄に掲げる食品にあっては、同表の中欄に掲げる表示事項については、同表の下欄に定める表示の方法に従い表示されなければならない。

食品表示基準（抜粋）

名称	1　その内容を表す一般的な名称を表示する。ただし、乳（生乳、生山羊乳及び生めん羊乳を除く。以下同じ。）及び乳製品にあっては、この限りでない。 2　1の規定にかかわらず、別表第5の上欄に掲げる食品以外のものにあっては、それぞれ同表の下欄に掲げる名称を表示してはならない。
保存の方法	食品の特性に従って表示する。ただし、食品衛生法第11条第1項の規定により保存の方法の基準が定められたものにあっては、その基準に従って表示する。
消費期限又は賞味期限	1　品質が急速に劣化しやすい食品にあっては消費期限である旨の文字を冠したその年月日を、それ以外の食品にあっては賞味期限である旨の文字を冠したその年月日を年月日の順で表示する。ただし、製造又は加工の日から賞味期限までの期間が3月を超える場合にあっては、賞味期限である旨の文字を冠したその年月を年月の順で表示することをもって賞味期限である旨の文字を冠したその年月日の表示に代えることができる。 2　1の規定にかかわらず、乳、乳飲料、発酵乳、乳酸菌飲料及びクリームのうち紙、アルミニウム箔その他これに準ずるもので密栓した容器に収められたものにあっては、消費期限又は賞味期限の文字を冠したその日の表示をもってその年月日の表示に代えることができる。
原材料名	1　使用した原材料を次に定めるところにより表示する。 　一　原材料に占める重量の割合の高いものから順に、その最も一般的な名称をもって表示する。 　二　2種類以上の原材料からなる原材料（以下「複合原材料」という。）を使用する場合については、当該原材料を次に定めるところにより表示する。 　　イ　複合原材料の名称の次に括弧を付して、当該複合原材料の原材料を当該複合原材料の原材料に占める重量の割合の高いものから順に、その最も一般的な名称をもって表示する。ただし、当該複合原材料の原材料が3種類以上ある場合にあっては、当該複合原材料の原材料に占める重量の割合の高い順が3位以下であって、かつ、当該割合が5パーセント未満である原材料について、「その他」と表示することができる。 　　ロ　複合原材料の製品の原材料に占める重量の割合が5パーセント未満である場合又は複合原材料の名称からその原材料が明らかである場合には、当該複合原材料の原材料の表示を省略することができる。 　三　一及び二の規定にかかわらず、単に混合しただけなど、原材料の性状に大きな変化がない複合原材料を使用する場合については、当該複合原材料の全ての原材料及びそれ以外の使用した原材料について、原材料に占める重量の割合の高いものから順に、その最も一般的な名称をもって表示することができる。 2　1の規定にかかわらず、次に掲げる場合にあっては、それぞれに定めるところにより表示することができる。 　一　同種の原材料を複数種類使用する場合　原材料に占める重量の割合の高い順に表示した「野菜」、「食肉」、「魚介類」などの原材料の総称を表す一般的な名称の次に括弧を付して、それぞれの原材料に占める割合の高いものから順にその最も一般的な名称をもって表示する。 　二　複数の加工食品により構成される場合　原材料に占める重量の割合の高い順に表示した各構成要素を表す一般的な名称の次に括弧を付して、それぞれの原材料に占める割合の高いものから順にその最も一般的な名称をもって表示する。 3　1及び2に定める表示の際には、次の表の上欄に掲げる区分に該当する原材料にあっては、同表の下欄に掲げる名称をもって表示することができる。 {{TABLE}}

食用油脂	植物油、植物脂若しくは植物油脂、動物油、動物脂若しくは動物油脂又は加工油、加工脂若しくは加工油脂
でん粉	でん粉
魚類及び魚肉（特定の種類の魚類を表示していない場合に限る。）	魚又は魚肉

	家きん肉（食肉製品を除き、特定の種類の家きんの名称を表示していない場合に限る。）	鳥肉
	無水結晶ぶどう糖、含水結晶ぶどう糖及び全糖ぶどう糖	ぶどう糖
	ぶどう糖果糖液糖、果糖ぶどう糖液糖及び高果糖液糖	異性化液糖
	砂糖混合ぶどう糖果糖液糖、砂糖混合果糖ぶどう糖液糖及び砂糖混合高果糖液糖	砂糖混合異性化液糖又は砂糖・異性化液糖
	香辛料及び香辛料エキス（既存添加物名簿（平成8年厚生省告示第120号）に掲げる添加物に該当するものを除き、原材料に占める重量の割合が2パーセント以下のものに限る。）	香辛料又は混合香辛料
	香辛野菜及びつまもの類並びにその加工品（原材料に占める重量の割合が2パーセント以下のものに限る。）	香草又は混合香草
	糖液を浸透させた果実（原材料に占める重量の割合が10パーセント以下のものに限る。）	糖果
	弁当に含まれる副食物（外観からその原材料が明らかなものに限る。）	おかず
添加物	1　次に掲げるものを除き、添加物に占める重量の割合の高いものから順に、別表第6の上欄に掲げるものとして使用される添加物を含む食品にあっては当該添加物の物質名及び同表の下欄に掲げる用途の表示を、それ以外の添加物を含む食品にあっては当該添加物の物質名を表示する。 　一　栄養強化の目的で使用されるもの（特別用途食品及び機能性表示食品を除く。） 　二　加工助剤（食品の加工の際に添加されるものであって、当該食品の完成前に除去されるもの、当該食品の原材料に起因してその食品中に通常含まれる成分と同じ成分に変えられ、かつ、その成分の量を明らかに増加させるものではないもの又は当該食品中に含まれる量が少なく、かつ、その成分による影響を当該食品に及ぼさないものをいう。以下同じ。） 　三　キャリーオーバー（食品の原材料の製造又は加工の過程において使用され、かつ、当該食品の製造又は加工の過程において使用されないものであって、当該食品中には当該添加物が効果を発揮することができる量より少ない量しか含まれていないものをいう。以下同じ。） 2　1の規定にかかわらず、複数の加工食品により構成される加工食品にあっては、各構成要素で使用した添加物を、各構成要素を表す一般的な名称の次に括弧を付して、1に定めるところにより表示することができる。 3　1の規定にかかわらず、添加物の物質名の表示は、一般に広く使用されている名称を有する添加物にあっては、その名称をもって、別表第7の上欄に掲げるものとして使用される添加物を含む食品にあっては同表の下欄に掲げる表示をもって、これに代えることができる。 4　1の規定にかかわらず、次に掲げる場合にあってはそれぞれ当該各号に掲げる用途の表示を省略することができる。 　一　添加物を含む旨の表示中「色」の文字を含む場合　着色料又は合成着色料 　二　添加物を含む旨の表示中「増粘」の文字を含む場合　増粘剤又は糊料	
内容量又は固形量及び内容総量	1　特定商品の販売に係る計量に関する政令（平成5年政令第249号）第5条に掲げる特定商品については、計量法（平成4年法律第51号）の規定により表示することとし、それ以外の食品にあっては内容重量、内容体積又は内容数量を表示することとし、内容重量はグラム又はキログラム、内容体積はミリリットル又はリットル、内容数量は個数等の単位で、単位を明記して表示する。 2　1の規定にかかわらず、固形物に充てん液を加え缶又は瓶に密封したもの（固形量の管理が困難な場合を除く。）にあっては、内容量に代えて、固形量及び内容総量とすることとし、固形量はグラム又はキログラム、内容総量はグラム又はキログラムの単位で、単位を明記して表示する。	

	ただし、固形量と内容総量がおおむね同一の場合又は充てん液を加える主たる目的が内容物を保護するためである場合は、内容量に代えて、固形量を表示する。 3　1の規定にかかわらず、固形物に充てん液を加え缶及び瓶以外の容器包装に密封したものにあっては、内容量に代えて、固形量とすることができる。この場合において、固形量は、グラム又はキログラムの単位で、単位を明記して表示する。
栄養成分（たんぱく質、脂質、炭水化物及びナトリウムをいう。以下この項において同じ。）の量及び熱量	1　栄養成分の量及び熱量は、次に定める方法により、当該食品の100グラム若しくは100ミリリットル又は一食分、一包装その他の一単位（以下この項において「食品単位」という。）当たりの量を表示する（特定保健用食品及び機能性表示食品について表示する場合を除く。）。この場合において、当該食品単位が一食分である場合にあっては、当該一食分の量を併記する。 一　たんぱく質、脂質、炭水化物の量及び熱量にあっては当該栄養成分又は熱量である旨の文字を冠した一定の値又は下限値及び上限値により、ナトリウムの量にあっては食塩相当量（ナトリウムの量に2.54を乗じたものをいう。以下同じ。）の文字を冠した一定の値又は下限値及び上限値により表示する。 二　一の一定の値又は下限値及び上限値は、別表第9の第1欄の区分に応じ、同表の第2欄に掲げる単位（食塩相当量にあってはグラム）を明記して表示する。 三　一の一定の値又は下限値及び上限値は、当該一定の値にあっては、別表第9の第1欄の区分に応じ、同表の第3欄に掲げる方法によって得られた値が当該一定の値を基準とした同表の第4欄に掲げる許容差の範囲内にある値、当該下限値及び上限値にあっては、同表の第1欄の区分に応じ、同表の第3欄に掲げる方法によって得られた値が当該下限値及び上限値の範囲内でなければならない。ただし、当該一定の値にあっては、同表の第1欄の区分に応じ、同表の第3欄に掲げる方法によって得られた当該食品100グラム当たりの当該栄養成分の量又は熱量（清涼飲料水その他の一般に飲用に供する液状の食品にあっては、当該食品100ミリリットル当たりの当該栄養成分の量又は熱量）が同表の第5欄に掲げる量に満たない場合は、0と表示することができる。 2　次に掲げる要件の全てに該当する場合（特別用途食品（特定保健用食品を除く。）を除く。）には、1の三の規定にかかわらず、1の一の一定の値にあっては、原材料における栄養成分の量から算出して得られた値、当該食品と同様の組成と考えられるものを分析して得られた値その他の合理的な推定により得られた値を表示することができる。ただし、第7条の規定に基づく栄養成分の機能の表示、栄養成分の補給ができる旨の表示、栄養成分若しくは熱量の適切な摂取ができる旨の表示、糖類を添加していない旨の表示又はナトリウム塩を添加していない旨の表示をする場合は、この限りでない。 一　表示された値が別表第9の第1欄の区分に応じた同表の第3欄に掲げる方法によって得られた値とは一致しない可能性があることを示す表示をすること。 二　表示された値の設定の根拠資料を保管すること。
食品関連事業者の氏名又は名称及び住所	食品関連事業者のうち表示内容に責任を有する者の氏名又は名称及び住所を表示する。
製造所又は加工所の所在地（輸入品にあっては輸入業者の営業所の所在地、乳にあっては乳処理場（特別牛乳にあっては特別牛乳搾取処理場。以下同じ。）の所在地。以下この章において同じ。）及び製造者又は加工者の氏名又は名称（輸入品にあっては輸入業者の氏名又は名称、乳にあっ	1　製造所又は加工所（食品の製造又は加工（当該食品に関し、最終的に衛生状態を変化させる製造又は加工（調整及び選別を含む。）に限る。以下この表において同じ。）が行われた場所）の所在地（輸入品にあっては輸入業者の営業所の所在地、乳にあっては乳処理場の所在地）及び製造者又は加工者（食品を調整又は選別した者を含む。）の氏名又は名称（輸入品にあっては輸入業者の氏名又は名称、乳にあっては乳処理業者の氏名又は名称）を表示する。 2　1の規定にかかわらず、食品関連事業者の住所又は氏名若しくは名称が製造所若しくは加工所（食品の製造又は加工が行われた場所。以下この項において同じ。）の所在地（輸入品にあっては輸入業者の営業所の所在地、乳にあっては乳処理場の所在地。以下この表において同じ。）又は製造者若しくは加工者（食品を調整又は選別した者を含む。以下この項において同じ。）の氏名若しくは名称（輸入品にあっては輸入業者の氏名又は名称、乳にあっては乳処理業者の氏名又は名称。以下この項において同じ。）と同一である場合は、製造所若しくは加工所の所在地又は製造者若しくは加工者の氏名若しくは名称を省略することができる。 3　1の規定にかかわらず、原則として同一製品を2以上の製造所で製造している場合にあっては、

ては乳処理業者（特別牛乳にあっては特別牛乳搾取処理業者。以下同じ。）の氏名又は名称。以下この章において同じ。）	製造者の住所及び氏名又は名称並びに製造者が消費者庁長官に届け出た製造所固有の記号（アラビア数字、ローマ字、平仮名若しくは片仮名又はこれらの組合せによるものに限る。以下この項において同じ。）又は販売者（乳、乳製品及び乳又は乳製品を主要原料とする食品を販売する者を除く。以下3において同じ。）の住所、氏名又は名称並びに製造者及び販売者が連名で消費者庁長官に届け出た製造者の製造所固有の記号（以下「製造所固有記号」という。）の表示をもって製造所の所在地及び製造者の氏名又は名称の表示に代えることができる。この場合においては、次に掲げるいずれかの事項を表示しなければならない。 一　製造所の所在地又は製造者の氏名若しくは名称の情報の提供を求められたときに回答する者の連絡先 二　製造所固有記号が表す製造所の所在地及び製造者の氏名又は名称を表示したウェブサイトのアドレス（二次元コードその他のこれに代わるものを含む。） 三　当該製品を製造している全ての製造所の所在地又は製造者の氏名若しくは名称及び製造所固有記号	

2　前項に定めるもののほか、食品関連事業者が一般用加工食品のうち次の表の上欄に掲げるものを販売する際（設備を設けて飲食させる場合を除く。）には、同表の中欄に掲げる表示事項が同表の下欄に定める表示の方法に従い表示されなければならない。

別表第14に掲げる食品（以下「特定原材料」という。）を原材料とする加工食品（当該加工食品を原材料とするものを含み、抗原性が認められないものを除く。）及び特定原材料に由来する添加物（抗原性が認められないもの及び香料を除く。以下同じ。）を含む食品	アレルゲン	1　特定原材料を原材料として含む旨を、原則、原材料名の直後に括弧を付して表示する。 2　特定原材料に由来する添加物を含む食品にあっては、当該添加物を含む旨及び当該食品に含まれる添加物が当該特定原材料に由来する旨を、原則、添加物の物質名の直後に括弧を付して表示する。 3　1及び2の規定にかかわらず、当該食品に対し2種類以上の原材料又は添加物を使用しているものであって、当該原材料又は添加物に同一の特定原材料が含まれているものにあっては、そのうちのいずれかに特定原材料を含む旨又は由来する旨を表示すれば、それ以外の原材料又は添加物について、特定原材料を含む旨又は由来する旨の表示を省略することができる。ただし、当該原材料又は添加物に含まれる特定原材料が、科学的知見に基づき抗原性が低いと認められる場合は、この限りでない。
アスパルテームを含む食品	L-フェニルアラニン化合物を含む旨	L-フェニルアラニン化合物を含む旨を表示する。
特定保健用食品	特定保健用食品である旨	「特定保健用食品」と表示する。ただし、許可又は承認（以下「許可等」という。）の際、その摂取により特定の保健の目的が期待できる旨について条件付きの表示をすることとされたものにあっては、「条件付き特定保健用食品」と表示する。
	許可等を受けた表示の内容	許可等を受けた表示の内容のとおり表示する。
	栄養成分（関与成分を含む。以下特定保健用食品の項において同じ。）の量及び熱量	1　栄養成分の量及び熱量については、熱量、たんぱく質、脂質、炭水化物、ナトリウム（食塩相当量に換算したもの）及び関与成分の100グラム若しくは100ミリリットル又は一食分、一包装その他の一単位当たりの含有量を表示する。

		2　1に定める成分以外の栄養成分を表示する場合は、その100グラム若しくは100ミリリットル又は一食分、一包装その他の一単位当たりの含有量をナトリウムと関与成分の間に表示する。 3　1及び2に定めるほか、本条第1項の表の栄養成分（たんぱく質、脂質、炭水化物及びナトリウムをいう。以下この項において同じ。）の量及び熱量の項の1に定める表示の方法を準用する。
	1日当たりの摂取目安量	申請書に記載した内容を表示する。
	摂取の方法	申請書に記載した内容を表示する。
	摂取をする上での注意事項	申請書に記載した内容を表示する。
	バランスのとれた食生活の普及啓発を図る文言	「食生活は、主食、主菜、副菜を基本に、食事のバランスを。」と表示する。
	関与成分について栄養素等表示基準値が示されているものにあっては、1日当たりの摂取目安量に含まれる当該関与成分の栄養素等表示基準値に対する割合	関与成分が栄養素等表示基準値の示されている成分である場合、1日当たりの摂取目安量に基づき当該食品を摂取したときの関与成分摂取量の当該栄養素等表示基準値に占める割合を百分率又は割合で表示する。
	調理又は保存の方法に関し特に注意を必要とするものにあっては当該注意事項	申請書に記載した内容を表示する。
機能性表示食品	機能性表示食品である旨	「機能性表示食品」と表示する。
	科学的根拠を有する機能性関与成分及び当該成分又は当該成分を含有する食品が有する機能性	消費者庁長官に届け出た内容を表示する。
	栄養成分の量及び熱量	1　栄養成分の量及び熱量については、熱量、たんぱく質、脂質、炭水化物及びナトリウム（食塩相当量に換算したもの）の1日当たりの摂取目安量当たりの量を表示する。 2　1に定める成分以外の栄養成分を表示する場合は、1日当たりの摂取目安量当たりの当該栄養成分の量をナトリウムの量の次に表示する。 3　1及び2に定めるほか、第1項の表の栄養成分（たんぱく質、脂質、炭水化物及びナトリウムをいう。以下この項において同じ。）の量及び熱量の項の1に定める表示の方法を準用する。この場合において、同項の1中「当該食品の100グラム若しくは100ミリリットル又は一食分、一包装その他の一単位（以下この項において「食品単位」という。）当たりの量」とあるのは「1日当たりの摂取目安量当たりの量」と読み替えるものとする。
	1日当たりの摂取目安量当たりの機能性関与成分の含有量	消費者庁長官に届け出た内容を、別記様式2又は別記様式3の次に表示する。
	1日当たりの摂取目安量	消費者庁長官に届け出た内容を表示する。

		届出番号	消費者庁長官への届出により付与された届出番号を表示する。
		食品関連事業者の連絡先	食品関連事業者のうち表示内容に責任を有する者の電話番号を表示する。
		機能性及び安全性について国による評価を受けたものではない旨	「本品は、事業者の責任において特定の保健の目的が期待できる旨を表示するものとして、消費者庁長官に届出されたものです。ただし、特定保健用食品と異なり、消費者庁長官による個別審査を受けたものではありません。」と表示する。
		摂取の方法	消費者庁長官に届け出た内容を表示する。
		摂取をする上での注意事項	消費者庁長官に届け出た内容を表示する。
		バランスのとれた食生活の普及啓発を図る文言	「食生活は、主食、主菜、副菜を基本に、食事のバランスを。」と表示する。
		調理又は保存の方法に関し特に注意を必要とするものにあっては当該注意事項	消費者庁長官に届け出た内容を表示する。
		疾病の診断、治療、予防を目的としたものではない旨	「本品は、疾病の診断、治療、予防を目的としたものではありません。」と表示する。
		疾病に罹患している者、未成年者、妊産婦（妊娠を計画している者を含む。）及び授乳婦に対し訴求したものではない旨	「本品は、疾病に罹患している者、未成年者、妊産婦（妊娠を計画している者を含む。）及び授乳婦を対象に開発された食品ではありません。」と表示する。
		疾病に罹患している者は医師、医薬品を服用している者は医師、薬剤師に相談した上で摂取すべき旨	「疾病に罹患している場合は医師に、医薬品を服用している場合は医師、薬剤師に相談してください。」と表示する。
		体調に異変を感じた際は速やかに摂取を中止し医師に相談すべき旨	「体調に異変を感じた際は、速やかに摂取を中止し、医師に相談してください。」と表示する。
別表第17の下欄及び別表第18の中欄に掲げる加工食品		遺伝子組換え食品に関する事項	1　加工工程後も組み換えられたDNA又はこれによって生じたたんぱく質が残存する加工食品として別表第17の下欄に掲げるもの（2に掲げるものを除く。）にあっては、次に定めるところにより表示する。 　一　分別生産流通管理が行われたことを確認した遺伝子組換え農産物である別表第17の上欄に掲げる対象農産物を原材料とする場合は、当該原材料名の次に括弧を付して「遺伝子組換えのものを分別」、「遺伝子組換え」等分別生産流通管理が行われた遺伝子組換え農産物である旨を表示する。 　二　生産、流通又は加工のいずれかの段階で遺伝子組換え農産物及び非遺伝子組換え農産物が分別されていない別表第17の上欄に掲げる対象農産物を原材料とする場合は、当該原材料名の次に括弧を付して「遺伝子組換え不分別」等遺伝子組換え農産物及び非遺伝子組換え農産物が分別されていない旨を表示する。

三　分別生産流通管理が行われたことを確認した非遺伝子組換え農産物である別表第17の上欄に掲げる対象農産物を原材料とする場合は、当該原材料名を表示するか、又は当該原材料名の次に括弧を付して「遺伝子組換えでないものを分別」、「遺伝子組換えでない」等分別生産流通管理が行われた非遺伝子組換え農産物である旨を表示する。

2　別表第18の上欄に掲げる形質を有する特定遺伝子組換え農産物を含む同表の下欄に掲げる対象農産物を原材料とする加工食品（これを原材料とする加工食品を含む。）であって同表の中欄に掲げるものにあっては、次に定めるところにより表示する。

一　特定分別生産流通管理が行われたことを確認した特定遺伝子組換え農産物である別表第18の下欄に掲げる対象農産物を原材料とする場合は、当該原材料名の次に括弧を付して「○○○遺伝子組換えのものを分別」、「○○○遺伝子組換え」（○○○は、同表の上欄に掲げる形質）等特定分別生産流通管理が行われた特定遺伝子組換え農産物である旨を表示する。

二　特定遺伝子組換え農産物及び非特定遺伝子組換え農産物が意図的に混合された別表第18の下欄に掲げる対象農産物を原材料とする場合は、第3項の規定にかかわらず、当該原材料名の次に括弧を付して「○○○遺伝子組換えのものを混合」（○○○は、同表の上欄に掲げる形質）等特定遺伝子組換え農産物及び非特定遺伝子組換え農産物が意図的に混合された農産物である旨を表示する。この場合において、「○○○遺伝子組換えのものを混合」等の文字の次に括弧を付して、当該特定遺伝子組換え農産物が同一の作目に属する対象農産物に占める重量の割合を表示することができる。

3　分別生産流通管理を行ったにもかかわらず、意図せざる遺伝子組換え農産物又は非遺伝子組換え農産物の一定の混入があった場合においても、1の一又は三の確認が適切に行われている場合には、1の規定の適用については、分別生産流通管理が行われたことを確認したものとみなす。

4　特定分別生産流通管理を行ったにもかかわらず、意図せざる特定遺伝子組換え農産物又は非特定遺伝子組換え農産物の一定の混入があった場合においても、2の一の確認が適切に行われている場合には、2の規定の適用については、特定分別生産流通管理が行われたことを確認したものとみなす。

5　別表第17及び別表第18に掲げる加工食品の原材料のうち、対象農産物又はこれを原材料とする加工食品であって主な原材料（原材料の重量に占める割合の高い原材料の上位3位までのもので、かつ、原材料及び添加物の重量に占める割合が5パーセント以上であるものをいう。以下同じ。）でないものについては、分別生産流通管理が行われた遺伝子組換え農産物若しくは非遺伝子組換え農産物である旨、遺伝子組換え農産物及び非遺伝子組換え

		農産物が分別されていない旨、特定分別生産流通管理が行われた特定遺伝子組換え農産物である旨又は特定遺伝子組換え農産物及び非特定遺伝子組換え農産物が意図的に混合された農産物である旨の表示（以下「遺伝子組換えに関する表示」という。）は不要とする。ただし、これらの原材料について遺伝子組換えに関する表示を行う場合には、1から4までの規定の例によりこれを表示しなければならない。 6　対象農産物を原材料とする加工食品であって別表第17及び別表第18に掲げる加工食品以外のものの対象農産物である原材料については、遺伝子組換えに関する表示は不要とする。ただし、当該原材料について遺伝子組換えに関する表示を行う場合には、1及び2の規定の例によりこれを表示しなければならない。
乳児用規格適用食品（食品、添加物等の規格基準（昭和34年厚生省告示第370号）第1食品の部A食品一般の成分規格の項の12に規定する乳児の飲食に供することを目的として販売する食品（乳及び乳製品並びにこれらを主要原料とする食品であって、乳児の飲食に供することを目的として販売するものを除く。）並びに厚生労働大臣が定める放射性物質（平成24年厚生労働省告示第129号）第2号に規定する乳児の飲食に供することを目的として販売する乳製品（乳飲料を除く。）並びに乳及び乳製品を主要原料とする食品の規格が適用される食品をいう。以下同じ。）	乳児用規格適用食品である旨	「乳児用規格適用食品」の文字又はその旨を的確に示す文言を表示する。
別表第15に掲げる加工食品（輸入品を除く。以下「対象加工食品」という。）	原料原産地名	1　別表第15の1から22までに掲げるものにあっては、原材料及び添加物に占める重量の割合が最も高い生鮮食品で、かつ、当該割合が50パーセント以上であるものの原産地を、原材料名に対応させて、次に定めるところにより表示する。 一　国産品にあっては国産である旨を、輸入品にあっては原産国名を表示する。ただし、国産品にあっては、国産である旨の表示に代えて次に掲げる地名を表示することができる。 　イ　農産物にあっては、都道府県名その他一般に知られている地名 　ロ　畜産物にあっては、主たる飼養地（最も飼養期間が長い場所をいう。以下同じ。）が属する都道府県名その他一般に知られている地名

食品表示基準（抜粋）

　　ハ　水産物にあっては、生産（採取及び採捕を含む。以下同じ。）した水域の名称（以下「水域名」という。）、水揚げした港名、水揚げした港又は主たる養殖場（最も養殖期間の長い場所をいう。以下同じ。）が属する都道府県名その他一般に知られている地名

　二　輸入された水産物にあっては、原産国名に水域名を併記することができる。

　三　一に定める原産地が2以上ある場合にあっては、原材料及び添加物に占める重量の割合の高いものから順に表示する。

　四　一に定める原産地が3以上ある場合にあっては、原材料及び添加物に占める重量の割合の高いものから順に2以上表示し、その他の原産地を「その他」と表示することができる。

　五　原材料及び添加物に占める重量の割合が最も高い生鮮食品で、かつ、当該割合が50パーセント以上であるものの性質等により特別の事情がある場合には、おおむね特定された原産地を一から四までの規定により表示することができる。この場合には、その旨が認識できるよう、必要な表示をしなければならない。

2　別表第15の23に掲げる農産物漬物にあっては、原材料名に対応させて、次に定めるところにより表示する。

　一　農産物漬物の原材料及び添加物の重量に占める割合の高い農産物又は水産物の上位4位（内容重量が300グラム以下のものにあっては、上位3位）までのもので、かつ、原材料及び添加物の重量に占める割合が5パーセント以上の原産地名は、原材料に占める重量の割合の高い原産地の順に、次に定めるところにより表示する。当該原材料以外の漬けた原材料の原産地名についても、同様に表示することができる。

　　イ　農産物

　　　国産品にあっては国産である旨を、輸入品にあっては原産国名を表示し、その原産地名の次に括弧を付して、当該原産地を原産地とする原材料を原材料及び添加物に占める重量の割合の高いものから順に、その最も一般的な名称をもって表示する。ただし、国産品にあっては国産である旨に代えて都道府県名、市町村名その他一般に知られている地名を、輸入品にあっては原産国名に代えて一般に知られている地名を表示することができる。

　　ロ　水産物

　　（イ）国産品にあっては国産である旨を、輸入品にあっては原産国名を表示し、その原産地名の次に括弧を付して、当該原産地を原産地とする原材料を原材料及び添加物に占める重量の割合の高いものから順に、その最も一般的な名称をもって表示する。ただし、国産品にあっては国産である旨に代えて水域名、水揚げした港名又は水揚げした港若しくは主たる養殖場が属する都道府県名、市町村名その他一般に知られている地名を表示するこ

とができる。

(ロ) 輸入品にあっては、(イ)の規定にかかわらず、原産国名に水域名を併記することができる。

二　原産地が1のみである場合及び原材料及び添加物の重量に占める割合の高い農産物又は水産物の上位4位（内容重量が300グラム以下のものにあっては、上位3位）までのもので、かつ、原材料及び添加物の重量に占める割合が5パーセント以上のものが一種類のみである場合には、原産地名について原材料の表示を省略することができる。

三　原産地を2以上表示する場合には、次に定めるところにより表示することができる。

イ　原産地名及び原材料の名称（二の規定により原材料の表示を省略する場合にあっては、原産地名）の次に、原材料及び添加物に占める重量の割合を、パーセントの単位をもって単位を明記して表示する。ただし、ロに定めるところにより原産地を表示する場合を除く。

ロ　原材料の表示が2以上連続して同一となる場合には、当該原材料を原材料に占める重量の割合が最も低い当該原材料の原産地名の次に括弧を付して、その最も一般的な名称をもって表示し、当該原産地名以外の原産地名について原材料の表示を省略する。

3　別表第15の24に掲げる野菜冷凍食品にあっては、原材料名に対応させて、次に定めるところにより表示する。

一　野菜冷凍食品の原材料及び添加物の重量に占める割合の高い野菜の上位3位までのもので、かつ、原材料及び添加物の重量に占める割合が5パーセント以上の原産地名は、原材料及び添加物に占める重量の割合の高い原産地の順に、国産品にあっては国産である旨を、輸入品にあっては原産国名を表示し、その原産地名の次に括弧を付して、当該原産地を原産地とする原材料及び添加物の重量に占める割合の高い野菜の上位3位までのもので、かつ、原材料及び添加物の重量に占める割合が5パーセント以上のものを原材料に占める重量の割合の高いものから順に、その最も一般的な名称をもって表示する。当該原材料以外の原材料の原産地名についても同様に表示することができる。ただし、国産品にあっては国産である旨に代えて都道府県名、市町村名その他一般に知られている地名を、輸入品にあっては原産国名に代えて一般に知られている地名を表示することができる。

二　原産地が1のみである場合及び原材料及び添加物の重量に占める割合の高い野菜の上位3位までのもので、かつ、原材料及び添加物の重量に占める割合が5パーセント以上のものが一種類のみである場合には、原産地名について原材料の表示を省略することができる。原産地を2以上表示する場合には、次に定めるところにより表示することができる。

		イ 原産地名及び原材料の名称（第3項の規定により原材料の表示を省略する場合にあっては、原産地名）の次に、原材料及び添加物に占める重量の割合を、パーセントの単位をもって単位を明記して表示する。ただし、ロに定めるところにより原産地を表示する場合を除く。 ロ 原材料の表示が2以上連続して同一となる場合には、当該原材料を原材料及び添加物に占める重量の割合が最も低い当該原材料の原産地名の次に括弧を付して、その最も一般的な名称をもって表示し、当該原産地名以外の原産地名について原材料の表示を省略する。 4 別表第15の25に掲げるうなぎ加工品にあっては、うなぎの名称の次に括弧を付して、原産地について、国産品にあっては国産である旨を、輸入品にあっては原産国名を表示する。ただし、次に定める方法により表示することができる。 　一 国産品にあっては、国産である旨に代えて水域名、水揚げした港名又は水揚げした港若しくは主たる養殖場が属する都道府県名、市町村名その他一般に知られている地名を表示することができる。 　二 輸入品にあっては、原産国名に水域名を併記することができる。 5 別表第15の26に掲げるかつお削りぶしにあっては、次に定めるところにより表示する。 　一 かつおのふしの文字の次に括弧を付して、ふしの原産地について、国産品にあっては国産である旨を、輸入品にあっては原産国名を表示する。ただし、国産品にあっては、国産である旨に代えて都道府県名、市町村名その他一般に知られている地名を表示することができる。 　二 一の原産地を2以上表示する場合には、原材料及び添加物に占める重量の割合の高い原産地の順に表示する。 6 別表第15の1から22までに掲げるものにあっては1に定めるところにより表示することとされる原材料の原産地以外の原材料の原産地を、それ以外の加工食品にあっては原材料の原産地を、1の規定により表示することができる。
輸入品	原産国名	原産国名を表示する。

3　前2項の規定にかかわらず、次の表の上欄に掲げる表示事項の表示は、同表の下欄に掲げる区分に該当する食品にあってはこれを省略することができる。

保存の方法	1　でん粉
	2　チューインガム
	3　冷菓
	4　砂糖
	5　アイスクリーム類
	6　食塩
	7　酒類
	8　飲料水及び清涼飲料水（ガラス瓶入りのもの（紙栓を付けたものを除く。）又はポリエチレン容器入りのものに限る。以下この表において同じ。）
	9　氷
	10　常温で保存すること以外にその保存の方法に関し留意すべき事項がないもの
消費期限又は賞味期限	1　でん粉
	2　チューインガム
	3　冷菓
	4　砂糖
	5　アイスクリーム類
	6　食塩及びうま味調味料
	7　酒類
	8　飲料水及び清涼飲料水
	9　氷
原材料名	1　容器包装の表示可能面積がおおむね30平方センチメートル以下であるもの（特定保健用食品及び機能性表示食品を除く。）
	2　原材料が一種類のみであるもの。ただし、次に掲げる場合は除く。
	一　缶詰及び食肉製品の場合
	二　特定保健用食品及び機能性表示食品の場合
	三　原材料名に分別生産流通管理が行われた遺伝子組換え農産物である旨を表示する場合
	四　原材料名に遺伝子組換え農産物及び非遺伝子組換え農産物が分別されていない旨を表示する場合
	五　原材料名に分別生産流通管理が行われた特定遺伝子組換え農産物である旨を表示する場合
	六　原材料名に特定遺伝子組換え農産物と非特定遺伝子組換え農産物を意図的に混合した旨を表示する場合
添加物	容器包装の表示可能面積がおおむね30平方センチメートル以下であるもの（特定保健用食品及び機能性表示食品を除く。）
内容量又は固形量及び内容総量	1　内容量を外見上容易に識別できるもの（特定商品の販売に係る計量に関する政令第5条に掲げる特定商品、特定保健用食品及び機能性表示食品を除く。）
	2　容器包装の表示可能面積がおおむね30平方センチメートル以下であるもの（特定商品の販売に係る計量に関する政令第5条に掲げる特定商品、特定保健用食品及び機能性表示食品を除く。）
栄養成分の量及び熱量	以下に掲げるもの（栄養表示（栄養成分若しくは熱量に関する表示及び栄養成分の総称、その構成成分、前駆体その他これらを示唆する表現が含まれる表示をいう。以下同じ。）をしようとする場合、特定保健用食品及び機能性表示食品を除く。）
	一　容器包装の表示可能面積がおおむね30平方センチメートル以下であるもの

	二　酒類 三　栄養の供給源としての寄与の程度が小さいもの 四　極めて短い期間で原材料（その配合割合を含む。）が変更されるもの 五　消費税法（昭和63年法律第108号）第9条第1項において消費税を納める義務が免除される事業者が販売するもの
製造所又は加工所の所在地及び製造者又は加工者の氏名又は名称	容器包装の表示可能面積がおおむね30平方センチメートル以下であるもの（食品関連事業者の氏名又は名称及び住所の表示は要しないとされているものを除く。）
遺伝子組換え食品に関する事項	容器包装の表示可能面積がおおむね30平方センチメートル以下であるもの
乳児用規格適用食品である旨	1　容器包装の表示可能面積がおおむね30平方センチメートル以下であるもの 2　乳児用規格適用食品であることが容易に判別できるもの
原料原産地名	容器包装の表示可能面積がおおむね30平方センチメートル以下であるもの
原産国名	容器包装の表示可能面積がおおむね30平方センチメートル以下であるもの

（個別的義務表示）
第4条　前条に定めるもののほか、食品関連事業者が一般用加工食品のうち別表第19の上欄に掲げる食品を販売する際（設備を設けて飲食させる場合を除く。）には、同表の中欄に掲げる表示事項が同表の下欄に定める表示の方法に従い表示されなければならない。ただし、容器包装の表示可能面積がおおむね30平方センチメートル以下である一般用加工食品にあっては、同表の中欄に掲げる表示事項の表示を省略することができる。

（義務表示の特例）
第5条　前2条の規定にかかわらず、次の表の上欄に掲げる場合にあっては、同表の下欄に掲げる表示事項の表示は要しない。

酒類を販売する場合	原材料名　アレルゲン　原産国名
食品を製造し、又は加工した場所で販売する場合	・原材料名（特定保健用食品及び機能性表示食品の場合を除く。） ・内容量又は固形量及び内容総量（特定保健用食品及び機能性表示食品の場合を除く。） ・栄養成分の量及び熱量（栄養表示をしようとする場合並びに特定保健用食品及び機能性表示食品の場合を除く。） ・食品関連事業者の氏名又は名称及び住所（特定保健用食品及び機能性表示食品の場合を除く。） ・原産国名 ・原料原産地名 ・別表第19の中欄に掲げる表示事項（即席めん類（即席めんのうち生タイプ即席めん以外のものをいう。）に係る油脂で処理した旨、食肉（鳥獣の生肉（骨及び臓器を含む。）に限る。以下この項において同じ。）の項の中欄に掲げる事項、食肉製品（食品衛生法施行令第1条第1項第四号に掲げるものに限る。以下この表において同じ。）の項の中欄に掲げる事項、乳の項の中欄に掲げる事項、乳製品の項の中欄に掲げる事項、乳又は乳製品を主要原料とする食品の項の中欄に掲げる事項、鶏の液卵（鶏の殻付き卵から卵殻を取り除いたものをいう。）の項の中欄に掲げる事項、切り身又はむき身にした魚介類（生かき及びふぐを原材料とするふぐ加工品（軽度の撤塩を行ったものを除く。）を除く。）であって、生食用のもの（凍結させたものを除く。）の項の中欄に掲げる事項、生かきの項の中欄に掲げる事項、ゆでがにに係る飲食に供する際に加熱を要するかどうかの別、魚肉ハム、魚肉ソーセージ及び特殊包装かまぼこの項の中欄に掲げる事項、ふぐを原材料とするふぐ加工品（軽度の撤塩を行ったものを除く。）の項の中欄に掲げる事項、鯨肉製品に係る気密性のある容器包装に充てんした後、その中心部の温度を摂氏120度で4分間加熱する方法又はこれと同等以上の効力を有する方法により殺菌したもの（缶詰又は瓶詰のものを除く。）の殺菌方法、
不特定又は多数の者に対して譲渡（販売を除く。）する場合	

| | 冷凍食品の項の中欄に掲げる事項、容器包装詰加圧加熱殺菌食品に係る食品を気密性のある容器包装に入れ、密封した後、加圧加熱殺菌した旨（缶詰又は瓶詰の食品、清涼飲料水、食肉製品、鯨肉製品及び魚肉練り製品を除く。）、容器包装に密封された常温で流通する食品（清涼飲料水、食肉製品、鯨肉製品及び魚肉練り製品を除く。）のうち、水素イオン指数が4.6を超え、かつ、水分活性が0.94を超え、かつ、その中心部の温度を摂氏120度で4分間に満たない条件で加熱殺菌されたものであって、ボツリヌス菌を原因とする食中毒の発生を防止するために摂氏10度以下での保存を要するものに係る要冷蔵である旨、缶詰の食品に係る主要な原材料名、水のみを原料とする清涼飲料水に係る殺菌又は除菌を行っていない旨（容器包装内の二酸化炭素圧力が摂氏20度で98キロパスカル未満であって、殺菌又は除菌（ろ過等により、原水等に由来して当該食品中に存在し、かつ、発育し得る微生物を除去することをいう。以下同じ。）を行わないものに限る。）及び果実の搾汁又は果実の搾汁を濃縮したものを凍結させたものであって、原料用果汁以外のものに係る「冷凍果実飲料」の文字を除く。） |

2　前項の表の上欄の場合において、名称を表示する際には、第3条第1項ただし書及び同項の表の名称の項の2の規定は適用しない。

（推奨表示）

第6条　食品関連事業者は、一般用加工食品を販売する際には、次の各号に掲げる表示事項の表示を積極的に推進するよう努めなければならない。

一　飽和脂肪酸の量
二　食物繊維の量

（任意表示）

第7条　食品関連事業者が一般用加工食品を販売する際に、次の表の上欄に掲げる表示事項（特色のある原材料等に関する事項にあっては、酒類を販売する場合、食品を製造し、又は加工した場所で販売する場合及び不特定又は多数の者に対して譲渡（販売を除く。）する場合を除く。）が当該一般用加工食品の容器包装に表示される場合には、同表の下欄に定める表示の方法に従い表示されなければならない。

特色のある原材料等に関する事項	1　特定の原産地のもの、有機農産物（有機農産物の日本農林規格（平成17年農林水産省告示第1605号）第3条に規定するものをいう。）、有機畜産物、有機加工食品（有機加工食品の日本農林規格（平成17年農林水産省告示第1605号）第3条に規定するものをいう。）その他の使用した原材料が特色のあるものである旨を表示する場合又は製品の名称が特色のある原材料を使用した旨を示すものである場合にあっては、第3条第2項の規定により原料原産地名を表示する場合（任意で原料原産地名を表示する場合を含む。）を除き、次の各号に掲げるいずれかの割合を当該表示に近接した箇所又は原材料名の次に括弧を付して表示する。ただし、その割合が100パーセントである場合にあっては、割合の表示を省略することができる。 一　特色のある原材料の製品の原材料及び添加物に占める重量の割合 二　特色のある原材料の特色のある原材料及び特色のある原材料と同一の種類の原材料を合わせたものに占める重量の割合（この場合において、特色のある原材料の特色のある原材料及び特色のある原材料と同一の種類の原材料を合わせたものに占める重量の割合である旨の表示を表示する。） 2　特定の原材料の使用量が少ない旨を表示する場合にあっては、特定の原材料の製品に占める重量の割合を当該表示に近接した箇所又は原材料名の次に括弧を付して表示する。
栄養成分（たんぱく質、脂質、炭水化物及びナトリウムを除く。）	別表第9の第1欄に掲げる栄養成分（たんぱく質、脂質、炭水化物及びナトリウムを除く。）を表示しようとするときは、第3条第1項の表の栄養成分（たんぱく質、脂質、炭水化物及びナトリウムをいう。以下この項において同じ。）の量及び熱量の項に定める表示の方法を準用する。

ナトリウムの量（ナトリウム塩を添加していない食品の容器包装に表示される場合に限る。）	ナトリウム塩を添加していない食品について、食塩相当量に加えてナトリウムの量を表示しようとするときは、第3条第1項の表の栄養成分（たんぱく質、脂質、炭水化物及びナトリウムをいう。以下この項において同じ。）の量及び熱量の項に定める表示の方法を準用する。この場合において、同項中「たんぱく質、脂質、炭水化物の量及び熱量にあっては、当該栄養成分又は熱量である旨の文字を冠した一定の値又は下限値及び上限値により、ナトリウムの量にあっては食塩相当量（ナトリウムの量に2.54を乗じたもの。以下同じ。）の文字を冠した一定の値又は下限値及び上限値により表示する。」とあるのは「ナトリウムの量にあってはナトリウムの文字を冠した一定の値又は下限値及び上限値により表示する。」と読み替えるものとする。
栄養機能食品に係る栄養成分の機能	1　栄養機能食品にあっては、次に掲げる事項を表示する。 　一　栄養機能食品である旨及び当該栄養成分の名称 　二　栄養成分の機能 　三　1日当たりの摂取目安量 　四　摂取の方法 　五　摂取をする上での注意事項 　六　バランスのとれた食生活の普及啓発を図る文言 　七　消費者庁長官の個別の審査を受けたものではない旨 　八　1日当たりの摂取目安量に含まれる機能に関する表示を行っている栄養成分の量が栄養素等表示基準値に占める割合 　九　栄養素等表示基準値の対象年齢及び基準熱量に関する文言 　十　調理又は保存の方法に関し特に注意を必要とするものにあっては、当該注意事項 　十一　特定の対象者に対し注意を必要とするものにあっては、当該注意事項 2　1の一の栄養機能食品である旨及び当該栄養成分の名称は、「栄養機能食品（○○）」と表示する（○○は、「亜鉛」、「ビタミンA」、「ビタミンB_1・ビタミンB_2」等の栄養成分の名称とする。）。 3　1の二の栄養成分の機能の表示は、当該食品の1日当たりの摂取目安量に含まれる別表第11の第1欄に掲げる栄養成分の量が、それぞれ同表の第2欄に掲げる量以上であるものについて、それぞれ同表の第3欄に掲げる事項を記載して行う。この場合において、当該栄養成分の量は、別表第9の第1欄の区分に応じ、同表の第3欄に掲げる方法によって得るものとする。 4　1の三の規定により表示する1日当たりの摂取目安量は、当該摂取目安量に含まれる別表第11の第1欄に掲げる栄養成分の量が、それぞれ同表の第4欄に掲げる量を超えるものであってはならない。 5　1の五の摂取をする上での注意事項の表示は、別表第11の第1欄に掲げる栄養成分の区分に応じ、同表の第5欄に掲げる事項を記載してこれを行わなければならない。 6　1の六のバランスのとれた食生活の普及啓発を図る文言は、「食生活は、主食、主菜、副菜を基本に、食事のバランスを。」と表示する。 7　1の七の消費者庁長官の個別の審査を受けたものではない旨は、「本品は、特定保健用食品と異なり、消費者庁長官による個別審査を受けたものではありません。」と表示する。 8　栄養機能食品について栄養成分の量及び熱量を表示する場合、第3条第1項の表の栄養成分（たんぱく質、脂質、炭水化物及びナトリウムをいう。以下この項において同じ。）の量及び熱量の項（この表の栄養成分（たんぱく質、脂質、炭水化物及びナトリウムを除く。）の項において準用する場合を含む。）の1中「当該食品の100グラム若しくは100ミリリットル又は一食分、一包装その他の一単位（以下この項において「食品単位」という。）当たりの量」とあるのは「1日当たりの摂取目安量当たりの量」と読み替えるものとする。

栄養成分の補給ができる旨	1 高い旨の表示は、別表第12の第1欄に掲げる栄養成分の量がそれぞれ同表の第2欄の食品100グラム当たり（括弧内は、一般に飲用に供する液状の食品100ミリリットル当たりの場合）又は100キロカロリー当たりのいずれかに定める基準値以上である場合にすることができる。 2 含む旨の表示は、別表第12の第1欄に掲げる栄養成分の量がそれぞれ同表の第3欄の食品100グラム当たり（括弧内は、一般に飲用に供する液状の食品100ミリリットル当たりの場合）又は100キロカロリー当たりのいずれかに定める基準値以上である場合にすることができる。 3 強化された旨の表示は、別表第12の第1欄に掲げる栄養成分について、他の同種の食品に比べて強化された当該栄養成分の量がそれぞれ同表の第4欄に定める基準値以上である場合（たんぱく質及び食物繊維にあっては他の食品に比べて強化された割合が25パーセント以上のものに限る。）にすることができる。この場合において、次に掲げる事項を表示しなければならない。 　一　当該他の同種の食品を特定するために必要な事項 　二　当該栄養成分の量が当該他の食品に比べて強化された量又は割合 4 1から3までの栄養成分の量は、当該食品の100グラム若しくは100ミリリットル又は一食分、一包装その他の一単位当たりの量を表示する。この場合において、当該栄養成分の量は、別表第9の第1欄の区分に応じ、同表の第3欄に掲げる方法によって得るものとする。
栄養成分又は熱量の適切な摂取ができる旨	1 含まない旨の表示は、別表第13の第1欄に掲げる栄養成分又は熱量の量がそれぞれ同表の第2欄に定める基準値に満たない場合にすることができる。 2 低い旨の表示は、別表第13の第1欄に掲げる栄養成分又は熱量の量がそれぞれ同表の第3欄に定める基準値に満たない場合にすることができる。 3 低減された旨の表示は、別表第13の第1欄に掲げる栄養成分又は熱量について、他の同種の食品に比べて低減された当該栄養成分の量又は熱量の量がそれぞれ同表の第4欄に定める基準値以上であって、他の食品に比べて低減された割合が25パーセント以上である場合（ナトリウムの含有量を25パーセント以上低減することにより、当該食品の保存性及び品質を保つことが著しく困難な食品について、ナトリウムに係る低減された旨の表示をする場合を除く。）にすることができる。この場合において、次に掲げる事項を表示しなければならない。 　一　当該他の同種の食品を特定するために必要な事項 　二　当該栄養成分の量又は熱量が当該他の食品に比べて低減された量又は割合（ナトリウムの含有量を25パーセント以上低減することにより、当該食品の保存性及び品質を保つことが著しく困難な食品について、ナトリウムに係る低減された旨の表示をする場合にあっては、ナトリウムの量が当該他の食品に比べて低減された割合） 4 1から3までの栄養成分の量又は熱量は、当該食品の100グラム若しくは100ミリリットル又は一食分、一包装その他の一単位当たりの量を表示する。この場合において、当該栄養成分の量及び熱量は、別表第9の第1欄の区分に応じ、同表の第3欄に掲げる方法によって得るものとする。
糖類（単糖類又は二糖類であって、糖アルコールでないものに限る。以下この項において同じ。）を添加していない旨	次に掲げる要件の全てに該当する場合には、糖類を添加していない旨の表示をすることができる。 　一　いかなる糖類も添加されていないこと。 　二　糖類（添加されたものに限る。）に代わる原材料（複合原材料を含む。）又は添加物を使用していないこと。 　三　酵素分解その他何らかの方法により、当該食品の糖類含有量が原材料及び添加物に含まれていた量を超えていないこと。 　四　当該食品の100グラム若しくは100ミリリットル又は一食分、一包装その他の一単位当たりの糖類の含有量を表示していること。

ナトリウム塩を添加していない旨	次に掲げる要件の全てに該当する場合には、ナトリウム塩を添加していない旨の表示をすることができる。 一　いかなるナトリウム塩も添加されていないこと（ただし、食塩以外のナトリウム塩を技術的目的で添加する場合であって、当該食品に含まれるナトリウムの量が別表第13の第3欄に定める基準値以下であるときは、この限りでない。）。 二　ナトリウム塩（添加されたものに限る。）に代わる原材料（複合原材料を含む。）又は添加物を使用していないこと。

(表示の方式等)
第8条　第3条及び第4条に掲げる事項（栄養成分の量及び熱量については、第3条、第4条及び前2条に掲げる事項）の表示は、次の各号に定めるところによりされなければならない。ただし、別表第20の上欄に掲げる食品にあっては、次の各号の規定（第三号の栄養成分の量及び熱量の表示に係る規定を除く。）にかかわらず、同表の中欄に定める様式（当該様式による表示と同等程度に分かりやすく一括して表示される場合を含む。）及び下欄に定める表示の方式に従い表示されなければならない。

一　邦文をもって、当該食品を一般に購入し、又は使用する者が読みやすく、理解しやすいような用語により正確に行う。

二　容器包装（容器包装が小売のために包装されている場合は、当該包装）を開かないでも容易に見ることができるように当該容器包装の見やすい箇所（栄養成分の量及び熱量の表示に関し、同一の食品が継続的に同一人に販売されるものであって、容器包装に表示することが困難な食品（特定保健用食品及び機能性表示食品を除く。）にあっては、当該食品の販売に伴って定期的に購入者に提供される文書）に表示する。

三　名称、原材料名、添加物、原料原産地名、内容量、固形量、内容総量、消費期限、保存の方法、原産国名及び食品関連事業者の表示は別記様式1により、栄養成分（たんぱく質、脂質、炭水化物及びナトリウム（食塩相当量に換算したもの））の量及び熱量の表示は別記様式2（たんぱく質、脂質、炭水化物及び食塩相当量に換算したナトリウム以外の栄養成分もこれと併せて表示する場合にあっては、別記様式3）により行う。ただし、別記様式1から別記様式3までにより表示される事項が別記様式による表示と同等程度に分かりやすく一括して表示される場合は、この限りでない。

四　名称は、前号に規定する別記様式1の枠内ではなく、商品の主要面に表示することができる。この場合において、内容量、固形量又は内容総量についても、前号に規定する別記様式1の枠内ではなく、名称と同じ面に表示することができる。

五　製造所又は加工所の所在地及び製造者又は加工者の氏名又は名称は、食品関連事業者の氏名又は名称及び住所と近接して表示しなければならない。

六　製造所の所在地及び製造者の氏名又は名称を製造所固有記号をもって表示する場合にあっては、原則として、食品関連事業者の氏名又は名称の次に表示する。

七　特定保健用食品にあっては、特定の保健の目的が期待できる旨の表示は、添付する文書への表示をもって、容器包装への表示に代えることができる。

八　表示に用いる文字及び枠の色は、背景の色と対照的な色とする。

九　表示に用いる文字は、日本工業規格Z8305（1962）（以下「JISZ8305」という。）に規定する8ポイントの活字以上の大きさの文字とする。ただし、表示可能面積がおおむね150平方センチメートル以下のもの及び印刷瓶に入れられた一般用加工食品であって、表示すべき事項を蓋（その面積が30平方センチメートル以下のものに限る。）に表示するものにあっては、JISZ8305に規定する5.5ポイントの活字以上の大きさの文字とすることができる。蓋に表示をする場合であって、内容量以外の事項を全て蓋に表示する場合には、内容量の表示は、蓋以外の箇所にすることができる。

(表示禁止事項)
第9条　食品関連事業者は、第3条、第4条、第6条及び第7条に掲げる表示事項に関して、次に掲げる事項を一般用加工食品の容器包装に表示してはならない。

一　実際のものより著しく優良又は有利であると誤認させる用語

二　第3条及び第4条の規定により表示すべき事項の内容と矛盾する用語

三　乳児用規格適用食品以外の食品にあっては、乳児用規格適用食品である旨を示す用語又はこれと紛らわしい用語

四　分別生産流通管理が行われたことを確認した非遺伝子組換え農産物を原材料とする食品（当該食品を原材料とするものを含む。）以外の食品にあっては、当該食品の原材料である別表第17の上欄に掲げる作物が非遺伝子組換え農産物である旨を示す用語

五　組換えDNA技術を用いて生産された農産物の属する作目以外の作目を原材料とする食品にあって

は、当該農産物に関し遺伝子組換えでないことを示す用語
六　産地名を示す表示であって、産地名の意味を誤認させるような用語
七　ナトリウム塩を添加している食品にあっては、ナトリウムの量
八　機能性表示食品にあっては、次に掲げる用語
　イ　疾病の治療効果又は予防効果を標榜する用語
　ロ　第7条の規定に基づく栄養成分の補給ができる旨の表示及び栄養成分又は熱量の適切な摂取ができる旨の表示をする場合を除き、消費者庁長官に届け出た機能性関与成分以外の成分（別表第9の第1欄に掲げる栄養成分を含む。）を強調する用語
　ハ　消費者庁長官の評価、許可等を受けたものと誤認させるような用語
　ニ　別表第9の第1欄に掲げる栄養成分の機能を示す用語
九　栄養機能食品にあっては、次に掲げる用語
　イ　別表第11に掲げる栄養成分以外の成分の機能を示す用語
　ロ　特定の保健の目的が期待できる旨を示す用語
十　保健機能食品（特定保健用食品、機能性表示食品及び栄養機能食品をいう。以下同じ。）以外の食品にあっては、保健機能食品と紛らわしい名称、栄養成分の機能及び特定の保健の目的が期待できる旨を示す用語
十一　屋根型紙パック容器の上端の一部を一箇所切り欠いた表示（ただし、牛乳について、別表第21に掲げる方法により表示する場合を除く。）
十二　等級のある日本農林規格の格付対象品目であって、等級の格付が行われた食品以外のものにあっては、等級を表す用語
十三　その他内容物を誤認させるような文字、絵、写真その他の表示
2　前項に規定するもののほか、別表第22の上欄に掲げる食品にあっては、同表の下欄に掲げる表示禁止事項を容器包装に表示してはならない。

第2款　業務用加工食品
（義務表示）
第10条　食品関連事業者が業務用加工食品を販売する際（容器包装に入れないで、かつ、設備を設けて飲食させる施設における飲食の用に供する場合、食品を製造し、若しくは加工した場所における販売の用に供する場合又は不特定若しくは多数の者に対する譲渡（販売を除く。）の用に供する場合を除く。）には、次の各号に掲げる表示事項がそれぞれ第3条及び第4条に定める表示の方法に従い表示されなければならない。この場合において、第3条第1項ただし書の規定は適用しない。

一　名称
二　保存の方法
三　消費期限又は賞味期限
四　原材料名
五　添加物
六　食品関連事業者の氏名又は名称及び住所
七　製造所又は加工所の所在地及び製造者又は加工者の氏名又は名称
八　アレルゲン
九　L-フェニルアラニン化合物を含む旨
十　乳児用規格適用食品である旨
十一　原料原産地名（対象加工食品の用に供する業務用加工食品であって、当該対象加工食品の原材料及び添加物に占める重量の割合が最も高い生鮮食品で、かつ、当該割合が50パーセント以上であるもの（農産物漬物にあっては原材料及び添加物の重量に占める割合の高い農産物又は水産物の上位4位（内容重量が300グラム以下のものにあっては、上位3位）までのもので、かつ、原材料及び添加物の重量に占める割合が5パーセント以上のもの、野菜冷凍食品にあっては原材料及び添加物の重量に占める割合の高い野菜の上位3位までのもので、かつ、原材料及び添加物の重量に占める割合が5パーセント以上のもの、うなぎ加工品にあってはうなぎ、かつお削りぶしにあってはかつおのふし）を含むものに限る。）
十二　原産国名（輸入後にその性質に変更を加える業務用加工食品を除く。）
十三　即席めん類（即席めんのうち生タイプ即席めん以外のものをいう。以下同じ。）に関する事項
十四　食肉（鳥獣の生肉（骨及び臓器を含む。）に限る。）に関する事項
十五　食肉製品（食品衛生法施行令（昭和28年政令第229号）第1条第1項第四号に掲げるものに限る。）に関する事項
十六　乳に関する事項
十七　乳製品に関する事項
十八　乳又は乳製品を主要原料とする食品に関する事項
十九　鶏の液卵（鶏の殻付き卵から卵殻を取り除いたものをいう。以下同じ。）に関する事項
二十　切り身又はむき身にした魚介類（生かき及びふぐを原材料とするふぐ加工品（軽度の撒塩を行ったものを除く。）を除く。）であって、生食用のもの（凍結させたものを除く。）に関する事項
二十一　生かきに関する事項
二十二　ゆでがにに関する事項
二十三　魚肉ハム、魚肉ソーセージ及び特殊包装かまぼこに関する事項

二十四 ふぐを原材料とするふぐ加工品（軽度の撒塩を行ったものを除く。）に関する事項

二十五 鯨肉製品に関する事項

二十六 冷凍食品に関する事項

二十七 容器包装詰加圧加熱殺菌食品に関する事項

二十八 缶詰の食品に関する事項

二十九 水のみを原料とする清涼飲料水（以下「ミネラルウォーター類」という。）に関する事項

三十 果実の搾汁又は果実の搾汁を濃縮したものを凍結させたものであって、原料用果汁以外のもの（以下「冷凍果実飲料」という。）に関する事項

2 前項第七号の表示をする際には、第3条第1項の表の製造所又は加工所の所在地（輸入品にあっては輸入業者の営業所の所在地、乳にあっては乳処理場（特別牛乳にあっては特別牛乳搾取処理場。以下同じ。）の所在地。以下この章において同じ。）及び製造者又は加工者の氏名又は名称（輸入品にあっては輸入業者の氏名又は名称、乳にあっては乳処理業者（特別牛乳にあっては特別牛乳搾取処理業者。以下同じ。）の氏名又は名称。以下この章において同じ。）の項の下欄中次の表の上欄に掲げる字句は、同表の下欄に掲げる字句とする。

3 1の規定にかかわらず、原則として同一製品を2以上の製造所で製造している場合にあっては、製造者の住所及び氏名又は名称並びに製造者が消費者庁長官に届け出た製造所固有の記号（アラビア数字、ローマ字、平仮名若しくは片仮名又はこれらの組合せによるものに限る。以下この項において同じ。）又は販売者（乳、乳製品及び乳又は乳製品を主要原料とする食品を販売する者を除く。以下3において同じ。）の住所、氏名又は名称並びに製造者及び販売者が連名で消費者庁長官に届け出た製造者の製造所固有の記号（以下「製造所固有記号」という。）の表示をもって製造所の所在地及び製造者の氏名又は名称の表示に代えることができる。この場合においては、次に掲げるいずれかの事項を表示しなければならない。 一 製造所の所在地又は製造者の氏名若しくは名称の情報の提供を求められたときに回答する者の連絡先 二 製造所固有記号が表す製造所の所在地及び製造者の氏名又は名称を表示したウェブサイトのアドレス（二次元コードその他のこれに代わるものを含む。） 三 当該製品を製造している全ての製造所の所在地又は製造者の氏名若しくは名称及び製造所固有記号	3 1の規定にかかわらず、製造者の住所及び氏名又は名称並びに製造者が消費者庁長官に届け出た製造所固有の記号（アラビア数字、ローマ字、平仮名若しくは片仮名又はこれらの組合せによるものに限る。以下この項において同じ。）又は販売者の住所、氏名又は名称並びに製造者及び販売者が連名で消費者庁長官に届け出た製造者の製造所固有の記号（以下「製造所固有記号」という。）の表示をもって製造所の所在地及び製造者の氏名又は名称の表示に代えることができる。

3 第1項の規定にかかわらず、次の各号に掲げる表示事項は、それぞれ当該各号に定める表示の方法により表示することができる。

一 原材料名 原材料に占める重量の割合については、その高い順が分かるように表示する。

二 添加物 添加物に占める重量の割合については、その高い順が分かるように表示する。

三 別表第15の1から22までに掲げる加工食品の用に供する業務用加工食品であって当該対象加工食品の原材料に占める重量の割合が最も高い生鮮食品で、かつ、当該割合が50パーセント以上であるものとなる原材料の原産地並びに輸入品以外の農産物漬物（容器包装の表示可能面積がおおむね30平方センチメートル以下であるものを除く。）の原材料の重量に占める割合の高い農産物又は水産物の上位4位（内容重量が300グラム以下のものにあっては、上位3位）までのもの及び輸入品以外の野菜冷凍食品（容器包装の表示可能面積がおおむね30平方センチメートル以下であるものを除く。）の原材料の重量に占める割合が高い野菜の上位3位までのもので、かつ、原材料の重量に占める割合が5パーセント以上のものとなるものの原料原産地 原材料の重量に占める割合については、その割合が高い原産地の順が分かるように表示する。

四 容器包装入り加工食品の複合原材料表示において「その他」と表示される原材料 「その他」と表示することができる。

五 容器包装入り加工食品の複合原材料表示において省略することができることとされる複合原材料の原材料 その原材料の表示を省略することができる。

4 前3項の規定にかかわらず、次の表の上欄に掲げる表示事項の表示は、同表の下欄に掲げる区分に該当する食品にあってはこれを省略することができる。

保存の方法	以下に掲げるもの（食品衛生法第11条第1項の規定により保存の方法の基準が定められた食品を除く。） 一　清涼飲料水のうちガラス瓶（紙栓を付けたものを除く。以下この表において同じ。）又はポリエチレン製容器包装に収められたもの 二　酒類 三　生めん類、即席めん類、食肉製品（食品衛生法施行令第1条第1項第四号に掲げるものに限る。）、鶏の液卵、ゆでがに、魚肉ハム、魚肉ソーセージ、魚肉練り製品、鯨肉ベーコンの類、マーガリン、冷凍食品、容器包装詰加圧加熱殺菌食品、弁当、調理パン、そうざい、生菓子類、清涼飲料水及び酒類を除く加工食品（缶詰、瓶詰、たる詰め又はつぼ詰めのものを除く。以下この表において同じ。）
消費期限又は賞味期限・清涼飲料水のうちガラス瓶又はポリエチレン製容器包装に収められたもの	・種類 ・生めん類、即席めん類、食肉製品（食品衛生法施行令第1条第1項第四号に掲げるものに限る。）、鶏の液卵、ゆでがに、魚肉ハム、魚肉ソーセージ、魚肉練り製品、鯨肉ベーコンの類、マーガリン、冷凍食品、容器包装詰加圧加熱殺菌食品、弁当、調理パン、そうざい、生菓子類、清涼飲料水及び酒類を除く加工食品

（義務表示の特例）
第11条　前条の規定にかかわらず、次の表の上欄に掲げる場合にあっては、同表の下欄に定める表示事項の表示は要しない。

業務用酒類（消費者に販売される形態となっている酒類以外のものをいう。）を販売する場合	・原材料名 ・アレルゲン ・原産国名
設備を設けて飲食させる施設における飲食の用に供する場合、食品を製造し、若しくは加工した場所における販売の用に供する場合又は不特定若しくは多数の者に対する譲渡（販売を除く。）の用に供する場合	・原材料名 ・食品関連事業者の氏名又は名称及び住所 ・原料原産地名 ・原産国名
容器包装に入れないで販売する場合	・保存の方法 ・消費期限又は賞味期限 ・製造所又は加工所の所在地及び製造者又は加工者の氏名又は名称 ・アレルゲン ・L-フェニルアラニン化合物を含む旨 ・乳児用規格適用食品である旨 ・即席めん類に関する事項 ・食肉（鳥獣の生肉（骨及び臓器を含む。）に限る。）に関する事項 ・食肉製品（食品衛生法施行令第1条第1項第四号に掲げるものに限る。）に関する事項 ・乳に関する事項 ・乳製品に関する事項 ・乳又は乳製品を主要原料とする食品に関する事項 ・鶏の液卵に関する事項 ・切り身又はむき身にした魚介類（生かき及びふぐを原材料とするふぐ加工品（軽度の撒塩を行ったものを除く。）を除く。）であって、生食用のもの（凍結させたものを除く。）に関する事項 ・生かきに関する事項 ・ゆでがにに関する事項 ・魚肉ハム、魚肉ソーセージ及び特殊包装かまぼこに関する事項 ・ふぐを原材料とするふぐ加工品（軽度の撒塩を行ったものを除く。）に関する事項 ・鯨肉製品に関する事項 ・冷凍食品に関する事項 ・容器包装詰加圧加熱殺菌食品に関する事項 ・缶詰の食品に関する事項 ・ミネラルウォーター類に関する事項 ・冷凍果実飲料に関する事項

2 設備を設けて飲食させる施設における飲食の用に供する場合、食品を製造し、若しくは加工した場所における販売の用に供する場合又は不特定若しくは多数の者に対する譲渡（販売を除く。）の用に供する場合において、名称を表示する際には、第3条第1項の表の名称の項の2の規定は適用しない。

（任意表示）

第12条 食品関連事業者が業務用加工食品を販売する際に、次の表の上欄に掲げる表示事項（特色のある原材料等に関する事項にあっては、業務用酒類を販売する場合、食品を調理して供与する施設における飲食の用に供する場合、食品を製造し、又は加工した場所における販売の用に供する場合及び不特定又は多数の者に対する譲渡（販売を除く。）の用に供する場合を除く。）が当該食品の容器包装、送り状、納品書等（製品に添付されるものに限る。以下同じ。）又は規格書等（製品に添付されないものであって、当該製品を識別できるものに限る。以下同じ。）に表示される場合には、同表の下欄に定める表示の方法に従い表示されなければならない。

特色のある原材料等に関する事項	第7条の表の特色のある原材料等に関する事項の項に定める表示の方法を準用する。
栄養成分及び熱量	1 たんぱく質、脂質、炭水化物若しくはナトリウム又は熱量を表示しようとするときは、たんぱく質、脂質、炭水化物及びナトリウム（食塩相当量に換算したもの）の量並びに熱量を第3条第1項の表の栄養成分（たんぱく質、脂質、炭水化物及びナトリウムをいう。以下この項において同じ。）の量及び熱量の項に定める表示の方法を準用して表示する。 2 別表第9に掲げる栄養成分（たんぱく質、脂質、炭水化物及びナトリウムを除く。）を表示しようとするときは、当該栄養成分をたんぱく質、脂質、炭水化物及びナトリウム（食塩相当量に換算したもの）の量並びに熱量とともに、第3条第1項の表の栄養成分（たんぱく質、脂質、炭水化物及びナトリウムをいう。以下この項において同じ。）の量及び熱量の項に定める表示の方法を準用して表示する。
ナトリウムの量（ナトリウム塩を添加していない食品の容器包装、送り状、納品書等又は規格書等に表示される場合に限る。）	1 ナトリウム塩を添加していない食品について、食塩相当量に加えてナトリウムの量を表示しようとするときは、第3条第1項の表の栄養成分（たんぱく質、脂質、炭水化物及びナトリウムをいう。以下この項において同じ。）の量及び熱量の項に定める表示の方法を準用して表示する。この場合において、同項中「たんぱく質、脂質、炭水化物及び熱量にあっては、当該栄養成分又は熱量である旨の文字を冠した一定の値又は下限値及び上限値により、ナトリウムの量にあっては食塩相当量（ナトリウムの量に2.54を乗じたもの。以下同じ。）の文字を冠した一定の値又は下限値及び上限値により表示する。」とあるのは「ナトリウムの量にあってはナトリウムの文字を冠した一定の値又は下限値及び上限値により表示する。」と読み替えるものとする。 2 ナトリウム塩を添加していない食品について、食塩相当量に加えてナトリウムの量を表示しようとするときは、たんぱく質、脂質及び炭水化物の量、食塩相当量並びに熱量を本表の栄養成分及び熱量の項の1に従い表示する。

（表示の方式等）

第13条 第10条及び前条の表示は、次に定めるところによりされなければならない。

一 邦文をもって、当該食品を一般に購入し、又は使用する者が読みやすく、理解しやすいような用語により正確に行う。

二 別表第23に掲げる事項にあっては容器包装（容器包装に入れないで販売される業務用加工食品の場合、名称にあっては、送り状、納品書又は規格書等）に、同表に掲げる事項以外の事項にあっては容器包装、送り状、納品書等又は規格書等に表示する。ただし、同表に掲げる事項の表示について、次の表の上欄に掲げる食品につきそれぞれ同表の下欄に掲げる場合に該当するものにあっては、送り状、納品書等又は規格書等への表示をもって、容器包装への表示に代えることができる。この場合において、当該食品を識別できる記号を容器包装を開かないでも容易に見ることができるように当該容器包装の見やす

い箇所に表示するとともに、名称、製造所又は加工所の所在地及び製造者又は加工者の氏名又は名称、当該記号並びに購入者の氏名及び住所（法人にあっては、その名称及び主たる事務所の所在地）を当該送り状、納品書等又は規格書等に表示しなければならない。

原料用果汁（その容量が200リットル以上である缶に収められているものに限る。）	一の授受の単位につき10缶以上を食品衛生法施行令第35条第十九号に規定する清涼飲料水製造業の許可を受けた者に販売する場合
原料用濃縮コーヒー（その容量が20リットル以上である缶に収められているものに限る。）	一の授受の単位につき20缶以上を食品衛生法施行令第35条第十九号に規定する清涼飲料水製造業の許可を受けた者に販売する場合
原料用魚肉すり身（その容量が20キログラム以上である容器包装に収められているものに限る。）	一の授受の単位につき当該容器包装10個以上を食品衛生法施行令第35条第十六号に規定する魚肉練り製品製造業又は同条第三十二号に規定するそうざい製造業の許可を受けた者に販売する場合
乳製品又は乳若しくは乳製品を主要原料とする食品のうち原料用に使用されるもの	一の授受の単位につき10個以上の容器包装に入れられたものを食品衛生法施行令第35条第三号に規定する菓子製造業、同条第八号に規定する乳製品製造業、同条第十三号に規定する食肉製品製造業、同条第十六号に規定する魚肉練り製品製造業、同条第十九号に規定する清涼飲料水製造業、同条第二十号に規定する乳酸菌飲料製造業又は同条第三十二号に規定するそうざい製造業の許可を受けた者に販売する場合

三　製造所の所在地及び製造者の氏名又は名称を製造所固有記号をもって表示する場合にあっては、原則として、食品関連事業者の氏名又は名称の次に表示する。

（表示禁止事項）

第14条　食品関連事業者が販売する業務用加工食品の容器包装、送り状、納品書等又は規格書等への表示が禁止される事項については、第9条第1項（第十二号を除く。）の規定を準用する。

第2節　食品関連事業者以外の販売者に係る基準

第15条〜第17条　（略）

第3章　生鮮食品
第1節　食品関連事業者に係る基準
第1款　一般用生鮮食品

（横断的義務表示）

第18条　食品関連事業者が生鮮食品（業務用生鮮食品を除く。以下この節において「一般用生鮮食品」という。）を販売する際（設備を設けて飲食させる場合又は容器包装に入れないで、かつ、生産した場所で販売する場合若しくは不特定若しくは多数の者に対して譲渡（販売を除く。）する場合を除く。）には、次の表の上欄に掲げる表示事項が同表の下欄に定める表示の方法に従い表示されなければならない。

名称	その内容を表す一般的な名称を表示する。ただし、玄米及び精米（消費者に販売するために容器包装に入れられたものに限る。以下この款において同じ。）にあっては、第19条に定めるところによる。
原産地	次に定めるところにより表示する。ただし、玄米及び精米にあっては、第19条に定めるところによる。 一　農産物 　国産品にあっては都道府県名を、輸入品にあっては原産国名を表示する。ただし、国産品にあっては市町村名その他一般に知られている地名を、輸入品にあっては一般に知られている地名をもってこれに代えることができる。 二　畜産物 　イ　国産品（国内における飼養期間が外国における飼養期間（2以上の外国において飼養された場合には、それぞれの国における飼養期間。以下同じ。）より短い家畜を国内でと畜して生産したものを除く。）にあっては国産である旨を、輸入品（国内における飼養期間が外国における飼養期間より短い家畜を国内でと畜して生産したものを含む。）にあっては原産国名（2以上の外国において飼養された場合には、飼養期間が最も長い国の国名）を表示する。ただし、国産品にあっては主たる飼養地が属する都道府県名、市町村名その他一般に知られている地名をもってこれに代えることができる。 　ロ　国産品に主たる飼養地が属する都道府県と異なる都道府県に属する地名を

表示するときは、当該地名のほか、主たる飼養地が属する都道府県名、市町村名その他一般に知られている地名を原産地として表示しなければならない。

三　水産物

イ　国産品にあっては水域名又は地域名（主たる養殖場が属する都道府県名をいう。）を、輸入品にあっては原産国名を表示する。ただし、水域名の表示が困難な場合にあっては、水揚げした港名又は水揚げした港が属する都道府県名をもって水域名の表示に代えることができる。

ロ　イの規定にかかわらず、国産品にあっては水域名に水揚げした港名又は水揚げした港が属する都道府県名を、輸入品にあっては原産国名に水域名を併記することができる。

四　同じ種類の生鮮食品であって複数の原産地のものを混合した場合にあっては当該生鮮食品の製品に占める重量の割合の高いものから順に表示し、異なる種類の生鮮食品であって複数の原産地のものを詰め合わせた場合にあっては当該生鮮食品それぞれの名称に併記する。

2　前項に定めるもののほか、食品関連事業者が一般用生鮮食品のうち次の表の上欄に掲げるものを販売する際（設備を設けて飲食させる場合並びに容器包装に入れないで、かつ、生産した場所で販売する場合及び不特定若しくは多数の者に対して譲渡（販売を除く。）する場合を除く。）には、同表の中欄に掲げる表示事項が同表の下欄に定める表示の方法に従い表示されなければならない。

放射線を照射した食品	放射線照射に関する事項	放射線を照射した旨及び放射線を照射した年月日である旨の文字を冠したその年月日を表示する。
特定保健用食品	特定保健用食品である旨	第3条第2項の表の特定保健用食品の項に定める表示の方法を準用する。
	許可等を受けた表示の内容	
	栄養成分（関与成分を含む。以下特定保健用食品の項において同じ。）の量及び熱量	
	1日当たりの摂取目安量	
	摂取の方法	
	摂取をする上での注意事項	
	バランスのとれた食生活の普及啓発を図る文言	
	関与成分について栄養素等表示基準値が示されているものにあっては、1日当たりの摂取目安量に含まれる当該栄養素等表示基準値に対する割合	

		調理又は保存の方法に関し特に注意を必要とするものにあっては当該注意事項	
機能性表示食品	保存の方法		1　第3条第1項の表の保存の方法の項に定める表示の方法を準用する。 2　1の規定にかかわらず、常温で保存すること以外にその保存方法に関し留意すべき事項がないものにあっては、保存の方法の表示を省略することができる。
	機能性表示食品である旨		第3条第2項の表の機能性表示食品の項に定める表示の方法を準用する。
	科学的根拠を有する機能性関与成分及び当該成分又は当該成分を含有する食品が有する機能性		
	栄養成分の量及び熱量		1　栄養成分の量及び熱量については、熱量、たんぱく質、脂質、炭水化物及びナトリウム（食塩相当量に換算したもの。以下この項において同じ。）の1日当たりの摂取目安量当たりの量を表示する。 2　1に定める成分以外の栄養成分を表示する場合は、1日当たりの摂取目安量当たりの当該栄養成分の量をナトリウムの量の次に表示する。 3　1及び2に定めるほか、第3条第1項の表の栄養成分（たんぱく質、脂質、炭水化物及びナトリウムをいう。以下この項において同じ。）の量及び熱量の項の下欄に定める表示の方法を準用する。この場合において、同項の1中「当該食品の100グラム若しくは100ミリリットル又は一食分、一包装その他の一単位（以下この項において「食品単位」という。）当たりの量」とあるのは「1日当たりの摂取目安量当たりの量」と読み替えるものとする。
	1日当たりの摂取目安量当たりの機能性関与成分の含有量		第3条第2項の表の機能性表示食品の項に定める表示の方法を準用する。
	1日当たりの摂取目安量		
	届出番号		
	食品関連事業者の氏名又は名称、住所及び連絡先		食品関連事業者のうち表示内容に責任を有する者の氏名又は名称、住所及び電話番号を表示する。
	機能性及び安全性について国による評価を受けたものではない旨		第3条第2項の表の機能性表示食品の項に定める表示の方法を準用する。
	摂取の方法		
	摂取をする上での注意事項		
	バランスのとれた食生活の普及啓発を図る文言		
	調理又は保存の方法に関し特に注意を必要とするものにあっては当該注意事項		

	疾病の診断、治療、予防を目的としたものではない旨	
	疾病に罹患している者は医師、医薬品を服用している者は医師、薬剤師に相談した上で摂取すべき旨	
	体調に異変を感じた際は速やかに摂取を中止し医師に相談すべき旨	
対象農産物	遺伝子組換え農産物に関する事項	1　次に定めるところにより表示する。 一　二に掲げるもの以外の対象農産物 　イ　分別生産流通管理が行われたことを確認した遺伝子組換え農産物である対象農産物の場合は、当該対象農産物の名称の次に括弧を付して「遺伝子組換えのものを分別」、「遺伝子組換え」等分別生産流通管理が行われた遺伝子組換え農産物である旨を表示する。 　ロ　生産又は流通のいずれかの段階で遺伝子組換え農産物及び非遺伝子組換え農産物が分別されていない対象農産物の場合は、当該対象農産物の名称の次に括弧を付して「遺伝子組換え不分別」等遺伝子組換え農産物及び非遺伝子組換え農産物が分別されていない旨を表示する。 　ハ　分別生産流通管理が行われたことを確認した非遺伝子組換え農産物である対象農産物の場合は、当該対象農産物の名称を表示するか、又は当該対象農産物の名称の次に括弧を付して「遺伝子組換えでないものを分別」、「遺伝子組換えでない」等分別生産流通管理が行われた非遺伝子組換え農産物である旨を表示する。 二　別表第18の上欄に掲げる形質を有する特定遺伝子組換え農産物を含む同表の下欄に掲げる対象農産物 　イ　特定分別生産流通管理が行われたことを確認した特定遺伝子組換え農産物である別表第18の下欄に掲げる対象農産物の場合は、当該対象農産物の名称の次に括弧を付して「○○○遺伝子組換えのものを分別」、「○○○遺伝子組換え」（○○○は、同表の上欄に掲げる形質）等特定分別生産流通管理が行われた特定遺伝子組換え農産物である旨を表示する。 　ロ　特定遺伝子組換え農産物及び非特定遺伝子組換え農産物が意図的に混合された別表第18の下欄に掲げる対象農産物の場合は、当該対象農産物の名称の次に括弧を付して「○○○遺伝子組換えのものを混合」（○○○は、同表の上欄に掲げる形質）等特定遺伝子組換え農産物及び非特定遺伝子組換え農産物が意図的に混合された農産物である旨を表示する。この場合において、「○○○遺伝子組換えのものを混合」等の文字の次に括弧を付して、当該特定遺伝子組換え農産物が同一の作目に属する対象農産物に占める重量の割合を表示することができる。

		2　分別生産流通管理を行ったにもかかわらず、意図せざる遺伝子組換え農産物又は非遺伝子組換え農産物の一定の混入があった場合においても、1の一のイ又はハの確認が適切に行われている場合には、前項の規定の適用については、分別生産流通管理が行われたことを確認したものとみなす。 3　特定分別生産流通管理を行ったにもかかわらず、意図せざる特定遺伝子組換え農産物又は非特定遺伝子組換え農産物の一定の混入があった場合においても、1の二のイの確認が適切に行われている場合には、1の規定の適用については、特定分別生産流通管理が行われたことを確認したものとみなす。
乳児用規格適用食品	乳児用規格適用食品である旨	「乳児用規格適用食品」の文字又はその旨を的確に示す文言を表示する。ただし、乳児用規格適用食品であることが容易に判別できるものにあっては、乳児用規格適用食品である旨の表示を省略することができる。
特定商品の販売に係る計量に関する政令第5条に規定する特定商品であって密封（商品を容器に入れ、又は包装して、その容器若しくは包装又はこれらに付した封紙を破棄しなければ、当該物象の状態の量を増加し、又は減少することができないようにすることをいう。以下同じ。）されたもの	内容量	計量法の規定により表示する。ただし、玄米及び精米にあっては、第19条に定めるところによる。
	食品関連事業者の氏名又は名称及び住所	食品関連事業者のうち表示内容に責任を有する者の氏名又は名称及び住所を表示する。ただし、玄米及び精米にあっては、第19条に定めるところによる。

（個別的義務表示）
第19条　前条に定めるもののほか、食品関連事業者が一般用生鮮食品のうち別表第24の上欄に掲げるものを販売する際（設備を設けて飲食させる場合及び容器包装に入れないで、かつ、生産した場所で販売する場合又は不特定若しくは多数の者に対して譲渡（販売を除く。）する場合を除く。）には、同表の中欄に掲げる表示事項が同表の下欄に定める表示の方法に従い表示されなければならない。

（義務表示の特例）
第20条　前2条の規定にかかわらず、次の表の上欄に掲げる場合にあっては、同表の下欄に掲げる表示事項の表示は要しない。

生産した場所で販売する場合又は不特定若しくは多数の者に対して譲渡（販売を除く。以下この表において同じ。）する場合	・名称（容器包装に入れられたシアン化合物を含有する豆類、あんず、おうとう、かんきつ類、キウィー、ざくろ、すもも、西洋なし、ネクタリン、バナナ、びわ、マルメロ、もも、りんご、食肉（鳥獣の生肉（骨及び臓器を含む。）に限る。）、生乳、生山羊乳、生めん羊乳、鶏の殻付き卵、切り身又はむき身にした魚介類（生かき及びふぐを除く。）であって、生食用のもの（凍結させたものを除く。）、ふぐの内臓を除去し、皮をはいだもの並びに切り身にしたふぐ、ふぐの精巣及びふぐの皮であって生食用でないもの、切り身にしたふぐ、ふぐの精巣及びふぐの皮であって、生食用のもの、冷凍食品のうち、切

	・り身又はむき身にした魚介類（生かきを除く。）を凍結させたもの及び生かきを除く。） ・原産地 ・内容量 ・食品関連事業者の氏名又は名称及び住所 ・玄米及び精米に関する事項 ・栽培方法（しいたけに限る。以下同じ。） ・解凍した旨（水産物に限る。以下同じ。） ・養殖された旨（水産物に限る。以下同じ。）
容器包装に入れないで販売する場合	・名称（生産した場所で販売する場合又は不特定若しくは多数の者に対して譲渡する場合に限る。） ・放射線照射に関する事項 ・乳児用規格適用食品である旨 ・内容量 ・食品関連事業者の氏名又は名称及び住所 ・別表第24の中欄に掲げる表示事項（栽培方法、解凍した旨及び養殖された旨を除く。）

（任意表示）

第21条 食品関連事業者が一般用生鮮食品を販売する際（設備を設けて飲食させる場合を除く。）に、次の表の上欄に掲げる表示事項が当該食品の容器包装に表示される場合には、同表の下欄に定める表示の方法に従い表示されなければならない。

栄養成分（栄養成分の総称、その構成成分、前駆体及びその他これらを示唆する表現を含む。）及び熱量	1 たんぱく質、脂質、炭水化物若しくはナトリウム又は熱量を表示しようとするときは、たんぱく質、脂質、炭水化物及びナトリウム（食塩相当量に換算したもの）の量並びに熱量を第3条第1項の表の栄養成分（たんぱく質、脂質、炭水化物及びナトリウムをいう。以下同じ。）の量及び熱量の項に定める表示の方法を準用して表示する。 2 たんぱく質、脂質、炭水化物及びナトリウム以外の栄養成分、栄養成分の総称、その構成成分、前駆体並びにその他これらを示唆する表現を表示しようとするときは、当該栄養成分（別表第9に掲げるものに限る。）をたんぱく質、脂質、炭水化物及びナトリウム（食塩相当量に換算したもの）の量並びに熱量とともに、第3条第1項の表の栄養成分（たんぱく質、脂質、炭水化物及びナトリウムをいう。以下この項において同じ。）の量及び熱量の項に定める表示の方法を準用して表示する。
ナトリウムの量	1 食塩相当量に加えてナトリウムの量を表示しようとするときは、第3条第1項の表の栄養成分（たんぱく質、脂質、炭水化物及びナトリウムをいう。以下この項において同じ。）の量及び熱量の項に定める表示の方法を準用して表示する。この場合において、同項中「たんぱく質、脂質、炭水化物の量及び熱量にあっては、当該栄養成分又は熱量である旨の文字を冠した一定の値又は下限値及び上限値により、ナトリウムの量にあっては食塩相当量（ナトリウムの量に2.54を乗じたもの。以下同じ。）の文字を冠した一定の値又は下限値及び上限値により表示する。」とあるのは「ナトリウムの量にあってはナトリウムの文字を冠した一定の値又は下限値及び上限値により表示する。」と読み替えるものとする。 2 食塩相当量に加えてナトリウムの量を表示しようとするときは、たんぱく質、脂質及び炭水化物の量、食塩相当量並びに熱量を本表の栄養成分（栄養成分の総称、その構成成分、前駆体及びその他これらを示唆する表現を含む。）及び熱量の項の1に従い表示する。
栄養機能食品に係る栄養成分の機能	1 第7条の表の栄養機能食品に係る栄養成分の機能の項に定める表示の方法を準用する。この場合において、同項の8中「（この表の栄養成分（たんぱく質、脂質、炭水化物及びナトリウム（食塩相当量に換算したもの。以下この項において同じ。）を除く。）の項において準用する場合を含む。）」とあるのは、「（第21条の表の栄養成分（栄養成分の総称、その構成成分、

	前駆体及びその他これらを示唆する表現を含む。）及び熱量の項において準用する場合を含む。）」と読み替えるものとする。 2　栄養機能食品にあっては、保存の方法を第3条第1項の表の保存の方法の項に定める表示の方法を準用して表示する。 3　2の規定にかかわらず、常温で保存すること以外にその保存の方法に関し留意すべき事項がないものにあっては、保存の方法の表示を省略することができる。
栄養成分の補給ができる旨	1　第7条の表の栄養成分の補給ができる旨の項に定める表示の方法を準用する。 2　栄養成分の補給ができる旨の表示をする場合にあっては、たんぱく質、脂質、炭水化物及びナトリウム（食塩相当量に換算したもの）の量並びに熱量を第3条第1項の表の栄養成分（たんぱく質、脂質、炭水化物及びナトリウムをいう。以下この項において同じ。）の量及び熱量の項に定める表示の方法を準用して表示する。この場合において、栄養成分の補給ができる旨を表示しようとする栄養成分を除き、同項の2のただし書の規定は適用しない。
栄養成分又は熱量の適切な摂取ができる旨	1　第7条の表の栄養成分又は熱量の適切な摂取ができる旨の項に定める表示の方法を準用する。 2　栄養成分又は熱量の適切な摂取ができる旨の表示をする場合にあっては、たんぱく質、脂質、炭水化物及びナトリウム（食塩相当量に換算したもの）の量並びに熱量を第3条第1項の表の栄養成分（たんぱく質、脂質、炭水化物及びナトリウムをいう。以下この項において同じ。）の量及び熱量の項に定める表示の方法を準用して表示する。この場合において、栄養成分又は熱量の適切な摂取ができる旨を表示しようとする栄養成分又は熱量を除き、同項の2のただし書の規定は適用しない。

（表示の方式等）

第22条　第18条、第19条及び前条に掲げる事項の表示は、次の各号に定めるところによりされなければならない。

一　邦文をもって、当該食品を一般に購入し、又は使用する者が読みやすく、理解しやすいような用語により正確に行う。

二　容器包装に入れられた生鮮食品にあっては、容器包装（容器包装が小売のために包装されている場合は、当該包装）を開かないでも容易に見ることができるように当該容器包装の見やすい箇所に表示する。ただし、次に掲げる事項は、製品に近接した掲示その他の見やすい場所にすることができる。

　イ　名称（農産物（放射線を照射した食品、保健機能食品及びシアン化合物を含有する豆類を除く。）、鶏の殻付き卵（保健機能食品を除く。）及び水産物（保健機能食品及び切り身又はむき身にした魚介類（生かき及びふぐを含む。）を除く。）に限る。）

　ロ　原産地

　ハ　遺伝子組換え農産物に関する事項（第18条第2項の表の対象農産物の項の1の二及び3に関するものに限る。）

　ニ　栽培方法

　ホ　解凍した旨

　ヘ　養殖された旨

三　容器包装に入れられていない生鮮食品にあっては、製品に近接した掲示その他の見やすい場所に表示する。

四　機能性表示食品にあっては、次に定めるとおり表示する。

　イ　機能性表示食品である旨は、容器包装の主要面に表示する。

　ロ　機能性関与成分及び当該成分又は当該成分を含有する食品が有する機能性並びに機能性及び安全性について国による評価を受けたものではない旨は、容器包装の同一面に表示する。

五　玄米及び精米の表示は、別記様式4により行う。

六　栄養成分（たんぱく質、脂質、炭水化物及びナトリウム（食塩相当量に換算したもの））の量及び熱量の表示は別記様式2（たんぱく質、脂質、炭水化物及び食塩相当量に換算したナトリウム以外の栄養成分を併せて表示する場合にあっては、別記様式3）により行う。ただし、別記様式2又は別記様式3により表示される事項が別記様式2又は別記様式3による表示と同等程度に分かりやすく一括して表示される場合は、この限りでない。

七　第二号の規定にかかわらず、特定保健用食品にあっては、特定の保健の目的が期待できる旨の表示は、添付する文書への表示をもって、容器包装への表示に代えることができる。

八　表示に用いる文字（玄米及び精米にあっては、文

字及び枠）の色は、背景の色と対照的な色とする。
九　容器包装への表示に用いる文字は、JISZ8305に規定する8ポイントの活字以上の大きさの文字（玄米及び精米にあっては、容器包装の表示に用いる文字は、JISZ8305に規定する12ポイント（内容量が3キログラム以下のものにあっては、8ポイント）の活字以上の大きさの統一のとれた文字）としなければならない。ただし、表示可能面積がおおむね150平方センチメートル以下のものに表示するものにあっては、JISZ8305に規定する5.5ポイントの活字以上の文字としなければならない。
2　前項第二号及び第三号の規定にかかわらず、消費者に対して販売する事業者以外の事業者にあっては、送り状又は納品書等に表示することができる。

（表示禁止事項）
第23条　食品関連事業者は、第18条、第19条及び第21条に掲げる表示事項に関して、次に掲げる事項を一般用生鮮食品の容器包装又は製品に近接した掲示その他の見やすい場所に表示してはならない。ただし、生産した場所で販売される食品又は不特定若しくは多数の者に対して譲渡（販売を除く。）される食品にあっては、第五号に掲げる事項については、この限りでない。
一　実際のものより著しく優良又は有利であると誤認させる用語
二　第18条又は第19条の規定により表示すべき事項の内容と矛盾する用語
三　乳児用規格適用食品以外の食品にあっては、乳児用規格適用食品である旨を示す用語又はこれと紛らわしい用語
四　分別生産流通管理が行われたことを確認した非遺伝子組換え農産物以外の食品にあっては、当該作物である食品が非遺伝子組換え農産物である食品である旨を示す用語
五　対象農産物以外の作物にあっては、当該農産物に関し遺伝子組換えでないことを示す用語
六　機能性表示食品にあっては、次に掲げる用語
　イ　疾病の治療効果又は予防効果を標榜する用語
　ロ　第21条において準用する第7条の規定に基づく栄養成分の補給ができる旨の表示及び栄養成分又は熱量の適切な摂取ができる旨の表示をする場合を除き、消費者庁長官に届け出た機能性関与成分以外の成分（別表第9の第1欄に掲げる栄養成分を含む。）を強調する用語
　ハ　消費者庁長官の評価、許可等を受けたものと誤認させるような用語
　ニ　別表第9の第1欄に掲げる栄養成分の機能を示す用語
七　栄養機能食品にあっては、次に掲げる用語
　イ　別表第11に掲げる栄養成分以外の成分の機能を示す用語
　ロ　特定の保健の目的が期待できる旨を示す用語
八　保健機能食品以外の食品にあっては、保健機能食品と紛らわしい名称、栄養成分の機能及び特定の保健の目的が期待できる旨を示す用語
九　前七号に規定するもののほか製品の品質を誤認させるような文字、絵、写真その他の表示
2　前項に規定するもののほか、玄米及び精米にあっては、次に掲げる事項は、容器包装に表示してはならない。ただし、第三号及び第四号に掲げる事項については、第19条に規定するところにより表示する場合を除く。
一　未検査米の原料玄米にあっては、品種又は産年を表す用語
二　「新米」の用語（原料玄米が生産された当該年の12月31日までに容器包装に入れられた玄米又は原料玄米が生産された当該年の12月31日までに精白され、容器包装に入れられた精米を除く。）
三　原料玄米のうち使用割合が50パーセント未満であるものについて、当該原料玄米の産地（国産品又は輸入品の別を含む。以下同じ。）、品種又は産年を表す用語（使用割合を、産地、品種又は産年を表す用語のうち最も大きく表示してあるものと同程度以上の大きさで付してあるものを除く。）
四　産地、品種又は産年を表す用語を表示する場合にあっては、当該用語のうち最も大きく表示してあるものよりも小さい大きさで付してある「ブレンド」その他産地、品種及び産年が同一でない原料玄米を用いていることを示す用語

第2款　業務用生鮮食品
（義務表示）
第24条　食品関連事業者が業務用生鮮食品を販売する際（容器包装に入れないで販売するものであって、かつ、設備を設けて飲食させる施設における飲食の用に供する場合、食品を製造し、又は加工した場所における販売の用に供する場合及び不特定又は多数の者に対する譲渡（販売を除く。）の用に供する場合を除く。第26条において同じ。）には、次の各号に掲げる表示事項が第18条及び第19条に定める表示の方法に従い表示されなければならない。
一　名称
二　原産地
三　放射線照射に関する事項
四　乳児用規格適用食品である旨
五　別表第24の中欄に掲げる表示事項（玄米及び精米に関する事項、栽培方法、一般的に食肉の生食は食中毒のリスクがある旨（牛肉（内臓を除く。）であって生食用のものに限る。）、子供、高齢者その他食中毒に対する抵抗力の弱い者は食肉の生食を控えるべき旨（牛肉（内臓を除く。）であって生食用のものに

限る。)、解凍した旨及び養殖された旨を除く。)
2　前項の規定にかかわらず、対象加工食品の用に供する業務用生鮮食品であって、当該対象加工食品の原材料及び添加物に占める重量の割合が最も高い生鮮食品で、かつ、当該割合が50パーセント以上であるもの（農産物漬物にあっては原材料及び添加物の重量に占める割合の高い農産物又は水産物の上位4位（内容重量が300グラム以下のものにあっては、上位3位）までのもので、かつ、原材料及び添加物の重量に占める割合が五パーセント以上のもの、野菜冷凍食品にあっては原材料及び添加物の重量に占める割合の高い野菜の上位3位までのもので、かつ、原材料及び添加物の重量に占める割合が5パーセント以上のもの、うなぎ加工品にあってはうなぎ）以外のものにあっては、原産地の表示を省略することができる。

（義務表示の特例）
第25条　前条の規定にかかわらず、次の表の上欄に掲げる場合にあっては、同表の下欄に定める表示事項の表示は要しない。

設備を設けて飲食させる施設における飲食の用に供する場合、食品を製造し、若しくは加工した場所における販売の用に供する場合又は不特定又は多数の者に対する譲渡（販売を除く。以下この表において同じ。）の用に供する場合	・名称（容器包装に入れられたシアン化合物を含有する豆類、あんず、おうとう、かんきつ類、キウィー、ざくろ、すもも、西洋なし、ネクタリン、バナナ、びわ、マルメロ、もも、りんご、食肉（鳥獣の生肉（骨及び臓器を含む。）に限る。）、生乳、生山羊乳、生めん羊乳、鶏の殻付き卵、切り身又はむき身にした魚介類（生かき及びふぐを除く。）であって、生食用のもの（凍結させたものを除く。）、ふぐの内臓を除去し、皮をはいだもの並びに切り身にしたふぐ、ふぐの精巣及びふぐの皮であって、生食用でないもの、切り身にしたふぐ、ふぐの精巣及びふぐの皮であって、生食用のもの、冷凍食品のうち、切り身又はむき身にした魚介類（生かきを除く。）を凍結させたもの及び生かきを除く。） ・原産地
容器包装に入れないで販売する場合	・名称（設備を設けて飲食させる施設における飲食の用に供する場合、食品を製造し、若しくは加工した場所における販売の用に供する場合又は不特定又は多数の者に対する譲渡の用に供する場合に限

る。)
・第18条第2項の表の中欄に掲げる事項
・別表第24の中欄に掲げる表示事項

（任意表示）
第26条　食品関連事業者が業務用生鮮食品を販売する際に、次の表の上欄に掲げる表示事項が当該食品の容器包装、送り状、納品書等又は規格書等に表示される場合には、同表の下欄に定める表示の方法に従い表示されなければならない。

栄養成分及び熱量	1　たんぱく質、脂質、炭水化物若しくはナトリウム又は熱量を表示しようとするときは、たんぱく質、脂質、炭水化物及びナトリウム（食塩相当量に換算したもの）の量並びに熱量を第3条第1項の表の栄養成分（たんぱく質、脂質、炭水化物及びナトリウムをいう。以下この項において同じ。）の量及び熱量の項に定める表示の方法を準用して表示する。 2　別表第9に掲げる栄養成分（たんぱく質、脂質、炭水化物及びナトリウムを除く。）を表示しようとするときは、当該栄養成分をたんぱく質、脂質、炭水化物及びナトリウム（食塩相当量に換算したもの）の量並びに熱量とともに、第3条第1項の表の栄養成分（たんぱく質、脂質、炭水化物及びナトリウムをいう。以下この項において同じ。）の量及び熱量の項に定める表示の方法を準用して表示する。
ナトリウムの量	1　食塩相当量に加えてナトリウムの量を表示しようとするときは、第3条第1項の表の栄養成分（たんぱく質、脂質、炭水化物及びナトリウムをいう。以下この項において同じ。）の量及び熱量の項に定める表示の方法を準用して表示する。この場合において、同項中「ナトリウムの量にあっては食塩相当量（ナトリウムの量に2.54を乗じたもの。以下同じ。）の文字を冠した一定の値又は下限値及び上限値により表示する。」とあるのは「ナトリウムの量にあってはナトリウムの文字を冠した一定の値又は下限値及び上限値並びに食塩相当量（ナトリウムの量に2.54を乗

じたもの。以下同じ。）の文字を冠した一定の値又は下限値及び上限値により表示する。」と読み替えるものとする。

2　食塩相当量に加えてナトリウムの量を表示しようとするときは、たんぱく質、脂質及び炭水化物の量並びに熱量を第3条第1項の表の栄養成分（たんぱく質、脂質、炭水化物及びナトリウムをいう。以下のこの項において同じ。）の量及び熱量の項に定める表示の方法を準用して表示する。

（表示の方式等）
第27条　第24条及び前条の表示は、次に定めるところによりされなければならない。
一　邦文をもって、当該食品を一般に購入し、又は使用する者が読みやすく、理解しやすいような用語により正確に行う。
二　第24条及び前条に規定する事項のうち、別表第25に掲げる事項にあっては容器包装に、別表第25に掲げる以外の事項にあっては容器包装、送り状、納品書等又は規格書等に表示する。

（表示禁止事項）
第28条　食品関連事業者が販売する業務用生鮮食品の容器包装、送り状、納品書等又は規格書等への表示が禁止される事項については、第23条第1項の規定を準用する。

第2節　食品関連事業者以外の販売者に係る基準
第29条〜第31条　（略）

第4章　添加物
第32条〜第39条　（略）

第5章　雑則
（生食用牛肉の注意喚起表示）
第40条　食品関連事業者が牛肉（内臓を除く。以下この条において同じ。）であって生食用のものを容器包装に入れないで消費者に販売する場合には、次に掲げる事項が店舗の見やすい場所に表示されなければならない。この場合において、表示は、邦文をもって、当該牛肉を一般に購入し、又は使用する者が読みやすく、理解しやすいような用語により正確に行われなければならない。
一　一般的に食肉の生食は食中毒のリスクがある旨
二　子供、高齢者その他食中毒に対する抵抗力の弱い者は食肉の生食を控えるべき旨

（努力義務）
第41条　食品関連事業者等は、第3条及び第4条に掲げる事項のうち、第5条の規定により表示の義務がない事項について表示しようとするときは、第3条及び第4条に定める方法により表示するよう努めなければならない。

2　食品関連事業者等は、この府令に基づく表示を適正に行うために必要な限度において、その販売する食品及び当該食品関連事業者等に対して販売された食品の表示に関する情報が記載された書類を整備し、これを保存するよう努めなければならない。

附　則
（施行期日）
第1条　この府令は、食品表示法の施行の日から施行する。ただし、第3条第1項の表の製造所又は加工所の所在地（輸入品にあっては輸入業者の営業所の所在地、乳にあっては乳処理場（特別牛乳にあっては特別牛乳搾取処理場。以下同じ。）の所在地。以下この章において同じ。）及び製造者又は加工者の氏名又は名称（輸入品にあっては輸入業者の氏名又は名称、乳にあっては乳処理業者（特別牛乳にあっては特別牛乳搾取処理業者。以下同じ。）の氏名又は名称。以下この章において同じ。）の項の3（第10条第1項、第15条において準用する場合を含む。）、第8条第1項第六号（第16条において準用する場合を含む。）、第10条第2項、第13条第三号、第32条第1項の表の製造所又は加工所の所在地（輸入品にあっては、輸入業者の営業所所在地。以下この章において同じ。）及び製造者又は加工者の氏名又は名称（輸入品にあっては、輸入業者の氏名又は名称。以下この章において同じ。）の項の3（同条第3項において準用する場合を含む。）の規定は、この府令の施行の日から起算して1年を経過した日から施行する。

（食品衛生法第19条第1項の規定に基づく表示の基準に関する内閣府令等の廃止）
第2条　（略）

（経過措置）
第3条　この府令の施行前にした表示に係る表示の基準の適用については、なお従前の例による。
第4条　この府令の施行の日から平成32年3月31日までに製造され、加工され、又は輸入される加工食品（業務用加工食品を除く。）及び添加物（業務用添加物を除く。）並びに同日までに販売される業務用加工食品及び業務用添加物の表示については、第2章及び第4章の規定にかかわらず、なお従前の例によることができる。
第5条　この府令の施行の日から平成28年9月30日までに販売される生鮮食品（業務用生鮮食品を除く。）の表示については、第3章の規定にかかわらず、なお従前の例によることができる。
第6条　第3条第3項の表の栄養成分の量及び熱量の項

の下欄に定める五の「消費税法（昭和63年法律第108号）第9条第1項において消費税を納める義務が免除される事業者が販売するもの」は、当分の間、「消費税法（昭和63年法律第108号）第9条第1項において消費税を納める義務が免除される事業者又は中小企業基本法（昭和38年法律第154号）第2条第5項に規定する小規模企業者が販売するもの」と読み替えるものとする。

2　第32条第5項の表の栄養成分の量及び熱量の項の下欄に定める三の「消費税法第9条第1項において消費税を納める義務が免除される事業者が販売するもの」は、当分の間、「消費税法第9条第1項において消費税を納める義務が免除される事業者又は中小企業基本法第2条第5項に規定する小規模企業者が販売するもの」と読み替えるものとする。

別表第1（第2条関係）

1　麦類
　　精麦
2　粉類
　　米粉、小麦粉、雑穀粉、豆粉、いも粉、調製穀粉、その他の粉類
3　でん粉
　　小麦でん粉、とうもろこしでん粉、甘しょでん粉、ばれいしょでん粉、タピオカでん粉、サゴでん粉、その他のでん粉
4　野菜加工品
　　野菜缶・瓶詰、トマト加工品、きのこ類加工品、塩蔵野菜（漬物を除く。）、野菜漬物、野菜冷凍食品、乾燥野菜、野菜つくだ煮、その他の野菜加工品
5　果実加工品
　　果実缶・瓶詰、ジャム・マーマレード及び果実バター、果実漬物、乾燥果実、果実冷凍食品、その他の果実加工品
6　茶、コーヒー及びココアの調製品
　　茶、コーヒー製品、ココア製品
7　香辛料
　　ブラックペッパー、ホワイトペッパー、レッドペッパー、シナモン（桂皮）、クローブ（丁子）、ナツメグ（肉ずく）、サフラン、ローレル（月桂葉）、パプリカ、オールスパイス（百味こしょう）、さんしょう、カレー粉、からし粉、わさび粉、しょうが、その他の香辛料
8　めん・パン類
　　めん類、パン類
9　穀類加工品
　　アルファー化穀類、米加工品、オートミール、パン粉、ふ、麦茶、その他の穀類加工品
10　菓子類
　　ビスケット類、焼き菓子、米菓、油菓子、和生菓子、洋生菓子、半生菓子、和干菓子、キャンデー類、チョコレート類、チューインガム、砂糖漬菓子、スナック菓子、冷菓、その他の菓子類
11　豆類の調製品
　　あん、煮豆、豆腐・油揚げ類、ゆば、凍り豆腐、納豆、きなこ、ピーナッツ製品、いり豆、その他の豆類調製品
12　砂糖類
　　砂糖、糖みつ、糖類
13　その他の農産加工食品
　　こんにゃく、その他1から12に分類されない農産加工食品
14　食肉製品
　　加工食肉製品、鳥獣肉の缶・瓶詰、加工鳥獣肉冷凍食品、その他の食肉製品
15　酪農製品
　　牛乳、加工乳、乳飲料、練乳及び濃縮乳、粉乳、発酵乳及び乳酸菌飲料、バター、チーズ、アイスクリーム類、その他の酪農製品
16　加工卵製品
　　鶏卵の加工製品、その他の加工卵製品
17　その他の畜産加工食品
　　蜂蜜、その他14から16に分類されない畜産加工食品
18　加工魚介類
　　素干魚介類、塩干魚介類、煮干魚介類、塩蔵魚介類、缶詰魚介類、加工水産物冷凍食品、練り製品、その他の加工魚介類
19　加工海藻類
　　こんぶ、こんぶ加工品、干のり、のり加工品、干わかめ類、干ひじき、干あらめ、寒天、その他の加工海藻類
20　その他の水産加工食品
　　その他18及び19に分類されない水産加工食品
21　調味料及びスープ
　　食塩、みそ、しょうゆ、ソース、食酢、調味料関連製品、スープ、その他の調味料及びスープ
22　食用油脂
　　食用植物油脂、食用動物油脂、食用加工油脂
23　調理食品
　　調理冷凍食品、チルド食品、レトルトパウチ食品、弁当、そうざい、その他の調理食品
24　その他の加工食品
　　イースト、植物性たんぱく及び調味植物性たんぱく、麦芽及び麦芽抽出物並びに麦芽シロップ、粉末ジュース、その他21から23に分類されない加工食品
25　飲料等
　　飲料水、清涼飲料、酒類、氷、その他の飲料

別表第2（第2条関係）

1 農産物（きのこ類、山菜類及びたけのこを含む。）
 (1) 米穀（収穫後調整、選別、水洗い等を行ったもの、単に切断したもの及び精麦又は雑穀を混合したものを含む。）
  玄米、精米
 (2) 麦類（収穫後調整、選別、水洗い等を行ったもの及び単に切断したものを含む。）
  大麦、はだか麦、小麦、ライ麦、えん麦
 (3) 雑穀（収穫後調整、選別、水洗い等を行ったもの及び単に切断したものを含む。）
  とうもろこし、あわ、ひえ、そば、きび、もろこし、はとむぎ、その他の雑穀
 (4) 豆類（収穫後調整、選別、水洗い等を行ったもの及び単に切断したものを含み、未成熟のものを除く。）
  大豆、小豆、いんげん、えんどう、ささげ、そら豆、緑豆、落花生、その他の豆類
 (5) 野菜（収穫後調整、選別、水洗い等を行ったもの、単に切断したもの及び単に凍結させたものを含む。）
  根菜類、葉茎菜類、果菜類、香辛野菜及びつまもの類、きのこ類、山菜類、果実的野菜、その他の野菜
 (6) 果実（収穫後調整、選別、水洗い等を行ったもの、単に切断したもの及び単に凍結させたものを含む。）
  かんきつ類、仁果類、核果類、しょう果類、殻果類、熱帯性及び亜熱帯性果実、その他の果実
 (7) その他の農産食品（収穫後調整、選別、水洗い等を行ったもの、単に切断したもの及び単に凍結させたものを含む。）
  糖料作物、こんにゃくいも、未加工飲料作物、香辛料原材料、他に分類されない農産食品
2 畜産物
 (1) 食肉（単に切断、薄切り等したもの並びに単に冷蔵及び凍結させたものを含む。）
  牛肉、豚肉及びいのしし肉、馬肉、めん羊肉、山羊肉、うさぎ肉、家きん肉、その他の肉類
 (2) 乳
  生乳、生山羊乳、その他の乳
 (3) 食用鳥卵（殻付きのものに限る。）
  鶏卵、アヒルの卵、うずらの卵、その他の食用鳥卵
 (4) その他の畜産食品（単に切断、薄切り等したもの並びに単に冷蔵及び凍結させたものを含む。）
3 水産物（ラウンド、セミドレス、ドレス、フィレー、切り身、刺身（盛り合わせたものを除く。）、むき身、単に凍結させたもの及び解凍したもの並びに生きたものを含む。）
 (1) 魚類
  淡水産魚類、さく河性さけ・ます類、にしん・いわし類、かつお・まぐろ・さば類、あじ・ぶり・しいら類、たら類、かれい・ひらめ類、すずき・たい・にべ類、その他の魚類
 (2) 貝類
  しじみ・たにし類、かき類、いたやがい類、あかがい・もがい類、はまぐり・あさり類、ばかがい類、あわび類、さざえ類、その他の貝類
 (3) 水産動物類
  いか類、たこ類、えび類、いせえび・うちわえび・ざりがに類、かに類、その他の甲かく類、うに・なまこ類、かめ類、その他の水産動物類
 (4) 海産ほ乳動物類
  鯨、いるか、その他の海産ほ乳動物類
 (5) 海藻類
  こんぶ類、わかめ類、のり類、あおさ類、寒天原草類、その他の海藻類

別表第3（第2条関係）

食品	用語	定義
農産物缶詰及び農産物瓶詰	（略）	（略）
トマト加工品	（略）	（略）
乾しいたけ	（略）	（略）
農産物漬物	（略）	（略）
野菜冷凍食品	（略）	（略）
ジャム類	（略）	（略）
乾めん類	（略）	（略）
即席めん	（略）	（略）
マカロニ類	（略）	（略）
パン類	（略）	（略）
凍り豆腐	（略）	（略）
ハム類	（略）	（略）
プレスハム	（略）	（略）
混合プレスハム	（略）	（略）
ソーセージ	（略）	（略）
混合ソーセージ	（略）	（略）
ベーコン類	（略）	（略）
畜産物缶詰及び畜産物瓶詰	（略）	（略）
煮干魚類	（略）	（略）

魚肉ハム及び魚肉ソーセージ	(略)	(略)
削りぶし	(略)	(略)
うに加工品	(略)	(略)
うにあえもの	(略)	(略)
うなぎ加工品	(略)	(略)
乾燥わかめ	(略)	(略)
塩蔵わかめ	(略)	(略)
みそ	(略)	(略)
しょうゆ	(略)	(略)
ウスターソース類	(略)	(略)
ドレッシング及びドレッシングタイプ調味料	(略)	(略)
食酢	(略)	(略)
風味調味料	(略)	(略)
乾燥スープ	(略)	(略)
食用植物油脂	(略)	(略)
マーガリン類	(略)	(略)
調理冷凍食品	(略)	(略)
チルドハンバーグステーキ	(略)	(略)
チルドミートボール	(略)	(略)
チルドぎょうざ類	(略)	(略)
レトルトパウチ食品	(略)	(略)
調理食品缶詰及び調理食品瓶詰	(略)	(略)
炭酸飲料	(略)	(略)
果実飲料	(略)	(略)
豆乳類	(略)	(略)
にんじんジュース及びにんじんミックスジュース	(略)	(略)
玄米及び精米	(略)	(略)
しいたけ	(略)	(略)
水産物	(略)	(略)

別表第4（第3条関係）

食品	表示事項	表示の方法
農産物缶詰及び農産物瓶詰	名称	(略)
	原材料名	(略)
トマト加工品	名称	(略)
	原材料名	(略)
乾しいたけ	名称	(略)
	原材料名	(略)
農産物漬物	名称	(略)
	原材料名	(略)
	添加物	(略)
	内容量	(略)
ジャム類	名称	(略)
	原材料名	(略)
	添加物	(略)
	内容量	(略)
乾めん類	名称	(略)
	原材料名	(略)
	添加物	(略)
	内容量	(略)
即席めん	原材料名	(略)
	添加物	(略)
	内容量	(略)
マカロニ類	名称	(略)
	原材料名	(略)
	添加物	(略)
パン類	名称	(略)
	原材料名	(略)
	内容量	(略)
凍り豆腐	名称	(略)
	原材料名	(略)
	添加物	(略)
	内容量	(略)

食品表示基準（抜粋）

ハム類	名称	（略）
	原材料名	（略）
	添加物	（略）
プレスハム	名称	（略）
	原材料名	（略）
	添加物	（略）
混合プレスハム	名称	（略）
	原材料名	（略）
	添加物	（略）
ソーセージ	名称	（略）
	原材料名	（略）
	添加物	（略）
混合ソーセージ	名称	（略）
	原材料名	（略）
	添加物	（略）
ベーコン類	名称	（略）
	原材料名	（略）
	添加物	（略）
畜産物缶詰及び畜産物瓶詰	名称	（略）
	原材料名	（略）
煮干魚類	名称	（略）
	原材料名	（略）
	内容量	（略）
魚肉ハム及び魚肉ソーセージ	名称	（略）
	原材料名	（略）
	添加物	（略）
	内容量	（略）
削りぶし	名称	（略）
	原材料名	（略）
	内容量	（略）
うに加工品	名称	（略）
	原材料名	（略）
うにあえもの	名称	（略）
	原材料名	（略）

うなぎ加工品（輸入品以外のものに限る。）	原材料名	（略）
乾燥わかめ	名称	（略）
	原材料名	（略）
塩蔵わかめ	名称	（略）
	原材料名	（略）
みそ	名称	（略）
	原材料名	（略）
しょうゆ	名称	（略）
	原材料名	（略）
ウスターソース類	名称	（略）
	原材料名	（略）
	添加物	（略）
ドレッシング及びドレッシングタイプ調味料	名称	（略）
	原材料名	（略）
	内容量	（略）
食酢	名称	（略）
	添加物	（略）
風味調味料	名称	（略）
	原材料名	（略）
乾燥スープ	名称	（略）
	原材料名	（略）
	添加物	（略）
	内容量	（略）
食用植物油脂	名称	（略）
	原材料名	（略）
	添加物	（略）
マーガリン類	名称	（略）
	原材料名	（略）
	添加物	（略）
調理冷凍食品（冷凍フライ類、冷凍しゅうまい、冷凍ぎょうざ、冷凍春巻、冷凍ハンバーグステーキ、冷凍ミートボール、冷凍フィッシュハンバーグ、冷凍フィッシュボール、冷凍米飯類及び冷凍めん類に限る。）	名称	（略）
	原材料名	（略）
	添加物	（略）
	内容量	（略）

チルドハンバーグステーキ	名称	(略)
	原材料名	(略)
	添加物	(略)
	内容量	(略)
チルドミートボール	名称	(略)
	原材料名	(略)
	添加物	(略)
	内容量	(略)
チルドぎょうざ類	名称	(略)
	原材料名	(略)
	添加物	(略)
	内容量	(略)
レトルトパウチ食品（植物性たんぱく食品（コンビーフスタイル）を除く。）	名称	(略)
	原材料名	(略)
	添加物	(略)
	内容量	(略)
調理食品缶詰及び調味食品瓶詰	名称	(略)
	原材料名	(略)
炭酸飲料	名称	(略)
	原材料名	(略)
果実飲料	名称	(略)
	原材料名	(略)
	添加物	(略)
豆乳類	名称	(略)
	原材料名	(略)
	添加物	(略)
にんじんジュース及びにんじんミックスジュース	名称	(略)
	原材料名	(略)

別表第5（第3条関係）

食品		名称
トマト加工品	(略)	(略)
乾しいたけ	(略)	(略)
マカロニ類	(略)	(略)
ハム類	(略)	(略)
プレスハム	(略)	(略)
混合プレスハム	(略)	(略)
ソーセージ	(略)	(略)
混合ソーセージ	(略)	(略)
ベーコン類	(略)	(略)
魚肉ハム及び魚肉ソーセージ	(略)	(略)
削りぶし	(略)	(略)
うに加工品	(略)	(略)
うにあえもの	(略)	(略)
乾燥わかめ	(略)	(略)
塩蔵わかめ	(略)	(略)
みそ	(略)	(略)
しょうゆ	(略)	(略)
ウスターソース類	(略)	(略)
ドレッシング及びドレッシングタイプ調味料	(略)	(略)
食酢	(略)	(略)
乾燥スープ	(略)	(略)
食用植物油脂	(略)	(略)
マーガリン類	(略)	(略)
チルドハンバーグステーキ	(略)	(略)
チルドミートボール	(略)	(略)
チルドぎょうざ類	(略)	(略)
豆乳類	(略)	(略)
にんじんジュース及びにんじんミックスジュース	(略)	(略)

別表第6（第3条関係）

甘味料	甘味料、人工甘味料又は合成甘味料
着色料	着色料又は合成着色料
保存料	保存料又は合成保存料
増粘剤、安定剤、ゲル化剤又は糊料	主として増粘の目的で使用される場合にあっては、増粘剤又は糊料
	主として安定の目的で使用される場合にあっては、安定剤又は糊料
	主としてゲル化の目的で使用される場合にあっては、ゲル化剤又は糊料
酸化防止剤	酸化防止剤
発色剤	発色剤
漂白剤	漂白剤
防かび剤又は防ばい剤	防かび剤又は防ばい剤

別表第7（第3条関係）

イーストフード	イーストフード
ガムベース	ガムベース
かんすい	かんすい
酵素	酵素
光沢剤	光沢剤
香料	香料又は合成香料
酸味料	酸味料
チューインガム軟化剤	軟化剤
調味料（甘味料及び酸味料に該当するものを除く。）	・アミノ酸のみから構成される場合にあっては、調味料（アミノ酸） ・主としてアミノ酸から構成される場合（アミノ酸のみから構成される場合を除く。）にあっては、調味料（アミノ酸等） ・核酸のみから構成される場合にあっては、調味料（核酸） ・主として核酸から構成される場合（核酸のみから構成される場合を除く。）にあっては、調味料（核酸等） ・有機酸のみから構成される場合にあっては、調味料（有機酸） ・主として有機酸から構成される場合（有機酸のみから構成される場合を除く。）にあっては、調味料（有機酸等） ・無機塩のみから構成される場合にあっては、調味料（無機塩） ・主として無機塩から構成される場合（無機塩のみから構成される場合を除く。）にあっては、調味料（無機塩等）
豆腐用凝固剤	豆腐用凝固剤又は凝固剤
苦味料	苦味料
乳化剤	乳化剤
水素イオン濃度調整剤	水素イオン濃度調整剤又はpH調整剤
膨張剤	膨張剤、膨脹剤、ベーキングパウダー又はふくらし粉

別表第8（第32条関係）

イソチオシアネート類
インドール及びその誘導体
エーテル類
エステル類
ケトン類
脂肪酸類
脂肪族高級アルコール類
脂肪族高級アルデヒド類
脂肪族高級炭化水素類
チオエーテル類
チオール類
テルペン系炭化水素類
フェノールエーテル類
フェノール類
フルフラール及びその誘導体
芳香族アルコール類
芳香族アルデヒド類
ラクトン類

別表第9（第3条、第7条、第9条、第12条、第21条、第23条、第26条、第34条関係）

栄養成分及び熱量 （第1欄）	表示の単位 （第2欄）	測定及び算出の方法 第3欄	許容差の範囲 （第4欄）	0と表示することができる量 （第5欄）
たんぱく質	g	窒素定量換算法	±20％（ただし、当該食品100g当たり（清涼飲料水等にあっては、100ml当たり）のたんぱく質の量が2.5g未満の場合は±0.5g）	0.5g
脂質	g	エーテル抽出法、クロロホルム・メタノール混液抽出法、ゲルベル法、酸分解法又はレーゼゴットリーブ法	±20％（ただし、当該食品100g当たり（清涼飲料水等にあっては、100ml当たり）の脂質の量が2.5g未満の場合は±0.5g）	0.5g
飽和脂肪酸	g	ガスクロマトグラフ法	±20％（ただし、当該食品100g当たり（清涼飲料水等にあっては、100ml当たり）の飽和脂肪酸の量が0.5g未満の場合は±0.1g）	0.1g
n-3系脂肪酸	g	ガスクロマトグラフ法	±20％	
n-6系脂肪酸	g	ガスクロマトグラフ法	±20％	
コレステロール	mg	ガスクロマトグラフ法	±20％（ただし、当該食品100g当たり（清涼飲料水等にあっては、100ml当たり）のコレステロールの量が25mg未満の場合は±5mg）	5mg
炭水化物	g	当該食品の質量から、たんぱく質、脂質、灰分及び水分の量を控除して算定すること。この場合において、たんぱく質及び脂質の量にあっては、第1欄の区分に応じ、第3欄に掲げる方法により測定し、灰分及び水分の量にあっては、次に掲げる区分に応じ、次に定める方法により測定すること。 1　灰分　酢酸マグネシウム添加灰化法、直接灰化法又は硫酸添加灰化法 2　水分　カールフィッシャー法、乾燥助剤法、減圧加熱乾燥法、常圧加熱乾燥法又はプラスチックフィルム法	±20％（ただし、当該食品100g当たり（清涼飲料水等にあっては、100ml当たり）の炭水化物の量が2.5g未満の場合は±0.5g）	0.5g

糖質	g	当該食品の質量から、たんぱく質、脂質、食物繊維、灰分及び水分の量を控除して算定すること。この場合において、たんぱく質、脂質及び食物繊維の量にあっては、第1欄の区分に応じ、第3欄に掲げる方法により測定し、灰分及び水分の量にあっては、炭水化物の項の第3欄の1及び2に掲げる区分に応じ、1及び2に定める方法により測定すること。	±20％（ただし、当該食品100g当たり（清涼飲料水等にあっては、100ml当たり）の糖質の量が2.5g未満の場合は±0.5g）	0.5g
糖類（単糖類又は二糖類であって、糖アルコールでないものに限る。）	g	ガスクロマトグラフ法又は高速液体クロマトグラフ法	±20％（ただし、当該食品100g当たり（清涼飲料水等にあっては、100ml当たり）の糖類の量が2.5g未満の場合は±0.5g）	0.5g
食物繊維	g	プロスキー法又は高速液体クロマトグラフ法	±20％	
亜鉛	mg	原子吸光光度法又は誘導結合プラズマ発光分析法	＋50％、－20％	
カリウム	mg	原子吸光光度法又は誘導結合プラズマ発光分析法	＋50％、－20％	
カルシウム	mg	過マンガン酸カリウム容量法、原子吸光光度法又は誘導結合プラズマ発光分析法	＋50％、－20％	
クロム	μg	原子吸光光度法又は誘導結合プラズマ発光分析法	＋50％、－20％	
セレン	μg	蛍光光度法又は原子吸光光度法	＋50％、－20％	
鉄	mg	オルトフェナントロリン吸光光度法、原子吸光光度法又は誘導結合プラズマ発光分析法	＋50％、－20％	
銅	mg	原子吸光光度法又は誘導結合プラズマ発光分析法	＋50％、－20％	
ナトリウム	mg（1000mg以上の量を表示する場合にあっては、gを含む。）	原子吸光光度法又は誘導結合プラズマ発光分析法	±20％（ただし、当該食品100g当たり（清涼飲料水等にあっては、100ml当たり）のナトリウムの量が25mg未満の場合は±5mg）	5 mg
マグネシウム	mg	原子吸光光度法又は誘導結合プラズマ発光分析法	＋50％、－20％	
マンガン	mg	原子吸光光度法又は誘導結合プラズマ発光分析法	＋50％、－20％	

モリブデン	μg	誘導結合プラズマ質量分析法又は誘導結合プラズマ発光分析法	＋50％、－20％	
ヨウ素	μg	滴定法又はガスクロマトグラフ法	＋50％、－20％	
リン	mg	バナドモリブデン酸吸光光度法、モリブデンブルー吸光光度法又は誘導結合プラズマ発光分析法	＋50％、－20％	
ナイアシン	mg	高速液体クロマトグラフ法又は微生物学的定量法	＋80％、－20％	
パントテン酸	mg	微生物学的定量法	＋80％、－20％	
ビオチン	μg	微生物学的定量法	＋80％、－20％	
ビタミンA	μg	高速液体クロマトグラフ法又は吸光光度法	＋50％、－20％	
ビタミンB_1	mg	高速液体クロマトグラフ法又はチオクローム法	＋80％、－20％	
ビタミンB_2	mg	高速液体クロマトグラフ法又はルミフラビン法	＋80％、－20％	
ビタミンB_6	mg	微生物学的定量法	＋80％、－20％	
ビタミンB_{12}	μg	微生物学的定量法	＋80％、－20％	
ビタミンC	mg	2、4-ジニトロフェニルヒドラジン法、インドフェノール・キシレン法、高速液体クロマトグラフ法又は酸化還元滴定法	＋80％、－20％	
ビタミンD	μg	高速液体クロマトグラフ法	＋50％、－20％	
ビタミンE	mg	高速液体クロマトグラフ法	＋50％、－20％	
ビタミンK	μg	高速液体クロマトグラフ法	＋50％、－20％	
葉酸	μg	微生物学的定量法	＋80％、－20％	
熱量	kcal	修正アトウォーター法	±20％（ただし、当該食品100g当たり（清涼飲料水等にあっては、100ml当たり）の熱量が25kcal未満の場合は±5kcal）	5kcal

食品表示基準（抜粋）

別表第10（第2条関係）

栄養成分及び熱量	栄養素等表示基準値
たんぱく質	81g
脂質	62g
飽和脂肪酸	16g
n-3系脂肪酸	2.0g
n-6系脂肪酸	9.0g
炭水化物	320g
食物繊維	19g
亜鉛	8.8mg
カリウム	2800mg
カルシウム	680mg
クロム	10μg
セレン	28μg
鉄	6.8mg
銅	0.9mg
ナトリウム	2900mg
マグネシウム	320mg
マンガン	3.8mg
モリブデン	25μg
ヨウ素	130μg
リン	900mg
ナイアシン	13mg
パントテン酸	4.8mg
ビオチン	50μg
ビタミンA	770μg
ビタミンB$_1$	1.2mg
ビタミンB$_2$	1.4mg
ビタミンB$_6$	1.3mg
ビタミンB$_{12}$	2.4μg
ビタミンC	100mg
ビタミンD	5.5μg
ビタミンE	6.3mg
ビタミンK	150μg
葉酸	240μg
熱量	2200kcal

別表第11（第2条、第7条、第9条、第23条関係）

栄養成分 （第1欄）	下限値 （第2欄）	栄養成分の機能 （第3欄）	上限値 （第4欄）	摂取をする上での注意事項 （第5欄）
n-3系脂肪酸	0.6g	n-3系脂肪酸は、皮膚の健康維持を助ける栄養素です。	2.0g	本品は、多量摂取により疾病が治癒したり、より健康が増進するものではありません。1日の摂取目安量を守ってください。
亜鉛	2.64mg	亜鉛は、味覚を正常に保つのに必要な栄養素です。 亜鉛は、皮膚や粘膜の健康維持を助ける栄養素です。 亜鉛は、たんぱく質・核酸の代謝に関与して、健康の維持に役立つ栄養素です。	15mg	本品は、多量摂取により疾病が治癒したり、より健康が増進するものではありません。亜鉛の摂り過ぎは、銅の吸収を阻害するおそれがありますので、過剰摂取にならないよう注意してください。1日の摂取目安量を守ってください。乳幼児・小児は本品の摂取を避けてください。
カリウム	840mg	カリウムは、正常な血圧を保つのに必要な栄養素です。	2800mg	本品は、多量摂取により疾病が治癒したり、より健康が増進するものではありません。1日の摂取目安量を守ってください。

				腎機能が低下している方は本品の摂取を避けてください。
カルシウム	204mg	カルシウムは、骨や歯の形成に必要な栄養素です。	600mg	本品は、多量摂取により疾病が治癒したり、より健康が増進するものではありません。1日の摂取目安量を守ってください。
鉄	2.04mg	鉄は、赤血球を作るのに必要な栄養素です。	10mg	本品は、多量摂取により疾病が治癒したり、より健康が増進するものではありません。1日の摂取目安量を守ってください。
銅	0.27mg	銅は、赤血球の形成を助ける栄養素です。 銅は、多くの体内酵素の正常な働きと骨の形成を助ける栄養素です。	6.0mg	本品は、多量摂取により疾病が治癒したり、より健康が増進するものではありません。1日の摂取目安量を守ってください。乳幼児・小児は本品の摂取を避けてください。
マグネシウム	96mg	マグネシウムは、骨や歯の形成に必要な栄養素です。 マグネシウムは、多くの体内酵素の正常な働きとエネルギー産生を助けるとともに、血液循環を正常に保つのに必要な栄養素です。	300mg	本品は、多量摂取により疾病が治癒したり、より健康が増進するものではありません。多量に摂取すると軟便（下痢）になることがあります。1日の摂取目安量を守ってください。乳幼児・小児は本品の摂取を避けてください。
ナイアシン	3.9mg	ナイアシンは、皮膚や粘膜の健康維持を助ける栄養素です。	60mg	本品は、多量摂取により疾病が治癒したり、より健康が増進するものではありません。1日の摂取目安量を守ってください。
パントテン酸	1.44mg	パントテン酸は、皮膚や粘膜の健康維持を助ける栄養素です。	30mg	本品は、多量摂取により疾病が治癒したり、より健康が増進するものではありません。1日の摂取目安量を守ってください。
ビオチン	15μg	ビオチンは、皮膚や粘膜の健康維持を助ける栄養素です。	500μg	本品は、多量摂取により疾病が治癒したり、より健康が増進するものではありません。1日の摂取目安量を守ってください。
ビタミンA	231μg	ビタミンAは、夜間の視力の維持を助ける栄養素です。 ビタミンAは、皮膚や粘膜の健康維持を助ける栄養素です。	600μg	本品は、多量摂取により疾病が治癒したり、より健康が増進するものではありません。1日の摂取目安量を守ってください。妊娠3か月以内又は妊娠を希望する女性は過剰摂取にならないよう注意してください。
ビタミンB_1	0.36mg	ビタミンB_1は、炭水化物からのエネルギー産生と皮膚や粘膜の健康維持を助ける栄養素です。	25mg	本品は、多量摂取により疾病が治癒したり、より健康が増進するものではありません。1日の摂取目安量を守ってください。

ビタミンB₂	0.42mg	ビタミンB₂は、皮膚や粘膜の健康維持を助ける栄養素です。	12mg	本品は、多量摂取により疾病が治癒したり、より健康が増進するものではありません。1日の摂取目安量を守ってください。
ビタミンB₆	0.39mg	ビタミンB₆は、たんぱく質からのエネルギーの産生と皮膚や粘膜の健康維持を助ける栄養素です。	10mg	本品は、多量摂取により疾病が治癒したり、より健康が増進するものではありません。1日の摂取目安量を守ってください。
ビタミンB₁₂	0.72μg	ビタミンB₁₂は、赤血球の形成を助ける栄養素です。	60μg	本品は、多量摂取により疾病が治癒したり、より健康が増進するものではありません。1日の摂取目安量を守ってください。
ビタミンC	30mg	ビタミンCは、皮膚や粘膜の健康維持を助けるとともに、抗酸化作用を持つ栄養素です。	1000mg	本品は、多量摂取により疾病が治癒したり、より健康が増進するものではありません。1日の摂取目安量を守ってください。
ビタミンD	1.65μg	ビタミンDは、腸管でのカルシウムの吸収を促進し、骨の形成を助ける栄養素です。	5.0μg	本品は、多量摂取により疾病が治癒したり、より健康が増進するものではありません。1日の摂取目安量を守ってください。
ビタミンE	1.89mg	ビタミンEは、抗酸化作用により、体内の脂質を酸化から守り、細胞の健康維持を助ける栄養素です。	150mg	本品は、多量摂取により疾病が治癒したり、より健康が増進するものではありません。1日の摂取目安量を守ってください。
ビタミンK	45μg	ビタミンKは、正常な血液凝固能を維持する栄養素です。	150μg	本品は、多量摂取により疾病が治癒したり、より健康が増進するものではありません。1日の摂取目安量を守ってください。 血液凝固阻止薬を服用している方は本品の摂取を避けてください。
葉酸	72μg	葉酸は、赤血球の形成を助ける栄養素です。 葉酸は、胎児の正常な発育に寄与する栄養素です。	200μg	本品は、多量摂取により疾病が治癒したり、より健康が増進するものではありません。1日の摂取目安量を守ってください。 葉酸は、胎児の正常な発育に寄与する栄養素ですが、多量摂取により胎児の発育がよくなるものではありません。

別表第12（第7条関係）

栄養成分 （第1欄）	高い旨の表示の基準値 （第2欄）		含む旨の表示の基準値 （第3欄）		強化された旨の表示の基準値 （第4欄）
	食品100g当たり（括弧内は、一般に飲用に供する液状の食品100ml当たりの場合）	100kcal当たり	食品100g当たり（括弧内は、一般に飲用に供する液状の食品100ml当たりの場合）	100kcal当たり	食品100g当たり（括弧内は、一般に飲用に供する液状の食品100ml当たりの場合）
たんぱく質	16.2g（8.1g）	8.1g	8.1g（4.1g）	4.1g	8.1g（4.1g）
食物繊維	6g（3g）	3g	3g（1.5g）	1.5g	3g（1.5g）
亜鉛	2.64mg（1.32mg）	0.88mg	1.32mg（0.66mg）	0.44mg	0.88mg（0.88mg）
カリウム	840mg（420mg）	280mg	420mg（210mg）	140mg	280mg（280mg）
カルシウム	204mg（102mg）	68mg	102mg（51mg）	34mg	68mg（68mg）
鉄	2.04mg（1.02mg）	0.68mg	1.02mg（0.51mg）	0.34mg	0.68mg（0.68mg）
銅	0.27mg（0.14mg）	0.09mg	0.14mg（0.07mg）	0.05mg	0.09mg（0.09mg）
マグネシウム	96mg（48mg）	32mg	48mg（24mg）	16mg	32mg（32mg）
ナイアシン	3.9mg（1.95mg）	1.3mg	1.95mg（0.98mg）	0.65mg	1.3mg（1.3mg）
パントテン酸	1.44mg（0.72mg）	0.48mg	0.72mg（0.36mg）	0.24mg	0.48mg（0.48mg）
ビオチン	15μg（7.5μg）	5μg	7.5μg（3.8μg）	2.5μg	5μg（5μg）
ビタミンA	231μg（116μg）	77μg	116μg（58μg）	39μg	77μg（77μg）
ビタミンB_1	0.36mg（0.18mg）	0.12mg	0.18mg（0.09mg）	0.06mg	0.12mg（0.12mg）
ビタミンB_2	0.42mg（0.21mg）	0.14mg	0.21mg（0.11mg）	0.07mg	0.14mg（0.14mg）
ビタミンB_6	0.39mg（0.20mg）	0.13mg	0.20mg（0.10mg）	0.07mg	0.13mg（0.13mg）
ビタミンB_{12}	0.72μg（0.36μg）	0.24μg	0.36μg（0.18μg）	0.12μg	0.24μg（0.24μg）
ビタミンC	30mg（15mg）	10mg	15mg（7.5mg）	5mg	10mg（10mg）
ビタミンD	1.65μg（0.83μg）	0.55μg	0.83μg（0.41μg）	0.28μg	0.55μg（0.55μg）
ビタミンE	1.89mg（0.95mg）	0.63mg	0.95mg（0.47mg）	0.32mg	0.63mg（0.63mg）
ビタミンK	45μg（22.5μg）	30μg	22.5μg（11.3μg）	7.5μg	15μg（15μg）
葉酸	72μg（36μg）	24μg	36μg（18μg）	12μg	24μg（24μg）

別表第13（第7条関係）

栄養成分及び熱量 （第1欄）	含まない旨の表示の基準値 （第2欄）	低い旨の表示の基準値 （第3欄）	低減された旨の表示の基準値 （第4欄）
	食品100g当たり（括弧内は、一般に飲用に供する液状の食品100ml当たりの場合）	食品100g当たり（括弧内は、一般に飲用に供する液状の食品100ml当たりの場合）	食品100g当たり（括弧内は、一般に飲用に供する液状の食品100ml当たりの場合）
熱量	5kcal（5kcal）	40kcal（20kcal）	40kcal（20kcal）
脂質	0.5g（0.5g）	3g（1.5g）	3g（1.5g）
飽和脂肪酸	0.1g（0.1g）	1.5g（0.75g）。ただし、当該食品の熱量のうち飽和脂肪酸に由来するものが当該食品の熱量の10％以下であるものに限る。	1.5g（0.75g）
コレステロール	5mg（5mg）。ただし、飽和脂肪酸の量が1.5g（0.75g）未満であって当該食品の熱量のうち飽和脂肪酸に由来するものが当該食品の熱量の10％未満のものに限る。	20mg（10mg）。ただし、飽和脂肪酸の量が1.5g（0.75g）以下であって当該食品の熱量のうち飽和脂肪酸に由来するものが当該食品の熱量の10％以下のものに限る。	20mg（10mg）。ただし、飽和脂肪酸の量が当該他の食品に比べて低減された量が1.5g（0.75g）以上のものに限る。
糖類	0.5g（0.5g）	5g（2.5g）	5g（2.5g）
ナトリウム	5mg（5mg）	120mg（120mg）	120mg（120mg）

備考
1 ドレッシングタイプ調味料（いわゆるノンオイルドレッシング）について、脂質の「含まない旨の表示」については「0.5g」を、「3g」とする。
2 1食分の量を15g以下である旨を表示し、かつ、当該食品中の脂肪酸の量のうち飽和脂肪酸の量の占める割合が15％以下である場合、コレステロールに係る含まない旨の表示及び低い旨の表示のただし書きの規定は、適用しない。

別表第14（第3条関係）

えび
かに
小麦
そば
卵
乳
落花生

別表第15（第3条、第10条関係）

1 乾燥きのこ類、乾燥野菜及び乾燥果実（フレーク状又は粉末状にしたものを除く。）
2 塩蔵したきのこ類、塩蔵野菜及び塩蔵果実（農産物漬物を除く。）
3 ゆで、又は蒸したきのこ類、野菜及び豆類並びにあん（缶詰、瓶詰及びレトルトパウチ食品に該当するものを除く。）
4 異種混合したカット野菜、異種混合したカット果実その他野菜、果実及びきのこ類を異種混合したもの（切断せずに詰め合わせたものを除く。）
5 緑茶及び緑茶飲料
6 もち
7 いりさや落花生、いり落花生、あげ落花生及びいり豆類
8 黒糖及び黒糖加工品
9 こんにゃく
10 調味した食肉（加熱調理したもの及び調理冷凍食品に該当するものを除く。）
11 ゆで、又は蒸した食肉及び食用鳥卵（缶詰、瓶詰及びレトルトパウチ食品に該当するものを除く。）
12 表面をあぶった食肉
13 フライ種として衣をつけた食肉（加熱調理したもの及び調理冷凍食品に該当するものを除く。）
14 合挽肉その他異種混合した食肉（肉塊又は挽肉を容器に詰め、成形したものを含む。）
15 素干魚介類、塩干魚介類、煮干魚介類及びこんぶ、干のり、焼きのりその他干した海藻類（細切若しくは細刻したもの又は粉末状にしたものを除く。）
16 塩蔵魚介類及び塩蔵海藻類
17 調味した魚介類及び海藻類（加熱調理したもの及び

調理冷凍食品に該当するもの並びに缶詰、瓶詰及びレトルトパウチ食品に該当するものを除く。）
18　こんぶ巻
19　ゆで、又は蒸した魚介類及び海藻類（缶詰、瓶詰及びレトルトパウチ食品に該当するものを除く。）
20　表面をあぶった魚介類
21　フライ種として衣をつけた魚介類（加熱調理したもの及び調理冷凍食品に該当するものを除く。）
22　4又は14に掲げるもののほか、生鮮食品を異種混合したもの（切断せずに詰め合わせたものを除く。）
23　農産物漬物
24　野菜冷凍食品
25　うなぎ加工品
26　かつお削りぶし

別表第16（第2条関係）

1　大豆（枝豆及び大豆もやしを含む。）
2　とうもろこし
3　ばれいしょ
4　なたね
5　綿実
6　アルファルファ
7　てん菜
8　パパイヤ

別表第17（第3条、第9条関係）

対象農産物	加工食品
大豆（枝豆及び大豆もやしを含む。）	1　豆腐・油揚げ類 2　凍り豆腐、おから及びゆば 3　納豆 4　豆乳類 5　みそ 6　大豆煮豆 7　大豆缶詰及び大豆瓶詰 8　きなこ 9　大豆いり豆 10　1から9までに掲げるものを主な原材料とするもの 11　調理用の大豆を主な原材料とするもの 12　大豆粉を主な原材料とするもの 13　大豆たんぱくを主な原材料とするもの 14　枝豆を主な原材料とするもの 15　大豆もやしを主な原材料とするもの
とうもろこし	1　コーンスナック菓子 2　コーンスターチ 3　ポップコーン 4　冷凍とうもろこし 5　とうもろこし缶詰及びとうもろこし瓶詰 6　コーンフラワーを主な原材料とするもの 7　コーングリッツを主な原材料とするもの（コーンフレークを除く。） 8　調理用のとうもろこしを主な原材料とするもの 9　1から5までに掲げるものを主な原材料とするもの
ばれいしょ	1　ポテトスナック菓子 2　乾燥ばれいしょ 3　冷凍ばれいしょ 4　ばれいしょでん粉 5　調理用のばれいしょを主な原材料とするもの 6　1から4までに掲げるものを主な原材料とするもの
なたね	
綿実	
アルファルファ	アルファルファを主な原材料とするもの
てん菜	調理用のてん菜を主な原材料とするもの
パパイヤ	パパイヤを主な原材料とするもの

別表第18（第3条、第18条関係）

形質	加工食品	対象農産物
高オレイン酸 ステアリドン酸産生	1　大豆を主な原材料とするもの（脱脂されたことにより、上欄に掲げる形質を有しなくなったものを除く。） 2　1に掲げるものを主な原材料とするもの大豆	大豆
高リシン	1　とうもろこしを主な原材料とするもの（上欄に掲げる形質を有しなくなったものを除く。） 2　1に掲げるものを主な原材料とするものとうもろこし	とうもろこし

別表第19（第4条、第5条関係）

食品	表示事項	表示の方法
トマト加工品	使用上の注意（以下略）	（略）
	形状（以下略）	（略）
	「濃縮トマト還元」の用語（以下略）	（略）
	トマトの搾汁を濃縮した度合（以下略）	（略）
	トマトの搾汁の含有率（以下略）	（略）
ジャム類	使用上の注意（以下略）	（略）
乾めん類	調理方法	（略）
	そば粉の配合割合（以下略）	（略）
即席めん	調理方法	（略）
	使用上の注意（以下略）	（略）
即席めん類（即席めんのうち生タイプ即席めん以外のものをいう。）	油脂で処理した旨	「油揚げめん」、「油処理めん」等油脂で処理した旨の文言を表示する。
マカロニ類	調理方法	（略）
凍り豆腐	調理方法	（略）
プレスハム、混合プレスハム、ソーセージ及び混合ソーセージ	でん粉含有率（以下略）	（略）
食肉（鳥獣の生肉（骨及び臓器を含む。）に限る。以下この項において同じ。）	鳥獣の種類	1　「牛」、「馬」、「豚」、「めん羊」、「鶏」等とその動物名を表示する。 2　鳥獣の内臓にあっては「牛肝臓」、「心臓（馬）」等と表示する。 3　名称から鳥獣の種類が十分判断できるものにあっては、鳥獣の種類の表示を省略することができる。
	処理を行った旨（調味料に浸潤させる処理、他の食肉の断片を結着させ成型する処理その他病原微生物による汚染が内部に拡大するおそれのある処理を行ったものに限る。）	「タンブリング処理」、「ポーションカット」の文字等処理を行った旨を示す文字を表示する。
	飲食に供する際にその全体について十分な加熱を要する旨（調味料に浸潤させる処理、他の食肉の断片を結着させ成型する処理その他病原微生物による汚染が内部に拡大するおそれのある処理を行ったものに限る。）	「あらかじめ処理してありますので中心部まで十分に加熱してお召し上がりください」、「あらかじめ処理してありますので十分に加熱してください」等飲食に供する際にその全体について十分な加熱を要する旨の文言を表示する。
	生食用である旨（牛肉（内臓を除く。）であって生食用のものに限る。）	「生食用」、「生のまま食べられます」等生食用である旨を明確に示す文言を表示する。

	と畜場の所在地の都道府県名（輸入品にあっては、原産国名）及びと畜場の名称（牛肉（内臓を除く。）であって生食用のものに限る。）	とさつ又は解体が行われたと畜場の所在地の都道府県名（輸入品にあっては、原産国名）及びと畜場である旨を冠した当該と畜場の名称を表示する。
	食品衛生法第11条第1項の規定に基づく生食用食肉の加工基準に適合する方法で加工が行われた施設の所在地の都道府県名（輸入品にあっては、原産国名）及び加工施設の名称（牛肉（内臓を除く。）であって生食用のものに限る。）	食品衛生法第11条第1項の規定に基づく生食用食肉の加工基準に適合する方法で加工が行われた施設（以下、この項において「加工施設」という。）の所在地の都道府県名（輸入品にあっては、原産国名）及び加工施設である旨を冠した当該加工施設の名称を表示する。
	一般的に食肉の生食は食中毒のリスクがある旨（牛肉（内臓を除く。）であって生食用のものに限る。）	「一般的に食肉の生食は食中毒のリスクがあります」、「食肉（牛肉）の生食は、重篤な食中毒を引き起こすリスクがあります」等一般的に食肉の生食は食中毒のリスクがある旨の文言を表示する。
	子供、高齢者その他食中毒に対する抵抗力の弱い者は食肉の生食を控えるべき旨（牛肉（内臓を除く。）であって生食用のものに限る。）	「子供、高齢者、食中毒に対する抵抗力の弱い方は食肉の生食をお控えください」、「お子様、お年寄り、体調の優れない方は、牛肉を生で食べないでください」等子供、高齢者その他食中毒に対する抵抗力の弱い者は食肉の生食を控えるべき旨の文言を表示する。
食肉製品（食品衛生法施行令第1条第1項第4号に掲げるものに限る。以下この表において同じ。）	原料肉名	配合分量の多いものから順に表示することとし、食肉である原料については「馬」、「めん羊」、「鶏」等とその動物名を、魚肉である原料については「魚肉」の文字を表示する。
	殺菌方法（気密性のある容器包装に充てんした後、その中心部の温度を摂氏120度で4分間加熱する方法又はこれと同等以上の効力を有する方法により殺菌したもの（缶詰又は瓶詰のものを除く。）に限る。）	殺菌温度及び殺菌時間を表示する。
	乾燥食肉製品である旨（乾燥食肉製品（乾燥させた食肉製品であって、乾燥食肉製品として販売するものをいう。以下同じ。）に限る。）	「乾燥食肉製品」の文字等乾燥食肉製品である旨を示す文字を表示する。
	非加熱食肉製品である旨（非加熱食肉製品（食肉を塩漬けした後、くん煙し、又は乾燥させ、かつ、その中心部の温度を摂氏63度で30分間加熱する方法又はこれと同等以上の効力を有する方法による加熱殺菌を行っていない食肉製品であって、非加熱食肉製品として販売するものをいう。ただし、乾燥食肉製品を除く。以下同じ。）に限る。）	「非加熱食肉製品」の文字等非加熱食肉製品である旨を示す文字を表示する。
	水素イオン指数及び水分活性（非加熱食肉製品に限る。）	水素イオン指数を表示するときは、「pH」等水素イオン指数を示す文字を付してその値を表示する。水分活性を表示するときは、水分活性を示す文字を付してその値を表示する。

食品表示基準（抜粋）

		特定加熱食肉製品である旨（特定加熱食肉製品（その中心部の温度を摂氏63度で30分間加熱する方法又はこれと同等以上の効力を有する方法以外の方法による加熱殺菌を行った食肉製品をいう。ただし、乾燥食肉製品及び非加熱食肉製品を除く。以下同じ。）に限る。）	「特定加熱食肉製品」の文字等特定加熱食肉製品である旨を示す文字を表示する。
		水分活性（特定加熱食肉製品に限る。）	水分活性を示す文字を付してその値を表示する。
		加熱食肉製品である旨（加熱食肉製品（乾燥食肉製品、非加熱食肉製品及び特定加熱食肉製品以外の食肉製品をいう。）に限る。）	「加熱食肉製品」の文字等加熱食肉製品である旨を示す文字を表示する。
		容器包装に入れた後加熱殺菌したものか、加熱殺菌した後容器包装に入れたものかの別（加熱食肉製品に限る。）	「包装後加熱」の文字又は「加熱後包装」の文字等容器包装に入れた後加熱殺菌したものか、加熱殺菌した後容器包装に入れたものかの別を表示する。
乳		種類別	乳等省令第2条の定義に従った種類別を表示する。
		殺菌温度及び時間（殺菌しない特別牛乳にあっては、その旨）	1　温度は摂氏温度で表し、当該処理場で行っている実際の殺菌温度を正確に表示する。 2　時間は「分」又は「秒」で表し、当該処理場で行っている実際の殺菌時間を正確に表示する。 3　殺菌温度、殺菌時間を表すものであることを明らかにするため、「殺菌」、「殺菌温度」、「殺菌時間」等の文字を前又は後に表示する。
		主要な原料名並びに含まれる無脂乳固形分及び乳脂肪分の重量百分率（加工乳に限る。）	1　主要な原材料名を配合割合の高い順に表示する。 2　無脂乳固形分及び乳脂肪分の重量パーセントを表示する。 パーセントの表示は、小数第1位まで表示する。
		含まれる乳脂肪分の重量百分率（低脂肪牛乳に限る。）	含まれる乳脂肪分の重量パーセントを表示する。パーセントの表示は、小数第1位まで表示する。
		常温での保存が可能である旨及び常温で保存した場合における賞味期限である旨の文字を冠したその年月日（常温保存可能品に限る。）	「種類別○○」の次に「（常温保存可能品）」の文字を表示する。
乳製品		種類別	乳等省令第2条の定義に従った種類別を表示する。この場合において、チーズにあってはナチュラルチーズ又はプロセスチーズの別、アイスクリーム類にあってはアイスクリーム、アイスミルク又はラクトアイスの別を表示する。
		乳製品である旨（乳酸菌飲料に限る。）	「種類別○○」の次に「（乳製品）」の文字を表示する。

	主要な混合物の名称（乳飲料、発酵乳、乳酸菌飲料（無脂乳固形分3.0パーセント以上のものに限る。）、チーズ又はアイスクリーム類に限る。）	乳又は乳製品以外に混合したもののうち主要なもの及び量の多少にかかわらずその製品の特性に不可欠なものの名称を表示する。
	主要な混合物の名称及びその重量百分率（加糖練乳、加糖脱脂練乳、加糖粉乳又は調製粉乳に限る。）	1　主要な混合物の名称は、調製粉乳にあっては、乳又は乳製品以外に混合したもののうち主要なもの及び量の多少にかかわらずその製品の組成に必要不可欠なものの名称を表示し、それ以外のものにあっては、「しょ糖」と表示する。 2　1の重量パーセントは、小数第1位まで表示する。
	含まれる無脂乳固形分及び乳脂肪分（乳脂肪分以外の脂肪分を含むものにあっては、無脂乳固形分及び乳脂肪分並びに乳脂肪分以外の脂肪分）の重量百分率（乳飲料、発酵乳、乳酸菌飲料及びアイスクリーム類に限る。）	1　無脂乳固形分、乳脂肪分及び乳脂肪分以外の脂肪分の重量パーセントは、小数第1位まで表示する。ただし、アイスクリーム類、発酵乳及び乳酸菌飲料であって、重量パーセントが1パーセント以上のものについては、小数第1位の数値の1から4までは0として、6から9までは5として、0.5間隔で表示することができる。 2　乳脂肪分以外の脂肪分にあっては、その脂肪分の個々の名称及びそれぞれの重量パーセントを表示する。ただし、植物性脂肪又は乳脂肪以外の動物性脂肪に取りまとめ、それぞれ総量で表示することができる。
	当該動物の種類（牛以外の動物の乳を原料として製造したナチュラルチーズに限る。）	2種類以上の動物の乳を使用したものにあっては、当該動物の種類を使用量の多い順に表示する。
	含まれる乳脂肪分の重量百分率（クリーム及びクリームパウダーに限る。）	含まれる乳脂肪分の重量パーセントは、小数第1位まで表示する。
	殺菌した発酵乳及び乳酸菌飲料である旨（殺菌した発酵乳及び乳酸菌飲料に限る。）	殺菌した発酵乳にあっては、「種類別」の次に「殺菌済み発酵乳」等殺菌した発酵乳である旨の文言を、殺菌した乳酸菌飲料にあっては、「種類別」の次に「殺菌済み乳酸菌飲料」等殺菌した乳酸菌飲料である旨の文言を表示する。
	容器包装に入れた後、加熱殺菌した旨（ナチュラルチーズ（ソフト及びセミハードのものに限る。）であって、容器包装に入れた後、加熱殺菌したものに限る。）	「包装後加熱」、「包装後加熱殺菌」、「容器包装後加熱殺菌済み」等容器包装に入れた後に加熱殺菌したものである旨の文言を表示する。
	飲食に供する際に加熱する旨（ナチュラルチーズ（ソフト及びセミハードのものに限る。）であって、飲食に供する際に加熱するものに限る。）	「種類別○○」の次に「(要加熱)」、「(加熱が必要)」、「(加熱してお召し上がりください)」等飲食に供する際に加熱する旨の文言を表示する。
	製造時の発酵温度が摂氏25度前後である旨（発酵乳又は乳酸菌飲料であって、製造時の発酵温度が摂氏25度前後のものに限る。）	「低温発酵」等製造時の発酵温度が摂氏25度前後である旨を示す文字を表示する。

	常温での保存が可能である旨及び常温で保存した場合における賞味期限である旨の文字を冠したその年月日(常温保存可能品に限る。)	「種類別〇〇」の次に「(常温保存可能品)」の文字を表示する。
乳又は乳製品を主要原料とする食品	名称又は商品名(乳酸菌飲料にあっては、その旨)	一般的名称又は商品名を表示する。この場合において、乳酸菌飲料にあっては、「乳酸菌飲料」の文字を表示する。
	乳若しくは乳製品を原材料として含む旨、乳成分を原材料として含む旨又は主要原料である乳若しくは乳製品の種類別のうち少なくとも一つを含む旨	「この製品は原材料に乳を使用しています」等乳若しくは乳製品を原材料として含む旨、乳成分を原材料として含む旨又は主要原料である乳若しくは乳製品の種類別のうち少なくとも1つを含む旨を表示する。
	含まれる無脂乳固形分及び乳脂肪分(乳脂肪分以外の脂肪分を含むものにあっては、無脂乳固形分及び乳脂肪分並びに乳脂肪分以外の脂肪分)の重量百分率	1　無脂乳固形分、乳脂肪分及び乳脂肪分以外の脂肪分の重量パーセントを表示する。パーセント表示は、小数第1位まで表示する。ただし、乳又は乳製品を主要原料とする食品であって、重量パーセントが1パーセント以上のものについては、小数第1位の数値の1から4までは0として、6から9までは5として、0.5間隔で表示することができる。 2　乳脂肪分以外の脂肪分にあっては、その脂肪分の個々の名称及びそれぞれの重量パーセントを表示する。ただし、植物性脂肪又は乳脂肪以外の動物性脂肪に取りまとめ、それぞれ総量で表示することができる。
	製造時の発酵温度が摂氏25度前後である旨(乳酸菌飲料であって、製造時の発酵温度が摂氏25度前後のものに限る。)	「低温発酵」等製造時の発酵温度が摂氏25度前後である旨を示す文字を表示する。
鶏の液卵(鶏の殻付き卵から卵殻を取り除いたものをいう。)	殺菌方法(殺菌したものに限る。)	殺菌温度及び殺菌時間を表示する。
	未殺菌である旨(殺菌したもの以外のものに限る。)	「未殺菌」の文字等未殺菌である旨を示す文字を表示する。
	飲食に供する際に加熱殺菌を要する旨(殺菌したもの以外のものに限る。)	「飲食に供する際には加熱殺菌が必要です」等飲食に供する際に加熱殺菌を要する旨を示す文言を表示する。
切り身又はむき身にした魚介類(生かき及びふぐを原材料とするふぐ加工品(軽度の撒塩を行ったものを除く。)を除く。)であって、生食用のもの(凍結させたものを除く。)	生食用である旨	「生食用」、「刺身用」、「そのままお召し上がりになれます」等生食用である旨を示す文言を表示する。
生かき	生食用であるかないかの別	生食用又は加工用の別を表示する。生食用以外のかきについては、「加熱調理用」、「加熱加工用」、「加熱用」等加熱しなければならないことを明確に表示する。

	採取された水域（生食用のものに限る。）	都道府県、地域保健法（昭和22年法律第101号）第5条第1項の政令で定める市又は特別区が、自然環境等を考慮した上で、決定した採取された水域の範囲を表示する。
ゆでがに	飲食に供する際に加熱を要するかどうかの別	「加熱の必要はありません」、「加熱用」、「加熱してお召し上がりください」等飲食に供する際に加熱を要するかどうかの別を示す文言を表示する。
魚肉ハム及び魚肉ソーセージ	でん粉含有率（以下略）	（略）
	名称の用語（以下略）	（略）
魚肉ハム、魚肉ソーセージ及び特殊包装かまぼこ	気密性のある容器包装に充てんした後、その中心部の温度を摂氏120度で4分間加熱する方法又はこれと同等以上の効力を有する方法により殺菌したもの（缶詰又は瓶詰のものを除く。）の殺菌方法	殺菌温度及び殺菌時間を表示する。
	水素イオン指数又は水分活性（その水素イオン指数が4.6以下又はその水分活性が0.94以下であるもの（缶詰又は瓶詰のものを除く。）に限る。）	水素イオン指数を表示するときは、「pH」等水素イオン指数を示す文字を付してその値を表示する。水分活性を表示するときは、水分活性を示す文字を付してその値を表示する。
削りぶし	名称の用語（以下略）	（略）
	密封の方法（以下略）	（略）
	圧搾煮干し配合率（以下略）	（略）
うに加工品	塩うに含有率	（略）
	名称の用語（以下略）	（略）
うにあえもの	塩うに含有率	（略）
	名称の用語（以下略）	（略）
ふぐを原材料とするふぐ加工品（軽度の撒塩を行ったものを除く。）	ロットが特定できるもの	加工年月日である旨の文字を冠したその年月日、ロット番号等のいずれかを表示する。
ふぐを原材料とするふぐ加工品（軽度の撒塩を行ったものを除く。）	原料ふぐの種類	原料ふぐの種類を次に掲げる標準和名で表示するとともに、「標準和名」の文字を表示する。 一　とらふぐ 二　からす 三　まふぐ 四　しまふぐ 五　しょうさいふぐ 六　なしふぐ 七　こもんふぐ 八　ひがんふぐ 九　くさふぐ 十　ごまふぐ 十一　あかめふぐ 十二　むしふぐ

		十三　めふぐ 十四　しろさばふぐ 十五　くろさばふぐ 十六　かなふぐ 十七　よりとふぐ 十八　くまさかふぐ 十九　ほしふぐ 二十　さざなみふぐ 二十一　もようふぐ 二十二　しろあみふぐ 二十三　いしがきふぐ 二十四　はりせんぼん 二十五　ひとづらはりせんぼん 二十六　ねずみふぐ 二十七　はこふぐ 二十八　さんさいふぐ
	漁獲水域名（原料ふぐの種類がなしふぐ（有明海、橘湾、香川県及び岡山県の瀬戸内海域で漁獲されたものに限る。）の筋肉を原材料とするもの又はなしふぐ（有明海及び橘湾で漁獲され、長崎県が定める要領に基づき処理されたものに限る。）の精巣を原材料とするものに限る。）	漁獲水域名を表示する。
	生食用であるかないかの別（冷凍食品のうち、切り身にしたふぐを凍結させたものに限る。）	生食用のものにあっては、「生食用」等生食用である旨を示す文言を表示し、生食用でないものにあっては、「加工用」、「フライ用」、「煮物用」等生食用でない旨を示す文言を表示する。
	生食用である旨（切り身にしたふぐであって生食用のもの（調味したものであって、凍結させたものを除く。）に限る。）	「生食用」の文字等生食用である旨を示す文字を表示する。
塩蔵わかめ	食塩含有率（以下略）	（略）
	使用方法	（略）
	名称の用語（以下略）	（略）
鯨肉製品	気密性のある容器包装に充てんした後、その中心部の温度を摂氏120度で4分間加熱する方法又はこれと同等以上の効力を有する方法により殺菌したもの（缶詰又は瓶詰のものを除く。）の殺菌方法	殺菌温度及び殺菌時間を表示する。
食酢	酸度	（略）
	醸造酢の混合割合（以下略）	（略）
	希釈倍数（以下略）	（略）
	「醸造酢」又は「合成酢」の用語	（略）
風味調味料	使用方法	（略）
乾燥スープ	調理方法	（略）
	「コンソメ」又は「ポタージュ」の用語（以下略）	（略）

マーガリン類	油脂含有率(以下略)	(略)
	名称の用語(以下略)	(略)
冷凍食品	飲食に供する際に加熱を要するかどうかの別(製造し、又は加工した食品(清涼飲料水、食肉製品、鯨肉製品、魚肉練り製品、ゆでだこ、ゆでがに、食肉(鳥獣の生肉(骨及び臓器を含む。)を加工したものに限る。)及びアイスクリーム類を除く。以下同じ。)を凍結させたものに限る。)	「加熱の必要はありません」、「加熱用」、「加熱してお召し上がりください」等飲食に供する際に加熱を要するかどうかの別を示す文言を名称の表示に併記するなどして表示する。
	凍結させる直前に加熱されたものであるかどうかの別(加熱後摂取冷凍食品(製造し、又は加工した食品を凍結させたものであって、飲食に供する際に加熱を要するとされているものをいう。)に限る。)	「凍結前加熱」の文字等凍結させる直前に加熱されたものであるかどうかの別を表示する。
	生食用であるかないかの別(切り身又はむき身にした魚介類(生かき及びふぐを除き、調味したものに限る。)を凍結させたものに限る。)	生食用のものにあっては、「生食用」等生食用である旨を示す文言を表示し、生食用でないものにあっては、「加工用」、「フライ用」、「煮物用」等生食用でない旨を示す文言を表示する。
調理冷凍食品(冷凍フライ類、冷凍しゅうまい、冷凍ぎょうざ、冷凍春巻、冷凍ハンバーグステーキ、冷凍ミートボール、冷凍フィッシュハンバーグ、冷凍フィッシュボール、冷凍米飯類及び冷凍めん類に限る。)	衣の率(以下略)	(略)
	皮の率(以下略)	(略)
	使用方法	(略)
	内容個数(以下略)	(略)
	食用油脂で揚げた後、凍結し、容器包装に入れた旨(以下略)	(略)
	ソースを加えた旨又はソースで煮込んだ旨(以下略)	(略)
	食肉の含有率(以下略)	(略)
	魚肉の含有率(以下略)	(略)
チルドハンバーグステーキ及びチルドミートボール	調理方法	(略)
チルドぎょうざ類	調理方法	(略)
	皮の率(以下略)	(略)
	「チルド」の用語	(略)
	「魚肉」の用語(以下略)	(略)
	「野菜」の用語(以下略)	(略)
容器包装詰加圧加熱殺菌食品	食品を気密性のある容器包装に入れ、密封した後、加圧加熱殺菌した旨(缶詰又は瓶詰の食品、清涼飲料水、食肉製品、鯨肉製品及び魚肉練り製品を除く。)	「気密性容器に密封し加圧加熱殺菌」等食品を気密性のある容器包装に入れ、密封した後、加圧加熱殺菌した旨を示す文言を表示する。

レトルトパウチ食品（植物性たんぱく食品（コンビーフスタイル）を除く。）	レトルトパウチ食品である旨	（略）
	調理方法（以下略）	（略）
	内容量（以下略）	（略）
	食肉等若しくはその加工品又は魚肉の含有率（以下略）	（略）
容器包装に密封された常温で流通する食品（清涼飲料水、食肉製品、鯨肉製品及び魚肉練り製品を除く。）のうち、水素イオン指数が4.6を超え、かつ、水分活性が0.94を超え、かつ、その中心部の温度を摂氏120度で4分間に満たない条件で加熱殺菌されたものであって、ボツリヌス菌を原因とする食中毒の発生を防止するために摂氏10度以下での保存を要するもの	要冷蔵である旨	「要冷蔵」の文字等冷蔵を要する食品である旨を示す文字を表示する。
缶詰の食品	主要な原材料名	1　主要原材料が3種類以上にわたる場合は、配合分量の多いものから順に3種類まで表示する。 2　原則として、「主要原材料」の文字を冠する。 3　原材料は、その種類名を表示する。 4　名称その他表示から主要原材料が十分判断できるものにあっては、主要原材料名の表示を省略することができる。
農産物缶詰及び農産物瓶詰	形状（以下略）	（略）
	大きさ（以下略）	（略）
	基部の太さ（以下略）	（略）
	粒の大きさ（以下略）	（略）
	果肉の大きさ（以下略）	（略）
	果粒の大きさ（以下略）	（略）
	内容個数（以下略）	（略）
	使用上の注意（以下略）	（略）
	「冷凍原料使用」の用語（以下略）	（略）
	「もどし豆」の用語（以下略）	（略）

	「もどし原料使用」の用語（以下略）	（略）
	固形分（以下略）	（略）
	形状を表す写真、絵又は図柄（以下略）	（略）
畜産物缶詰及び畜産物瓶詰	内容個数（以下略）	（略）
	使用上の注意（以下略）	（略）
	食肉の名称（以下略）	（略）
	肉片形状の用語（以下略）	（略）
調理食品缶詰及び調理食品瓶詰	使用上の注意（以下略）	（略）
	食肉の名称（以下略）	（略）
	「骨付」の用語（以下略）	（略）
	固形量又は内容量に対する食肉、臓器、可食部分及び家きん卵並びにそれらの加工品の重量の割合（以下略）	（略）
水のみを原料とする清涼飲料水	殺菌又は除菌を行っていない旨（容器包装内の二酸化炭素圧力が摂氏20度で98キロパスカル未満であって、殺菌又は除菌（ろ過等により、原水等に由来して当該食品中に存在し、かつ、発育し得る微生物を除去することをいう。以下同じ。）を行わないものに限る。）	「殺菌又は除菌を行っていない」等殺菌又は除菌を行っていない旨を示す文言を表示する。
果実飲料	使用方法（以下略）	（略）
	「加糖」の用語（以下略）	（略）
	「濃縮還元」の用語（以下略）	（略）
	希釈時の果汁割合（以下略）	（略）
果実の搾汁又は果実の搾汁を濃縮したものを凍結させたものであって、原料用果汁以外のもの	「冷凍果実飲料」の文字	「冷凍果実飲料」の文字を表示する。
豆乳類	大豆固形分	（略）
	使用上の注意（以下略）	（略）
	名称の用語（以下略）	（略）
	粉末大豆たんぱくを加えた旨（以下略）	（略）

別表第20（第8条関係）

食品	様式	表示の方式
機能性表示食品	別記様式1の規定による。	第8条各号の規定によるほか、次に定めるところによる。 一　機能性表示食品である旨は、容器包装の主要面に表示する。 二　機能性関与成分及び当該成分又は当該成分を含有する食品が有する機能性並びに機能性及び安全性について国による評価を受けたものではない旨は、容器包装の同一面に表示する。
農産物缶詰及び農産物瓶詰	（略）	（略）
トマト加工品	（略）	（略）
ジャム類	（略）	（略）
乾めん類	（略）	（略）
マカロニ類	（略）	（略）
凍り豆腐	（略）	（略）
プレスハム、混合プレスハム、ソーセージ及び混合ソーセージ	（略）	（略）
畜産物缶詰及び畜産物瓶詰	（略）	（略）
乳	種類別 原材料名 添加物 原料原産地名 内容量 消費期限 保存方法 原産国名 製造者 備考 別記様式1の備考第二号から第十二号の規定による。	第8条各号（第三号を除く。）の規定によるほか、次に定めるところによる。 一　種類別は、JISZ8305に定める10.5ポイントの活字以上の大きさの統一のとれた文字で表示する。 二　この様式中、「種類別」とあるのは、これに代えて、「種類別名称」と表示することができる。
乳製品のうち、発酵乳及び乳酸菌飲料	種類別 原材料名 添加物 原料原産地名 内容量 消費期限 保存方法 原産国名 製造者 備考 別記様式1の備考第二号から第十二号の規定による。	第8条各号（第三号を除く。）の規定によるほか、次に定めるところによる。 一　種類別は、JISZ8305に定める8ポイントの活字以上の大きさの統一のとれた文字で表示する。 二　この様式中、「種類別」とあるのは、これに代えて、「種類別名称」と表示することができる。

その他の乳製品	種類別 原材料名 添加物 原料原産地名 内容量 消費期限 保存方法 原産国名 製造者 備考 別記様式１の備考第二号から第十二号の規定による。	第８条各号（第三号を除く。）の規定によるほか、次に定めるところによる。 一　種類別は、JISZ8305に定める14ポイントの活字以上の大きさの統一のとれた文字で表示する。 二　この様式中、「種類別」とあるのは、これに代えて、「種類別名称」と表示することができる。
乳又は乳製品を主要原料とする食品のうち、乳酸菌飲料	別記様式一の規定による。	第８条各号（第三号を除く。）の規定によるほか、乳酸菌飲料である旨は、JISZ8305に定める８ポイントの活字以上の大きさの統一のとれた文字で表示する。
魚肉ハム及び魚肉ソーセージ	（略）	（略）
削りぶし	（略）	（略）
うに加工品及びうにあえもの	（略）	（略）
塩蔵わかめ	（略）	（略）
食酢	（略）	（略）
風味調味料	（略）	（略）
乾燥スープ	（略）	（略）
マーガリン類	（略）	（略）
調理冷凍食品（冷凍フライ類、冷凍しゅうまい、冷凍ぎょうざ、冷凍春巻、冷凍ハンバーグステーキ、冷凍ミートボール、冷凍フィッシュハンバーグ、冷凍フィッシュボール、冷凍米飯類及び冷凍めん類に限る。）	（略）	（略）
チルドハンバーグステーキ及びチルドミートボール	（略）	（略）
チルドぎょうざ類	（略）	（略）
レトルトパウチ食品（植物性たんぱく食品（コンビーフスタイル）を除く。）	（略）	（略）
容器包装に密封された常温で流通する食品（清涼飲料水、食肉製品、鯨肉製品及び魚肉練り製品を除く。）のうち、水素イオン指数が4.6を超え、かつ、水分活性が0.94を超え、かつ、その中心部の温度を摂氏120度で４分	別記様式１の規定による。	第８条各号（第三号を除く。）の規定によるほか、別表第19に規定する冷蔵を要する食品である旨を示す文字は、容器包装の表面に、分かりやすい大きさで表示する。

食品表示基準（抜粋）

間に満たない条件で加熱殺菌されたものであって、ボツリヌス菌を原因とする食中毒の発生を防止するために摂氏10度以下での保存を要するもの		
調理食品缶詰及び調理食品瓶詰	（略）	（略）
果実飲料	（略）	（略）
豆乳類	（略）	（略）

別表第21（第9条関係）

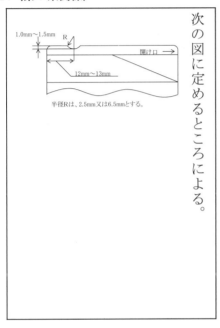

別表第22（第9条関係）

食品	表示禁止事項
農産物缶詰及び農産物瓶詰	（略）
トマト加工品	（略）
乾しいたけ	（略）
農産物漬物	（略）
ジャム類	（略）
乾めん類	（略）
即席めん	（略）
マカロニ類	（略）
凍り豆腐	（略）
ハム類	（略）
プレスハム	（略）
混合プレスハム	（略）
ソーセージ	（略）
混合ソーセージ	（略）
ベーコン類	（略）
畜産物缶詰及び畜産物瓶詰	（略）
煮干魚類	（略）
魚肉ハム及び魚肉ソーセージ	（略）
削りぶし	（略）
うに加工品	（略）
うにあえもの	（略）
乾燥わかめ	（略）
塩蔵わかめ	（略）
みそ	（略）
しょうゆ	（略）
ウスターソース類	（略）
ドレッシング及びドレッシングタイプ調味料	（略）
食酢	（略）
風味調味料	（略）
乾燥スープ	（略）
食用植物油脂	（略）
調理冷凍食品（冷凍フライ類、冷凍しゅうまい、冷凍ぎょうざ、冷凍春巻、冷凍ハンバーグステーキ、冷凍ミートボール、冷凍フィッシュハンバーグ、冷凍フィッシュボール、冷凍米飯類及び冷凍めん類に限る。）	（略）
チルドハンバーグステーキ	（略）

チルドミートボール	（略）
チルドぎょうざ類	（略）
レトルトパウチ食品（植物性たんぱく食品（コンビーフスタイル）を除く。）	（略）
調理食品缶詰及び調理食品瓶詰	（略）
炭酸飲料	（略）
果実飲料	（略）
豆乳類	（略）
にんじんジュース及びにんじんミックスジュース	（略）

別表第23（第13条関係）

・名称
・保存の方法
・消費期限又は賞味期限
・添加物
・製造所又は加工所の所在地及び製造者又は加工者の氏名又は名称
・アレルゲン
・L-フェニルアラニン化合物を含む旨
・乳児用規格適用食品である旨

・即席めん類に関する事項
・食肉（鳥獣の生肉（骨及び臓器を含む。）に限る。）に関する事項
・食肉製品（食品衛生法施行令第1条第四号に掲げるものに限る。）に関する事項
・乳に関する事項
・乳製品に関する事項
・乳又は乳製品を主要原料とする食品に関する事項
・鶏の液卵に関する事項
・切り身又はむき身にした魚介類（生かき及びふぐを原材料とするふぐ加工品（軽度の撒塩を行ったものを除く。）を除く。）であって、生食用のもの（凍結させたものを除く。）に関する事項
・生かきに関する事項
・ゆでがにに関する事項
・魚肉ハム、魚肉ソーセージ及び特殊包装かまぼこに関する事項
・ふぐを原材料とする食品（軽度の撒塩を行ったものを除く。）に関する事項
・鯨肉製品に関する事項
・冷凍食品に関する事項
・容器包装詰加圧加熱殺菌食品に関する事項
・缶詰の食品に関する事項
・ミネラルウォーター類に関する事項
・冷凍果実飲料に関する事項

別表第24（第19条、第20条、第24条、第25条関係）

食品	表示事項	表示の方法
玄米及び精米	名称	次に定めるところにより表示する。 一　玄米にあっては「玄米」と表示する。 二　もち精米にあっては「もち精米」と表示する。 三　うるち精米のうち、胚芽を含む精米の製品に占める重量の割合が80パーセント未満のものにあっては「うるち精米」又は「精米」と表示する。 四　うるち精米のうち、胚芽を含む精米の製品に占める重量の割合が80パーセント以上のものにあっては「胚芽精米」と表示する。
	原料玄米	次に定めるところにより表示する。 一　産地、品種及び産年（生産年をいう。以下同じ。）が同一である原料玄米を用い、かつ、当該原料玄米の産地、品種及び産年について証明（国産品にあっては、農産物検査法（昭和26年法律第144号）による証明をいい、輸入品にあっては、輸出国の公的機関等による証明をいう。以下同じ。）を受けた原料玄米にあっては、「単一原料米」と表示し、その産地、品種及び産年を併記することとし、この場合における産地は、国産品にあっては都道府県名、市町村名その他一般に知られている地名を、輸入品にあっては原産国名又は一般に知られている地名を表示する。 二　一に規定する原料玄米以外の原料玄米を用いる場合には、「複数原料米」等原料玄米の産地、品種若しくは産年が同一でないか、又は産地、品種若しくは産年の全部若しくは一部が証明を受けていない旨を表示

食品表示基準（抜粋）

			し、その産地及び使用割合（原料玄米の製品に占める重量の割合をいう。以下同じ。）を併記する。この場合、国産品にあっては「国内産　△割」と、輸入品にあっては原産国ごとに「○○産△割」と、国産品及び原産国ごとの使用割合の高い順に表示し、「○○」には国名、「△」には使用割合を表す数字を表示する（三及び四において同じ。）。 三　二の場合においては、二の規定による「国内産　△割」又は「○○産△割」の表示の次に括弧を付して産地、品種及び産年の３つの表示項目について、証明の内容に基づき、それぞれに対応する原料玄米の使用割合と併せて表示することができる。ただし、産地について証明を受けていない原料玄米の産地については、米穀等の取引等に係る情報の記録及び産地情報の伝達に関する法律（平成21年法律第26号）第４条の規定に基づき伝達される産地を表示することができるものとする。なお、この場合において、次に掲げる場合にあってはそれぞれ次に定めるところにより表示する。 　イ　複数の原料玄米について表示する場合にあっては、当該原料玄米の使用割合の高い順に表示する。 　ロ　複数の原料玄米について表示することができる場合にあっては、当該複数の原料玄米の一部の原料玄米についてのみ表示することができる。 　ハ　産地、品種及び産年の３つの表示項目の一部を表示する場合にあっては、表示する全ての原料玄米について表示項目をそろえて表示する。 　ニ　産地の表示をする場合にあっては、一に規定するところにより表示し、産地について証明を受けていない原料玄米について産地の表示をする場合にあっては、当該産地の次に括弧を付して「産地未検査」と表示する。 四　二の場合において原料玄米に産地、品種及び産年の全部について証明を受けていない原料玄米（以下「未検査米」という。）が含まれている場合にあっては、当該未検査米について二の規定による「国内産　△割」又は「○○産　△割」の表示の次に括弧を付して「未検査米　△割」と表示することができる。
		内容量	内容重量をグラム又はキログラムの単位で、単位を明記して表示する。ただし、精麦又は雑穀を混合したものにあっては、精麦又は雑穀を合計した内容重量とし、内容重量の表示の次に括弧を付して精麦又は雑穀の最も一般的な名称にその重量及び単位を併記して表示する。
		調製年月日、精米年月日又は輸入年月日	玄米にあっては調製年月日を、精米にあっては精米年月日を、輸入品であって調製年月日又は精米年月日が明らかでないものにあっては輸入年月日を年月日の順で表示する。ただし、調製年月日、精米年月日又は輸入年月日の異なるものを混合したものにあっては最も古い調製年月日、精米年月日又は輸入年月日を表示する。
		食品関連事業者の氏名又は名称、住所及び電話番号	食品関連事業者のうち表示内容に責任を有する者の氏名又は名称、住所及び電話番号を表示する。
シアン化合物を含有する豆類		アレルゲン（特定原材料に由来する添加物を含むものに限る。）	１　当該添加物を含む旨及び当該食品に含まれる添加物が当該特定原材料に由来する旨を、原則、添加物の物質名の直後に括弧を付して表示する。 ２　１の規定にかかわらず、当該食品に対し２種類以上の添加物を使用しているものであって、当該添加物に同一の特定原材料が含まれているものにあっては、そのうちのいずれかに特定原材料に由来する旨を表示す

		れば、それ以外の添加物について、特定原材料に由来する旨の表示を省略することができる。ただし、当該添加物に含まれる特定原材料が、科学的知見に基づき抗原性が低いと認められる場合は、この限りでない。
	輸入年月日	輸入年月日である旨の文字を冠したその年月日を年月日の順で表示する。
	添加物	栄養強化の目的で使用されるもの、加工助剤及びキャリーオーバーを除き、別表第6の上欄に掲げる添加物として使用されるものを含む食品にあっては当該添加物の物質名及び同表の当該下欄に掲げる用途の表示を、その他の添加物を含む食品にあっては当該添加物の物質名を表示する。ただし、添加物の物質名の表示は、一般に広く使用されている名称を有する添加物にあっては、その名称をもって、別表第7の上欄に掲げるものとして使用される添加物を含む食品にあっては、同表の当該下欄に掲げる表示をもって、これに代えることができる。
	加工所の所在地（輸入品にあっては、輸入業者の営業所所在地。以下この表において同じ。）及び加工者の氏名又は名称（輸入品にあっては、輸入業者の氏名又は名称。以下この表において同じ。）	加工所（食品の加工（当該食品に関し、最終的に衛生状態を変化させる加工（調整又は選別を含む。）に限る。以下この項において同じ。）が行われた場所。以下この表において同じ。）の所在地（輸入品にあっては、輸入業者の営業所所在地）及び食品の加工を行う者の氏名又は名称（輸入品にあっては、輸入業者の氏名又は名称。以下この表において同じ。）を表示する。
	使用の方法	食品衛生法第11条第1項の規定により定められた使用基準に合う方法を表示する。
しいたけ	栽培方法	次に定めるところにより表示する。 一　原木栽培によるしいたけにあっては、「原木」と表示する。 二　菌床栽培によるしいたけにあっては、「菌床」と表示する。 三　原木栽培及び菌床栽培によるしいたけを混合したものにあっては、重量の割合の高いものの順に「原木・菌床」又は「菌床・原木」と表示する。
あんず、おうとう、かんきつ類、キウィー、ざくろ、すもも、西洋なし、ネクタリン、バナナ、びわ、マルメロ、もも及びりんご	アレルゲン（特定原材料に由来する添加物（抗原性が認められないもの及び香料を除く。）を含むものに限る。）	1　当該添加物を含む旨及び当該食品に含まれる添加物が当該特定原材料に由来する旨を、原則、添加物の物質名の直後に括弧を付して表示する。 2　1の規定にかかわらず、当該食品に対し2種類以上の添加物を使用しているものであって、当該添加物に同一の特定原材料が含まれているものにあっては、そのうちのいずれかに特定原材料に由来する旨を表示すれば、それ以外の添加物について、特定原材料に由来する旨の表示を省略することができる。ただし、当該添加物に含まれる特定原材料が、科学的知見に基づき抗原性が低いと認められる場合は、この限りでない。
	保存の方法	食品の特性に従って表示する。常温で保存すること以外にその保存の方法に関し留意すべき特段の事項がない場合は、これを省略することができる。
	消費期限又は賞味期限	1　品質が急速に劣化しやすい食品にあっては消費期限である旨の文字を冠したその年月日を、それ以外の食品にあっては賞味期限である旨の文字を冠したその年月日を年月日の順で表示する。 2　1の規定にかかわらず、消費期限又は賞味期限である旨の文字を冠したその年月日を省略することができる。
	添加物	1　栄養強化の目的で使用されるもの、加工助剤及びキャリーオーバーを除き、別表第6の上欄に掲げる添加物として使用されるものを含む食品にあっては当該添加物の物質名及び同表の当該下欄に掲げる用途の表示を、その他の添加物を含む食品にあっては当該添加物の物質名を表示す

		る。ただし、添加物の物質名の表示は、一般に広く使用されている名称を有する添加物にあっては、その名称をもって、別表第7の上欄に掲げるものとして使用される添加物を含む食品にあっては、同表の当該下欄に掲げる表示をもって、これに代えることができる。 2　1の規定にかかわらず、防ばい剤又は防かび剤として使用される添加物以外の添加物を含むものにあっては、当該添加物の物質名の表示及び当該添加物に係る別表第7の下欄に掲げる表示を省略することができる。
	加工所の所在地及び加工者の氏名又は名称	1　加工所の所在地及び食品の加工を行う者の氏名又は名称を表示する。 2　1の規定にかかわらず、加工所の所在地又は加工者の氏名若しくは名称を省略することができる。
食肉（鳥獣の生肉（骨及び臓器を含む。）に限る。以下この項において同じ。）	アレルゲン（特定原材料に由来する添加物を含むものに限る。）	1　当該添加物を含む旨及び当該食品に含まれる添加物が当該特定原材料に由来する旨を、原則、添加物の物質名の直後に括弧を付して表示する。 2　1の規定にかかわらず、当該食品に対し2種類以上の添加物を使用しているものであって、当該添加物に同一の特定原材料が含まれているものにあっては、そのうちのいずれかに特定原材料に由来する旨を表示すれば、それ以外の添加物について、特定原材料に由来する旨の表示を省略することができる。ただし、当該添加物に含まれる特定原材料が、科学的知見に基づき抗原性が低いと認められる場合は、この限りでない。
	保存の方法	食品衛生法第11条第1項の規定により定められた保存の方法の基準に合う方法を表示する。
	消費期限又は賞味期限	品質が急速に劣化しやすい食品にあっては消費期限である旨の文字を冠したその年月日を、それ以外の食品にあっては賞味期限である旨の文字を冠したその年月日を年月日の順で表示する。
	添加物	栄養強化の目的で使用されるもの、加工助剤及びキャリーオーバーを除き、別表第6の上欄に掲げる添加物として使用されるものを含む食品にあっては当該添加物の物質名及び同表の当該下欄に掲げる用途の表示を、その他の添加物を含む食品にあっては当該添加物の物質名を表示する。ただし、添加物を含む旨の表示は、一般に広く使用されている名称を有する添加物にあっては、その名称をもって、別表第7の上欄に掲げるものとして使用される添加物を含む食品にあっては、同表の当該下欄に掲げる表示をもって、これに代えることができる。
	加工所の所在地及び加工者の氏名又は名称	加工所の所在地及び食品の加工を行う者の氏名又は名称を表示する。
	鳥獣の種類	1　「牛」、「馬」、「豚」、「めん羊」、「鶏」等とその動物名を表示する。 2　鳥獣の内臓にあっては「牛肝臓」、「心臓（馬）」等と表示する。 3　名称から鳥獣の種類が十分判断できるものにあっては、鳥獣の種類の表示を省略することができる。
	処理を行った旨（刃を用いてその原形を保ったまま筋及び繊維を短く切断する処理その他病原微生物による汚染が内部に拡大するおそれのある処理（調味料に浸潤させる処理及び他の食肉の断片を結着させ成型する処理を除く。）を行ったものに限る。）	処理を行った旨を示す文言を表示する。

	飲食に供する際にその全体について十分な加熱を要する旨（刃を用いてその原形を保ったまま筋及び繊維を短く切断する処理その他病原微生物による汚染が内部に拡大するおそれのある処理（調味料に浸潤させる処理及び他の食肉の断片を結着させ成型する処理を除く。）を行ったものに限る。）	「あらかじめ処理してありますので中心部まで十分に加熱してお召し上がりください」、「あらかじめ処理してありますので十分に加熱してください」等飲食に供する際にその全体について十分な加熱を要する旨の文言を表示する。
	生食用である旨（牛肉（内臓を除く。）であって生食用のものに限る。）	「生食用」、「生のまま食べられます」等生食用である旨を示す文字を表示する。
	と畜場の所在地の都道府県名（輸入品にあっては、原産国名）及びと畜場の名称（牛肉（内臓を除く。）であって生食用のものに限る。）	とさつ又は解体が行われたと畜場の所在地の都道府県名（輸入品にあっては、原産国名）及びと畜場である旨を冠した当該と畜場の名称を表示する。
	加工施設の所在地の都道府県名（輸入品にあっては、原産国名）及び加工施設の名称（牛肉（内臓を除く。）であって生食用のものに限る。）	加工施設（食品衛生法第11条第1項の規定に基づく生食用食肉の加工基準に適合する方法で加工が行われた施設）の所在地の都道府県名（輸入品にあっては、原産国名）及び加工施設である旨を冠した当該加工施設の名称を表示する。
	一般的に食肉の生食は食中毒のリスクがある旨（牛肉（内臓を除く。）であって生食用のものに限る。）	「一般的に食肉の生食は食中毒のリスクがあります」、「食肉（牛肉）の生食は、重篤な食中毒を引き起こすリスクがあります」等一般的に食肉の生食は食中毒のリスクがある旨の文言を表示する。
	子供、高齢者その他食中毒に対する抵抗力の弱い者は食肉の生食を控えるべき旨（牛肉（内臓を除く。）であって生食用のものに限る。）	「子供、高齢者、食中毒に対する抵抗力の弱い方は食肉の生食をお控えください」、「お子様、お年寄り、体調の優れない方は、牛肉を生で食べないでください」等子供、高齢者その他食中毒に対する抵抗力の弱い者は食肉の生食を控えるべき旨の文言を表示する。
生乳、生山羊乳及び生めん羊乳	生乳、生山羊乳及び生めん羊乳である旨	1　「生乳」、「生山羊乳」又は「生めん羊乳」を表示する。 2　生乳のうち、ジャージー種の牛から搾取したものにあっては、「ジャージー種」等ジャージー種の牛から搾取した旨を示す文字を表示する。
鶏の殻付き卵	アレルゲン（特定原材料に由来する添加物を含むものに限る。）	1　当該添加物を含む旨及び当該食品に含まれる添加物が当該特定原材料に由来する旨を、原則、添加物の物質名の直後に括弧を付して表示する。 2　1の規定にかかわらず、当該食品に対し2種類以上の添加物を使用しているものであって、当該添加物に同一の特定原材料が含まれているものにあっては、そのうちのいずれかに特定原材料に由来する旨を表示すれば、それ以外の添加物について、特定原材料に由来する旨の表示を省略することができる。ただし、当該添加物に含まれる特定原材料が、科学的知見に基づき抗原性が低いと認められる場合は、この限りでない。
	保存の方法	食品の特性に従って表示する。常温で保存すること以外にその保存の方法に関し留意すべき特段の事項がない場合は、これを省略することができる。
	賞味期限	1　賞味期限である旨の文字を冠したその年月日を年月日の順で表示する。 2　1の規定にかかわらず、賞味期限の表示は、鶏の殻付き卵が産卵された年月日、採卵した年月日、重量及び品質ごとに選別した年月日又は包装した年月日の文字を冠したその年月日の表示をもって、これに代えることができる（生食用のものを除く。）。

食品表示基準（抜粋）

	添加物	栄養強化の目的で使用されるもの、加工助剤及びキャリーオーバーを除き、別表第6の上欄に掲げる添加物として使用されるものを含む食品にあっては当該添加物の物質名及び同表の当該下欄に掲げる用途の表示を、その他の添加物を含む食品にあっては当該添加物の物質名を表示する。ただし、添加物の物質名の表示は、一般に広く使用されている名称を有する添加物にあっては、その名称をもって、別表第7の上欄に掲げるものとして使用される添加物を含む食品にあっては、同表の当該下欄に掲げる表示をもって、これに代えることができる。
	採卵施設等の所在地及び採卵した者等の氏名	採卵施設等の所在地及び採卵した者等の氏名又は名称は、採卵した施設又は鶏の殻付き卵を重量及び品質ごとに選別し、包装した施設の所在地（輸入品にあっては、輸入業者の営業所所在地）及び採卵した者又は鶏の殻付き卵を重量及び品質ごとに選別し、包装した者（輸入品にあっては、輸入業者）の氏名又は名称を表示する。
	使用の方法	食品衛生法第11条第1項の規定により定められた使用基準に合う方法を表示する。
	生食用である旨（生食用のものに限る。）	「生食用」、「生のまま食べられます」等生食用である旨を示す文字を表示する。
	摂氏10度以下で保存することが望ましい旨（生食用のものに限る。）	「10℃以下で保存することが望ましい」の文言等摂氏十度以下で保存することが望ましい旨を示す文言を表示する。
	賞味期限を経過した後は飲食に供する際に加熱殺菌を要する旨（生食用のものに限る。）	「賞味期限経過後は、十分に加熱調理する必要があります」の文言等賞味期限を経過した後は飲食に供する際に加熱殺菌を要する旨を示す文言を表示する。
	加熱加工用である旨（生食用のものを除く。）	「加熱加工用」等加熱加工用である旨を示す文字を表示する。
	飲食に供する際に加熱殺菌を要する旨（生食用のものを除く。）	「飲食に供する際には加熱殺菌が必要です」等飲食に供する際に加熱殺菌を要する旨を示す文言を表示する。
水産物	解凍した旨（凍結させたものを解凍したものである場合に限る。）	「解凍」と表示する。
	養殖された旨（養殖されたものである場合に限る。）	「養殖」と表示する。
切り身又はむき身にした魚介類（生かき及びふぐを除く。）であって、生食用のもの（凍結させたものを除く。）	アレルゲン（特定原材料に由来する添加物を含むものに限る。）	1　当該添加物を含む旨及び当該食品に含まれる添加物が当該特定原材料に由来する旨を、原則、添加物の物質名の直後に括弧を付して表示する。 2　1の規定にかかわらず、当該食品に対し2種類以上の添加物を使用しているものであって、当該添加物に同一の特定原材料が含まれているものにあっては、そのうちのいずれかに特定原材料に由来する旨を表示すれば、それ以外の添加物について、特定原材料に由来する旨の表示を省略することができる。ただし、当該添加物に含まれる特定原材料が、科学的知見に基づき抗原性が低いと認められる場合は、この限りでない。
	保存の方法	食品衛生法第11条第1項の規定により定められた保存の方法の基準に合う方法を表示する。
	消費期限又は賞味期限	品質が急速に劣化しやすい食品にあっては消費期限である旨の文字を冠したその年月日を、それ以外の食品にあっては賞味期限である旨の文字を冠したその年月日を年月日の順で表示する。

	添加物	栄養強化の目的で使用されるもの、加工助剤及びキャリーオーバーを除き、別表第6の上欄に掲げる添加物として使用されるものを含む食品にあっては当該添加物の物質名及び同表の当該下欄に掲げる用途の表示を、その他の添加物を含む食品にあっては当該添加物の物質名を表示する。ただし、添加物の物質名の表示は、一般に広く使用されている名称を有する添加物にあっては、その名称をもって、別表第7の上欄に掲げるものとして使用される添加物を含む食品にあっては、同表の当該下欄に掲げる表示をもって、これに代えることができる。
	加工所の所在地及び加工者の氏名又は名称	加工所の所在地及び食品の加工を行う者の氏名又は名称を表示する。
	生食用である旨	「生食用」、「刺身用」、「そのままお召し上がりになれます」等生食用である旨を示す文言を表示する。
ふぐの内臓を除去し、皮をはいだもの並びに切り身にしたふぐ、ふぐの精巣及びふぐの皮であって、生食用でないもの	処理年月日	処理年月日である旨の文字を冠したその年月日を表示する。
	処理事業者の氏名又は名称及び住所	処理事業者の氏名又は名称及び住所を表示する。
	原料ふぐの種類	原料ふぐの種類を標準和名で表示するとともに、標準和名である旨を表示する。
	漁獲水域名（原料ふぐの種類がなしふぐ（有明海、橘湾、香川県及び岡山県の瀬戸内海域で漁獲されたものに限る。）の筋肉を原材料とするもの又はなしふぐ（有明海及び橘湾で漁獲され、長崎県が定める要領に基づき処理されたものに限る。）の精巣を原材料とするものに限る。）	漁獲水域を表示する。
切り身にしたふぐ、ふぐの精巣及びふぐの皮であって、生食用のもの	アレルゲン（特定原材料に由来する添加物を含むものに限る。）	1　当該添加物を含む旨及び当該食品に含まれる添加物が当該特定原材料に由来する旨を、原則、添加物の物質名の直後に括弧を付して表示する。 2　1の規定にかかわらず、当該食品に対し2種類以上の添加物を使用しているものであって、当該添加物に同一の特定原材料が含まれているものにあっては、そのうちのいずれかに特定原材料に由来する旨を表示すれば、それ以外の添加物について、特定原材料に由来する旨の表示を省略することができる。ただし、当該添加物に含まれる特定原材料が、科学的知見に基づき抗原性が低いと認められる場合は、この限りでない。
	保存の方法	食品衛生法第11条第1項の規定により定められた保存の方法の基準に合う方法を表示する。
	消費期限又は賞味期限	品質が急速に劣化しやすい食品にあっては消費期限である旨の文字を冠したその年月日を、それ以外の食品にあっては賞味期限である旨の文字を冠したその年月日を年月日の順で表示する。
	添加物	栄養強化の目的で使用されるもの、加工助剤及びキャリーオーバーを除き、別表第6の上欄に掲げる添加物として使用されるものを含む食品にあっては当該添加物の物質名及び同表の当該下欄に掲げる用途の表示を、その他の添加物を含む食品にあっては当該添加物の物質名を表示する。ただし、添加物の物質名の表示は、一般に広く使用されている名称を有する添加物にあっては、その名称をもって、別表第7の上欄に掲げるものとして使用される添加物を含む食品にあっては、同表の当該下欄に掲げる表示をもって、これに代えることができる。

食品表示基準（抜粋）

加工所の所在地及び加工者の氏名又は名称	加工所の所在地及び食品の加工を行う者の氏名又は名称を表示する。
加工年月日（ロットが特定できるもの）	加工年月日である旨の文字を冠したその年月日、ロット番号等のいずれかを表示する。
原料ふぐの種類	原料ふぐの種類を次に掲げる標準和名（以下「標準和名」という。）で表示するとともに、「標準和名」の文字を表示する。 一　とらふぐ 二　からす 三　まふぐ 四　しまふぐ 五　しょうさいふぐ 六　なしふぐ 七　こもんふぐ 八　ひがんふぐ 九　くさふぐ 十　ごまふぐ 十一　あかめふぐ 十二　むしふぐ 十三　めふぐ 十四　しろさばふぐ 十五　くろさばふぐ 十六　かなふぐ 十七　よりとふぐ 十八　くまさかふぐ 十九　ほしふぐ 二十　さざなみふぐ 二十一　もようふぐ 二十二　しろあみふぐ 二十三　いしがきふぐ 二十四　はりせんぼん 二十五　ひとづらはりせんぼん 二十六　ねずみふぐ 二十七　はこふぐ 二十八　さんさいふぐ
漁獲水域名（原料ふぐの種類がなしふぐ（有明海、橘湾、香川県及び岡山県の瀬戸内海域で漁獲されたものに限る。）の筋肉を原材料とするもの又はなしふぐ（有明海及び橘湾で漁獲され、長崎県が定める要領に基づき処理されたものに限る。）の精巣を原材料とするものに限る。）	漁獲水域を表示する。
生食用であるかないかの別（凍結させたものに限る。）	生食用のものにあっては、生食用である旨を示す文言を表示し、生食用でないものにあっては、生食用でない旨を示す文言を表示する。
生食用である旨（凍結させたものを除く。）	「生食用」等生食用である旨を示す文字を表示する。

冷凍食品のうち、切り身又はむき身にした魚介類（生かきを除く。）を凍結させたもの	アレルゲン（特定原材料に由来する添加物を含むものに限る。）	1　当該添加物を含む旨及び当該食品に含まれる添加物が当該特定原材料に由来する旨を、原則、添加物の物質名の直後に括弧を付して表示する。 2　1の規定にかかわらず、当該食品に対し2種類以上の添加物を使用しているものであって、当該添加物に同一の特定原材料が含まれているものにあっては、そのうちのいずれかに特定原材料に由来する旨を表示すれば、それ以外の添加物について、特定原材料に由来する旨の表示を省略することができる。ただし、当該添加物に含まれる特定原材料が、科学的知見に基づき抗原性が低いと認められる場合は、この限りでない。
	保存の方法	食品衛生法第11条第1項の規定により定められた保存の方法の基準に合う方法を表示する。
	消費期限又は賞味期限	品質が急速に劣化しやすい食品にあっては消費期限である旨の文字を冠したその年月日を、それ以外の食品にあっては賞味期限である旨の文字を冠したその年月日を年月日の順で表示する。
	添加物	栄養強化の目的で使用されるもの、加工助剤及びキャリーオーバーを除き、別表第6の上欄に掲げる添加物として使用されるものを含む食品にあっては当該添加物の物質名及び同表の当該下欄に掲げる用途の表示を、その他の添加物を含む食品にあっては当該添加物の物質名を表示する。ただし、添加物の物質名の表示は、一般に広く使用されている名称を有する添加物にあっては、その名称をもって、別表第7の上欄に掲げるものとして使用される添加物を含む食品にあっては、同表の当該下欄に掲げる表示をもって、これに代えることができる。
	加工所の所在地及び加工者の氏名又は名称	加工所の所在地及び食品の加工を行う者の氏名又は名称を表示する。
	生食用であるかないかの別	生食用のものにあっては、生食用である旨を示す文言を表示し、生食用でないものにあっては、生食用でない旨を示す文言を表示する。
生かき	アレルゲン（特定原材料に由来する添加物を含むものに限る。）	1　当該添加物を含む旨及び当該食品に含まれる添加物が当該特定原材料に由来する旨を、原則、添加物の物質名の直後に括弧を付して表示する。 2　1の規定にかかわらず、当該食品に対し2種類以上の添加物を使用しているものであって、当該添加物に同一の特定原材料が含まれているものにあっては、そのうちのいずれかに特定原材料に由来する旨を表示すれば、それ以外の添加物について、特定原材料に由来する旨の表示を省略することができる。ただし、当該添加物に含まれる特定原材料が、科学的知見に基づき抗原性が低いと認められる場合は、この限りでない。
	保存の方法	食品衛生法第11条第1項の規定により定められた保存の方法の基準に合う方法を表示する。
	消費期限又は賞味期限	品質が急速に劣化しやすい食品にあっては消費期限である旨の文字を冠したその年月日を、それ以外の食品にあっては賞味期限である旨の文字を冠したその年月日を年月日の順で表示する。
	添加物	栄養強化の目的で使用されるもの、加工助剤及びキャリーオーバーを除き、別表第6の上欄に掲げる添加物として使用されるものを含む食品にあっては当該添加物の物質名及び同表の当該下欄に掲げる用途の表示を、その他の添加物を含む食品にあっては当該添加物の物質名を表示する。ただし、添加物の物質名の表示は、一般に広く使用されている名称を有する添加物にあっては、その名称をもって、別表第7の上欄に掲げるものとして使用される添加物を含む食品にあっては、同表の当該下欄に掲げる表示をもっ

食品表示基準（抜粋）

		て、これに代えることができる。
	加工所の所在地及び加工者の氏名又は名称	加工所の所在地及び食品の加工を行う者の氏名又は名称を表示する。
	生食用であるかないかの別	生食用又は加工用の別を表示する。生食用以外のかきについては、「加熱調理用」、「加熱加工用」、「加熱用」等加熱しなければならないことを明確に表示する。
	採取された水域（生食用のものに限る。）	都道府県、地域保健法第5条第1項の政令で定める市又は特別区が、自然環境等を考慮した上で決定した、採取された水域の範囲を表示する。

別表第25（第27条関係）

- 名称（農産物（放射線を照射した食品、保健機能食品及びシアン化合物を含有する豆類を除く。）、鶏の殻付き卵（保健機能食品を除く。）及び水産物（保健機能食品及び切り身又はむき身にした魚介類を除く。）を除く。）
- 放射線照射に関する事項
- 乳児用規格適用食品である旨
- シアン化合物を含有する豆類に関する事項
- あんず、おうとう、かんきつ類、キウィー、ざくろ、すもも、西洋なし、ネクタリン、バナナ、びわ、マルメロ、もも及びりんごに関する事項
- 食肉（鳥獣の生肉（骨及び臓器を含む。）に限る。）に関する事項
- 生乳、生山羊乳及び生めん羊乳に関する事項
- 鶏の殻付き卵に関する事項
- 切り身又はむき身にした魚介類（生かき及びふぐを除く。）であって、生食用のもの（凍結させたものを除く。）に関する事項
- ふぐの内臓を除去し、皮をはいだもの並びに切り身にしたふぐ、ふぐの精巣及びふぐの皮であって、生食用でないものに関する事項
- 切り身にしたふぐ、ふぐの精巣及びふぐの皮であって、生食用のものに関する事項
- 冷凍食品のうち、切り身又はむき身にした魚介類（生かきを除く。）を凍結させたものに関する事項
- 生かきに関する事項

別記様式1（第8条関係）

```
名称
原材料名
添加物
原料原産地名
内容量
固形量
内容総量
消費期限
保存方法
原産国名
製造者
```

備考

1　この様式中「名称」とあるのは、これに代えて、「品名」、「品目」、「種類別」又は「種類別名称」と表示することができる。

2　添加物については、事項欄を設けずに、原材料名の欄に原材料名と明確に区分して表示することができる。

3　原料原産地名については、事項欄を設けずに、対応する原材料名の次に括弧を付して表示することができる。

4　消費期限に代えて賞味期限を表示すべき場合にあっては、この様式中「消費期限」を「賞味期限」とする。

5　食品関連事業者が、販売業者、加工業者又は輸入業者である場合にあっては、この様式中「製造者」とあるのは、それぞれ「販売者」、「加工者」又は「輸入者」とする。

6　原材料名、原料原産地名、内容量及び消費期限又は賞味期限を他の事項と一括して表示することが困難な場合には、表示事項を一括して表示する箇所にその表示箇所を表示すれば、他の箇所に表示することができる。

7　消費期限又は賞味期限の表示箇所を表示して他の箇所に表示する場合において、保存の方法についても、表示事項を一括して表示する箇所にその表示箇所を表示すれば、消費期限又は賞味期限の表示箇所に近接して表示することができる。

8　第8条第四号の規定に基づき名称を商品の主要面に表示した場合にあっては、この様式中、名称の事項を省略することができる。内容量、固形量又は内容総量を名称とともに主要面に表示した場合も同様とする。

9　第3条第2項の表の上欄に掲げる食品に該当しない食品にあっては、同表の中欄に定める事項、第3条第3項により省略できる事項又は第5条の規定により表示しない事項については、この様式中、当該事項を省略する。

10　この様式は、縦書とすることができる。
11　この様式の枠を表示することが困難な場合には、枠を省略することができる。
12　不当景品類及び不当表示防止法（昭和37年法律第134号）第11条第1項の規定に基づき公正競争規約に定められた表示事項その他法令により表示すべき事項及び消費者の選択に資する適切な表示事項は、枠内に表示することができる。

別記様式2　（第8条、第22条、第35条関係）

栄養成分表示	
食品単位当たり	
熱量	Kcal
たんぱく質	g
脂質	g
炭水化物	g
食塩相当量	g

備考
1　食品単位は、100g、100ml、1食分、1包装その他の1単位のいずれかを表示する。この場合において、1食分である場合は、1食分の量を併記して表示する。
2　この様式中の栄養成分及び熱量の順を変更してはならない。
3　栄養成分の量及び熱量であって一定の値を0とするものについては、当該栄養成分又は熱量である旨の文字を冠して一括して表示することができる。
4　この様式の枠を表示することが困難な場合には、枠を省略することができる。

別記様式第3　（第8条、第22条、第35条関係）

栄養成分表示	
食品単位当たり	
熱量	kcal
たんぱく質	g
脂質	g
－飽和脂肪酸	g
－n-3系脂肪酸	g
－n-6系脂肪酸	g
コレステロール	mg
炭水化物	g
－糖質	g
－糖類	g
－食物繊維	g
食塩相当量	g
たんぱく質、脂質、飽和脂肪酸、n-3系脂肪酸、n-6系脂肪酸、コレステロール、炭水化物、糖質、糖類、食物繊維及びナトリウム以外の栄養成分	mg

備考
1　食品単位は、100g、100ml、1食分、1包装その他の1単位のいずれかを表示する。この場合において、1食分である場合は、1食分の量を併記して表示する。
2　この様式中の栄養成分及び熱量の順を変更してはならない。
3　栄養成分の量及び熱量であって一定の値を0とするものについては、当該栄養成分又は熱量である旨の文字を冠して一括して表示することができる。
4　糖質又は食物繊維の量のいずれかを表示しようとする場合にあっては、糖質及び食物繊維の量の両方を表示する。
5　ナトリウム塩を添加していない食品又は添加物について、食塩相当量に加えてナトリウムを表示しようとする際は、「食塩相当量」を「ナトリウム（食塩相当量）」等に代えて表示する。
6　義務表示となっている栄養成分以外で表示しないものについては、この様式中当該成分を省略する。
7　表示の単位は、この様式中の単位にかかわらず、別表第9の第1欄の区分に応じ、同表の第2欄によって表示する。
8　この様式の枠を表示することが困難な場合には、枠を省略することができる。

別記様式4　（第22条関係）

名称				
原料玄米	産地	品種	産年	使用割合
内容量				
精米年月日				
販売者				

備考
1　この様式中「名称」とあるのは、これに代えて、「品名」と表示することができる。
2　産地、品種又は産年を表示しないものにあっては、この様式中その事項を省略することができる。
3　産年及び精米年月日をこの様式に従い表示することが困難な場合には、この様式の産年及び精米年月日の欄に表示箇所を表示すれば、他の箇所に表示することができる。
4　単一原料米にあっては、使用割合の事項を削除する。
5　玄米にあっては、この様式中「精米年月日」を「調製年月日」とする。
6　輸入品であって、調製年月日又は精米年月日が明らかでないものにあっては、この様式中「調製年月日」又は「精米年月日」を「輸入年月日」とする。
7　表示を行う者が精米工場である場合にあっては、この様式中「販売者」を「精米工場」とする。
8　この様式は、縦書とすることができる。
9　この様式の枠を表示することが困難な場合には、枠を省略することができる。

食品表示基準について（抜粋）

> 平成27年3月30日　消食表第139号
> 消費者庁次長から
> 国税庁次長・農林水産省消費・安全局長・
> 各都道府県知事・保健所設置市長・特別区長宛

　この度、食品表示法（平成25年法律第70号）第4条第1項の規定に基づく食品表示基準が、平成27年3月20日に公布され、同年4月1日から施行されることとなりました。

　これに伴い、別添のとおり「食品表示基準について」を新たに定めましたので、食品表示基準の施行後は、食品の表示に関してはこれにより指導するとともに、関係部局や所管事業者団体等に周知していただくようお願いします。

「食品表示基準について」の一部改正について

> 平成28年8月9日　消食表第532号
> 消費者庁次長から
> 国税庁次長・農林水産省消費・安全局長・
> 各都道府県知事・保健所設置市長・特別区長宛

　食品表示基準（平成27年内閣府令第10号）に基づく製造所固有記号制度については、平成28年4月1日に施行されたところです。本制度施行後、本制度における業務用加工食品及び業務用添加物の製造所固有記号の取扱いについて事業者から問合せを受けたことから、食品表示基準の解釈として明確化するため、「食品表示基準について」（平成27年3月30日付け消食表第139号消費者庁次長通知）の一部を改正しました。

　また、食品表示法（平成25年法律第70号）施行後における事業者等からの問合せを受け、食品表示基準の解釈として本通知に明確化すべきと判断した点等についても併せて別紙新旧対照表のとおり改正しましたので、関係者に対する周知をお願いします。

食品表示基準について（改正後全文）

〔最終改正　平成28年8月9日　消食表第532号〕

（総則関係）
1　適用範囲について
(1)　食品表示法における「販売」について
　食品表示法（平成25年法律第70号）における「販売」については、たとい無償の譲渡であっても、不特定又は多数の者に対して食品を譲渡する場合は、販売と同等の規制を課すことが適当であるため、不特定又は多数の者に対する販売以外の譲渡を含む概念としている（同法第1条）。したがって、食品表示基準（平成27年内閣府令第10号）においても、「販売」とは有償での譲渡及び不特定又は多数の者に対する無償での譲渡を意味することになり、者と者の間で食品の所有権の移転が行われるか否かが、「販売」行為を行っているか否かの境界となる。

(2)　栄養成分表示について
　栄養成分表示をすることにより、健康で栄養バランスがとれた食生活を営むことの重要性を消費者自らが意識し、商品選択に役立てることで適切な食生活を実践する契機となる効果が期待されること、国際的にもコーデックス委員会において「栄養表示に関するガイドライン」（CAC/GL 2-1985）の見直しがなされ、原則、あらかじめ包装された食品の栄養表示を義務とすべき旨が追記されたこと等を踏まえ、原則として、全ての一般用加工食品及び一般用の添加物に栄養成分表示を義務付ける。

　なお、店頭で表示されるポップやポスターなど、食品の容器包装以外のものに栄養表示する場合は、食品表示基準は適用されない。

(3)　その他
　特別用途食品の表示事項等については、食品表示基準及び本通知のほか、健康増進法に規定する特別用途表示の許可等に関する内閣府令（平成21年内閣府令第57号）、特別用途食品の表示許可等について（平成28年3月31日消食表第221号消費者庁次長通知）及び特定保健用食品の表示許可等について（平成26年10月30日消食表第259号消費者庁次長通知）を確認すること。

2　定義
(1)　加工食品
①　食品表示基準別表第19に掲げる「冷凍食品」には、果物、生鮮野菜、生鮮魚介類（切り身又はむき身にした魚介類は除く。）、食肉及びアイスクリーム類は含まない。
②　ブランチングした野菜等を凍結させたものであって容器包装に入れられたものは、食品表示基準別表第19に掲げる冷凍食品として取り扱うものとする。なお、ブランチングした食品は、凍結させる直前に加熱されたものではない。

(2)　賞味期限
　賞味期限の定義について、「ただし、当該期限を超えた場合であっても、これらの品質が保持されていることがあるものとする」は、期限を超過した食品を摂取した場合においても、必ずしも衛生上の危害が生じる

わけではないことを明確にする趣旨である。すなわち、食品資源の有効活用の観点から、消費者に対する啓発の意味も含めて記載されたものである。

(3) 栄養機能食品

　カリウムについては、正常な血圧を保つのに必要な栄養成分である一方、腎障害を有する場合等には積極的摂取を避けるべきものである。錠剤、カプセル剤の他、濃縮加工されている粉末剤や液剤等については、カリウムの過剰摂取につながる可能性が否定できないことから、これらの形状の加工食品に機能を表示することを認めないこととしている。

(4) 栄養素等表示基準値

　栄養素等表示基準値とは、表示を目的として、食事摂取基準の基準値を日本人の人口に基づき加重平均したものであり、必ずしも個人が目指すべき1日当たりの栄養素等摂取量を示すものではない。

　栄養素等表示基準値のうち、食物繊維、ナトリウム及びカリウムは、生活習慣病予防のための指標である目標量を基に算出された値であり、食物繊維及びカリウムは積極摂取が、ナトリウムは過剰摂取の回避が望まれるという意味合いがある。

(5) 機能性表示食品

　別添機能性表示食品を参照

(加工食品)

1　義務表示事項

(1) 名称

① 食品の名称については、その内容を的確に表現し、かつ、社会通念上既に一般化したものを表示すること。

② 名称中に主要原材料名を冠する場合は、主要原材料と一致しなければならない。

③ 名称に冠すべき主要な原材料を2種以上混合している場合には、1種類の原材料名のみを冠することは認めない。

④ 新製品等で業界内にあっても、いまだ名称が広く通用しない食品にあっては、どのような内容の食品であるかを社会通念上判断できるものであれば、それを名称と認める。

⑤ 珍味等のように魚介類加工品、菓子、つくだ煮、その他広範の区分にまたがる食品にあっては、「珍味」のみでは食品の内容を適切に表わさないので名称とは認めない。この場合、「珍味たこくん製」等と必ず食品の内容を適切に表わす具体的な名称を表示する。

　ただし、それらを複合したいわゆる「おつまみ」等にあっては、固有の名称もなく、食品の区分も不可能なものに限っては「珍味」の名称を認める。

⑥ ①から⑤までに関わらず、食品表示基準別表第4において別途、名称の表示方法が規定されている食品については、これらの規定に従い表示すること。

(2) 保存の方法

① 食品衛生法（昭和22年法律第233号）第11条第1項の規定により保存の方法の基準が定められている食品にあっては、保存基準摂氏10度以下の場合「保存温度10℃以下」、「4℃以下で保存」などのようにその基準に合う保存の方法を表示すること。

　また、即席めん類（即席めんのうち生タイプ即席めん以外のものをいう。）の保存基準に合う保存方法の表示は、例えば、「直射日光を避けて保存すること」、「直射日光に当てないこと」等その趣旨が十分に表現されているものであれば差し支えないものであること。

　これらの表示は流通、家庭等において可能な保存の方法を表示すること。

② 食品衛生法第11条第1項の規定により保存の方法の基準が定められていない食品にあっても、「保存温度10℃以下」、「4℃以下で保存」などのように、保存の方法の表示を具体的かつ平易な用語をもって表示すること。

③ 製造又は加工後流通段階で適切に保存方法を変更したものであって、消費期限又は賞味期限の表示の期限の変更が必要となる場合には、改めて適切に消費期限又は賞味期限及び保存の方法の表示がなされること。

(3) 消費期限又は賞味期限

① 消費期限又は賞味期限については、食品の特性等を十分に考慮した上で、客観的な試験・検査を行い、科学的・合理的に設定すること。

② 消費期限を表示する食品等にあっては、消費期限を過ぎた場合、衛生上の危害が発生するおそれもあることから、消費期限を過ぎた食品等の販売を厳に慎むこと。

③ 賞味期限を年月で表示する食品は、ロット番号を表示する等により、製造日が特定できるような措置を講ずること。

④ 消費期限又は賞味期限（以下「期限」という。）である旨の文字を冠したその年月日の表示（以下「期限表示」という。）は、当該期限であることが明らかに分かるように、年月日の前に当該期限である旨の文字を表示する。

　ただし、この表示が困難と認められる場合には、当該期限である旨の文字を年月日の上下若しくは後ろ等に近接して表示し、又は「消費期限○○に記載」等表示箇所を指定する方法で、年月日を単独で表示しても差し支えない。なお、年月日を単独で表示する場合においては、特に当該年月日の前後又は上下に期限表示以外の日付を併記するなどの期限表示を不明確にする表示は行ってはならない。

　また、製造又は加工の日から賞味期限までの期間が3か月を超えるものであって切れ欠き方式（ビールにおいて従来から行われているようなラベル周辺に年月の部位に切れ込みを入れて日付を表示する方式）で賞味期限を表示する場合にあっては、ラベルに「賞味期限はラベル周辺部に切れ欠き方式で記載」と表示することにより賞味期限を表示しても差し支えない。

⑤　期限表示は、「消費期限平成27年4月1日」、「賞味期限27.4.1」、「消費期限27.04.01」、「賞味期限2015年4月1日」、「消費期限15.4.1」、「賞味期限15.04.01」のように表示すること。ただし、これらの表示が困難と認められる場合は「消費期限270401」、「賞味期限20150401」、「賞味期限150401」と年、月、日をそれぞれ2桁（西暦年の場合は4桁又は末尾2桁）とする6桁又は8桁で表示しても差し支えない。

⑥　弁当の類にあっては、必要に応じて時間まで表示するよう指導されたい。

⑦　ロット番号、工場記号、その他の記号を期限表示に併記する場合にあっては、次の例に示すように期限表示が明らかに分かるように表示することとし、期限表示について「150401」と年、月、日をそれぞれ2桁とする6桁での表示を行いつつ、ロット番号「A63」を併記するなどのように期限表示を不明確にする表示は行ってはならない。
　（例）「消費期限平成27年4月1日 A63」
　　　　「賞味期限27.04.01 LOT A63」
　　　　「賞味期限15.4.1/A63」

⑧　クリーム、発酵乳、乳酸菌飲料及び乳飲料のうち、紙で密栓した容器包装に入れられたものであって紙のふたに表示を行う場合は、ふたの表示面積から判断して期限の文字を表示することが不可能な場合に限り、期限の文字は、当該ふた部分を覆う透明な合成樹脂に表示して差し支えない。

　なお、この場合、中のふたにされた表示が見えにくくならないようにすること。

(4)　添加物
①　物質名表示関係
ア　食品に含まれる添加物については、栄養強化の目的で使用した添加物、加工助剤及びキャリーオーバーを除き、全て当該添加物を含む旨（以下「物質名」という。）を表示するものであること。
　また、物質名の表示は、食品衛生法施行規則（昭和23年厚生省令第23号。以下「規則」という。）別表第1に掲げる添加物（食品表示基準別表第8に掲げるものを除く。）については、規則別表第1に掲げる名称により行うこと。
イ　物質名の表示において、「含有」、「使用」、「含む」、「添加」等の文字を併記しなくとも差し支えない。
ウ　規則別表第1に掲げる添加物の物質名の表示において、規則別表第1に掲げる名称のほかに一般に広く使用されている名称（簡略名又は類別名。以下「簡略名」という。）を用いることができる添加物及びその簡略名は、別添添加物1－1に掲げる範囲であること。
　また、同種の機能の添加物を併用する場合は、別添添加物1－2に掲げる例示に従い簡略化した表示を用いても差し支えない。
エ　既存添加物名簿（平成8年厚生省告示第120号。以下「名簿」という。）に掲げる添加物（以下「既存添加物」という。）の物質名の表示は、名簿に掲げる名称又は別添添加物2－1に掲げる品名（細分類の品名を含む。）により行うこと。
オ　食品衛生法第4条第3項に規定する天然香料（以下「天然香料」という。）の物質名の表示は、別添添加物2－2に掲げる基原物質名又は別名により行うこと。
　なお、天然香料の物質名表示にあっては、基原物質名又は別名に「香料」の文字を付すこと。
カ　一般に食品として飲食に供されている物であって添加物として使用されるもの（以下「一般飲食物添加物」という。）の物質名の表示は、別添添加物2－3に掲げる品名（細分類の品名を含む。）により行うこと。
キ　別添添加物2－2及び別添添加物2－3に記載のない天然香料及び一般飲食物添加物の物質名の表示は、当該添加物であることが特定できる科学的に適切な名称をもって行うこと。
ク　規則別表第1に掲げる添加物以外の添加物について、物質名の表示に代えて使用できる簡略名は、別添添加物2－1及び別添添加物2－3の「簡略

名又は類別名」（細分類の簡略名又は類別名を含む。）の項に示したこと。

なお、別添添加物２－１及び別添添加物２－３の用途欄に増粘安定剤と記載された多糖類を２種以上併用する場合には、簡略名として「増粘多糖類」を使用して差し支えない。

② 用途名表示関係
　ア　規則別表第１に掲げる添加物のうち、食品表示基準別表第６の上欄に掲げるものとしての使用が主たる用途と考えられる添加物を、別添添加物１－３に例示したこと。

また、規則別表第１に掲げる添加物以外の添加物にあって、食品表示基準別表第６の上欄に掲げる用途を目的として使用されるものの例は、別添添加物２－１及び別添添加物２－３の用途の項に掲げるものであること。

なお、上記以外のものであっても、食品表示基準別表第６の上欄に掲げるものとして使用される場合にあっては、当該添加物に係る用途名の併記が必要となること。
　イ　当該添加物の使用において、食品表示基準別表第６の上欄に掲げるもののうち、重複した使用目的を有する場合には、主たる目的に係る用途名を表示すれば足りること。
　ウ　食品表示基準別表第６の下欄に複数の用途名が掲げられているものについては、そのうちのいずれかを表示すること。

③ その他
　ア　一括名の定義及び物質名の表示において一括名を用いることができる添加物の範囲は、別添添加物１－４のとおりであること。
　イ　加工助剤又はキャリーオーバーに該当するか否かについては、食品表示基準第３条第１項の表の添加物の項の１に示した定義に照らし、当該添加物の使用基準、使用実態等に即して個別に判断されるものであること。
　ウ　微粒二酸化ケイ素をろ過助剤の目的以外で食品に使用する場合にあっては、加工助剤には該当せず、食品への添加物表示は、物質名により行うこととなること。
　エ　原材料に由来する添加物については、主要原材料か否かを問わず、食品表示基準第３条第１項の表の添加物の項の１にいうキャリーオーバーに該当する場合に表示が免除されるものであること。
　オ　規則別表第１に掲げる添加物のうち栄養強化の目的で使用されたものと認められる添加物の範囲は、別添添加物１－５のとおりであること。

また、規則別表第１に掲げる以外の添加物であって、栄養強化の目的で使用されたものと認められる添加物の範囲は、別添添加物２－１及び別添添加物２－３の用途の項に「強化剤」として例示したこと。

なお、これらの添加物を栄養強化以外の目的で使用する場合には、物質名の表示が必要であること。
　カ　調製粉乳にあっては、栄養強化の目的で使用されたものであっても、従来どおり主要な混合物として表示を要するものであること。
　キ　ばら売り等により販売される食品のうち、別添添加物１－６に掲げる添加物を使用した食品にあっては、当該添加物を使用した旨の表示をするよう、指導すること。

なお、その際には、陳列用容器、値札若しくは商品名を表示した札又はこれらに近接した掲示物に表示するよう、指導すること。
　ク　Ｄ-マンニトールについては、調味料としての使用はＤ-マンニトールを塩化カリウム及びグルタミン酸塩を配合した製剤（Ｄ-マンニトールが塩化カリウム、グルタミン酸塩及びＤ-マンニトールの合計量の80％以下である場合に限る。）として使用する場合に限って認められていることに鑑み、当該調味料製剤を使用した食品の添加物表示は、一括名を使用せずに、これら３つの添加物の物質名を列記するよう、指導すること。
　ケ　クエン酸一カリウム及びクエン酸三カリウム、L-グルタミン酸カリウム、L-グルタミン酸カルシウム、L-グルタミン酸マグネシウム並びに水酸化カリウムについては、調味料又は加工助剤として用いられているものであるが、塩の分散化の目的で当該添加物の使用が認められたことに鑑み、当該添加物を使用した食品の表示は、物質名を表示するよう、指導すること。
　コ　物理的処理（酸処理、アルカリ処理、漂白処理といった加水分解程度の簡単な化学的処理を含む。）又は酵素的処理を行ったでん粉については食品として取り扱うことから、これを加工デンプンと併用する場合には、物理的処理又は酵素的処理を行ったでん粉については原材料としての表示を、加工デンプンについては添加物としての表示をするよう、指導すること。
　サ　食品の製造に使用することを目的として、加工デンプンとその他原材料を用いて製造されたものは、添加物製剤と解される。ただし、加工デンプンとその他の原材料との混合等を行って製造されたものであって、調理を経て食品として喫食することを目的としたものは、加工食品と解されること（食品の例：パン、菓子、うどん、わらび餅、唐揚げ粉等の製造に用いられるミックスパウダー

及び液状ミックス。ただし、このようなミックスパウダー等の製造に用いることを目的として製造されたものは、添加物製剤となる。）。
シ　加工デンプンを単独使用し製造した「餅」や水・砂糖・香料・色素以外は加工デンプンだけからなる「わらび餅」、加工デンプン100％のものを例えば「片栗粉」や「わらび粉」として販売する場合、「餅」「わらび餅」はそのまま食品として喫食されるものであり、また、「片栗粉」「わらび粉」は調理を経て食品として喫食することを目的としているものであるため、「餅」や「わらび餅」等そのもの自体は添加物製剤ではなく、加工食品と解される。このため、「餅」や「わらび餅」等の加工食品の表示に当たっては、添加物として加工デンプンを表示する必要がある。
ス　サッカリン又はサッカリンナトリウムを含む食品については、量り売り等する場合であっても、製造業者又は卸売業者は最終小売業者においてサッカリン又はサッカリンナトリウム含有の有無が確認できるような措置を講ずること。

(5) 栄養成分の量及び熱量
① 当該食品の販売される状態における可食部分の100g若しくは100ml又は1食分、1包装その他の1単位（以下「食品単位」という。）当たりのたんぱく質、脂質、炭水化物、ナトリウムの量及び熱量並びに表示しようとする栄養成分の量を表示する場合、栄養成分の量、熱量及び食品単位は、販売される状態における可食部分について行うこと。

水等を加えることによって、販売時と摂食時で重量に変化があるもの（粉末ジュース、粉末スープ等）においても販売時の栄養成分の量及び熱量で表示すること。

調理により栄養成分の量が変化するもの（米、乾めん、塩抜きをする塩蔵品等）は、販売時の栄養成分の量に加えて、標準的な調理方法と調理後の栄養成分の量を併記することが望ましい。

② 1包装が1食分である食品等、1食分の量を適切に設定できる食品については、食品単位は、1食分とすることが望ましい。食品単位を1食分とする場合は、当該1食分の量を併せて表示すること。この場合の1食分の量は、通常人が当該食品を1回に摂食する量として、事業者等が定めた量とするものであること。

③ 食品表示基準第3条第1項の表の栄養成分（たんぱく質、脂質、炭水化物及びナトリウム。以下この項において同じ。）の量及び熱量の項の2による表示は、次のいずれかの文言を含むこと。

ア　「推定値」
イ　「この表示値は、目安です。」
なお、消費者への的確な情報提供を行う観点から、例えば「日本食品標準成分表2010の計算による推定値」、「サンプル品分析による推定値」など、表示値の設定根拠等を追記することは差し支えない。

④ 表示された含有量については、当該食品の期限内において、一定値をもって表示されている場合は、許容差の範囲内、また、下限値及び上限値で表示されている場合は、その幅の中に含まれていなければならない。

ただし、合理的な推定により得られた値を記載する場合は除く。

⑤ 食品表示基準第3条第1項の栄養成分（たんぱく質、脂質、炭水化物及びナトリウム。以下この項において同じ。）の量及び熱量の項の1の三に掲げる「別表第9の第3欄に掲げる方法」等、栄養成分等の分析方法等の詳細については、別添栄養成分等の分析方法等による。なお、食品表示基準附則の規定により、「なお従前の例による」こととされる場合における栄養表示基準（平成15年厚生労働省告示第176号）における栄養成分等の分析方法等に関しても、本通知に基づき対応すること。

⑥ 食品表示基準第3条第1項の表の栄養成分（たんぱく質、脂質、炭水化物及びナトリウム。以下この項において同じ。）の量及び熱量の項の2に規定する「根拠資料」については、次のとおり取り扱うこと。
ア　内容
例えば、最新版の日本食品標準成分表からの計算値やサンプル品の分析値等が考えられるが、行政機関等の求めに応じて説明ができる資料として、次の例を参考に判断すること。
(ｱ)　分析値の場合
・分析試験成績書
・季節間、個体間、期限内の栄養成分等の変動を把握するために十分な数の分析結果
・表示された栄養成分等の含有量を担保するための品質管理に関する資料
(ｲ)　計算値の場合
・採用した計算方法
・引用したデータベースの名称
・原材料について、配合量が重量で記載されたレシピ
・原材料について、その栄養成分等の含有量を示す妥当な根拠に基づくデータ
・調理加工工程表

・調理加工前後における重量変化率に関するデータ
　　イ　保管方法
　　　文書、電子媒体のいずれの方法でも構わない。
　　ウ　保管期間
　　　その資料を基に表示が行われる期間。販売を終了する製品については、最後に製造した製品の賞味（消費）期限が経過するまでの間。
　　エ　その他
　　　定期的に確認を行うことが望ましい。

⑦　栄養表示の解釈について
　　ア　栄養表示に該当しないもの
　　　(ｱ)　原材料名又は添加物としての栄養成分名のみの表示
　　　(ｲ)　食品表示法及びその下位法令以外の法令により義務付けられた栄養成分名の表示
　　イ　食品表示基準が適用される栄養表示とは、健康増進法施行規則（平成15年厚生労働省令第86号）第11条に規定する栄養素及び熱量そのものを表示する場合はもちろんのこと、その総称（ミネラル、ビタミンなど）、その種類である栄養成分（脂質における不飽和脂肪酸、炭水化物における食物繊維など）、別名称（プロテイン、ファットなど）、その構成成分（たんぱく質におけるアミノ酸など）、前駆体（β-カロテンなど）その他これらを示唆する一切の表現（果実繊維、カルシウムイオンなど）が含まれた表示をいう。
　　ウ　「うす塩味」、「甘さひかえめ」など味覚に関する表示は、栄養表示ではないので食品表示基準の適用対象にはならないものであること。
　　　なお、「あま塩」、「うす塩」、「あさ塩」などの表示は、栄養表示として適用対象となる。
　　エ　栄養成分が添加されたものでなく、天然に含まれる栄養成分について表示した場合も食品表示基準が適用される栄養表示に該当するものであること。
　　オ　原材料に対し栄養表示を行う場合も食品表示基準が適用される栄養表示に該当する（例えば、青汁飲料におけるケールに含まれる栄養成分について表示した場合、販売に供する食品（最終製品である青汁飲料）について食品表示基準にのっとった表示が必要である。）。

⑧　品名の中に一般名称として栄養成分名が表示される場合も、栄養表示とする。ただし、「ミネラルウォーター」のように広く浸透した一般的な品名であって、一般消費者に対し栄養成分が添加された又は強化されたという印象や期待感を与えないものについては例外とする。

⑨　栄養の供給源としての寄与の程度が小さいものとは、次のいずれかの要件を満たすものとする。
　　ア　熱量、たんぱく質、脂質、炭水化物及びナトリウムの全てについて、0と表示することができる基準を満たしている場合
　　イ　1日に摂取する当該食品由来の栄養成分（たんぱく質、脂質、炭水化物及びナトリウム）の量及び熱量が、社会通念上微量である場合

⑩　極めて短い期間で原材料が変更される食品とは、次の要件のいずれかを満たすものとする。
　　ア　日替わり弁当（サイクルメニューを除く。）等、レシピが3日以内に変更される場合
　　イ　複数の部位を混合しているため都度原材料が変わるもの（例：合挽肉、切り落とし肉等の切り身を使用した食肉加工品、白もつ等のうち複数の種類・部位を混合しているため都度原材料が変わるもの）

⑪　食品表示基準第3条第3項の表の栄養成分の量及び熱量の項の5の「消費税法（昭和63年法律第108号）第9条第1項において消費税を納める義務が免除される事業者」については、この者に該当するか否かは、消費税法の判断基準による。
　　また、食品表示基準附則第6条の規定による「中小企業基本法（昭和38年法律第154号）第2条第5項に規定する小規模企業者」の判断基準は、当該事業年度の前事業年度において常時使用した従業員数が最多となった時点での数とし、当該事業年度の前事業年度の従業員数が20人（商業又はサービス業に属する事業を主たる事業として営む者については、5人）以下である場合は、当該事業年度は栄養成分表示を省略できる。また、当該事業年度中に従業員数が20人又は5人を超えた場合は、翌年度は、原則として栄養成分表示の省略は認められないが、翌年度の開始日から6か月間は栄養成分表示を省略できるものとする。

(6)　製造所又は加工所の所在地（輸入品にあっては、輸入業者の営業所所在地、乳にあっては、乳処理場（特別牛乳にあっては、特別牛乳搾取処理場）の所在地）及び製造者又は加工者の氏名又は名称（輸入品にあっては、輸入業者の氏名又は名称、乳にあっては、乳処理業者（特別牛乳にあっては、特別牛乳搾取処理業者）の氏名又は名称）
①　製造所又は加工所（輸入品にあっては、輸入業者の営業所、乳にあっては、乳処理場（特別牛乳にあっては、特別牛乳搾取処理場））（以下「製造所等」という。）の所在地の表示は、住居表示に関する法律（昭和37年法律第109号）に基づく住居表示に従って

住居番号まで表示する。

ただし、次のような表示は差し支えない。

ア　地方自治法（昭和22年法律第67号）に規定する指定都市及び県庁の所在する市における道府県名を省略すること。

イ　同一都道府県内に、同一町村名がない場合に限り、郡名を省略すること。

ウ　牛乳、特別牛乳、殺菌山羊乳、成分調整牛乳、低脂肪牛乳、無脂肪牛乳、加工乳、クリーム、発酵乳、乳酸菌飲料及び乳飲料のうち紙のふたで密栓した容器包装に入れられたものであって、その販売範囲が限定され、当該都道府県外に販売されない場合の当該紙のふたの表示における都道府県名の省略。

② 製造所等の所在地又は住所の表示に関し、市町村合併に伴い市町村名が変更された場合であっても、市町村合併後当分の間、合併前の所在地又は住所の表示を認めることとする。

③ 製造者等の氏名又は名称の表示

法人の場合は、法人名を表示すること。ただし、当該容器包装の表示面積、形態等から判断してやむを得ない場合は、次のような表示は差し支えない。

ア　株式会社を「KK」又は「㈱」、合名会社を「㈴」、合資会社を「㈾」、有限会社を「㈲」等と略記すること。

イ　農業協同組合を「農協」、酪農業協同組合を「酪農協」、酪農業協同組合連合会を「酪連」、経済農業協同組合を「経済農協」、経済農業協同組合連合会を「経済連」等と略記すること。

④ 個人の場合は、個人の氏名を表示する。この場合、屋号等の表示をもって代えることは認めない。

ただし、牛乳、特別牛乳、殺菌山羊乳、成分調整牛乳、低脂肪牛乳、無脂肪牛乳、加工乳、クリーム、発酵乳、乳酸菌飲料及び乳飲料のうち紙のふたで密栓した容器包装に入れられたものの当該紙のふたの表示については、個人経営であっても経営年数が相当に永く、販売地区住民に広く周知されている場合は、○○○牧場のように屋号又は商号を表示して差し支えない。

⑤ 食品表示基準第３条第１項の表の製造所又は加工所の所在地（輸入品にあっては輸入業者の営業所の所在地、乳にあっては乳処理場（特別牛乳にあっては特別牛乳搾取処理場。以下同じ。）の所在地。以下この章において同じ。）及び製造者又は加工者の氏名又は名称（輸入品にあっては輸入業者の氏名又は名称、乳にあっては乳処理業者（特別牛乳にあっては特別牛乳搾取処理業者。以下同じ。）の氏名又は名称。以下この章において同じ。）の項の３に規定する製造所固有記号の取扱いについては、次のとおりとする。

ア　同一製品について

「同一製品」とは、同一の規格で同一の包材を使用した製品をいう。

㋐「同一の規格」とは、原則として、その製品の原材料や添加物の配合、内容量等、通常包材に表示される内容が同一であることをいう。

㋑「同一の包材」とは、包材のうち、いわゆるデザイン部分が同一であることはもちろんのこと、いわゆる表示部分（法定されている表示のみならず、法定されていない表示も指す。）についても同一であることをいう。

ただし、製造所固有記号や消費期限・賞味期限、ロット番号その他製造所において包材に印字することを前提とする表示部分については、包材の同一性に影響を与えない。

イ　同一製品を二以上の製造所で製造している場合について

㋐「同一製品を二以上の製造所で製造している場合」とは、製造所固有記号の届出時に、次の２つの要件を満たすものとする。

(a)　２以上の製造所が、それぞれ、食品の衛生状態を最終的に変化させる場所であること。

(b)　製造所固有記号の使用によって包材が共有化されること。

㋑ ただし、次に掲げる場合に該当するときには、㋐の要件を満たさなくとも、「同一製品を二以上の製造所で製造している場合」と取り扱うこととする。

(a)　届出時に一つの製造所で製造している場合であって、オ㋓の有効期間内に、同一製品につき製造を行うことが計画されている製造所について、製造計画書を添付して届け出るとき

なお、(a)については、将来的に一つの製造所で製造することが確実となった場合は、製造所固有記号の使用を中止し、当該記号の廃止の届出をしなければならないこととする。当該記号の廃止後、計画に変更が生じ、２以上の製造所で製造することになり、製造所固有記号を使用する場合には、再度、新規の届出を行う必要がある。この場合、廃止した製造所固有記号を使用することはできない。

(b)　食品表示基準附則第２条の規定による廃止前の食品衛生法第19条第１項の規定に基づく表示の基準に関する内閣府令（平成23年内閣府令第45号）第10条に規定する製造所固有の

記号を使用することができた場所のうち、食品表示基準において「加工所」と取り扱われる場所が2以上ある場合であって、当該2以上の場所で同一製品を加工しているとき

(c) 他の法令の規定により、最終的に衛生状態を変化させた場所及び当該行為を行った者に関する情報の厳格な管理が行われているような場合であって、かつ、当該法令その他関係法令に基づく表示から、最終的に衛生状態を変化させた者又は場所が特定できるとき

(ウ) なお、(イ)の場合であっても、消費者への情報提供に係る表示義務（食品表示基準第3条第1項の表の製造所又は加工所の所在地（輸入品にあっては輸入業者の営業所の所在地、乳にあっては乳処理場（特別牛乳にあっては特別牛乳搾取処理場。以下同じ。）の所在地。以下この章において同じ。）及び製造者又は加工者の氏名又は名称（輸入品にあっては輸入業者の氏名又は名称、乳にあっては乳処理業者（特別牛乳にあっては特別牛乳搾取処理業者。以下同じ。）の氏名又は名称。以下この章において同じ。）の項の3の一から三までの表示。以下「応答義務」という。）は課せられる。

ウ 表示の方法について

(ア) 製造所の所在地（乳にあっては、乳処理場（特別牛乳にあっては、特別牛乳搾取処理場）の所在地）の代わりに製造者（乳にあっては、乳処理業者（特別牛乳にあっては、特別牛乳搾取処理業者））の住所（法人の場合は原則として本社所在地）をもって表示する場合にあっては、製造所固有記号は、製造者の住所、氏名又は名称の次に、「+」を冠して表示することを原則とする。

(イ) 製造所の所在地及び製造者の氏名又は名称の代わりに販売者（乳、乳製品及び乳又は乳製品を主要原料とする食品を販売する者を除く。）の住所及び氏名又は名称をもって表示する場合には、製造所固有記号は、販売者の住所、氏名又は名称の次に、「+」を冠して表示することを原則とする。

(ウ) (ア)及び(イ)にかかわらず、同一製品を製造者が自らの製造所で製造するとともに、他者の製造所に委託して製造する場合には、食品表示基準別記様式1の「製造者」又は「販売者」の事項名を表示せず、表示内容に責任を有する者として表示される食品関連事業者の住所、氏名又は名称の次に、「+」を冠して製造所固有記号を表示しても差し支えない。

(エ) 製造所固有記号の表示は、(ア)、(イ)及び(ウ)のとおり、原則として製造者又は販売者の住所、氏名又は名称の次に連記することとするが、容器包装の形態等から判断してやむを得ず連記しない場合は、製造者又は販売者の氏名又は名称の次に当該製造所固有記号の表示箇所を表示し、かつ、原則として、当該記号が製造所固有記号である旨を明記すること。なお、製造所固有記号であることが明らかに分かる場合にあっては、次の例に示すように表示をしても差し支えない。

【例】
（表示部分）　　　　　　　　　　　　（記載部分）
「製造所固有の記号缶底左側に記載」　「+ABC/Lot.1」
「製造所固有の記号缶底に記載」　　　「+ABC」

エ 応答義務について
製造所の所在地及び製造者の氏名又は名称に代えて、製造所固有記号の表示をする場合における応答義務の表示は、次のいずれかによることとする。

(ア) 「製造所の所在地又は製造者の氏名若しくは名称の情報の提供を求められたときに回答する者の連絡先」は、製造所固有記号が表す製造所の所在地及び製造者の氏名又は名称について回答できる者の電話番号を表示するものとする。この場合、当該連絡先において製造所の所在地又は製造者の氏名又は名称を回答できない旨の応答をすることは認められない。

(イ) 「製造所固有記号が表す製造所の所在地及び製造者の氏名又は名称を表示したウェブサイトのアドレス（二次元コードその他のこれに代わるものを含む。）」は、そのアドレスにアクセスした結果、アクセスした者が速やかに製造所の所在地等の情報を把握することができるアドレスを表示するものとする。

(ウ) 「当該製品を製造している全ての製造所の所在地又は製造者の氏名若しくは名称及び製造所固有記号」は、当該製品を製造している全ての製造所の所在地、製造者の氏名又は名称及び製造所固有記号を表示するものとする。ただし、食品関連事業者と製造者の氏名又は名称が同一である場合には、当該製品を製造している全ての製造所の所在地及び製造所固有記号を表示するものとする。

オ 届出の方法について
(ア) 製造所固有記号の届出は、製造所固有記号制度届出データベースにおいて、表示内容に責任を有する製造者（乳にあっては乳処理業者（特別牛乳にあっては特別牛乳搾取処理業者））又は販売者（乳、乳製品及び乳又は乳製品を主要原料とする食品を販売する者を除く。）（以下「届出者」という。）が行うものとする。

(イ) 製造所固有記号は、アラビア数字、ローマ字、平仮名若しくは片仮名又はこれらの組合せに限るものとし、文字数は10文字以内とする。

(ウ) 製造所固有記号は、原則として、一つの製造所につき一つの製造所固有記号の取得が認められる。ただし、一つの製造所が複数の販売者から製造を委託されている場合には、当該製造所と複数ある販売者の組合せごとに、製造所固有記号の取得が必要となるため、一つの製造所に複数の製造所固有記号が認められる。なお、同一の製造所で製造される製品ごとに製造所固有記号を変えることは認められない。

(エ) 製造所固有記号の有効期間は5年で満了することとし、有効期間経過後も継続して使用する場合は、製造所固有記号制度届出データベースに備えられたファイルへの記録がされた日から起算して5年の期間が満了する日（以下「更新期限」という。）までに、原則として届出者が製造所固有記号制度届出データベースにおいて、製造所に係る届出情報の更新を行うものとする。

製造所に係る届出情報の更新は、更新期限の90日前から行うことができるものとし、更新期限までに製造所に係る届出情報の更新がされない場合には、当該製造所固有記号は廃止されたものとして扱うこととし、更新期限を経過した日以降に製造した製品には使用することができない。

なお、廃止されたものとして扱われた当該製造所固有記号と異なる製造所固有記号であれば、新たに届出を行うことができるものとする。

(オ) 製造所に係る届出情報に変更が生じた場合又は製造所固有記号の使用を中止した場合は、原則として届出者が製造所固有記号制度届出データベースにおいて、速やかに変更又は廃止の届出を行うものとする。

ただし、次に掲げる製造所に係る届出情報の変更については、製造者又は販売者と製造所固有記号の組合せから製造所を特定することが困難となるため、認められない。
(a) 自らの製造所で製造する場合にあっては、製造所の所在地
(b) 他者の製造所に委託して製造する場合にあっては、委託先の製造者の氏名又は名称及び製造所の所在地

これらの場合には、当該製造所固有記号の廃止の届出を行うとともに、廃止した製造所固有記号と異なる製造所固有記号により、新規の届出を行うものとする。

(7) アレルゲン
別添アレルゲンを含む食品に関する表示を参照

(8) L-フェニルアラニンを含む旨
「L-フェニルアラニン化合物を含む旨」の表示は、「L-フェニルアラニン化合物を含む」等と表示すること。

ただし、「L-フェニルアラニン化合物を含む旨」の表示については、表示可能面積がおおむね30平方センチメートル以下であっても省略することができないが、表示可能面積がおおむね30平方センチメートル以下のものに限り、その文字数の多さにより表示が困難な場合は、「L-フェニルアラニン化合物を含む」の文言を以下のとおりとすることができる。
① 添加物を表示する場合
　アスパルテーム（フェニルアラニン）
② 添加物を省略する場合
　フェニルアラニンを含む

(9) 機能性表示食品
別添機能性表示食品を参照

(10) 遺伝子組換え食品に関する事項
① 分別生産流通管理について
食品表示基準第2条第1項第17号において分別生産流通管理とは、「遺伝子組換え農産物及び非遺伝子組換え農産物を生産、流通及び加工の各段階で善良なる管理者の注意をもって分別管理すること（その旨が書類により証明されたものに限る。）をいう。」と規定されている。その具体的な管理及び証明の方法は、産地、作目、加工食品の種類等により異なるが、輸入量が多く、かつ、流通段階の複雑なバルク輸送される北米産の非遺伝子組換え大豆及びデント種の非遺伝子組換えとうもろこしについては、別添の「バルク輸送される北米産の非遺伝子組換え大豆及びデント種の非遺伝子組換えとうもろこしの分別生産流通管理の指針」（以下「指針」という。）に即した管理及び確認が適切に実施されていれば、基準で規定する非遺伝子組換え農産物の分別生産流通管理が行われたこととなる。

指針の具体的な運用については、「アメリカ及びカナダ産のバルク輸送非遺伝子組換え原料（大豆、とうもろこし）確保のための流通マニュアル」（一般財団法人食品産業センター、平成12年1月）に示されており、これを参照されたい。

また、バルク輸送される北米産の非遺伝子組換え大豆及びデント種の非遺伝子組換えとうもろこし以外のものの分別生産流通管理については、遺伝子組換え農産物の意図せざる混入の可能性がある段階においては、指針に即した管理及び確認が必要であ

る。
　　なお、この指針とは異なる分別生産流通管理の方法を用いることもできるが、その場合には、この指針と同等又は同等以上の信頼性及び追跡可能性のある方法を用いることが必要である。

②　意図せざる混入について
　　分別生産流通管理が適切に行われたことを確認した場合にあっても、意図せざる遺伝子組換え農産物又は非遺伝子組換え農産物の一定の混入の可能性は否定できず、食品表示基準第3条第2項及び第18条第2項の遺伝子組換え食品に関する事項の項でいう「一定の混入」とは、非遺伝子組換え大豆の場合で遺伝子組換え大豆の混入率が5％以下であること又は非遺伝子組換えとうもろこしの場合で遺伝子組換えとうもろこしの混入率が5％以下であることとする。
　　なお、分別生産流通管理が行われたことを確認した非遺伝子組換え農産物として取り扱うためには、分別生産流通管理が適切に行われ、そのことが確認されていること及び混入が意図的に行われたものではないことが必要であり、分別生産流通管理を確認していない場合や、意図的に遺伝子組換え農産物を混入した場合には5％以下の混入率であっても、分別生産流通管理を行ったこととはならない。

③　基準の遵守状況の監視について
　ア　食品表示基準第3条第1項の製造業者等は、基準に基づいて遺伝子組換えに関する表示を適正に行うとともに、国、都道府県又は独立行政法人農林水産消費安全技術センター（以下「センター」という。）から要請があった場合には、その遺伝子組換えに関する表示を行った対象農産物又はこれを原材料とする加工食品について分別生産流通管理を適正に実施したことを証明する書類を提出する等適切な協力を行う。
　イ　センターは、アにより提出を受けた書類の記載内容を確認すること、当該書類に係る食品に組み換えられたDNA又はこれによって生じたタンパク質が残存しているかどうかを分析すること等により、遺伝子組換えに関する表示が適正に行われているかどうかを監視する。
　ウ　都道府県は、食品表示法第15条の規定による権限の委任等に関する政令（平成27年政令第68号）第5条第1項の規定により、主たる事務所及び事業所が一の都道府県の区域内のみにある食品関連事業者に対する食品表示法に基づく指示等の権限が当該都道府県知事の自治事務とされていることを十分御認識の上、遺伝子組換えに関する表示について疑義がある場合には、指示等の権限を行使する等適切な対応を行う。

④　その他
　ア　食品表示基準第3条第2項の表中の遺伝子組換え食品に関する事項の項の1における「別表第17の上欄に掲げる対象農産物」を表示する際、「ばれいしょ」を「じゃがいも」と表示する等、容易に同一性が認識できる表記によっても差し支えない。
　イ　遺伝子組換え食品の検査方法については、原則、別添安全性審査済みの遺伝子組換え食品の検査方法に基づき実施すること。
　　なお、組換えDNA技術は、科学技術分野の中でも最も進歩が早い分野の一つであることから、技術の進歩に対応し、検査方法については順次見直しを行っていくこととしているので、御留意願いたい。

⑾　乳児用規格適用食品である旨
①　食品表示基準の対象について
　　食品表示基準の対象となる乳児用食品の範囲は、食品、添加物等の規格基準（昭和34年厚生省告示第370号。以下「規格基準」という。）において規定された「乳児用食品」の対象である食品と同じであり、したがって、「乳児用食品」の対象となる「乳児」の年齢については、児童福祉法（昭和22年法律第164号）等に準じて「1歳未満」をその対象とするものであること。

②　「乳児用規格適用食品」である旨の表示について
　　「乳児用規格適用食品」である旨の表示は、原則的には「乳児用規格適用食品」と表示することとするが、「本品は（食品衛生法に基づく）乳児用食品の規格基準が適用される食品です。」、「乳児用食品の規格基準が適用される食品です。」、「乳児用規格適用」などの表示も使用可能であること。

③　表示の省略について
　　食品表示基準第3条第3項において乳児用規格適用食品であることが容易に判別できるものにあっては、乳児用規格適用食品である旨の表示を省略できることとしたところであるが、本規定の対象となる食品は、以下の食品である。
　　なお、以下の食品は全て、いわゆる「粉ミルク」である。
　ア　（健康増進法（平成14年法律第103号）第26条第1項の規定に基づく特別用途食品の）乳児用調製粉乳
　イ　（健康増進法第26条第1項の規定に基づく特別用途食品の病者用食品のうち）アレルゲン除去食

品及び無乳糖食品のうち、乳児（1歳未満）を対象としたいわゆる粉ミルク
ウ （乳及び乳製品の成分規格等に関する省令（昭和26年厚生省令第52号）第2条第37項に規定する）調製粉乳

④ 紛らわしい表示の禁止規定について
消費者が商品を選択する際に、乳児用規格適用食品でないものを乳児用規格適用食品であると誤認することを防止する必要があることから、乳児用規格適用食品以外の食品にあっては、乳児用規格適用食品である旨の表示を付したり、これと紛らわしい表示を付することを禁止する規定（食品表示基準第9条第1項）を設けることとしたものであるが、乳児用規格適用食品と紛らわしい表示の例としては、乳児用規格の対象でない食品に「乳幼児用規格適用食品」や「乳児用規格適合食品」などの表示をすることが考えられる。
なお、例えば、「ベビー○○○」（「小さい（食品）」という趣旨で「ベビー」という用語を使用している場合。）や「こども○○○」等の表記が付された食品であっても、対象年齢が1歳以上であることが社会通念上明らかな食品については、この表記のみをもって、直ちに乳児用規格適用食品と紛らわしい表示とみなされることはないこと。

⑫ 食品表示基準別表第19に定めるもの
① 食肉
ア 容器包装に入れられた食肉について、国内処理のもの、又は輸入のものとを問わず、メリヤス白布、麻袋等で包装した枝肉についても表示を要するものであること。
イ 「調味料に浸潤させる処理」とはタンブリング処理をいうこと。
ウ 「その他病原微生物による汚染が内部に拡大するおそれのある処理」とは、ポーションカット（肉塊又はひき肉を金属製容器にきつく詰め、凍結して形を整えた後、一定の厚みに切ること。）、タレかけ（小肉塊を容器包装に入れた後、調味液を加えること。）、漬け込み（小肉塊を調味液に浸漬すること。）、及びミキシング（小肉塊に調味料を加え、ミキサーで揉みほぐすこと。）等、処理を施していない食肉と外観上の区別が困難な処理をいうものであること。
なお、外観上、容易に未処理の食肉と区別ができるような処理を施したもの（ハンバーグ等）にあっては、適用されない。

② 食肉製品
ア 「乾燥食肉製品」である旨の表示は、ドライソーセージにあっては「ドライソーセージ」、サラミソーセージにあっては「サラミソーセージ」、ビーフジャーキーにあっては「ビーフジャーキー」、ポークジャーキーにあっては「ポークジャーキー」と表示することにより代えることができること。
イ 「非加熱食肉製品」である旨の表示は、ラックスハムにあっては「ラックスハム」と表示することにより代えることができること。
ウ 「加熱食肉製品」である旨の表示は、プレスハムにあっては「プレスハム」、ウインナーソーセージにあっては「ウインナーソーセージ」、フランクフルトソーセージにあっては「フランクフルトソーセージ」と表示することにより代えることができること。
エ 缶詰及び瓶詰の食肉製品のうち、缶容器又は瓶容器に内容物を入れ、密封した後、摂氏120度で4分間以上加圧加熱殺菌したものについては、「容器包装に入れた後加熱殺菌したもの」である旨の表示は、省略することができること。
また、缶詰及び瓶詰の食肉製品のうちコンビーフにあっては「コンビーフ」、コーンドミートにあっては「コーンドミート」（ただし、牛肉と馬肉を併用したもの（牛肉の重量が牛肉及び馬肉の合計重量の20％以上のものに限る。）にあっては、「ニューコーンドミート」又は「ニューコンミート」）、ランチョンミートにあっては「ランチョンミート」と表示することにより、「加熱食肉製品」である旨の表示に代えることができること。
オ 非加熱食肉製品又は特定加熱食肉製品のpH、水分活性及び保存方法の表示は、以下の例によることができること。
(ｱ) 非加熱食肉製品

	pH	水分活性	保存方法
表示例1	──	0.95以上	4℃以下
表示例2	──	0.95未満	10℃以下
表示例3	4.6未満	──	──
表示例4	4.6以上5.1未満	0.93未満	──

(ｲ) 特定加熱食肉製品

	水分活性	保存方法
表示例1	0.95以上	4℃以下
表示例2	0.95未満	10℃以下

カ 食肉販売施設が飲食店営業の許可を得て調理する自家製ソーセージ（原料肉に豚肉又は牛肉を用い、ケーシングに充填した後、蒸煮又は湯煮により殺菌したものであって、異なる業者の手を経ることなく、直接消費者に販売するものに限る。）であって、容器包装に入れて販売する場合は、次の事項によること。
(ｱ) 名称は、「自家製ソーセージ」又は「ウインナーソーセージ」とすること。

(イ) 「手造り」、「手造り風」等の表示は、次の全ての条件に合致するものについてのみ表示できること。
  (a) 良質の原料肉を使用し、長期間熟成したもの
  (b) 自動化された機械若しくは装置を用いないもの
  (c) 結着材料を含まないもの
  (d) 調味料、結着補強剤、発色剤、酸化防止剤及び香辛料抽出物以外の食品添加物を含まないもの
(ウ) 使用上の注意として、次の事項を表示すること。
  (a) 「10℃以下で冷蔵保存すること。」等保存の方法
  (b) 「消費期限○年○月○日」等期限表示
キ　原料肉名について
(ア) 食肉製品にあっては原料肉名を表示する必要があり、そのうち、魚肉である原料については「魚肉」の文字を表示する必要があるが、この場合、「魚肉（まぐろ）」等と表示しても差し支えない。
(イ) 鳥獣の種類については、原料鳥獣の種類を、牛、馬、豚、めん羊、山羊、カンガルー、鶏、七面鳥等のように動物名で表示すること。
なお、2種類以上を混合したものについては、それぞれの動物名を表示すること。
(ウ) 原料肉名の鳥獣の種類は、食肉の表示の方法と同様に表示するものであるが、この場合、羊肉はマトンと表示して差し支えないが、ラビット、スモール、ビーフ、ポーク、ラム、さくら肉等の表示は適当でないこと。なお、うさぎ肉、兎肉、家兎肉の表示は差し支えない。
(エ) 魚肉については、魚肉と表示することとなっているが、その種類別として「魚肉（かじき類）」、「魚肉（まぐろ類）」等と表示することは差し支えない。
(オ) 原料肉に含まれた魚肉の表示方法について魚肉の全てを魚肉と表示する場合は、鳥獣のそれぞれとの配合量と比較して多いものから順に表示すること。また、魚肉の種類別を表示する場合は、そのそれぞれを鳥獣のそれぞれとの配合分量と比較して多いものから順次に表示すること。

③　乳、乳製品及び乳又は乳製品を主要原料とする食品
　ア　種類別
(ア) 種類別の表示に当たっては、ナチュラルチーズを「チーズ（ナチュラルチーズ）」、ラクトアイスを「アイスクリーム類（ラクトアイス）」等と、練乳を「れん乳」又は「煉乳」、発酵乳を「はっ酵乳」又は「醱酵乳」等と表示することは差し支えない。
(イ) 種類別の表示は、「種類別○○○」と記載するなど、その種類別が明らかに判断できるように表示すること。
(ウ) 乳酸菌飲料のうち、無脂乳固形分3.0％以上のものにあっては、乳製品である旨を、殺菌したものにあってはその旨を、それぞれ種類別の表示に併記することとされているが、その表示は次の例の表示でも差し支えない。
　（例）「種類別：殺菌乳酸菌飲料（乳製品）」
(エ) 種類別の文字の大きさの規定は、最小限度の文字の大きさを示すものであるので、当該容器包装の大きさ、形態、他の表示等の文字の大きさ、字体等を考慮して、当該容器包装にみあった大きさの文字で種類別が明らかになるように表示すること。
　イ　殺菌温度及び時間
(ア) 殺菌温度
  (a) 保持式により摂氏63度から摂氏65度までの間で加熱殺菌するものにあっては、「63℃～65℃」又は「63～65℃」と表示して差し支えない。
  (b) 摂氏75度以上で加熱殺菌するものにあっては、「85℃」、「132℃」等と当該処理場で行っている実際の殺菌温度を表示し、「75℃以上」、「130℃以上」等と表示しないこと。
(イ) 殺菌時間
  (a) 分を「′」、「m」、「min」等、秒を「″」、「s」、「sec」等と表示しないこと。
  (b) 「15分間以上」、「2秒間以上」等と表示しないこと。
　ウ　保存の方法の表示
常温保存可能品にあっては、「常温を超えない温度で保存」等常温を超えない温度で保存を要することが明らかに分かるように表示すること。また、開封後はできる限り早く消費すること、開封後保存する場合は、10度以下に冷却して保存すること等その適正な取扱いを容器包装に表示すること等により、消費者の啓発を十分に図ること。
　エ　主要原料、主要混合物
(ア) 加糖練乳、加糖脱脂練乳及び加糖粉乳における主要な混合物とは、しょ糖をいうこと。
(イ) 調製粉乳における主要な混合物とは、乳又は乳製品以外に混合したもののうち主要なもの及び量の多少にかかわらず製品の組成に必要不可欠なものをいうこと。
(ウ) 主要な混合物の重量パーセントの表示のう

ち、ビタミン無機塩類等微量栄養素については、混合量を製品100g中の重量又は国際単位で表示して差し支えない。この場合、ビタミンを「V」、国際単位を「IU」、ミリグラムを「mg」、マイクログラムを「μg」等と表示することは差し支えない。
オ　その他
(ｱ)　成分調整牛乳にあっては、除去した成分を表示するよう指導すること。
なお、表示については一括表示以外の場所に表示しても差し支えない。
（例）「除去成分：水分」、「水分を除去しています。」
(ｲ)　リステリア・モノサイトゲネスは、一般的な食中毒菌が増殖できないような4度以下の低温や12％食塩濃度下でも増殖可能であるが、食品の特性（食品の水分活性、pH）や添加物の使用等によりその増殖が抑制されることがあり、また、健常者には、リステリアの汚染菌数が10,000cfu/g以下であれば発症リスクは極めて低いとされているため、増殖の可能性がある食品であっても消費期限内に食品中のリステリアが100cfu/g以下であることを事業者が担保することができれば安全性には問題ないとされている。
このため、保存温度及び期限表示の設定については、「食品期限表示の設定のためのガイドライン」（平成17年2月厚生労働省・農林水産省）等を踏まえ、適切に科学的根拠に基づき設定、表示が行われるよう関係事業者に対して改めて指導されたい。また、必要に応じて賞味期限ではなく消費期限を用いる必要があることに留意されたい。
(ｳ)　妊婦や高齢者等の免疫機能が低下した者等では、健常者より低い菌数で発症する可能性があり、髄膜炎や敗血症等の重篤な症状に陥ることもあるため、リステリアのリスクに係る注意喚起や、表示されている保存温度及び期限表示等が必ず遵守されるよう、事業者のウェブサイトや容器包装への表示等により消費者に周知することが望ましい旨、関係事業者に対して指導されたい。

④　鶏の液卵
ア　鶏の液卵には、割卵しただけの状態のいわゆる液全卵ホールも含まれるものであること。
イ　鶏の液卵の名称については、(ｱ)殺菌、未殺菌の別、(ｲ)凍結しているものにあってはその旨、(ｳ)全卵、卵黄、卵白の別が分かるように表示すること。
ウ　加糖し、又は加塩した鶏の液卵については、その糖分又は塩分の含有量により殺菌温度、時間が異なることから糖分又は塩分の重量百分率について表示すること。
エ　未殺菌の鶏の液卵について、飲食に供する際に加熱殺菌を要する旨の表示は、加熱加工用の鶏の殻付き卵と同様、枠で囲ったり、太字で表示する等加熱殺菌が必要であることが使用者に明確になるようにすること。

⑤　生かき
ア　生食用かきの採取水域の表示は、小型球形ウィルス（SRSV）に汚染されたかきにより食中毒が発生した際に、採取水域までの遡り調査を緊急に行うとともに、食中毒の被害拡大防止に資するためのものであるので、国内産かきと外国産かきを混合し、同一包装で販売しないこと。
イ　国内産かきの場合においても、隣接する採取水域等で、加工施設の立地条件等によりやむを得ない場合を除き、異なる採取水域で採取されたものを混合し、同一包装で販売しないこと。なお、やむを得ず混合する場合においても、全ての採取水域の名称を表示すること。
ウ　輸入されたかきの採取水域の表示は、次により表示するよう指導すること。
(ｱ)　輸入生食用かきの採取水域の表示に当たっては、輸入時に添付される衛生証明書（Certificate）に記載されている採取水域（Harvest Area/Growing Area）をカタカナ表記等に改めて表記するとともに、輸出国名（必要に応じ、州名等を加える。）を併記すること。
なお、各輸出国別の採取水域の表示例については、別添輸入される生食用かきの採取水域区分（名称）の例示を参考とされたい。
(ｲ)　オーストラリアについては、水域名の後に州名を表す略号を付すること。
なお、州名の略称については、別添輸入される生食用かきの採取水域区分（名称）の例示を参考とされたい。
(ｳ)　ニュージーランドについては、衛生証明書中の採取水域がコードで記載されているので、別添Shellfish Growing Areas Classified for Harvest for Human Consumption in Accordance with Regulation 48 of the Animal Productsを参考にし、各コードが示す水域の名称を表示すること。
(ｴ)　輸入者から包装業者等に販売される場合は、衛生証明書の写しを送り状に添付する等採取水域に関する情報を包装業者等に提供するよう関係事業者を指導すること。
(ｵ)　生産者の登録番号等のみをもって採取水域の

資料編　第2章　食品表示法関係

　　　　表示とすることはできないこと。
　エ　蓄養等複数の採取水域において生育されたかきについては、原則として採取される直前の採取水域の名称を表示すること。
　オ　容器包装に入れずに包装業者等に販売される場合は、送り状等により採取水域に関する情報を伝達するよう指導すること。
　カ　生食用以外のかきについて、飲食に供する際は「加熱調理用」、「加熱加工用」、「加熱用」等加熱しなければならないことを明確に表示するよう、指導すること。
　キ　採取水域に係る報告について
　　(ｱ)　都道府県等が、自然環境等を考慮した上で採取水域の範囲及びその範囲を適切に表す名称を定めたときは、採取水域の範囲及びその範囲の名称を消費者庁食品表示企画課に報告すること。
　　(ｲ)　(ｱ)の採取水域の範囲及びその範囲の名称を変更する場合についても、消費者庁食品表示企画課に報告すること。

⑥　ふぐ
　ロットが特定できるものとして、ロット番号等を表示する際には、消費期限又は賞味期限に頼らなくてもロットが特定でき、かつ、加工年月日表示よりもロット単位が粗くならないようにすることとし、容易に判読可能な番号等を表示すること。なお、加工年月日は、製品となった日（個包装された日）とする。

⑦　冷凍食品
　名称のほか、冷凍食品である旨を表示する。

⑧　容器包装に密封された常温で流通する食品（清涼飲料水、食肉製品、鯨肉製品及び魚肉練り製品を除く。）のうち、水素イオン指数が4.6を超え、かつ、水分活性が0.94を超え、かつ、その中心部の温度を摂氏120度で4分間に満たない条件で加熱殺菌されたものであって、ボツリヌス菌を原因とする食中毒の発生を防止するために摂氏10度以下での保存を要する食品
　一括表示の保存方法の欄に摂氏10度以下で保存しなければならない旨を表示するとともに、要冷蔵食品であることが消費者等に明確に分かるように、加えて、容器包装のおもて面に冷蔵を要する食品である旨の文字（「要冷蔵」等）をわかりやすい大きさ（おおむね20ポイント以上）で、色彩、場所等を工夫して表示すること。

⑨　缶詰の食品
　ア　缶詰食品にあっては、主要原材料名を表示する必要があるが、主要原材料とは、肉類（畜肉、獣肉、鳥肉、鯨肉）、魚介類、野菜及び果実をいう。この場合、これらが液状又は泥状になっているものについては、主要な原材料に含めない。
　イ　原材料は、その種類名を表示する必要があるが、以下にその例を示す。
　　(例) 畜肉にあっては、「牛」、「馬」、「豚」、「山羊」、「羊」等
　　　　鳥肉にあっては、「鶏」、「鴨」等
　　　　畜肉以外の獣肉にあっては、「兎肉」、「猪肉」等
　　　　鯨肉にあっては、「鯨」
　　　　魚介類にあっては、「タイ」、「サンマ」、「ハマグリ」等
　　　　野菜にあっては、「トマト」、「アスパラガス」、「コーン」等
　　　　果実にあっては、「リンゴ」、「ミカン」、「ナシ」等
　ウ　「名称その他の表示から主要原材料が十分判断できるもの」における「その他」とは、説明文等他の表示事項中に原材料を明記してあるものを指す。

⑩　水のみを原料とする清涼飲料水（ミネラルウォーター類）
　ア　水のみを原料とする清涼飲料水をミネラルウォーター類としているが、これには、鉱水のみのもの、二酸化炭素を注入したもの、カルシウム等を添加したもの等、規格基準の第1食品の部D各条の項の○清涼飲料水の2の(1)の2．の表の第1欄に掲げる事項のうち臭気、味、色度及び濁度に関する規定を満たすものが含まれるものであること。
　イ　高濃度にフッ素を含有するミネラルウォーター類について0.8mg/Lを超えるフッ素を含有する原水を用いて製造されたミネラルウォーター類にあっては、「7歳未満の乳幼児は、このミネラルウォーターの飲用を控えてください。（フッ素濃度○mg/L）」の旨の表示をすること。

⑪　清涼飲料水
　ドリンク剤類似清涼飲料水については、容器包装の見やすい箇所（商品名と同時に見える箇所）に8ポイント以上の大きさで「清涼飲料水」又は「炭酸飲料」の文字を他の表示事項と紛らわしくないようにして明記すること。

⑫　豆腐
　豆腐の保存基準に合う保存方法の表示は、例えば、

「冷蔵すること」、「冷蔵庫又は冷水中に保存」、「冷蔵保存すること」、「要冷蔵」等その趣旨が十分に表現されているものであれば差し支えない。

2　表示の省略
表示を省略することができる食品についても、表示が可能なものについては、できるだけ表示することが望ましい。

3　義務表示の特例
食品表示基準第5条第1項柱書の「前2条の規定にかかわらず、次の表の上欄に掲げる場合にあっては、同表の下欄に掲げる表示事項の表示は要しない。」とは、上欄に掲げる場合にあっては、そもそも表示義務が課されていないということを意味する。

したがって、食品表示基準第3条第3項の規定に基づき表示を省略することが可能な食品とは異なり、任意で下欄の表示事項を表示をする場合であっても、表示方法が定められているものではない。

ただし、食品表示基準第41条第1項の規定に基づき、食品表示基準第3条及び第4条に定める方法により表示するよう努めるものとされていることから、そのような表示が望ましい旨指導等を行っていただきたい。

4　任意表示
(1) 栄養機能食品に係る栄養成分の機能

表示内容の主旨が同じものであっても食品表示基準別表第11で定める栄養成分の機能及び摂取をする上での注意事項に変化を加えたり、省略したりすることは認められない。

なお、一つの食品で二つ以上の栄養成分について栄養機能表示や注意喚起表示を行う際、当該栄養機能表示や注意喚起表示が同一の場合にはまとめて記載しても差し支えない（例1）。

また、一つの栄養成分に二つ以上の栄養機能表示がある場合には、次のようにまとめて表示することで差し支えない（例2）。

(例1)
　ナイアシン、ビオチン及びビタミンB2は、皮膚や粘膜の健康維持を助ける栄養素です。
(例2)
　ビタミンAは、夜間の視力維持を助けるとともに、皮膚や粘膜の健康維持を助ける栄養素です。

複数の栄養機能食品を摂取することによる過剰リスクを防ぐため、機能を表示しない栄養成分であっても、強化されているものは積極的にその含有量を表示することが望ましい。

「栄養素等表示基準値の対象年齢及び基準熱量に関する文言」とは、「栄養素等表示基準値（18歳以上、基準熱量2,200kcal）」その他これに類する文言とする。

食品表示基準に基づき栄養素等表示基準値に関する表示をする場合、栄養表示基準との差別化を図るため、「栄養素等表示基準値（2015）」等、日本人の食事摂取基準（2015年版）を基にしていることが分かるような表示とすることが望ましい。

必要的表示事項である栄養素等表示基準値に対する割合、栄養素等表示基準値の対象年齢及び基準熱量に関する文言を表示した上で、小児や月経ありの女性等、特定の性・年齢階級を対象とした食事摂取基準を任意で表示することは差し支えない。その場合、出典を明記すること。

栄養機能食品の基準を満たしているか否かは販売時に判断するものであるが、販売時に栄養機能食品の基準を満たすものであっても、摂取時に栄養機能食品の基準を満たさなくなる食品に栄養成分の機能を表示することは望ましくない。

(2) 栄養成分の補給ができる旨及び栄養成分又は熱量の適切な摂取ができる旨
① 共通事項
ア　栄養表示等の範囲

食品表示基準が適用される栄養表示とは、邦文によるものであること。ただし、全体として邦文表示を行っていて、食品表示基準に適合しない栄養強調表示のみを邦文以外で行うこと等は適当でないこと。

食品表示基準を満たしていないにもかかわらず、文字の色や大きさ等によって目立たせた表示をすることは望ましくない。

イ　高い、低いに言及せずに栄養成分名のみ目立たせて表示するものについては、栄養強調表示の基準は適用されないものであるが、消費者に誤認を与えないような表示とすること。

塩、シュガー、脂肪、糖といった表現でも栄養強調表示の基準が適用されること。

ウ　栄養強調表示の基準を満たしているか否かは販売時に判断するものであるが、販売時に栄養強調表示の基準を満たすものであっても、摂取時に栄養強調表示の基準を満たさなくなる食品に強調表示することは望ましくない。

エ　相対表示（「強化された旨の表示」（食品表示基準第7条及び第21条の表の栄養成分の補給ができる旨の項の3）及び「低減された旨の表示」（食品表示基準第7条及び第21条の表の栄養成分又は熱量の適切な摂取ができる旨の項の3））について

は、以下のとおりとする。
- (ア) 当該他の同種の食品を特定するために必要な事項（食品表示基準第7条の表の栄養成分の補給ができる旨の項の3の一及び同表の栄養成分又は熱量の適切な摂取ができる旨の項の3の一）は、「自社従来品○○○」、「日本食品標準成分表2010 ○○○」、「コーヒー飲料標準品」等当該食品を特定するために必要な事項を表示すること。
- (イ) 比較対象食品名及び増加（低減）量又は割合は、相対表示と近接した場所に記載すること。ただし、比較対象食品が全く同種の食品である場合は、比較対象食品名の表示は、近接した場所でなくてもよいこと。
- (ウ) 比較対象食品は、全く同種の食品でなくても、例えばバターとマーガリンを比較する等も可能であるが、次の場合は不適当であること。
  - (a) 比較対象食品の当該栄養成分が一般流通品と比べて高く、「低減された旨」の表示を行った食品の当該栄養成分が一般流通品と比較して大差ない場合
  - (b) 比較対象食品の流通がかなり以前に終了している等、事実上比較が不可能な場合
- オ 熱量や栄養成分値に関して「ハーフ」、「2倍」、「1/4」等の表示がなされた場合、相対表示に該当する。
- カ 食品単位当たりの使用量が異なる食品を比較対象食品とし、食品単位当たりで比較して相対表示を行う場合、消費者への適切な情報提供の観点から、食品単位当たりの比較である旨を表示することが望ましい。

② 栄養成分の補給ができる旨
- ア 高い旨の表示（食品表示基準第7条の表の栄養成分の補給ができる旨の項の1）とは、「高」、「多」、「豊富」その他これに類する表示をいうものであること。
- イ 高い旨の表示は、当該栄養成分を強化していなくても、その食品本来の性質として基準を満たしていれば行うことができるが、例えば、単に「高たんぱく質チーズ」と表示するなど、当該チーズが他のチーズに比べて、たんぱく質が多いという誤解を招くような表示は適当ではないので、「チーズは高たんぱく質食品です。」というような表示をするよう指導されたいこと。
- ウ 含む旨の表示（食品表示基準第7条の表の栄養成分の補給ができる旨の項の2）とは、「源」、「供給」、「含有」、「入り」、「使用」、「添加」その他これに類する表示をいうものであること。
- エ 強化された旨の表示は、他の食品と比べて栄養成分の量が強化された旨の表示であること（食品表示基準第7条の表の栄養成分の補給ができる旨の項の3）。比較対象食品名及び増加量又は割合を記載せずに、単に「高」等の表示がされた場合は、強化された旨の表示ではなく、高い旨の表示となること。
- オ 「ビタミンを含む」、「ミネラルたっぷり」のように、ビタミンやミネラルの総称について栄養強調表示を行う場合は、食品表示基準で規定する全てのビタミン又はミネラルについて栄養強調表示の基準が適用されること。一部のビタミンやミネラルについてのみ栄養強調表示の基準を満たしている場合は、その栄養成分名を表示することが適当であること。

原材料について栄養強調表示をする場合、最終製品についても栄養強調表示の基準を満たしていることが望ましいこと。すなわち、最終製品中の含有量があまりに低いのにもかかわらず、原材料についてのみ高い旨又は含む旨の表示をすることは適当ではないこと。

③ 栄養成分又は熱量の適切な摂取ができる旨
- ア 含まない旨の表示（食品表示基準第7条の表の栄養成分又は熱量の適切な摂取ができる旨の項の1）とは、「無」、「ゼロ」、「ノン」その他これに類する表示をいうものであり、「不使用」、「無添加」は該当しないものであること。

「ノンシュガー」、「シュガーレス」のような表示は、糖類に係る含まない旨の表示の基準が適用されるものであること。

低い旨の表示（食品表示基準第7条の表の栄養成分又は熱量の適切な摂取ができる旨の項の2）とは、「低」、「ひかえめ」、「少」、「ライト」、「ダイエット」その他これに類する表示をいうものであること。

適切な摂取ができる旨の表示の基準が適用される栄養成分及び熱量は、あくまで「国民の栄養摂取の状況からみてその過剰な摂取が国民の健康の保持増進を妨げている」（健康増進法第16条の2第2項第2号ロ）ものであって、そもそも栄養成分や熱量である以上、エネルギーを供給し、又は生命の維持・成長に必要不可欠なものであり、本来、有害な成分でないことは当然であること。

- イ ドレッシングタイプ調味料（いわゆるノンオイルドレッシング）の取扱いについては、食品表示基準別表第13の備考1によることとするが、ノンオイルドレッシングのうち食品表示基準別表第13の備考1の基準値（3g/100g未満）は満たすものの、食品表示規準別表第13の第2欄の基準値（0.5g/100g未満）を超えるものにあっては、消費

者に適切な情報提供を図るため、原材料として食用油脂を使用していない旨及び当該食品の脂質量の由来を明らかにする旨の表示を行うよう努めること。
ウ　低減された旨の表示（食品表示基準第7条の表の栄養成分又は熱量の適切な摂取ができる旨の項の3）は、他の食品と比べて栄養成分量が低減された旨の表示であること。比較対象食品及び低減量又は割合を記載せずに単に「低」等の表示がなされた場合は、低減された旨の表示ではなく低い旨の表示となること。
　　「減塩」や「食塩○○％カット」という表示は、ナトリウムに係る低減された旨の表示の基準が適用されるものであること。
エ　食品表示基準第7条の表の栄養成分又は熱量の適切な摂取ができる旨の項の3の「ナトリウムの含有量を25パーセント以上低減することにより、当該食品の保存性及び品質を保つことが著しく困難な食品」については、以下のものをいう。
　　みそ
　　しょうゆ
　　なお、これらの食品についてナトリウムの適切な摂取ができる旨の表示をする場合は、他の食品に比べて低減されたナトリウムの含有量の割合が以下に定める割合以上である場合に行うものとする。
　　みそ15％
　　しょうゆ20％

(3)　糖類を添加していない旨
　　糖類を添加していない旨の表示の例は、「糖類無添加」、「砂糖不使用」その他これに類する表示をいう。
　　添加糖類に代わる原材料の具体例は、ジャム、ゼリー、甘味の付いたチョコレート、甘味の付いた果実片、非還元濃縮果汁、乾燥果実ペースト等のこと。

(4)　ナトリウム塩を添加していない旨
　　ナトリウム塩を添加していない旨の表示の例は、「食塩無添加」その他これに類する表示をいう。
　　添加ナトリウム塩に代わる原材料の具体例は、ウスターソース、ピクルス、ペパローニ、しょう油、塩蔵魚、フィッシュソース等のこと。

5　表示の方式
(1)　「邦文をもって」
　　第8条第1号の「邦文をもって」とは、原則として、漢字、平仮名、片仮名又はアラビア数字を用いて表示することをいう。
　　ただし、以下の場合は、ローマ字等を用いて表示しても「邦文をもって」とみなす。

① 「食品関連事業者名の氏名又は名称」又は「製造者又は加工者の氏名又は名称（輸入品にあっては、輸入業者の氏名又は名称、乳にあっては、乳処理業者（特別牛乳にあっては、特別牛乳搾取処理業者）の氏名又は名称）」を法人登記どおりに表示する場合。
　　ただし、片仮名で読み方を併記することが望ましい。
② 製造所固有記号が表す製造所の所在地及び製造者の氏名又は名称を表示したウェブサイトのアドレスを表示する場合
③ 添加物の物質名等について、化学記号等を表示する場合。
④ 単位を表示する場合
⑤ その他

(2)　小売のための包装
　　容器包装の上に更に小売のための包装（外装）を行う場合は、中の表示が透視できる場合を除き、外装に必要な表示を行わなければならない。
　　なお、容器包装の上に包装（外装）されている場合、それが小売のためのものでないときは、当該外装にも名称、製造者の氏名、住所並びに保存基準が定められた食品及び添加物にあっては、その保存方法を表示することが望ましい。

(3)　添加物表示
　　添加物の物質名又は簡略名の表示は、規則別表第1、名簿、別添添加物1－1、別添添加物2－1、別添添加物2－2及び別添添加物2－3に掲げる名称のとおりに表示することが原則であるが、食品関連事業者等及び一般消費者に誤解を与えない範囲内で平仮名、片仮名、漢字を用いても差し支えないものであること。

(4)　栄養成分表示
① 表示に用いる名称は、熱量にあっては、「エネルギー」、たんぱく質にあっては、「蛋白質」「たん白質」「タンパク質」「たんぱく」「タンパク」、カルシウムにあっては、「Ca」、鉄にあっては、「Fe」、ナトリウムにあっては、「Na」、ビタミンAにあっては、「V.A」（その他のビタミンも同様）と表示することができる。

② kcalはキロカロリー、gはグラム、mgはミリグラム、μgはマイクログラムと表示することができる。
　　IU又は国際単位は表示不可とする。

③ 幅表示の幅は、適切に設定すること。例えば、過度に広い幅で表示することは適当ではない。

④ 少なくとも、栄養成分の補給ができる旨及び栄養

成分又は熱量の適切な摂取ができる旨を表示する栄養成分については、消費者の商品選択に資するため、栄養素等表示基準値に占める割合を併せて表示することが望ましい。

⑤　最小表示の位は、次のとおりとする。
　　なお、位を下げることを妨げるものではなく、その場合は、その下の位を四捨五入して表示する。

たんぱく質	1の位[※1]	マグネシウム	1の位
脂質	1の位[※1]	マンガン	小数第1位
飽和脂肪酸	1の位[※1]	モリブデン	1の位
n-3系脂肪酸	小数第1位	ヨウ素	1の位
n-6系脂肪酸	小数第1位	リン	1の位
コレステロール	1の位	ナイアシン	1の位
炭水化物	1の位[※1]	パントテン酸	小数第1位
糖質	1の位[※1]	ビオチン	1の位
糖類	1の位[※1]	ビタミンA	1の位
食物繊維	1の位	ビタミンB_1	小数第1位
亜鉛	小数第1位	ビタミンB_2	小数第1位
カリウム	1の位	ビタミンB_6	小数第1位
カルシウム	1の位	ビタミンB_{12}	小数第1位
クロム	1の位	ビタミンC	1の位
セレン	1の位	ビタミンD	小数第1位
鉄	小数第1位	ビタミンE	小数第1位
銅	小数第1位	ビタミンK	1の位
ナトリウム	1の位	葉酸	1の位
食塩相当量	小数第1位[※2]	熱量	1の位

※1　1の位に満たない場合であって、0と表示することができる量（別表第9の第5欄）以上であるときは、有効数字1桁以上とする。
※2　小数第1位に満たない場合であって、ナトリウムの量が0と表示することができる量（別表第9の第5欄）以上であるときは、有効数字1桁以上とする。なお、食塩相当量を0と表示できる場合には、「0.0」、「0」と表示しても差し支えない。

⑥　含有量が0の場合であるものについても表示事項の省略はできないものであること。ただし、近接した複数の表示事項が0である場合は、例えば、「たんぱく質と脂質が0」というように一括して表示することができるものであること（食品表示基準別記様式2の備考3）。

⑦　セットで販売され、通常一緒に食される食品（即席めんなどにおけるめん、かやく、スープの素、ハンバーグセットにおけるハンバーグとソース等）の表示については、セット合計の含有量を表示すること。これに併せて、セットを構成する個々の食品についても、含有量を表示することは差し支えない。

⑧　食品表示基準第3条第1項の表の栄養成分の量及び熱量の項の2の一の記載は、別記様式2又は別記様式3に近接した場所に表示すること。

⑨　表示値は許容差の範囲の基準となるものであり、意図的に操作されるべきでないことから、表示を行う製品を代表する製品を分析して得られたデータの加重平均値とすべきである（合理的な推定により得られた値を除く。）。ただし、含有量の表示に際しては、必ず分析を行わなければならないものではなく、結果として表示された含有量が許容差の範囲内であれば表示基準違反にはならないこと。
　　機能を表示する栄養成分、栄養強調表示をする栄養成分の量及び熱量は、別添栄養成分等の分析方法等に規定された分析法により測定すること。

6　業務用加工食品における製造所又は加工所の所在地及び製造者又は加工者の氏名又は名称

1(6)（⑤ア、イ及びエを除く。）に係る記述を参照すること。
　なお、食品表示基準第10条第2項の表の下欄の「製造所」には、食品表示基準附則第2条の規定による廃止前の食品衛生法第19条第1項の規定に基づく表示の基準に関する内閣府令第10条に規定する製造所固有の記号を使用することができた場所のうち、食品表示基準において「加工所」と取り扱われる場所を含むものとする。

7　業務用加工食品の表示の方式

(1)　送り状等への表示は、食品表示基準第13条第1項第2号の表に掲げる食品について、送り状、納品書等又は規格書等（以下「送り状等」という。）へ表示する場合においては、送り状等及び当該容器包装の双方に、名称、製造所又は加工所の所在地及び製造者又は加工者の氏名又は名称、当該記号並びに購入者の氏名及び住所（法人にあっては、その名称及び主たる事務所の所在地）のほか、ロット記号等当該食品と送り状等との同一性を確認できる記号を表示する必要があること。
　　なお、送り状等の表示をする場合は、当該食品を原料として使用するまでの間、ロット管理のために送り状等を保管すること。
(2)　容器包装に入れられた食肉については、合成樹脂フィルム等で包装された食肉の一定数をまとめてカートンボックス詰めにし、このカートン単位で取り引きすることが通常のものについては、そのカートンに所要の表示をして差し支えない。
　　また、表示の方法は、容器包装に直接印刷する方法、スタンプで押印する方法、ステッカーを貼布する方法

又は荷札様のものを付けても差し支えない。ただし、荷札様のものについては、その包装形態からみて、他の方法が不可能な場合に限り、かつ、不正に再使用してはならないこと。

(生鮮食品)
1 義務表示事項
(1) 特定保健用食品に係る事項
　加工食品に係る記述を参照すること。

(2) 機能性表示食品に係る事項
　別添機能性表示食品を参照すること。

(3) 遺伝子組換え農産物に関する事項
　加工食品に係る記述を参照すること。

(4) 乳児用規格適用食品である旨
　加工食品に係る記述を参照すること。

(5) 食品表示基準別表第24に定めるもの
　① あんず、おうとう、かんきつ類、キウィー、ざくろ、すもも、西洋なし、ネクタリン、バナナ、びわ、マルメロ、もも及びりんごに関する事項フルジオキソニル及びこれを含む製剤を使用したあんず、おうとう、かんきつ類（みかんを除く。）、キウィー、ざくろ、すもも、西洋なし、ネクタリン、びわ、マルメロ、もも及びりんごを、いわゆるばら売り等によって消費者に販売する場合であっても、これを使用した旨の表示を行うよう食品関連事業者に指導すること。

　② 食肉に関する事項
　　ア 食品表示基準の対象となる食品（牛肉（内臓を除く。）であって生食用のものに限る。）は、「食品、添加物等の規格基準（昭和34年厚生省告示第370号）」の生食用食肉の規格基準の対象である食品と同じであり、いわゆるユッケ及び牛刺しが含まれる。
　　　なお、仮に、規格基準の加工基準(7)に規定する「容器包装に入れ、密封」した状態の食肉を同加工基準(7)に規定する加熱殺菌を行うために別の事業者に販売する場合にあっては、その販売時の食肉には本表示基準の表示義務はかからないが、当該食肉の容器包装に「（同加工基準(7)に規定する）加熱殺菌を行う前の食肉である」旨が分かるように表示するよう指導すること。
　　イ 生食用である旨の表示について
　　　生食用である旨の表示は、「生食用」、「生のまま食べられます」等のように明確に生食用である旨について表示する必要があり、「ユッケ用」、「牛刺し用」等の表示を生食用である旨の表示とみなすことはできない。
　　ウ と畜場名、加工施設名等の表示について
　　　㈠ と畜場の名称の表示については、と畜場番号や牛の個体識別のための情報の管理及び伝達に関する特別措置法（平成15年法律第72号）に規定する個体識別番号の表示をもって代えることはできない。
　　　㈡ 生食用食肉の加工基準に適合する方法で加工が行われた施設が複数存在する場合には、それぞれの加工施設を表示すること。その際、加工工程順に表示するよう指導すること。また、加工施設の表示とは別に、食肉の最終加工を行った者については、従来どおり加工者の氏名（名称）等の表示が必要であること。
　　　㈢ 加工施設の名称については、食中毒発生時に迅速に施設を特定することができるよう、営業者が営業許可申請書に記載した営業所の名称、屋号又は商号を記載するよう指導すること。
　　　㈣ 同一都道府県内に同一の名称のと畜場や加工施設が存在する場合には、と畜場や加工施設が特定できる程度に詳細に所在地を表示するよう指導すること。
　　エ 注意喚起に係る表示基準である「子供、高齢者その他食中毒に対する抵抗力の弱い者は食肉の生食を控えるべき旨」において、「子供」、「高齢者」、「その他食中毒に対する抵抗力の弱い者」については例示ではなく、これら全てを表示する必要がある。
　　オ 生食用食肉の規格基準の調理基準において、「調理を行った生食用食肉は、速やかに提供しなければならない。」とされていることから、凍結させていない生食用食肉を小売店等において消費者に対して直接販売する場合には、消費者が速やかに消費するよう適切な消費期限を表示するよう指導すること。
　　カ 「刃を用いてその原形を保ったまま筋及び繊維を短く切断する処理」とはテンダライズ処理をいう。

　③ 鶏の殻付き卵に関する事項
　　ア 鶏の殻付き卵について、選別包装を行った施設の所在地を表示する場合にあっては、食品衛生上の問題が生じた場合の遡り調査を容易にするため、選別包装を行った者は採卵を行った施設が特定できるよう必要な記録を作成すること。
　　イ 鶏の殻付き卵については使用の方法、生食用の鶏の殻付き卵にあっては生食用である旨等を表示することとしたが、これらの表示については、「生で食べる場合は賞味期限内に使用し、賞味期限経

過後は、十分に加熱調理する必要がある」旨の表示でも差し支えない。なお、生食用としての賞味期限経過後は、できる限り速やかに消費するよう指導すること。

ウ　生食用の鶏の殻付き卵については、特に家庭や飲食店等において、摂氏10度以下で保存することが望ましい旨の表示をすることとしたが、営業者が流通過程で卵を一時的に冷蔵し、その後、冷蔵状態から高温多湿の環境下で流通させる場合にあっては、卵殻表面に結露が生じる等卵の品質に悪い影響を及ぼすことが懸念されることから、卵を冷蔵する場合にあっては、できる限り流通から消費に至るまで一貫して冷蔵流通することが望ましいこと。

エ　加熱加工用の鶏の殻付き卵については、加熱加工用である旨及び飲食に供する際に加熱殺菌を要する旨の表示をすることとしたが、この場合、表示内容を枠で囲んだり、太字で表示する等加熱殺菌が必要であることが消費者に明確になるようにすること。

オ　食品の表示については、容器包装（容器包装が小売のために包装されている場合は、当該包装。以下同じ。）の見やすい箇所に表示することとされているが、透明な容器に包装されている鶏の殻付き卵については、当該容器包装に内封されている表示書により、必要な表示事項が外部から容易に確認できる場合にあっては、当該表示書により表示を行っても差し支えない。

カ　鶏の殻付き卵の名称については、省略できることとしたが、ダンボール箱等外部から確認できない容器包装にあっては、名称を表示することが望ましい。

④　生かきに関する事項
　　加工食品に係る記述を参照すること。

2　任意表示

　栄養成分は、加熱等により栄養成分に大きく変化が生じる食品については、機能を表示する栄養成分の量が食品表示基準別表第11の上下限値の範囲内にあることを担保する調理法を表示すること。

3　表示の方式
(1)　添加物表示
　　加工食品に係る記述を参照すること。
(2)　別添添加物１－６の「１　防かび剤又は防ばい剤」に掲げる添加物を使用した旨の表示について
　　ばら売り等により販売される別添添加物１－６の「１　防かび剤又は防ばい剤」に掲げる添加物を規格基準の第２添加物の部Ｆ使用基準に従い使用した食品の表示については、以下のいずれかの方法により表示すること。
①　値札若しくは商品名を表示した札、又はこれらに近接した掲示物に表示する。
②　陳列用容器に表示する。
③　その他消費者等が容易に識別できるような方法で表示する。

4　表示禁止事項

　食品表示基準第23条第１項柱書本文の「第18条、第19条及び第21条に掲げる表示事項に関連して」とは、義務表示事項又は任意表示事項に関連する限りにおいて、食品表示基準第23条第１項各号の表示禁止事項が適用されるということを意味する。すなわち、表示禁止事項が適用される表示媒体については、食品表示基準第23条第１項第２号及び第３号の規定に連動して規制がかかることになる。

　したがって、例えば、特定保健用食品、機能性表示食品及び栄養機能食品の表示ルールは容器包装に入れられた生鮮食品についてのみ規定されているため、食品表示基準第23条第１項第８号の「保健機能食品以外の食品にあっては、保健機能食品と紛らわしい名称、栄養成分の機能及び特定の保健の目的が期待できる旨を示す用語」の表示の禁止も、容器包装に入れられた生鮮食品の容器包装についてのみ適用される。

（添加物）
1　義務表示事項
(1)　名称
①　添加物の名称及びその製剤の成分の表示にあっては、一括名又は簡略名を名称として用いることはできないこと。
②　製剤である添加物にあっては、原則として次のいずれかの名称を表示する。
ア　製剤である旨を表示できる文字を付した使用目的を表す名称を表示する。
（例）甘味料製剤、保存料製剤等
イ　製剤である旨を表示できる文字を付した主要成分を表す名称を表示する。その主要成分は規則別表第１に掲げる添加物にあっては規則別表第１の品名、その他の添加物にあっては厚生労働大臣が定める品名を使用する。
（例）エリソルビン酸製剤、カンゾウ抽出物製剤等
③　規則別表第１に掲げる添加物の表示は規則別表第１に掲げる名称により行うこと。既存添加物の表示は、名簿に掲げる名称又は別添添加物２－１に掲げる品名により行うものであること。また、天然香料及び一般飲食物添加物の表示は、別添添加物２－２及び別添添加物２－３に掲げる品名により行うものであること。ただし、別添添加物２－２及び別添添

加物2-3に記載のない添加物にあっては、当該添加物であることが特定できる科学的に適切な名称をもって表示するものであること。

(2) 保存の方法
　加工食品に係る記述を参照すること。

(3) 消費期限又は賞味期限
　加工食品に係る記述を参照すること。

(4) 製造所又は加工所の所在地（輸入品にあっては、輸入業者の営業所所在地）及び製造者又は加工者の氏名又は名称（輸入品にあっては、輸入業者の氏名又は名称）加工食品に係る記述を参照すること。

(5) 使用の方法
① 使用の方法の表示は、規格基準に使用されている用語をそのまま表示することを原則とするが、内容を改変しない限り、一般的な平易な用語をもって表示することは差し支えない。
② 規格基準の第2添加物の部F使用基準の項の添加物一般の目中添加物製剤のみなし規定にいう「添加物製剤に含まれる原料たる添加物」とは、当該製剤を食品に使用した場合において、その成分による影響を当該食品に及ぼす添加物をいうものであること。
　したがって、その成分による影響を当該食品に及ぼさない添加物であって、それが保存、酸化防止、矯臭等当該製剤の品質保持に必要不可欠な場合にあっては、当該添加物の使用はみなし規定に該当しないものとするものであること。
③ 使用の方法の表示の省略の運用は、次のとおりとする。
ア 当該添加物製剤の成分及び重量パーセントから判断して、用途を限定することが適当と考えられるものであって、使用の方法の表示中に当該用途にのみ使用する旨を表示した場合にあっては、表示された用途以外に用いる場合の使用の方法に係る表示は省略できるものであること。例えば、酢酸ビニール樹脂はチューインガムの基礎剤及び果実果菜の表皮の被膜剤として使用が認められているが、チューインガムの基礎剤用と表示してある場合には、その使用方法の表示のみでよい。
イ 添加物一般の使用基準に規定される添加物製剤に含まれる原料たる添加物以外の添加物にあっては、当該添加物の使用方法に係る表示は省略できるものであること。

(6) 成分及び重量パーセント
① 食品表示基準第32条第2項の表中の製剤である添加物の項において、「成分（着香の目的で使用されるものを除く。）及び重量パーセント」を表示することとしているが、この「成分」には、添加物製剤に含まれる原料たる添加物（当該製剤を食品に使用した場合において、その成分による影響を当該食品に及ぼす添加物をいう。）のほか、添加物製剤に含まれる原料たる添加物以外の添加物、賦形剤等の食品素材についても含むものであること。
② 添加物製剤の成分の重量パーセント表示については、当該製剤の製造における当該添加物の配合量を基準として行うこと。
③ 規格基準により規定されている「亜硫酸水素カリウム液」、「亜硫酸水素ナトリウム液」、「酢酸」、「水溶性アナトー」、「D-ソルビトール液」、「ピロリン酸第二鉄液」等については、製剤に準じて、その成分及び重量パーセントを表示するものであること。また、これら及び表示量の規定のあるものを用いて製剤を製造する場合には、添加物原体に換算して重量パーセントを表示するものであること。
④ 重量パーセントの表示に当たっては、秤取量の有効数字に配慮して表示することが望ましいものであること。

(7) その他
　タール色素の製剤にあっては、「製剤」の文字を冠した実効の色名、例えば、「着色料製剤黄赤色」と表示すること。

2 表示の方式
　加工食品に係る記述を参照すること。

3 表示禁止事項
　添加物の表示においては、いずれの場合においても「天然」又はこれに類する表現の使用は認められない。

(附則)

1 経過措置期間中は、一定の期間、「なお従前の例によることができる」、すなわち、食品表示基準に基づく表示と、食品表示基準附則第2条各号で廃止する基準（以下「旧基準」という。）に基づく表示が混在することとなる。

2 新旧の表示の混在については、1つの食品の表示の中で一部の表示事項のみ食品表示基準に基づく表示を行い、残りの表示事項は旧基準に基づく表示を行うと、新旧どちらの基準に基づく表示であるかを消費者が判別できず、混乱を生じるおそれがある（例：栄養成分

の表示方法は食品表示基準に基づくものであるにもかかわらず、アレルギー表示は旧基準に基づくものであると、アレルゲンの一括表示欄を見て商品を選択する消費者が使用されている特定原材料が省略せず全て表示されていると勘違いする可能性がある。）。

そのため、原則として、1つの食品の表示の中での食品表示基準と旧基準の両者に基づいた表示の混在は認めないこととする。

3 ただし、製造所固有記号の表示については、以下のとおりとする。
(1) 旧制度に基づく製造所固有記号の扱い

平成32年3月31日までに製造される一般用加工食品又は消費者向け添加物及び同日までに販売される業務用加工食品又は業務用添加物において、旧基準に基づく包材を用いて製造する場合は、食品表示基準附則第2条の規定による廃止前の食品衛生法第19条第1項の規定に基づく表示の基準に関する内閣府令第10条に規定する製造所固有の記号の制度（以下「旧制度」という。）に基づき取得した製造所固有記号を表示することができるが、当該記号の新規の届出を行うことができる期間は、平成28年3月31日までとする。また、従前、旧制度に基づく事業者からの届出内容の変更は、新規の届出として処理されてきたことから、当該届出を行うことができる期間についても平成28年3月31日までとなる。これは、経過措置期間を設けている趣旨が従前の表示から食品表示基準に基づく新しい表示へ移行するための準備期間であり、旧制度に基づいた新規の届出を認めることはこの趣旨にそぐわないためである。

したがって、旧制度に基づく届出の内容に変更が生じ、引き続き、製造所固有記号を使用する場合には、平成28年4月1日以降は食品表示基準に基づき新たに製造所固有記号を取得し、食品表示基準に従って表示する必要がある。

ただし、市町村合併等による市町村名又は地名の変更に起因する製造所等の所在地に係る住所の変更に限り、経過措置期間中、旧制度に基づく製造所固有記号の使用を引き続き認めることとする。この場合、住所の変更の届出は不要とする。

(2) 食品表示基準に基づく製造所固有記号等の扱い
① 食品表示基準に基づき製造所固有記号を取得できる同一製品を2以上の製造所で製造している者について

製造所固有記号制度届出データベースの運用が開始した後は、食品表示基準に基づき製造所固有記号の届出を速やかに行うこととし、食品表示基準に基づき表示した包材を製品に使用する場合は、食品表示基準に基づく製造所固有記号を表示するものとする。

ただし、当該製造所固有記号の届出に関する手続等が完了するまでの間は、食品表示基準に基づき表示した包材に、旧制度に基づき取得した製造所固有記号を表示することを認めることとする。
② 食品表示基準において製造所固有記号を取得できない者について

製造所固有記号制度届出データベースの運用が開始した後から経過措置期間が終了するまでの間は、食品表示基準の下では製造所固有記号を使用できない事業者が商品を販売する場合、製造所固有記号の使用を前提とした取引慣習等が変わっていない段階であれば、依然として製造所固有記号を使用する可能性がある。したがって、製造所固有記号制度届出データベースの運用が開始した後から経過措置期間が終了するまでの間は、商慣習の変化に係る期間を考慮し一部の事業者にのみ不利益が生じることを防止する観点から、他の表示が食品表示基準に基づいたものであっても製造所固有記号については旧制度に基づいた表示をすることを認めることとする。

なお、食品表示基準第3条第1項の表の製造所又は加工所の所在地（輸入品にあっては輸入業者の営業所の所在地、乳にあっては乳処理場（特別牛乳にあっては特別牛乳搾取処理場。以下同じ。）の所在地。以下この章において同じ。）及び製造者又は加工者の氏名又は名称（輸入品にあっては輸入業者の氏名又は名称、乳にあっては乳処理業者（特別牛乳にあっては特別牛乳搾取処理業者。以下同じ。）の氏名又は名称。以下この章において同じ。）の項の3の一から三までのいずれかの事項の表示については、消費者への情報提供の観点から、食品表示基準に基づいて行うことが望ましい。

別添一覧

添加物関係

別添　添加物1-1　簡略名又は類別名一覧表
別添　添加物1-2　同種の機能の添加物を併用した場合における簡略名の例
別添　添加物1-3　規則別表第1に掲げる添加物のうち用途名併記を要するものの例示
別添　添加物1-4　各一括名の定義及びその添加物の範囲
別添　添加物1-5　栄養強化の目的が考えられる添加物の範囲
別添　添加物1-6　ばら売り等により販売される食品のうち、添加物の表示を要する添加物一覧（略）
別添　添加物2-1　既存添加物名簿収載品目リスト

別添 添加物2-2 天然香料基原物質リスト
別添 添加物2-3 一般に食品として飲食に供されている物であって添加物として使用される品目リスト

栄養表示関係
別添 栄養成分等の分析方法等（略）

アレルゲン関係
別添 アレルゲンを含む食品に関する表示
― 別表1 特定原材料等の範囲
別表2 特定原材料等由来の添加物についての表示例
別表3 特定原材料等の代替表記等方法リスト
別添 アレルゲンを含む食品の検査方法（略）

機能性表示食品関係
別添 機能性表示食品（略）

遺伝子組換え表示関係（略）

生かき関係（略）

別添 添加物1-1

簡略名又は類別名一覧表

物質名	簡略名又は類別名
亜硝酸ナトリウム	亜硝酸Na
L-アスコルビン酸	アスコルビン酸、V.C
L-アスコルビン酸カルシウム	アスコルビン酸Ca、ビタミンC、V.C
L-アスコルビン酸ステアリン酸エステル	アスコルビン酸エステル、ビタミンC、V.C
L-アスコルビン酸ナトリウム	アスコルビン酸Na、ビタミンC、V.C
L-アスコルビン酸2-グルコシド	アスコルビン酸、ビタミンC、V.C
L-アスコルビン酸パルミチン酸エステル	アスコルビン酸エステル、ビタミンC、V.C
L-アスパラギン酸ナトリウム	アスパラギン酸ナトリウム、アスパラギン酸Na
アセチル化アジピン酸架橋デンプン	加工デンプン
アセチル化酸化デンプン	加工デンプン
アセチル化リン酸架橋デンプン	加工デンプン
β-アポ-8'-カロテナール	アポカロテナール、アポカロテナール色素、カロチノイド、カロチノイド色素、カロテノイド、カロテノイド色素
DL-アラニン	アラニン
亜硫酸ナトリウム	亜硫酸塩、亜硫酸Na
L-アルギニンL-グルタミン酸塩	アルギニングルタミン酸塩
アルギン酸カリウム	アルギン酸K
アルギン酸カルシウム	アルギン酸Ca
アルギン酸ナトリウム	アルギン酸Na
アルギン酸プロピレングリコールエステル	アルギン酸エステル
安息香酸ナトリウム	安息香酸Na
L-イソロイシン	イソロイシン
5'-イノシン酸二ナトリウム	イノシン酸ナトリウム、イノシン酸Na
5'-ウリジル酸二ナトリウム	ウリジル酸ナトリウム、ウリジル酸Na
エチレンジアミン四酢酸カルシウム二ナトリウム	EDTAカルシウムナトリウム、EDTA-Ca・Na
エチレンジアミン四酢酸二ナトリウム	EDTAナトリウム、EDTA-Na
エリソルビン酸ナトリウム	エリソルビン酸Na、イソアスコルビン酸Na
エルゴカルシフェロール	ビタミンD、V.D
塩化カリウム	塩化K
塩化カルシウム	塩化Ca
塩化第二鉄	塩化鉄
塩化マグネシウム	塩化Mg

オクテニルコハク酸デンプンナトリウム	加工デンプン、オクテニルコハク酸デンプンNa	酢酸ナトリウム	酢酸Na
オルトフェニルフェノール	OPP	サッカリンカルシウム	サッカリンCa
オルトフェニルフェノールナトリウム	オルトフェニルフェノールNa、OPP-Na	サッカリンナトリウム	サッカリンNa
		酸化カルシウム	酸化Ca
オレイン酸ナトリウム	オレイン酸Na	酸化デンプン	加工デンプン
カゼインナトリウム	カゼインNa	酸化マグネシウム	酸化Mg
カルボキシメチルセルロースカルシウム	CMC-Ca、繊維素グリコール酸Ca	三二酸化鉄	酸化鉄
		次亜塩素酸ナトリウム	次亜塩素酸Na
カルボキシメチルセルロースナトリウム	CMC-Na、繊維素グリコール酸Na、CMC	次亜硫酸ナトリウム	次亜硫酸Na、亜硫酸塩
		L-システイン塩酸塩	システイン塩酸塩、システイン
β-カロテン	カロチン、カロチン色素、カロチノイド、カロチノイド色素、カロテン、カロテン色素、カロテノイド、カロテノイド色素	5′-シチジル酸二ナトリウム	シチジル酸ナトリウム、シチジル酸Na
		ジフェニル	DP
		ジブチルヒドロキシトルエン	BHT
カンタキサンチン	カロチノイド、カロチノイド色素、カロテノイド、カロテノイド色素	ジベンゾイルチアミン	チアミン、ビタミンB₁、V.B₁
		ジベンゾイルチアミン塩酸塩	チアミン、ビタミンB₁、V.B₁
		DL-酒石酸	酒石酸
		L-酒石酸	酒石酸
5′-グアニル酸二ナトリウム	グアニル酸ナトリウム、グアニル酸Na	DL-酒石酸水素カリウム	酒石酸カリウム、酒石酸K、重酒石酸カリウム、重酒石酸K
クエン酸イソプロピル	クエン酸エステル	L-酒石酸水素カリウム	酒石酸カリウム、酒石酸K、重酒石酸カリウム、重酒石酸K
クエン酸三エチル	クエン酸エチル		
クエン酸一カリウム	クエン酸カリウム、クエン酸K	DL-酒石酸ナトリウム	酒石酸ナトリウム、酒石酸Na
クエン酸三カリウム	クエン酸カリウム、クエン酸K	L-酒石酸ナトリウム	酒石酸ナトリウム、酒石酸Na
クエン酸カルシウム	クエン酸Ca	硝酸カリウム	硝酸K
クエン酸第一鉄ナトリウム	クエン酸鉄Na	硝酸ナトリウム	硝酸Na
クエン酸三ナトリウム	クエン酸Na	食用赤色2号	赤色2号、赤2
グリセリン脂肪酸エステル	グリセリンエステル	食用赤色2号アルミニウムレーキ	食用赤色2号、赤色2号、赤2、アマランス
グリチルリチン酸二ナトリウム	グリチルリチン酸ナトリウム、グリチルリチン酸Na	食用赤色3号	赤色3号、赤3
グルコン酸カリウム	グルコン酸K	食用赤色3号アルミニウムレーキ	食用赤色3号、赤色3号、赤3、エリスロシン
グルコン酸カルシウム	グルコン酸Ca		
グルコン酸ナトリウム	グルコン酸Na	食用赤色40号	赤色40号、赤40
L-グルタミン酸	グルタミン酸	食用赤色40号アルミニウムレーキ	食用赤色40号、赤色40号、赤40、アラレッドAC
L-グルタミン酸アンモニウム	グルタミン酸アンモニウム		
		食用赤色102号	赤色102号、赤102
L-グルタミン酸カリウム	グルタミン酸カリウム、グルタミン酸K	食用赤色104号	赤色104号、赤104
		食用赤色105号	赤色105号、赤105
L-グルタミン酸カルシウム	グルタミン酸カルシウム、グルタミン酸Ca	食用赤色106号	赤色106号、赤106
		食用黄色4号	黄色4号、黄4
L-グルタミン酸ナトリウム	グルタミン酸ナトリウム、グルタミン酸Na	食用黄色4号アルミニウムレーキ	食用黄色4号、黄色4号、黄4、タートラジン
L-グルタミン酸マグネシウム	グルタミン酸マグネシウム、グルタミン酸Mg	食用黄色5号	黄色5号、黄5
		食用黄色5号アルミニウムレーキ	食用黄色5号、黄色5号、黄5、サンセットイエローFCF
ケイ酸カルシウム	ケイ酸Ca		
ケイ酸マグネシウム	ケイ酸Mg	食用緑色3号	緑3号、緑3
コハク酸一ナトリウム	コハク酸ナトリウム、コハク酸Na	食用緑色3号アルミニウムレーキ	食用緑色3号、緑色3号、緑3、ファストグリーンFCF
コハク酸二ナトリウム	コハク酸ナトリウム、コハク酸Na	食用青色1号	青色1号、青1
		食用青色1号アルミニウムレーキ	食用青色1号、青色1号、青1、ブリリアントブルーFCF
コレカルシフェロール	ビタミンD、V.D		
コンドロイチン硫酸ナトリウム	コンドロイチン硫酸Na	食用青色2号	青色2号、青2
		食用青色2号アルミニウムレーキ	食用青色2号、青色2号、青2、インジゴカルミン
酢酸カルシウム	酢酸Ca		
酢酸デンプン	加工デンプン	ショ糖脂肪酸エステル	ショ糖エステル

食品表示基準について（抜粋）

シリコーン樹脂	シリコーン	二酸化チタン	酸化チタン
水酸化カリウム	水酸化K	乳酸カリウム	乳酸K
水酸化カルシウム	水酸化Ca	乳酸カルシウム	乳酸Ca
水酸化マグネシウム	水酸化Mg	乳酸ナトリウム	乳酸Na
ステアリン酸カルシウム	ステアリン酸Ca	ノルビキシンカリウム	ノルビキシンK、水溶性アナトー、アナトー、アナトー色素、カロチノイド、カロチノイド色素、カロテノイド、カロテノイド色素
ステアリン酸マグネシウム	ステアリン酸Mg		
ステアロイル乳酸カルシウム	ステアロイル乳酸Ca、ステアリル乳酸Ca		
ステアロイル乳酸ナトリウム	ステアロイル乳酸Na、ステアリル乳酸Na	ノルビキシンナトリウム	ノルビキシンNa、水溶性アナトー、アナトー、アナトー色素、カロチノイド、カロチノイド色素、カロテノイド、カロテノイド色素
ソルビタン脂肪酸エステル	ソルビタンエステル		
D-ソルビトール	ソルビトール、ソルビット		
ソルビン酸カリウム	ソルビン酸K		
ソルビン酸カルシウム	ソルビン酸Ca		
炭酸カリウム（無水）	炭酸カリウム、炭酸K	パラオキシ安息香酸イソブチル	パラオキシ安息香酸、イソブチルパラベン
炭酸カルシウム	炭酸Ca		
炭酸水素ナトリウム	炭酸水素Na、重炭酸Na、重曹	パラオキシ安息香酸イソプロピル	パラオキシ安息香酸、イソプロピルパラベン
炭酸ナトリウム	炭酸Na		
炭酸マグネシウム	炭酸Mg	パラオキシ安息香酸エチル	パラオキシ安息香酸、エチルパラベン
チアベンダゾール	TBZ		
チアミン塩酸塩	チアミン、ビタミンB_1、V.B_1	パラオキシ安息香酸ブチル	パラオキシ安息香酸、ブチルパラベン
チアミン硝酸塩	チアミン、ビタミンB_1、V.B_1		
チアミンセチル硫酸塩	チアミン、ビタミンB_1、V.B_1	パラオキシ安息香酸プロピル	パラオキシ安息香酸、プロピルパラベン
チアミンチオシアン酸塩	チアミン、ビタミンB_1、V.B_1		
チアミンナフタレン-1,5-ジスルホン酸塩	チアミン、ビタミンB_1、V.B_1	L-バリン	バリン
		パントテン酸カルシウム	パントテン酸Ca
チアミンラウリル硫酸塩	チアミン、ビタミンB_1、V.B_1	パントテン酸ナトリウム	パントテン酸Na
L-テアニン	テアニン	L-ヒスチジン塩酸塩	ヒスチジン塩酸塩、ヒスチジン
鉄クロロフィリンナトリウム	鉄クロロフィリンNa、鉄葉緑素	ビスベンチアミン	チアミン、ビタミンB_1、V.B_1
		ビタミンA	V.A
デヒドロ酢酸ナトリウム	デヒドロ酢酸Na	ビタミンA脂肪酸エステル	ビタミンAエステル、レチノールエステル、ビタミンA、V.A
デンプングリコール酸ナトリウム	加工デンプン、デンプングリコール酸Na		
		ヒドロキシプロピル化リン酸架橋デンプン	加工デンプン
銅クロロフィリンナトリウム	銅クロロフィリンNa、銅葉緑素		
		ヒドロキシプロピルセルロース	HPC
銅クロロフィル	銅葉緑素		
dl-α-トコフェロール	トコフェロール、ビタミンE、V.E	ヒドロキシプロピルデンプン	加工デンプン
		ヒドロキシプロピルメチルセルロース	HPMC
トコフェロール酢酸エステル	酢酸トコフェロール、酢酸ビタミンE、酢酸V.E		
		ヒマワリレシチン	レシチン
d-α-トコフェロール酢酸エステル	酢酸トコフェロール、酢酸ビタミンE、酢酸V.E	氷酢酸	酢酸
		ピリドキシン塩酸塩	ピリドキシン、V.B_6
DL-トリプトファン	トリプトファン	ピロ亜硫酸カリウム	亜硫酸塩、亜硫酸カリウム、亜硫酸K、重亜硫酸カリウム、重亜硫酸K
L-トリプトファン	トリプトファン		
DL-トレオニン	トレオニン、スレオニン		
L-トレオニン	トレオニン、スレオニン	ピロ亜硫酸ナトリウム	亜硫酸塩、亜硫酸ナトリウム、亜硫酸Na、重亜硫酸ナトリウム、重亜硫酸Na、亜硫酸ソーダ
ニコチン酸アミド	ニコチン酸、ナイアシン		
二酸化硫黄	二酸化イオウ、亜硫酸塩		
二酸化ケイ素	酸化ケイ素（微粒二酸化ケイ素を用いる場合は、酸化ケイ素のほか、「微粒二酸化ケイ素」、「微粒酸化ケイ素」、「微粒シリカゲル」という簡略名を用いることができる。）	ピロリン酸四カリウム	ピロリン酸K
		ピロリン酸二水素カルシウム	ピロリン酸カルシウム、ピロリン酸Ca
		ピロリン酸二水素二ナトリウム	ピロリン酸ナトリウム、ピロリン酸Na
		ピロリン酸第二鉄	ピロリン酸鉄
二酸化炭素	炭酸	ピロリン酸四ナトリウム	ピロリン酸Na

L-フェニルアラニン	フェニルアラニン
フェロシアン化カリウム	フェロシアン化K
フェロシアン化カルシウム	フェロシアン化Ca
フェロシアン化ナトリウム	フェロシアン化Na
ブチルヒドロキシアニソール	BHA
フマル酸一ナトリウム	フマル酸Na
プロピオン酸カルシウム	プロピオン酸Ca
プロピオン酸ナトリウム	プロピオン酸Na
プロピレングリコール脂肪酸エステル	プロピレングリコールエステル
没食子酸プロピル	没食子酸
ポリアクリル酸ナトリウム	ポリアクリル酸Na
ポリビニルピロリドン	ポピドン、PVP
ポリリン酸カリウム	ポリリン酸K
ポリリン酸ナトリウム	ポリリン酸Na
D-マンニトール	マンニトール、マンニット
メタリン酸カリウム	メタリン酸K
メタリン酸ナトリウム	メタリン酸Na
DL-メチオニン	メチオニン
L-メチオニン	メチオニン
メチルヘスペリジン	ヘスペリジン、ビタミンP、V.P
dl-メントール	メントール
l-メントール	メントール
モルホリン脂肪酸塩	モルホリン
L-リシンL-アスパラギン酸塩	リシン、リジン、リシンアスパラギン酸塩、リジンアスパラギン酸塩
L-リシン塩酸塩	リシン、リジン、リシン塩酸塩、リジン塩酸塩
L-リシンL-グルタミン酸塩	リシン、リジン、リシングルタミン酸塩、リジングルタミン酸塩
5′-リボヌクレオチドカルシウム	リボヌクレオチドカルシウム、リボヌクレオチドCa、リボヌクレオタイドカルシウム、リボヌクレオタイドCa
5′-リボヌクレオチド二ナトリウム	リボヌクレオチドナトリウム、リボヌクレオチドNa、リボヌクレオタイドナトリウム、リボヌクレオタイドNa
リボフラビン	V.B₂
リボフラビン酪酸エステル	リボフラビン、ビタミンB₂、V.B₂
リボフラビン5′-リン酸エステルナトリウム	リボフラビン、ビタミンB₂、V.B₂
硫酸アルミニウムアンモニウム	アンモニウムミョウバン
硫酸アルミニウムカリウム	カリミョウバン、ミョウバン
硫酸カリウム	硫酸K
硫酸カルシウム	硫酸Ca
硫酸第一鉄	硫酸鉄
硫酸ナトリウム	硫酸Na
硫酸マグネシウム	硫酸Mg
DL-リンゴ酸	リンゴ酸
DL-リンゴ酸ナトリウム	リンゴ酸ナトリウム、リンゴ酸Na
リン酸架橋デンプン	加工デンプン
リン酸化デンプン	加工デンプン
リン酸三カリウム	リン酸カリウム、リン酸K
リン酸三カルシウム	リン酸カルシウム、リン酸Ca
リン酸三マグネシウム	リン酸マグネシウム、リン酸Mg
リン酸水素二アンモニウム	リン酸アンモニウム
リン酸二水素アンモニウム	リン酸アンモニウム
リン酸水素二カリウム	リン酸カリウム、リン酸K
リン酸二水素カリウム	リン酸カリウム、リン酸K
リン酸一水素カルシウム	リン酸カルシウム、リン酸Ca
リン酸一水素マグネシウム	リン酸マグネシウム、リン酸Mg
リン酸二水素カルシウム	リン酸カルシウム、リン酸Ca
リン酸水素二ナトリウム	リン酸ナトリウム、リン酸Na
リン酸二水素ナトリウム	リン酸ナトリウム、リン酸Na
リン酸三ナトリウム	リン酸ナトリウム、リン酸Na
リン酸モノエステル化リン酸架橋デンプン	加工デンプン

別添　添加物１－２

同種の機能の添加物を併用した場合における簡略名の例

1　酸及びその塩類を併用した場合
　　酸の名称の後に括弧を付して、使用した塩の元素記号を表示する（括弧内の塩は、使用量の多い順に表示する。以下同じ。）。

併用する物質名	簡略名
安息香酸及び安息香酸ナトリウム	安息香酸（Na）
クエン酸及びクエン酸ナトリウム	クエン酸（Na）
ソルビン酸、ソルビン酸カリウム及びソルビン酸カルシウム	ソルビン酸（K、Ca）
乳酸、乳酸ナトリウム及び乳酸カルシウム	乳酸（Na、Ca）
氷酢酸及び酢酸ナトリウム	酢酸（Na）
リン酸及びリン酸三ナトリウム	リン酸（Na）

2　同じ酸の塩類を２種類以上併用した場合
　　酸の名称に「塩」を付し、その後に括弧を付して、使用した塩の元素記号を表示する。

併用する物質名	簡略名
L-グルタミン酸カリウム及びL-グルタミン酸カルシウム	グルタミン酸塩（K、Ca）
DL-酒石酸水素カリウム及びDL-酒石酸ナトリウム	酒石酸塩（K、Na）
ステアリン酸カルシウム及びステアリン酸マグネシウム	ステアリン酸塩（Ca、Mg）
ステアロイル乳酸カルシウム及びステアロイル乳酸ナトリウム	ステアロイル乳酸塩（Ca、Na）

食品表示基準について（抜粋）

| 炭酸ナトリウム及び炭酸マグネシウム | 炭酸塩（Na、Mg） |

3 各種のリン酸の塩類を併用した場合
　一括して「リン酸塩」と表示した後に括弧を付して、使用した塩の元素記号を表示する。

リン酸三ナトリウム及びピロリン酸四カリウム	リン酸塩（Na、K）
ピロリン酸二水素カルシウム及びピロリン酸四ナトリウム	リン酸塩（Ca、Na）
ポリリン酸カリウム及びメタリン酸カリウム	リン酸塩（K）
ピロリン酸四ナトリウム及びポリリン酸ナトリウム	リン酸塩（Na）
ピロリン酸四ナトリウム及びメタリン酸カリウム	リン酸塩（Na、K）

4 塩違いの同種の化合物を2種類以上併用した場合
　化合物名を表示した後に括弧を付して、使用した塩の元素記号を表示する。

塩化カルシウム及び塩化マグネシウム	塩化物（Ca、Mg）
酸化カルシウム及び酸化マグネシウム	酸化物（Ca、Mg）
フェロシアン化カリウム及びフェロシアン化ナトリウム	フェロシアン化物（K、Na）

別添　添加物1－3

規則別表第1に掲げる添加物のうち用途名併記を要するものの例示

1	甘味料、人工甘味料又は合成甘味料	アセスルファムカリウム アスパルテーム アドバンテーム キシリトール グリチルリチン酸二ナトリウム サッカリン サッカリンカルシウム サッカリンナトリウム スクラロース
2	着色料又は合成着色料	β-アポ-8'-カロテナール β-カロテン カンタキサンチン 食用赤色2号及びそのアルミニウムレーキ 食用赤色3号及びそのアルミニウムレーキ 食用赤色40号及びそのアルミニウムレーキ 食用赤色102号 食用赤色104号 食用赤色105号 食用赤色106号 食用黄色4号及びそのアルミニウムレーキ 食用黄色5号及びそのアルミニウムレーキ 食用緑色3号及びそのアルミニウムレーキ 食用青色1号及びそのアルミニウムレーキ 食用青色2号及びそのアルミニウムレーキ 三二酸化鉄 鉄クロロフィリンナトリウム 銅クロロフィル 銅クロロフィリンナトリウム 二酸化チタン ノルビキシンカリウム ノルビキシンナトリウム リボフラビン リボフラビン酪酸エステル リボフラビン5'-リン酸エステルナトリウム
3	保存料又は合成保存料	安息香酸 安息香酸ナトリウム ソルビン酸 ソルビン酸カリウム ソルビン酸カルシウム デヒドロ酢酸ナトリウム ナイシン パラオキシ安息香酸イソブチル パラオキシ安息香酸イソプロピル パラオキシ安息香酸エチル パラオキシ安息香酸ブチル パラオキシ安息香酸プロピル プロピオン酸 プロピオン酸カルシウム プロピオン酸ナトリウム 亜硫酸ナトリウム 次亜硫酸ナトリウム 二酸化硫黄 ピロ亜硫酸カリウム ピロ亜硫酸ナトリウム
4	増粘剤、安定剤、ゲル化剤又は糊料	アセチル化アジピン酸架橋デンプン アセチル化酸化デンプン アセチル化リン酸架橋デンプン アルギン酸ナトリウム アルギン酸プロピレングリコールエステル オクテニルコハク酸デンプンナトリウム カルボキシメチルセルロースカルシウム カルボキシメチルセルロースナトリウム

		酢酸デンプン
		酸化デンプン
		デンプングリコール酸ナトリウム
		ヒドロキシプロピル化リン酸架橋デンプン
		ヒドロキシプロピルデンプン
		ポリアクリル酸ナトリウム
		ポリビニルピロリドン
		メチルセルロース
		リン酸架橋デンプン
		リン酸化デンプン
		リン酸モノエステル化リン酸架橋デンプン
5	酸化防止剤	エチレンジアミン四酢酸カルシウム二ナトリウム
		エチレンジアミン四酢酸二ナトリウム
		エリソルビン酸
		エリソルビン酸ナトリウム
		クエン酸イソプロピル
		ジブチルヒドロキシトルエン
		ブチルヒドロキシアニソール
		没食子酸プロピル
		アスコルビン酸
		アスコルビン酸ステアリン酸エステル
		アスコルビン酸ナトリウム
		アスコルビン酸パルミチン酸エステル
		dl-α-トコフェロール
		亜硫酸ナトリウム
		次亜硫酸ナトリウム
		二酸化硫黄
		ピロ亜硫酸カリウム
		ピロ亜硫酸ナトリウム
6	発色剤	亜硝酸ナトリウム
		硝酸カリウム
		硝酸ナトリウム
7	漂白剤	亜硫酸ナトリウム
		次亜硫酸ナトリウム
		二酸化硫黄
		ピロ亜硫酸カリウム
		ピロ亜硫酸ナトリウム
8	防かび剤又は防ばい剤	アゾキシストロビン
		イマザリル
		オルトフェニルフェノール
		オルトフェニルフェノールナトリウム
		チアベンダゾール
		ジフェニル
		ピリメタニル
		フルジオキソニル

別添　添加物1−4

各一括名の定義及びその添加物の範囲

1　イーストフード
(1)　定　義　パン、菓子等の製造工程で、イーストの栄養源等の目的で使用される添加物及びその製剤
(2)　一括名　イーストフード
(3)　添加物の範囲　以下の添加物をイーストフードの目的で使用する場合

　塩化アンモニウム　　　　塩化マグネシウム
　グルコン酸カリウム　　　グルコン酸ナトリウム
　酸化カルシウム　　　　　焼成カルシウム
　炭酸アンモニウム　　　　炭酸カリウム（無水）
　炭酸カルシウム　　　　　硫酸アンモニウム
　硫酸カルシウム　　　　　硫酸マグネシウム
　リン酸三カルシウム　　　リン酸水素二アンモニウム
　リン酸二水素アンモニウム　リン酸一水素カルシウム
　リン酸一水素マグネシウム　リン酸二水素カルシウム

2　ガムベース
(1)　定　義　チューインガム用の基材として使用される添加物製剤
(2)　一括名　ガムベース
(3)　添加物の範囲　以下の添加物をガムベースとしての目的で使用する場合

　エステルガム　　　　　　グリセリン脂肪酸エステル
　酢酸ビニル樹脂　　　　　ショ糖脂肪酸エステル
　ソルビタン脂肪酸エステル　炭酸カルシウム
　ポリイソブチレン　　　　ポリブテン
　プロピレングリコール脂肪酸エステル
　リン酸一水素カルシウム　リン酸三カルシウム
　別添　添加物2−1の用途欄に「ガムベース」と記載されている添加物

3　かんすい
(1)　定　義　中華麺類の製造に用いられるアルカリ剤で、炭酸カリウム、炭酸ナトリウム、炭酸水素ナトリウム及びリン酸類のカリウム又はナトリウム塩のうち1種以上を含むもの
(2)　一括名　かんすい
(3)　添加物の範囲　以下の添加物をかんすいとしての目的で使用する場合

　炭酸カリウム（無水）　　炭酸ナトリウム
　炭酸水素ナトリウム　　　ピロリン酸四カリウム
　ピロリン酸二水素二ナトリウム　ピロリン酸四ナトリウム
　ポリリン酸カリウム　　　ポリリン酸ナトリウム
　メタリン酸カリウム　　　メタリン酸ナトリウム
　リン酸三カリウム　　　　リン酸水素二カリウム
　リン酸二水素カリウム　　リン酸水素二ナトリウム

リン酸二水素ナトリウム　　　リン酸三ナトリウム

4　苦味料
(1)　定　義　食品の製造又は加工の工程で、苦味の付与又は増強による味覚の向上又は改善のために使用される添加物及びその製剤
(2)　一括名　苦味料
(3)　添加物の範囲　別添　添加物2-1及び別添　添加物2-3の用途欄に「苦味料等」と記載されている添加物（香辛料抽出物を除く。）

5　酵素
(1)　定　義　食品の製造又は加工の工程で、その有する触媒作用を目的として使用された、生活細胞によって生産された酵素類であって、最終食品においても失活せず、効果を有する添加物及びその製剤
(2)　一括名　酵素
(3)　添加物の範囲　アスパラギナーゼ及び別添　添加物2-1の用途欄に「酵素」と記載された添加物

6　光沢剤
(1)　定　義　食品の製造又は加工の工程で、食品の保護及び表面に光沢を与える目的で使用される添加物及びその製剤
(2)　一括名　光沢剤
(3)　添加物の範囲　別添　添加物2-1の用途欄に「光沢剤」と記載された添加物を光沢剤としての目的で使用する場合

7　香料
(1)　定　義　食品の製造又は加工の工程で、香気を付与又は増強するため添加される添加物及びその製剤
(2)　一括名　香料又は合成香料
(3)　添加物の範囲　以下の添加物を香料としての目的で使用する場合

アセトアルデヒド	アセト酢酸エチル
アセトフェノン	アニスアルデヒド
(3-アミノ-3-カルボキシプロピル)ジメチルスルホニウム塩化物	アミルアルコール
α-アミルシンナムアルデヒド	アントラニル酸メチル
アンモニウムイソバレレート	イオノン
イソアミルアルコール	イソオイゲノール
イソブチルアルデヒド	イソ吉草酸イソアミル
イソ吉草酸エチル	イソキノリン
イソチオシアネート類	イソチオシアン酸アリル
イソバレルアルデヒド	イソブタノール
イソプロパノール	イソペンチルアミン
インドール及びその誘導体	γ-ウンデカラクトン
エステル類	2-エチル-3,5-ジメチルピラジン及び2-エチル-3,6-ジメチルピラジンの混合物
エチルバニリン	2-エチルピラジン
3-エチルピリジン	2-エチル-3-メチルピラジン
2-エチル-5-メチルピラジン	2-エチル-6-メチルピラジン
5-エチル-2-メチルピリジン	エーテル類
オイゲノール	オクタナール
オクタン酸エチル	ギ酸イソアミル
ギ酸ゲラニル	ギ酸シトロネリル
クエン酸三エチル	ケイ皮酸
ケイ皮酸エチル	ケイ皮酸メチル
ケトン類	ゲラニオール
酢酸イソアミル	酢酸エチル
酢酸ゲラニル	酢酸シクロヘキシル
酢酸シトロネリル	酢酸シンナミル
酢酸テルピニル	酢酸フェネチル
酢酸ブチル	酢酸ベンジル
酢酸l-メンチル	酢酸リナリル
サリチル酸メチル	2,3-ジエチルピラジン
2,3-ジエチル-5-メチルピラジン	シクロヘキシルプロピオン酸アリル
シトラール	シトロネラール
シトロネロール	1,8-シネオール
脂肪酸類	脂肪族高級アルコール類
脂肪族高級アルデヒド類	脂肪族高級炭化水素類
2,3-ジメチルピラジン	2,5-ジメチルピラジン
2,6-ジメチルピラジン	2,6-ジメチルピリジン
シンナミルアルコール	シンナムアルデヒド
チオエーテル類	チオール類
デカナール	デカノール
デカン酸エチル	5,6,7,8-テトラヒドロキノキサリン
2,3,5,6-テトラメチルピラジン	テルピネオール
テルペン系炭化水素類	トリメチルアミン
2,3,5-トリメチルピラジン	γ-ノナラクトン
バニリン	パラメチルアセトフェノン
バレルアルデヒド	ヒドロキシシトロネラール
ヒドロキシシトロネラールジメチルアセタール	ピペリジン
ピペロナール	ピラジン
ピロリジン	ピロール
フェニル酢酸イソアミル	フェニル酢酸イソブチル
フェニル酢酸エチル	2-(3-フェニルプロピル)ピリジン
フェネチルアミン	フェノールエーテル類
フェノール類	ブタノール
ブチルアミン	ブチルアルデヒド
フルフラール及びその誘導体	プロパノール
プロピオンアルデヒド	プロピオン酸
プロピオン酸イソアミル	プロピオン酸エチル

プロピオン酸ベンジル	ヘキサン酸	D-ソルビトール
ヘキサン酸アリル	ヘキサン酸エチル	
ヘプタン酸エチル	l-ペリルアルデヒド	
ベンジルアルコール	ベンズアルデヒド	
2-ペンタノール	trans-2-ペンテナール	
1-ペンテン-3-オール	芳香族アルコール類	
芳香族アルデヒド類	d-ボルネオール	
マルトール	N-メチルアントラニル酸メチル	
5-メチルキノキサリン	6-メチルキノリン	
5-メチル-6,7-ジヒドロ-5H-シクロペンタピラジン	1-メチルナフタレン	
メチルβ-ナフチルケトン	2-メチルピラジン	
2-メチルブタノール	3-メチル-2-ブタノール	
2-メチルブチルアルデヒド	trans-2-メチル-2-ブテナール	
3-メチル-2-ブテナール	3-メチル-2-ブテノール	
dl-メントール	l-メントール	
酪酸	酪酸イソアミル	
酪酸エチル	酪酸シクロヘキシル	
酪酸ブチル	ラクトン類	
リナロオール		

別添 添加物2-2に掲げる添加物

8 酸味料
(1) 定　義　食品の製造又は加工の工程で、酸味の付与又は増強による味覚の向上又は改善のために使用される添加物及びその製剤
(2) 一括名　酸味料
(3) 添加物の範囲　以下の添加物を酸味料としての目的で使用する場合

アジピン酸	クエン酸
クエン酸三ナトリウム	グルコノデルタラクトン
グルコン酸	グルコン酸カリウム
グルコン酸ナトリウム	コハク酸
コハク酸一ナトリウム	コハク酸二ナトリウム
酢酸ナトリウム	DL-酒石酸
L-酒石酸	DL-酒石酸ナトリウム
L-酒石酸ナトリウム	二酸化炭素
乳酸	乳酸ナトリウム
氷酢酸	フマル酸
フマル酸一ナトリウム	DL-リンゴ酸
DL-リンゴ酸ナトリウム	リン酸

別添 添加物2-1の用途欄に「酸味料」と記載された添加物

9 チューインガム軟化剤
(1) 定　義　チューインガムを柔軟に保つために使用する添加物及びその製剤
(2) 一括名　軟化剤
(3) 添加物の範囲　以下の添加物をチューインガム軟化剤としての目的で使用する場合

グリセリン	プロピレングリコール

10 調味料
(1) 定　義　食品の製造又は加工の工程で、味の付与又は味質の調整等味覚の向上又は改善のために使用される添加物及びその製剤。ただし、もっぱら甘味の目的で使用される甘味料、酸味の目的で使用される酸味料又は苦味の目的で使用される苦味料を除く。
(2) 一括名　調味料（アミノ酸等）等
(3) 添加物の範囲　以下の添加物を調味料としての目的で使用する場合

① アミノ酸

L-アスパラギン酸ナトリウム	DL-アラニン
L-アルギニンL-グルタミン酸塩	L-イソロイシン
グリシン	グルタミルバリルグリシン
L-グルタミン酸	L-グルタミン酸アンモニウム
L-グルタミン酸ナトリウム	L-テアニン
DL-トリプトファン	L-トリプトファン
DL-トレオニン	L-トレオニン
L-バリン	L-ヒスチジン塩酸塩
L-フェニルアラニン	DL-メチオニン
L-メチオニン	L-リシンL-アスパラギン酸塩
L-リシン塩酸塩	L-リシンL-グルタミン酸塩

別添 添加物2-1の用途欄に「調味料」と記載された添加物（アミノ酸に限る。）

② 核酸

5′-イノシン酸二ナトリウム	5′-ウリジル酸二ナトリウム
5′-グアニル酸二ナトリウム	5′-シチジル酸二ナトリウム
5′-リボヌクレオチドカルシウム	5′-リボヌクレオチド二ナトリウム

③ 有機酸

クエン酸カルシウム	クエン酸三ナトリウム
グルコン酸カリウム	グルコン酸ナトリウム
コハク酸	コハク酸一ナトリウム
コハク酸二ナトリウム	酢酸ナトリウム
DL-酒石酸水素カリウム	L-酒石酸水素カリウム
DL-酒石酸ナトリウム	L-酒石酸ナトリウム
乳酸カリウム	乳酸カルシウム
乳酸ナトリウム	フマル酸一ナトリウム
DL-リンゴ酸ナトリウム	

④ 無機塩

塩化カリウム	硫酸カリウム
リン酸三カリウム	リン酸水素二カリウム
リン酸二水素カリウム	リン酸水素二ナトリウム
リン酸二水素ナトリウム	リン酸三ナトリウム
塩水湖水低塩化ナトリウム液	粗製海水塩化カリウム

ホエイソルト

11 豆腐用凝固剤
(1) 定　義　大豆から調製した豆乳を豆腐様に凝固させる際に用いられる添加物及びその製剤
(2) 一括名　豆腐用凝固剤又は凝固剤
(3) 添加物の範囲　以下の添加物を豆腐用凝固剤としての目的で使用する場合

塩化カルシウム	塩化マグネシウム
グルコノデルタラクトン	硫酸カルシウム
硫酸マグネシウム	粗製海水塩化マグネシウム

12 乳化剤
(1) 定　義　食品に乳化、分散、浸透、洗浄、起泡、消泡、離型等の目的で使用される添加物及びその製剤
(2) 一括名　乳化剤
(3) 添加物の範囲　以下の添加物を乳化剤としての目的で使用する場合
① 乳化剤を主要用途とするもの
オクテニルコハク酸デンプンナトリウム

クエン酸三エチル	グリセリン脂肪酸エステル
ショ糖脂肪酸エステル	ステアロイル乳酸カルシウム
ステアロイル乳酸ナトリウム	ソルビタン脂肪酸エステル
ヒマワリレシチン	
プロピレングリコール脂肪酸エステル	
ポリソルベート20	ポリソルベート60
ポリソルベート65	ポリソルベート80

別添　添加物2-1の用途欄に「乳化剤」と記載された添加物

② プロセスチーズ、チーズフード及びプロセスチーズ加工品に①に掲げるものに加えて乳化剤として使用されるもの

クエン酸カルシウム	クエン酸三ナトリウム
グルコン酸カリウム	グルコン酸ナトリウム
ピロリン酸四カリウム	ピロリン酸二水素カルシウム
ピロリン酸二水素二ナトリウム	ピロリン酸四ナトリウム
ポリリン酸カリウム	ポリリン酸ナトリウム
メタリン酸カリウム	メタリン酸ナトリウム
リン酸三カリウム	リン酸三カルシウム
リン酸水素二アンモニウム	リン酸二水素アンモニウム
リン酸水素二カリウム	リン酸二水素カリウム
リン酸一水素カルシウム	リン酸二水素カルシウム
リン酸水素二ナトリウム	リン酸二水素ナトリウム
リン酸三ナトリウム	

13 水素イオン濃度調整剤
(1) 定　義　食品を適切なpH領域に保つ目的で使用される添加物及びその製剤。ただし、中華麺類にかんすいの目的で使用される場合を除く。
(2) 一括名　水素イオン濃度調整剤又はpH調整剤
(3) 添加物の範囲　以下の添加物を水素イオン濃度調整剤としての目的で使用する場合

アジピン酸	クエン酸
クエン酸三ナトリウム	グルコノデルタラクトン
グルコン酸	グルコン酸カリウム
グルコン酸ナトリウム	コハク酸
コハク酸一ナトリウム	コハク酸二ナトリウム
酢酸ナトリウム	DL-酒石酸
L-酒石酸	DL-酒石酸水素カリウム
L-酒石酸水素カリウム	DL-酒石酸ナトリウム
L-酒石酸ナトリウム	炭酸カリウム（無水）
炭酸水素ナトリウム	炭酸ナトリウム
二酸化炭素	乳酸
乳酸カリウム	乳酸ナトリウム
氷酢酸	ピロリン酸二水素二ナトリウム
フマル酸	フマル酸一ナトリウム
DL-リンゴ酸	DL-リンゴ酸ナトリウム
リン酸	リン酸水素二カリウム
リン酸二水素カリウム	リン酸二水素二ナトリウム
リン酸二水素ナトリウム	

別添　添加物2-1の用途欄に「酸味料」と記載された添加物

14 膨脹剤
(1) 定　義　パン、菓子等の製造工程で添加し、ガスを発生して生地を膨脹させ多孔性にするとともに食感を向上させる添加物及びその製剤
(2) 一括名　膨脹剤、膨張剤、ベーキングパウダー又はふくらし粉
(3) 添加物の範囲　以下の添加物を膨脹剤としての目的で使用する場合

アジピン酸	L-アスコルビン酸
塩化アンモニウム	クエン酸
クエン酸カルシウム	グルコノデルタラクトン
DL-酒石酸	L-酒石酸
DL-酒石酸水素カリウム	L-酒石酸水素カリウム
炭酸アンモニウム	炭酸カリウム（無水）
炭酸カルシウム	炭酸水素アンモニウム
炭酸水素ナトリウム	炭酸ナトリウム
炭酸マグネシウム	乳酸
乳酸カルシウム	ピロリン酸四カリウム
ピロリン酸二水素カルシウム	ピロリン酸二水素二ナトリウム
ピロリン酸四ナトリウム	フマル酸
フマル酸一ナトリウム	ポリリン酸カリウム
ポリリン酸ナトリウム	メタリン酸カリウム
メタリン酸ナトリウム	硫酸カルシウム
硫酸アルミニウムアンモニウム	硫酸アルミニウムカリウム
DL-リンゴ酸	DL-リンゴ酸ナトリウム
リン酸三カルシウム	リン酸水素二カリウム

リン酸二水素カリウム　　リン酸一水素カルシウム
リン酸二水素カルシウム　リン酸水素二ナトリウム
リン酸二水素ナトリウム

別添　添加物1－5

栄養強化の目的が考えられる添加物の範囲

(1) ビタミン類（33品目）
L-アスコルビン酸　　　　L-アスコルビン酸カルシウム
L-アスコルビン酸ステアリン酸エステル
L-アスコルビン酸ナトリウム　L-アスコルビン酸2-グルコシド
L-アスコルビン酸パルミチン酸エステル
エルゴカルシフェロール　　β-カロテン
コレカルシフェロール　　　ジベンゾイルチアミン
ジベンゾイルチアミン塩酸塩　チアミン塩酸塩
チアミン硝酸塩　　　　　チアミンセチル硫酸塩
チアミンチオシアン酸塩
チアミンナフタレン-1,5-ジスルホン酸塩
チアミンラウリル硫酸塩　トコフェロール酢酸エステル
d-α-トコフェロール酢酸エステル　ニコチン酸
ニコチン酸アミド　　　　パントテン酸カルシウム
パントテン酸ナトリウム　ビオチン
ビスベンチアミン　　　　ビタミンA
ビタミンA脂肪酸エステル　ピリドキシン塩酸塩
メチルヘスペリジン　　　葉酸
リボフラビン　　　　　　リボフラビン酪酸エステル
リボフラビン5'-リン酸エステルナトリウム

(2) ミネラル類（33品目）
亜鉛塩類（グルコン酸亜鉛及び硫酸亜鉛に限る。）
L-アスコルビン酸カルシウム　塩化カルシウム
塩化第二鉄　　　　　　　塩化マグネシウム
クエン酸カルシウム　　　クエン酸第一鉄ナトリウム
クエン酸鉄　　　　　　　クエン酸鉄アンモニウム
グリセロリン酸カルシウム　グルコン酸カルシウム
グルコン酸第一鉄　　　　酢酸カルシウム
酸化カルシウム　　　　　酸化マグネシウム
水酸化カルシウム　　　　水酸化マグネシウム
ステアリン酸カルシウム　炭酸カルシウム
炭酸マグネシウム
銅塩類（グルコン酸銅及び硫酸銅に限る。）
乳酸カルシウム　　　　　乳酸鉄
ピロリン酸二水素カルシウム　ピロリン酸第二鉄
硫酸カルシウム　　　　　硫酸第一鉄
硫酸マグネシウム　　　　リン酸三カルシウム
リン酸三マグネシウム　　リン酸一水素カルシウム
リン酸一水素マグネシウム　リン酸二水素カルシウム

(3) アミノ酸類（24品目）
L-アスパラギン酸ナトリウム　DL-アラニン
L-アルギニンL-グルタミン酸塩　L-イソロイシン
グリシン　　　　　　　　L-グルタミン酸
L-グルタミン酸カリウム　L-グルタミン酸カルシウム
L-グルタミン酸ナトリウム　L-グルタミン酸マグネシウム
L-システイン塩酸塩　　　L-テアニン
DL-トリプトファン　　　L-トリプトファン
DL-トレオニン　　　　　L-トレオニン
L-バリン　　　　　　　　L-ヒスチジン塩酸塩
L-フェニルアラニン　　　DL-メチオニン
L-メチオニン　　　　　　L-リシンL-アスパラギン酸塩
L-リシン塩酸塩　　　　　L-リシンL-グルタミン酸塩

食品表示基準について（抜粋）

別添　添加物2－1

既存添加物名簿収載品目リスト

番号	品　　　名		簡略名又は類別名	基原・製法・本質	用途	備考
	名　称	別　名				
1	アウレオバシジウム培養液 （アウレオバシジウム培養液から得られた、β-1,3-1,6-グルカンを主成分とするものをいう。）			黒酵母（Aureobasidium pullulans）の培養液より、分離して得られたものである。主成分はβ-1,3-1,6-グルカンである。	増粘安定剤	Aureobasidium cultured solution
2	アガラーゼ			担子菌（Coliolus）又は細菌（Bacillus, Pseudomonas）の培養液より、水で抽出して得られたものである。	酵素	Agarase
3	アクチニジン			マタタビ科キウイ（Actinidia chinensis PLANCH）の果肉より、搾汁して得られたもの、又はこれを、冷時～室温時水で抽出して得られたもの、若しくは膜で濃縮して得られたものである。	酵素	Actinidine
4	アグロバクテリウムスクシノグリカン （アグロバクテリウムの培養液から得られた、スクシノグリカンを主成分とするものをいう。）		スクシノグリカン	細菌（Agrobacterium tumefaciences）の培養液より、分離して得られた多糖類である。主成分はスクシノグリカンである。	増粘安定剤	Agrobacterium succinoglycan
5	アシラーゼ			糸状菌（Aspergillus ochraceus, Aspergillus melleus）の培養液より、水で抽出して得られたもの、冷時～室温時除菌したもの、又はこれより、冷時エタノールで処理して得られたものである。	酵素	Acylase
6	アスコルビン酸オキシダーゼ	アスコルベートオキシダーゼ ビタミンCオキシダーゼ	オキシダーゼ V.Cオキシダーゼ	ウリ、カボチャ、キャベツ、キュウリ若しくはホウレンソウより、搾汁して得られたもの、冷時～室温時水で抽出して得られたもの、冷時アセトンで処理して得られたもの、又は糸状菌（Trichoderma lignorum）若しくは放線菌（Eupenicillium brefeldianum）の培養液より、除菌後、濃縮して得られたものである。	酵素	Ascorbate oxidase
7	L-アスパラギン		アスパラギン	植物性タンパク質を、加水分解し、分離して得られたものである。成分はL-アスパラギンである。	調味料 強化剤	L-Asparagine
8	L-アスパラギン酸		アスパラギン酸	発酵又は酵素法により得られたものを、分離して得られたものである。成分はL-アスパラギン酸である。	調味料	L-Aspartic acid
9	アスペルギルステレウス糖たん白質 （アスペルギルステレウスの培養液から得られた、糖タンパク質を主成分とするものをいう。）	ムタステイン		糸状菌（Aspergillus terreus）によるブドウ糖、殿粉及び大豆ミールの発酵培養液を除菌し、硫酸アンモニウムにより分画した後、脱塩して得られたものである。主成分は糖タンパク質である。	製造用剤	Aspergillus terreus glycoprotein
10	α-アセトラクタートデカルボキシラーゼ	α-アセトラクテートデカルボキシラーゼ	リアーゼ	細菌（Bacillus subtilis, Serratia）の培養液より、室温時水で抽出して得られたものである。	酵素	α-Acetolactate decarboxylase
11	5'-アデニル酸	アデノシン5'-一リン酸	5'-AMP	酵母（Candida utilis）の菌体より、水で抽出した核酸を酵素で加水分解した後、分離して得られたものである。成分は5'-アデニル酸である。	強化剤	5'-Adenylic acid
12	アナトー色素 （ベニノキの種子の被覆物から得られた、ノルビキシン及びビキシンを主成分とするものをいう。）		アナトー カロチノイド カロチノイド色素 カロテノイド カロテノイド色素	ベニノキ科ベニノキ（Bixa orellane LINNE）の種子の被覆物より、熱時油脂若しくはプロピレングリコールで抽出して得られたもの、室温時ヘキサン若しくはアセトンで抽出し、溶媒を除去して得られたもの、又は熱時アルカリ性水溶液で抽出し、加水分解し、中和して得られたものである。主色素はビキシン及びノルビキシンである。黄色～橙色を呈する。	着色料	Annatto extract
13	アマシードガム （アマの種子から得られた、多糖類を主成分とするものをいう。）		アマシード	アマ科アマ（Linum usitatissimum LINNE）の種子の胚乳部分より、室温時～温時水又は含水アルコールで抽出して得られたものである。主成分は多糖類である。	増粘安定剤	Linseed gum Linseed extract
14	アミノペプチダーゼ			細菌（Aeromonas caviae, Lactobacillus casei, Lactococcus lactis）の培養液より、分離して得られたものである。	酵素	Aminopeptidase
15	α-アミラーゼ	液化アミラーゼ G3分解酵素	アミラーゼ カルボヒドラーゼ	糸状菌（Aspergillus aureus, Aspergillus niger, Aspergillus oryzae）、細菌（Alcaligenes latus, Arthrobacter, Bacillus amyloliquefaciens, Bacillus licheniformis, Bacillus stearothermophilus, Bacillus subtilis, Sulfolobus solfataricus）若しくは放線菌（Thermomonospora viridis）の培養液より、又は麦芽より、冷時～室温時水で抽出して得られたもの、除菌したもの若しくは濃縮したもの、冷時エタノール、含水エタノール若しくはアセトンで処理して得られたもの、又は硫酸アンモニウム等で分画した後、脱塩処理して得られたものである。	酵素	α-Amylase
16	β-アミラーゼ		アミラーゼ カルボヒドラーゼ	糸状菌（Aspergillus oryzae）、放線菌（Streptomyces）若しくは細菌（Bacillus amyloliquefaciens, Bacillus polymyxa, Bacillus subtilis）の培養液より、又は麦芽若しくは穀類の種子より、冷時～室温時水で抽出して得られたもの若しくは濃縮して得られたもの、又は冷時エタノールで処理して得られたものである。	酵素	β-Amylase
17	L-アラニン		アラニン	タンパク質原料の加水分解又は発酵若しくは酵素法により得られたものを、分離して得られたものである。成分はL-アラニンである。	調味料 強化剤	L-Alanine

番号	品名 名称	別名	簡略名又は類別名	基原・製法・本質	用途	備考
18	アラビアガム（アカシアの分泌液から得られた、多糖類を主成分とするものをいう。）	アカシアガム	アカシア	アカシア属植物（Acacia senegal Willdenow又はAcacia seyal Delile）の分泌液を、乾燥して得られた、又はこれを脱塩して得られた、多糖類を主成分とするものである。	増粘安定剤	Gum Arabic Arabic gum Acacia gum
19	アラビノガラクタン			マツ科セイヨウカラマツ（Larix occidentalis NUTT.）又はその他同属植物の根又は幹より、室温時水で抽出して得られたものである。成分は多糖類（構成糖はガラクトース、アラビノース等）である。	増粘安定剤	Arabino galactan
20	L-アラビノース		アラビノース	アラビアガム、ガディガム、コーンファイバー又はテンサイのパルプ（シュガービートパルプ）の多糖類（アラビナン等）を、加水分解し、分離して得られたものである。成分はL-アラビノースである。	甘味料	L-Arabinose
21	L-アルギニン		アルギニン	タンパク質原料の加水分解により又は糖類を原料とした発酵により得られたものを、分離して得られたものである。成分はL-アルギニンである。	調味料 強化剤	L-Arginine
22	アルギン酸	昆布類粘質物		褐藻類（Phaeophyceae）より、温時〜熱時水又はアルカリ性水溶液で抽出し、精製して得られたものである。成分はアルギン酸である。	増粘安定剤	Alginic acid
23	アルギン酸リアーゼ			細菌（Alteromonas macleodii, Flavobacterium maltivolum, Pseudomonas, Xanthomonas）の培養液より、室温時水で抽出して得られたものである。	酵素	Alginate lyase
24	アルミニウム	アルミ末		^{27}Al	着色料	Aluminium
25	アントシアナーゼ			糸状菌（Aspergillus oryzae, Aspergillus niger, Penicillium decumbens）の培養液より、又は麦芽若しくは穀類の種子より、冷時〜室温時水で抽出して得られたもの又はこれを冷時エタノール又は含水エタノールで処理して得られたものである。	酵素	Anthocyanase
26	イソアミラーゼ	枝切り酵素		細菌（Bacillus, Flavobacterium odoratum, Pseudomonas amyloderamosa）の培養液より、冷時〜室温時除菌後、冷時〜室温時濃縮して得られたものである。	酵素	Isoamylase
27	イソアルファー苦味酸（ホップの花から得られた、イソフムロン類を主成分とするものをいう。）	イソアルファー酸	ホップ	クワ科ホップ（Humulus lupulus LINNE）の雌花より、水、二酸化炭素又は有機溶剤で抽出し、熱処理して得られたものである。主成分はイソフムロン類である。	苦味料等	Iso-α-bitter acid
28	イソマルトデキストラナーゼ			細菌（Arthrobacter）の培養液より、水で抽出して得られたものである。	酵素	Isomaltodextranase
29	イタコン酸	メチレンコハク酸		麹菌（Aspergillus terreus）による澱粉又は粗糖発酵培養液より、分離して得られたものである。成分はイタコン酸である。	酸味料	Itaconic acid
30	イナワラ灰抽出物（イネの茎又は葉の灰化物から抽出して得られたものをいう。）	ワラ灰抽出物	植物灰抽出物	イネ科イネ（Oryza sativa LINNE）の茎又は葉を灰化したものより、室温時水で抽出して得られたものであって、アルカリ金属及びアルカリ土類金属を含む。	製造用剤	Rice straw ash extract
31	イヌリナーゼ	イヌラーゼ		糸状菌（Aspergillus aculeatus, Aspergillus niger, Aspergillus phoenicis, Penicillium purpurogenum, Trichoderma）の培養液より、室温時水で抽出して得られたものである。	酵素	Inulinase
32	イノシトール	イノシット		「フィチン酸」を分解したものより、又はアカザ科サトウダイコン（Beta vulgaris LINNE var. rapa DUMORTIER）の糖蜜又は糖液より、分離して得られたものである。成分はイノシトールである。	強化剤	Inositol
33	インベルターゼ	サッカラーゼ シュークラーゼ スクラーゼ		糸状菌（Aspergillus aculeatus, Aspergillus awamori, Aspergillus niger）、細菌（Arthrobacter, Bacillus）又は酵母（Kluyveromyces lactis, Saccharomyces cerevisiae）の培養液より、冷時〜室温時菌体を回収して得られたもの、冷時〜室温時水若しくはアルカリ性水溶液で抽出して得られたもの、冷時〜室温時濃縮して得られたもの、又はアセトン若しくはアルコールで処理し、イオン交換処理後、アセトン若しくはアルコールで処理及び透析除去したものである。	酵素	Invertase
34	ウェランガム（アルカリゲネスの培養液から得られた、多糖類を主成分とするものをいう。）	ウェラン多糖類		グラム陰性細菌（Alcaligenes）の培養液より、分離して得られた多糖類である。	増粘安定剤	Welan gum

食品表示基準について（抜粋）

番号	品名 名称	品名 別名	簡略名又は類別名	基原・製法・本質	用途	備考
35	ウコン色素 （ウコンの根茎から得られた、クルクミンを主成分とするものをいう。）	クルクミン ターメリック色素	ウコン	ウコン（Curcuma longa Linné）の根茎から得られた、クルクミンを主成分とするものである。食用油脂を含むことがある。	着色料	Turmeric oleoresin Curcumin
36	ウルシロウ （ウルシの果実から得られた、グリセリンパルミタートを主成分とするものをいう。）			ウルシ科ウルシ（Rhus verniciflua LINNE）の果実より、融解、さらして得られたものである。主成分はグリセリンパルミタートである。	ガムベース 光沢剤	Urushi Wax
37	ウレアーゼ		アミダーゼ	乳酸菌（Lactobacillus fermentum）又は細菌（Arthrobacter）の培養液を、室温時含水で抽出し、冷時エタノールで処理して得られたもの、又は濃縮し、微温時エタノールで処理して得られたものである。	酵素	Urease
38	エキソマルトテトラオヒドロラーゼ	G4生成酵素	アミラーゼ カルボヒドラーゼ	細菌（Pseudomonas stutzeri）の培養液より、室温時除菌し、膜で濃縮して得られたもの、又はこれをエタノールで処理して得られたものである。	酵素	Exomaltotetrahydrolase
39	エステラーゼ			動物の肝臓、魚類、糸状菌（Aspergillus）、細菌（Pseudomonas）若しくは酵母（Candida, Torulopsis）の培養液より、冷時～室温時含水で抽出して得られたもの、除菌したもの若しくは濃縮したもの、又は冷時～室温時エタノール若しくは含水エタノールで処理して得られたものである。	酵素	Esterase
40	エレミ樹脂 （エレミの分泌液から得られた、β-アミリンを主成分とするものをいう。）			カンラン科エレミ（Canarium luzonicum A.GRAY.）の分泌液より、乾燥して得られたものである。主成分はβ-アミリンである。	増粘安定剤 ガムベース	Elemi resin
41	塩水湖水低塩化ナトリウム液 （塩水湖水から塩化ナトリウムを析出分離して得られた、アルカリ金属塩類及びアルカリ土類金属塩類を主成分とするものをいう。）		塩水湖水ミネラル液	塩水湖の塩水を、天日蒸散により濃縮し、塩化ナトリウムを析出分離し、残りの液体をろ過したものである。主成分はアルカリ金属塩類及びアルカリ土類金属塩類である。	調味料	Sodium chloride-decreased brine (saline lake)
42	オゾケライト	セレシン		ワックスシュールの鉱脈に含まれるロウを精製したものである。主成分はC_{29}～C_{53}の炭化水素である。	ガムベース	Ozokerite
43	オゾン			O_3	製造用剤	Ozone
44	オリゴガラクチュロン酸			「ペクチン」をペクチナーゼで酵素分解し、限外ろ過して得られたものであって、ガラクチュロン酸の1～9量体の混合物からなる。	製造用剤	Oligogalacturonic acid
45	γ-オリザノール （米ぬか又は胚芽油から得られた、ステロールとフェルラ酸及びトリテルペンアルコールとフェルラ酸のエステルを主成分とするものをいう。）		オリザノール	イネ科イネ（Oryza sativa LINNE）の種子より得られる米ぬか又は胚芽油より、室温時含水エタノール及びn-ヘキサン又はアセトンで分配した後、含水エタノール画分から得られたものである。主成分はステロールとフェルラ酸及びトリテルペンアルコールとフェルラ酸のエステルである。	酸化防止剤	γ-Oryzanol
46	オレガノ抽出物 （オレガノの葉から得られた、カルバクロール及びチモールを主成分とするものをいう。）			シソ科オレガノ（Origanum vulgare LINNE）の葉より、室温時～温時エタノール、含水エタノール又はヘキサンで抽出して得られたものである。成分としてチモール及びカルバクロールを含む。	製造用剤	Oregano extract
47	オレンジ色素 （アマダイダイの果実又は果皮から得られた、カロテン及びキサントフィルを主成分とするものをいう。）		カロチノイド カロチノイド色素 カロテノイド カロテノイド色素 果実色素	ミカン科アマダイダイ（Citrus sinensis OSBECK）の果実より、搾汁したもの、又は熱時エタノール、ヘキサン若しくはアセトンで抽出し、溶媒を除去して得られたものである。主色素はβ-クリプトキサンチンの脂肪酸エステルである。黄色を呈する。	着色料	Orange colour
48	海藻灰抽出物 （褐藻類の灰化から得られた、ヨウ化カリウムを主成分とするものをいう。）			褐藻類を焼成灰化したものより、水で抽出して得られたものである。主成分はヨウ化カリウムである。	製造用剤	Seaweed ash extract
49	カオリン	白陶土	不溶性鉱物性物質	天然の含水ケイ酸アルミニウムを精製したものである。	製造用剤	Kaolin
50	カカオ色素 （カカオの種子から得られた、アントシアニンの重合物を主成分とするものをいう。）	ココア色素	カカオ フラボノイド フラボノイド色素	アオギリ科カカオ（Theobroma cacao LINNE）の種子（カカオ豆）を発酵後、焙焼したものより、温時弱アルカリ性水溶液で抽出し、中和して得られたものである。主色素はアントシアニンが熱により重合したものである。褐色を呈する。	着色料	Cacao colour
51	カキ色素 （カキの果実から得られた、フラボノイドを主成分とするものをいう。）		果実色素 フラボノイド フラボノイド色素	カキノキ科カキ（Diospyros kaki THUNB.）の果実を発酵後、焙焼したものより、温時含水エタノールで抽出して得られたもの、又は温時弱アルカリ性水溶液で抽出し、中和して得られたものである。主色素はフラボノイドである。赤褐色を呈する。	着色料	Japanese persimmon colour
52	花こう斑岩		麦飯石 不溶性鉱物性物質	花こう斑岩を洗浄、粉砕したものを、乾燥後、滅菌して得られたものである。	製造用剤	Granite porphyry
53	カシアガム （エビスグサモドキの種子を粉砕して得られた、多糖類を主成分とするものをいう。）	カッシャガム		マメ科エビスグサモドキ（Cassia tora LINNE）の種子の胚乳部を、粉砕して得られたものである。主成分は多糖類である。	増粘安定剤	Cassia gum

番号	品名 名称	品名 別名	簡略名又は類別名	基原・製法・本質	用途	備考
54	カタラーゼ		オキシダーゼ	ブタの肝臓より、水で抽出して得られたもの、又は糸状菌（Aspergillus aculeatus, Aspergillus awamori, Aspergillus foetidus, Aspergillus niger, Aspergillus phoenicis, Penicillium amagasakiense）細菌（Micrococcus lyzodeikticus）若しくは酵母（Saccharomyces）の培養液より、冷時～室温時水で抽出して得られたもの、温時溶菌後、除菌し、冷時～室温時濃縮して得られたもの、又はこれを冷時エタノールで処理して得られたものである。	酵素	Catalase
55	活性炭（含炭素物質を炭化し、賦活化して得られたものをいう。）			鋸屑、木片、ヤシ殻の植物性繊維質、亜炭又は石油等の含炭素物質を炭化後、賦活化を行って得られたものである。	製造用剤	Active carbon
56	活性白土		不溶性鉱物性物質	酸性白土を硫酸処理して得られたものである。主成分は含水ケイ酸アルミニウムである。	製造用剤	Activated acid clay
57	ガティガム（ガティノキの分泌液から得られた、多糖類を主成分とするものをいう。）		ガティ	ガティノキ（Anogeissus latifolia Wallich）の分泌液から得られた、多糖類を主成分とするものである。	増粘安定剤	Gum ghatti
58	カテキン			ツバキ科チャ（Camellia sinensis O.KZE.）の茎若しくは葉、マメ科ペグアセンヤク（Acacia catechu WILLD.）の幹枝又はアカネ科ガンビール（Uncaria gambir ROXBURGH）の幹枝若しくは葉より、乾留した後、水又はエタノールで抽出し、精製して得られたもの、又は熱時水で抽出した後、メタノール若しくは酢酸エチルで分配して得られたものである。成分はカテキン類である。	酸化防止剤	Catechin
59	カードラン（アグロバクテリウム又はアルカリゲネスの培養液から得られた、β-1,3-グルカンを主成分とするものをいう。）		ブドウ糖多糖	アグロバクテリウム属菌（Agrobacterium biovar 1）又はリゾビウム属菌（Rhizobium radiobacter）の培養液から得られた、β-1,3-グルカンを主成分とするものである。	増粘安定剤 製造用剤	Curdlan
60	カフェイン（抽出物）（コーヒーの種子又はチャの葉から得られた、カフェインを主成分とするものをいう。）		カフェイン	アカネ科コーヒー（Coffea arabica LINNE）の種子（コーヒー豆）又はツバキ科チャ（Camellia sinensis O.KZE.）の葉より、水又は二酸化炭素で抽出し、分離、精製して得られたものである。主成分はカフェインである。	苦味料等	Caffeine (extract)
61	カラギナン（イバラノリ、キリンサイ、ギンナンソウ、スギノリ又はツノマタの全藻から得られた、ι-カラギナン、κ-カラギナン及びλ-カラギナンを主成分とするものをいう。）	カラギーナン カラゲナン カラゲーナン カラゲニン			増粘安定剤	Carrageenan
	加工ユーケマ藻類		ユーケマ	カラギナン（イバラノリ属（Hypnea）、キリンサイ属（Eucheuma）、ギンナンソウ属（Iridaea）、スギノリ属（Gigartina）又はツノマタ属（Chondrus）の藻類の全藻から得られた、ι-カラギナン、κ-カラギナン及びλ-カラギナンを主成分とするものをいう。）の一つである。		Semirefined carrageenan Processed eucheuma algae Processed red algae
	精製カラギナン		紅藻抽出物	カラギナン（イバラノリ属（Hypnea）、キリンサイ属（Eucheuma）、ギンナンソウ属（Iridaea）、スギノリ属（Gigartina）又はツノマタ属（Chondrus）の全藻から得られた、ι-カラギナン、κ-カラギナン及びλ-カラギナンを主成分とするものをいう。）の一つである。ショ糖、ブドウ糖、マルトース、乳糖又はデキストリンを含むことがある。		Purified carrageenan Refined carrageenan
	ユーケマ藻末		ユーケマ	ミリン科キリンサイ属（Eucheuma）の全藻を、乾燥、粉砕して得られたものである。		Powdered red algae
62	α-ガラクトシダーゼ	メリビアーゼ	カルボヒドラーゼ	糸状菌（Aspergillus aculeatus, Aspergillus awamori, Aspergillus niger, Aspergillus phoenicis, Mortierella）又は細菌（Bacillus stearothermophilus）の培養液より、室温時～微温時水、酸性水溶液若しくはアルカリ性水溶液で抽出して得られたもの、冷時含水エタノールで処理したもの、又は除菌後、濃縮して得られたものである。	酵素	α-Galactosidase
63	β-ガラクトシダーゼ	ラクターゼ	カルボヒドラーゼ	動物の臓器より、冷時～微温時水で抽出して得られたもの、又は糸状菌（Aspergillus oryzae, Penicillium multicolor, Rhizopus oryzae）、細菌（Bacillus circulans, Streptococcus）若しくは酵母（Kluyveromyces fragillis, Kluyveromyces lactis, Saccharomyces）の培養液より、冷時～室温時水で抽出して得られたもの、室温時自己消化処理して得られたもの、冷時～室温時濃縮したもの、冷時エタノール、含水エタノール若しくはアセトンで処理して得られたもの、又は硫酸アンモニウム等で分画した後、脱塩処理して得られたものである。	酵素	β-Galactosidase (Lactase)
64	カラシ抽出物（カラシナの種子から得られた、イソチオシアン酸アリルを主成分とするものをいう。）	マスタード抽出物		アブラナ科カラシナ（Brassica juncea LINNE）の種子の脂肪油を除いた圧搾粕より、水蒸気蒸留により得られたものである。主成分はイソチオシアン酸アリルである。	製造用剤	Mustard extract

食品表示基準について（抜粋）

番号	品名 名称	品名 別名	簡略名又は類別名	基原・製法・本質	用途	備考
65	カラメルⅠ （でん粉加水分解物、糖蜜又は糖類の食用炭水化物を熱処理して得られたものをいう。ただし、「カラメルⅡ」、「カラメルⅢ」及び「カラメルⅣ」を除く。）	カラメル	カラメル色素	でん粉加水分解物、糖蜜又は糖類の食用炭水化物を、熱処理して得られたもの、又は酸若しくはアルカリを加えて熱処理して得られたもので、亜硫酸化合物及びアンモニウム化合物を使用していないものである。	着色料 製造用剤	Caramel I (plain)
66	カラメルⅡ （でん粉加水分解物、糖蜜又は糖類の食用炭水化物に亜硫酸化合物を加えて熱処理して得られたものをいう。ただし、「カラメルⅣ」を除く。）	カラメル	カラメル色素	でん粉加水分解物、糖蜜又は糖類の食用炭水化物に、亜硫酸化合物を加えて、又はこれに酸若しくはアルカリを加えて熱処理して得られたもので、アンモニウム化合物を使用していないものである。	着色料 製造用剤	Caramel II (caustic sulfite process)
67	カラメルⅢ （でん粉加水分解物、糖蜜又は糖類の食用炭水化物にアンモニウム化合物を加えて熱処理して得られたものをいう。ただし、「カラメルⅣ」を除く。）	カラメル	カラメル色素	でん粉加水分解物、糖蜜又は糖類の食用炭水化物に、アンモニウム化合物を加えて、又はこれに酸若しくはアルカリを加えて熱処理して得られたもので、亜硫酸化合物を使用していないものである。	着色料 製造用剤	Caramel III (ammonia process)
68	カラメルⅣ （でん粉加水分解物、糖蜜又は糖類の食用炭水化物に亜硫酸化合物及びアンモニウム化合物を加えて熱処理して得られたものをいう。）	カラメル	カラメル色素	でん粉加水分解物、糖蜜又は糖類の食用炭水化物に、亜硫酸化合物及びアンモニウム化合物を加えて、又はこれに酸若しくはアルカリを加えて熱処理して得られたものである。	着色料 製造用剤	Caramel IV (sulfite ammonia process)
69	カラヤガム （カラヤ又はキバナワタモドキの分泌液から得られた、多糖類を主成分とするものをいう。）		カラヤ	カラヤ (Sterculia urens Roxburgh) 又はキバナワタモドキ (Cochlospermum gossypium de Candolle) の分泌液から得られた、多糖類を主成分とするものである。	増粘安定剤	Karaya gum
70	カルナウバロウ （ブラジルロウヤシの葉から得られた、ヒドロキシセロチン酸セリルを主成分とするものをいう。）	カルナウバワックス ブラジルワックス	植物ワックス	ブラジルロウヤシ (Copernicia prunifera H.E.Moore(Copernicia cerifera Martius)) の葉から得られた、ヒドロキシセロチン酸セリルを主成分とするものである。	ガムベース 光沢剤	Carnauba wax Brazil wax
71	カルボキシペプチダーゼ			イネ科コムギ (Triticum aestivum LINNE) の種皮及び果皮（ふすま）より、酢酸水溶液で抽出したもの、又は糸状菌 (Aspergillus) 若しくは酵母 (Saccharomyces cerevisiae) の培養液より、冷時～室温時水で抽出して得られたもの若しくは冷時～室温時濃縮し、冷エタノールで処理して得られたものである。	酵素	Carboxypeptidase
72	カロブ色素 （イナゴマメの種子の胚芽を粉砕して得られたものをいう。）	カロブジャーム	カロブ フラボノイド フラボノイド色素	マメ科イナゴマメ (Ceratonia siliqua LINNE) の胚芽を、粉砕して得られたものである。淡黄色を呈する。	着色料 製造用剤	Carob germ colour
73	カロブビーンガム （イナゴマメの種子の胚乳を粉砕し、又は溶解し、沈殿して得られたものをいう。）	ローカストビーンガム	ローカスト	イナゴマメ (Ceratonia siliqua Linné) の種子の胚乳を粉砕し、又は溶解し、沈殿して得られたものである。ショ糖、ブドウ糖、乳糖、デキストリン又はマルトースを含むことがある。	増粘安定剤	Carob bean gum Locust bean gum
74	カワラヨモギ抽出物 （カワラヨモギの全草から得られた、カピリンを主成分とするものをいう。）		カラワヨモギ	キク科カワラヨモギ (Artemisia capillaris THUNB.) の全草より、室温時エタノール若しくは含水エタノールで抽出して得られたもの、又は水蒸気蒸留して得られたものである。有効成分はカピリン等である。	保存料	Rumput roman extract
75	カンゾウ抽出物 （ウラルカンゾウ、チョウカカンゾウ又はヨウカンゾウの根又は根茎から得られた、グリチルリチン酸を主成分とするものをいう。）	カンゾウエキス グリチルリチン リコリス抽出物	カンゾウ カンゾウ甘味料 リコリス	ウラルカンゾウ (Glycyrrhiza uralensis Fischer)、チョウカカンゾウ (Glycyrrhiza inflata Batalin)、ヨウカンゾウ (Glycyrrhiza glabra Linné)、又はそれらの近縁植物の根若しくは根茎から得られた、グリチルリチン酸を主成分とするものである。本品には、粗製物と精製物がある。	甘味料	Licorice extract
76	カンゾウ油性抽出物 （ウラルカンゾウ、チョウカカンゾウ又はヨウカンゾウの根又は根茎から得られた、フラボノイドを主成分とするものをいう。）		油性カンゾウ	マメ科ウラルカンゾウ (Glycyrrhiza uralensis FISCHER)、マメ科チョウカカンゾウ (Glycyrrhiza inflata BATALIN) 又はマメ科ヨウカンゾウ (Glycyrrhiza glabra LINNE) の根又は根茎を水で洗浄した残渣より、室温時～温時エタノール、アセトン又はヘキサンで抽出して得られたものである。主成分はフラボノイドである。	酸化防止剤	Licorice oil extract
77	カンデリラロウ （カンデリラの茎から得られた、ヘントリアコンタンを主成分とするものをいう。）	カンデリラワックス キャンデリラロウ キャンデリラワックス	植物ワックス	カンデリラ (Euphorbia antisyphilitica Zuccarini又はEuphorbia cerifera Alcocer) の茎から得られた、ヘントリアコンタンを主成分とするものである。	ガムベース 光沢剤	Candelilla wax
78	キサンタンガム （キサントモナスの培養液から得られた、多糖類を主成分とするものをいう。）	キサンタン多糖類 ザンサンガム	キサンタン	キサントモナス属菌 (Xanthomonas campestris) の培養液から得られた、多糖類を主成分とするものである。ブドウ糖、ショ糖、デキストリン又はマルトースを含むことがある。	増粘安定剤	Xanthan gum

番号	名称	別名	簡略名又は類別名	基原・製法・本質	用途	備考
79	キシラナーゼ			糸状菌（Aspergillus aculeatus, Aspergillus niger, Trichoderma koningii, Trichoderma longibrachiatum reesei, Trichoderma viride）の培養液より、分離して得られたものである。	酵素	Xylanase
80	D-キシロース		キシロース	木材又はアオイ科ワタ（Gossypium arboretum LINNE）、イネ科イネ（Oryza sativa LINNE）、イネ科サトウキビ（Saccharum officinarum LINNE）若しくはイネ科トウモロコシ（Zea Mays LINNE）又はその他同属植物の茎、実又は殻より、熱時酸性水溶液で加水分解し、分離して得られたものである。成分はD-キシロースである。	甘味料	D-Xylose
81	キチナーゼ			糸状菌（Trichoderma harzianum, Trichoderma reesei）、放線菌（Amycolatopsis orientalis, Streptomyces）又は細菌（Aeromonas）の培養液より、冷時～室温時除菌後、濃縮し、硫酸アンモニウムで分画したもの、若しくはエタノールで処理したものから得られたものである。	酵素	Chitinase
82	キチン			エビ、カニ等甲殻類の甲殻又はイカの甲を、室温時～温時酸性水溶液で炭酸カルシウムを除去した後、温時～熱時弱アルカル性水溶液でタンパク質を除去したもので、N-アセチル-D-グルコサミンの多量体からなる。	増粘安定剤	Chitin
83	キトサナーゼ			細菌（Aeromonas, Bacillus）又は糸状菌（Aspergillus niger, Trichoderma reesei, Trichoderma viride, Verticillium）の培養液より、除菌後、冷時～微温時濃縮したもの又はエタノール若しくはアセトンで処理して得られたものである。	酵素	Chitosanase
84	キトサン			「キチン」を、温時～熱時水酸化ナトリウム水溶液で脱アセチル化したもので、D-グルコサミンの多量体からなる。	増粘安定剤 製造用剤	Chitosan
85	キナ抽出物（アカキナの樹皮から得られた、キニジン、キニーネ及びシンコニンを主成分とするものをいう。）			アカネ科アカキナ（Cinchona succirubra PAVON）の樹皮より、水又はエタノール等で抽出して得られたものである。有効成分はキニーネ、キニジン及びシンコニンである。	苦味料等	Redbark cinchona extract
86	キハダ抽出物（キハダの樹皮から得られた、ベルベリンを主成分とするものをいう。）		キハダ	ミカン科キハダ（Phellodendron amurense RUPR.）の樹皮より、水又はエタノールで抽出して得られたものである。主成分はベルベリンである。	苦味料等	Phellodendron bark extract
87	魚鱗箔（魚類の上皮部から抽出して得られたものをいう。）			イワシ科マイワシ（Sardinops melanosticta TEMMINCK et SCHLEGEL）、タチウオ科タチウオ（Trichiurus lepturus LINNE）又はニシン科ニシン（Clupea pallasi CUVIER et VALENCIENNES）の魚体の上皮部を採り、室温時水又は弱アルカリ性水溶液で洗浄後、室温時エタノールで抽出して得られたものである。主色素は不明であるが、グアニンを含む。白色～淡黄灰色を呈する。	着色料	Fish scale foil
88	キラヤ抽出物（キラヤの樹皮から得られた、サポニンを主成分とするものをいう。）	キラヤサポニン	サポニン	キラヤ（Quillaja saponaria Molina）の樹皮から得られた、サポニンを主成分とするものである。	乳化剤	Quillaia extract Quillaja extract
89	金	金箔		^{197}Au	着色料 製造用剤	Gold
90	銀	銀箔		^{107}Ag, ^{109}Ag	着色料	Silver
91	グァーガム（グァーの種子から得られた、多糖類を主成分とするものをいう。ただし、「グァーガム酵素分解物」を除く。）	グァーフラワー グァルガム	グァー	グァー（Cyamopsis tetragonolobus Taubert）の種子から得られた、多糖類を主成分とするものである。ショ糖、ブドウ糖、乳糖又はデキストリンを含むことがある。	増粘安定剤	Guar gum
92	グァーガム酵素分解物（グァーの種子を粉砕し、分解して得られた、多糖類を主成分とするものをいう。）	グァーフラワー酵素分解物 グァルガム酵素分解物	グァー分解物	「グァーガム」を、酵素（α-ガラクトシダーゼ、ヘミセルラーゼ）で分解して得られたものである。主成分は多糖類である。	増粘安定剤	Enzymatically hydrolyzed guar gum
93	グアヤク脂（ユソウボクの幹枝から得られた、グアヤコン酸、グアヤレチック酸及びβ-レジンを主成分とするものをいう。）			ハマビシ科ユソウボク（Guajacum officinale LINNE）の幹枝を、加熱して得られたものである。有効成分は、グアヤコン酸、グアヤレチック酸及びβ-レジンである。	酸化防止剤	Guaiac resin Guajac resin
94	グアヤク樹脂（ユソウボクの分泌液から得られた、α-グアヤコン酸及びβ-グアヤコン酸を主成分とするものをいう。）			ハマビシ科ユソウボク（Guaiacum officinale LINNE）の分泌液を、室温時エタノールで抽出し、ろ液からエタノールを留去して得られたものである。主構成成分はα-、β-グアヤコン酸である。	ガムベース	Guajac resin (extract)

食品表示基準について（抜粋）

番号	品名 名称	別名	簡略名又は類別名	基原・製法・本質	用途	備考
95	クエルセチン	ケルセチン	ルチン分解物	「ルチン（抽出物）」を、酵素又は酸性水溶液で加水分解して得られたものである。成分はクエルセチンである。	酸化防止剤	Quercetin
96	クチナシ青色素 （クチナシの果実から得られたイリドイド配糖体とタンパク質分解物の混合物にβ-グルコシダーゼを添加して得られたものをいう。）		クチナシ クチナシ色素	クチナシ (Gardenia augusta Merrill又はGardenia jasminoides Ellis) の果実から得られたイリドイド配糖体とタンパク質分解物の混合物に、β-グルコシダーゼを添加して得られたものである。デキストリン又は乳糖を含むことがある。	着色料	Gardenia blue
97	クチナシ赤色素 （クチナシの果実から得られたイリドイド配糖体のエステル加水分解物とタンパク質分解物の混合物にβ-グルコシダーゼを添加して得られたものをいう。）		クチナシ クチナシ色素	クチナシ (Gardenia augusta Merrill又はGardenia jasminoides Ellis) の果実から得られたイリドイド配糖体のエステル加水分解物とタンパク質分解物の混合物に、β-グルコシダーゼを添加して得られたものである。デキストリン又は乳糖を含むことがある。	着色料	Gardenia red
98	クチナシ黄色素 （クチナシの果実から得られた、クロシン及びクロセチンを主成分とするものをいう。）		カロチノイド カロチノイド色素 カロテノイド カロテノイド色素 クチナシ クチナシ色素 クロシン	クチナシ (Gardenia augusta Merrill又はGardenia jasminoides Ellis) の果実から得られた、クロシン及びクロセチンを主成分とするものである。デキストリン又は乳糖を含むことがある。	着色料	Gardenia yellow
99	グッタハンカン （グッタハンカンの分泌液から得られた、アミリンアセタート及びポリイソプレンを主成分とするものをいう。）			アカテツ科グッタハンカン (Palaquium leiocarpum BOERL.) の幹枝より得られたラテックスを、熱時水で洗浄し、水溶成分を除去したものより得られたものである。主成分はトランスポリイソプレン及びアミリンアセタートである。	ガムベース	Gutta hang kang
100	グッタペルカ （グッタペルカの分泌液から得られた、ポリイソプレンを主成分とするものをいう。）			アカテツ科グッタペルカ (Palaquium gutta BURCK.) の幹枝より得られたラテックスを、熱時水で洗浄し、水溶成分を除去したものより得られたものである。主成分はトランスポリイソプレンである。	ガムベース	Gutta percha
101	クリストバル石		不溶性鉱物性物質	鉱床より採掘したクリストバル石を、粉砕乾燥、800～1200℃で焼成、又は塩酸処理して焼成したものである。	製造用剤	Cristobalite
102	グルカナーゼ		カルボヒドラーゼ ヘミセルラーゼ	糸状菌 (Aspergillus aculeatus, Aspergillus niger, Humicola insolens, Rhizopus delemar, Trichoderma harzianum, Trichoderma longibrachiatum, Trichoderma viride)、担子菌 (Pycnoporus coccineus)、細菌 (Arthrobacter, Bacillus subtilis, Pseudomonas paucimobilis) 若しくは酵母 (Saccharomyces) の培養液より、冷時～微温時水若しくは酸性水溶液で抽出して得られたもの、除菌後、冷時～室温時濃縮したもの、冷時エタノール、含水エタノール若しくはアセトンで処理して得られたもの、又は除菌後、硫酸アンモニウム等で分画した後、脱塩処理して得られたものである。	酵素	Glucanase
103	グルコアミラーゼ	糖化アミラーゼ	アミラーゼ カルボヒドラーゼ	糸状菌 (Acremonium, Aspergillus, Humicola grisea, Rhizopus delemar, Rhizopus niveus)、担子菌 (Corticium rolfsii)、細菌 (Bacillus, Pseudomonas) 又は酵母 (Saccharomyces) の培養液より、冷時～室温時水で抽出して得られたもの、冷時～室温時除菌後、濃縮したもの、冷時～室温時濃縮後、エタノール、含水エタノール若しくはアセトンで処理して得られたもの、又は硫酸アンモニウム等で分画した後、脱塩処理して得られたものである。	酵素	Glucoamylase
104	グルコサミン			「キチン」を、塩酸で加水分解し、分離して得られたものである。成分はグルコサミンである。	増粘安定剤 製造用剤	Glucosamine
105	α-グルコシダーゼ	マルターゼ		糸状菌 (Absidia, Acremonium, Aspergillus)、細菌 (Bacillus, Pseudomonas) 若しくは酵母 (Saccharomyces) の培養液より、冷時～室温時水で抽出して得られたもの、又は冷時～室温時濃縮後、冷時エタノールで処理して得られたものである。	酵素	α-Glucosidase
106	β-グルコシダーゼ	ゲンチオビアーゼ セロビアーゼ		ソテツ科ソテツ (Cycas revoluta THUNB.) より、冷時～微温時水で抽出して得られたもの、又は糸状菌 (Aspergillus aculeatus, Aspergillus niger, Aspergillus pulverulentus, Penicillium decumbens, Trichoderma harzianum, Trichoderma longibrachiatum, Trichoderma reesei) 若しくは細菌 (Bacillus) の培養液より、冷時～微温時水で抽出して得られたもの、冷時～室温時濃縮したもの、又は冷時エタノール若しくは含水エタノールで処理して得られたものである。	酵素	β-Glucosidase
107	α-グルコシルトランスフェラーゼ	4-α-グルカノトランスフェラーゼ 6-α-グルカノトランスフェラーゼ		細菌 (Agrobacterium radiobacter, Arthrobacter, Bacillus, Erwinia, Pimelobacter, Protaminobacter, Pseudomonas, Serratia, Thermus) の培養液又はバレイショ (Solanum tuberosum LINNE) の塊茎より、冷時～室温時除菌したもの、冷温水で抽出して得られたもの、又は冷時～室温時濃縮して得られたものである。なお、基質特異性により、4-α-グルカノトランスフェラーゼ、6-α-グルカノトランスフェラーゼと呼ばれるものがある。	酵素	α-Glucosyltransferase 4-α-Glucanotransferase 6-α-Glucanotransferase
108	α-グルコシルトランスフェラーゼ処理ステビア （「ステビア抽出物」から得られた、α-グルコシルステビオシドを主成分とするものをいう。）	酵素処理ステビア	ステビア ステビア甘味料 糖転移ステビア	『ステビア抽出物』に、α-グルコシルトランスフェラーゼを用いてD-グルコースを付加して得られたものである。α-グルコシルステビオシドを主成分とする。	甘味料	α-Glucosyltransferase-treated stevia

番号	品名 名称	別名	簡略名又は類別名	基原・製法・本質	用途	備考
109	グルコースイソメラーゼ			糸状菌（Aspergillus）、放線菌（Actinoplanes missouriensis, Streptomyces griseofuscus, Streptomyces murinus, Streptomyces phaeochromogenes, Streptomyces rubiginosus）又は細菌（Bacillus coagulans）の培養液より、室温時水で抽出して得られたものである。	酵素	Glucose isomerase
110	グルコースオキシダーゼ			糸状菌（Aspergillus aculeatus, Aspergillus niger, Penicillium）の培養液より、冷時～室温時水で抽出して得られたもの、又は冷時～微温時溶菌後、除菌したもの、又は冷時～室温時濃縮後、冷時エタノールで処理して得られたものである。	酵素	Glucose oxidase
111	グルタミナーゼ		アミダーゼ	枯草菌（Bacillus subtilis）、糸状菌（Aspergillus）又は酵母（Candida）の培養液より、冷時～室温時水で抽出して得られたもの、冷時～室温時濃縮したもの、冷時エタノール、含水エタノール若しくはアセトンで処理して得られたもの、又は硫酸アンモニウム等で分画した後、脱塩処理して得られたものである。	酵素	Glutaminase
112	L-グルタミン		グルタミン	糖類を原料とした発酵により得られたものから分離して得られたものである。成分はL-グルタミンである。	調味料 強化剤	L-Glutamine
113	グレープフルーツ種子抽出物 （グレープフルーツの種子から得られた、脂肪酸及びフラボノイドを主成分とするものをいう。）		グレープフルーツ種子	ミカン科グレープフルーツ（Citrus paradisi MACF.）の種子より、水又はエタノールで抽出して得られたものである。主成分は脂肪酸及びフラボノイドである。	製造用剤	Grapefruit seed extract
114	クーロー色素 （ソメモノイモの根から抽出して得られたものをいう。）	ソメモノイモ色素	フラボノイド フラボノイド色素	ヤマノイモ科ソメモノイモ（Dioscorea matsudai HAYATA）の根より、熱時水、弱アルカリ性水溶液若しくはプロピレングリコールで抽出したもの、又は室温時含水エタノールで抽出して得られたものである。赤褐色を呈する。	着色料	Kooroo colour Matsudai colour
115	クローブ抽出物 （チョウジのつぼみ、葉又は花から得られた、オイゲノールを主成分とするものをいう。）	チョウジ抽出物	チョウジ油	フトモモ科チョウジ（Syzygium aromaticum MERRILL et PERRY）のつぼみ、葉又は花より、エタノール又はアセトンで抽出して得られたもの、又は水蒸気蒸留により得られたものである。主成分はオイゲノール等である。	酸化防止剤	Clove extract
116	クロロフィリン		葉緑素	「クロロフィル」を、温時アルカリ性エタノール水溶液で加水分解し、希塩酸で中和した後、含水エタノールで抽出して得られたものである。主成分はマグネシウムクロロフィリンである。緑色を呈する。	着色料	Chlorophylline
117	クロロフィル		葉緑素	緑色植物より得られた、クロロフィル類を主成分とするものである。食用油脂を含むことがある。	着色料	Chlorophyll
118	くん液 （サトウキビ、竹材、トウモロコシ又は木材を燃焼して発生したガス成分を捕集し、又は乾溜して得られたものをいう。）	スモークフレーバー			製造用剤	Smoke flavourings
	木酢液			サトウキビ、竹材、トウモロコシ又は木材を、乾溜して得られたものである。		Wood vinegar Pyroligneous acid
		リキッドスモーク		サトウキビ、竹材、トウモロコシ又は木材を、限定された空気の存在下で、燃焼して発生したガス成分を捕集して得られたものである。		Liquid smoke
119	ケイソウ土		不溶性鉱物性物質	ケイソウに由来する二酸化ケイ素で、乾燥品、焼成品及び融剤焼成品があり、それぞれをケイソウ土（乾燥品）、ケイソウ土（焼成品）及びケイソウ土（融剤焼成品）と称する。焼成品は、800～1,200℃で焼成したものであり、融剤焼成品は、少量の炭酸のアルカリ塩を添加して800～1,200℃で焼成したものである。	製造用剤	Diatomaceous earth
120	ゲンチアナ抽出物 （ゲンチアナの根茎又は根から得られた、アマロゲンチン及びゲンチオピクロシドを主成分とするものをいう。）			リンドウ科ゲンチアナ（Gentiana lutea LINNE）の根又は根茎より、水又はエタノールで抽出して得られたものである。有効成分はゲンチオピクロシド（ゲンチオピクリン）及びアマロゲンチンである。	苦味料等	Gentian root extract
121	高級脂肪酸 （動植物性油脂又は動植物性硬化油脂を加水分解して得られたものをいう。）		脂肪酸	動植物性油脂又は動植物性硬化油脂より、加水分解したものより得られたものである。	製造用剤	Higher fatty acid

食品表示基準について（抜粋）

番号	品名名称	別名	簡略名又は類別名	基原・製法・本質	用途	備考
122	香辛料抽出物 （アサノミ、アサフェチダ、アジョワン、アニス、アンゼリカ、ウイキョウ、ウコン、オールスパイス、オレガノ、オレンジピール、カショウ、カッシア、カモミール、カラシナ、カルダモン、カレーリーフ、カンゾウ、キャラウェー、クチナシ、クミン、クレソン、クローブ、ケシノミ、ケーパー、コショウ、ゴマ、コリアンダー、サッサフラス、サフラン、サボリー、サルビア、サンショウ、シソ、シナモン、シャロット、ジュニパーベリー、ショウガ、スターアニス、スペアミント、セイヨウワサビ、セロリー、ソーレル、タイム、タマネギ、タマリンド、タラゴン、チャイブ、チャービル、ディル、トウガラシ、ナツメグ、ニガヨモギ、ニジェラ、ニンジン、ニンニク、バジル、パセリ、ハッカ、パプリカ、ヒソップ、フェネグリーク、ペパーミント、ホースミント、マジョラム、ミョウガ、ラベンダー、リンデン、レモングラス、レモンバーム、ローズ、ローズマリー、ローレル又はワサビから抽出し、又はこれを水蒸気蒸留して得られたものをいう。ただし、「ウコン色素」、「オレガノ抽出物」、「オレンジ色素」、「カラシ抽出物」、「カンゾウ抽出物」、「カンゾウ油性抽出物」、「クチナシ黄色素」、「クローブ抽出物」、「ゴマ油不けん化物」、「シソ抽出物」、「ショウガ抽出物」「精油除去ウイキョウ抽出物」、「セイヨウワサビ抽出物」、「セージ抽出物」、「タマネギ色素」、「タマリンド色素」、「タマリンドシードガム」、「タンニン（抽出物）」、「トウガラシ色素」、「トウガラシ水性抽出物」、「ニガヨモギ抽出物」、「ニンジンカロテン」及び「ローズマリー抽出物」を除く。）		スパイス抽出物	香辛料 スパイス	アサノミ、アサフェチダ、アジョワン、アニス、アンゼリカ、ウイキョウ、ウコン、オレガノ、オールスパイス、オレンジピール、カショウ、カッシア、カモミール、カラシナ、カルダモン、カレーリーフ、カンゾウ、キャラウェー、クチナシ、クミン、クレソン、クローブ、ケシノミ、ケーパー、コショウ、ゴマ、コリアンダー、サッサフラス、サフラン、サボリー、サルビア、サンショウ、シソ、シナモン、シャロット、ジュニパーベリー、ショウガ、スターアニス、スペアミント、セイヨウワサビ、セロリー、ソーレル、タイム、タマネギ、タマリンド、タラゴン、チャイブ、チャービル、ディル、トウガラシ、ナツメグ、ニガヨモギ、ニジェラ、ニンジン、ニンニク、バジル、パセリ、ハッカ、バニラ、パプリカ、ヒソップ、フェネグリーク、ペパーミント、ホースミント、マジョラム、ミョウガ、ラベンダー、リンデン、レモングラス、レモンバーム、ローズ、ローズマリー、ローレル又はワサビより水、エタノール、二酸化炭素若しくは有機溶剤で抽出して得られたもの、又は水蒸気蒸留により得られたものである。	苦味料等	Spice extracts
123	酵素処理イソクエルシトリン （「ルチン酵素分解物」から得られた、α-グルコシルイソクエルシトリンを主成分とするものをいう。）	糖転移イソクエルシトリン	酵素処理ルチン 糖転移ルチン	『ルチン酵素分解物』とでん粉又はデキストリンの混合物に、シクロデキストリングルコシルトランスフェラーゼを用いてD-グルコースを付加して得られたものである。主成分はα-グルコシルイソクエルシトリンである。	酸化防止剤	Enzymatically modified isoquercitrin
124	酵素処理ナリンジン （「ナリンジン」から得られた、α-グルコシルナリンジンを主成分とするものをいう。）	糖転移ナリンジン	ナリンジン	「ナリンジン」とデキストリンの混合物に、シクロデキストリングルコシルトランスフェラーゼを用いてグルコースを付加させたものである。有効成分はα-グルコシルナリンジンである。	苦味料等	Enzymatically modified naringin
125	酵素処理ヘスペリジン （「ヘスペリジン」にシクロデキストリングルコシルトランスフェラーゼを用いてグルコースを付加して得られたものをいう。）	糖転移ヘスペリジン 糖転移ビタミンP	ヘスペリジン	柑橘類の果皮、果汁、又は種子より、アルカリ性水溶液で抽出して得られるヘスペリジンに、シクロデキストリングルコシルトランスフェラーゼを用いてD-グルコースを付加して得られたものである。	強化剤	Enzymatically modified hesperidin
126	酵素処理ルチン（抽出物） （「ルチン（抽出物）」から得られた、α-グルコシルルチンを主成分とするものをいう。）	糖転移ルチン（抽出物）	酵素処理ルチン 糖転移ルチン	「ルチン（抽出物）」とでん粉又はデキストリンの混合物に、シクロデキストリングルコシルトランスフェラーゼを用いてグルコースをα-1,4付加して得られたものである。主成分はα-グルコシルルチンである。	酸化防止剤 着色料	Enzymatically modified rutin (extract)
127	酵素処理レシチン （「植物レシチン」又は「卵黄レシチン」から得られた、ホスファチジルグリセロールを主成分とするものをいう。）		レシチン	「植物レシチン」又は「卵黄レシチン」とグリセリンの混合物に、ホスホリパーゼを用いて得られたものである。主成分はホスファチジルグリセロールである。	乳化剤	Enzymatically modified lecithin
128	酵素分解カンゾウ （「カンゾウ抽出物」を酵素分解して得られた、グリチルレチン酸-3-グルクロニドを主成分とするものをいう。）		カンゾウ	「カンゾウ抽出物」を、酵素分解して得られたものである。主甘味成分はグリチルレチン酸-3-グルクロニドである。	甘味料	Enzymatically hydrolyzed licorice extract
129	酵素分解リンゴ抽出物 （リンゴの果実を酵素分解して得られた、カテキン類及びクロロゲン酸を主成分とするものをいう。）		リンゴ抽出物 リンゴエキス	バラ科リンゴ（Malus pumila MILLER）の果実を搾汁し、パルプを分離した後、得られた上清を酵素処理し、精製して得られたものである。有効成分はクロロゲン酸及びカテキン類である。	酸化防止剤	Enzymatically decomposed apple extract
130	酵素分解レシチン （「植物レシチン」又は「卵黄レシチン」から得られた、フォスファチジン酸及びリゾレシチンを主成分とするものをいう。）		レシチン	アブラナ（Brassica rapa Linné又はBrassica napus Linné）若しくはダイズ（Glycine max Merrill）の種子から得られた植物レシチン又は卵黄から得られた卵黄レシチンから得られた、ホスファチジン酸及びリゾレシチンを主成分とするものである。酵素分解植物レシチンと酵素分解卵黄レシチンがある。	乳化剤	Enzymatically decomposed lecithin
131	酵母細胞壁 （サッカロミセスの細胞壁から得られた、多糖類を主成分とするものをいう。）	酵母細胞膜		サッカロミセス属菌（Saccharomyces cerevisiae）の細胞壁から得られた、多糖類を主成分とするものである。	増粘安定剤 製造用剤	Yeast cell wall

番号	品名 名称	別名	簡略名又は類別名	基原・製法・本質	用途	備考
132	コウリャン色素 （コウリャンの種子から得られた、アピゲニニジン及びルテオリニジンを主成分とするものをいう。）	キビ色素	フラボノイド フラボノイド色素	イネ科コウリャン（Sorghum nervosum BESS.）の実及び殻より、温時～熱時水、含水エタノール若しくは酸性含水エタノールで抽出して得られたもの、又は室温時～温時アルカリ性水溶液で抽出し、中和して得られたものである。主色素はアピゲニニジン及びルテオリニジンである。赤褐色を呈する。	着色料	Kaoliang colour
133	コチニール色素 （エンジムシから得られた、カルミン酸を主成分とするものをいう。）	カルミン酸色素	カルミン酸 コチニール	エンジムシ（Dactylopius coccus Costa（Coccus cacti Linnaeus））から得られた、カルミン酸を主成分とするものである。	着色料	Cochineal extract Carminic acid
134	骨炭 （ウシの骨から得られた、炭末及びリン酸カルシウムを主成分とするものをいう。）			ウシ（Bos taurus Linné）の骨を、炭化し、粉砕して得られたものである。主成分はリン酸カルシウム及び炭末である。	製造用剤	Bone charcoal
135	骨炭色素 （骨を炭化して得られた、炭素を主成分とするものをいう。）	炭末色素	炭末	ウシ科ウシ（Bos taurus LINNE var. domesticus GEMEL.）等の骨を、炭化した物である。主色素は炭素である。黒色を呈する。	着色料	Bone carbon black
136	ゴマ油不けん化物 （ゴマの種子から得られた、セサモリンを主成分とするものをいう。）		ゴマ油抽出物	ゴマ科ゴマ（Sesamum indicum LINNE）の種子又は種子の搾油糟より、エタノールで抽出して得られたものである。主成分はセサモリンである。	酸化防止剤	Sesame seed oil unsaponified matter
137	ゴマ柄灰抽出物 （ゴマの茎又は葉の灰化物から抽出して得られたものをいう。）			ゴマ（Sesamum indicum LINNE）の茎又は葉を灰化し、室温時水で抽出し、上澄み液をろ過して得られたものである。	製造用剤	Sesame straw ash extract
138	ゴム （パラゴムの分泌液から得られた、ポリイソプレンを主成分とするものをいう。ただし、「低分子ゴム」を除く。）	カウチョック		トウダイグサ科パラゴム（Hevea brasiliensis MUELL.-ARG.）の幹枝より得られるラテックスを酸性水溶液で凝固させ、水洗、脱水したものより得られたものである。主成分はシスポリイソプレンである。	ガムベース	Rubber
139	ゴム分解樹脂 （「ゴム」から得られた、ジテルペン、トリテルペン及びテトラテルペンを主成分とするものをいう。）			トウダイグサ科パラゴム（Hevea brasiliensis MUELL.-ARG.）の幹枝より得られるラテックスを、加熱分解したもの、又は酵素分解して得られた低分子の樹脂状物質である。主成分はC_{20}～C_{40}のテルペノイドである。	ガムベース	Resin of depolymerized natural rubber
140	コメヌカ抽出物 （米ぬか油から得られた、フェルラ酸を主成分とするものをいう。）	コメヌカ油不けん化物		イネ科イネ（Oryza sativa LINNE）の種子より得られる米ぬか油の不けん化物より、エタノールで抽出して得られたものである。有効成分はフェルラ酸である。	酸化防止剤	Rice bran oil extract
141	コメヌカ酵素分解物 （脱脂米ぬかから得られた、フィチン酸及びペプチドを主成分とするものをいう。）			イネ科イネ（Oryza sativa LINNE）の種子より得られる脱脂米ぬかを酵素分解したものより、水で抽出して得られたものである。主成分はペプチド及びフィチン酸である。	酸化防止剤	Enzymatically decomposed rice bran
142	コメヌカロウ （米ぬか油から得られた、リグノセリン酸ミリシルを主成分とするものをいう。）	コメヌカワックス ライスワックス	植物ワックス	イネ科イネ（Oryza sativa LINNE）の種子より得られる米ぬか油より、分離して得られたものである。主成分はリグノセリン酸ミリシルである。	ガムベース 光沢剤	Rice bran wax
143	サイリウムシードガム （ブロンドサイリウムの種皮から得られた、多糖類を主成分とするものをいう。）	サイリウムハスク	サイリウム	ブロンドサイリウム（Plantago ovata Forsskal）の種皮から得られた、多糖類を主成分とするものをいう。ショ糖、ブドウ糖、乳糖、デキストリン又はマルトースを含むことがある。	増粘安定剤	Psyllium seed gum
144	サトウキビロウ （サトウキビの茎から得られた、パルミチン酸ミリシルを主成分とするものをいう。）	カーンワックス ケーンワックス	植物ワックス	イネ科サトウキビ（Saccharum officinarum LINNE）の茎の搾汁残渣より、分離、精製して得られたものである。主成分はパルミチン酸ミリシルである。	ガムベース 光沢剤	Cane wax
145	サバクヨモギシードガム （サバクヨモギの種子から得られた、多糖類を主成分とするものをいう。）	アルテミシアシードガム サバクヨモギ種子多糖類		キク科サバクヨモギ（Artemisia halodendron TURCZ. ex BESS., Artemisia ordosica KRASCHEN., Artemisia sphaerocephala KRASCH）の種子の外皮を、脱脂、乾燥して得られたものである。主成分は、α-セルロースを基本骨格に持つ、中性多糖類及び酸性多糖類である。	製造用剤 増粘安定剤	Artemisia sphaerocephala seed gum Artemisia seed gum
146	酸性白土		不溶性鉱物性物質	モンモリロナイト系粘土鉱物を精製して得られたものである。主成分は含水ケイ酸アルミニウムである。	製造用剤	Acid clay
147	酸性ホスファターゼ	ホスホモノエステラーゼ		糸状菌（Aspergillus niger, Aspergillus oryzae）の培養液より、冷時～温時水で抽出し、除菌した後、冷時～室温時濃縮し、冷時エタノール若しくは含水エタノールで処理して得られたものである。	酵素	Acid phosphatase
148	酸素			O_2	製造用剤	Oxygen
149	シアナット色素 （シアノキの果実又は種皮から抽出して得られたものをいう。）		シアナット フラボノイド フラボノイド色素	アカテツ科シアノキ（Butyrospermum parkii KOTSCHY.）の果実又は種皮より、室温時弱アルカリ性水溶液で抽出し、中和して得られたものである。褐色を呈する。	着色料	Shea nut colour
150	シアノコバラミン	ビタミンB_{12}	V.B_{12}	放線菌（Streptomyces）又は細菌（Agrobacterium, Bacillus, Flavobacterium, Propionibacterium又はRhizobium）の培養液より、分離して得られたものである。成分はシアノコバラミンである。	強化剤	Cyanocobalamin Vitamin B_{12}

食品表示基準について（抜粋）

番号	名称	別名	簡略名又は類別名	基原・製法・本質	用途	備考
151	シェラック（ラックカイガラムシの分泌液から得られた、アレウリチン酸とシェロール酸又はアレウリチン酸又はアレウリチン酸とジャラール酸のエステルを主成分とするものをいう。）	セラック		ラックカイガラムシ（Laccifer spp.）の分泌液から得られた、アレウリチン酸とシェロール酸又はアレウリチン酸とジャラール酸のエステルを主成分とするものである。白シェラック及び精製シェラックがあり、ロウ分を除去していない含ロウ品及びロウ分を除去した脱ロウ品がある。	ガムベース 光沢剤	Shellac
	白シェラック	白セラック 白ラック		カイガラムシ科ラックカイガラムシ（Laccifer lacca KERR）の分泌する樹脂状物質を、温時アルカリ性水溶液で抽出し、漂白したものより得られたものである。主成分はアレウリチン酸とジャラール酸又はアレウリチン酸とシェロール酸のエステル等である。		White shellac
	精製シェラック	精製セラック		カイガラムシ科ラックカイガラムシ（Laccifer lacca KERR）の分泌する樹脂状物質を、室温時エタノールで抽出又は温時アルカリ性水溶液で抽出し、精製して得られたものである。主成分はアレウリチン酸とジャラール酸又はアレウリチン酸とシェロール酸のエステル等である。		Purified shellac
152	シェラックロウ（ラックカイガラムシの分泌液から得られた、ろう分を主成分とするものをいう。）	セラックロウ		カイガラムシ科ラックカイガラムシ（Laccifer lacca KERR）の分泌する樹脂状物質を、室温時エタノール又は温時アルカリ性水溶液に溶解し、ろ液からロウ分を分離して得られたものである。主成分は樹脂酸エステルである。	ガムベース 光沢剤	Shellac wax
153	ジェランガム（シュードモナスの培養液から得られた、多糖類を主成分とするものをいう。）	ジェラン多糖類	ジェラン	スフィンゴモナス属菌（Sphingomonas elodea）の培養液より得られた、多糖類を主成分とするものである。	増粘安定剤	Gellan gum
154	ジェルトン（ジェルトンの分泌液から得られた、アミリンアセタート及びポリイソプレンを主成分とするものをいう。）	ポンチアナック		キョウチクトウ科ジェルトン（Dyera costulata HOOK F., Dyera lowii HOOK F.）の幹枝から得られたラテックスを、熱時水で洗浄し、水溶成分を除去して得られたものである。主成分はアミリンアセタート及びシスポリイソプレンである。	ガムベース	Jelutong
155	シクロデキストリン	サイクロデキストリン 分岐サイクロデキストリン 分岐シクロデキストリン	環状オリゴ糖	デンプンを、酵素処理し、非還元性環状デキストリンとして得られたものである。成分はシクロデキストリンである。	製造用剤	Cyclodextrin
156	シクロデキストリングルカノトランスフェラーゼ	シクロデキストリングルコシルトランスフェラーゼ	トランスフェラーゼ	細菌（Bacillus, Brevibacterium, Corynebacterium）の培養液より、冷時〜室温時水で抽出して得られたもの、又は除菌後、冷時〜室温時濃縮したもの、又はこれを、含水エタノールで処理して得られたものである。	酵素	Cyclodextrin glucanotransferase
157	L-シスチン		シスチン	動物性タンパク質（特に動物毛、羽毛）を、加水分解し、分離して得られたものである。成分はL-シスチンである。	調味料 強化剤	L-Cystine
158	シソ抽出物（シソの種子又は葉から得られた、テルペノイドを主成分とするものをいう。）	シソエキス		シソ科シソ（Perilla crispa TANAKA）の種子又は葉より、酸性水溶液又は温時含水エタノールで抽出したものから得られたものである。主成分はテルペノイドである。	製造用剤	Perilla extract
159	シタン色素（シタンの幹枝から得られた、サンタリンを主成分とするものをいう。）	サンダルウッド色素	サンダルウッドフラボノイド フラボノイド色素	マメ科シタン（Pterocarpus santalinus LINNE）の幹枝より、水、熱時プロピレングリコール又は温時エタノールで抽出して得られたものである。主色素はサンタリンである。紫赤色を呈する。	着色料	Sandalwood red
160	5'-シチジル酸		5'-CMP	酵母（Candida utilis）の菌体より、食塩存在下、水で抽出した核酸を酵素で加水分解した後、分離して得られたものである。成分は5'-シチジル酸である。	強化剤	5'-Cytidylic acid
161	ジャマイカカッシア抽出物（ジャマイカカッシアの幹枝又は樹皮から得られた、クアシン及びネオクアシンを主成分とするものをいう。）	カッシアエキス	カッシア	ニガキ科ジャマイカカッシア（Quassia excelsa SW.）の幹枝又は樹皮より、水で抽出して得られたものである。有効成分はクアシン及びネオクアシンである。	苦味料等	Jamaica quassia extract
162	ショウガ抽出物（ショウガの根茎から得られた、ショウガオール及びジンゲロールを主成分とするものをいう。）	ジンジャー抽出物		ショウガ科ショウガ（Zingiber officinale ROSC.）の根茎より、室温時エタノール、アセトン又はヘキサンで抽出して得られたものである。主成分はジンゲロール類及びショウガオール類である。	製造用剤	Ginger extract
163	焼成カルシウム（うに殻、貝殻、造礁サンゴ、ホエイ、骨又は卵殻を焼成して得られた、カルシウム化合物を主成分とするものをいう。）		焼成Ca		強化剤 製造用剤	Calcinated calcium
	うに殻焼成カルシウム		うに殻カルシウム うに殻Ca	うに殻を、焼成して得られたものである。主成分は酸化カルシウムである。		Calcinated sea urchin shell calcium
	貝殻焼成カルシウム		貝カルシウム 貝Ca	貝殻を焼成して得られたものである。成分は酸化カルシウムである。		Calcinated shell calcium
	骨焼成カルシウム		骨カルシウム 骨Ca	獣骨又は魚骨を、焼成して得られたものである。成分はリン酸カルシウムである。		Calcinated bone calcium
	造礁サンゴ焼成カルシウム		コーラルカルシウム コーラルCa サンゴカルシウム サンゴCa	イシサンゴ目の（Scleractinia）の造礁サンゴを、焼成して得られたものである。主成分は酸化カルシウムである。		Calcinated coral calcium

資料編　第2章　食品表示法関係

番号	品名 名称	品名 別名	簡略名又は類別名	基原・製法・本質	用途	備考
	乳清焼成カルシウム	乳清第三リン酸カルシウム ホエイ第三リン酸カルシウム ホエイリン酸三カルシウム	乳清リン酸カルシウム 乳清リン酸Ca ホエイリン酸カルシウム ホエイリン酸Ca	乳清（酸カゼインホエイ）より乳清タンパクと乳糖を分離、除去したものを、精製し焼成して得られたものである。主成分はリン酸三カルシウムである。		Tricalcium phosphate
	卵殻焼成カルシウム		卵殻カルシウム 卵殻Ca	卵殻を焼成して得られたものである。主成分は酸化カルシウムである。		Calcinated eggshell calcium
164	植物性ステロール （油糧種子から得られた、フィトステロールを主成分とするものをいう。）	フィトステロール	ステロール	油糧種子を粉砕し、抽出して得られた植物性油脂より、室温時〜温時メタノール、エタノール、イソプロパノール、酢酸エチル、アセトン、又はヘキサンで抽出したものより得られたものである。主成分はフィトステロールである。	乳化剤	Vegetable sterol
165	植物炭末色素 （植物を炭化して得られた、炭素を主成分とするものをいう。）	炭末色素	炭末	植物を、水蒸気賦活法で高温に加熱し炭化したものである。主色素は炭素である。黒色を呈する。	着色料	Vegetable carbon black
166	植物レシチン （アブラナ又はダイズの種子から得られた、レシチンを主成分とするものをいう。）	レシチン		アブラナ科アブラナ（Brassica campestris LINNE）、マメ科ダイズ（Glycine max MERRILL）の種子より得られた油脂より、分離して得られたものである。主成分はレシチンである。	乳化剤	Vegetable lecithin
167	しらこたん白抽出物 （魚類の精巣から得られた、塩基性タンパク質を主成分とするものをいう。）	しらこたん白 しらこ分解物 プロタミン	核たん白 しらこ	アイナメ（Hexagrammos otakii Jordan et Starks）、カラフトマス（Oncorhynchus gorbuscha (Walbaum)）、シロザケ（Oncorhynchus keta (Walbaum)）、ベニサケ（Oncorhynchus nerka (Walbaum)）、カツオ（Katsuwonus pelamis (Linnaeus)）又はニシン（Clupea pallasii Valenciennes）の精巣から得られた、塩基性タンパク質を主成分とするものである。	保存料	Milt protein
168	水素			H_2	製造用剤	Hydrogen
169	ステビア抽出物 （ステビアの葉から抽出して得られた、ステビオール配糖体を主成分とするものをいう。）	ステビアエキス ステビアサイド ステビオシド レバウジオシド レバウディオサイド	ステビア ステビア甘味料	ステビア（Stevia rebaudiana Bertoni）の葉から抽出して得られた、ステビオール配糖体を主成分とするものである。	甘味料	Stevia extract
170	ステビア末 （ステビアの葉を粉砕して得られた、ステビオール配糖体を主成分とするものをいう。）		ステビア	キク科ステビア（Stevia rebaudiana BERTONI）の葉を、粉末としたものである。主甘味成分はステビオール配糖体（ステビオシド及びレバウジオシド）である。	甘味料	Powdered stevia
171	スピルリナ色素 （スピルリナの全藻から得られた、フィコシアニンを主成分とするものをいう。）	スピルリナ青色素	スピルリナ青	スピルリナ（Spirulina platensis Geitler）の全藻から得られた、フィコシアニンを主成分とするものである。デキストリン又は乳糖を含むことがある。	着色料	Spirulina colour
172	スフィンゴ脂質 （米ぬかから得られた、スフィンゴシン誘導体を主成分とするものをいう。）			イネ科イネ（Oryza sativa LINNE）の種子又は小麦（Triticum aestivum LINNE）の胚芽から得られた米ぬかより、室温時〜温時エタノール、含水エタノール、イソプロピルアルコール、アセトン、ヘキサン又は酢酸エチルで抽出したものより得られたものである。主成分はスフィンゴシン誘導体である。	乳化剤	Sphingolipid
173	生石灰			石灰石を、焼成して得られたものである。主成分は酸化カルシウムである。	製造用剤	Quicklime
174	精油除去ウイキョウ抽出物 （ウイキョウの種子から得られた、グルコシルシナピルアルコールを主成分とするものをいう。）	精油除去フェンネル抽出物		セリ科ウイキョウ（Foeniculum vulgare LINNE）の種子を水蒸気蒸留した残渣より、熱温水で抽出し、濃縮して得られたものである。主成分は4-O-α-D-グルコシルシナピルアルコールである。	酸化防止剤	Essential oil-removed fennel extract
175	セイヨウワサビ抽出物 （セイヨウワサビの根から得られた、イソチオシアナートを主成分とするものをいう。）	ホースラディッシュ抽出物		アブラナ科セイヨウワサビ（Armoracia rusticana P.GAERTN., B.MEYER et SCHERB.）の根を、粉砕後、水蒸気蒸留で抽出して得られたものである。主成分はイソチオシアナートである。	酸化防止剤 製造用剤	Horseradish extract
176	ゼイン （トウモロコシの種子から得られた、植物性タンパク質を主成分とするものをいう。）	トウモロコシたん白		イネ科トウモロコシ（Zea mays LINNE）の種子を粉末化したものより、エタノール又はアセトンで抽出し、精製して得られたものである。主成分はプロラミンに属する植物性タンパク質である。	製造用剤	Zein
177	ゼオライト		不溶性鉱物性物質	鉱床より採掘したゼオライトを精製して得られたものである。主成分は結晶性アルミノケイ酸塩である。	製造用剤	Zeolite
178	セージ抽出物 （サルビアの葉から得られた、カルノシン酸及びフェノール性ジテルペンを主成分とするものをいう。）			シソ科サルビア（Salvia officinalis LINNE）の葉より、水、エタノール又はヘキサンで抽出して得られたものである。有効成分はフェノール性ジテルペノイド（ジテルペン）及びカルノシン酸である。	酸化防止剤	Sage extract
179	セピオライト			鉱石セピオライトを、粉砕して得られたものである。主成分はイノケイ酸のマグネシウム塩である。	製造用剤	Sepiolite
180	L-セリン		セリン	タンパク質原料の加水分解により、又は糖類を原料とした発酵により得られたものを、分離して得られたものである。成分はL-セリンである。	調味料 強化剤	L-Serine

食品表示基準について（抜粋）

番号	品名／名称	別名	簡略名又は類別名	基原・製法・本質	用途	備考
181	セルラーゼ	繊維素分解酵素	カルボヒドラーゼ	糸状菌（Acremonium cellulolyticus, Aspergillus aculeatus, Aspergillus awamori, Aspergillus niger, Humicola insolens, Trichoderma harzianum, Trichoderma insolens, Trichoderma koningii, Trichoderma longibrachiatum, Trichoderma reesei, Trichoderma viride）、担子菌（Corticium, Irpex, Pycnoporus coccineus）、放線菌（Actinomyces, Streptomyces）若しくは細菌（Bacillus circulans, Bacillus subtillis）の培養液より、冷時～微温時水で抽出して得られたもの、又は冷時～室温時濃縮後、冷時エタノール若しくは含水エタノールで処理して得られたものである。	酵素	Cellulase
182	粗製海水塩化カリウム（海水から塩化ナトリウムを析出分離して得られた、塩化カリウムを主成分とするものをいう。）			海水を、濃縮し、塩化ナトリウムを析出分離させた後、そのろ液を、室温まで冷却し、析出分離させたものである。主成分は塩化カリウムである。	調味料	Crude potassium chloride (sea water)
183	粗製海水塩化マグネシウム（海水から塩化カリウム及び塩化ナトリウムを析出分離して得られた、塩化マグネシウムを主成分とするものをいう。）	塩化マグネシウム含有物		海水より、塩化ナトリウムを析出分離し、その母液を冷却して析出する塩化カリウム等を分離した残りのものである。主成分は塩化マグネシウムである。	製造用剤	Crude magnesium chloride (sea water)
184	ソバ柄灰抽出物（ソバの茎又は葉の灰化物から抽出して得られたものをいう。）		植物灰抽出物	タデ科ソバ（Fagopyrum esculentum MOENCH.）の茎又は葉を灰化したものより、熱時水で抽出して得られたものであって、アルカリ金属及びアルカリ土類金属を含む。	製造用剤	Buckwheat ash extract
185	ソルバ（ソルバの分泌液から得られた、アミリンアセタート及びポリイソプレンを主成分とするものをいう。）	ペリージョペンダーレレッチェカスピ		キョウチクトウ科ソルバ（Couma macrocarpa BARB. RODR.）の幹枝から得られたラテックスを、熱時水で洗浄し、水溶成分を除去して得られたものである。主成分はアミリンアセタート及びシスポリイソプレンである。	ガムベース	Sorva Leche caspi
186	ソルビンハ（ソルビンハの分泌液から得られた、アミリンアセタート及びポリイソプレンを主成分とするものをいう。）	ソルバペケーニヤ		キョウチクトウ科ソルビンハ（Couma utilis MUELL.）の幹枝より得られたラテックスを、熱時水で洗浄し、水溶成分を除去して得られたものである。主成分はアミリンアセタート及びシスポリイソプレンである。	ガムベース	Sorvinha
187	ダイズサポニン（ダイズの種子から得られた、サポニンを主成分とするものをいう。）		サポニン	マメ科ダイズ（Glycine max MERRILL）の種子を粉砕し、水又はエタノールで抽出し、精製して得られたものである。主成分はサポニン（ソヤサポニン等）である。	乳化剤	Soybean saponin
188	タウマチン（タウマトコッカスダニエリの種子から得られた、タウマチンを主成分とするものをいう。）	ソーマチン		タウマトコッカス・ダニエリ（Thaumatococcus daniellii Bentham）の種子から得られた、タウマチンを主成分とするものである。	甘味料	Thaumatin
189	タウリン（抽出物）（魚類又はほ乳類の臓器又は肉から得られた、タウリンを主成分とするものをいう。）		タウリン	魚介類又は哺乳動物の臓器又は肉から得られた、タウリンを主成分とするものである。	調味料	Taurine (extract)
190	タマネギ色素（タマネギのりん茎から得られた、クエルセチンを主成分とするものをいう。）		フラボノイドフラボノイド色素野菜色素	ユリ科タマネギ（Allium cepa LINNE）のりん茎より、温時～熱時水若しくは含水エタノールで抽出して得られたもの、又は温時～熱時弱アルカリ性水溶液で抽出し、中和して得られたものである。主色素はクエルセチンである。黄色を呈する。	着色料	Onion colour
191	タマリンド色素（タマリンドの種子から得られた、フラボノイドを主成分とするものをいう。）		フラボノイドフラボノイド色素	マメ科タマリンド（Tamarindus indica LINNE）の種子を焙焼したものより、温時弱アルカリ性水溶液で抽出し、中和して得られたものである。主色素はフラボノイドである。赤褐色を呈する。	着色料	Tamarind colour
192	タマリンドシードガム（タマリンドの種子から得られた、多糖類を主成分とするものをいう。）	タマリンドガムタマリンド種子多糖類	タマリンド	タマリンド（Tamarindus indica Linné）の種子から得られた、多糖類を主成分とするものである。ショ糖、ブドウ糖、乳糖、デキストリン又はマルトースを含むことがある。	増粘安定剤	Tamarind seed gum
193	タラガム（タラの種子から得られた、多糖類を主成分とするものをいう。）			タラ（Caesalpinia spinosa Kuntze）の種子から得られた、多糖類を主成分とするものである。ショ糖、ブドウ糖、乳糖、デキストリン又はマルトースを含むことがある。	増粘安定剤	Tara gum
194	タルク		不溶性鉱物性物質	天然の含水ケイ酸マグネシウムを精選したもので、ときに少量のケイ酸アルミニウムを含む。	ガムベース 製造用剤	Talc
195	胆汁末（胆汁から得られた、コール酸及びデソキシコール酸を主成分とするものをいう。）	コール酸デソキシコール酸		動物の胆汁を、粉末化して得られたものである。主成分はコール酸及びデソキシコール酸である。	乳化剤	Powdered bile
196	単糖・アミノ酸複合物（アミノ酸と単糖類の混合物を加熱して得られたものをいう。）		糖・アミノ酸複合物	アミノ酸と単糖類の混合液を、常圧下で加熱して得られたものである。	酸化防止剤	Amino acid-sugar reaction product
197	タンナーゼ			糸状菌（Aspergillus oryzae）の培養液より、冷時～室温時水で抽出して得られたもの、又は濃縮後、冷時～室温時エタノール若しくは含水エタノールで処理して得られたものである。	酵素	Tannase

番号	品名（名称）	品名（別名）	簡略名又は類別名	基原・製法・本質	用途	備考
198	タンニン（抽出物） （カキの果実、五倍子、タラ末、没食子又はミモザの樹皮から得られた、タンニン及びタンニン酸を主成分とするものをいう。）	タンニン酸（抽出物）	タンニン タンニン酸		製造用剤	Tannin (extract)
	柿タンニン	柿渋 柿抽出物		カキ科カキ（Diospyros kaki THUNB.）の実より、搾汁したもの、又は水若しくはエタノールで抽出して得られたものである。主成分はタンニン及びタンニン酸である。		Tannin of persimmon
	植物タンニン			五倍子、タラ末又は没食子から得られた、タンニン及びタンニン酸を主成分とするものである。		Vegetable tannin
	ミモザタンニン			マメ科ミモザ（Acacia dealbata LINNE）の樹皮より、水又はエタノールで抽出して得られたものである。主成分はタンニン及びタンニン酸である。		Tannin of silver wattle
199	チクル （サポジラの分泌液から得られた、アミリンアセタート及びポリイソプレンを主成分とするものをいう。）	クラウンガム チクブル ニスペロ		アカテツ科サポジラ（Achras zapota LINNE）の幹枝より得られたラテックスを、脱水したものより得られたものである。主成分はアミリンアセタート及びポリイソプレンである。	ガムベース	Chicle Chiquibul Crown gum Nispero
200	窒素			N_2	製造用剤	Nitrogen
201	チャ乾留物 （チャの葉を乾留して得られたものをいう。）			ツバキ科チャ（Camellia sinensis O.KZE.）の葉より製した茶を、乾留して得られたものである。有効成分は特定できないが、アミノ酸、カフェイン、タンニン、カテキン類を含む。	製造用剤	Tea dry distillate
202	チャ抽出物 （チャの葉から得られた、カテキン類を主成分とするものをいう。）	ウーロンチャ抽出物 緑茶抽出物		ツバキ科チャ（Camellia sinensis O.KZE.）の葉より製した茶より、室温時、温時又は熱時、水、酸性水溶液、含水エタノール、エタノール、含水メタノール、メタノール、アセトン、酢酸エチル又はグリセリン水溶液で抽出したものより得られたものである。成分としてカテキン類を含む。なお、チャの葉の処理方法によりウーロンチャ抽出物と呼ばれるものがある。	酸化防止剤 製造用剤	Tea extract
203	チルテ （チルテの分泌液から得られた、アミリンアセタート及びポリイソプレンを主成分とするものをいう。）			トウダイグサ科チルテ（Cnidoscolus elasticus LUNDELL.）の幹枝より得られたラテックスを、熱時水で洗浄し、水溶成分を除去して得られたものである。主成分はアミリンアセタート及びポリイソプレンである。	ガムベース	Chilte
204	L-チロシン	L-チロジン	チロシン チロジン	動物性若しくは植物性タンパク質の加水分解により、又は糖類を原料とした発酵により得られたものを、分離して得られたものである。成分はL-チロシンである。	調味料 強化剤	L-Tyrosine
205	ツヌー （ツヌーの分泌液から得られた、アミリンアセタート及びポリイソプレンを主成分とするものをいう。）			クワ科ツヌー（Castilla fallax COOK）の幹枝より得られたラテックスを、脱水したものより得られたものである。主成分はアミリンアセタート及びポリイソプレンである。	ガムベース	Tunu
206	ツヤプリシン（抽出物） （ヒバの幹枝又は根から得られた、ツヤプリシン類を主成分とするものをいう。）	ヒノキチオール（抽出物）	ヒノキチオール	アスナロ（ヒバ）（Thujopsis dolabrata Siebold et Zuccarini）の幹枝又は根から得られた、ツヤプリシン類を主成分とするものである。	保存料	Thujaplicin (extract) Hinokitiol (extract)
207	5'-デアミナーゼ			糸状菌（Aspergillus melleus, Aspergillus oryzae）の培養液より、冷時～室温時水で抽出して得られたもの、又は冷時～室温時濃縮後、冷時エタノールで処理して得られたものである。	酵素	5'-Deaminase
208	低分子ゴム （パラゴムの分泌液を分解して得られた、ポリイソプレンを主成分とするものをいう。）			トウダイグサ科パラゴム（Hevea brasiliensis MUELL.-ARG.）の幹枝より得られるラテックスを、加熱分解して得られたもの、又は酵素分解して得られたものである。主成分はシスポリイソプレンである。	ガムベース	Depolymerized natural rubber
209	テオブロミン			アオギリ科カカオ（Theobroma cacao LINNE）の種子、アオギリ科コーラ（Cola acuminata SCHOTT et ENDL.）の種子又はツバキ科チャ（Camellia sinensis O. KZE.）の葉より、水又はエタノールで抽出し、分離して得られたものである。成分はテオブロミンである。	苦味料等	Theobromine
210	デキストラナーゼ			糸状菌（Chaetomium erraticum, Chaetomium gracile, Penicillium lilacinum）の培養液より、冷時～室温時水若しくは酸性水溶液で抽出して得られたもの、除菌後、冷時～室温時濃縮したもの、又は冷時エタノールで処理して得られたものである。	酵素	Dextranase
211	デキストラン		ブドウ糖多糖	グラム陽性細菌（Leuconostoc mesenteroides又はStreptococcus equinus）の培養液より、分離して得られたものである。成分はデキストランである。	増粘安定剤	Dextran
212	鉄			$^{54}Fe, {}^{56}Fe, {}^{57}Fe, {}^{58}Fe$	強化剤 製造用剤	Iron

食品表示基準について（抜粋）

番号	品名 名称	品名 別名	簡略名又は類別名	基原・製法・本質	用途	備考
213	デュナリエラカロテン（デュナリエラの全藻から得られた、β-カロテンを主成分とするものをいう。）	藻類カロチン 藻類カロテン デュナリエラカロチン ドナリエラカロチン ドナリエラカロテン 抽出カロチン 抽出カロテン	カロチノイド カロチノイド色素 カロチン カロテノイド カロテノイド色素 カロテン色素	デュナリエラ（Dunaliella bardawil又はDunaliella salina）の全藻から得られた、β-カロテンを主成分とするものである。食用油脂を含むことがある。	強化剤 着色料	Dunaliella carotene
214	銅			^{63}Cu, ^{65}Cu	製造用剤	Copper
215	トウガラシ色素（トウガラシの果実から得られた、カプサンチン類を主成分とするものをいう。）	カプシカム色素 パプリカ色素	カロチノイド カロチノイド色素 カロテノイド カロテノイド色素	トウガラシ（Capsicum annuum Linné）の果実から得られた、カプサンチン類を主成分とするものである。食用油脂を含むことがある。	着色料	Paprika colour Paprika oleoresin
216	トウガラシ水性抽出物（トウガラシの果実から抽出して得られた、水溶性物質を主成分とするものをいう。）	カプシカム水性抽出物 パプリカ水性抽出物	カプシカム抽出物 トウガラシ抽出物 パプリカ抽出物	ナス科トウガラシ（Capsicum annuum LINNE）の果実より、室温時含水エタノールで抽出したもので、タンパク質、ペプチド、ビタミンCを含む。	製造用剤	Capsicum water-soluble extract
217	動物性ステロール（魚油又は「ラノリン」から得られた、コレステロールを主成分とするものをいう。）	コレステロール	ステロール	魚油の不けん化物又は「ラノリン」より、加水分解したもの、又は有機溶剤で抽出したものより得られたものである。主成分はコレステロールである。	乳化剤	Cholesterol
218	トコトリエノール			イネ（Oryza sativa Linné）の米ぬか油、アブラヤシ（Elaeis guineensis Jacquin）のパーム油等より分別精製して得られたものである。主成分はトコトリエノールである。食用油脂を含むことがある。	酸化防止剤	Tocotrienol
219	d-α-トコフェロール	α-ビタミンE 抽出トコフェロール 抽出ビタミンE	抽出V.E トコフェロール α-トコフェロール ビタミンE V.E	油糧種子から得られた植物油脂又はミックストコフェロール（植物油脂から得られたd-α-トコフェロール、d-β-トコフェロール、d-γ-トコフェロール及びd-δ-トコフェロールを主成分とするものをいう。）より分離して得られた、d-α-トコフェロールを主成分とするものである。食用油脂を含むことがある。	酸化防止剤 強化剤	d-α-Tocopherol
220	d-γ-トコフェロール	γ-ビタミンE 抽出トコフェロール 抽出ビタミンE	抽出V.E トコフェロール γ-トコフェロール ビタミンE V.E	油糧種子から得られた植物油脂又はミックストコフェロール（植物油脂から得られたd-α-トコフェロール、d-β-トコフェロール、d-γ-トコフェロール及びd-δ-トコフェロールを主成分とするものをいう。）より分離して得られた、d-γ-トコフェロールを主成分とするものである。食用油脂を含むことがある。	酸化防止剤 強化剤	d-γ-Tocopherol
221	d-δ-トコフェロール	δ-ビタミンE 抽出トコフェロール 抽出ビタミンE	抽出V.E トコフェロール δ-トコフェロール ビタミンE V.E	油糧種子から得られた植物油脂又はミックストコフェロール（植物油脂から得られたd-α-トコフェロール、d-β-トコフェロール、d-γ-トコフェロール及びd-δ-トコフェロールを主成分とするものをいう。）より分離して得られた、d-δ-トコフェロールを主成分とするものである。食用油脂を含むことがある。	酸化防止剤 強化剤	d-δ-Tocopherol
222	トマト色素（トマトの果実から得られた、リコピンを主成分とするものをいう。）	トマトリコピン	カロチノイド カロチノイド色素 カロテノイド カロテノイド色素 野菜色素	トマト（Lycopersicon esculentum Miller）の果実から得られた、リコピンを主成分とするものである。食用油脂を含むことがある。	着色料	Tomato colour Tomato lycopene
223	トラガントガム（トラガントの分泌液から得られた、多糖類を主成分とするものをいう。）		トラガント	トラガント（Astragalus gummifer Labillardière）の分泌液から得られた、多糖類を主成分とするものである。	増粘安定剤	Tragacanth gum
224	トランスグルコシダーゼ			糸状菌（Aspergillus niger, Aspergillus usamii）、細菌（Sulfolobus solfataricus）の培養液より、冷時～室温時除菌したもの、冷時～室温時濃縮したもの、又は冷時エタノールで処理して得られたものである。	酵素	Transglucosidase
225	トランスグルタミナーゼ			動物の肝臓より、又は放線菌（Streptomyces, Streptoverticillium mobaraense）若しくは細菌（Bacillus）の培養液より、室温時水で抽出後、冷時エタノールで処理して得られたものである。	酵素	Transglutaminase
226	トリプシン			動物の膵臓又は魚類若しくは甲殻類の臓器から得られた、たん白質分解酵素である。乳糖又はデキストリンを含むことがある。	酵素	Trypsin
227	トレハロース			担子菌（Aguricus等）、細菌（Arthrobacter, Brevibacterium, Pimelobacter, Pseudomonas, Thermus等）又は酵母（Saccharomyces等）の培養ろ液又は菌体より、水若しくはアルコールで抽出して得られたもの、これを酵素によるでん粉の糖化液より分離して得られたもの、又はマルトースを酵素処理して得られたものである。成分はトレハロースである。	製造用剤	Trehalose

資料編　第2章　食品表示法関係

番号	品名 名称	品名 別名	簡略名又は類別名	基原・製法・本質	用途	備考
228	トレハロースホスホリラーゼ			細菌（Plesiomonas）の培養液の菌体を酵素（リゾチーム）処理した後、冷時～室温時水で抽出して得られたものである。	酵素	Trehalose phosphorylase
229	トロロアオイ（トロロアオイの根から得られた、多糖類を主成分とするものをいう。）			アオイ科トロロアオイ（Abelmoschus manihot MED.）の根を、乾燥、粉砕して得られたものである。主成分は多糖類である。	増粘安定剤	Tororoaoi
230	納豆菌ガム（納豆菌の培養液から得られた、ポリグルタミン酸を主成分とするものをいう。）	納豆菌粘質物	ポリグルタミン酸	納豆菌（Bacillus subtilis）の培養液から得られた、ポリグルタミン酸を主成分とするものである。	増粘安定剤 製造用剤	Bacillus natto gum
231	ナフサ	石油ナフサ		石油蒸留物を、精製して得られたものである。成分はパラフィン系及びナフタレン系炭化水素である。	製造用剤	Petroleum naphtha
232	生コーヒー豆抽出物（コーヒーの種子から得られた、クロロゲン酸及びポリフェノールを主成分とするものをいう。）			アカネ科コーヒー（Coffea arabica LINNE）の種子より、温時アスコルビン酸又はクエン酸酸性水溶液で抽出して得られたものである。有効成分は、クロロゲン酸及びポリフェノールである。	酸化防止剤	Coffee bean extract
233	ナリンジナーゼ	ナリンギナーゼ		糸状菌（Aspergillus usamii, Penicillium decumbens）の培養液より、冷時～室温時水で抽出し、冷時～室温時濃縮後、冷時エタノールで処理して得られたものである。	酵素	Naringinase
234	ナリンジン	ナリンギン		グレープフルーツ（Citrus × paradisi Macfadyen）の果皮、果汁又は種子より、水又はエタノール若しくはメタノールで抽出し、分離して得られたものである。成分はナリンジンである。	苦味料等	Naringin
235	ニガーグッタ（ニガーグッタの分泌液から得られた、アミリンアセタート及びポリイソプレンを主成分とするものをいう。）			クワ科ニガーグッタ（Ficus platyphylla DELILE.）の幹枝より得られたラテックスを、熱時水で洗浄し、水溶成分を除去して得られたものである。主成分はアミリンアセタート及びポリイソプレンである。	ガムベース	Niger gutta
236	ニガヨモギ抽出物（ニガヨモギの全草から得られた、セスキテルペンを主成分とするものをいう。）		ニガヨモギ	キク科ニガヨモギ（Artemisia absinthium LINNE）の全草より、水又は室温時エタノールで抽出して得られたものである。主成分はセスキテルペン（アブシンチン等）である。	苦味料等	Absinth extract
237	ニッケル			^{58}Ni, ^{60}Ni, ^{61}Ni, ^{62}Ni, ^{64}Ni	製造用剤	Nickel
238	ニンジンカロテン（ニンジンの根から得られた、カロテンを主成分とするものをいう。）	キャロットカロチン キャロットカロテン ニンジンカロチン 抽出カロチン 抽出カロテン	カロチノイド カロチノイド色素 カロチン カロテノイド カロテノイド色素 カロテン カロテン色素	ニンジン（Daucus carota Linné）の根から得られた、カロテンを主成分とするものである。食用油脂を含むことがある。	強化剤 着色料	Carrot carotene
239	ばい煎コメヌカ抽出物（米ぬかから得られた、マルトールを主成分とするものをいう。）			イネ科イネ（Oryza sativa LINNE）の米ぬかを脱脂し、ばい煎したものを、熱時水で抽出後、温時エタノールでタンパク質を除去したものである。成分としてマルトールを含む。	製造用剤	Roasted rice bran extract
240	ばい煎ダイズ抽出物（ダイズの種子から得られた、マルトールを主成分とするものをいう。）			マメ科ダイズ（Glycine max MERRILL）の種子を脱脂し、ばい煎したものを、熱時水で抽出後、温時エタノールでタンパク質を除去して得られたものである。成分としてマルトールを含む。	製造用剤	Roasted soybean extract
241	パーオキシダーゼ	ペルオキシダーゼ		アブラナ科セイヨウワサビ（Armoracia rusticana）、アブラナ科ダイコン（Rahpauns acanthiformis）若しくはキュウリ科キュウリ（Cucumis sativus）より搾汁したもの、又は糸状菌（Alternaria, Aspergillus oryzae, Coprinus cinereus, Oidiodendron）若しくは細菌（Bacillus）の培養液より、冷時～室温時水で抽出して得られたもの、若しくは冷時～室温時濃縮後、エタノールで処理して得られたものである。	酵素	Peroxidase
242	白金			^{192}Pt, ^{194}Pt, ^{195}Pt, ^{196}Pt, ^{198}Pt	製造用剤	Platinum
243	パパイン			パパイヤ（Carica papaya Linné）の果実より得られた、たん白質分解酵素である。乳糖又はデキストリンを含むことがある。	酵素	Papain
244	パーム油カロテン（アブラヤシの果実から得られた、カロテンを主成分とするものをいう。）	パーム油カロチン 抽出カロチン 抽出カロテン	カロチノイド カロチノイド色素 カロチン カロチン色素 カロテノイド カロテノイド色素 カロテン カロテン色素	アブラヤシ（Elaeis guineensis Jacquin）の果実から得られた、カロテンを主成分とするものである。食用油脂を含むことがある。	強化剤 着色料	Palm oil carotene
245	パーライト		不溶性鉱物性物質	鉱物性二酸化ケイ素を800～1,200℃で焼成したものである。	製造用剤	Perlite
246	パラジウム			^{102}Pd, ^{104}Pd, ^{105}Pd, ^{106}Pd, ^{108}Pd, ^{110}Pd	製造用剤	Palladium
247	パラフィンワックス	パラフィン		石油の常圧及び減圧蒸留留出油から得た固形の炭化水素の混合物で、主として直鎖状の飽和炭化水素からなる。	ガムベース 光沢剤	Paraffin wax

食品表示基準について（抜粋）

番号	品名 名称	品名 別名	簡略名又は類別名	基原・製法・本質	用途	備考
248	パンクレアチン			動物のすい臓より、室温時水で抽出し、冷時〜室温時アセトンで処理して得られたものである。	酵素	Pancreatin
249	ヒアルロン酸		ムコ多糖	鶏冠より、微温時〜温時水、アルカリ性水溶液若しくは酸性水溶液で抽出し、エタノール若しくは含水エタノールで処理、若しくは酵素処理した後エタノール若しくは含水エタノールで処理し、精製して得られたもの、又は細菌（Streptcoccus zooepidemicus）の培養液を、冷時〜温時、除菌し、エタノール若しくは含水エタノールで処理し、精製して得られたものである。成分はヒアルロン酸である。	製造用剤	Hyaluronic acid
250	微結晶セルロース（パルプから得られた、結晶セルロースを主成分とするものをいう。）	結晶セルロース	セルロース	パルプから得られた、結晶セルロースを主成分とするものである。乾燥物及び含水物がある。	製造用剤	Microcrystalline cellulose
251	微小繊維状セルロース（パルプ又は綿を微小繊維状にして得られた、セルロースを主成分とするものをいう。）		セルロース	パルプ又は綿を微小繊維状にして得られた、セルロースを主成分とするものである。	増粘安定剤 製造用剤	Microfibrillated cellulose
252	L-ヒスチジン		ヒスチジン	タンパク質原料の加水分解により、又は糖類を原料とした発酵により得られたものを、分離して得られたものである。成分はL-ヒスチジンである。	調味料 強化剤	L-Histidine
253	ビートレッド（ビートの根から得られた、イソベタニン及びベタニンを主成分とするものをいう。）	アカビート色素	アカビート 野菜色素	ビート（Beta vulgaris Linné）の根から得られた、イソベタニン及びベタニンを主成分とするものである。デキストリン又は乳糖を含むことがある。	着色料	Beet red
254	L-ヒドロキシプロリン	L-オキシプロリン	オキシプロリン ヒドロキシプロリン	ゼラチン等を、加水分解し、分離して得られたものである。主成分はL-ヒドロキシプロリンである。	調味料 強化剤	L-Hydroxyproline
255	ヒマワリ種子抽出物（ヒマワリの種子から得られた、イソクロロゲン酸及びクロロゲン酸を主成分とするものをいう。）	ヒマワリエキス ヒマワリ種子エキス ヒマワリ抽出物	ヒマワリ種子	キク科ヒマワリ（Helianthus annuus LINNE）の種子又は種子の搾油相より、熱時水又は含水エタノールで抽出して得られたものである。有効成分はイソクロロゲン酸及びクロロゲン酸である。	酸化防止剤	Sunflower seed extract
256	ひる石		不溶性鉱物性物質	鉱床より採掘したひる石を、1000℃で焼成し、洗浄した後、乾燥して得られたものである。主成分はケイ酸塩である。	製造用剤	Vermiculite
257	ファーセレラン（フルセラリアの全藻から得られた、多糖類を主成分とするものをいう。）			ススカケベニフルセラリア（Furcellaria fastigiata HUD.）の全藻より、熱時水又はアルカリ性水溶液で抽出して得られたものである。主成分は多糖類である。	増粘安定剤	Furcellaran
258	ファフィア色素（ファフィアの培養液から得られた、アスタキサンチンを主成分とするものをいう。）		カロチノイド カロチノイド色素 カロテノイド カロテノイド色素	酵母（Phaffia rhodozyma MILLER）の培養液より、室温時アセトン、エタノール、含水エタノール、ヘキサン又はこれらの混合液で抽出し、溶媒を除去して得られたものである。主色素はアスタキサンチンである。橙色〜赤色を呈する。	着色料	Phaffia colour
259	フィシン	ファイシン		クワ科イチジク（Ficus carica LINNE）又はクワ科ヒゴ（Ficus glabrata H.B. et K.）の樹液を、乾燥したもの、又はこれより、冷時〜室温時水で抽出して得られたものである。成分はフィシンである。	酵素	Ficin
260	フィターゼ		ホスホヒドロラーゼ	糸状菌（Aspergillus niger）の培養液より水で抽出し、濃縮して得られたものである。	酵素	Phytase
261	フィチン酸（米ぬか又はトウモロコシの種子から得られた、イノシトールヘキサリン酸を主成分とするものをいう。）			イネ科イネ（Oryza sativa LINNE）の種子より得られた米ぬか又はイネ科トウモロコシ（Zea mays LINNE）の種子より、室温時水又は酸性水溶液で抽出し、精製して得られたものである。主成分はイノシトールヘキサリン酸である。	酸味料 製造用剤	Phytic acid
262	フィチン（抽出物）（米ぬか又はトウモロコシの種子から得られた、イノシトールヘキサリン酸マグネシウムを主成分とするものをいう。）		フィチン	イネ科イネ（Oryza sativa LINNE）の種子より得られた米ぬか又はイネ科トウモロコシ（Zea mays LINNE）の種子より、室温時水で抽出して得られたものである。主成分はイノシトールヘキサリン酸マグネシウムである。	製造用剤	Phytin (extract)
263	フェリチン		鉄たん白 鉄たん白質	ウシ科ウシ（Bos taurus LINNE）の脾臓より、熱時水で抽出し、塩析法で分画し、膜ろ過により得られたものである。成分はフェリチンである。	強化剤	Ferritin
264	フェルラ酸			イネ科イネ（Oryza sativa LINNE）の糠より得られた米糠油を、室温時弱アルカリ性下で含水エタノール及びヘキサンで分配した後、含水エタノール画分に得られたγ-オリザノールを、加圧下熱時硫酸で加水分解し、精製して得られたもの、又は細菌（Pseudomonas）を、フトモモ科チョウジノキ（Syzygium aromaticum MERRILL et PERRY）のつぼみ及び葉より水蒸気蒸留で得られた丁子油、又は丁子油から精製して得られたオイゲノールを含む培養液で培養し、その培養液を、分離、精製して得られたものである。成分はフェルラ酸である。	酸化防止剤	Ferulic acid
265	フクロノリ抽出物（フクロノリの全藻から得られた、多糖類を主成分とするものをいう。）	フクロノリ多糖類	フクロノリ多糖類 フクロノリ抽出物	フクロノリ（Gloiopeltis furcata J. Agardh）の全藻から得られた、多糖類を主成分とするものである。ショ糖、ブドウ糖、乳糖、デキストリン又はマルトースを含むことがある。	増粘安定剤	Fukuronori extract

資料編　第2章　食品表示法関係

番号	品名 名称	品名 別名	簡略名又は類別名	基原・製法・本質	用途	備考
266	ブタン			石油若しくは天然ガス成分中、n-ブタンの沸点付近の留分である。	製造用剤	Butane
267	ブドウ果皮色素 （アメリカブドウ又はブドウの果皮から得られた、アントシアニンを主成分とするものをいう。）	エノシアニン	アントシアニン アントシアニン色素 ブドウ色素	アメリカブドウ（Vitis labrusca Linné）又はブドウ（Vitis vinifera Linné）の果皮から得られた、アントシアニンを主成分とするものである。デキストリン又は乳糖を含むことがある。	着色料	Grape skin colour Grape skin extract
268	ブドウ果皮抽出物 （アメリカブドウ又はブドウの果皮から得られた、ポリフェノールを主成分とするものをいう。）			ブドウ科アメリカブドウ（Vitis labrusca LINNE）又はブドウ科ブドウ（Vitis vinifera LINNE）のうち、生食用又は醸造用ブドウの甲州、シャルドネ若しくはリースリング種の果皮搾粕より、室温時～微温時エタノールで抽出して得られたものである。主成分はポリフェノールである。	製造用剤	Grape skin-derived substance
269	ブドウ種子抽出物 （アメリカブドウ又はブドウの種子から得られた、プロアントシアニジンを主成分とするものをいう。）		プロアントシアニジン	ブドウ科アメリカブドウ（Vitis labrusca LINNE）又はブドウ科ブドウ（Vitis vinifera LINNE）の種子より、熱時水、温時エタノール若しくは室温時アセトンで抽出したものより得られたもの、又はこの抽出物を、酵母を用いて発酵処理したものより得られたもの、若しくはタンナーゼにより加水分解処理したものより得られたものである。主成分はプロアントシアニジンである。	酸化防止剤 製造用剤	Grape seed extract
270	ブラジルカンゾウ抽出物 （ブラジルカンゾウの根から得られた、ペリアンドリンを主成分とするものをいう。）	ペリアンドリン	ブラジルカンゾウ	マメ科ブラジルカンゾウ（Periandra dulcis MART.）の根より、水で抽出したものより得られたものである。甘味成分はペリアンドリンである。	甘味料	Brazilian licorice extract
271	フルクトシルトランスフェラーゼ			糸状菌（Aspergillus, Penicillium roqueforti）又は細菌（Arthrobacter, Bacillus）の培養液より、冷時～室温時水で抽出して得られたもの、又は除菌後、冷時～室温時濃縮して得られたものである。	酵素	Fructosyl transferase
272	プルラナーゼ		アミラーゼ カルボヒドラーゼ	細菌（Bacillus, Klebsiella, Sulfolobus solfataricus）の培養液より、冷時～室温時水で抽出して得られたもので、除菌したもの、冷時～室温時濃縮したもの、冷時エタノール、含水エタノール若しくはアセトンで処理して得られたもの、又は硫酸アンモニウム等で分画した後、脱塩処理して得られたものである。	酵素	Pullulanase
273	プルラン			糸状菌（Aureobasidium pullulans）の培養液より、分離して得られた多糖類である。成分はプルランである。	増粘安定剤 製造用剤	Pullulan
274	プロテアーゼ		たん白分解酵素	動物、魚類若しくは甲殻類の筋肉若しくは臓器より、冷時～温時水で抽出して得られたもの、又は糸状菌（Aspergillus melleus, Aspergillus niger, Aspergillus oryzae, Aspergillus saitoi, Aspergillus sojae, Monascus pilosus, Monascus purpureus, Mucor circinelloides, Mucor javanicus, Mucor miehei, Mucor rouxii, Penicillium citrinum, Penicillium duponti, Rhizomucor miehei, Rhizopus chinensis, Rhizopus delemar, Rhizopus niveus, Rhizopus oryzae）、担子菌（Pycnoporus coccineus）、放線菌（Streptomyces）、細菌（Bacillus amyloliquefaciens, Bacillus coagulans J4, Bacillus lentus, Bacillus licheniformis, Bacillus polymixa, Bacillus stearothermophilus, Bacillus subtilis, Bacillus thermoproteolyticus, Pseudomonas paucimobilis）若しくは酵母（Saccharomyces）の培養より、冷時～室温時水で抽出して得られたもの、除菌したもの、冷時～室温時濃縮したもの、冷時～室温時樹脂精製して得られたもの、若しくはこれより、冷時エタノール、含水エタノール若しくはアセトンで処理して得られたもの若しくは硫酸アンモニウム等で分画した後、脱塩処理して得られたものである。	酵素	Protease
275	プロパン			石油若しくは天然ガス成分中、n-プロパンの沸点付近の留分である。	製造用剤	Propane
276	プロポリス抽出物 （ミツバチの巣から得られた、フラボノイドを主成分とするものをいう。）			ミツバチ科ミツバチ（Apis mellifera LINNE, Apis indica RODOSZKOWSKI）の巣より、エタノールで抽出して得られたものである。主成分はフラボノイドである。	酸化防止剤	Propolis extract
277	ブロメライン	ブロメリン		パイナップル（Ananas comosus Merrill）の果実又は根茎より得られた、たん白質分解酵素である。乳糖又はデキストリンを含むことがある。	酵素	Bromelain
278	L-プロリン		プロリン	タンパク質原料の加水分解により、又は糖類を原料とした発酵により得られたものを、分離して得られたものである。成分はL-プロリンである。	調味料 強化剤	L-Proline
279	分別レシチン （「植物レシチン」又は「卵黄レシチン」から得られた、スフィンゴミエリン、フォスファチジルイノシトール、フォスファチジルエタノールアミン及びフォスファチジルコリンを主成分とするものをいう。）	レシチン分別物 レシチン		「植物レシチン」又は「卵黄レシチン」より、室温時～温時メタノール、エタノール、含水エタノール、イソプロピルアルコール、アセトン、ヘキサン又は酢酸エチルで抽出して得られたものである。主成分は、フォスファチジルコリン、フォスファチジルエタノールアミン、フォスファチジルイノシトール、スフィンゴミエリンである。	乳化剤	Fractionated lecithin Cephalin Lipoinositol

食品表示基準について (抜粋)

番号	名称	別名	簡略名又は類別名	基原・製法・本質	用途	備考
280	粉末セルロース (パルプを分解して得られた、セルロースを主成分とするものをいう。ただし、「微結晶セルロース」を除く。)		セルロース	パルプを分解して得られた、セルロースを主成分とするものである。	製造用剤	Powdered cellulose
281	粉末モミガラ (イネのもみ殻から得られた、セルロースを主成分とするものをいう。)			イネ科イネ (Oryza sativa LINNE) のもみ殻を、微粉砕して得られたものである。主成分はセルロースである。	ガムベース	Powdered rice hulls
282	ペカンナッツ色素 (ピーカンの果皮又は渋皮から得られた、フラボノイドを主成分とするものをいう。)	ピーカンナッツ色素	フラボノイド フラボノイド色素	クルミ科ピーカン (Carya pecan ENGL. et GRAEBN.) の果皮又は渋皮より、熱時水若しくは含水エタノールで得られたもの又は熱時酸性水溶液で抽出し、中和して得られたものである。主色素はフラボノイドである。褐色を呈する。	着色料	Pecan nut colour
283	ヘキサン			主としてn-ヘキサン (C_6H_{14}) を含む。	製造用剤	Hexane
284	ペクチナーゼ		カルボヒドラーゼ	糸状菌 (Aspergillus aculeatus, Aspergillus alliaceus, Aspergillus awamori, Aspergillus japonicus, Aspergillus niger, Aspergillus pulverulentus, Aspergillus usamii, Rhizopus oryzae, Trichoderma)、細菌 (Bacillus subtilis)、担子菌 (Corticium) 若しくは酵母 (Trichosporon) の培養液より、冷時〜微温時水で抽出して得られたもの、除菌したもの、冷時〜室温時濃縮したもの、又は冷時エタノール若しくは含水エタノールで処理して得られたものである。	酵素	Pectinase
285	ペクチン			かんきつ類、リンゴ等から得られた、部分的にメチルエステル化されたポリガラクチュロン酸などの水溶性多糖類を成分とするものである。ショ糖、ブドウ糖、乳糖又はデキストリンを含むことがある。	増粘安定剤	Pectin
286	ペクチン分解物 (「ペクチン」から得られた、ガラクチュロン酸を主成分とするものをいう。)		分解ペクチン	「ペクチン」を、酵素で分解して得られたものである。主成分はガラクチュロン酸である。	保存料	Pectin digests
287	ヘゴ・イチョウ抽出物 (イチョウ及びヘゴの葉から抽出して得られたものをいう。)			ヘゴ科ヘゴ (Cyathea fauriei COPEL.) 及びイチョウ科イチョウ (Ginkgo biloba LINNE) の葉を9:1の比率で混合し、熱時水で抽出して得られたものである。	酸化防止剤	Hego-Ginkgo leaf extract
288	ヘスペリジナーゼ			糸状菌 (Aspergillus, Penicillium decumbens) の培養液より、冷時〜室温時水で抽出し、冷時〜室温時濃縮後、冷時エタノールで処理して得られたものである。	酵素	Hesperidinase
289	ヘスペリジン	ビタミンP		柑橘類の果皮、果汁又は種子より、室温時アルカリ性水溶液で抽出して得られたものである。成分はヘスペリジンである。	強化剤	Hesperidin Vitamin P
290	ベタイン			テンサイ (Beta vulgaris Linné) の糖蜜より、分離して得られたものである。成分はベタインである。	調味料	Betaine
291	ベニコウジ黄色素 (ベニコウジカビの培養液から得られた、キサントモナシン類を主成分とするものをいう。)	モナスカス黄色素	紅麹 紅麹色素 モナスカス モナスカス色素	子のう菌類ベニコウジカビ (Monascus purpureus WENT.) の培養液を乾燥し、粉砕したものより、微温時弱塩酸酸性エタノールで抽出し、中和して得られたものである。主色素はキサントモナシン類である。黄色を呈する。	着色料	Monascus yellow
292	ベニコウジ色素 (ベニコウジカビの培養液から得られた、アンカフラビン及びモナスコルブリンを主成分とするものをいう。)	モナスカス色素	紅麹 モナスカス	ベニコウジカビ (Monascus pilosus又はMonascus purpureus) の培養液より得られた、アンカフラビン類及びモナスコルブリン類を主成分とするものである。	着色料	Monascus colour
293	ベニバナ赤色素 (ベニバナの花から得られた、カルタミンを主成分とするものをいう。)	カーサマス赤色素	フラボノイド フラボノイド色素 紅花赤 紅花色素	ベニバナ (Carthamus tinctorius Linné) の花から得られた、カルタミンを主成分とするものである。デキストリン又は乳糖を含むことがある。	着色料	Carthamus red
294	ベニバナ黄色素 (ベニバナの花から得られた、サフラーイエロー類を主成分とするものをいう。)	カーサマス黄色素	フラボノイド フラボノイド色素 紅花黄 紅花色素	ベニバナ (Carthamus tinctorius Linné) の花から得られた、サフラーイエロー類を主成分とするものである。デキストリン又は乳糖を含むことがある。	着色料	Carthamus yellow
295	ベネズエラチクル (ベネズエラチクルの分泌液から得られた、アミリンアセタート及びポリイソプレンを主成分とするものをいう。)	カプーレ		アカテツ科ベネズエラチクル (Manilkara williamsii STANDL.) の幹枝より得られるラテックスを、脱水したものより得られたものである。主成分はアミリンアセタート及びポリイソプレンである。	ガムベース	Venezuelan chicle
296	ペプシン			動物又は魚類から得られた、たん白質分解酵素である。乳糖又はデキストリンを含むことがある。	酵素	Pepsin
297	ヘプタン			石油成分中、n-ヘプタンの沸点付近の留分である。	製造用剤	Heptane

番号	品名 名称	品名 別名	簡略名又は類別名	基原・製法・本質	用途	備考
298	ペプチダーゼ			糸状菌 (Aspergillus niger, Aspergillus oryzae, Aspergillus sojae, Rhizopus oryzae) 若しくは細菌 (Bacillus, Lactococcus lactis) の培養液より、冷時〜室温時水で抽出して得られたもの、除菌したもの、若しくはこれより、冷時エタノールで処理して得られたもの、又は培養液を固液分離、濃縮、ろ過して得られたものである。	酵素	Peptidase
299	ヘマトコッカス藻色素 （ヘマトコッカスの全藻から得られた、アスタキサンチンを主成分とするものをいう。）		カロチノイド カロチノイド色素 カロテノイド カロテノイド色素	ヘマトコッカス (Haematococcus spp.) の全藻から得られた、アスタキサンチン類を主成分とするものである。食用油脂を含むことがある。	着色料	Haematococcus algae colour
300	ヘミセルラーゼ	ペントサナーゼ	カルボヒドラーゼ	枯草菌 (Bacillus subtilis)、糸状菌 (Aspergillus aculeatus, Aspergillus awamori, Aspergillus niger, Aspergillus oryzae, Aspergillus usamii, Humicola insolens, Trichoderma harzianum, Trichoderma koningii, Trichoderma longibrachiatum, Trichoderma viride) 若しくは担子菌 (Corticium, Pycnoporus coccineus) の培養液より、冷時〜微温時水で抽出して得られたもの、除菌したもの、冷時〜室温時濃縮したもの、冷時エタノール若しくは含水エタノールで処理して得られたもの、又は培養液を固液分離、濃縮、ろ過して得られたものである。	酵素	Hemicellulase
301	ヘム鉄			ヘモグロビンをタンパク分解酵素で処理したものより、分離して得られたものである。主成分はヘム鉄である。	強化剤	Heme iron
302	ヘリウム			^{2}He	製造用剤	Helium
303	ベントナイト		不溶性鉱物性物質	鉱床より採掘して得られたベントナイトを乾燥して得られたものである。主成分は含水ケイ酸アルミニウムである。	製造用剤	Bentonite
304	ホスホジエステラーゼ			糸状菌 (Aspergillus niger, Penicillium citrinum) の培養液より、冷時〜室温時水で抽出し、冷時エタノールで処理して得られたものである。	酵素	Phosphodiesterase
305	ホスホリパーゼ	ホスファチダーゼ レシチナーゼ		動物のすい臓若しくはアブラナ科キャベツ (Brassica oleracea LINNE) より、冷時〜室温時水で抽出して得られたもの、又は糸状菌 (Aspergillus oryzae, Aspergillus niger)、担子菌 (Corticium)、放線菌 (Actinomadura, Nocardiopsis) 若しくは細菌 (Bacillus) の培養液より、冷時〜室温時水で抽出して得られたもの、除菌したもの、冷時〜室温時濃縮したもの、又はこれより含水エタノール若しくは含水アセトンで処理して得られたもの、樹脂精製後、アルカリ性水溶液で処理したものである。	酵素	Phospholipase
306	没食子酸			ウルシ科ヌルデ (Rhus javanica LINNE) に発生する五倍子、ブナ科 (Quercus infectoria OlIV.) に発生する没食子より、水、エタノール又は有機溶剤で抽出したタンニン、又はマメ科タラ (Caesalpinia spinosa (MOLINA) KUNTZE) の実の莢より、温時水で抽出したタンニンを、アルカリ又は酵素（タンナーゼ）により加水分解して得られたものである。成分は没食子酸である。	酸化防止剤	Gallic acid
307	ホホバロウ （ホホバの果実から得られた、イコセン酸イコセニルを主成分とするものをいう。）	ホホバワックス		ツゲ科ホホバ (Simmondsia californica NUTT.) の果実より採油したホホバ脂より、分離して得られた高融点ロウ物質である。主成分はイコセン酸イコセニルである。	ガムベース	Jojoba wax
308	ポリフェノールオキシダーゼ	フェノラーゼ		糸状菌 (Alternaria, Aspergillus niger, Coriolus) 若しくは担子菌 (Cyathus, Polyporus cinereus, Pycnoporus coccineus, Polyporus versicolor, Trametes) の培養液より、冷時〜室温時水で抽出して得られたもの、冷時〜室温時濃縮したもの、冷時エタノール、含水エタノール若しくはアセトンで処理して得られたもの、除菌後、冷時含水エタノールで処理して得られたもの、又は硫酸アンモニウム等で分画した後、脱塩処理して得られたものである。	酵素	Polyphenol oxidase
309	ε-ポリリシン	ε-ポリリジン	ポリリジン	放線菌 (Streptomyces albulus) の培養液より、イオン交換樹脂を用いて吸着、分離して得られたものである。成分はε-ポリリシンである。デキストリンを含むことがある。	保存料	ε-Polylysine
310	マイクロクリスタリンワックス	ミクロクリスタリンワックス		石油の減圧蒸留の残渣油又は重質留出油から得られた固形の炭化水素の混合物で、主として分枝状及び直鎖状の飽和炭化水素からなる。	ガムベース 光沢剤	Microcrystalline wax
311	マクロホモプシスガム （マクロホモプシスの培養液から得られた、多糖類を主成分とするものをいう。）	マクロホモプシス 多糖類		マクロホモプシス属菌 (Macrophomopsis(Fisicoccum)) の培養液から得られた、多糖類を主成分とするものである。ショ糖、ブドウ糖、乳糖、デキストリン又はマルトースを含むことがある。	増粘安定剤	Macrophomopsis gum

食品表示基準について（抜粋）

番号	品名 名称	品名 別名	簡略名又は類別名	基原・製法・本質	用途	備考
312	マスチック（ヨウニュウコウの分泌液から得られた、マスチカジエノン酸を主成分とするものをいう。）			ウルシ科ヨウニュウコウ（Pistacia lentiscus LINNE）の分泌液より、低沸点部を蒸留により除去し、熱時エタノールで抽出し、エタノールを留去して得られたものである。主構成成分はマスチカジエノン酸である。	ガムベース	Mastic gum
313	マッサランドバチョコレート（マッサランドバチョコレートの分泌液から得られた、アミリンアセタート及びポリイソプレンを主成分とするものをいう。）			アカテツ科マッサランドバチョコレート（Manilkara solimoesensis GILLY.）の幹枝より得られたラテックスを、熱時水で洗浄し、水溶成分を除去して得られたものである。主成分はアミリンアセタート及びポリイソプレンである。	ガムベース	Massaranduba chocolate
314	マッサランドババラタ（マッサランドババラタの分泌液から得られた、アミリンアセタート及びポリイソプレンを主成分とするものをいう。）			アカテツ科マッサランドババラタ（Manilkara huberi（DUCKE）CHEVAL.）の幹枝より得られたラテックスを、熱時水で洗浄し、水溶成分を除去して得られたものである。主成分はアミリンアセタート及びポリイソプレンである。	ガムベース	Massaranduba balata
315	マリーゴールド色素（マリーゴールドの花から得られた、キサントフィルを主成分とするものをいう。）		カロチノイド カロチノイド色素 カロテノイド カロテノイド色素 マリーゴールド	マリーゴールド（Tagetes patula Linné若しくはTagetes erecta Linné又はそれらの種間雑種）の花から得られた、キサントフィルを主成分とするものである。	着色料	Marigold colour
316	マルトースホスホリラーゼ			細菌（Plesiomonas）の培養液の菌体を酵素（リゾチーム）処理した後、冷時～室温時水で抽出して得られたものである	酵素	Maltose phosphorylase
317	マルトトリオヒドロラーゼ	G3生成酵素	アミラーゼ カルボヒドラーゼ	糸状菌（Penicillium）又は細菌（Bacillus subtilis, Microbacterium）の培養液より、冷時～室温時除菌した後、濃縮して得られたものである。	酵素	Maltotriohydrolase
318	未焼成カルシウム（貝殻、真珠の真珠層、造礁サンゴ、骨又は卵殻を乾燥して得られた、カルシウム塩を主成分とするものをいう。）		未焼成Ca		強化剤	Non-calcinated calcium
	貝殻未焼成カルシウム		貝カルシウム 貝Ca	貝殻を、殺菌、乾燥し、粉末にして得られたものである。主成分は炭酸カルシウムである。		Non-calcinated shell calcium
	骨未焼成カルシウム		骨カルシウム 骨Ca	獣骨又は魚骨を、殺菌、乾燥し、粉末にして得られたものである。主成分はリン酸カルシウムである。		Non-calcinated bone calcium
	サンゴ未焼成カルシウム		コーラルカルシウム コーラルCa サンゴカルシウム サンゴCa	イシサンゴ目（Scleractinia）の造礁サンゴを、殺菌、乾燥し、粉末にして得られたものである。主成分は炭酸カルシウムである。		Non-calcinated coral calcium
	真珠層未焼成カルシウム		真珠層カルシウム 真珠層Ca	ウグイスガイ科アコヤガイ（Pinctada fucata）から得られる真珠の核を除いた真珠層を、殺菌、乾燥し、粉末にして得られたものである。主成分は炭酸カルシウムである。		Non-calcinated mother-of-pearl layer calcium
	卵殻未焼成カルシウム		卵殻カルシウム 卵殻Ca	卵殻を、殺菌、乾燥し、粉末にして得られたものである。主成分は炭酸カルシウムである。		Non-calcinated eggshell calcium
319	ミックストコフェロール（植物性油脂から得られた、d-α-トコフェロール、d-β-トコフェロール、d-γ-トコフェロール及びd-δ-トコフェロールを主成分とするものをいう。）	ミックスビタミンE 抽出トコフェロール 抽出ビタミンE	抽出V.E トコフェロール ビタミンE V.E ミックスV.E	植物性油脂から得られた、d-α-トコフェロール、d-β-トコフェロール、d-γ-トコフェロール及びd-δ-トコフェロールを主成分とするものである。食用油脂を含むことがある。	酸化防止剤 強化剤	Mixed tocopherols
320	ミツロウ（ミツバチの巣から得られた、パルミチン酸ミリシルを主成分とするものをいう。）	オウロウ ビースワックス ベースワックス		ミツバチ（Apis spp.）の巣から得られた、パルミチン酸ミリシルを主成分とするものである。	ガムベース 光沢剤	Bees wax
321	ミルラ（ボツヤクの分泌液から抽出して得られたものをいう。）	ミル		カンラン科ボツヤク（Commiphora mukul ENGL.）の分泌液より、低沸点部を蒸留により除去し、室温時エタノールで抽出し、エタノールを留去して得られたものである。成分としてコミホールを含む。	ガムベース	Myrrh
322	ムラサキイモ色素（サツマイモの塊根から得られた、シアニジンアシルグルコシド及びペオニジンアシルグルコシドを主成分とするものをいう。）		アントシアニン アントシアニン色素 野菜色素	サツマイモ（Ipomoea batatas Poiret）の塊根から得られた、シアニジンアシルグルコシド及びペオニジンアシルグルコシドを主成分とするものである。デキストリン又は乳糖を含むことがある。	着色料	Purple sweet potato colour
323	ムラサキトウモロコシ色素（トウモロコシの種子から得られた、シアニジン-三-グルコシドを主成分とするものをいう。）	ムラサキコーン色素	アントシアニン アントシアニン色素	トウモロコシ（Zea mays Linné）の種子から得られた、シアニジン3-グルコシドを主成分とするものである。デキストリン又は乳糖を含むことがある。	着色料	Purple corn colour
324	ムラサキヤマイモ色素（ヤマイモの塊根から得られた、シアニジンアシルグルコシドを主成分とするものをいう。）		アントシアニン アントシアニン色素 ムラサキヤマイモ野菜色素	ヤマノイモ科ヤマイモ（Dioscorea alata LINNE）の紫色の塊根より、室温時水又は弱酸性水溶液で抽出して得られたものである。主色素はシアニジンアシルグルコシドである。紫赤色を呈する。	着色料	Purple yam colour
325	ムラミダーゼ			放線菌（Actinomyces, Streptomyces）又は細菌（Bacillus）の培養液より、冷時～室温時除菌後、冷時～室温時濃縮し、冷時含水エタノールで抽出して得られたものである。	酵素	Muramidase

番号	品名 名称	別名	簡略名又は類別名	基原・製法・本質	用途	備考
326	メナキノン（抽出物） （アルトロバクターの培養液から得られた、メナキノン-四を主成分とするものをいう。）	ビタミンK₂（抽出物）	ビタミンK₂ ビタミンK V.K₂ V.K メナキノン	アルトロバクター属菌（Arthrobacter nicotianae）の培養液から得られた、メナキノン-4を主成分とするものである。	強化剤	Menaquinone (extract) Vitamin K₂ (extract)
327	メバロン酸			酵母（Saccharomycopsis fibuligera）によるコーンスチープリカ又はカゼイン由来のペプトンを主原料とする発酵培養液より、有機溶剤で抽出して得られたものである。成分はメバロン酸である。	製造用剤	Mevalonic acid
328	メラロイカ精油 （メラロイカの葉から得られた、精油を主成分とするものをいう。）			フトモモ科メラロイカ（Melaleuca alternifolia CHEEL）の葉より、水蒸気蒸留により得られたものである。成分は精油（α-テルピネン及びγ-テルピネン等）である。	酸化防止剤	Melaleuca oil
329	モウソウチク乾留物 （モウソウチクの茎を乾留して得られたものをいう。）		竹乾留物	イネ科モウソウチク（Phyllostachys heterocycla MITF.）の茎をチップ状にしたものを、減圧加熱下で乾留したものより得られたものである。	製造用剤	Mousouchiku dry distillate
330	モウソウチク抽出物 （モウソウチクの茎の表皮から得られた、2,6-ジメトキシ-1,4-ベンゾキノンを主成分とするものをいう。）			イネ科モウソウチク（Phyllostachys heterocycla MITF.）の茎の表皮を、粉砕したものより、微温時エタノールで抽出して得られたものである。成分として2,6-ジメトキシ-1,4-ベンゾキノンを含む。	製造用剤	Mousouchiku extract
331	木材チップ （ハシバミ又はブナの幹枝を粉砕して得られたものをいう。）	シュペーネ		カバノキ科ハシバミ（Corylus heterophylla FISCHER var. thunberglii BLUME）又はブナ科ブナ（Fagus crenata BLUME）の幹枝を熱水殺菌したものを、粉砕して得られたものである。	製造用剤	Wood chip
332	木炭 （竹材又は木材を炭化して得られたものをいう。）			イネ科マダケ（Phyllostachys bambusoides SIEB. et ZUCC.）若しくはイネ科モウソウチク（Phyllostachys heterocycla MITF.）の茎又はカバノキ科シラカバ（Betula platyphylla SUKAT. var. japonica HARA）、チョウセンマツ（Pinus koraiensis SIEB. et ZUCC.）、ブナ科ウバメガシ（Quercus phylliraeoides）等の幹枝又は種子を、炭化して得られたものである。	製造用剤	Charcoal
333	モクロウ （ハゼノキの果実から得られた、グリセリンパルミタートを主成分とするものをいう。）	日本ロウ ハゼ脂	植物ワックス	キクウルシ科ハゼノキ（Rhus succedanea LINNE）の果実より、融解、さらしたものより得られたものである。主成分はグリセリンパルミタートである。	ガムベース	Japan wax
334	木灰 （竹材又は木材を灰化して得られたものをいう。）			ブナ科ブナ（Fagus crenata BLUME）等の幹枝を、灰化して得られたものである。	製造用剤	Timber ash
335	木灰抽出物 （「木灰」から抽出して得られたものをいう。）			ブナ科ブナ（Fagus crenata BLUME）、クスノキ科クスノキ（Cinnamomum Camphora SIEB.）等の幹枝を灰化して得られた灰化物を、精製して得られたものである。	製造用剤	Timber ash extract
336	モモ樹脂 （モモの分泌液から得られた、多糖類を主成分とするものをいう。）		ピーチガム	バラ科モモ（Prunus persica BATSCH）の幹枝の樹脂成分を、分離して得られたものである。主成分は多糖類である。	増粘安定剤	Peach gum
337	ヤマモモ抽出物 （ヤマモモの果実、樹皮又は葉から抽出して得られたものをいう。）			ヤマモモ（Myrica rubra Siebold et Zuccarini）の果実、樹皮又は葉から抽出して得られたものである。主成分はミリシトリンである。	酸化防止剤	Chinese bayberry extract
338	ユッカフォーム抽出物 （ユッカアラボレセンス又はユッカシジゲラの全草から得られた、サポニンを主成分とするものをいう。）	ユッカ抽出物	ユッカフォーム ユッカ・フォーム	ユッカ・ブレビフォリア（Yucca brevifolia Engelmann）又はユッカ・シジゲラ（Yucca schidigera Roezl ex Ortgies）の全草から得られた、サポニンを主成分とするものである。	乳化剤 製造用剤	Yucca foam extract Yucca joshua tree
339	ラカンカ抽出物 （ラカンカの果実から得られた、モグロシド類を主成分とするものをいう。）	ラカンカエキス	ラカンカ	ラカンカ（Siraitia grosvenorii C.Jeffrey ex A.M.Lu & Zhi Y.Zhang(Momordica grosvenori Swingle)）の果実から得られた、モグロシド類を主成分とするものである。	甘味料	Rakanka extract
340	ラクトパーオキシダーゼ			脱脂生乳又は乳清より、イオン交換樹脂で分離して得られたものである。	酵素	Lactoperoxidase
341	ラクトフェリン濃縮物 （ほ乳類の乳から得られた、ラクトフェリンを主成分とするものをいう。）		ラクトフェリン	ほ乳類の乳を脱脂分離したもの又は乳清より、精製し、濃縮して得られたものである。主成分は、ラクトフェリンである。	製造用剤	Lactoferrin concentrates
342	ラック色素 （ラックカイガラムシの分泌液から得られた、ラッカイン酸類を主成分とするものをいう。）	ラッカイン酸	ラック	ラックカイガラムシ（Laccifer spp.）の分泌液から得られた、ラッカイン酸類を主成分とするものである。	着色料	Lac colour
343	ラノリン （ヒツジの毛に付着するろう様物質から得られた、高級アルコールとα-ヒドロキシ酸のエステルを主成分とするものをいう。）	羊毛ロウ		ヒツジの毛に付着するろう様物質から得られた、高級アルコールとα-ヒドロキシ酸のエステルを主成分とするものである。	ガムベース 光沢剤	Lanolin
344	ラムザンガム （アルカリゲネスの培養液から得られた、多糖類を主成分とするものをいう。）	ラムザン多糖類	ラムザン	スフィンゴモナス属菌（Sphingomonas sp.）の培養液から得られた、多糖類を主成分とするものである。ショ糖、ブドウ糖、乳糖、デキストリン又はマルトースを含むことがある。	増粘安定剤	Rhamsan gum

食品表示基準について（抜粋）

番号	品名 名称	品名 別名	簡略名又は類別名	基原・製法・本質	用途	備考
345	L-ラムノース		ラムノース	「ルチン（抽出物）」又はミカン科アマダイダイ（Citrus sinensis OSBECK）若しくはミカン科ウンシュウミカン（Citrus unshiu MARCOV.）の果皮、樹皮若しくは花に含まれる配糖体、又は大豆油、菜種油若しくはコーン油を発酵、濃縮分離して得られたものを、加水分解し、分離して得られたものである。成分はL-ラムノースである。	甘味料	L-Rhamnose
346	卵黄レシチン（卵黄から得られた、レシチンを主成分とするものをいう。）	レシチン		卵黄より得られた卵黄油より、分離して得られたものである。主成分はレシチンである。	乳化剤	Yolk lecithin
347	L-リシン	L-リジン	リシン リジン	糖類を原料とした発酵により得られたものを、分離して得られたものである。成分はL-リシンである。	調味料 強化剤	L-Lysine
348	リゾチーム	卵白リゾチーム		卵白より、アルカリ性水溶液及び食塩水で処理し、樹脂精製して得られたもの、又は樹脂処理若しくは加塩処理した後、カラム精製若しくは再結晶により得られたもので、細菌の細胞壁物質を溶解する酵素である。	酵素	Lysozyme
349	リパーゼ	脂肪分解酵素	エステラーゼ	動物若しくは魚類の臓器、又は動物の舌下部より、冷時～微温時水で抽出して得られたもの又は糸状菌（Aspergillus awamori, Aspergillus niger, Aspergillus oryzae, Aspergillus phoenicis, Aspergillus usamii, Geotrichum candidum, Humicola, Mucor javanicus, Mucor miehei, Penicillium camembertii, Penicillium chrysogenum, Penicillum roquefortii, Rhizomucor miehei, Rhizopus delemar, Rhizopus japonicus, Rhizopus miehei, Rhizopus niveus, Rhizopus oryzae）、放線菌（Streptomyces）、細菌（Alcaligenes, Arthrobactor, Chromobacterium viscosum, Pseudomonas, Serratia marcescens）又は酵母（Candida）の培養液より、冷時～微温時水で抽出して得られたもの、除菌したもの、冷時～室温時濃縮したもの、又はエタノール、含水エタノール若しくはアセトンで処理して得られたものである。	酵素	Lipase
350	リポキシゲナーゼ	リポキシダーゼ		植物油粕より、又は糸状菌（Rhizopus）の培養液より、水で抽出して得られたものである。	酵素	Lipoxygenase
351	D-リボース		リボース	グラム陽性細菌（Bacillus pumilus又はBacillus subtilis）によるD-グルコースの発酵培養液より、分離して得られたものである。成分はD-リボースである。	甘味料	D-Ribose
352	流動パラフィン	ミネラルオイルホワイト	パラフィン	石油から得た炭化水素類の混合物である。	製造用剤	Liquid paraffin
353	リンターセルロース（ワタの単毛から得られた、セルロースを主成分とするものをいう。）		セルロース	アオイ科ワタ（Gossypium hirsutum LINNE）の実の単毛を、精製して得られたものである。主成分はセルロースである。	製造用剤	Linter cellulose
354	ルチン酵素分解物（「ルチン（抽出物）」から得られた、イソクエルシトリンを主成分とするものをいう。）		イソクエルシトリン	ルチン（抽出物）（アズキ（Vigna angularis Ohwi et H.Ohashi）の全草、エンジュ（Sophora japonica Linné）のつぼみ若しくは花又はソバ（Fagopyrum esculentum Moench）の全草から得られた、ルチンを主成分とするものをいう。）を酵素処理した後、精製して得られたものである。主成分はイソクエルシトリンである。	酸化防止剤	Enzymatically decomposed rutin
355	ルチン（抽出物）（アズキの全草、エンジュのつぼみ若しくは花又はソバの全草から得られた、ルチンを主成分とするものをいう。）		フラボノイド ルチン		酸化防止剤 着色料	Rutin (extract)
	エンジュ抽出物			ルチン（抽出物）のうちエンジュ（Sophora japonica Linné）のつぼみ又は花より、水、エタノール又はメタノールで抽出し、溶媒を除去して得られたものである。主成分はルチンである。		Enju extract Japanese pagoda tree extract
	アズキ全草抽出物			マメ科アズキ（Azukia angularis OHWI）の全草より、水又はエタノールで抽出して得られたものである。主成分はルチンである。		Azuki extract
	ソバ全草抽出物			タデ科ソバ（Fagopyrum esculentum MOENCH）の全草より、水又はエタノールで抽出して得られたものである。主成分はルチンである。		Buckwheat extract
356	ルテニウム			^{96}Ru, ^{98}Ru, ^{99}Ru, ^{100}Ru, ^{101}Ru, ^{102}Ru, ^{104}Ru	製造用剤	Ruthenium
357	レイシ抽出物（マンネンタケの菌糸体若しくは子実体又はその培養液から抽出して得られたものをいう。）	マンネンタケ抽出物	レイシ	サルノコシカケ目マンネンタケ（Ganoderma lucidum KARST.）の菌糸体若しくは子実体、又はその培養液より、水、エタノール又は二酸化炭素で抽出して得られたものである。	苦味料等	Mannentake extract
358	レッチデバカ（レッチュデバカの分泌液から得られた、アミリンエステルを主成分とするものをいう。）			クワ科レッチデバカ（Brosimum utile (H.B.K) PITT.）の幹枝から得られたラテックスを、熱時水で洗浄し、水溶成分を除去して得られたものである。主成分はアミリンエステルである。	ガムベース	Leche de vaca
359	レバン（枯草菌の培養液から得られた、多糖類を主成分とするものをいう。）	フラクタン		枯草菌（Bacillus subtilis (EHR.) COHN）によるショ糖又はラフィノースの発酵培養液より、分離して得られたものである。主成分は多糖類である。	増粘安定剤	Levan

番号	品名 名称	別名	簡略名又は類別名	基原・製法・本質	用途	備考
360	レンネット	キモシン レンニン		反すう動物の第四胃より、室温時〜微温時水若しくは酸性水溶液で抽出して得られたもの、又は酵母菌（Kluyveromyces lactis）、糸状菌（Mucor miehei, Mucor pusillus LINDT, Mucor spp., Rhizomucor miehei）、担子菌（Irpex lacteus）若しくは細菌（Bacillus cereus, Crypnohectria parasitica, Escherichia coli K-12等）の培養液より、室温時〜微温時水若しくは酸性水溶液で抽出して得られたもの、室温時濃縮したもの、又は、冷時エタノール若しくは含水エタノールで処理して得られたものである。	酵素	Rennet
361	L-ロイシン		ロイシン	動物性若しくは植物性タンパク質の加水分解により、又は糖類を原料とした発酵法により得られたものより、分離して得られたものである。成分はL-ロイシンである。	調味料 強化剤	L-Leucine
362	ログウッド色素 （ログウッドの心材から得られた、ヘマトキシリンを主成分とするものをいう。）			マメ科ログウッド(Haematoxylon campechianum)の心材より、熱時水で抽出して得られたものである。主色素はヘマトキシリンである。黒褐色を呈する。	着色料	Logwood colour
363	ロシディンハ （ロシディンハの分泌液から得られた、アミリンアセタート及びポリイソプレンを主成分とするものをいう。）	ロジディンハ		アカテツ科シデロキシロン属（Sideroxylon）の幹枝より得られたラテックスを、脱水したものより得られたものである。主成分はアミリンアセタート及びポリイソプレンである。	ガムベース	Rosidinha
364	ロジン （マツの分泌液から得られた、アビエチン酸を主成分とするものをいう。）	ロジン		マツ科マツ（Pinus palustris MILL.）の樹皮の分泌液より、低沸点部を蒸留により除去して得られたものである。主構成分はアビエチン酸である。	ガムベース	Rosin
365	ローズマリー抽出物 （マンネンロウの葉又は花から得られた、カルノシン酸、カルノソール及びロスマノールを主成分とするものをいう。）	マンネンロウ抽出物		シソ科マンネンロウ（Rosmarinus officinalis LINNE）の葉又は花より、二酸化炭素、温時〜熱時含水エタノール若しくはエタノールで抽出して得られたもの、又は温時〜熱時ヘキサン、メタノール若しくは含水メタノールで抽出し、溶媒を除去して得られたものである。有効成分は、フェノール性ジテルペノイド（ロスマノール、カルノソール及びカルノシン酸等）である。	酸化防止剤	Rosemary extract

別添　添加物2－2

天然香料基原物質リスト

基原物質名	別　名	備　考
アイスランドモス	アイスランド苔	Iceland moss
アカヤジオウ		Akayajio
アケビ		Akebia
アサ	麻	Hemp
アサフェチダ		Asafetida
アジアンタム		Maidenhair fern
アジョワン		Ajowan
アズキ	小豆	Red beans
アスパラサスリネアリス	ルイボス、ロオイボス	Rooibos
アップルミント		Apple mint
アーティチョーク	チョウセンアザミ	Artichoke
アニス		Anise
アボカド		Avocado
アマ		Flax
アマチャ	甘茶	Amacha
アマチャヅル		Amachazuru
アミガサユリ		Amigasayuri
アミリス		Amyris
アーモンド		Almond
アリタソウ		Aritaso
アルカンナ		Alkanet
アルテミシア		Artemisia
アルニカ		Arnica
アルファルファ		Alfalfa
アロエ		Aloe
アロニア		Chokeberry
アンゴスツラ		Angostura
アンゴラウィード		Angola weed
アンズ	アプリコット	Apricot
アンズタケ		Anzutake, Chanterelle
アンゼリカ	アンゲリカ	Angelica
アンバー		Amber
アンバーグリス	竜涎香	Ambergris
アンブレット		Ambrette
イカ		Squid
イカリソウ		Ikariso
イグサ		Rush
イースト	酵母	Yeasts
イタドリ		Itadori
イチゴ	ストロベリー	Strawberry
イチゴノキ	ストロベリーツリー	Strawberry tree
イチジク	フィグ	Fig
イチョウ		Ginkgo, Gingko
イヌゴマ	ベトニー	Betony
イノコヅチ		Inokozuchi
イランイラン		Ylang-ylang
イワオウギ		Iwaohgi
インペラトリア		Imperatoria
インモルテル		Immortelle, Everlasting flower
ウィンターグリーン		Wintergreen
ウォータークレス	オランダガラシ	Water cress
ウコギ		Ukogi
ウコン	ターメリック	Turmeric
ウスバサイシン		Usubasaishin
ウッドラフ	クルマバソウ	Woodruff
ウニ		Sea urchin
ウメ		Ume, Japanese apricot
ウーロンチャ		Oolong tea
エゴマ		Egoma
エノキダケ		Enokidake
エビ		Lobster, Prawn, Shrimp
エビスグサ		Ebisugusa
エリゲロン		Erigeron
エルダー	セイヨウニワトコ	Elder
エレウテロコック		Eleutherococcus
エレカンペン		Elecampane
エレミ		Elemi

基原物質名	別名	備考
エンゴサク		Engosaku
エンジュ		Enju, Japanese-pagoda-tree
エンダイブ	キクヂシャ	Endive
欧州アザミ		Blessed thistle
オウレン		Goldthread
オオアザミ		Milk thistle
オオバコ	プランテン	Plantain
オカゼリ		Cnidium fruit
オキアミ		Krill
オーク		Oak
オークモス		Oak moss
オケラ		Okera
オスマンサス	モクセイ	Osmanthus
オポポナックス		Opoponax
オミナエシ		Ominaeshi
オモダカ		Sagiomodaka
オランダセンニチ		Para cress
オリガナム		Origanum
オリス		Orris
オリバナム	乳香	Olibanum
オリーブ		Olive
オールスパイス		Allspice
オレンジ		Orange
オレンジフラワー		Orange flower
カイ	貝	Shellfish
海藻	シーウィード	Seaweed
カイニンソウ		Kaininso
カカオ	ココア	Cacao
カキ	柿	Japanese persimmon
カサイ	果菜	Fruit vegetables
カシューナッツ		Cashew nut
カスカラ		Cascara
カスカリラ		Cascarilla
カストリウム	海狸香	Castoreum
カタクリ		Katakuri
カツオブシ		Dried bonito
カッシー		Cassie
カッシャフィスチュラ		Purging cassia
カテキュ		Catechu
カニ		Crab
カーネーション		Carnation
カノコソウ		Valerian
カモミル		Camomile
カヤプテ		Cajeput, Cajuput
カラクサケマン		Fumitory
カラシ	マスタード	Mustard
カラスウリ		Karasuuri
カラスビシャク		Karasubishaku, Dragon root
カラバッシュナツメグ		Calabash nutmeg
ガラナ		Guarana
カラマンシー	シキキツ	Calamondin
カラミント		Calamint
カラムス		Calamus
ガランガ		Galanga
カーラント		Currant
カリッサ		Carissa, Karanda
カリン		Chinese quince
カルダモン	ショウズク	Cardamon
ガルバナム		Galbanum
カレー		Curry powder
カレーリーフ	カリーリーフ	Curry leaf
カワミドリ		Kawamidori
カンゾウ	リコリス	Licorice
ガンビア		Gambir
カンラン		Chinese olive
キウィーフルーツ		Kiwifruit
キカイガラタケ		Kikaigaratake
キキョウ		Kikyo, Baloon flower
キク		Chrysanthemum
キクラゲ		Kikurage, Jew's-ear
キササゲ		Kisasage

食品表示基準について（抜粋）

基原物質名	別名	備考
ギシギシ		Gishigishi, Dock
キダチアロエ		Kidachi aloe
キナ		Cinchona
キハダ		Kihada
キバナオウギ		Kibanaohgi
ギボウシ		Giboshi
ギムネマシルベスタ		Gymnema sylvestre
キャットニップ	イヌハッカ	Catnip
キャラウェイ	ヒメウイキョウ	Caraway
キャロブ	イナゴマメ、カロブ	Carob, Locust bean
キュウリ	キューカンバー	Cucumber
キラヤ		Quillaja, Quillaia
キンミズヒキ		Agrimony
グァバ		Guava
グァヤク		Guaiacum
クコ		Kuko
クサスギカズラ		Kusasugikazura
クサボケ	シドミ	Kusaboke, Dwarf Japanese quince
クズ		Kuzu, Thunberg kudzu vine
クスノキ		Camphor tree
クスノハガシワ		Kamala
グーズベリー		Gooseberry
クチナシ	ガーデニア	Gardenia
クベバ		Cubeb
クマコケモモ		Bearberry
グミ		Gumi, Oleaster
クミン		Cumin
グラウンドアイビー	カキドウシ	Ground ivy
クララ	クサエンジュ	Kurara
クラリセージ		Clary sage
クランベリー		Cranberry
クリ	チェスナッツ	Chestnut
クルミ	ウォルナッツ	Walnut
クリーム		Cream
グレインオブパラダイス		Grains of paradise
クレタディタニー		Dittany of Crete
グレープフルーツ		Grapefruit
クローバー		Clover
クローブ		Clove
クロモジ		Kuromoji
クロレラ		Chlorella
クワ	マルベリー	Mulberry
クワッシャ	ニガキ	Quassia
ケイパー	ケーパー	Caper
ゲットウ	月桃	Getto
ケード		Cade
ケブラコ		Quebracho
ゲルマンダー		Germander
ケンチュール		Kencur
ケンポナシ		Kenponashi, Japanese raisin tree
ゲンノショウコ	フウロソウ	Gennoshoko
コウジ		Koji
コウタケ		Koutake
コウチャ	紅茶	Black tea
コウホネ		Kohone
コカ		Coca
コガネバナ		Koganebana
コクトウ	黒糖	Brown sugar
コクルイ	穀類	Cereals
ココナッツ	ココヤシ	Coconut
コゴメグサ	アイブライト	Eyebright
ゴシュユ		Goshuyu
コショウ	ペパー	Pepper
コスタス		Costus
コストマリー		Costmary
コパイバ		Copaiba
コーヒー		Coffee
コブシ	ヤマモクレン	Kobushi
ゴボウ		Burdock
ゴマ	セサミ	Sesame
コーラ		Cola

383

基原物質名	別名	備考
コリアンダー	コエンドロ	Coriander
コルツフート	フキタンポポ	Coltsfoot
ゴールデンロッド		Golden rod
コロンボ		Colombo
コンサイ	根菜	Root and tuber vegetables
コンズランゴ		Kondurango
コンブ		Kombu kelp
コンフリー		Comfrey
サイプレス	イトスギ、シプレス	Cypress
魚	フィッシュ	Fish
サクラ		Cherry tree
サクランボ	チェリー	Cherry
ザクロ	グレナディン	Common pomegranate
サケカス	酒粕	Pressed sake cake
ササ		Sasa, Bamboo grass
ササクサ		Sasakusa
サーチ		Sea buckthorn
サッサフラス		Sassafras
サフラン		Saffron
サポジラ		Sapodilla
サボテン		Cactus
サラシナショウマ		Sarashinashoma
サルサパリラ		Sarsaparilla
サルシファイ	セイヨウゴボウ	Salsify
サルノコシカケ		Sarunokoshikake
サンザシ	ホウソーン	Hawthorn
サンシュユ		Sanshuyu
サンショウ		Japanese pepper
サンタハーブ		Santa herb
サンダラック		Sandarac
サンダルウッド	ビャクダン	Sandalwood
サンダルレッド	シタン	Red sandalwood
シイタケ		Shiitake
ジェネ	エニシダ	Genet
シソ		Perilla
シダー	セダー	Cedar
シトラス	カンキツ	Citrus
シトロネラ		Citronella
シヌス		Schinus molle
シベット	霊猫香	Civet
シマルーバ		Simarouba
シメジ		Shimeji
シャクヤク		Shakuyaku, Chinese peony
ジャスミン		Jasmin
ジャノヒゲ		Janohige
ジャボランジ	ヤボランジ	Jaborandi
シャロット		Shallot
シュクシャ		Shukusha
ジュウニヒトエ	ビューグル	Bugle
ジュニパーベリー	ネズ	Juniper berry
ショウガ	ジンジャー	Ginger
ショウユ		Soy sauce
ショウユカス		Pressed soy sauce cake
ジョウリュウシュ	蒸留酒	Spirits
ショウロ		Shoro
シルバーウィード		Silver weed
シロタモギタケ	ブナシメジ	Elm-mushroom
ジンセン	高麗ニンジン	Ginseng
シンナモン		Cinnamon
酢	ビネガー	Vinegar
スイカ	ウォーターメロン	Watermelon
スイセン	ナルシス	Narcissus
スギ		Sugi, Peacock pine
スターアニス	ダイウイキョウ	Star anise
スターフルーツ	キャランボラ	Starfruit, Carambora
スチラックス		Styrax
スッポン		Suppon, Snapping turtle
スッポンタケ		Suppontake
ズドラベッツ		Zdravetz
スネークルート		Snakeroot, Serpentary
スパイクナード		Spikenard

食品表示基準について（抜粋）

基原物質名	別名	備考
スピンネル		Spignel
スプルース	ヘムロック	Spruce
スペアミント	ミドリハッカ	Spearmint
スベリヒユ		Suberihiyu, Pigweed
スローベリー		Sloe berry
セイボリー	キダチハッカ	Savory
セイヨウダイコンソウ		Avens, Herb bennet
セイヨウナナカマド		Rowan tree, European mountain ash
セキショウ		Sekisho
セージ		Sage
ゼドアリー		Zedoary
セネガ		Senega
ゼラニウム		Geranium
セロリー		Celery
センキュウ		Senkyu
センタウリア		Centaury
センダン		Sendan
セントジョーンズウォルト	セイヨウオトギリソウ	St. John's wort
センナ		Senna
ソース		Sauces
ダイオウ	ルバーブ	Rhubarb
ダイズ	大豆	Soybeans
タイム	タチジャコウソウ	Thyme
タケノコ		Bamboo shoot
タコ		Octopus
タデ		Tade, Water pepper
ダバナ		Davana
タマゴ	エッグ	Egg
タマゴタケ		Royal agaric
タマネギ	オニオン	Onion
タマリンド		Tamarind
ダミアナ		Damiana
タモギタケ	ヒメヒラタケ	Tamogitake
タラゴン	エストラゴン	Tarragon
タラノキ		Tara, Angelica tree
タンジー	ヨモギギク	Tansy
タンジェリン	マンダリン	Tangerine, Mandarin
タンポポ	ダンデリオン	Dandelion
チェリモラ	チェリモヤ	Cherimoya
チェリーローレル		Cherry laurel
チェリーワイルド		Wild cherry
チガヤ		Chigaya
チコリ		Chicory
チーズ		Cheese
チチタケ		Chichitake
チャイブ		Chive
チャービル		Chervil
チャンパカ		Champac
チュベローズ	月下香	Tuberose
チョウセンゴミシ		Chosengomishi
チラータ		Chirata
ツクシ		Tsukushi, Fern-ally
ツケモノ	漬物	Pickled products
ツタ		Ivy
ツバキ	カメリア	Camellia
ツユクサ		Tsuyukusa
ツリガネニンジン		Tsuriganeninjin
ツルドクダミ		Tsurudokudami
ディアタング	リアトリス	Deertongue
ティスル	キバナアザミ	Thistle
ディタニー		Dittany
ディル	イノンド	Dill
デーツ	ナツメヤシ	Date palm
テンダイウヤク		Lindera root
テンマ		Tenma
テンリョウチャ		Tenryocha
トウガラシ	カプシカム	Capsicum
トウキ		Toki
ドウショクブツタンパクシツ	動植物蛋白質	Proteins
ドウショクブツユシ	動植物油脂	Oil and fats
トウミツ	糖蜜、モラセス	Molasses

基原物質名	別名	備考
トウモロコシ	コーン	Maize
ドクダミ		Dokudami
トチュウ		Tochu
ドッググラス		Dog grass, Couch grass
トマト		Tomato
ドラゴンブラッド		Doragon's blood
ドリアン		Durian
トリュフ		Truffle
トルーバルサム		Tolu balsam
トンカ	トンコ	Tonka beans
ナギナタコウジュ		Naginatakoju
ナシ	ペア	Pear
ナスターシャム		Common nasturtium
ナッツ		Nut
ナットウ	納豆	Natto
ナツメ		Jujube
ナツメグ	ニクズク、メース	Nutmeg, Mace
ナデシコ		Nadeshiko
ナメコ		Nameko
ナラタケ		Naratake
ナンテン		Nanten
ニアウリ		Ti-tree
ニュウサンキンバイヨウエキ	乳酸菌培養液	Cultured lactic acid bacteria solution
ニレ	エルム	Elm
ニンジン	キャロット	Carrot
ニンニク	ガーリック	Garlic
ネズミモチ		Nezumimochi
ネットル	イラクサ	Nettle
ネムノキ		Nemunoki, Silk tree
ノットグラス	ニワヤナギ	Knotgrass
ノリ	海苔	Nori, Laver
バイオレット	スミレ	Violet
パイナップル		Pineapple
ハイビスカス	ローゼル	Hibiscus. Roselle
麦芽	モルト	Malt
ハコベ		Hakobe, Common chickweed
バシクルモン		Basikurumon
バジル	メボウキ	Basil
ハス		Lotus
ハスカップ		Hasukappu
パースニップ	アメリカボウフウ	Parsnip
パセリ	オランダゼリ	Parsley
バター		Butter
バターオイル		Butter oil
バターミルク		Butter milk
バーチ	カバノキ	Birch
ハチミツ	ハネー	Honey
パチュリー	パチョリ	Patchouli
ハッカ		Corn-mint, Japanese mint
バックビーン		Buckbeans
ハッコウシュ	発酵酒	Fermented alcoholic beverages
ハッコウニュウ	発酵乳	Fermented milk
ハッコウミエキ	発酵味液	Fermented seasoning solution
パッションフルーツ	クダモノトケイソウ	Passion fruit
ハツタケ		Hatsutake
バッファローベリー		Buffaloberry
ハトムギ		Job's tears
ハナスゲ		Hanasuge
バナナ		Banana
バニラ	ワニラ	Vanilla
ハネーサックル	スイカズラ	Honeysuckle
パパイヤ		Papaya
バーベリー	メギ	Barberry
ハマゴウ		Hamago
ハマスゲ		Hamasuge
ハマナス		Hamanasu, Rugosa rose
ハマボウフウ		Hamabofu
ハマメリス		Winter bloom
バラ	ローズ	Rose
パルマローザ		Palmarosa

基原物質名	別名	備考
パンダナ		Pandanus
バンレイシ	シャカトウ	Sugar apple, Sweet sop
ヒキオコシ		Hikiokoshi
ヒシ		Hishi, Water chestnut
ピスタチオ		Pistachio
ヒソップ	ヤナギハッカ	Hyssop
ヒッコリー		Hickory
ピーナッツ	ラッカセイ	Peanut
ヒノキ		Hinoki
ヒバ		Hiba
ピプシシワ		Common popsissewa
ヒマワリ		Sunflower
ヒメハギ		Himehagi
ヒヤシンス		Hyacinth
ヒヨドリバナ		Eupatorium
ヒラタケ		Hiratake
ビワ		Biwa, Loquat
ピンピネラ		Burnet
ビンロウ		Areca nut, Betel nut
フェイジョア		Feijoa, Pineapple guava
フェネグリーク	コロハ	Fenugreek
フェンネル	ショウウイキョウ	Fennel
フジバカマ		Fujibakama
フジモドキ		Fujimodoki
フスマ		Bran
フーゼル油		Fusel oil
プチグレイン		Petitgrain
ブチュ	ブッコ	Buchu
ブドウ	グレープ	Grape
ブドウサケカス	ブドウ酒粕	Wine lees
フトモモ		Rose apple
ブナ		Beech
ブナハリタケ		Bunaharitake
ブラックキャラウェイ	ニジェラ	Black caraway, Nigella
ブラックベリー		Blackberry
プラム	スモモ	Plum
ブリオニア		Bryonia
プリックリーアッシュ	アメリカサンショウ	Prickly ash
プリムローズ	サクラソウ	Primrose
プルネラ	ウツボグサ	Prunella, Self-heal
ブルーベリー		Blueberry
ブレッドフルーツ	パンノキ	Breadfruit
ヘイ		Hay
ベイ		Bay
ヘーゼルナッツ	ハシバミ	Hazelnut
ヘザー	ヒース	Heather
ベチバー	ベチベルソウ	Vetiver
ベーテル	キンマ	Betel
ベニノキ		Annatto
ベニバナ	サフラワー	Safflower
ペニーロイヤル	メグサハッカ	Pennyroyal
ペパーミント	セイヨウハッカ	Peppermint
ヘビ		Snake
ペピーノ		Pepino
ペプトン		Peptone
ペリトリー		Pellitory
ベルガモット		Bergamot
ベルガモットミント		Bergamot mint
ペルーバルサム		Peru balsam
ベルベナ	バーベナ、ベルベイン	Verbena, Vervain
ベロニカ		Veronica
ベンゾイン	安息香	Benzoin
ヘンナ		Henna
ボアドローズ	ローズウッド	Rosewood
ホアハウンド	ニガハッカ	Hoarhound
ホウ		Haw
ホウキタケ		Houkitake
ホウショウ	芳樟	Houshou
ボウフウ		Saposhinikovia root
ホエイ		Whey
ホオノキ		Honoki

基原物質名	別名	備考
ホースミント	ヤグルマハッカ	Horsemint
ホースラディッシュ	セイヨウワサビ、ワサビダイコン	Horseradish
ボタン		Moutan bark
ホップ		Hop
ポピー		Poppy
ポプラ		Poplar
ポポー		Papaw
ホホバ		Jojoba
ホヤ		Sea squirt
ボルドー		Boldo
ボロニア		Boronia
マイタケ		Maitake
マグウォルト		Mugwort
マシュマロー	ウスベニタチアオイ	Marshmallow
マジョラム	マヨラナ	Marjoram
マスティック		Mastic
マソイ		Massoi
マタタビ		Matatabi, Silver vine
マチコ		Matico
マツ	パイン	Pine
マツオウジ		Matsuoji
マッシュルーム		Mushroom
マツタケ		Matsutake
マツブサ		Matusbusa
マツホド		Matsuhodo
マテチャ	マテ	Mate tea
マメ		Beans
マリーゴールド		Marigold
マルバダイオウ	食用ダイオウ	Garden rhubarb, Edible rhubarb
マルメロ	クインス	Quince
マレイン		Mullein
マロー	ゼニアオイ	Mallow
マンゴー		Mango
マンゴスチン		Mangosteen
マンナノキ		Manna ash
ミカン		Mikan
ミシマサイコ		Mishimasaiko
ミソ	味噌	Miso, Soybean paste
ミツマタ		Mitsumata
ミツロウ	オウロウ、ビースワックス、ベースワックス	Bees wax
ミート	肉	Meat
ミモザ		Mimosa
ミョウガ		Myoga
ミルク		Milk
ミルテ		Myrtle
ミルフォイル	セイヨウノコギリソウ	Milfoil
ミルラ	没薬	Myrrh
ミロバラン		Myrobalan
ムカゴニンジン	スキレット	Skirret
ムギチャ	ムギ茶	Roasted barley
ムスク		Musk
ムラサキ		Murasaki, Gromwell
メスキート		Mesquite
メドウスィート	シモツケソウ	Meadowsweet
メハジキ		Mehajiki
メープル	サトウカエデ	Maple
メリッサ	バーム	Melissa, Balm
メリロット		Melilot
メロン		Melon
モウセンゴケ		Sundew
モニリアバイヨウエキ	モニリア培養液	Cultured Moniliaceae solution
モミノキ	ファー	Fir
モモ	ピーチ	Peach
モロヘイヤ		Jew's mallow
ヤクチ		Yakuchi
ヤドリギ		Mistletoe
ヤマブシタケ		Yamabushitake
ヤマモモ		Chinese bayberry
ユーカリ		Eucalyptus
ユキノシタ		Yukinoshita
ユズ		Yuzu

食品表示基準について（抜粋）

基原物質名	別名	備考
ユッカ		Yucca
ユリ	リリー	Lily
ヨウサイ	葉菜	Leaf vegetables
ヨロイザク		Yoroigusa
ライオンズフート		Lion's foot
ライチ		Litchi
ライフエバーラスティングフラワー		Life-everlasting flower
ライム		Lime
ライラック	リラ	Lilac
ラカンカ		Rakanka, Lo han kuo
ラカンショウ		Long-leaved podocarp
ラズベリー		Raspberry
ラタニア		Rhatany
ラディッシュ	ハツカダイコン	Radish
ラブダナム	システ	Labdanum, Ciste
ラベンダー		Lavender
ラングウォルト		Lungwort
ラングモス		Lungmoss
ランブータン		Ramboutan
リキュール		Liqueur
リーク		Leek
リツェア	タイワンヤマクロモジ	Litsea
リナロエ		Linaloe
リュウガン		Longan
リュウゼツラン		Century plant
リョウフンソウ		Ryofunso
リョクチャ	緑茶	Green tea
リンゴ	アップル	Apple
リンデン	ボダイジュ	Linden
リンドウ		Gentian
ルー	ヘンルーダ	Rue
ルリジサ		Borage
レセダ	モクセイソウ	Reseda
レモン		Lemon
レモングラス		Lemongrass
レンギョウ		Rengyo
レンゲ		Renge
レンブ		Wax jambu, Mankil
ローズマリー	マンネンロウ	Rosemary
ロベージ		Lovage
ローレル	ゲッケイジュ	Laurel
ロンゴザ		Longose
ワサビ		Wasabi
ワスレナグサ		Forger me not, Mouse ears
ワタフジウツギ		Watafujiutsugi
ワームウッド	ニガヨモギ	Wormwood
ワームシード		Wormseed
ワラビ		Warabi, Eagle fern
ワレモコウ		Waremoko, Garden burnet

資料編 第2章 食品表示法関係

別添 添加物2-3

一般に食品として飲食に供されている物であって添加物として使用される品目リスト

品名		簡略名又は類別名	基原・製法・本質	用途	備考
名称	別名				
アカキャベツ色素	ムラサキキャベツ色素	アカキャベツ アントシアニン アントシアニン色素 野菜色素	アブラナ科キャベツ（Brassica oleracea LINNE var. capitata DC.）の赤い葉（赤キャベツ、紫キャベツ）より、室温時弱酸性水溶液で抽出して得られたものである。主色素はシアニジンアシルグリコシドである。赤色～紫赤色を呈する。	着色料	Red cabbage colour
アカゴメ色素		アカゴメ アントシアニン アントシアニン色素	イネ科イネ（Oryza sativa LINNE）の赤い種子（赤米）より、温時水、弱酸性水溶液又は含水エタノールで抽出して得られたものである。主色素はシアニジン-3-グルコシド等である。赤色を呈する。	着色料	Red rice colour
アカダイコン色素		アカダイコン アントシアニン アントシアニン色素 野菜色素	アブラナ科ダイコン（Raphanus sativus LINNE）の赤紫の根（赤ダイコン）より、室温時水、弱酸性水溶液又は含水エタノールで抽出して得られたものである。主色素はペラルゴニジンアシルグリコシドである。	着色料	Red radish colour
アズキ色素		アズキ	マメ科アズキ（Azukia angularis OHWI）の種子より水で抽出して得られたもの、又はこれを乾燥したものである。赤色を呈する。	着色料	Azuki colour
アマチャ抽出物	アマチャエキス	アマチャ	ユキノシタ科アマチャ（Hydrangea macrophylla SER. var. thungbergii MAKINO）の葉より、水で抽出して得られたものである。甘味成分はフィロズルシンである。	甘味料	Amacha extract Hydrangea leaves extract
イカスミ色素		イカ墨	コウイカ科モンゴウイカ（Sepia officinalis LINNAEUS）等の墨袋の内容物を水洗いしたものより、弱酸性含水エタノール及び含水エタノールで洗浄し、乾燥したものである。主色素はユーメラニンである。黒色を呈する。	着色料	Sepia colour
ウグイスカグラ色素		アントシアニン アントシアニン色素 果実色素 ベリー色素	スイカズラ科クロミノウグイスカグラ（Lonicera caerulea LINNE var. emphyllocalyx NAKAI）の果実より、搾汁したもの、又は水で抽出して得られたものである。主色素はアントシアニンである。赤色～青色を呈する。	着色料	Uguisukagura colour
ウコン	ターメリック			着色料	Turmeric
エタノール	エチルアルコール	アルコール 酒精	デンプン、糖蜜を原料とし、糖化、発酵後、蒸留して得られたものである。成分は専売法による発酵アルコールである。	製造用剤	Ethanol
エルダーベリー色素		アントシアニン アントシアニン色素 果実色素 ベリー色素	スイカズラ科エルダーベリー（Sambucus caerulea RAFIN., Sambucus canadensis LINNE, Sambucus nigra LINNE）の果実より、搾汁したもの、又は室温時～微温時水若しくは酸性水溶液で抽出して得られたものである。主色素は、シアニジングリコシド、デルフィニジングリコシドである。赤色～青色を呈する。	着色料	Elderberry colour
オクラ抽出物			アオイ科オクラ（Abelmoschus esculentus MOENCH）のさやより、水で抽出して得られた粘質物である。	増粘安定剤	Okra extract
オリーブ茶			モクセイ科オリーブ（Olea europaea LINNE）の葉より、茶と同様の製法により製したものである。	着色料 苦味料等	Olive tea
海藻セルロース		セルロース	海藻を、乾燥、粉砕して得られたセルロースである。	増粘安定剤	Seaweed cellulose
カウベリー色素		アントシアニン アントシアニン色素 果実色素 ベリー色素	ツツジ科コケモモ（Vaccinium Vitis-Idaea LINNE）の果実より、搾汁したもの、又は水で抽出して得られたものである。主色素はシアニジングリコシド及びデルフィニジングリコシドである。赤色～青色を呈する。	着色料	Cowberry colour
果汁	フルーツジュース	着色料	着色料	着色料	Fruit juice
ウグイスカグラ果汁	ウグイスカグラジュース				Uguisukagura juice
エルダーベリー果汁	エルダーベリージュース				Elderberry juice
オレンジ果汁	オレンジジュース				Orange juice
カウベリー果汁	カウベリージュース				Cowberry juice
グースベリー果汁	グースベリージュース				Gooseberry juice
クランベリー果汁	クランベリージュース				Cranberry juice
サーモンベリー果汁	サーモンベリージュース				Salmonberry juice
ストロベリー果汁	ストロベリージュース				Strawberry juice

食品表示基準について（抜粋）

品名		簡略名又は類別名	基原・製法・本質	用途	備考
名称	別名				
ダークスィートチェリー果汁	ダークスィートチェリージュース				Dark sweet cherry juice
チェリー果汁	チェリージュース				Cherry juice
チンブルベリー果汁	スィムブルベリージュース				Thimbleberry juice
デュベリー果汁	デュベリージュース				Dewberry juice
パイナップル果汁	パイナップルジュース				Pineapple juice
ハクルベリー果汁	ハクルベリージュース				Huckleberry juice
ブドウ果汁	ブドウジュース、グレープ果汁、グレープジュース				Grape juice
ブラックカーラント果汁	ブラックカーラントジュース				Black currant juice
ブラックベリー果汁	ブラックベリージュース				Blackberry juice
プラム果汁	プラムジュース				Plum juice
ブルーベリー果汁	ブルーベリージュース				Blueberry juice
ベリー果汁	ベリージュース				Berry juice
ボイセンベリー果汁	ボイセンベリージュース				Boysenberry juice
ホワートルベリー果汁	ホワートルベリージュース				Whortleberry juice
マルベリー果汁	マルベリージュース				Mulberry juice
モレロチェリー果汁	モレロチェリージュース				Morello cherry juice
ラズベリー果汁	ラズベリージュース				Raspberry juice
レッドカーラント果汁	レッドカーラントジュース				Red currant juice
レモン果汁	レモンジュース				Lemon juice
ローガンベリー果汁	ローガンベリージュース				Loganberry juice
カゼイン	酸カゼイン	乳たん白	牛乳又は脱脂乳より、酸処理による沈殿によって得られたタンパク質である。	製造用剤	Casein
褐藻抽出物	褐藻粘質物		アラメ、オキナワモズク、コンブ又はワカメより、水で抽出して得られたものである。成分はポリウロン酸及び硫酸多糖である。	増粘安定剤	Kelp extract
カンゾウ末		カンゾウ	マメ科ウラルカンゾウ（Glycyrrhiza uralensis FISCHER）、マメ科チョウカカンゾウ（Glycyrrhiza inflata BATALIN）又は、マメ科ヨウカンゾウ（Glycyrrhiza glabra LINNE）の根茎を粉砕したものである。甘味成分はグリチルリチン酸である。	甘味料	Powdered licorice
寒天				製造用剤	Agar
グーズベリー色素		アントシアニン アントシアニン色素 果実色素 ベリー色素	ユキノシタ科グーズベリー（Ribes grossularia LINNE）の果実より、搾汁したもの、又は水で抽出して得られたものである。主色素はアントシアニンである。赤色〜青色を呈する。	着色料	Gooseberry colour
クランベリー色素		アントシアニン アントシアニン色素 果実色素 ベリー色素	ツツジ科クランベリー（Oxycoccus macrocarpus PERS.）の果実より、搾汁したもの、又は水で抽出して得られたものである。主色素はシアニジングリコシド、ペラルゴニジングリコシドである。赤色〜青色を呈する。	着色料	Cranberry colour
グルテン				増粘安定剤	Gluten
グルテン分解物				増粘安定剤	Gluten decomposites
クロレラ抽出液		クロレラエキス	緑藻類クロレラ（Chlorella）を、熱時水で抽出後、濃縮、精製して得られたものである。	調味料 製造用剤	Chlorella extract
クロレラ末			緑藻類クロレラ（Chlorella）を、乾燥し、粉末化したものである。	着色料	Powdered chlorella
ココア	ココアパウダー			着色料	Cocoa
小麦粉				製造用剤	Wheat flour
コムギ抽出物			イネ科コムギ（Triticum aestivum LINNE）の種子（玄麦）を、ばい煎後、熱時水で抽出して得られたものである。	製造用剤	Wheat extract

品名		簡略名又は類別名	基原・製法・本質	用途	備考
名称	別名				
コラーゲン				製造用剤	Collagen
コンニャクイモ抽出物	グルコマンナン		サトイモ科コンニャク（Amorphophallus konjac）の根茎を、乾燥、粉砕後、含水エタノールで洗浄して得られたもの、又はこれを冷時～温時水で抽出して得られたもので、グルコースとマンノースで構成される多糖類からなる。	増粘安定剤 製造用剤	Konjac extract
サツマイモセルロース		セルロース	ヒルガオ科サツマイモ（Ipomoea batatas POIR.）の塊根より得られたものである。主成分はセルロースである。	製造用剤 増粘安定剤	Sweetpotato cellulose
サフラン				着色料	Saffron
サフラン色素		カロチノイド カロチノイド色素 カロテノイド カロテノイド色素 クロシン サフラン	アヤメ科サフラン（Crocus sativus LINNE）の雌芯頭より、エタノールで抽出して得られたものである。主色素は、カロテノイド系のクロシン、クロセチンである。黄色を呈する。	着色料	Saffron colour
サーモンベリー色素		アントシアニン アントシアニン色素 果実色素 ベリー色素	バラ科サーモンベリー（Rubus spectabilis PURSH.）の果実より、搾汁したもの、又は水で抽出して得られたものである。主色素はアントシアニンである。赤色～青色を呈する。	着色料	Salmonberry colour
シソ色素		アントシアニン アントシアニン色素 野菜色素	シソ科シソ（Perilla frutescens BRITT. var. acuta KUDO）の葉より、室温時水、弱酸性水溶液又は含水エタノールで抽出して得られたものである。主色素は、シソニン、マロニルシソニンである。赤色～赤紫色を呈する。	着色料	Beefsteak plant colour Perilla colour
ストロベリー色素		アントシアニン アントシアニン色素 果実色素 ベリー色素	バラ科オランダイチゴ（Fragaria ananassa DUCHESNE）の果実より、搾汁したもの、又は水で抽出して得られたものである。主色素は、シアニジングリコシド、ペラルゴニジングリコシドである。赤色～青色を呈する。	着色料	Strawberry colour
ゼラチン				製造用剤	Gelatin
ダイズ多糖類	ダイズヘミセルロース		マメ科ダイズ（Glycine max MERRILL）の種子から得られた多糖類である。主成分はヘミセルロースである。	製造用剤 増粘安定剤	Soybean polysaccharides
ダイダイ抽出物			ミカン科ダイダイ（Citrus aurantium LINNE）の果皮より、エタノールで抽出して得られたものである。主成分はリモニンである。	苦味料等	Daidai extract
ダークスィートチェリー色素		アントシアニン アントシアニン色素 果実色素 チェリー色素	バラ科セイヨウミザクラ（Prunus avium LINNE）の果実より、搾汁したもの、又は室温時～温時水若しくは弱酸性水溶液で抽出して得られたものである。主色素はアントシアニンである。赤色～赤紫色を呈する。	着色料	Dark sweet cherry colour
チェリー色素		アントシアニン アントシアニン色素 果実色素	バラ科カラミザクラ（Prunus pauciflora BUNGE）の果実より、搾汁したもの、又は室温時～温時水若しくは弱酸性水溶液で抽出して得られたものである。主色素はシアニジングリコシドである。赤色～赤紫色を呈する。	着色料	Cherry colour
チコリ色素		チコリ 野菜色素	キク科キクニガナ（Cichorium intybus LINNE）の根をばい煎したものより、温時水で抽出して得られたものである。黄褐色を呈する。	着色料	Chicory colour
茶		抹茶		着色料	Tea
チンブルベリー色素	スィムブルベリー色素	アントシアニン アントシアニン色素 果実色素 ベリー色素	バラ科クロミキイチゴ（Robus occidentalis LINNE）の果実より、搾汁したもの、又は水で抽出して得られたものである。主色素はアントシアニンである。赤色～青色を呈する。	着色料	Thimbleberry colour
デュベリー色素		アントシアニン アントシアニン色素 果実色素 ベリー色素	バラ科オオナワシロイチゴ（Rubus caesius LINNE）の果実より、搾汁したもの、又は水で抽出して得られたものである。主色素はアントシアニンである。赤色～青色を呈する。	着色料	European dewberry colour
トウモロコシセルロース	コーンセルロース	セルロース	イネ科トウモロコシ（Zea mays LINNE）の種皮から得られたものである。主成分はセルロース、ヘミセルロース及びリグニンである。	製造用剤	Corn cellulose
ナタデココ	醸造セルロース 発酵セルロース	セルロース		増粘安定剤 製造用剤	Fermentation-derived cellulose
乳酸菌濃縮物		乳酸菌	乳酸菌を培養した後、集菌、濃縮し、凍結又は乾燥したものである。	酵素	Lactic acid bacteria concentrates

食品表示基準について（抜粋）

品名		簡略名又は類別名	基原・製法・本質	用途	備考
名称	別名				
ノリ色素	海苔色素		ウシケノリ科アマノリ（Porphyra tenera KJELLM.）の葉より、温時水又は弱酸性水溶液で抽出して得られたものである。主色素はフィコエリトリンである。桃色～赤色を呈する。	着色料	Laver colour
ハイビスカス色素	ローゼル色素	アントシアニン アントシアニン色素 ローゼル	アオイ科ローゼル（Hibiscus sabdariffa LINNE）の花弁及び萼部より、室温時水で抽出して得られたものである。主色素はデルフィニジン-3-サンブビオシド等である。赤色～紫赤色を呈する。	着色料	Hibiscus colour
麦芽抽出物	麦芽エキス	モルトエキス	イネ科オオムギ（Hordeum vulgare LINNE）の麦芽又はこれを焙煎したものを室温時～温時水で抽出して得られたものである。	着色料	Malt extract
ハクルベリー色素		アントシアニン アントシアニン色素 果実色素 ベリー色素	ツツジ科ブラックハクルベリー（Gaylussacia baccata C.KOCH.）の果実より、搾汁したもの、又は水で抽出して得られたものである。主色素はアントシアニンである。赤色～青色を呈する。	着色料	Black huckleberry colour
パプリカ粉末				着色料	Paprika
ブドウ果汁色素		アントシアニン アントシアニン色素 果実色素 ブドウ色素	ブドウ科アメリカブドウ（Vitis Labrusca LINNE）又はブドウ科ブドウ（Vitis vinifera LINNE）の果実より、搾汁し、沈殿を除去して得られたものである。主色素はマルビジン-3-グルコシド等である。赤色～赤紫色を呈する。	着色料	Grape juice colour
ブラックカーラント色素		アントシアニン アントシアニン色素 果実色素 ベリー色素	ユキノシタ科クロフサスグリ（Ribes nigrum LINNE）の果実より、搾汁したもの、又は室温時～微温時水若しくは弱酸性水溶液で抽出して得られたものである。主色素はデルフィニジン-3-ルチノシド等である。赤色～青色を呈する。	着色料	Black currant colour
ブラックベリー色素		アントシアニン アントシアニン色素 果実色素 ベリー色素	バラ科ヨーロッパブラックベリー（Rubus fruticosus LINNE）の果実より、搾汁したもの、又は水で抽出して得られたものである。主色素はシアニジングリコシドである。赤色～青色を呈する。	着色料	Black berry colour
プラム色素		アントシアニン アントシアニン色素 果実色素	バラ科プラム（Prunus domestica LINNE）の果実より、エタノールで抽出して得られたものである。主色素はシアニジングルコシド等である。赤色～赤紫色を呈する。	着色料	Plum colour
ブルーベリー色素		アントシアニン アントシアニン色素 果実色素 ベリー色素	ツツジ科ハイブッシュブルーベリー（Vaccinium corymbosum LINNE）又はツツジ科ロースィートブルーベリー（Vaccinium angustifolium AIT.）の果実より、搾汁したもの、又は室温時～微温時水若しくは弱酸性水溶液で抽出して得られたものである。主色素はアントシアニンである。赤色～青色を呈する。	着色料	Blueberry colour
ボイセンベリー色素		アントシアニン アントシアニン色素 果実色素 ベリー色素	バラ科エゾイチゴ（Rubus strigosus MICHX.）の果実より、搾汁したもの、又は室温時～微温時水若しくは弱酸性水溶液で抽出して得られたものである。主色素はシアニジン-3-グルコシド等である。赤色～青色を呈する。	着色料	American red raspberry colour Boysenberry colour
ホエイソルト	乳清ミネラル ホエイミネラル		乳清（チーズホエイ）より、乳清タンパクと乳糖を分離除去し、精製して得られたものである。成分は、カリウム、カルシウム、ナトリウム等の塩類である。	調味料	Whey salt Whey mineral
ホップ抽出物	ホップエキス	ホップ		苦味料等	Hop extract
ホワートルベリー色素		アントシアニン アントシアニン色素 果実色素 ベリー色素 ビルベリー色素	ツツジ科ホワートルベリー（Vaccinium myrtillus LINNE）の果実より、搾汁したもの、水若しくはエタノールで抽出して得られたもの、又は室温時メタノールで抽出し、溶媒を除去したものである。主色素はマルビジングルコシド等である。赤色～青色を呈する。	着色料	Whortleberry colour
マルベリー色素		アントシアニン アントシアニン色素 果実色素 ベリー色素	クワ科ブラックマルベリー（Morus nigra LINNE）又はクワ科ホワイトマルベリー（Morus alba LINNE）の果実より、搾汁したもの、又は水で抽出して得られたものである。主色素はシアニジングルコシド等である。赤色～青色を呈する。	着色料	Mulberry colour
マンナン				増粘安定剤	Mannan
モレロチェリー色素		アントシアニン アントシアニン色素 果実色素 チェリー色素	バラ科モレロチェリー（Prunus cerasus LINNE var. austera LINNE）の果実より、室温時～温時エタノールで抽出して得られたものである。主色素はシアニジングリコシルルチノシド等である。赤色～赤紫色を呈する。	着色料	Morello cherry colour
野菜ジュース アカキャベツジュース	ベジタブルジュース			着色料	Vegetable juice Red cabbage juice

品名		簡略名又は類別名	基原・製法・本質	用途	備考
名称	別名				
アカビートジュース					Beet red juice
シソジュース					Beefsteak plant juice
タマネギジュース					Onion juice
トマトジュース					Tomato juice
ニンジンジュース					Carrot juice
ヨモギ抽出物			キク科ヨモギ（Artemisia princeps PAMPAN.）の茎又は葉より、水又はエタノールで抽出して得られたものである。主成分はカフェタンニン及び精油類である。	苦味料等	Mugwort extract
ラズベリー色素		アントシアニン アントシアニン色素 果実色素 ベリー色素	バラ科セイヨウキイチゴ（Rubus Idaeus LINNE）の果実より、搾汁したもの、又は室温時～微温時水若しくは弱酸性水溶液で抽出して得られたものである。主色素はシアニジングリコシドである。赤色～青色を呈する。	着色料	Raspberry colour
卵白				製造用剤	Egg white
レッドカーラント色素		アントシアニン アントシアニン色素 果実色素 ベリー色素	ユキノシタ科アカスグリ（Ribes sativum SYME.）の果実より、搾汁したもの、又は水で抽出して得られたものである。主色素は、ペラルゴニジンガラクトシド、ペチュニジンガラクトシド等である。赤色～青色を呈する。	着色料	Red currant colour
レンネットカゼイン		カゼイン 乳たん白		増粘安定剤	Rennet casein
ローガンベリー色素		アントシアニン アントシアニン色素 果実色素 ベリー色素	バラ科ローガンベリー（Rubus loganobaccus BAILEY）の果実より、搾汁したもの、又は水で抽出して得られたものである。主色素はシアニジングリコシドである。赤色～青色を呈する。	着色料	Loganberry colour

別添 アレルゲンを含む食品に関する表示

第1 アレルゲンを含む食品に関する表示の基準

1 表示の概要
(1) 食物アレルギー症状を引き起こすことが明らかになった食品のうち、特に発症数、重篤度から勘案して表示する必要性の高い食品（以下「特定原材料」という。）を食品表示基準別表第14に掲げ、これらを含む加工食品については、食品表示基準に定めるところにより当該特定原材料を含む旨を表示しなければならない。
(2) 特定原材料に由来する添加物については、「食品添加物」の文字及び当該特定原材料に由来する旨を表示しなければならない。
(3) 特定原材料に由来する添加物を含む食品については、食品表示基準の定めるところにより、当該添加物を含む旨及び当該食品に含まれる添加物が当該特定原材料に由来する旨を表示しなければならない。
(4) 食品表示基準に定めるアレルゲンを含む食品に関する表示の基準は、消費者に直接販売されない食品の原材料も含め、食品流通の全ての段階において、表示が義務付けられるものである。

2 表示の対象
(1) 特定原材料
　食物アレルギー症状を引き起こすことが明らかになった食品のうち、特に発症数、重篤度から勘案して表示する必要性の高いものを食品表示基準において特定原材料として定め、次の7品目の表示を義務付けている。

　　えび、かに、小麦、そば、卵、乳、落花生

(2) 特定原材料に準ずるもの
　食物アレルギー症状を引き起こすことが明らかになった食品のうち、症例数や重篤な症状を呈する者の数が継続して相当数みられるが、特定原材料に比べると少ないものを特定原材料に準ずるものとして、次の20品目を原材料として含む加工食品については、当該食品を原材料として含む旨を可能な限り表示するよう努めることとする。

　　あわび、いか、いくら、オレンジ、カシューナッツ、キウイフルーツ、牛肉、くるみ、ごま、さけ、さば、大豆、鶏肉、バナナ、豚肉、まつたけ、もも、やまいも、りんご、ゼラチン

(3) 特定原材料等の範囲
　特定原材料及び特定原材料に準ずるもの（以下「特定原材料等」という。）の範囲は、原則として、別表1のとおり、日本標準商品分類の番号で指定されている範囲のものを指す。

3 表示の方法
(1) 特定原材料等の表示方法
　特定原材料等の表示は、次のいずれかにより表示すること。
① 特定原材料等を原材料として含んでいる場合は、原則、原材料名の直後に括弧を付して特定原材料等を含む旨を表示すること。なお、この含む旨の表示は、「（○○を含む）」（「○○」には特定原材料等名を表示。以下同じ。）と表示することとし、特定原材料のうち「乳」については、「乳成分を含む」と表示すること。

② 特定原材料等に由来する添加物を含む食品の場合は、原則、当該添加物の物質名と、その直後に括弧を付して特定原材料等に由来する旨を表示すること。なお、この由来する旨の表示は、「（○○由来）」と表示することとし、特定原材料のうち「乳」については、「乳成分由来」ではなく、「乳由来」と表示すること。
　ただし、食品表示基準別表第7の一括名により表示する場合は、一括名の直後に括弧を付して特定原材料等に由来する旨を表示すること。
　また、食品表示基準別表第6の用途名を併記する場合は、次により表示すること。
ア 「用途名（物質名：○○由来）」又は「用途名（物質名（○○由来））」と表示すること。なお、見やすさの観点からは、二重括弧を使用するよりも、「：」を使用する方がより望ましい。
イ 2つ以上の特定原材料等から構成される添加物については、「用途名（物質名：○○・○○由来）」と表示すること。
　なお、特定原材料等由来の添加物についての表示例は、別表2のとおり。

(2) 特定原材料等の省略
① 繰り返しになるアレルゲンの省略
　表示をする最終食品に対し、2種類以上の原材料又は添加物を使用しているものであって、原材料又は添加物に同一の特定原材料等が含まれているものにあっては、そのうちのいずれかに特定原材料等を含む旨又は由来する旨を表示すれば、それ以外の原材料又は添加物については、特定原材料等を含む旨又は由来する旨を省略することができる。
　ただし、その一方で、抗原性が認められない

とまではいえないが、一般的にアレルゲンが含まれていても摂取可能といわれている食品がある。例えば、醤油の原材料に使用される小麦は、醤油を作る過程で小麦のタンパク質が分解されるため抗原性が低いといわれているが、現時点においては明確な科学的知見がないため特定原材料等の表示が必要である。このような食品について、今後、国として調査研究を行い、科学的知見が得られた場合には、その食品が原材料として含まれる食品には、例えば、繰り返しになるアレルゲンの省略を不可とするなど、食物アレルギー患者の選択の判断に寄与する見直しを行うこととする。

② 代替表記等

特定原材料等と具体的な表示方法が異なるが、特定原材料等の表示と同一のものであると認められるものとして別表3に掲げる表示を行う場合にあっては、当該表示をもって特定原材料等の表示に代えることができる（以下「代替表記」という。）。例えば、「玉子」や「たまご」の表示をもって、「卵を含む」の表示を省略することができる。

また、原材料名又は添加物名に特定原材料等又は代替表記を含む場合は、特定原材料等を使った食品であることが理解できるものとして別表3に掲げる表示を行えば、当該表示をもって特定原材料等の表示に代えることができる（以下「拡大表記」という。）。なお、この拡大表記については、別表3に掲げる表示は表記例である。

(3) その他の表示方法

特定原材料等を表示するに当たっては、原則、個々の原材料又は添加物の表示の直後に特定原材料等を含む旨又は由来する旨を表示することとしたが、個別表示によりがたい場合や個別表示がなじまない場合などは、一括表示も可能とする。

一括表示をする場合は、特定原材料等そのものが原材料として表示されている場合や、代替表記等で表示されているものも含め、当該食品に含まれる全ての特定原材料等について、原材料欄の最後（原材料と添加物を事項欄を設けて区分している場合は、それぞれ原材料欄の最後と添加物欄の最後）に「（一部に○○・○○・…を含む）」と表示すること。

なお、個別表示と一括表示を組み合わせて使用することはできない。

(4) 表示が免除される場合

① 特定原材料を原材料として含む食品であっても、抗原性が認められないものにあっては、表示義務が免除される。ここでいう「抗原性が認められない」とは、アレルギー誘発性が認められないことであり、具体的には、精製が完全な乳清等が挙げられるが、その他の食品についても、今後とも、知見を積み重ねていくものである。

② 特定原材料に由来する添加物であっても、抗原性試験等により抗原性が認められないと判断できる場合には、表示義務が免除される。ここでいう抗原性試験とは、食品添加物の審査に用いられている「食品添加物の指定及び使用基準改正に関する指針」（平成8年3月22日衛化第29号厚生省生活衛生局長通知）に基づくものである。

③ 特定原材料に由来する香料に関しては、実際に食物アレルギーを引き起こしたという知見が乏しいため、現時点では特定原材料を含む旨の表示を義務付けてはいない。しかしながら、香気成分以外に特定原材料を原材料として製造された副剤を使用している場合等は、当該副剤については表示する必要がある。

④ 特定原材料を原材料とするアルコール類については、その反応が特定原材料の抗原性によるものかアルコールの作用によるものかを判断することは極めて困難であり、現時点では特定原材料を含む旨の表示を義務付けてはいない。

(5) コンタミネーション

原材料として特定原材料等を使用していない食品を製造等する場合であっても、製造工程上の問題等によりコンタミネーションが発生することが指摘されている。これが原因となりアレルギー疾患を有する者に健康危害が発生するおそれが懸念されている現状を踏まえ、他の製品の原材料中の特定原材料等が製造ライン上で混入しないよう当該製造ラインを十分に洗浄する、特定原材料等を含まない食品から順に製造する、又は可能な限り専用器具を使用するなど、製造者等がコンタミネーションを防止するための対策の実施を徹底すべきである。

また、これらのコンタミネーション防止対策の徹底を図ってもなおコンタミネーションの可能性が排除できない場合については、アレルギー疾患を有する者に対する注意喚起表記を推奨するものである。

(6) その他留意事項
① 食物アレルギーは、ごく微量のアレルゲンによって引き起こされることがあるため、特定原材料を含む食品にあっては、原材料としての使用の意図にかかわらず、原則、当該特定原材料を含む旨を表示する必要がある。

② 特定原材料等に関して「入っているかもしれない」等の可能性表示は認められないこと。原材料表示欄の外であっても、同様である。

③ 「穀類（小麦、大豆）」又は「小麦、大豆」を単に「穀類」とのみ表示するように、大分類で表示することは認められない。ただし、網で無分別に捕獲したものをそのまま原材料とし用いるため、どの種類の魚介類が入っているか把握できないという製造工程上の理由から、「たんぱく加水分解物（魚介類）」、「魚醤（魚介類）」、「魚醤パウダー（魚介類）」、「魚肉すり身（魚介類）」、「魚油（魚介類）」、「魚介エキス（魚介類）」の6つに限り、例外的に認めることとする。

④ 加工助剤及びキャリーオーバーなど、添加物の表示が免除されているものであっても、特定原材料については、表示する必要がある。特定原材料に準ずるものについても、可能な限り表示に努めること。

⑤ 特定原材料等のうち、高価なもの（あわび、まつたけ等）が含まれる加工食品については、特定原材料等がごく微量しか含有されていないにもかかわらず、あたかも多く含まれるかのような表示が行われると消費者に誤認を生じさせるおそれがあることから、表示に当たっては、例えば「あわびエキス含有」など、含有量、形態等に着目した表示を行うこと。

⑥ 特定原材料に準ずるものについては、表示が義務付けられておらず、その表示を欠く場合、アレルギー疾患を有する者は当該食品が「特定原材料に準ずるものを使用していない」又は「特定原材料に準ずるものを使用しているが、表示がされていない」のいずれであるかを正確に判断することができず、食品選択の可能性が狭められているとの指摘がなされている。このため、「特定原材料に準ずるものを含むであろう」とアレルギー疾患を有する者が社会通念に照らし認識する食品については、当該特定原材料に準ずるものを使用せずに当該食品を製造等した場合、当該特定原材料に準ずるものを使用していない旨を表示することが制度の本旨から望ましい。なお、特定原材料に準ずるものを「使用していない」旨の表示は、「含んでいない」ことを必ずしも意味するのでなく、特定原材料に準ずるものの使用の有無について表示者が適切に確認したことを意味するものである。

また、いわゆる一括表示枠外での表示やウェブサイト等を活用して、特定原材料に準ずるものについても表示対象としているか否か、情報提供を行うことも有用である。

なお、特定原材料についても、特定原材料に準ずるものと同様に取り扱われたい。

⑦ 原材料表示のうち、特定原材料等に係る表示の視認性を高め、アレルギー疾患を有する者が適切に判断できるようにする方策として、優良誤認表示に当たらないよう配慮しつつ、製造者等がそれらの表示の文字の色や大きさ等を変えたり、いわゆる一括表示枠外に別途強調表示する等の任意的な取組を容認する。

⑧ 対面販売や外食産業に係る事業者によって販売される食品は、特定原材料の表示義務を課すものではないが、品書き、メニュー等を通じ、アレルギー疾患を有する者に対する情報提供を充実させるため、正しい知識・理解に基づく、事業者の規模・業態等に応じた、アレルゲン情報の自主的な情報提供の促進を進めることが望ましい。

⑨ 特定原材料等の品目については、継続的に実態調査・科学的研究を行っており、新たな知見や報告により、再検討していく予定である。

第2 食品関連事業者等が留意すべき事項
1 製造記録等の保管に関する留意事項
(1) 特定原材料を原材料として含むか否かの検証は、書面により行うこととなるので、製造記録等を適切に保管する必要がある。
(2) 特定原材料については、加工助剤及びキャリーオーバーについても最終製品まで表示する必要があることから、製品に微量に含まれる特定原材料についても確認し、記録を保管する必要がある。

2 アレルゲンに関する情報提供について留意すべき事項
特定原材料等についてのみでなく、特定原材料等以外の原材料についても、以下に掲げる例により、電話等による問合せへの対応やウェブページ等による情報提供を行うことが望ましい。

(1) 各食品に原材料の内容を出来る限り詳細に表示し、特定原材料については、特に別枠を設けるなどして、消費者に対し、次に掲げるような注意喚起を行うこと。

① 食品名欄には個別の分かりやすい表示を行い、販売している多くの類似商品のうち具体的にどの商品に関する原材料表示であるかが容易に判別できるようにすること。

② 表示可能面積の制約等により、繰り返しになるアレルゲンの省略規定を採用している場合は、別途の情報提供において、正確に全ての特定原材料の情報提供をすること。

③ 特定原材料等について、これが微量でも含まれる可能性のあるものも含めて可能な限り把握し、情報提供すること。

④ 情報提供をウェブサイト等において行う場合は、各ページの分かりやすい部分に、表示内容についての問合せに対応できる部署又は担当者の名前、住所、電話番号、Ｅメールアドレス等を記載すること。

⑤ 企業秘密に該当する場合であっても、特定原材料を含む旨は表示する必要があること。しかしながら、他の原材料の詳細について情報提供ができない場合は、表示を行っているほかにも原材料を用いている旨を記載し、アレルギーに関する問合せ先等を記載することにより、個別に情報提供に応じること。

(2) その他、消費者等から特定原材料等及びその他の製品に使用した原材料について問合せがあった際は、速やかに回答できるよう体制を整えるよう努めること。

第3 アレルゲンを含む食品の検査に関する事項

アレルゲンを含む食品の検査方法については、別添の「アレルゲンを含む食品の検査方法」に基づき実施すること。

なお、アレルゲンを含む食品の検査方法については、その検査技術の進歩に対応し、順次見直しを行っていくこととしているので、御留意願いたい。

食品表示基準について（抜粋）

別表1

特定原材料等の範囲

特定原材料等	分類番号(1)	分類番号(2)	大分類	中分類	小分類
えび	71	3311	えび類	くるまえび類	くるまえび
	71	3312	〃	〃	ふとみぞえび
	71	3313	〃	〃	くまえび
	71	3314	〃	〃	たいしょうえび
	71	3319	〃	〃	その他のくるまえび類
	71	3321	〃	しばえび類	よしえび
	71	3322	〃	〃	しばえび
	71	3323	〃	〃	あかえび
	71	3324	〃	〃	とらえび
	71	3329	〃	〃	その他のしばえび類
	71	3331	〃	さくらえび類	さくらえび
	71	3339	〃	〃	その他のさくらえび類
	71	3341	〃	てながえび類	てながえび
	71	3342	〃	〃	すじえび
	71	3349	〃	〃	その他のてながえび類
	71	3351	〃	小えび類	ほっかいえび
	71	3352	〃	〃	てっぽうえび
	71	3353	〃	〃	ほっこくあかえび
	71	3359	〃	〃	その他の小えび類
	71	339	〃	その他のえび類	
	71	3411	〃	いせえび類	いせえび
	71	3412	〃	〃	はこえび
	71	3419	〃	〃	その他のいせえび類
	71	342	〃	うちわえび類	
	71	343	〃	ざりがに類	
かに	71	3511	かに類	いばらがに類	たらばがに
	71	3512	〃	〃	はなさきがに
	71	3513	〃	〃	あぶらがに
	71	3521	〃	くもがに類	ずわいがに
	71	3522	〃	〃	たかあしがに
	71	3531	〃	わたりがに類	がざみ
	71	3532	〃	〃	いしがに
	71	3533	〃	〃	ひらつめがに
	71	3539	〃	〃	その他のわたりがに類
	71	3541	〃	くりがに類	おおくりがに（けがに）
	71	3542	〃	〃	くりがに
	71	359	〃	その他のかに類	
卵	70	31	食用鳥卵	鶏卵	
	70	32	〃	あひるの卵	
	70	33	〃	うずらの卵	
	70	39	〃	その他の食用鳥卵	
	73	3111	鶏卵の加工製品	液鶏卵	全液鶏卵
	73	3112	〃	〃	卵白液鶏卵
	73	3113	〃	〃	全黄液鶏卵
	73	3121	〃	粉末鶏卵	全粉鶏卵
	73	3122	〃	〃	卵白粉鶏卵
	73	3124	〃	〃	卵黄粉鶏卵
	73	313	〃	鶏卵加工冷凍食品	
	73	319	〃	その他の鶏卵加工製品	
	73	391	その他の加工卵製品	あひるの卵の加工製品	
	73	392	〃	うずらの卵の加工製品	
	73	399	〃	他に分類されない加工卵製品	

特定原材料等	分類番号(1)	分類番号(2)	大分類	中分類	小分類
小麦	69	2311	小麦	国内産小麦	普通小麦
	69	2312	〃	〃	強力小麦
	69	2321	〃	外国産小麦	普通小麦
	69	2322	〃	〃	準強力小麦
	69	2323	〃	〃	強力小麦
	69	2324	〃	〃	デュラム小麦
	69	521	小麦粉	強力小麦粉	
	69	522	〃	準強力小麦粉	
	69	523	〃	薄力小麦粉	
	69	524	〃	普通小麦粉	
	69	525	〃	デュラムセモリナ	
	69	5291	〃	その他の小麦粉	特殊小麦粉
	69	5299	〃	〃	他に分類されない小麦粉
そば	69	532	そば粉		
落花生	69	4811	落花生	大粒落花生	大粒落花生さやみ
	69	4812	〃	〃	大粒落花生むきみ
	69	4821	〃	小粒落花生	小粒落花生さやみ
	69	4822	〃	〃	小粒落花生むきみ
	69	489	〃	その他の落花生	
あわび	71	271	あわび類	あわび	
いか	71	311	いか類	ほたるいか類	
	71	312	〃	するめいか類	
	71	3131	〃	やりいか類	やりいか
	71	3132	〃	〃	けんさきいか
	71	3133	〃	〃	あおりいか
	71	3139	〃	〃	その他のやりいか類
	71	3141	〃	こういか類	はりいか
	71	3142	〃	〃	しりやけいか（まいか）
	71	3143	〃	〃	もんごういか
	71	3149	〃	〃	その他のこういか類
	71	3191	〃	その他のいか類	みみいか
	71	3192	〃	〃	ひめいか
	71	3193	〃	〃	つめいか
	71	3199	〃	〃	他に分類されないいか類
いくら	74	1496	塩蔵魚介類	その他の塩蔵魚介類	すじこ
	74	1497	〃	〃	いくら
オレンジ	69	8125	かんきつ類	中晩かん	ネーブルオレンジ
	69	8126	〃	〃	バレンシアオレンジ
カシューナッツ	69	8594	穀果類	その他の穀果類	カシューナッツ
キウイフルーツ	69	866	熱帯性及び亜熱帯性果実（別掲を除く。）	キウイフルーツ	
牛肉	70	111	牛肉	成牛肉	
	70	112	〃	子牛肉	
	70	113	〃	牛のくず肉	
くるみ	69	8591	殻果類	その他の殻果類	くるみ
ごま	03	22	油脂用種実、油脂用堅実及び油脂用種核	ごま	
さけ サケ科のサケ属、サルモ属に属するもので、陸封性を除く。	71	121	さく河性さけ・ます類	しろざけ	
	71	122	〃	べにざけ	
	71	123	〃	ぎんざけ	
	71	124	〃	ますのすけ	
	71	125	〃	さくらます	
	71	126	〃	からふとます	
	71	129	〃	その他のさく河性さけ・ます類	
さば	71	1441	かつお・まぐろ・さば類	さば類	まさば
	71	1442	〃	〃	ごまさば

食品表示基準について（抜粋）

特定原材料等	分類番号(1)	分類番号(2)	大分類	中分類	小分類
大豆	69	4111	大豆	国内産普通大豆	大粒大豆
	69	4112	〃	〃	中粒大豆
	69	4113	〃	〃	小粒大豆
	69	4114	〃	〃	極小粒大豆
	69	4119	〃	〃	その他の国内産普通大豆
	69	4121	〃	外国産普通大豆	大粒大豆
	69	4122	〃	〃	中粒大豆
	69	4123	〃	〃	小粒大豆
	69	4124	〃	〃	極小粒大豆
	69	4129	〃	〃	その他の外国産普通大豆
	69	7316	果菜類	えだまめ	
	69	72351	葉茎菜類	もやし	大豆もやし
	69	72359	〃	〃	その他のもやし
鶏肉	70	1711	家きん肉	鶏肉	成鶏肉
	70	1712	〃	〃	ブロイラー
バナナ	69	862	熱帯性及び亜熱帯性果実（別掲を除く。）	バナナ	
豚肉	70	121	豚肉及びいのしし肉	豚肉	
	70	123	〃	豚のくず肉	
まつたけ	69	762	きのこ類	まつたけ	
もも	69	8311	核果類	もも	砂子早生
	69	8312	〃	〃	倉方早生
	69	8313	〃	〃	大久保
	69	8314	〃	〃	白鳳
	69	8315	〃	〃	白桃
	69	8316	〃	〃	缶桃種
	69	8319	〃	〃	その他のもも
やまいも	69	71111	根菜類	やまのいも	ながいも
	69	71112	〃	〃	やまといも
	69	71119	〃	〃	その他のやまのいも
りんご	69	82101	仁果類（かんきつ類を除く。）	りんご	祝
	69	82102	〃	〃	つがる
	69	82103	〃	〃	王林
	69	82104	〃	〃	ゴールデンデリシャス
	69	82105	〃	〃	スターキングデリシャス
	69	82106	〃	〃	デリシャス
	69	82107	〃	〃	紅玉
	69	82108	〃	〃	国光
	69	82111	〃	〃	ジョナゴールド
	69	82112	〃	〃	ふじ
	69	82113	〃	〃	陸奥
	69	82114	〃	〃	世界一
	69	82199	〃	〃	その他のりんご

特定原材料等	分類番号(1)	分類番号(2)	大分類	中分類	小分類
※分類番号が無いものの分類					
乳 分類は食品衛生法乳等省令に準じる牛乳及びチーズを含む			乳	生乳	
			〃	牛乳	
			〃	特別牛乳	
			〃	成分調整牛乳	
			〃	低脂肪牛乳	
			〃	無脂肪牛乳	
			〃	加工乳	
			乳製品	クリーム(乳製品)	
			〃	バター	
			〃	バターオイル	
			〃	チーズ	ナチュラルチーズ
			〃	〃	プロセスチーズ
			〃	濃縮ホエイ(乳製品)	
			〃	アイスクリーム類	アイスクリーム
			〃	〃	アイスミルク
			〃	〃	ラクトアイス
			〃	濃縮乳	
			〃	脱脂濃縮乳	
			〃	無糖練乳	
			〃	無糖脱脂練乳	
			〃	加糖練乳	
			〃	加糖脱脂練乳	
			〃	全粉乳	
			〃	脱脂粉乳	
			〃	クリームパウダー(乳製品)	
			〃	ホエイパウダー(乳製品)	
			〃	たん白質濃縮ホエイパウダー(乳製品)	
			〃	バターミルクパウダー	
			〃	加糖粉乳	
			〃	調製粉乳	
			〃	発酵乳	
			〃	乳酸菌飲料	
			〃	乳飲料	
			乳又は乳製品を主原料とする食品		
ゼラチン					

別表2

特定原材料等由来の添加物についての表示例

1　特定原材料

特定原材料の名称	区分	添加物名	特定原材料の表示	備考
えび かに	既存添加物	キチン	キチン(かに由来)	ただし、えびを原料とする場合は(えび由来)
		キトサン	キトサン(かに由来)	
		グルコサミン	グルコサミン(かに由来)	
小麦	指定添加物	アセチル化アジピン酸架橋デンプン	アセチル化アジピン酸架橋デンプン(小麦由来)	ただし、原材料が小麦の場合 いずれも「加工デンプン(小麦由来)」も可
		アセチル化酸化デンプン	アセチル化酸化デンプン(小麦由来)	
		アセチル化リン酸架橋デンプン	アセチル化リン酸架橋デンプン(小麦由来)	
		オクテニルコハク酸デンプンナトリウム	オクテニルコハク酸デンプンナトリウム(小麦由来) オクテニルコハク酸デンプンNa(小麦由来)	
		酢酸デンプン	酢酸デンプン(小麦由来)	
		酸化デンプン	酸化デンプン(小麦由来)	
		デンプングリコール酸ナトリウム	デンプングリコール酸ナトリウム(小麦由来) デンプングリコール酸Na(小麦由来)	
		ヒドロキシプロピル化リン酸架橋デンプン	ヒドロキシプロピル化リン酸架橋デンプン(小麦由来)	
		ヒドロキシプロピルデンプン	ヒドロキシプロピルデンプン(小麦由来)	
		リン酸架橋デンプン	リン酸架橋デンプン(小麦由来)	
		リン酸化デンプン	リン酸化デンプン(小麦由来)	
		リン酸モノエステル化リン酸架橋デンプン	リン酸モノエステル化リン酸架橋デンプン(小麦由来)	
	既存添加物	β－アミラーゼ	酵素(小麦由来)	失活している場合は物質名が表示されないため、「一部に小麦を含む」と表示
		カルボキシペプチダーゼ	酵素(小麦由来)	
		スフィンゴ脂質	スフィンゴ脂質(小麦由来)	ただし、原材料が小麦の場合
	一般飲食物添加物	グルテン	グルテン(小麦由来)	
		コムギ抽出物	コムギ抽出物	名称に「小麦」があるので、特定原材料等の表示不要
そば	既存添加物	ソバ柄灰抽出物	植物灰抽出物	燃焼するのでアレルゲンは含まないと考えられる。
		クエルセチン	クエルセチン(そば由来) ケルセチン(そば由来) ルチン分解物(そば由来)	ただし、原材料がそばの場合。(現在はエンジュを基原としたもののみが流通)
		酵素処理イソクエルシトリン	酵素処理イソクエルシトリン(そば由来) 糖転移イソクエルシトリン(そば由来) 酵素処理ルチン(そば由来)	
		酵素処理ルチン(抽出物)	酵素処理ルチン(抽出物)(そば由来) 糖転移ルチン(抽出物)(そば由来) 酵素処理ルチン(そば由来) 糖転移ルチン(そば由来)	
		ルチン(抽出物)(ソバ全草抽出物)	ルチン(抽出物)(そば由来) ソバ全草抽出物(そば由来)	

特定原材料の名称	区分	添加物名	特定原材料の表示	備考
			フラボノイド(そば由来)	
			ルチン(そば由来)	
卵	既存添加物	酵素処理レシチン	酵素処理レシチン(卵由来)	
			レシチン(卵由来)	
			乳化剤(卵由来)	
		酵素分解レシチン	酵素分解レシチン(卵由来)	
			レシチン(卵由来)	
			乳化剤(卵由来)	
		焼成カルシウム(卵殻焼成カルシウム)	卵殻焼成カルシウム	焼成しており、アレルゲンは含まないと考えられる。
		分別レシチン	分別レシチン(卵由来)	
			レシチン(卵由来)	
			レシチン分別物(卵由来)	
			乳化剤(卵由来)	
		未焼成カルシウム(卵殻未焼成カルシウム)	卵殻未焼成カルシウム	名称に「卵」があるので、特定原材料等の表示不要
			卵殻Ca	
			卵殻カルシウム	
			未焼成カルシウム(卵由来)	
			未焼成Ca(卵由来)	
		卵黄レシチン	レシチン(卵由来)	
			卵黄レシチン	
			乳化剤(卵由来)	
		リゾチーム	リゾチーム(卵由来)	
			卵白リゾチーム	
			酵素(卵由来)	
乳及び乳製品	指定添加物	カゼインナトリウム	カゼインNa(乳由来)	
			カゼインナトリウム(乳由来)	
	既存添加物	焼成カルシウム(乳清焼成カルシウム)	乳清焼成カルシウム	焼成しており、アレルゲンは含まないと考えられる。
		ラクトパーオキシダーゼ	酵素(乳由来)	失活している場合は物質名が表示されないため、「一部に乳成分を含む」と表示
		ラクトフェリン濃縮物	ラクトフェリン(乳由来)	
	一般飲食物添加物	カゼイン	カゼイン(乳由来)	
落花生	―	―	―	―

2 特定原材料に準ずるもの

特定原材料に準ずるものの名称	区分	添加物名	特定原材料に準ずるものの表示	備考
あわび	—	—	—	—
いか	既存添加物	タウリン(抽出物)	調味料(アミノ酸:いか由来)	
	一般飲食物添加物	イカスミ色素	イカスミ色素 イカ墨	名称に「イカ」があるので、特定原材料等の表示不要
いくら	—	—	—	—
オレンジ	指定添加物	メチルヘスペリジン	メチルヘスペリジン(オレンジ由来) 溶性ビタミンP(オレンジ由来) ヘスペリジン(オレンジ由来) ビタミンP(オレンジ由来) V.P(オレンジ由来)	ただし、オレンジ以外の柑橘を基原としたものは特定原材料等の表示不要
	既存添加物	酵素処理ヘスペリジン	糖転移ヘスペリジン(オレンジ由来) ヘスペリジン(オレンジ由来)	ただし、オレンジ以外の柑橘を基原としたものは特定原材料等の表示不要
		ヘスペリジン	ヘスペリジン(オレンジ由来) ビタミンP(オレンジ由来)	
		ペクチン	ペクチン(オレンジ由来)	
		ペクチン分解物	ペクチン分解物(オレンジ由来)	
	一般飲食物添加物	オレンジ果汁	オレンジ果汁 オレンジジュース	名称に「オレンジ」があるので、特定原材料等の表示不要
カシューナッツ	—	—	—	—
キウイフルーツ	既存添加物	アクチニジン	酵素(キウイ由来)	失活している場合は物質名が表示されないため、「一部にキウイを含む」等と表示
牛肉	指定添加物	L-アスコルビン酸ステアリン酸エステル	特定原材料等の表示不要	ステアリン酸、パルミチン酸は蒸留・精製されているため、アレルゲンの存在はないと考えられる。
		L-アスコルビン酸パルミチン酸エステル	特定原材料等の表示不要	
		ビタミンA脂肪酸エステル	特定原材料等の表示不要	脂肪酸(ステアリン酸、パルミチン酸)は蒸留・精製されているため、アレルゲンの存在はないと考えられる。 ビタミンA脂肪酸エステルは酢酸エステル又はパルミチン酸エステルが主体
		グリセリン	大豆の項参照	大豆の項参照
		グリセリン脂肪酸エステル		
		プロピレングリコール脂肪酸エステル		
		ショ糖脂肪酸エステル	特定原材料等の表示不要	ステアリン酸、パルミチン酸は蒸留・精製されているため、アレルゲンの存在はないと考えられる。
		ステアロイル乳酸カルシウム	特定原材料等の表示不要	ステアリン酸は上記のとおり 乳酸は特定原材料を使用しない。カルシウムは水酸化カルシウム又は酸化カルシウムを使用
		ソルビタン脂肪酸エステル	特定原材料等の表示不要	ステアリン酸、パルミチン酸は蒸留・精製されているため、アレルゲンの存在はないと考えられる。

特定原材料に準ずるものの名称	区分	添加物名	特定原材料に準ずるものの表示	備考
	既存添加物	高級脂肪酸	特定原材料等の表示不要	蒸留、精製されるので、アレルゲンは含まないと考えられる。
		胆汁末	胆汁末(牛由来) コール酸(牛由来) デソキシコール酸(牛由来) 乳化剤(牛由来)	ただし、豚の場合は(豚由来)と記載 真皮層を含まない内臓由来のものは特定原材料等の表示不要
		フェリチン	フェリチン(牛由来) 鉄たん白(牛由来) 鉄たん白質(牛由来)	真皮層を含まない内臓由来のものは特定原材料等の表示不要
		ヘム鉄	ヘム鉄(牛由来)	
		リパーゼ	酵素(牛由来)	失活している場合は物質名が表示されないため、「一部に牛肉を含む」と表示
		レンネット	酵素(牛由来)	ただし真皮層を含まない内臓由来のものは特定原材料等の表示不要
	一般飲食物添加物	コラーゲン	コラーゲン(牛由来)	
くるみ	—	—	—	—
ごま	既存添加物	ゴマ油不けん化物	ゴマ油不けん化物(ごま由来) ゴマ油抽出物(ごま由来)	
		ゴマ柄灰抽出物	特定原材料等表示不要	燃焼するのでアレルゲンは含まないと考えられる。
		d-α-トコフェロール	ビタミンE 抽出ビタミンE	分子蒸留したものはアレルゲンが除去されていると考えられるので特定原材料等の表示不要 ただし、大豆油等で希釈したものは添加物表示に(大豆由来)等の表示が必要
		d-γ-トコフェロール	d-α-トコフェロールに同じ	
		d-δ-トコフェロール	d-α-トコフェロールに同じ	
		ミックストコフェロール	分子蒸留したままのもの:特定原材料等の表示不要	
さけ	既存添加物	しらこたん白抽出物	しらこたん白(さけ由来) プロタミン(さけ由来)	ただし、原料がさけの場合のみ
さば	—	—	—	—
大豆	指定添加物	グリセリン	特定原材料等の表示不要	蒸留、精製されるので、アレルゲンは含まないと考えられる。
		グリセリン脂肪酸エステル	蒸留物:特定原材料等の表示不要 未蒸留物:グリセリン脂肪酸エステル(大豆由来) グリセリンエステル(大豆由来) 乳化剤(大豆由来)	蒸留物はアレルゲンは含まないと考えられる。
		プロピレングリコール脂肪酸エステル	特定原材料等の表示不要	反応に用いる「脂肪酸」は蒸留・精製されているので、アレルゲンは含まないと考えられる。
		ステアロイル乳酸カルシウム	特定原材料等の表示不要	
		ソルビタン脂肪酸エステル	特定原材料等の表示不要	
	既存添加物	β-アミラーゼ	酵素(大豆由来)	失活している場合は物質名が表示されないため、「一部に大豆を含む」と表示
		高級脂肪酸	牛肉の項参照	牛肉の項参照

食品表示基準について（抜粋）

特定原材料に準ずるものの名称	区分	添加物名	特定原材料に準ずるものの表示	備考
		酵素処理レシチン	酵素処理レシチン(大豆由来) レシチン(大豆由来) 乳化剤(大豆由来)	
		酵素分解レシチン	レシチン(大豆由来) 乳化剤(大豆由来)	
		植物性ステロール	植物性ステロール(大豆由来) ステロール(大豆由来) 乳化剤(大豆由来)	
		植物レシチン	植物レシチン(大豆由来) レシチン(大豆由来) 乳化剤(大豆由来)	
		ダイズサポニン	サポニン(大豆由来) ダイズサポニン	名称に「ダイズ」があるので、特定原材料等の表示不要
		d-α-トコフェロール	ビタミンE 抽出ビタミンE	分子蒸留したものはアレルゲンが除去されていると考えられるので特定原材料等の表示不要ただし、大豆油等で希釈したものは添加物表示に(大豆由来)等の表示が必要
		d-γ-トコフェロール	d-α-トコフェロールに同じ	
		d-δ-トコフェロール	d-α-トコフェロールに同じ	
		ばい煎ダイズ抽出物	焙煎ダイズ抽出物	名称に「ダイズ」があるので、特定原材料等の表示不要
		パーオキシダーゼ	酵素(大豆由来)	失活している場合は物質名が表示されないため、「一部に大豆を含む」と表示
		分別レシチン	分別レシチン(大豆由来) レシチン分別物(大豆由来) レシチン(大豆由来) 乳化剤(大豆由来)	
		ホスホリパーゼ	酵素(大豆由来)	失活している場合は物質名が表示されないため、「一部に大豆を含む」と表示
		ミックストコフェロール	分子蒸留したままのもの:特定原材料等の表示不要	分子蒸留したものはアレルゲンが除去されていると考えられるので特定原材料等の表示不要ただし、大豆油等で希釈したものは添加物表示に(大豆由来)等の表示が必要
		リポキシゲナーゼ	酵素(大豆由来)	失活している場合は物質名が表示されないため、「一部に大豆を含む」と表示
	一般飲食物添加物	ダイズ多糖類	ダイズ多糖類 ダイズヘミセルロース	名称に「ダイズ」があるので、特定原材料等の表示不要
鶏肉	既存添加物	ヒアルロン酸	ムコ多糖(鶏由来)	
バナナ	—	—	—	—
豚肉	指定添加物	グリセリン グリセリン脂肪酸エステル プロピレングリコール脂肪酸エステル	牛肉の項参照	牛肉の項参照

特定原材料に準ずるものの名称	区分	添加物名	特定原材料に準ずるものの表示	備考
	既存添加物	カタラーゼ	酵素(豚由来)	失活している場合は物質名が表示されないため、「一部に豚肉を含む」と表示 ただし真皮層を含まない内臓由来のものは特定原材料等の表示不要
		高級脂肪酸	牛肉の項参照	牛肉の項参照
		パンクレアチン	酵素(豚由来)	失活している場合は物質名が表示されないため、「一部に豚肉を含む」と表示 ただし真皮層を含まない内臓由来のものは特定原材料等の表示不要
		ヘム鉄	ヘム鉄(豚由来)	牛の場合は(牛由来)と表示
		ホスホリパーゼ	酵素(豚由来)	失活している場合は物質名が表示されないため、「一部に豚肉を含む」と表示 ただし真皮層を含まない内臓由来のものは特定原材料等の表示不要
	一般飲食物添加物	コラーゲン	コラーゲン(豚由来)	
まつたけ	―	―	―	―
もも	―	―	―	―
やまいも	―	―	―	―
りんご	既存添加物	酵素分解リンゴ抽出物	リンゴ抽出物 リンゴエキス	名称に「リンゴ」があるので、特定原材料等の表示不要
		ペクチン	ペクチン(リンゴ由来)	ただし、原料がりんごの場合のみ
		ペクチン分解物	ペクチン分解物(リンゴ由来)	

(注)
1. 上記リストは代表的な添加物の表示事例としてまとめたものです。
2. 加工助剤、キャリーオーバーに該当する場合で添加物名を省略する場合であっても特定原材料等の表示は必要であるため、一括表示等を行う。
3. 用途名併記の場合の特定原材料等の表記は、物質名と特定原材料等の間を「:」で区切る。
   例)増粘剤(ペクチン:リンゴ由来)
4. 一括名併記の調味料の場合も、( )内での特定原材料は「:」で区切る。例)調味料(アミノ酸:いか由来)
5. その他の特定原材料等を起源とした添加物に関しては、上記リストに準じて表記することにします。

別表3

特定原材料等の代替表記等方法リスト

1　特定原材料

特定原材料（食品表示基準で定められた品目）	代替表記 表記方法や言葉が違うが、特定原材料と同一であるということが理解できる表記	拡大表記（表記例） 特定原材料名又は代替表記を含んでいるため、これらを用いた食品であると理解できる表記例
えび	海老 エビ	えび天ぷら サクラエビ
かに	蟹 カニ	上海がに　　　カニシューマイ マツバガニ
小麦	こむぎ コムギ	小麦粉 こむぎ胚芽
そば	ソバ	そばがき　　　そば粉
卵	玉子 たまご タマゴ エッグ 鶏卵 あひる卵 うずら卵	厚焼玉子 ハムエッグ
乳	ミルク バター バターオイル チーズ アイスクリーム	アイスミルク　　生乳 ガーリックバター　牛乳 プロセスチーズ　　濃縮乳 乳糖　　　　　加糖れん乳 乳たんぱく　　調製粉乳
落花生	ピーナッツ	ピーナッツバター ピーナッツクリーム

※「卵」について、「卵白」及び「卵黄」については、特定原材料名（卵）を含んでいるが、事故防止の観点から、拡大表記として含む旨の表示を省略することは不可とする。

2　特定原材料に準ずるもの

通知で定められた品目	代替表記 表記方法や言葉が違うが、特定原材料に準ずるものと同一であるということが理解できる表記		拡大表記（表記例） 特定原材料に準ずるものの名称又は代替表記を含んでいるため、これらを用いた食品であると理解できる表記例	
あわび	アワビ		煮あわび	
いか	イカ		いかフライ	イカ墨
いくら	イクラ スジコ	すじこ	いくら醤油漬け	塩すじこ
オレンジ			オレンジソース	オレンジジュース
カシューナッツ				
キウイフルーツ	キウイ キーウィー キウィ	キウィー キーウィ	キウイジャム キーウィージャム	キウイソース キーウィーソース
牛肉	牛 ぎゅうにく 牛にく	ビーフ ぎゅう肉	牛すじ ビーフコロッケ	牛脂
くるみ	クルミ		くるみパン	くるみケーキ
ごま	ゴマ	胡麻	ごま油 すりゴマ ゴマペースト	練りごま 切り胡麻
さけ	鮭 サーモン シャケ	サケ しゃけ	鮭フレーク 紅しゃけ	スモークサーモン 焼鮭
さば	鯖	サバ	さば節	さば寿司
大豆	だいず	ダイズ	大豆煮 大豆油	大豆たんぱく 脱脂大豆
鶏肉	とりにく 鳥肉 鳥 チキン	とり肉 鶏 とり	焼き鳥 鶏レバー チキンスープ	ローストチキン チキンブイヨン 鶏ガラスープ
バナナ	ばなな		バナナジュース	
豚肉	ぶたにく ぶた肉 ポーク	豚にく 豚	ポークウインナー 豚ミンチ	豚生姜焼
まつたけ	松茸	マツタケ	焼きまつたけ	まつたけ土瓶蒸し
もも	モモ ピーチ	桃	もも果汁 白桃	黄桃 ピーチペースト
やまいも	山芋 山いも	ヤマイモ	千切りやまいも	
りんご	リンゴ	アップル	アップルパイ 焼きりんご	リンゴ酢 りんご飴
ゼラチン			板ゼラチン	粉ゼラチン

機能性表示食品の届出等に関するガイドライン

[制定 平成27年3月30日（消食表第141号）]
[改正 平成28年3月31日（消食表第234号）]

機能性表示食品の届出等に関するガイドライン構成

対象食品となるかの判断
- 疾病に罹患している者、未成年者、妊産婦（妊娠を計画している者を含む。）、授乳婦を対象としていない（P 2 ～）（本マニュアルでは P412～）
- 機能性関与成分が明確であり、食事摂取基準が定められた栄養素でない（P 3 ～）（本マニュアルでは P413～）
- 特別用途食品、栄養機能食品、アルコールを含有する飲料、脂質やナトリウム等の過剰摂取につながる食品でない（P 4 ～）（本マニュアルでは P413～）

安全性の根拠

以下のいずれかにより、安全性の評価を行う。
- 喫食実績により、安全性を説明できる（P 9 ～）（本マニュアルでは P416～）
- 既存情報を調査し、安全性を説明できる（P10～）（本マニュアルでは P416～）
- 安全性試験を実施し、安全性を説明できる（P14～）（本マニュアルでは P417～）

機能性関与成分の相互作用に関する評価を行う。
- 機能性関与成分と医薬品の相互作用（P15～）（本マニュアルでは P419～）
- 機能性関与成分を複数含む場合、当該成分同士の相互作用の有無（P16～）（本マニュアルでは P419～）
※相互作用が報告されている場合、届出しようとする食品を摂取しても安全な理由を説明すること。

生産・製造及び品質の管理

機能性表示食品に特化した要件は定めないが、消費者の食品の選択に資する情報として、以下の情報を説明する。（加工食品 P18～（本マニュアルでは P420～）、生鮮食品 P19～（本マニュアルでは P421～））
- 加工食品における製造施設・従業員の衛生管理体制
- 生鮮食品における生産・採取・漁獲等の衛生管理体制
- 規格外製品の出荷防止体制
- 機能性関与成分の分析方法　等

製品規格を適切に設定するとともに、製品分析を実施して適合を確認する。（P 20～）（本マニュアルでは P421～）

健康被害の情報収集体制

健康被害の情報収集体制を整えている。（P23～）（本マニュアルでは P423～）

機能性の根拠

以下のいずれかにより、表示しようとする機能性の科学的根拠が説明できる。
- 最終製品を用いた臨床試験（P25～）（本マニュアルでは P424～）
- 最終製品又は機能性関与成分に関する研究レビュー（P30～）（本マニュアルでは P426～）

表示の内容

容器包装に適正な表示が行われている。
（P36～（本マニュアルでは P429～）の他、食品表示基準、同基準に関する通知及びQ＆Aを参照のこと。）

届出（P 42～）（本マニュアルでは P432～）

機能性表示食品の届出等に関するガイドライン

I 趣旨

機能性表示食品は、安全性及び機能性に関する一定の科学的根拠に基づき、食品関連事業者（食品表示法（平成25年法律第70号）第2条第3項第一号）の責任において特定の保健の目的が期待できる旨の表示を行うものとして、消費者庁長官に届け出られたものである。ただし、機能性表示食品は、科学的根拠等について消費者庁長官による個別審査を経ないという点で、特定保健用食品とは異なる。機能性表示食品制度（以下「本制度」という。）については、食品表示法第4条第1項の規定に基づく食品表示基準（平成27年内閣府令第10号）に規定されているところであるが、本制度を消費者の自主的かつ合理的な食品選択に資するものとするためには、安全性の確保及び機能性表示を行う上での必要な科学的根拠、適正な表示による消費者への情報提供等が適切に担保されることが重要となる。

こうした観点を踏まえ、本ガイドラインは、食品関連事業者が機能性表示食品の届出を行う際の指針として、本制度の適正な運用を図ることを目的として策定するものである。なお、届出を行う際には、本ガイドラインのほか、「機能性表示食品の届出書作成に当たっての留意事項」（平成27年6月2日公表）、「機能性表示食品の広告等に関する主な留意点」（平成27年6月19日公表）、「機能性表示食品の届出書作成に当たっての確認事項」（平成27年9月30日公表）等、消費者庁から発出した文書も確認されたい。その上で、届出資料の作成に当たって確認されたい事項がある場合は、消費者庁食品表示企画課まで照会されたい。

本制度は、食品関連事業者の責任において科学的根拠を基に機能性を表示するという、従前の機能性表示制度とは全く異なる考え方に基づく制度であることから、本制度の施行の状況を勘案し、本ガイドラインの内容について検討を加え、必要があると認めるときは、その結果に基づいて必要な措置を講ずるものとする。

II 対象食品

本制度は食品全般（一部除く。）を対象とする。本ガイドラインにおいては、必要に応じて、サプリメント形状の加工食品、サプリメント形状の加工食品以外の加工食品（以下「その他加工食品」という。）、生鮮食品の3つに分けて記述する。サプリメント形状の加工食品は、本制度の運用上、天然由来の抽出物であって分画、精製、化学的反応等により本来天然に存在するものと成分割合が異なっているもの又は化学的合成品を原材料とする錠剤、カプセル剤、粉末剤、液剤等の形状である食品を指す。ただし、錠剤、粉末剤及び液剤については、社会通念上、サプリメントとして認識されずに食されているものもあることから、当該食品の一日当たりの摂取目安量に鑑み過剰摂取が通常考えにくく、健康被害の発生のおそれのない合理的な理由のある食品については、サプリメント形状の加工食品ではなく、その他加工食品として取扱ってもよいものとする。なお、カプセル剤形状の食品については、サプリメント形状の加工食品として取り扱う。

III 対象事業者

本ガイドラインは、事業規模の大小に関わりなく、機能性表示食品の届出を行う食品関連事業者（以下「届出者」という。）を対象とする。一般的には、最終製品の製造者、加工者、販売者及び輸入者のいずれかが該当すると想定されるが、生鮮食品については生産者団体等も想定される。

IV 資料作成に当たっての考え方

（I）総論

第1 機能性表示食品とは

機能性表示食品とは、食品表示基準第2条第1項第十号で示されているとおり、以下の1から4までの要件を満たしているものをいう。

1. 疾病に罹患していない者（未成年者、妊産婦（妊娠を計画している者を含む。）及び授乳婦を除く。）を対象としているものであること。

    なお、本ガイドラインにおいて、疾病に罹患していない者とは、境界域までの者をいう。例えば、診断基準で軽症以上と判定される者は該当しない。

    具体的には、
    (i) 当該疾病について広くコンセンサスの得られた診断基準が存在し、公的統計等でも当該診断基準が疾病の有無の分類に用いられている場合における当該診断基準に基づき、疾病がないと分類される者（主要な生活習慣病には、この考え方が適用できると考えられる。）
    (ii) （i）の考え方が必ずしも適用できない場合において医師（当該分野を専門とする医師が望ましい。）の判定により、疾病がないと認められた者

    が該当する。

    なお、疾病に罹患している者、未成年者、妊産婦（妊娠を計画している者を含む。）及び授乳婦が機能性表示食品を購入すること、これらの人々へ当該食品を販売することを禁じるものではない。

2. 機能性関与成分によって健康の維持及び増進に資する特定の保健の目的（疾病リスクの低減に係るものを除く。）が期待できる旨を科学的根拠に基づいて容器包装に表示しているものであること。

    なお、機能性関与成分及び科学的根拠に関する基本

的な考え方は以下のとおりである。

(1) 機能性関与成分

機能性関与成分とは、特定の保健の目的（疾病リスクの低減に係るものを除く。）に資する成分をいう。その考え方は、以下のとおりである。

① 表示しようとする機能性に係る作用機序について、in vitro 試験及び in vivo 試験、又は臨床試験により考察されているものであり、直接的又は間接的な定量確認及び定性確認が可能な成分である。

ア 作用機序については、既存情報を収集し、評価することが基本となるが、情報収集の手法は研究レビュー（システマティックレビューをいう。以下同じ。）である必要はない。ただし、既存情報で十分な情報が得られない場合は、試験を行う必要がある。

イ 定量確認及び定性確認が可能な成分の考え方としては、例えば別紙1のような例が考えられる。

② 健康増進法（平成14年法律第103号）第16条の2第1項の規定に基づき厚生労働大臣が定める食事摂取基準に基準が策定されている栄養素を含め、食品表示基準別表第9の第1欄に掲げる成分は対象外とする。なお、以下の栄養素の構成成分については、当該栄養素との作用の違い等に鑑み、対象成分となり得るものとする。

表 対象成分となり得る構成成分等

食事摂取基準に摂取基準が策定されている栄養素	対象成分となり得る左記の構成成分等（例）
たんぱく質	各種アミノ酸、各種ペプチド
n-6系脂肪酸	γ-リノレン酸、アラキドン酸
n-3系脂肪酸	α-リノレン酸、EPA（eicosapentaenoic acid）、DHA（docosahexaenoic acid）
食物繊維	難消化性デキストリン、グアーガム分解物
ビタミンA	プロビタミンA カロテノイド（β-カロテン、α-カロテン、β-クリプトキサンチン等）

(2) 科学的根拠

機能性表示食品に求められる科学的根拠の水準は、我が国の消費者の意向、科学的な観点等を十分に踏まえ、消費者の誤認を招くものではなく、消費者の自主的かつ合理的な食品選択に資するものである必要がある。

科学的根拠は、この観点から、安全性の確保及び機能性の表示に当たって本ガイドラインで示された必要な方法に基づき、説明されたものであることとする。

なお、安全性については、食経験に関する情報の評価を行うこととし、食経験の情報では安全性が十分といえない場合は、安全性試験に関する情報を評価する。さらに、機能性関与成分と医薬品との相互作用、機能性関与成分を複数含む場合については、当該成分同士の相互作用の有無を評価する。機能性については、最終製品を用いた臨床試験の実施、又は最終製品若しくは機能性関与成分に関する研究レビューにより説明する。

3．食品全般が対象であるが、以下に掲げるものではないこと。

・特別用途食品及び栄養機能食品
・アルコールを含有する飲料[※1]
・国民の栄養摂取の状況からみてその過剰な摂取が国民の健康の保持増進に影響を与えているものとして健康増進法施行規則（平成15年厚生労働省令第86号）第11条第2項で定める栄養素（脂質、飽和脂肪酸、コレステロール、糖類（単糖類又は二糖類であって、糖アルコールでないものに限る。）、ナトリウム）の過剰な摂取[※2]につながるもの

※1 本制度の趣旨に鑑み、アルコールを含有する飲料を原材料とした食品及びアルコールを含有する食品を対象とすることも望ましくない（ただし、摂取に際し、十分な加熱（煮沸等）等を前提とし、アルコールの摂取につながらないことが確実な食品（例：保存性を高めるため、酒精を添加したうどん）は除く。）。

※2 「過剰な摂取」とは、食品特性も踏まえて判断されるべきものであるが、例えば、当該食品を通常の食事に付加的に摂取すること及び同種の食品に代替して摂取することにより、上記栄養素の一日当たりの摂取量が、食事摂取基準で定められている目標量を上回ってしまう等、当該栄養素を必要以上に摂取するリスクが高くなる場合等をいう。

4．当該食品に関する表示の内容、食品関連事業者名及び連絡先等の食品関連事業者に関する基本情報、安全性及び機能性の根拠に関する情報、生産・製造及び品質の管理に関する情報、健康被害の情報収集体制その他必要な事項を販売日の60日前までに消費者庁長官に届け出たものであること。

第2 可能な機能性表示の範囲

1．保健の目的が期待できる旨の表示の範囲は、疾病に罹患していない者（未成年者、妊産婦（妊娠を計

画している者を含む。）及び授乳婦を除く。）の健康の維持及び増進に役立つ旨又は適する旨（疾病リスクの低減に係るものを除く。）を表現するものである※1~3。例えば、次に掲げるものであり、明らかに医薬品と誤認されるおそれのあるものであってはならないこととする。
① 容易に測定可能な体調の指標※4の維持に適する又は改善に役立つ旨
② 身体の生理機能、組織機能の良好な維持に適する又は改善に役立つ旨
③ 身体の状態を本人が自覚でき、一時的な体調の変化（継続的、慢性的でないもの）の改善に役立つ旨

※1 「診断」、「予防」、「治療」、「処置」等の医学的な表現は使用できない。
※2 健康の維持・増進の範囲内であれば、身体の特定の部位に言及した表現も可能である。
※3 可能な機能性表示の範囲内の例としては、特定保健用食品で認められている表現が挙げられる（疾病リスクの低減に係るものを除く。）。
※4 医学的及び栄養学的な観点から十分に評価され、広く受け入れられている評価指標を用いる。なお、主観的な指標によってのみ評価可能な機能性の表示も対象となり得るが、その指標は日本人において妥当性が得られ、かつ、学術的に広くコンセンサスが得られたものとする。

2．本制度では認められない表現例としては、以下のものが考えられる。
① 疾病の治療効果又は予防効果を暗示する表現
（例）「糖尿病の人に」、「高血圧の人に」 等
② 健康の維持及び増進の範囲を超えた、意図的な健康の増強を標榜するものと認められる表現
（例）「肉体改造」、「増毛」、「美白」 等
③ 科学的根拠に基づき説明されていない機能性に関する表現
（例）限られた免疫指標のデータを用いて身体全体の免疫に関する機能があると誤解を招く表現、*in vitro* 試験や *in vivo* 試験で説明された根拠のみに基づいた表現、抗体や補体、免疫系の細胞などが増加するといった *in vitro* 試験や *in vivo* 試験で科学的に説明されているが、生体に作用する機能が不明確な表現 等

第3 著作権法上の留意事項
機能性表示食品の届出資料を作成するに当たっては、必要のある限りにおいて他の機関や食品関連事業者が作成した論文等を利用することは差し支えないが、著作権法（昭和45年法律第48号）に抵触しないようにしなければならない。

自身が著作権を有さない著作物を利用した資料を用いて機能性表示食品の届出を考えている食品関連事業者は、著作権法を十分に理解し、著作権等の適切な処理を行った上で届出資料を作成することとする。特に著作権法第4条に定める「公表」の有無により、引用等に当たっての留意点が異なることに注意が必要である。特に重要な留意事項は以下のとおり（なお、当該留意事項は一部であり、届出に当たっては現行法令を十分に確認する。届出者の不備によって生じた著作権等知的財産に関する争いについて、消費者庁は一切の責任を負わない。）。

1．公表著作物の場合
・「引用」の範囲内（次頁に記載）であれば利用可能（著作権法第32条及び第48条）
・「引用」の範囲内であれば、著作物を翻訳して引用することも可能（著作権法第43条）
・「引用」の範囲内で著作物を利用する場合には、著作物を複製することや公衆送信すること（消費者庁のウェブサイト等に公開すること）に関して、著作権者の許諾を得ることは不要
・「引用」の範囲を超えて著作物を利用する場合は、著作権者の許諾が必要

《著作権法第32条第1項の「引用」の条件》
1．既に公表されている著作物であること
2．「公正な慣行」に合致すること
3．報道、批評、研究など引用の目的上「正当な範囲内」であること※
4．引用部分とそれ以外の部分の「主従関係」が明確であること
5．カギ括弧などにより「引用部分」が明確になっていること
6．引用を行う「必然性」があること
7．著作物の題号、著作者名などの「出所の明示」をすること

【参考】 文化庁発行「著作権テキスト～初めて学ぶ人のために～平成26年度」
(http://www.bunka.go.jp/chosakuken/text/pdf/h26_text.pdf)
※ 3．の引用目的については、あくまで例示であり、本届出を含む。

2．未公表著作物の場合（著作物の題名や著作者名のみを利用する場合等を含む。）
・原則として著作権者の許諾が必要（著作権法第18条及び第63条）。したがって、著作権者の許諾なしに、以下の行為等をすることはできない。
－臨床試験や研究レビューの論文中に引用すること。
－機能性表示食品の届出資料に利用すること。
－消費者庁や届出者のウェブサイト等で公表すること。

(Ⅱ) 安全性に係る事項

届出をしようとする食品の安全性については、食経験及び最終製品に含有する機能性関与成分と医薬品との相互作用等の観点から、届出者の責任において自ら評価するものである。具体的には、食経験の評価をまず行い、食経験に関する情報が不十分である場合には既存情報により安全性の評価を行う。食経験及び既存情報による安全性の評価でも不十分な場合には、安全性試験を実施して、安全性の評価を行う。なお、食経験に関する評価が十分である場合に既存情報による安全性の評価を行ったり、食経験及び既存情報による安全性の評価が十分な場合に、安全性試験を実施して安全性の評価を行ったりすることは差し支えない。さらに、全ての食品について、医薬品と機能性関与成分の相互作用の評価が必要となる。また、複数の機能性関与成分による機能を表示する場合には、機能性関与成分同士の相互作用についても評価をする必要がある。

また、併せて、当該食品又は機能性関与成分について「無承認無許可医薬品の指導取締りについて」（昭和46年6月1日付け薬発第476号厚生省薬務局長通知）の別紙「医薬品の範囲に関する基準」を参照し、別添2「専ら医薬品として使用される成分本質（原材料）リスト」に含まれるものではないことを確認するとともに、当該食品又は機能性関与成分について食品衛生法（昭和22年法律第233号）に抵触しないかどうかや、機能性関与成分と同様の関与成分について特定保健用食品における安全性審査が行われているかどうかについて、届出者の可能な範囲において情報を収集した上で、評価を行うものとする。

安全性評価に関するフローチャート

```
≪喫食実績による食経験の評価≫
届出をしようとする食品又は類似する食品について、
・喫食実績により安全性が十分に確認されているか。
        │いいえ    │はい
        │          └─→ 別紙様式(Ⅱ)①及び別紙様式(Ⅱ)-1①に記入
        ▼
≪既存情報による食経験の評価≫
届出をしようとする食品に含有する機能性関与成分又は最終製品の喫食実績について、
・公的機関のデータベース、民間機関や研究者等が調査・作成した2次情報から
 情報を収集し、安全性が十分に確認できたか。
        │いいえ    │はい
        │          └─→ 別紙様式(Ⅱ)②及び別紙様式(Ⅱ)-1②に記入
・文献（1次情報）を検索し、安全性が十分に確認できたか。
                  │はい
                  └─→ 別紙様式(Ⅱ)③及び別紙様式(Ⅱ)-1③に記入
        ▼ いいえ
≪既存情報による安全性試験結果の評価≫
届出をしようとする食品に含有する機能性関与成分又は最終製品の安全性試験
結果について、
・公的機関のデータベース、民間機関や研究者等が調査・作成した2次情報から
 情報を収集し、安全性が十分に確認できたか。
        │いいえ    │はい
        │          └─→ 別紙様式(Ⅱ)④及び別紙様式(Ⅱ)-1④に記入
・文献（1次情報）を検索し、安全性が十分に確認できたか。
                  │はい
                  └─→ 別紙様式(Ⅱ)⑤及び別紙様式(Ⅱ)-1⑤に記入
        ▼ いいえ
≪安全性試験の実施による安全性の評価≫
届出をしようとする食品又は機能性関与成分について、
・in vitro 試験及び in vivo 試験により安全性が十分に確認できたか。
                  └─→ 別紙様式(Ⅱ)⑥及び別紙様式(Ⅱ)-1⑥に記入
・臨床試験により安全性が十分に確認できたか。
                  └─→ 別紙様式(Ⅱ)⑦及び別紙様式(Ⅱ)-1⑦に記入
```

※「いいえ」の場合も評価結果を別紙様式(Ⅱ)-1に記入すること。
※「はい」の場合も次段階以降の安全性評価を追加で行うことは差し支えない。
※上記評価の他、医薬品と機能性関与成分の相互作用の評価は、全ての食品において必須である。

第1 食経験の評価方法

1．喫食実績による基本的な評価

食経験については、喫食実績又は既存情報を用いて評価する。

(i) 全国規模で、機能性を表示する食品を摂取すると想定している摂取集団より広範囲の摂取集団（例えば、高齢者による摂取を主眼としているが、それ以外の者も摂取するなど）において、機能性関与成分の一日当たりの摂取目安量を同等量以上含む食品について一定期間の喫食実績があること

(ii) 日本人の食生活・栄養状態、衛生面、経済面等を勘案し、類似の国又は地域で、機能性を表示する食品が想定している摂取集団より広範囲の摂取集団において、機能性関与成分の摂取目安量が同等量以上であり、かつ、一定期間の喫食実績があること

等を評価することを基本とする。なお、生鮮食品や限られた地域で製造された単一の農林水産物のみが原材料である加工食品（乾しいたけ、煮干し、押麦、ストレートジュース、緑茶など）については、品目・品種ごとに生産好適地や食品の流通量が異なる等の事情から、必ずしも全国規模での評価ができなくともよい。

(1) 評価対象

届出をしようとする最終製品又は類似する食品に係る喫食実績をもって食経験を評価する際は、「既に流通している当該食品」で評価する以外に、「当該食品と類似する食品」からでも評価できることとする※。

「類似する食品」とは以下の点を全て説明できるものとする。

① 届出をしようとする食品に含まれる機能性関与成分と同じ成分で、同等量以上含有している食品であること。

② 届出をしようとする食品と比べ、機能性関与成分の消化・吸収過程に大きな違いがないこと。

③ 食品中の成分による影響や加工工程による影響等により機能性関与成分が変質していない食品であること。

※ ①から③までを満たすものの例としては、機能性関与成分を含む果実を機能性関与成分及び一日当たりの摂取目安量当たりの含有量が変質するような加工をせずに複数混合し、一つの食品としてそのまま飲食することが想定されるミックスジュース等が挙げられる。

(参考)
生鮮食品以外の食品にあっては、天然物等から得られる機能性関与成分の基原原料について、健康被害情報を確認しておくことが望ましい。

(2) 評価方法

「既に流通している当該食品」又は「当該食品と類似する食品」における喫食実績の評価については、以下の項目を参考に十分な評価ができるか否かについて考察して、別紙様式(Ⅱ)①及び別紙様式(Ⅱ)-1①に記載する。また、参考にした情報がある場合には、その出典も記載する。以下の項目については、必ずしも全ての項目を網羅する必要はないが、機能性表示食品を販売することの適切性について、健康被害の発生状況を踏まえ、科学的に説明する。

なお、一般的には加熱して食べる食品を、生食用として販売しようとする場合、加熱調理した食経験情報を用いることはできない。（例：サラダほうれんそうの食経験評価に、加熱調理した一般的なほうれんそうの食経験情報を用いること）

喫食実績の評価項目
・摂取集団（例：国籍、年齢、性別、健康状態、規模）
・摂取形状（例：錠剤、カプセル剤）
・摂取方法（例：生食、加熱して摂取）
・摂取頻度
・食習慣等を踏まえた機能性関与成分又は当該成分を含有する食品の日常的な摂取量（例：機能性関与成分○g/日）
・機能性関与成分の含有量（例：○g/包、○g/100g）
・市販食品の販売期間（例：西暦○○年から流通されている）
・これまでの販売量（例：年間○kg、過去○年間で○kg）
・健康被害情報　等

2．既存情報を用いた評価

喫食実績に基づいた食経験の評価が不十分な場合には、2次情報（1次情報の集約によって作られた情報）又は1次情報（研究成果として初めて公共の場に提供されるもの）により健康被害情報の確認などを行い、安全である旨の考察をする必要がある。

機能性関与成分又は最終製品の食経験については、まず、1次情報に比較して客観性のある2次情報を確認する。しかし、2次情報では食経験に関する情報が不十分であると判断された場合等には、1次情報の文献検索を行うこととする。

なお、機能性関与成分については、届出をしようとする最終製品の一日当たりの摂取目安量に含まれる当該成分の量以上（サプリメント形状の加工食品については摂取量の5倍量、その他加工食品及び生鮮食品については摂取量の3倍量まで）の場合における健康被害情報を確認する。

最終製品の2次情報又は1次情報による食経験の評価が困難な場合は、機能性関与成分のみによる食経験の評

価を行う。また、機能性関与成分のみにより評価した場合は、その結果を、最終製品に適用できる合理的な理由を別紙様式(Ⅱ)-1②及び③に記載する。

(1) 2次情報による調査
　① 調査方法
　　　以下の調査方法に基づき、別紙様式(Ⅱ)②及び別紙様式(Ⅱ)-1②に記載する。
　　ア　2次情報を収集するためには、まず、公的機関（独立行政法人を含む。）が公表しているデータベース（民間や研究者などが調査・作成したものを除く。）の情報を得る。公的機関のデータベースがない場合は、民間や研究者などが調査・作成したデータベースから得る。参考にしたデータベースについては、その名称（例：○○研究所の○○データベース）を記載する。
　　イ　検索の結果、食経験に関する情報が十分に記載されており、これ以上の情報の収集は必要ないと判断した場合は、健康被害情報を確認し、安全である旨の考察を行う。
　② 留意事項
　　ア　食経験に関する情報が2次情報で十分に得られた場合でも、1次情報による文献検索を追加で実施することは差し支えない。
　　イ　当該調査は食経験に関する調査であるため、安全性試験を行った既存情報については、「第2　安全性試験に関する評価方法」を参照する。

(2) 1次情報による調査
　2次情報では食経験の評価が困難な場合は、1次情報である文献検索を実施する。
　① 調査方法
　　　1次情報である文献等の情報検索を実施する際には、他者にも再確認できるよう、下表の項目について別紙様式(Ⅱ)③及び別紙様式(Ⅱ)-1③に記載する。

表　食経験の評価に関する記載事項

項目	具体的な記載内容
食経験に関する安全性の評価	機能性関与成分の喫食実績を報告している文献などの情報に基づき、当該成分の食経験について、評価する。その際、参考にした情報については、別紙様式(Ⅱ)-1③の「参考文献一覧」に記載する。
その他	上記以外に、必要な事項があれば記載する。

　② 留意事項
　　ア　海外で実施された研究については、試験実施者又は筆頭著者の所属する機関の国名を別紙様式(Ⅱ)-1③の「その他」の欄に記載する。
　　イ　当該調査は食経験に関する調査であるため、安全性試験を行った既存情報については、「第2　安全性試験に関する評価方法」を参照する。

第2　安全性試験に関する評価方法

「第1　食経験の評価方法」による食経験の評価ができない場合又は届出をしようとする食品の摂取量がこれまでの喫食実績における摂取量よりも増加する場合等、食経験の評価のみでは当該食品の安全性が十分とはいえない場合は、最終製品又は機能性関与成分における安全性試験の既存情報又は試験実施により健康被害情報などを確認し、安全性の評価を行う。

ただし、機能性関与成分のみで安全性を評価する場合には、その結果を最終製品に適用できる合理的な理由について別紙様式(Ⅱ)-1④から⑦までの該当する箇所に記載する。

1．既存情報による安全性試験の評価
　最終製品又は機能性関与成分における安全性試験の既存情報により、健康被害情報を確認し、安全性の評価を行う。また、最終製品を使用した安全性試験に関する既存情報を得ることが困難な場合は、機能性関与成分を用いた安全性の評価を行う。

　安全性の評価については、機能性の科学的根拠と異なり、必ずしも研究レビューを行う必要はない。なお、届出をしようとする最終製品の一日当たりの摂取目安量に含まれる当該成分の量以上（サプリメント形状の加工食品については摂取量の5倍量、その他加工食品及び生鮮食品については摂取量の3倍量まで）の既存情報についても情報を収集し、安全性試験の評価を行う。

(1) 2次情報による調査
　① 調査方法
　　　以下の調査方法に基づき、別紙様式(Ⅱ)④及び別紙様式(Ⅱ)-1④に記載する。
　　ア　2次情報を収集するためには、まず、公的機関が公表しているデータベース（民間や研究者などが調査・作成したものを除く。）の情報を得る。公的機関のデータベースがない場合は、民間や研究者などが調査・作成したデータベースから得る。参考にしたデータベースについては、その名称（例：○○研究所の○○データベース）を記載する。
　　イ　検索の結果、安全性試験に関する情報が十分に記載されており、これ以上の情報の収集は必要ないと判断した場合は、安全と考えられる旨を説明

する。
② 留意事項
　安全性試験に関する情報が２次情報で十分に得られた場合でも、１次情報による文献検索を追加で実施することは差し支えない。

(2) １次情報による調査
　２次情報では、十分な安全性の評価が困難な場合は、１次情報である文献検索を実施する。
① 調査方法
　１次情報である文献等の情報検索を実施する際には、他者にも再確認できるよう、下表の全ての項目について別紙様式(Ⅱ)⑤及び別紙様式(Ⅱ)－１⑤に記載する。１次情報を検索する際には、Chemical Abstract、PubMedなど科学的に信頼できる文献データベースを用いる。

表　１次情報の検索方法について

項目	具体的な記載内容
調査時期	文献を調査した時期を示す。
検索条件	検索式や条件（大文字、小文字、スペース等も含めて、検索したワードと完全に一致させること）を示す。
検索した件数	検索式や条件に基づき検索した文献の件数を記載する。
最終的に評価に用いた件数	最終的に評価に用いた件数を記載する。その際、除外した理由も記載する。（例：明らかに因果関係が否定できるものがあった。その結果、〇件となった。など）
安全性の評価	各文献情報から当該機能性関与成分の安全性について、総合的に評価する。その際、文献等を引用する場合には、引用した文献が分かるように参考文献一覧も記載する。
その他	上記以外に必要な事項があれば明記する。

② 留意事項
　ア　海外で実施された研究については、試験実施者又は筆頭著者の所属する機関の国名を記載する。
　イ　安全性の評価に使用する文献は、可能な限り最新のものを含める。
　ウ　安全性試験の文献を使用して安全性の評価を行う場合は、倫理審査委員会における審査を受けるなど参加者の人権と安全性が確保された試験計画に基づく文献を使用する。

２．安全性試験の実施による評価
　安全性試験による既存情報では安全性が十分に評価できない場合は、原則として、以下の試験を実施する。

(1) *in vitro* 試験及び *in vivo* 試験
　方法、結果、考察については、別紙様式(Ⅱ)－１⑥に記載する。
① 試験方法
　「錠剤、カプセル状等食品の原材料の安全性に関する自主点検ガイドライン」（平成17年２月１日付け食安発第0201003号別添２別紙STEP７）を参照し、安全性試験を実施する。
② 留意事項
　ア　海外で実施された研究については、試験実施者又は筆頭著者の所属する機関の国名を記載する。
　イ　実施した試験ごとに方法、結果、考察を簡潔に記載する。

(2) 臨床試験
　方法、結果、考察、その他必要な事項については、別紙様式(Ⅱ)－１⑦に記載する。
① 試験方法
　「特定保健用食品の表示許可等について」（平成26年10月30日付け消食表第259号）を参照し、過剰摂取時及び長期摂取時における安全性を確認するための試験を実施する。ただし、科学的に十分に説明できる場合は、過剰摂取試験の実施は不要とする。なお、過剰摂取試験を実施しないことに関する科学的な説明については、別紙様式(Ⅱ)－１⑦に記載する。
② 留意事項
　ア　試験デザイン（オープン試験等）を記載する。
　イ　摂取時期や摂取期間について、年月日（西暦）で記載する。
　　（例：20XX年XX月XX日～20△△年△△月△△日の〇か月間）
　ウ　観察項目や測定時期を記載する。
　エ　参加者数及び参加者の特徴を記載する。参加者数を記載するときは、その設定根拠も記載する。参加者の特徴としては、少なくとも健康状態及び年齢を記載する。
　オ　試験食に関する情報を記載する。（届出食品なのか等）
　カ　海外で実施された研究については、試験実施者又は筆頭著者の所属する機関の国名を記載する。
　キ　実施した試験ごとに方法、結果、考察を簡潔に記載する。

第3 届出をしようとする機能性関与成分と既存情報で使用された機能性関与成分の同等性の考え方

安全性の科学的根拠を評価する際には、既存情報で使用された機能性関与成分と届出をしようとする機能性関与成分との間の同等性について考察する必要がある。しかし、既存情報で使用された機能性関与成分のサンプルを入手することは困難な場合が多いと考えられることから、基原の遺伝的多様性（種、亜種、交配種、栽培種）、気候などの環境要因、採取・栽培方法と時期、加工方法などを踏まえ、同等性を考察する。また、既存情報で使用された機能性関与成分のサンプルが入手可能な場合には、以下の参考に示すような定性的かつ定量的な手法により、同等性を考察することが望ましい。

(参考)

機能性関与成分の同等性を考察するためには、

① パターン分析等の結果を基に、届出者が自ら設定した規格における機能性関与成分と対象文献の機能性関与成分の定性的な同等性について評価し、かつ、

② 機能性関与成分が両者において定量的に同等であること

が前提となる。

特に、天然物から抽出されたものについては、基原を溶媒により抽出することから、機能性関与成分以外の夾雑物による安全性への影響も示唆されるため、上述した方法による同等性の評価が適切である。

なお、対象成分の考え方としては、例えば、別紙1のような例が考えられる。

第4 機能性関与成分等の相互作用に関する評価

医薬品との飲み合わせ等による健康被害を防止するため、消費者に対し摂取上の注意を促す必要があることから、

(i) 製品に含まれる機能性関与成分と医薬品の相互作用の有無

(ii) 機能性関与成分を複数含む場合については、当該成分同士の相互作用の有無　等

を評価する。

1．医薬品との相互作用に関する評価

医薬品との併用により、医薬品又は機能性関与成分の作用が増強するなどによる健康被害情報などのリスクが考えられることから、既存情報を参考に、医薬品との相互作用の有無を確認し、別紙様式(Ⅱ)⑧及び別紙様式(Ⅱ)-1⑧に記載する。

1次情報に比較して客観性のある2次情報を確認する。その際、2次情報を収集するためには、まず、公的機関が公表しているデータベースの情報を得る。公的機関のデータベースがない場合は、民間や研究者などが調査・作成した2次情報から得る。

また、2次情報については参考にしたデータベース名を記載し、1次情報については出典も記載する。相互作用がある場合には、機能性表示食品を販売することの適切性を科学的に説明する。

しかし、2次情報による評価では情報が不十分であると判断された場合等には、1次情報の検索が必要になることに留意する。なお、検索条件については記載する必要はないが、届出者の責任で記録・保管しておくことが適当である。

2．機能性関与成分同士の相互作用

複数の機能性関与成分について機能性を表示する食品については、安全性上、相乗効果による健康影響がないか確認し、別紙様式(Ⅱ)⑨及び別紙様式(Ⅱ)-1⑨に記載する。

1次情報に比較して客観性のある2次情報を確認する。その際、2次情報を収集するためには、まず、公的機関が公表しているデータベースの情報を得る。公的機関のデータベースがない場合は、民間や研究者などが調査・作成した2次情報から得る。

また、2次情報については参考にしたデータベース名を記載し、1次情報については出典も記載する。相互作用があることが判明した場合には、機能性表示食品を販売することの適切性を科学的に説明する。

しかし、2次情報では情報が不十分であると判断された場合等には、1次情報の検索が必要になることに留意する。なお、検索条件については記載する必要はないが、届出者の責任で記録・保管しておくことが適当である。

第5 提出資料

別紙様式(Ⅱ)及び別紙様式(Ⅱ)-1の提出に当たっては、以下の1及び2の資料を添付する。

最終製品を用いた安全性評価において、実際に販売しようとする製品の試作品（製造原理等は同等だが、量産用ではなく、小ロット用の製造ラインで製造したもの等）を用いて評価を行った場合は、両者の間に同一性が失われていないことについて、届出資料中に説明しなければならない。

1．「安全性試験の実施による評価」に関する報告資料

(1) in vitro 試験及び in vivo 試験については、試験方法、結果、考察が明記された報告資料を添付する。なお、当該試験が文献として公表されている場合には、参考文献名を別紙様式(Ⅱ)-1⑥に記載し、届出の際に添付する必要はない。

(2) 臨床試験については、方法（試験デザイン、摂取時期、摂取期間、観察項目及び測定時期、参加者数（設定理由も記載）、参加者の特徴、試験食）、結果、考察が明記された報告資料を添付する。なお、当該試験が文献として公表されている場合には、参考文献名を別紙様式(Ⅱ)-1⑦に記載し、届出の際に添付する必要はない。

(3) 当該報告資料が英語で書かれたものである場合は、必ずしも日本語訳の資料を添付する必要はないが、英語以外の外国語で書かれた資料の場合は、文献全体を

誤りのない日本語で適切に翻訳した資料を原文と併せて添付する。

２．一般消費者向けの安全性に関する基本情報

専門知識を有さない一般消費者が分かるように、高度な専門用語や内容については誤解を生じさせない範囲内でなるべく平易な言葉に置き換えた情報を別紙様式(Ⅰ)に記載する。文章の主述関係を明確なものとするために、一文は適切な長さとし、過度な長文とならないように留意する。本情報の本文は1,000文字以内（半角英数字及び半角記号は２文字で１文字と計算する。）とする。また、本情報に記載する情報は喫食実績、既存情報を用いた評価又は安全性試験による安全性の評価、医薬品と機能性関与成分の相互作用及び機能性関与成分同士の相互作用に関する情報とし、方法などは記載せずに評価内容を中心に要約する（ただし、結果や考察も必要であれば記載しても差し支えない。）。

各項目に記載すべき内容は以下のとおりとする。

⑴　安全性の評価

以下の①から③までのうちで、安全性を評価した項目について、別紙様式(Ⅰ)1.⑵「当該製品の安全性に関する届出者の評価」の欄に記載する。

①　喫食実績による食経験の評価

販売実績などの情報を示しながら、食経験の評価を簡潔に記載する。

②　既存情報を用いた食経験及び安全性試験の評価

２次情報又は１次情報から導いた安全である旨の評価を簡潔に記載する。

③　安全性試験の実施

安全性試験の実施に関する評価を簡潔に記載する。

⑵　機能性関与成分等の相互作用に関する評価

医薬品と機能性関与成分の相互作用及び機能性関与成分同士の相互作用について、２次情報又は１次情報から得られた評価の結果を別紙様式(Ⅰ)1.⑶「摂取する上での注意事項」の欄に簡潔に記載する。相互作用が認められる場合には、機能性表示食品を販売することの適切性を科学的に説明する。

Ⅲ　生産・製造及び品質管理に係る事項

機能性表示食品の届出に当たっては、生産・製造における衛生管理及び品質管理の観点から、以下の資料に基づき、安全性の確保を説明する。

⒤　生産・製造及び品質管理の体制に関する事項
⒤⒤　食品中の機能性関与成分等の分析に関する事項

この項目において示した生産・製造及び品質管理の体制については、構築されていなければ機能性の表示ができないというものではなく、構築の有無を明らかにし、消費者の食品の選択に資する情報と位置付けるものである。

第１　生産・製造及び品質管理の体制

生産・製造及び品質管理に関する資料は、届出をしようとする食品を生産・製造する全ての施設ごとに、取組状況について別紙様式(Ⅲ)、別紙様式(Ⅲ)－１、別紙様式(Ⅲ)－２、別紙様式(Ⅲ)－３に記載し、関連する資料を添付する。

なお、届出内容の根拠となる資料や製造管理や分析を実施する上で発生する記録等は、消費者庁等から求められた際に速やかに提示できるよう、適切に保管することが適当である。

１．サプリメント形状の加工食品又はその他加工食品

⑴　製造施設・従業員の衛生管理体制

届出者は、製造施設・従業員の衛生管理の取組状況を以下の方法により別紙様式(Ⅲ)－１の⑵に記載する。

①　我が国のGMP若しくは米国のGMPの認証機関の認証を取得した方法（サプリメント形状の加工食品については、GMPに基づく製造工程管理が強く望まれる。）、総合衛生管理製造過程※若しくは地方自治体の実施するHACCPの承認を取得した方法又はISO 22000若しくはFSSC22000の認証機関の認証を取得した方法で製造する場合

当該承認等の種類、当該承認書等の発行者名（政府機関や民間団体等の承認等機関名）及び当該承認書等の番号を記載する。

②　①の認証の取得はないが、製造される国において、当該外国政府が当該外国内で販売する食品に対し、GMP又はHACCPの基準に従い製造することを義務付けており、届出をしようとする食品も同様に当該基準により製造される場合

GMP又はHACCPのいずれに該当するものであるか及び国名又は地域名を記載する。

③　上記の以外の場合

取組状況について具体的に記載する。

なお、①又は②に該当し、さらに文章で特に記載したいことがある場合、その旨を記載することは差し支えない。

※　HACCP（Hazard Analysis and Critical Control Point、危害分析・重要管理点）システムによる衛生管理及びその前提となる施設設備の衛生管理等を行うことにより総合的に衛生が管理された食品の製造又は加工の工程

(2) 機能性関与成分を含有する原材料
　届出をしようとする食品の機能性関与成分を含有する原材料名（一般的名称）を別紙様式(Ⅲ)－3の(1)に記載する。なお、原材料の規格（仕入れ時の規格書等。機能性関与成分を含有する原材料について、基原を確保することが品質管理上重要である場合においては、パターン分析等基原を確保する方法及び確認頻度に関する資料。）については、届出者において適切に保管しておくこととする。

(3) 製品規格
　届出をしようとする食品の製品規格を別紙様式（Ⅲ）の別添として添付する。
　製品規格の設定に当たっては、以下の点について留意する。
① 食品衛生法（昭和22年法律第233号）に定める食品の規格基準に適合していること。
② 機能性関与成分の成分量の規格の下限値（安全性を担保する上で必要な場合は上限値も設定）が適切に定められていること。
③ 機能性関与成分以外の成分のうち、安全性を担保する必要がある成分については、規格が適切に定められていること。
④ その他、食品を特徴付ける規格（崩壊性等）が適切に定められていること。

(4) 規格外の製品の流通を防止するための体制等
　規格外の製品の出荷を防止するための体制、運送・保管中の事故等を防止するための体制など、規格に適合した食品を消費者に提供するための体制について、別紙様式(Ⅲ)－1の(3)に記載する。

2. 生鮮食品
(1) 生鮮食品における生産・採取・漁獲等の衛生管理体制
　生産・採取・漁獲等における衛生管理の取組状況について別紙様式(Ⅲ)－2の(2)に記載する。採取にあっては、「食品等事業者が実施すべき管理運営基準に関する指針（ガイドライン）」（平成16年2月27日付け食安発第0227012号別添、最終改正：平成26年10月14日付け食安発1014第1号）を参照する。

(2) 生鮮食品の均質性とその管理体制
　生鮮食品は、その特性により機能性関与成分その他の成分が個体により非常にばらつきの大きくなる場合があることが予想される。このため、その食品の特性に応じ、以下の例示を参考に、均質性とその管理の取組状況について別紙様式(Ⅲ)－2の(3)に記載する。
① 届出をしようとする食品の一般的事項
　産地、種類（品種、畜種、魚種等）、栽培時期（飼養時期、漁獲・養殖時期）、肥培管理（飼養管理、養殖管理）、収穫（漁獲）・調製等
② 施設園芸の場合
　温度・湿度管理、水分管理等
③ 出荷調製時
　選果・選別、鮮度保持、保管、貯蔵等

(3) 製品規格
　届出をしようとする食品の製品規格を別紙様式(Ⅲ)の別添として添付する。
　製品規格の設定に当たっては、以下の点に留意する。
① 食品衛生法に定める食品の規格基準に適合していること
② 機能性関与成分の成分量の規格が適切に定められていること
③ その他、サイズなど食品を特徴付ける規格が適切に定められていること

(4) 規格外の製品の流通を防止するための体制等
　規格外の製品の出荷を防止するための体制、運送・保管中の事故等を防止するための体制など、規格に適合した食品を消費者に提供するための体制について、別紙様式(Ⅲ)－2の(4)に記載する。

(5) 届出者以外の者が容器包装に梱包して表示を行う場合（出荷後のリパック等を行う場合）の取り決め事項
　適切に梱包され、表示が行われるようにするため、届出者と梱包作業を行う者の間において取り決められる事項等について別紙様式(Ⅲ)－2の(5)に記載する又は資料を添付する。

第2　食品の分析
1. 届出時に添付する成績書等に関する留意点
(1) 届出をしようとする食品を用い、機能性関与成分及び安全性を担保する必要がある成分に関する定量試験の分析方法を示す資料（届出者において試験機関の標準作業手順書が入手できる場合は、当該標準作業手順書、標準作業手順書が入手できない場合は、操作手順、測定条件などできる限り試験方法について具体的に記載した資料）を添付する。

(2) 届出をしようとする食品の機能性関与成分が表示された量が含まれていること及び機能性関与成分以外の成分のうち、過剰摂取等により安全性を担保する必要がある成分が製品規格を満たしており安全であることを第三者の試験機関において実施した分析試験の成績書を添付する。なお、以下の点について留意する。
① サンプル数は、届出をしようとする食品の特性を考慮し、1ロット以上の生産、製造の単位を対象に適切な数を選定する。また、生鮮食品のうち、ロッ

トによる生産管理ができないものについては、適切なサンプルの選定を行う。
② 第三者機関としては、以下のいずれかとする。なお、これらの試験機関は、届出者と利害関係にない者とする（国、地方自治体、独立行政法人及び地方独立行政法人の所有する試験機関並びにアの登録試験機関及び登録試験機関は除く。）。
ア 健康増進法第26条第3項に規定する登録試験機関又は食品衛生法第4条第9項に規定する登録検査機関
イ 生鮮食品については、上記の他、地方自治体、独立行政法人又は地方独立行政法人が所有する農業試験場、水産試験場、畜産試験場及び林業試験場等
ウ その他、登録試験機関又は登録検査機関と同等の信頼性が確保できる試験機関。信頼性を確保するため、少なくとも以下の点を満たすこととする。
　(ア) 試験を行う部門に当該試験の管理者が置かれている。
　(イ) 試験の業務の管理及び精度の確保に関する文書が作成されている。
　(ウ) 当該試験を行う部門及び管理者から独立し、(イ)の文書に従い、試験の業務の管理及び精度の確保を行うための部門が置かれている。
③ 少なくとも以下のアからウまでに該当する者は、届出者と利害関係があるとみなす。
ア 当該届出をしようとする食品の研究・開発に携わった者
イ 当該届出をしようとする食品を販売し、販売の用に供するために製造し、輸入し、加工し又は陳列する営業者
ウ 届出者と同一のグループ会社等

(3) (2)に示す第三者機関において分析ができない合理的な理由がある場合においては、届出者自ら（又は利害関係者）において分析をすることも可能とする。この場合において、(2)に示す第三者機関において分析ができない合理的な理由を別紙様式(Ⅲ)-3の(2)（安全性を担保する必要がある成分については別紙様式(Ⅲ)-3の(3)）に記載する。なお、(1)に示す定量試験の分析方法を示す資料は、標準作業手順書とする。
信頼性の確保においては、(2)②ウに準じることとする。

(4) 届出をしようとする食品の機能性関与成分及び安全性に関わる成分に関する定量試験について、別紙様式(Ⅲ)-3の(2)（安全性を担保する必要がある成分については別紙様式(Ⅲ)-3の(3)）に分析機関名、分析機関の種類、分析方法を示す資料について記載する。

2. 届出後における分析の実施に係る資料に関する留意点
届出をしようとする食品が継続して一定の品質を確保し製造・生産されていることを示すため、以下の事項について別紙様式(Ⅲ)-3に記載する。
(1) 機能性関与成分及び安全性を担保する必要がある成分について、届出者自ら又は1.(2)に示す試験機関による分析など食品の特性に応じ、適切に届出後に実施される分析の方法について別紙様式(Ⅲ)-3の(4)に記載する。
(2) その他、サプリメント形状の加工食品及びその他加工食品において、機能性関与成分の基原の確認及び最終製品の製品規格の確認のため崩壊性試験等を実施することとしている食品にあっては、基原の確認及び崩壊性試験の方法、分析機関、頻度等について別紙様式(Ⅲ)-3の(5)に記載する。
なお、設定した頻度に従い分析が行われていることについて、届出者はウェブサイト等において公開することが望ましい。
また、届出者が実施する個々の出荷判定のための製品分析などにおいては、迅速性及び簡便性等の理由により、機能性関与成分と高い相関が認められる代替指標を用いることは可能と考える。

第3 食品の保存
健康被害が発生した場合において、届出をした食品との因果関係を確認するため、必要な数のサンプルを適切に保管する。また、保管方法は、食品の特性に応じ、機能性関与成分の変質も考慮し保管を行うことが望ましい。
なお、生鮮食品については、その特性に応じ、適切な保存期間及び方法を設定する。

第4 文書、記録の保管
製造等に関する文書・記録を保管することは、適切な管理が維持されていることを示すものであるとともに、問題が生じた際には、その原因の特定及び問題の改善に役立てる観点から、非常に重要である。
文書や記録の保存期間は、当該文書が有効である期間や食品の流通実態等のほか関連法令における規定を踏まえて合理的な期間を設定する。

(Ⅳ) 健康被害の情報収集に係る事項
機能性表示食品の摂取による健康被害の発生の未然防止及び拡大防止を図るため、届出者は健康被害の情報を収集し、行政機関への報告を行う体制を整備することが適当である。
また、機能性表示食品は、医薬品と異なり摂取が限定されるものではないことから、万が一、健康被害が発生した際には、急速に発生が拡大するおそれが考えられる。

そのため、入手した情報が不十分であったとしても速やかに報告することが適当である。

第1 健康被害の情報収集体制
1．健康被害の情報収集体制
届出者は、届出をしようとする食品によって発生した健康被害を消費者、医療従事者等からの連絡を受けるための体制を整える。なお、その窓口は国内に設置し、適切な日本語で対応ができる者を置くこととする。

2．届出時の提出資料
届出者の健康被害情報の収集体制について、健康被害情報の対応窓口部署名、連絡先（電話番号は必須とし、届出をしようとする食品に表示される電話番号と一致させる。その他ファックス番号、メールアドレス等対応可能な連絡手段があれば追記する。）、連絡対応日時（曜日、時間等）を別紙様式（Ⅳ）に記載し、以下に示す資料を添付する。

- 組織図
- 連絡フローチャート（消費者への情報提供、行政機関への報告を含む。）

※ 組織図は、届出者の組織内における健康被害情報の対応窓口部署の位置付けが明記されたものとする。また、連絡フローチャートは、行政機関（消費者庁、都道府県等（保健所））への報告等、具体的に記載する。

第2 届出後における健康被害情報の収集・評価・報告
1．健康被害情報への対応
届出者は、消費者等より健康被害情報を入手した際、情報提供者が医師以外であり、医師による診察が行われていない場合にあっては、事業者の責任において、医師への診察を勧める等適切な対応を行う。また、健康被害の発生後も届出食品の摂取が継続されていることが判明した場合は、摂取を中止させる。

その後、医師の診断結果等も健康被害情報に付加し、当該健康被害情報の評価を行う。

2．健康被害情報の収集・評価
(1) 健康被害情報の評価を行うため、以下の項目を収集する（ただし、特段の事情がある場合はこの限りではない）。
- ア　情報入手日
- イ　報告者（消費者、医療従事者、その他）
- ウ　性別、年齢（又は年代）
- エ　居住地
- オ　製品名、ロット番号、消費期限又は賞味期限
- カ　症状、発生時期、重篤度、転帰、転帰日、医療機関の受診の有無（受診している場合には、医療機関名、連絡先、診断結果）
- キ　製品の摂取状況（摂取量、摂取期間）
- ク　発生後の製品の摂取状況（減量又は中止の有無）及びその後の症状の状況
- ケ　摂取の中止後、再び摂取をした旨の情報があった場合、症状が再発したかどうか[注]
  - 注）再摂取を勧めるというものではない。
- コ　他の食品・医薬品等の摂取状況
- サ　既往歴・アレルギー疾患歴

(2) (1)で収集した情報を基に健康被害を評価する。
- ア　症状
- イ　重篤度（重篤、非重篤、不明）
  重篤な健康被害とは以下の事例である。
  ・死亡に至るもの
  ・生命を脅かすもの
  ・治療のため入院又は入院若しくは治療の延長が必要なもの
  ・後遺症が残るもの又は重大な障害、機能不全に陥るもの
  ・後世代における先天性の異常を来すもの
  ・その他重篤と判断されたもの
- ウ　因果関係（確実、可能性あり、不明（情報不足）、否定できる）

3．消費者庁への報告
届出者は、評価の結果、届出食品による健康被害の発生及び拡大のおそれがある場合は、消費者庁食品表示企画課へ速やかに報告する。

4．都道府県等（保健所）への報告
届出食品の健康被害情報に係る都道府県等（保健所）に対する報告については、従来どおり行う。

(Ⅴ) 機能性に係る事項
第1 表示しようとする機能性の科学的根拠を説明するものとして必要な資料
機能性表示食品の届出に当たっては、表示しようとする機能性の科学的根拠を説明するものとして、以下のいずれかによる資料を用意する※。

(ⅰ) 最終製品を用いた臨床試験
(ⅱ) 最終製品又は機能性関与成分に関する研究レビュー

※ 同一の製品につき複数の機能性を表示しようとする場合や、表示しようとする機能性が様々な属性の者に認められることを実証しようとする場合などにあっては、(ⅰ)又は(ⅱ)のいずれかを複数又は両方組み合わせても差し支えない。ただし、一般消費者向けの抄録における記載が複雑になり、その結果、一般

消費者の理解が困難なものとならないよう、必要最小限の組合せに留めるよう留意する。

なお、機能性表示食品については、主観的な指標によってのみ評価可能な機能性の表示も対象となり得るため、(i)及び(ii)のいずれにおいても主観的な指標を評価指標とすることは差し支えないが、その指標は日本人において妥当性が得られ、かつ、当該分野において学術的に広くコンセンサスが得られたものでなければならない。

最終製品を用いた臨床試験又は研究レビューにおいて、実際に販売しようとする製品の試作品（製造原理等は同等だが、量産用ではなく、小ロット用の製造ラインで製造したもの等）を用いて評価を行った場合は、両者の間に同一性が失われていないことについて、届出資料において考察されている必要がある。

(i)及び(ii)の実施者については特に定めないが、機能性表示食品の届出に用いた資料についての責任は、届出者が負うものとする。

第2　最終製品を用いた臨床試験の実施及び資料の届出

1　最終製品を用いた臨床試験の実施に当たっての留意事項

(1) 研究計画の事前登録

国内で実施する臨床試験については、その計画についてUMIN臨床試験登録システム（University Hospital Medical Information Network ClinicalTrials Registry：UMIN-CTR）に事前登録（参加者1例目が登録される前の登録でなければならない。）が行われている必要がある（海外で実施する臨床試験については、WHOの臨床試験登録国際プラットフォーム（InternationalClinical Trial Registry Platform：ICTRP）にリンクされているデータベースへの登録をもって、これに代えることができる。）。

UMIN-CTRへの事前登録に当たっては、本来的には研究計画の詳細について登録時に全て開示されるのが望ましいが、知的財産の流出防止に係る懸念への一定の配慮から、事前登録後、当該研究の実施終了予定日より1年を超えない日を開示日としても差し支えないものとする。ただし、研究計画については、その詳細について必ず事前登録時に登録を完了していなければならない。特に、試験名、主要アウトカム評価項目、（設定する場合は）副次アウトカム評価項目、試験デザイン、介入、適格性（参加者に係る主要な選択基準及び除外基準）、目標参加者数、研究費提供組織（資金提供者）、倫理審査委員会による承認、一般公開日（公開希望日）等については、事前登録時の詳細な登録を必須とし、機能性の実証に係る項目（主要アウトカム評価項目、副次アウトカム評価項目、試験デザイン、介入、適格性等）に関して事前登録後に実質的な変更を行った研究については、機能性表示食品の機能性に係る科学的根拠とすることはできない。

なお、食品表示基準の施行後1年を超えない日までに開始（参加者1例目の登録）された研究については、事前登録を省略できるものとする。

(2) 臨床試験の実施

臨床試験の実施方法（参加者の設定に係る考え方は除く。）は原則として、「特定保健用食品の表示許可等について」（平成26年10月30日付け消食表第259号）の別添2「特定保健用食品申請に係る申請書作成上の留意事項」に示された特定保健用食品の試験方法（規格基準型、疾病リスク低減表示及び条件付き特定保健用食品に係る試験方法を除く。）に準拠することとする（同留意事項の発出前の時点において研究計画について倫理審査委員会の承認を受けた臨床試験については、特定保健用食品に係る従前の通知に準拠していればよいこととする。）。ただし、特定保健用食品で求められる後観察期間の設定については、これを省略できるものとする。また、上記通知に示された特定保健用食品の試験方法に拠らなくても機能性の実証が可能な場合については、科学的合理性が担保された別の試験方法を用いることができる。

臨床試験の参加者の設定に当たっては、機能性表示食品の定義及び当該食品の対象者に係る考え方を踏まえ、原則として、疾病に罹患していない者（未成年者、妊産婦、授乳婦は除く。）から選定する。「疾病に罹患していない者」に係る考え方については、以下の①又は②に基づくこととする※。なお、表示しようとする機能性と関連しないことが医学的に明らかな疾病の患者のデータについては、これを用いても差し支えない。

① 当該疾病について広くコンセンサスの得られた診断基準等が存在し、公的統計等でもその基準が疾病の有無の分類に用いられている場合

当該基準に基づき、疾病がないと分類される者から参加者を選定する（診断基準に合致した者（軽症者を含む。）は除外基準に入れる。）。例えば、主要な生活習慣病には、この考え方が適用できると考えられる。

② ①の考え方が必ずしも適用できない場合

医師（当該分野を専門とする医師が望ましい。）のスクリーニングにより、疾病がないと認められた者から参加者を選定する。この場合、具体的なスクリーニング方法が論文上に明記されている必要がある（ただし、既に公表されている論文で具体的なスクリーニング方法が論文中に明記されていない場合は、そのスクリーニング方法と併せて、その適切性が医師（当該分野を専門とする医師が望ましい。）により事後的に確認されている旨を届出資料に記載すればよいこととする。）。ただし、スポーツ領域の臨

床試験等で、明らかに疾病に罹患していない者のみを対象としている場合については、医師によるスクリーニングは必ずしも行わなくてもよい。

※　「特定保健用食品の表示許可等について」（平成26年10月30日付け消食表第259号）の別添2「特定保健用食品申請に係る申請書作成上の留意事項」において特定保健用食品の試験方法（規格基準型、疾病リスク低減表示及び条件付き特定保健用食品に係る試験方法を除く。）として記載された範囲内に限り、軽症者等が含まれたデータについても、例外的にその使用を認めることとする。

　なお、医薬品を服用している者又は医療従事者等による食事指導若しくは運動指導等を受けている者（いずれも表示しようとする機能に関連又は影響する場合におけるこれらの者に限る。）のデータを除く。

　機能性関与成分の量又は当該成分を含有する食品の量のみでは機能性があまり期待できないものの、特定の食事に追加して摂取することで機能性が期待できるようなものについては、臨床試験の実施前及び実施期間において適切な食事管理及び食事調査が行われるとともに、その方法及び結果について、論文に詳細に報告されていなければならない。また、このような事例においては、当該成分又は当該成分を含有する食品が有する機能性として消費者庁長官に届け出る表示の中に、前提となる食事について明記されていなければならない（例：「本品は〇〇を△mg含みますので、魚介類を□g/日程度（日本人成人の平均摂取量）摂取している方の××に役立ちます。」）。

(3)　臨床試験に係る提出資料
　　以下の①から③までを提出する。

①　臨床試験に関する査読付き論文
　臨床試験の結果について、その内容を誰もが適切に評価できるよう、国際的にコンセンサスの得られた指針（本ガイドラインの施行時において、ランダム化並行群間比較試験についてはCONSORT 2010声明が該当する（別紙2参照）。原則として、最新版の国際指針に基づく必要がある。）に準拠した形式で査読付き論文として公表された論文（査読を経て採択された後、公表準備段階（印刷中（in press）等）にある論文も含む。なお、公表後は速やかに公表論文を提出すること。）を提出する。当該論文には、研究計画について事前に倫理審査委員会の承認を受けたこと、及び当該倫理審査委員会の名称について記載されている必要があるが、論文中に記載されていない場合は、これらの内容を別紙様式(V)-3の「表示しようとする機能性の科学的根拠に関する補足説明資料」に記載し、添付する。このほか、科学的合理性が担保された、特定保健用食品とは異なる試験方法を選択した場合については、その合理的理由を別紙様式(V)-2に記載する。

　掲載雑誌については、著者等との間に利益相反による問題が生じていないことが重要となる。このため、利益相反による問題が否定できない雑誌への掲載論文を、機能性表示食品の機能性に係る科学的根拠としてはならない。

　なお、食品表示基準の施行後1年を超えない日までに開始（参加者1例目の登録）された研究については、国際指針に準拠していない形式による報告でも差し支えないものとする。

　当該論文が英語で書かれたものである場合は必ずしも日本語訳の資料を添付する必要はないが、英語以外の外国語で書かれた論文の場合、論文全体を誤りのない日本語で適切に翻訳した資料を原文と併せて添付しなければならない。

②　機能性の科学的根拠に関する点検表
　臨床試験に関する届出資料等について、作成及び提出漏れ等を防ぐ観点から、別紙様式(V)を用いて自己点検を行う。なお、複数の機能性に関する表示を行う等、必要な場合は、別紙様式(V)-1「機能性の科学的根拠に関する点検表」を用いて自己点検を行い、これを添付する。

③　臨床試験に関する一般消費者向けの抄録
　専門知識を有さない一般消費者が分かるように、高度な専門用語や内容については誤解を生じさせない範囲内でなるべく平易な言葉に置き換えた抄録を作成し、提出する。文章の主述関係を明確なものとするために、一文は適切な長さとし、過度な長文とならないように留意する。本抄録の標題は40文字以内、また、本文は1,000文字以内（標題及び本文とも半角英数字及び半角記号は2文字で1文字と計算する。本文の文字数には「背景」等の項目名に係る文字数も含む。）とする。また、本抄録に記載するのは当該臨床試験の結果に関する内容のみとし、一般消費者の誤認を避ける観点から、他の臨床試験の結果等に関する内容は記載しないこととする（必要に応じ、「背景」に記載することは差し支えない。）。特に、販売しようとする機能性表示食品の対象者や摂取量等と異なる臨床試験の結果については、一切考察に用いないこととする。ただし、作用機序に関する内容について、一般消費者の誤認を招かない範囲内で記載することは差し支えない（臨床試験の結果と混同しないような記載とする。）。

　本抄録は構造化抄録とし、別紙様式(I)に記載する。各項目に記載すべき内容は以下のとおりとする。

　なお、当該臨床試験が複数ある場合は、本文の文

字数が1,000文字を超えても差し支えないが、一般消費者が無理なく読める程度の文字数とする。

ア　標題
できるだけ分かりやすい言葉で表現する。「○○は△△する。」のような断定的な標題にはしない。

イ　目的
P（Participants：誰に）、I（Intervention：何をすると）、C（Comparison：何と比較して）、O（Outcome：どうなるか）、いわゆるPICOの内容とその検証を目的とした旨を記載する。

ウ　背景
関連領域で明らかにされていること、明らかにされていないこと等を簡潔に記載し、当該臨床研究の実施を通じて、PICOの検証が必要と考えた旨を説明する。

エ　方法
対象者の特性（参加者数、性、年齢、健康状態等）、研究デザイン、介入（食品や機能性関与成分の種類、摂取量、介入（摂取）期間等）、対照（プラセボ、何もしない等）、利益相反情報等を記載する。統計解析手法については記載しない。

オ　主な結果
介入群と対照群のそれぞれの割付け数と脱落数、主要及び重要な副次アウトカムに対する介入効果、有害事象等について記載する。アウトカムが一般的なものでない場合、アウトカムが何を意味しているかについても説明する。

介入前後の値を示すことは重要であるが、誤認を招かないような提示が望ましい。例えば、測定値のばらつきを平均値の標準誤差で示すことや、正規性のない分布の代表値として算術平均値を示すことは適切ではない。

カ　科学的根拠の質
研究の限界、考えられるバイアス（特に選択バイアス）、一般化可能性等を記載するとともに、これらも踏まえた結果の解釈を記載する。

第3　最終製品又は機能性関与成分に関する研究レビューの実施及び資料の届出

1．最終製品又は機能性関与成分に関する研究レビューの実施に当たっての留意事項

(1) 研究計画の事前登録
UMIN-CTR等への事前登録は必須とはしないものの、出来るだけ事前登録を行い、新たな知見を含めた検討を定期的に実施、公表していくよう努めることとする。

(2) 研究レビューに係る基本的な考え方
恣意的な論文抽出による不適正な機能性評価を防ぐ観点から、企業等は定性的研究レビュー又は定量的研究レビュー（メタアナリシス）を実施し、「totality of evidence」（関連研究について、肯定的・否定的内容及び研究デザインを問わず検討し、総合的観点から肯定的といえるかを判断）の観点から、表示しようとする機能性について肯定的と判断できるものに限り、機能性表示食品の機能性に係る科学的根拠になり得るものとする。

研究レビューの実施に当たっては、当該分野に応じた文献データベースを適切に用いることなどにより、査読付きの学術論文等、広く入手可能な文献（1次研究。未報告の研究情報（研究計画について事前登録されているが、実施中などの理由により未報告であるもの等）及び未公表論文についても収集することが望まれる。）を収集・精査し、これを基に機能性の評価を行う。

文献検索に当たっては、言語バイアス（特に英語バイアス）を避ける観点から、海外の文献データベースを用いた英語論文の検索のみではなく、国内の文献データベースを用いた日本語論文の検索も行うこととする。海外で行われた研究については、日本人への外挿性を考慮する必要がある。

研究レビューについては、その結果の客観性・透明性を担保するために検索条件や採択・不採択の文献情報等、結果に至るプロセス、スポンサー・共同スポンサー（研究の発案、運営、資金の全て又はいずれかに責任を負う個人、企業、研究機関又はその他の団体）及び利益相反に関する情報、出版バイアスの検討結果について、届出資料中に詳細に記載しなければならない。

研究レビューの結果、査読付き論文が1本もない場合又は表示しようとする機能について、査読付き論文がこれを支持しない場合は、機能性表示を行うための科学的根拠が十分ではないとみなし、機能性表示を行ってはならないものとする。

複数の機能性関与成分についてそれぞれ機能性を表示しようとする場合は、安全性及び有効性について相互作用等の有無が確認されているという前提のもと、成分ごとに機能性を実証すれば足りるものとする。

なお、機能性関与成分に関する研究レビューを行う場合、当該研究レビューに係る成分と最終製品の成分の同等性について考察されていることが前提となる。

サプリメント形状の加工食品を販売しようとする場合は、摂取量を踏まえた臨床試験で肯定的な結果が得られていること、また、その他加工食品及び生鮮食品を販売しようとする場合は、摂取量を踏まえた臨床試験又は観察研究で肯定的な結果が得られている必要がある。ただし、観察研究については原則として縦断研究（前向きコホート研究や症例対照研究等）のみを対象とする。観察研究のうち、横断研究については因果

の逆転が生じやすいため、横断研究を用いる場合は原則として、機能性関与成分による臨床試験との組み合わせ等により機能性を実証することが求められる。

研究レビューの対象となる臨床試験に係る対象者の考え方については、第2の1(2)と同様、機能性表示食品の定義及び当該食品の対象者に係る考え方を踏まえ、原則として、疾病に罹患していない者（未成年者、妊産婦、授乳婦は除く。）のみとする※。「疾病に罹患していない者」に係る考え方についても、第2の1(2)に基づくこととする。

※　「特定保健用食品の表示許可等について」（平成26年10月30日付け消食表第259号）の別添2「特定保健用食品申請に係る申請書作成上の留意事項」において特定保健用食品の試験方法（規格基準型、疾病リスク低減表示及び条件付き特定保健用食品に係る試験方法を除く。）として記載された範囲内に限り、軽症者等が含まれたデータについても、例外的にその使用を認めることとする。

　この場合にあっては、機能性表示食品の対象者への自主的かつ合理的な食品選択に資するよう、疾病に罹患していない者のデータのみを対象とした研究レビューも併せて実施し（軽症者等も含めた研究レビューにおいて最終的に評価対象とした論文の中から、疾病に罹患していない者を対象とした論文のみを抽出して評価する。）、その結果を、研究レビュー報告書及び研究レビューに関する一般消費者向けの抄録の両方に報告することとする。

　なお、医薬品を服用している者又は医療従事者等による食事指導若しくは運動指導等を受けている者（いずれも表示しようとする機能に関連又は影響する場合におけるこれらの者に限る。）のデータを除く。

他方、研究レビューの対象となる観察研究の対象者については、前向きコホート研究ではアウトカム評価時、症例対照研究では調査開始時は疾病に罹患した状態であってもよいが、前向きコホート研究では追跡期間開始時点、症例対照研究では過去の時点（調査対象時点）において、それぞれ疾病に罹患していないことが医師（当該分野を専門とする医師が望ましい。）によって認められた者であることを原則とする。ただし、明らかに疾病に罹患していない者のみを対象としている観察研究については、医師によるスクリーニングが必ずしも行われていなくてもよい。

なお、研究レビューにおいては、対象者の一部が疾病に罹患している者である論文であっても、適切に層別解析がなされ、そのような者が除外されたデータについては、これを用いても差し支えない。

機能性関与成分を含有する食品の量のみでは機能性があまり期待できないものの、特定の食事に追加して摂取することで機能性が期待できるようなものについては、臨床試験の実施前及び実施期間において適切な食事管理及び食事調査（観察研究については、観察開始時及び観察期間において適切な食事調査）が行われているとともに、その方法及び結果について、研究レビューの対象となる論文に詳細に報告されていなければならない。また、このような事例においては、機能性関与成分又は当該成分を含有する食品が有する機能性として消費者庁長官に届け出る表示の中に、前提となる食事について明記されていなければならない（例：「本品には○○が△mg/日含まれます。○○を△mg/日摂取すると、魚介類を□g/日程度（日本人成人の平均摂取量）摂取している方の××に役立つことが報告されています。」）。

(3)　研究レビューの実施手順

　研究レビューの実施手順としては、例えば別紙3に挙げる例が考えられる。

(4)　研究レビューに係る提出資料

　以下のアからカまでに係る資料を提出する。

ア　研究レビュー報告書

　以下の(ｱ)又は(ｲ)に係る資料を提出する。

(ｱ)　表示しようとする機能性の科学的根拠として、査読付き論文として公表されている研究レビュー論文を用いる場合

　当該論文を提出する。当該論文が英語で書かれたものである場合は必ずしも日本語訳の資料を添付する必要はないが、英語以外の外国語で書かれた論文の場合、論文全体を誤りのない日本語で適切に翻訳した資料を原文と併せて添付しなければならない。

　当該論文については、第三者が適切に評価できるよう、PRISMA声明（2009年）に準拠した形式で記載されていることを原則とする。PRISMA声明チェックリスト（2009年）（別紙4）に照らして、当該論文に必ずしも十分に記載できていない事項がある場合は、別紙様式(Ⅴ)-3の「表示しようとする機能性の科学的根拠に関する補足説明資料」を用いて追加説明が必要となる。特に、検索に用いた全ての検索式が文献データベースごとに整理された形で当該論文に記載されていない場合、別紙様式(Ⅴ)-5の「データベース検索結果」シート又はその他の適切な様式を用いて、全ての検索式を記載しなければならない。また、研究登録データベースを用いて検索した未報告の研究情報についてその記載が当該論文にない場合は、別紙様式(Ⅴ)-9の「未報告研究リスト」シート又は

その他の適切な様式に記載することが望ましい。
　　ただし、食品表示基準の施行前に査読付き論文として公表されている研究レビュー論文（査読を経て採択された後、公表準備段階（印刷中（in press）等）にある論文も含む。）については、上掲の追加説明等を省略できるものとする。
(イ)　表示しようとする機能性の科学的根拠として、査読付き論文として公表されていない資料を用いる場合
　　研究レビューの方法や結果等について、別紙様式(V)-4（一部項目については、当該様式とは別の適切な様式を用いて記載してもよい。）、別紙様式(V)-5～別紙様式(V)-10、別紙様式(V)-14（メタアナリシスについては別紙様式(V)-15）の様式を用いて記載した資料（様式例として示されている別紙様式については、その他の適切な様式を用いた記載でもよい。）を提出する。その記載は、PRISMA声明チェックリスト（2009年）（別紙4）に準拠したものでなければならない。

イ　各論文の質評価シート
　最終評価に用いた各論文におけるバイアスリスク等について、アウトカムごとに別紙様式(V)-11及び別紙様式(V)-12の「各論文の質評価シート」又はその他の適切な様式を用いて整理したものを提出する。
　査読付きの論文として公表された研究レビュー論文を用いる場合であり、かつ当該研究レビュー論文において各論文のバイアスリスク等が当該シートと同等程度に詳しく整理されている場合は、当該シートの作成及び提出は省略することができる。

ウ　エビデンス総体の質評価シート
　イで整理した各論文のバイアスリスク等を基に、エビデンス総体について、アウトカムごとに別紙様式(V)-13の「エビデンス総体の質評価シート」又はその他の適切な様式を用いて整理したものを提出する。
　査読付きの論文として公表された研究レビュー論文を用いる場合であり、かつ当該研究レビュー論文においてアウトカムごとのバイアスリスク等が当該シートと同等以上に詳しく整理されている場合は、当該シートの作成及び提出は省略することができる。

エ　研究レビューの結果と表示しようとする機能性の関連性に関する評価資料
　当該評価（別紙3の⑩を参照）について、別紙様式(V)-16「研究レビューの結果と表示しようとする機能性の関連性に関する評価シート」又はその他の適切な様式に記載したものを提出する。

オ　機能性の科学的根拠に関する点検表
　研究レビューに関する届出資料等について、作成及び提出漏れ等を防ぐ観点から、別紙様式(V)及び別紙様式(V)-1「機能性の科学的根拠に関する点検表」を用いて自己点検を行ったものを提出する。

カ　研究レビューに関する一般消費者向けの抄録
　専門知識を有さない一般消費者が分かるように、高度な専門用語や内容については誤解を生じさせない範囲内でなるべく平易な言葉に置き換えた抄録を作成し、提出する。文章の主述関係を明確なものとするために、一文は適切な長さとし、過度な長文とならないように留意する。本抄録の標題は40文字以内、また、本文は1,000文字以内（標題及び本文とも半角英数字及び半角記号は2文字で1文字と計算する。本文の文字数には「背景」等の項目名に係る文字数も含む。）とする。また、本抄録に記載するのは研究レビューに関する内容のみとし、研究レビューの結果を補足する目的で考察に用いた参考情報に関する内容（対象外の研究デザインによる知見や、販売しようとする機能性表示食品の対象者や摂取量等と若干程度異なる研究の知見等）は、一般消費者の誤認を避ける観点から、これを記載してはならない（必要に応じ、「背景」に記載することは差し支えない。）。ただし、作用機序に関する内容について、一般消費者の誤認を招かない範囲内で記載することは差し支えない（研究レビューの結果と混同しないような記載とする）。
　本抄録は構造化抄録とし、別紙様式(I)に記載する。各項目に記載すべき内容は以下のとおりとする。
　なお、当該研究レビューが複数ある場合は、本文の文字数が1,000文字を超えても差し支えないが、一般消費者が無理なく読める程度の文字数とする。
(ア)　標題
　できるだけ分かりやすい言葉で表現する。「○○は△△する。」のような断定的な標題にはしない。
(イ)　目的
　PICO又はPECO（P（Participants：誰に）、E（Exposure：何によって）、C（Comparison：何と比較して）、O（Outcome：どうなるか）：観察研究に適用）の内容とその検証を目的とした旨を記載する。
(ウ)　背景
　関連領域で明らかにされていること、明らかにされていないこと等を簡潔に記載し、当該研究レビューの実施を通じて、PICO又はPECOの検証が必要と考えた旨を説明する。
(エ)　レビュー対象とした研究の特性
　検索日、検索対象期間（いつからいつまでに公表された論文を検索対象としたか）、対象集団の

特性（性、年齢、健康状態等）、最終的に評価した論文数、研究デザイン、利益相反情報等を記載する。検索方法の詳細（データベース名、検索語、検索式等）は記載しない。
　(オ)　主な結果
　　　主要及び重要な副次アウトカムに対する介入又は曝露の効果や害（harm）について記載する。アウトカムが一般的なものでない場合、アウトカムが何を意味しているかについても説明する。
　　　効果推定値及びその信頼区間等の数値データを示すことは重要であるが、誤認を招かないような提示とする。
　(カ)　科学的根拠の質
　　　考えられるバイアス（特に出版バイアス）、非直接性（リサーチクエスチョンと各論文との間の各種条件の違い（対象者、介入、比較、アウトカム指標等の違い））、非一貫性（結果のばらつき）、不精確（サンプルサイズが小さい又はイベント数が少ない等により、効果推定量の信頼区間が広くなっていないかなど）の観点を踏まえつつ、エビデンス総体の質について説明する。特に、研究の限界に関する記載は必須とする。

【参考資料】
・　福井次矢、山口直人監修．Minds診療ガイドライン作成の手引き2014．医学書院．2014．
・　Higgins JPT, Green S (editors). Cochrane Handbook for Systematic Reviews of Interventions Version 5.1.0 [updated March 2011]. The Cochrane Collaboration, 2011.
・　Standards for the reporting of Plain language summaries in new Cochrane Intervention Reviews 2013 Booklet Version 1 September 2013.The Cochrane Collaboration, 2013.

(Ⅵ)　表示及び情報開示の在り方に係る事項

　消費者の自主的かつ合理的な食品選択に資するよう科学的根拠に基づいた表示及び情報開示を行う。なお、科学的根拠情報に基づかない容器包装への表示事項は食品表示法違反、科学的根拠情報の範囲を超えた表示事項や広告・宣伝は、不当景品類及び不当表示防止法（昭和37年法律第134号）の不当表示又は健康増進法の虚偽誇大広告に該当するおそれがあることに留意する必要がある。
　容器包装への表示については、食品表示基準に基づき、適正に表示することとする。なお、機能性表示の内容に関する科学的根拠情報等については、消費者庁のウェブサイト等で、販売前から詳細に情報開示されることになる。

第1　容器包装への表示

1．表示事項及び表示の方法等
　食品表示基準、同基準に関する施行通知及びQ&Aに示す方法による。機能性表示食品たる表示事項及び表示の方法等に関する留意事項は以下のとおりである。

⑴　機能性表示食品である旨
　「機能性表示食品」と容器包装の主要面（通常、商品名が記載されている面）に表示する。

⑵　科学的根拠を有する機能性関与成分及び当該成分又は当該成分を含有する食品が有する機能性
　①　「届出表示」と冠し、届け出た内容を表示する。その際、機能性関与成分に基づく科学的根拠なのか、当該成分を含有する食品（最終製品）に基づく科学的根拠なのか、その科学的根拠が最終製品を用いた臨床試験に基づくものなのか、研究レビューによるものなのかが分かる表現にする。なお、当該成分に基づく科学的根拠を有する場合は、当該食品自体に機能性があるという科学的根拠を有するものではないということが明確になる表現とする。また、研究レビューによる場合は、「報告されている」ということが明確になる表現とする。具体的な表現例は以下のとおり。
　ア　最終製品を用いた臨床試験で科学的根拠を説明した場合
　　（例）「本品にはＡ（機能性関与成分）が含まれるので、Ｂの機能があります（機能性）。」
　　※　複数の機能性関与成分を含み、表現が複雑になる場合は、「本品にはＢの機能があります。」と表示し、機能性関与成分名をそのすぐ近くに表示してもよい。その場合は、他の成分と混同しないような表示とする。
　イ　最終製品に関する研究レビューで科学的根拠を説明した場合
　　（例）「本品にはＡ（機能性関与成分）が含まれ、Ｂの機能がある（機能性）ことが報告されています。」
　　※　複数の機能性関与成分を含み、表現が複雑になる場合は、「本品にはＢの機能があることが報告されています。」と表示し、機能性関与成分名をそのすぐ近くに表示してもよい。その場合は、他の成分と混同しないような表示とする。
　ウ　機能性関与成分に関する研究レビューで科学的根拠を説明した場合
　　（例）「本品にはＡ（機能性関与成分）が含まれます。ＡにはＢの機能がある（機能性）ことが報告されています。」
　②　特定の食事に追加して摂取することで機能性が期

待できるようなものについては、前提となる食事について表示する（例：「本品は〇〇を△mg含みますので、魚介類を□g/日程度（日本人の平均摂取量）摂取している方の××に役立ちます。」「本品には〇〇が△mg/日含まれます。〇〇を△mg/日摂取すると、魚介類を□g/日程度（日本人成人の平均摂取量）摂取している方の××に役立つことが報告されています。」）。

(3) 栄養成分の量及び熱量

栄養成分の量及び熱量については、食品表示基準、同基準の施行通知及びQ&Aに示す方法に基づき、適切に表示する。

(4) 一日当たりの摂取目安量当たりの機能性関与成分の含有量

食品表示基準別記様式二又は別記様式三の次に（枠外に）、「機能性関与成分」や「機能性関与成分（一日当たりの摂取目安量当たり）」等、機能性関与成分である旨を冠し、消費期限又は賞味期限（生鮮食品の場合は販売期間）を通じて含有する値を一定の値又は下限値及び上限値により表示する（例：機能性関与成分〇〇（機能性関与成分名）△△mg）。

当該一定の値にあっては、分析値がこの値を下回らないもの、また当該下限値及び上限値にあっては分析値がこの範囲内でなければならない。生鮮食品や単一の農林水産物のみが原材料である加工食品（乾しいたけ、煮干し、押麦、ストレートジュース、緑茶など）においては、含有量にばらつきが生じることがあり得る。ばらつきを生じさせない対策をとることが前提となるが、どうしても表示値を下回る可能性がある場合は、「〇〇（機能性関与成分）の含有量が一定の範囲内に収まるよう、栽培・出荷等の管理を実施しています。しかし、△△は生鮮食品ですので、◇◇（ばらつきの要因）などによって、〇〇（機能性関与成分）の含有量が表示されている量を下回る場合があります。」等の注意書きを付すものとする。なお、当該表示をする場合は、その根拠となる資料を当該食品が販売されている期間を通じて保管し、必要に応じて情報を開示できるようにしておく。

(5) 一日当たりの摂取目安量

「一日当たりの摂取目安量」と冠し、消費者庁長官に届け出た内容を表示する。その際、「一日摂取目安量」と簡略して表示すること、「１日当たり〇gを目安にお召し上がりください。」等の文章で表示することを可能とする。１個、１切れといった表示をする場合、生鮮食品においては個体差があり、一定しないことも考えられるため、１個、１切れといった表示に加えてグラム表示を併記することが望ましい。

(6) 届出番号

「届出番号」と冠し、消費者庁から示された届出番号を表示する。届出直後等、容器包装への印刷が難しい場合、シール又は印章による文字でもよい。ただし、シールを貼付する場合は、簡単に剥がれ落ちることがないようにする必要がある。

(7) 食品関連事業者の連絡先

食品関連事業者の連絡先である旨を冠し、表示内容に責任を有する者（原則として、届出者）の電話番号（生鮮食品の場合、氏名又は名称、住所及び電話番号）を表示する。併せて、電話番号の記載があるウェブサイトのアドレス（二次元コードその他これに代わるものを含む。）を表示してもよい。なお、表示する電話番号は国内のものに限る（海外転送機能等特殊な機能は認められない。）。その際、「食品関連事業者の連絡先」を「連絡先」又は「お問合せ先」と簡略して表示することを可能とする。また、加工食品の場合、横断的義務表示事項（食品表示基準第３条第１項）である「食品関連事業者の氏名又は名称及び住所」に続けて表示することを可能とする。

(8) 摂取の方法

摂取の方法である旨を冠し、機能性の科学的根拠に関する情報を取得した摂取の方法（例：科学的根拠に基づく摂取時期、調理法）を表示する。特記すべき事項がない場合は、「そのままお召し上がりください。」等と表示して差し支えない。なお、一日当たりの摂取目安量とともに表示することを可能とする（例：１日１本を目安にお召し上がりください。）。その場合、別紙様式(Ⅵ)にその旨を記載する。摂取時期の表現については、総合的に判断して医薬品的な表現にならないよう注意する。

(9) 摂取する上での注意事項

摂取する上での注意事項である旨を冠し、医薬品等との飲み合わせ、過剰摂取を防止するための注意喚起等を表示する。その際、「摂取上の注意」と簡略して表示することを可能とする。なお、フォントを大きくする、四角で囲む、色をつける等、他の表示事項よりも目立つよう表示することが望ましい。

(10) 調理又は保存の方法に関し特に注意を必要とするものにあっては当該注意事項

調理又は保存の方法に関し特に注意を必要とするものにあっては当該注意事項である旨を冠し、必要事項を表示する。その際、「調理又は保存方法の注意」と簡略して表示することを可能とする。なお、調理を要しない食品等、表示が不要な事項も存在すること、「保存方法の注意」等としてもその内容が分かりやすく表示

されていれば注意喚起としての役割を果たすことから、当該事項が正しく伝わる表示であればよい。

(11) その他
バランスのとれた食生活の普及啓発を図る文言、疾病の診断、治療、予防を目的としたものではない旨等、定型文を表示することになっている事項については、定型文のとおり表示する。確実に消費者の目に留まるよう、文字の大きさや配置、パッケージ全体のデザイン等について十分に配慮する。

2．表示禁止事項
表示禁止事項に関する主な留意事項は以下のとおりである。

(1) 疾病の治療効果又は予防効果を標榜する用語
（例）「花粉症に効果あり」、「糖尿病の方にお奨めです」、「風邪予防に効果あり」等の表現

(2) 食品表示基準第7条及び第21条の規定に基づく栄養成分の補給ができる旨の表示及び栄養成分又は熱量の適切な摂取ができる旨の表示をする場合を除き、消費者庁長官に届け出た機能性関与成分以外の成分（食品表示基準別表第9の第1欄に掲げる栄養成分を含む。）を強調する用語
① 強調する用語とは、「○○たっぷり」、「△△強化」のような表示をいう。
② 含有量を色や大きさ等で目立たせた表示は望ましくない。
③ 主要面に成分名のみを目立つように特記した表示や機能性関与成分であると消費者に誤認を与えるような表示（例：◇◇（届け出た機能性関与成分以外の成分）のパワー）は望ましくない。

(3) 消費者庁長官の評価、許可等を受けたものと誤認させるような用語
「消費者庁承認」、「消費者庁長官許可」、「○○省承認」、「○○省推薦」、「○○政府機関も認めた」、「世界保健機関（WHO）許可」等、国や公的な機関に届け出た、承認を受けた、と誤認させる表現である。

(4) 食品表示基準別表第9の第1欄に掲げる栄養成分の機能を示す用語
別表第9の第1欄に掲げる栄養成分の機能には、別表第11の第3欄に示されている機能も含む。

3．届け出る食品に関する表示の内容
食品表示基準第3条第2項及び第18条第2項の機能性表示食品の項で規定する表示事項が記載されているか否かを別紙様式(Ⅵ)に記載し、提出するとともに、表示見本を添付する。表示見本については、展開図等全景、表示部分の両方を提出する。その際、表示事項が読み取れるよう留意する。届出時の画像に届出番号は不要だが、表示予定箇所が分かるよう明記する。内容量等により表示見本が異なる場合、全ての表示見本を添付する。なお、試供品等、不特定又は多数の者に対して譲渡（販売を除く。）する場合の表示見本も届け出る。

表示事項のうち、以下の項目については、別紙様式(Ⅵ)に表示の内容を記載し、提出する。内容量等により表示事項が異なる場合は、その内容を全て記載する。
① 科学的根拠を有する機能性関与成分及び当該成分又は当該成分を含有する食品が有する機能性
② 一日当たりの摂取目安量
③ 一日当たりの摂取目安量当たりの機能性関与成分の含有量
④ 保存の方法
　常温で保存すること以外にその保存の方法に関し留意すべき事項がない場合は、その旨を記載する。
⑤ 摂取の方法
⑥ 摂取する上での注意事項
⑦ 調理又は保存の方法に関し特に注意を必要とするものにあっては当該注意事項
　留意すべき事項がない場合は、その旨を記載する。

第2　容器包装への表示以外の情報開示
1．消費者庁のウェブサイトでの情報開示
届け出られた情報は、原則として全て開示する。すなわち、別紙様式(Ⅰ)から別紙様式(Ⅶ)-1まで（別紙様式(Ⅴ)-5から別紙様式(Ⅴ)-16までについては、その他様式を含む。）に記載された内容及び添付資料を全て開示する。ただし、添付された関連する資料のうち、以下を除く。

(Ⅱ) 安全性に係る事項
・安全性試験の実施による評価に関する報告資料（社内資料等、公開されていないもの）
(Ⅲ) 生産・製造及び品質管理に係る事項
・製品規格書等食品の規格を示す文書
・分析成績書
・定量試験の方法を示す文書
(Ⅳ) 健康被害の情報収集に係る事項
・組織図
・連絡フローチャート

なお、氏名、住所、印影、電話番号、ファックス番号及び電子メールアドレス等の個人を特定できる情報（事業を営む個人の当該事業に関する情報を除く。）及び法人の印影は情報開示の対象外（マスキング対象）となる。この場合は、マスキング対象箇所とその理由を明記した資料を作成し、マスキングをした資料、マスキングをし

2. 届出者のウェブサイト等での情報開示

科学的根拠情報等届け出た内容を、販売前に届出者のウェブサイトに公開することが望ましい。なお、あくまで届け出た内容を情報開示するものであり、届け出た内容の範囲を超えること、届け出た内容の一部を開示したり誇張したりすること等によって、消費者に誤解を与えることがないようにする。また、不当景品類及び不当表示防止法の不当表示又は健康増進法の虚偽誇大広告に該当しないように留意する。

消費者庁のウェブサイトをリンク先として指定して、情報公開に代えることも可能である。その場合は、消費者庁のウェブサイトのトップページではなく、当該食品の届出情報に確実にアクセスできるURLを掲載しなければならない。なお、消費者庁のウェブサイトのURLは変更の可能性があるため、届出者は最新のURLであるかどうか定期的に確認する。

印刷物での情報開示も可能であるが、ウェブサイトでの情報開示と同じく、あくまで届け出た内容を情報開示するものであり、届け出た内容の範囲を超えること、届け出た内容の一部を開示したり誇張したりすること等によって、消費者に誤認を与えることがないようにする。また、不当景品類及び不当表示防止法の不当表示又は健康増進法の虚偽誇大広告に該当しないように留意す41る。

(Ⅶ) 届出の在り方に係る事項

本制度では、販売前届出制を導入し、安全性及び機能性の根拠情報等を当該食品の販売前から開示することによって、科学的根拠が不十分な製品の流通防止を図るとともに、誰もが製品の安全性及び機能性に関する科学的根拠情報を得られるようにする。機能性表示食品の届出に当たっては、機能性表示食品制度届出データベース（以下「届出データベース」という。）にログインし、届出を行う。そのため、まず、届出者の基本情報の届出を行い、ログインIDを取得する必要がある。そして、取得したログインIDを用いて、食品ごとに届出を行う。詳細については、「機能性表示食品制度届出データベース届出マニュアル（食品関連事業者向け）」を参照すること。

第1 届出者の基本情報の届出

以下の情報を入力する。入力後、送信される仮受付完了メールに記載されたURLにアクセスし、届出者の基本情報に関する届出書（別添1）を印刷し押印の上、法人の場合は登記簿謄本、個人の場合は住所、氏名、生年月日が確認できる本人確認書類（住民票の写し、運転免許証のコピー（裏面にも記載がある場合は表裏両面のコピー）、旅券（パスポート）のコピー等）とともに、消費者庁食品表示企画課に郵送する。封筒には、「「機能性表示食品制度」届出者の基本情報に関する届出書在中」と朱書きする。

(1) 届出者の情報
① 法人番号
② 届出者の氏名（法人の場合は法人名、個人の場合は個人名）
③ 住所（登記簿謄本に記載された住所）
④ 代表電話番号
⑤ パスワード（届出データベースのログイン時に必要）

(2) 届出担当者の情報
① 部署
② 氏名
③ 電話番号
④ 連絡先メールアドレス

第2 機能性表示食品の届出

届け出る食品に関する表示の内容、食品関連事業者名及び連絡先等の食品関連事業者に関する基本情報、安全性及び機能性の根拠に関する情報、生産・製造及び品質の管理に関する情報、健康被害の情報収集体制その他必要な事項を、販売する商品ごとに、販売日の60日前までに消費者庁長官に届け出ることとする。同一の商品で風味、出荷規格（S、M、L等）、内容量が異なるものがある場合、新規の届出を別々に行う必要はない。ただし、内容量等により表示事項が異なる場合及びその他届出内容が異なる場合※は、その内容を全て届け出る。

届出については、行政手続法（平成5年法律第88号）第37条の規定に基づき、届出書の記載事項に不備がないこと、必要な書類が添付されていることその他届出の形式上の要件に適合している場合、当該届出が消費者庁食品表示企画課に到達したときに、当該届出をすべき手続上の義務が履行されたものとする。

なお、届出資料については「安全性に係る事項」、「生産・製造及び品質管理に係る事項」、「健康被害の情報収集に係る事項」の一部を除き、消費者庁のウェブサイトで全て開示する（ただし、個人を特定できる情報（事業を営む個人の当該事業に関する情報を除く。）及び法人の印影を除く。）。

※ 例えば、出荷規格がSの場合、一日当たりの摂取目安量が3個、出荷規格がMの場合、一日当たりの摂取目安量が2個となる、風味に関する表示が異なる等

1. 届出項目

届出項目は以下のとおりである。なお、届出に当たっては、機能性表示食品の届出資料作成に当たってのチェックリスト（別紙様式2）に掲げられている事項に該当することを確認し、当該チェックリストを提出する。

⑴　当該食品に関する表示の内容
　　詳細については、(Ⅵ)第1の容器包装への表示の項を参照する。

⑵　食品関連事業者名及び連絡先等の食品関連事業者に関する基本情報以下の情報を届出食品基本情報（別紙様式1）及び別紙様式(Ⅶ)に記載し、提出する。
　①　届出者の氏名、住所（法人の場合は、その名称、代表者の氏名及び登記された住所（主たる事務所の住所が異なる場合は、当該住所を併記すること。）
　②　届出者が製造者でない場合、製造者の氏名又は名称及び住所（製造所の名称及び所在地を付記する。）
　③　消費者対応部局（お客様相談室等）の連絡先
　④　情報開示するウェブサイトのURL（その他の媒体で情報開示する場合はその旨）
　⑤　届出事項及び開示情報についての問合せ担当部局

⑶　安全性及び機能性の根拠に関する情報
　　詳細については、(Ⅱ)安全性に係る事項及び(Ⅴ)機能性に係る事項を参照する。

⑷　生産・製造及び品質の管理に関する情報
　　詳細については、(Ⅲ)生産・製造及び品質管理に係る事項を参照する。

⑸　健康被害等の情報収集体制
　　詳細については、(Ⅳ)健康被害の情報収集に係る事項を参照する。

⑹　その他必要な事項
　①　届け出る食品に関する基本情報
　　　以下の情報について、届出食品基本情報（別紙様式1）及び別紙様式(Ⅶ)に記載し、提出する。
　　ア　商品名（邦文をもって記載する。アルファベット等については振り仮名を振ることとする。なお、アルファベット一文字のみ等、その読み方について消費者の誤認を与えないことが明らかな場合は、振り仮名は不要とする。）
　　イ　名称
　　ウ　食品の区分
　　エ　錠剤、粉末剤、液剤であって、その他加工食品として扱う場合はその理由
　　オ　当該製品が想定する主な対象者（疾病に罹患している者、妊産婦（妊娠を計画している者を含む。）及び授乳婦を除く。）
　　カ　健康増進法施行規則第11条第2項で定める栄養素の過剰な摂取につながらないとする理由
　　キ　販売開始予定日
　②　作用機序
　　　どのように評価したかについて出典を明記し、具体的に別紙様式(Ⅶ)-1に記載し、提出する。

2．届出のスケジュール
⑴　届出に関する留意事項
　　届出者は、届出データベースへログインし、必要事項の入力及び資料の添付を行う。なお、添付するPDFのセキュリティの不備等については、全て届出者の自己責任となるので十分に留意すること。

⑵　届出番号の送信
　　消費者庁食品表示企画課において届出資料の確認を行い、形式上不備がないことを確認できた場合、速やかに受付完了メールにて届出番号を送信する。記載漏れ等形式上の不備があった場合は、差戻しメールを送信する。なお、この場合、当該届出をすべき手続上の義務が履行されたものとはみなさない。

⑶　情報開示
　　届出後速やかに、届け出られた情報を消費者庁のウェブサイトで公開する。届出者も自らのウェブサイトや印刷物で販売前に情報を公開することが望ましい。

3．その他届出に関する事項
⑴　届出資料は、誤りのない日本語で作成する。

⑵　届出資料を作成する際は、以下の点に留意する。
　①　用紙サイズは原則として日本工業規格A4とし、左右の余白は30mmとする（上下の余白設定は自由とする。）。
　②　文字方向は原則として横書きとする。
　③　手書きは不可とする。
　④　フォントは自由とするが、明朝体又はゴシック体が望ましい。

⑶　届出者が表示内容全般について一義的に責任を負う。生鮮食品の場合、生産者（生産者団体等を含む。）、卸売会社等の流通業者、小売業者が届出者となり得るが、例えば、小売店等でリパックする場合であっても、届出者が表示内容について責任を負うこととなる。なお、届出者以外の者がリパックする場合は、リパックの際に的確に表示がなされるよう、届出者とリパックする者との間で、必要に応じて契約等の事前の合意を得ておく必要がある。

⑷　届出資料については、行政機関の保有する情報の公開に関する法律（平成11年法律第42号）による開示請求があった場合には、同法第5条各号に掲げる情報を除き同条本文の規定に基づき開示される。

4．届出内容の変更

(1) 新規の届出が必要になる場合

　ア　原材料の配合割合又は製造方法について、製品の同一性が失われる程度の変更がある場合

　イ　科学的根拠を有する機能性関与成分又は当該成分若しくは当該成分を含有する食品が有する機能性の変更がある場合

　ウ　一日当たりの摂取目安量当たりの機能性関与成分の含有量の変更がある場合

　エ　一日当たりの摂取目安量の変更がある場合

　オ　商品名の変更がある場合

(2) 変更届出でよい場合

同一の届出者における既届出食品について、上記(1)アからオまでのいずれにも該当しない届出事項の変更及び追記事項があった場合並びに届出内容に誤りがあることが判明した場合（新規の届出や撤回の届出が必要となる程度の誤りでないものに限る。）は、速やかに、届出データベースにログインし、変更届出を行う。なお、上記(1)アからオまでに該当しない旨の説明を明記するとともに、以下の点に留意する。

① 当該食品に関する表示の内容

表示事項に係る変更及び追記事項がある場合（上記(1)アからオまでのいずれにも該当しない場合に限る。）及び表示の内容に変更はないが表示のデザインに変更がある場合には、変更後の表示見本を届け出るとともに、変更事項を新旧対照により記載する。なお、変更の理由等参考資料を添付する。

② 食品関連事業者名及び連絡先等の食品関連事業者に関する基本情報

　ア　個人、法人の同一性が確保されている範囲内での届出者の氏名又は住所（法人にあっては、その名称、主たる事務所の所在地）の変更の場合、登記簿その他当該変更が適当であることを明らかにする資料を添付する。

　イ　届出者が製造者でない場合、製造者の氏名若しくは名称又は所在地の変更の場合、当該変更が適当であることを明らかにする資料を添付する。

③ 安全性及び機能性の根拠に関する情報

　ア　撤回届出書を提出するほどの知見ではないが、機能性関与成分及び当該成分を含有する食品について新たな健康被害情報が報告された場合は、その内容を届け出るとともに、当該食品の販売を続けることの適切性を科学的に説明する資料を添付する。

　イ　撤回届出書を提出するほどの知見ではないが、医薬品との相互作用及び機能性関与成分同士の相互作用について新たな知見が得られた場合は、その内容を届け出るとともに、当該食品の販売を続けることの適切性を科学的に説明する資料を添付する。

　ウ　ア及びイ以外に安全性の根拠について新たな知見が得られた場合は、その内容を届け出る。

　エ　機能性の科学的根拠について新たな知見が得られた場合は、その内容を届け出る。

　オ　アからエまでの変更に伴い、一般消費者向けの情報の記載内容に変更がある場合は、その内容を届け出る。

④ 生産・製造及び品質の管理に関する情報

　ア　製造施設、生産地域等の追加又は削除をする場合、その旨を届け出る。その際、施設が追加される場合にあっては、別紙様式(Ⅲ)-1又は別紙様式(Ⅲ)-2に記載する。

　イ　定量試験の分析方法が変更される場合、分析方法を示す文書及び試験成績書を添付する。

5．撤回届出

既届出食品について、次に掲げる事項が生じた場合は、①及び③の場合は速やかに、②の場合は当該食品の販売終了時（消費期限及び賞味期限の経過後）に、届出データベースにログインし、撤回届出を行う。

① 届出者が死亡したとき、届出者である法人が解散したとき等届出者が商品の製造・販売を行えなくなったときこの場合、届出者の相続人若しくは相続人に代わって相続財産を管理する者、清算人、若しくは破産管財人又は合併後存続し、若しくは合併により設立された法人の代表者等が届け出る。

② 届出者が当該商品の販売、製造を中止したとき

③ 安全性及び機能性の科学的根拠について新たな知見が得られ、機能性関与成分の科学的根拠として不十分な内容となったとき

別紙1

機能性関与成分の考え方（例）

● <u>成分が単一の化合物若しくは構造式が近似した5化合物程度の低分子（分子量1,500程度以下）化合物群又は腸内細菌等である場合</u>

化合物としての例：キシリトール
（品質保証にはパターン分析はほとんど不要であり、個別定量で対応が可能である。）
腸内細菌等としての例：ビフィズス菌○○株
（品質保証には、株レベルの同定・定量で対応が可能である。）

● <u>成分が一定の構造式で代表され、基原等で規制される少数（およそ20化合物以内）の低分子（分子量1,500程度以下）化合物群である場合</u>

化合物群としての例：温州ミカン由来β-クリプトキサンチン脂肪酸エステル、ビルベリー由来アントシアニン（デルフィニジン、シアニジン、ペチュニジン、ペオニジン、マルビジンの3-O-グルコシド及び3-O-ガラクトシド）、ダイズイソフラボン（ダイジン、グリシチン、ゲニスチン、6"-O-アセチル体x3、6"-O-マロニル体x3、ダイゼイン、グリシテイン、ゲニステイン）（品質保証には、定量分析に定性的なパターン分析を組み合わせる必要がある。）

● 成分が一定の特徴的な構造を持つ（一定の構造式であらわせる）高分子（分子量1,500程度以上）であり、基原に加え、構造式、重合度や分子量等で化合物群の幅が規定でき、成分の定性が可能である場合
化合物群としての例：リンゴ由来ポリフェノール、グアバ由来ポリフェノール、トウモロコシ由来難溶性デキストリン、サイリウム食物繊維
（品質保証に、定量分析だけでなく、基原の保証や化合物群としての特徴を捉えた何らかの指標を組み合わせた定性分析が必要となる。）

別紙2

ランダム化比較試験を報告する際に含まれるべき情報のCONSORT 2010チェックリスト

CONSORT 2010 checklist of information to include when reporting a randomized trial

章／トピック (Section／Topic)	項目番号 (Item No)	チェックリスト項目 (Checklist Item)	届出資料名	報告頁 (Reported on page No)
タイトル・抄録 (Title and Abstract)	1a	タイトルにランダム化比較試験であることを記載		
	1b	試験デザイン（trial design）、方法（method）、結果（result）、結論（conclusion）の構造化抄録（詳細は「雑誌および会議録でのランダム化試験の抄録に対するCONSORT声明」を参照）		
はじめに (Introduction) 背景・目的 (Background and Objective)	2a	科学的背景と論拠（rationale）の説明		
	2b	特定の目的または仮説（hypothesis）		
方法 (Method) 試験デザイン (Trial Design)	3a	試験デザインの記述（並行群間、要因分析など）、割付け比を含む。		
	3b	試験開始後の方法上の重要な変更（適格基準eligibility criteriaなど）とその理由		
参加者 (Participant)	4a	参加者の適格基準（eligibility criteria）		
	4b	データが収集されたセッティング（setting）と場所		
介入 (Intervention)	5	再現可能となるような詳細な各群の介入。実際にいつどのように実施されたかを含む。		
アウトカム (Outcome)	6a	事前に特定され明確に定義された主要・副次的アウトカム評価項目。いつどのように評価されたかを含む。		
	6b	試験開始後のアウトカムの変更とその理由		
症例数 (Sample size)	7a	どのように目標症例数が決められたか。		
	7b	あてはまる場合には、中間解析と中止基準の説明		
ランダム化 (Randomization) 順番の作成 (Sequence generation)	8a	割振り（allocation）順番を作成（generate）した方法		
	8b	割振りのタイプ：制限の詳細（ブロック化、ブロックサイズなど）		
割振りの隠蔽機構 (Allocation concealment mechanism)	9	ランダム割振り順番の実施に用いられた機構（番号付き容器など）、各群の割付けが終了するまで割振り順番が隠蔽されていたかどうかの記述		

実施（Implementation）		10	誰が割振り順番を作成したか、誰が参加者を組入れた（enrollment）か、誰が参加者を各群に割付けた（assign）か。	
ブラインディング（Blinding）		11a	ブラインド化されていた場合、介入に割付け後、誰がどのようにブラインド化されていたか（参加者、介入実施者、アウトカムの評価者など）。	
		11b	関連する場合、介入の類似性の記述	
統計学的手法（Statistical method）		12a	主要・副次的アウトカムの群間比較に用いられた統計学的手法	
		12b	サブグループ解析や調整解析のような追加的解析の手法	
結果（Results） 参加者の流れ（Participant flow） （フローチャートを強く推奨）		13a	各群について、ランダム割付けされた人数、意図された治療を受けた人数、主要アウトカムの解析に用いられた人数の記述	
		13b	各群について、追跡不能例とランダム化後の除外例を理由とともに記述	
募集（Recruitment）		14a	参加者の募集期間と追跡期間を特定する日付	
		14b	試験が終了または中止した理由	
ベースライン・データ（Baseline data）		15	各群のベースラインにおける人口統計学的（demographic）、臨床的な特性を示す表	
解析された人数（Number analyzed）		16	各群について、各解析における参加者数（分母）、解析が元の割付け群によるものであるか。	
アウトカムと推定 （Outcome and estimation）		17a	主要・副次的アウトカムのそれぞれについて、各群の結果、介入のエフェクト・サイズの推定とその精度（95％信頼区間など）	
		17b	2項アウトカムについては、絶対エフェクト・サイズと相対エフェクト・サイズの両方を記載することが推奨される。	
補助的解析（Ancillary analysis）		18	サブグループ解析や調整解析を含む、実施した他の解析の結果。事前に特定された解析と探索的解析を区別する。	
害（Harm）		19	各群のすべての重要な害（harm）または意図しない効果（詳細は「ランダム化試験における害のよりよい報告：CONSORT声明の拡張」[28]を参照）	
考察（Discussion） 限界（Limitation）		20	試験の限界、可能性のあるバイアスや精度低下の原因、関連する場合は解析の多重性の原因を記載	
一般化可能性（Generalisability）		21	試験結果の一般化可能性（外的妥当性、適用性）	
解釈（Interpretation）		22	結果の解釈、有益性と有害性のバランス、他の関連するエビデンス	
その他の情報（Other information） 登録（Registration）		23	登録番号と試験登録名	
プロトコール（Protocol）		24	可能であれば、完全なプロトコールの入手方法	
資金提供者（Funding）		25	資金提供者と他の支援者（薬剤の供給者など）、資金提供者の役割	

津谷喜一郎、元雄良治、中山健夫訳．CONSORT声明2010声明：ランダム化並行群間比較試験報告のための最新ガイドライン．薬理と治療．vol38, no.11, 2010. URL：http://www.lifescience.co.jp/yk/jpt_online/consort.htmlより引用した上で、「届出資料名」の欄を追加

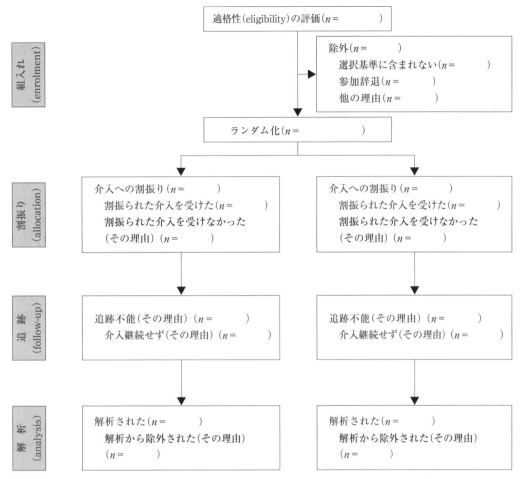

図　2群間並行ランダム化比較試験の各段階の過程を示すフローチャート（組入れ、介入への割振り、追跡、データ解析）

Flow diagram of the progress through the phases of a parallel randomized trial of two groups (that is, enrolment, intervention allocation, follow-up, and data analysis)

別紙3
システマティックレビュー（systematic review: SR）の実施手順に係る考え方（例）

① 表示しようとする機能性に見合ったリサーチクエスチョンの設定

　検証すべきリサーチクエスチョンとして、P（Participants：誰に）、I（Intervention：何をすると）又はE（Exposure：何によって）、C（Comparison：何と比較して）、O（Outcome：どうなるか）、いわゆるPICO（臨床研究に適用）又はPECO（観察研究に適用）の考え方に基づき、構造的に設定する。

② レビューワーの選定

　SRの客観性を保つために、レビューワーは原則として2名以上とする。関連研究のスクリーニングは2名（A、B）以上が独立して行い、それぞれの結果に相違点や疑問点があれば両者の間で協議することとする。協議の結果、それらの解決が困難な場合は、別のもう1名（C）以上が仲裁する。

　レビューワーA、Bには関連分野の学術論文（英語及び日本語）を批判的に吟味できるスキルが求められる。また、レビューワーCについては、このようなスキルに加えて、博士又は修士の学位を有すること、査読付き学術論文の筆頭著者としての執筆経験を有すること、SRに精通していることなどを満たす者であることが望まれる。

　上記のようなスキルを持つ者が身近にいない場合は、SRの一部又は全部の作業について、専門家への協力依頼等を行うことも可能である。

　なお、メタアナリシスの実施に当たっては、論文間の異質性評価に係る知識等、高度な専門性が要求される。SRの実施経験がない者（査読付きSR論文の著者としての実績がない者等）がメタアナリシスを実施することは避けるべきである。

③ 選択基準及び除外基準の設定

　①で設定したPICO又はPECOに見合った選択基準

及び除外基準を設定する。

　この設定に当たっては、販売しようとする機能性表示食品の性状、摂取量、対象者、機能性関与成分の定量的・定性的同等性等を踏まえることが重要である。例えば、易消化性の食品の知見を難消化性の食品に適用することや、同様の効果があると考えられる成分を複数配合した食品の知見を単独配合の食品に適用することは不適当である。また、機能性関与成分については、基原や抽出方法等にも十分に注意する必要がある。

④　レビュープロトコールの作成
　少なくとも以下の事項について詳細に設定する。
ア　検索データベース
・文献データベース
　データベースの種類は特に定めないが、当該分野の文献検索で客観的に妥当と思われるものを適切に選定する。
　医療系分野の英語論文（抄録のみ英語で書かれたものを含む。）に関するデータベースの代表例としてはThe Cochrane Central Register of Controlled Trials（CENTRAL）やPubMedが挙げられるが、分野によっては、PubMedには収載されていない論文も少なくないことに十分留意する。
・臨床試験登録データベース（UMIN-CTR等）
　当該リサーチクエスチョンについて、新たな知見を踏まえた再評価が将来的に可能となるよう、未報告の研究情報（研究計画について事前登録されているが、実施中などの理由により未報告であるものや、実施期間が終了しているにもかかわらず未報告であるもの等）について検索を行うことが望まれる。
イ　ハンドサーチ
・実施の有無
・（実施する場合）実施方法
ウ　学会抄録や行政資料等、灰色文献（grey literature）の取扱い
エ　選定方法
・１次スクリーニング
　原則として表題と抄録により、除外すべきか判断する。
・２次スクリーニング
　原則として論文全体を精読し、除外すべきか判断する。研究・調査開始時において対象者の一部※又は全部が有病者（適切に層別解析がなされ有病者が除外されたデータや、表示しようとする機能性と関連しないことが医学的に明らかな疾病の患者のデータについては、これを利用しても差し支えない。）である論文や、海外で行われた研究で日本人への外挿性が低いと思われるもの、利益相反によるバイアスが強く疑われる論文等、表示しようとする機能性に係る科学的根拠として利用すべきでない論文については、この段階で除外する。

※　「特定保健用食品の表示許可等について」（平成26年10月30日付け消食表第259号）の別添２「特定保健用食品申請に係る申請書作成上の留意事項」において特定保健用食品の試験方法（規格基準型、疾病リスク低減表示及び条件付き特定保健用食品に係る試験方法を除く。）として記載された範囲内に限り、軽症者等が含まれたデータについては、これを利用しても差し支えない。
　なお、医薬品を服用している者又は医療従事者等による食事指導若しくは運動指導等を受けている者（いずれも表示しようとする機能に関連又は影響する場合におけるこれらの者に限る。）のデータを除く。

オ　対象とする研究デザイン
・臨床試験については、特に準ランダム化比較試験（quasi-RCT）や非ランダム化比較試験（non-RCT）等の取扱い
カ　個々の研究のバイアスリスク及びその他評価項目とそれぞれの評価法
・⑦ア、イ及び「各論文の質評価シート」（別紙様式(Ⅴ)-11～12）を参考とする。
キ　エビデンス総体（body of evidence）の評価項目
・⑨及び「エビデンス総体の質評価シート」（別紙様式(Ⅴ)-13）を参考とする。
ク　（メタアナリシスを行う場合）個々の研究結果の統合方法
・異質性の検定方法
・モデルの選定（固定効果モデル（fixed effect model）、ランダム効果モデル（random effects model）等）
・使用するソフトウェア名及びバージョン
ケ　（メタアナリシスを行う場合）付随した解析
・実施の有無
・（実施する場合は）実施方法（例：感度分析、メタ回帰分析）

⑤　検索式の設定
　網羅的な検索が実施できるよう、自由語及び統制語（PubMedにおけるMeSH等）を適切に組み合わせた検索式を、文献データベースごとに設定する。
　なお、本文(Ⅴ)第３の１(2)にも記されているとおり、言語バイアスを避ける観点から、少なくとも英語論文

と日本語論文の検索を行う。

⑥ 検索の実施
　③であらかじめ決定した選択基準及び除外基準、並びに④で作成したレビュープロトコールに従い、関連研究の検索を行う。文献データベース間で同一の論文が重複して検索された場合は、重複した分を除外する。

⑦ 個々の論文の質評価
　ア　バイアスリスクの評価
　　2次スクリーニングの結果、選択基準を満たした論文の質評価として、個々の論文のバイアスリスクを評価する。
　　臨床試験に係るバイアスリスク評価としては、例えば、以下のような方法が考えられる。
　(ア)　選択バイアスのリスク
　　・ランダム割付け
　　　ランダム割付けが適切に行われたかどうかを評価する。
　　　例えば、コンピューターによる乱数表を用いた場合、ランダム割付けの方法に起因する選択バイアスのリスクは「低」、出生日、個人ID、試験登録日の奇数・偶数の別等により割付けを行った場合は「高」、論文において関連の記載が不十分だった場合は「不明」と評価する。
　　・割付けの隠蔽（allocation concealment）
　　　割付けの前に、割付けの隠蔽が適切に行われたかどうかを評価する。
　　　例えば、中央登録（介入実施者が割付けに関与せず、第三者的機関において集中的に登録を行い、その機関から割付けコードがもたらされる。）等により、臨床試験の参加者と実施者の両方が割付けを予測できなかった場合、割付けの隠蔽の方法に起因する選択バイアスのリスクは「低」、完全に隠蔽されていないと思われる方法による場合は「高」、論文において関連の記載が不十分だった場合は「不明」と評価する。
　(イ)　盲検性バイアスのリスク（参加者）
　　臨床試験の参加者（介入群及び対照群）に対し適正に試験が行われるよう、臨床試験の参加者と関係者（実施者を含む。）に対し、割付けられた介入について適切に伏せられていたか（盲検化されていたか）どうかを評価する。
　　例えば、両者への盲検化が確保されていた場合や、不十分な盲検化であってもアウトカムへの影響が低いと判断される場合、盲検化の方法に起因する実行バイアスのリスクは「低」、アウトカムへの影響が懸念される場合は「高」、論文において関連の記載が不十分だった場合は「不明」と評価する。

　(ウ)　盲検性バイアスのリスク（アウトカム評価者）
　　アウトカム評価が適正になされるよう、割付けられた介入について、アウトカム評価者への盲検化が行われたかどうかを評価する。
　　例えば、盲検化が確保されていた場合や、不十分な盲検化であってもアウトカム評価への影響が低いと判断される場合、盲検化の方法に起因する検出バイアスのリスクは「低」、アウトカム評価への影響が懸念される場合は「高」、論文において関連の記載が不十分だった場合は「不明」と評価する。
　(エ)　例数減少バイアスのリスク
　　比較する群の間に、例数の減少等に起因した系統的な差がないかどうかを評価する。
　　例えば、アウトカムデータの欠損数及び理由が介入群・対照群で同様と判断される場合、例数減少バイアスのリスクは「低」、アウトカムデータの欠損数及び理由が介入群・対照群で不均衡な場合や、割付けられた介入からかなりの離脱が生じた試験で、元の割付けではなく、実際に行われた介入を基に解析を行った場合（Per Protocol Set解析）は「高」、論文において関連の記載が不十分だった場合は「不明」と評価する。
　(オ)　選択的アウトカムの報告に係るバイアスのリスク
　　選択的なアウトカムの報告によるバイアスがないかどうかを評価する。
　　例えば、研究計画書や研究計画の事前登録に記載された主要及び副次アウトカムについて、研究計画どおりの方法で全て解析・報告されている場合、報告バイアスのリスクは「低」、あらかじめ指定されていた主要アウトカムの全てが報告されていない場合や、あらかじめ指定されていない測定方法、解析方法（当初の計画にはなかったサブ解析や中間解析等）などを用いて報告されている場合は「高」、論文において関連の記載が不十分だった場合は「不明」と評価する。
　(カ)　その他バイアスのリスク
　　上記以外のバイアスがないかどうかを評価する。
　　例えば、他のバイアス要因がないと思われる場合、上記以外のバイアスのリスクは「低」、研究デザインに関連する潜在的なバイアスがあると思われる場合、不正が疑われている場合、その他何らかの問題がある場合は「高」、論文において関連の記載が不十分だった場合は「不明」と評価する。

　また、観察研究に係るバイアスリスクの評価は、①参加者を選択する際の選択バイアス（例：曝露群

と非曝露群を異なる集団から選出することによるバイアス）、②測定バイアス（例：（前向きコホート研究における）曝露群と非曝露群で調査方法が異なることによるバイアス、（症例対照研究における）症例と対照で過去の記憶の量や精度が異なることによるバイアス（思い出しバイアス））、③例数減少バイアス（例：不完全なフォローアップによるバイアス）、④その他のバイアス（交絡因子の不十分な調整等）について行う。

イ 非直接性の評価
このほか、SRのPICO又はPECOに対する各論文の非直接性（リサーチクエスチョンと各論文との間の各種条件の違い（対象者、介入、比較、アウトカム指標等の違い））についても評価する。

⑧ 各論文からのデータ抽出
エビデンス総体の評価を行うために必要十分なデータを、各論文から抽出する。⑨のエビデンス総体の評価を行うためには、例えば、以下の項目の抽出が少なくとも必要と考えられる。

ア 臨床試験
研究デザイン、セッティング（研究が実施された場所等（海外で実施された研究については、国名の記載も必須とする。））、対象者の特性、介入（食品や機能性関与成分の種類、摂取量、介入（摂取）期間等）、対照（プラセボ、何もしない等）、解析方法（Intention-to-treat（ITT）、Full Analysis Set（FAS）、Per Protocol Set（PPS）等）、主要及び副次アウトカム、有害事象、査読の有無 等

イ 観察研究
研究デザイン、セッティング（研究が実施された場所等（海外で実施された研究については、国名の記載も必須とする。））、対象者の特性、曝露（食品や機能性関与成分の種類、摂取量、曝露（摂取）期間等）、対照（曝露なし等）、調整変数、主要及び副次アウトカム、有害事象、査読の有無 等

なお、データ抽出については、抽出の漏れや間違いを防ぐために、少なくとも2名以上のレビューワーが独立的に行うことが望ましい。

⑨ エビデンス総体の評価
最終的に評価対象とした論文を、研究デザインごとに整理した上で、さらに比較内容（試験食とプラセボの比較等）、アウトカムの種類、対象者の種類ごとにまとめた結果（エビデンス総体）について、エビデンスの強さを評価する。

研究デザインに起因する潜在的バイアスが異なるため、臨床研究と観察研究の結果を単純にまとめて評価したり、観察研究については、前向き研究（前向きコホート研究等）と後ろ向き研究（症例対照研究等）の結果を単純にまとめて評価したりしない。

エビデンス総体の評価に当たっては、①バイアスリスク、②非直接性、③非一貫性（結果のバラつき）、④不精確（サンプルサイズが小さい又はイベント数が少ない等により、効果推定量の信頼区間が広くなっていないかなど）、⑤出版バイアス等について、適切に評価することが重要である。出版バイアスの評価法としては、例えば、funnel plotによる図示的な評価のほか、Beggの検定、Eggerの検定等がある。

メタアナリシスにより結果を定量的に統合しようとする場合は、コクランQ統計量のカイ2乗検定やI2統計量を基に論文間の異質性について確認し、その結果を基に統計学的手法（モデル）を選択する。具体的には、異質性が低いと思われる場合は、固定効果モデル（アウトカムの種類に応じて、Mantel-Haenszel法、Peto法、Inverse variance法などの中から適切なものを選択する。）とランダム効果モデル（アウトカムの種類に応じて、Mantel-Haenszel法かInverse variance法などの中から適切なものを選択する。）のどちらを選択してもよいが、異質性が高いと思われる場合は、ランダム効果モデルを採用する。ただし、バイアスリスクが高い場合や、論文間の異質性が顕著に高い場合は、定量的な結果の統合は行わず、定性的な評価に留めるべきである。

なお、機能性表示食品として届出を行うに当たっては、定性的・定量的SRとも、表示しようとする機能性が査読付き論文において「totality of evidence」の観点から肯定的であることが条件となる。査読なしの論文や対象外の研究デザインで実施された研究論文については、表示しようとする機能性の科学的根拠を判断する際の決定材料とはならないが（本文(V)第3の1(2)にも示されているとおり、例えば、サプリメント形状の機能性表示食品を販売しようとする場合、表示しようとする機能性の有無の決定材料として前向きコホート研究の知見を用いることはできない。）、これらの論文を、機能性を考察する際の参考情報として用いることは差し支えない。また、販売しようとする機能性表示食品の対象者や摂取量等と若干程度異なる研究の知見を参考情報として用いてもよいが、外挿性が大きく失われる程度に異なるものであってはならない。

⑩ SRの結果と表示しようとする機能性の関連性に関する評価
機能性表示食品に表示しようとする機能性の科学的根拠として、SRの結果がどの程度有効かを評価し、限界があればそれを明確にする。特に、以下の観点によ

る考察は必須とする。
- 食品性状（食品の消化性、機能性関与成分以外の含有成分が機能性関与成分に与える影響等）
- 対象者
- 機能性関与成分の定性的性状（該当する場合のみ評価）
- 一日当たりの摂取目安量
- SRにおけるアウトカム指標と表示しようとする機能性の関連性

【参考資料】
- 福井次矢、山口直人監修. Minds診療ガイドライン作成の手引き2014. 医学書院. 2014.
- Higgins JPT, Green S (editors). Cochrane Handbook for Systematic Reviews of Interventions Version 5.1.0 [updated March 2011]. The Cochrane Collaboration, 2011.

別紙4

PRISMA声明チェックリスト（2009年）

セクション／項目 [Section／topic]	#	チェックリスト項目 [Checklist item]	届出資料名	報告頁及び行番号 [page #]
タイトル [Title]				
タイトル	1	「システマティック・レビュー」か「メタアナリシス」か、あるいはその両方であるかを明示する。		
抄録 [Abstract]				
構造化抄録 [Structured summary]	2	背景 [background]、目的 [objective]、データ源 [data source]、研究の適格基準 [study eligibility criteria]、参加者 [participant]、介入 [intervention]、研究の評価と結合法 [study appraisal and synthesis method]、結果 [result]、限界 [limitation]、結論 [conclusion]、重要な知見の意味合い [implication of key finding]、システマティック・レビュー登録番号 [registration number] を適宜含む構造化抄録を提供する。		
はじめに [Introduction]				
論拠 [Rationale]	3	レビューの論拠を、既知の事実に照らして記述する。		
目的 [Objectives]	4	対処すべき明確なクエスチョン [question] のステートメントを、参加者 [participant]、介入 [intervention]、比較 [comparison]、アウトカム [outcome]、研究デザイン [study design] のPICOS形式で提供する。		
方法 [Methods]				
プロトコルと登録 [Protocol and registration]	5	レビュー・プロトコルがあるか、レビュー・プロトコルにアクセスできるか、出来る場合はその場所（例：web address）、また登録番号等の登録情報があればそれらを示す。		
適格基準 [Eligibility criteria]	6	適格性 [eligibility] の基準として用いた研究の特性 [studycharacteristic]（例：PICOS、追跡期間）と報告の特性 [reportcharacteristic]（例：考慮した年数、言語、発表状態）明記し、論拠を与える。		

情報源［Information sources］	7	検索における全ての情報源（例：データベースと対象期間、データベース以外の研究を特定するための著者への連絡）と最終検索日を記述する。		
検索［Search］	8	検索を再現できるよう、少なくとも一つのデータベースについての電子的な検索式［search strategy］を、用いた全ての制限も含めて詳細に記述する。		
研究の選択［Study selection］	9	選択プロセス（すなわち、スクリーニング、適格性、システマティック・レビューへの採択、該当する場合はメタアナリシスへ採択）を述べる。		
データの収集プロセス［Data collection process］	10	データ抽出方法（例：パイロットフォームを用いている、独立して行う、二重に行う）、ならびに研究実施者［investigator］からのデータの入手と確認のあらするプロセス、を記述する。		
データ項目［Data items］	11	検索された全てのデータ（例：PICOS、資金）、あらゆる仮定［assumption］や単純化［simplification］をリストアップし定義する。		
個別の研究のバイアス・リスク［Risk of bias in individual studies］	12	個別研究のバイアス・リスク評価に用いた方法（研究レベル評価したか、アウトカムレベルで評価したかを含めて）と、あらゆるデータ結合においてこの情報をどのように使用したかを記述する。		
要約尺度［Summary measures］	13	主な要約尺度［summary measures］（例：リスク比［risk ratio］、平均差［difference in mean］）を述べる。		
結果の統合［Synthesis of results］	14	実施した場合は、データの取り扱いと研究結果の結合の方法を、各メタアナリシスの一致性［consistency］の尺度（例：I^2統計量）も含めて記述する。		
全研究のバイアス・リスク［Risk of bias across studies］	15	累積エビデンス［cumulative evidence］に影響を及ぼしうるバイアス・リスク（例：出版バイアス［publication bias］、研究内での選択的報告［selective reporting］など）の評価について明示する。		
追加的解析［Additional analyses］	16	追加的解析（例：感度分析またはサブグループ解析、メタ回帰）があればその方法を、事前に規定していたか否かを含めて記述する。		
結果［Results］				
研究の選択［Study selection］	17	スクリーニングした研究、適格性を評価した研究、レビューに含めた研究の、各件数と各段階での除外理由を、できればフローチャートで示す。		
研究の特性［Study characteristics］	18	各研究について、どのデータを抽出したか（例：研究のサイズ［study size］、PICOS、追跡期間）と出典を示す。		
研究内のバイアス・リスク［Risk of bias within studies］	19	各研究のバイアス・リスクのデータと、もしあればあらゆるアウトカムレベルでの評価を提示する（項目12を参照）。		

項目		No.	内容		
個別の研究の結果 [Results of individual studies]		20	考慮した全アウトカム（利益または害）について、各研究における(a)各介入群の単純な要約データ[simple summary data]と、(b)効果の推定量[effect estimate]と信頼区間[confidence interval]を、できればフォレストプロット[forest plot]で示す。		
結果の統合［Synthesis of results］		21	実施した各メタアナリシスの結果を信頼区間[confidence interval]と均一性[consistency]の尺度も含めて提示する。		
全研究のバイアス・リスク [Risk of bias across studies]		22	全研究のバイアス・リスク評価の結果を提示する（項目15を参照）。		
追加的解析［Additional analysis］		23	追加的解析（感度分析またはサブグループ解析、メタ回帰など）があれば、その結果を示す（項目16を参照）。		
考察［Discussion］					
エビデンスの要約 [Summary of evidence]		24	各主要アウトカムのエビデンスの強さを含めて主要な知見をまとめ、それらと鍵となるグループ（例：医療提供者、使用者、政策決定者）とその関連性[relevance]を考察する。		
限界［Limitations］		25	研究レベルとアウトカムレベルでの限界（バイアス・リスクなど）、レビューレベルでの限界（例：同定した研究の収集が不完全[incomplete retrieval of identified research]、報告バイアス）について議論する。		
結論［Conclusions］		26	その他のエビデンスと照らし合わせた全般的な結果の解釈と、今後の研究への意味合い[implication]を提供する。		
資金［Funding］					
資金源［Funding］		27	システマティック・レビューの資金源と、その他の支援（例：データ提供）、システマティック・レビューにおける資金提供者[funder]の役割を説明する。		

中山健夫、津谷喜一郎（編）．臨床研究と疫学研究のための国際ルール集Part 2、（2015年出版予定）より引用した上で、「届出資料名」の欄を追加。

【備考】
　項目8に「検索を再現できるよう、少なくとも一つのデータベースについての電子的な検索式［search strategy］を用いた全ての制限も含めて詳細に記述する。」とあるが、機能性表示食品の届出に当たっては、システマティックレビューの透明性かつ再現性を担保する観点から、検索に用いた各データベースの全ての検索式について、正確に報告する必要がある。

用語集

（安全性に係る事項）

パターン分析　同一種類と考えられる対象物を多数分析して、特徴的なクロマトグラムのパターンを見出し、このパターンに基づいて定性的（同一種類であることについて）確認を行うこと。

（生産・製造及び品質管理に係る事項）

製造施設　食品の製造又は加工を行う施設。本ガイドラインでは、原材料を入荷してから、表示を行い、出荷するまでの工程を実施する施設をいう。

FSSC 22000　Food Safety System Certification 22000の略。ISO 22000に、食品安全のための前提条件プログラムを詳細化したISO／TS22002-1等を加えたシステムであり、グローバル企業により積極的に推進されている。

GMP　Good Manufacturing Practiceの略。原材料の受入れから製造、出荷まで全ての過程において、製品が「安全」に作られ、「一定の品質」が保たれるようにするための適正製造規範。サプリメント形状の加工食品については、厚生労働省がGMPガイドライン等を示して自主的取組を推進している。今後、機能性の観点も含めたGMPの検討が期待される。

HACCP　Hazard Analysis and Critical Control Pointの略。原材料の受入れから最終製品までの工程ごとに、①微生物、化学物質、金属の混入等による潜在的な危害を予測（危害要因の分析）した上で、②危害の発生防止につながる特に重要な工程（重要管理点）を継続的に監視・記録する工程管理のシステム。コーデックス委員会により、HACCPシステムとその適用のためのガイドラインが示されている。

ISO 22000　International Organization for Standardization（国際標準化機構）が策定した規格の一つ。食品安全マネジメントシステムの一つであり、フードチェーンのあらゆる組織に対する要求事項のこと。危害要因を分析した上で重要管理点を継続的に監視・記録する工程管理システムをHACCPから、品質マネジメントシステムの考え方をISO 9001から取り入れたISO規格。飼料生産者、収穫者、農家、材料の製造業者、食品製造業者、小売業者、食品サービス業者、清掃・洗浄及び殺菌・消毒サービス業者、輸送・保管及び配送業者等、フードチェーンに直接的又は間接的に関わる全ての組織を適用範囲とする。

（機能性に係る事項）

アウトカム　アウトカムには臨床的アウトカムと経済的アウトカムがある。本ガイドラインでは、臨床的アウトカムのことを意味する。臨床試験における介入又は観察研究における曝露等による転帰や帰結のこと。臨床試験においては、エンドポイントやアウトカム評価項目とも呼ばれる。

観察研究　観察研究は縦断研究と横断研究に大別される。時間の要素を含む縦断研究には前向き研究（前向きコホート研究等）や後ろ向き研究（症例対照研究等）がある。これらをレビューの対象とする場合、観察研究では様々なバイアスが生じる可能性があることを考慮する必要がある。特に、横断研究については因果の逆転が生じやすいため、機能性表示食品制度の届出に当たってそれを用いる場合は、原則として機能性関与成分による臨床試験との組合せ等により機能性を実証することが求められる。

言語バイアス　研究結果がどの言語で書かれているかによって、内容や質の面で偏り（バイアス）がみられること。中でも、肯定的かつ良質な研究結果については、国際的な学術誌に英語で書かれる傾向が知られている（英語バイアス）。

交絡因子　調査対象とした因子以外に、結果に影響を与える因子のこと。例えば、コーヒーの摂取量とがん発生率の間に正の関連がみられたとしても、両者の関連には喫煙が影響している可能性がある

	(例：喫煙者ほどコーヒーの摂取量が多い。)。この場合、両者の関連を正しく評価するには喫煙についても予め調査対象とした上で、喫煙を交絡因子として、調整した解析を行う必要がある。		られるが、割付けられた対象者全員について解析対象とすることをいう。ITT解析は臨床試験の評価に際し最も保守的である。現実的には困難なことが多い。
バイアスリスク	ランダム割付けが不適切、観察でのバイアス、研究の対象者が限定的、出版バイアス（パブリケーションバイアス）など、研究の方法や実施における種々の限界により、研究（システマティックレビューを含む。）結果にバイアスを与えている可能性のこと。研究結果を適正に評価するには、バイアスリスクを十分に検討することが重要となる。	Per Protocol Set(PPS)解析	プロトコールどおりに臨床試験に参加した者（例：指示されたとおりに試験食又はプラセボを摂取し続けた者）のみを解析対象とすること。PPS解析は、プロトコールを遵守した場合の効果を評価するには適しているが、当初の割付けが損なわれ、介入群と対照群との間に属性の偏りが生じ、適正な群間比較ができない可能性がある。
ハンドサーチ	関連研究を網羅的に検索するために、電子データベースを使った原著論文の検索ではなく、実際の雑誌等を基に、原著論文、学会抄録、短報などを手作業で検索すること。	PRISMA声明	システマティックレビュー及びメタアナリシスの報告の質を向上させることを目的に、2009年に発表された国際指針。メタアナリシスの報告の質の向上を目的に、1996年に発表されたQUOROM声明の改訂版。
臨床試験	本ガイドラインにおける「臨床試験」は、「特定保健用食品の表示許可等について」（平成26年10月30日付け消食表第259号消費者庁次長通知）の別添2「特定保健用食品申請に係る申請書作成上の留意事項」で規定する「ヒトを対象とした試験」と同意。なお、世界保健機関（World Health Organization：WHO）においては、「人の参加者又は人からなるグループを、一つ又はそれ以上の健康に関する介入に前向きに割付け、人におけるアウトカム評価項目に対する効果を評価するために行う全ての研究」とされている。		

届出に係る資料一覧

別添1【食品関連事業者の基本情報の届出時にダウンロードする用紙】
　届出者の基本情報に関する届出
別紙様式1【届出データベース入力画面】
　機能性表示食品　届出食品基本情報
別紙様式2【添付ファイル用】
　機能性表示食品の届出資料作成に当たってのチェックリスト

(Ⅰ)　一般消費者向け情報
別紙様式(Ⅰ)【届出データベース入力画面】
　機能性表示食品　届出食品情報　様式Ⅰ

(Ⅱ)　安全性に係る事項
別紙様式(Ⅱ)【届出データベース入力画面】
　機能性表示食品　届出食品情報　様式Ⅱ
別紙様式(Ⅱ)－1【添付ファイル用】
　安全性評価シート

(Ⅲ)　生産・製造及び品質管理に係る事項
別紙様式(Ⅲ)【届出データベース入力画面】
　機能性表示食品　届出食品情報　様式Ⅲ
別紙様式(Ⅲ)－1【添付ファイル用】
　製造及び品質の管理に関する情報（サプリメント形状の加工食品、その他加工食品）
別紙様式(Ⅲ)－2【添付ファイル用】

Full Analysis Set(FAS)解析	ベースライン評価時の欠席者や途中脱落者など、解析対象とするのが不可能な者のみ除外して解析すること。ITT解析は困難なため、現実的にはFAS解析でも十分とみなされる。
Intention-to-treat(ITT)解析	臨床試験において、初めに割付けられたとおりに解析を行うこと。臨床試験では通例、参加者によって介入の遵守度が異なる上、途中で脱落する者もみ

　　　　生産・採取・漁獲等及び品質の管理に関する情報
　　　　（生鮮食品）
　別紙様式(Ⅲ)-3【添付ファイル用】
　　　　原材料及び分析に関する情報

(Ⅳ)　健康被害の情報収集に係る事項
　別紙様式(Ⅳ)【届出データベース入力画面】
　　　　機能性表示食品　届出食品情報　様式Ⅳ

(Ⅴ)　機能性に係る事項
　別紙様式(Ⅴ)【届出データベース入力画面】
　　　　機能性表示食品　届出食品情報　様式Ⅴ
　別紙様式(Ⅴ)-1【添付ファイル用】
　　　　機能性の科学的根拠に関する点検表
　別紙様式(Ⅴ)-2【添付ファイル用】
　　　　特定保健用食品とは異なる臨床試験方法とした合理的理由に関する説明資料
　別紙様式(Ⅴ)-3【添付ファイル用】
　　　　表示しようとする機能性の科学的根拠に関する補足説明資料
　別紙様式(Ⅴ)-4【添付ファイル用】
　　　　表示しようとする機能性に関する説明資料（研究レビュー）
　別紙様式(Ⅴ)-5【様式例　添付ファイル用】
　　　　データベース検索結果
　別紙様式(Ⅴ)-6【様式例　添付ファイル用】
　　　　文献検索フローチャート
　別紙様式(Ⅴ)-7【様式例　添付ファイル用】
　　　　採用文献リスト
　別紙様式(Ⅴ)-8【様式例　添付ファイル用】
　　　　除外文献リスト
　別紙様式(Ⅴ)-9【様式例　添付ファイル用】
　　　　未報告研究リスト
　別紙様式(Ⅴ)-10【様式例　添付ファイル用】
　　　　参考文献リスト
　別紙様式(Ⅴ)-11【様式例　添付ファイル用】
　　　　各論文の質評価シート（臨床試験）
　別紙様式(Ⅴ)-12【様式例　添付ファイル用】
　　　　各論文の質評価シート（観察研究）
　別紙様式(Ⅴ)-13【様式例　添付ファイル用】
　　　　エビデンス総体の質評価シート
　別紙様式(Ⅴ)-14【様式例　添付ファイル用】
　　　　サマリーシート（定性的研究レビュー）
　別紙様式(Ⅴ)-15【様式例　添付ファイル用】
　　　　サマリーシート（メタアナリシス）
　別紙様式(Ⅴ)-16【様式例　添付ファイル用】
　　　　研究レビューの結果と表示しようとする機能性の関連性に関する評価シート

(Ⅵ)　表示及び情報開示の在り方に係る事項

　別紙様式(Ⅵ)【届出データベース入力画面】
　　　　機能性表示食品　届出食品情報　様式Ⅵ

(Ⅶ)　届出の在り方に係る事項
　別紙様式(Ⅶ)【届出データベース入力画面】
　　　　機能性表示食品　届出食品情報　様式Ⅶ
　別紙様式(Ⅶ)-1【添付ファイル用】
　　　　作用機序に関する説明資料

機能性表示食品の届出等に関するガイドライン

別添1 【食品関連事業者の基本情報の届出時にダウンロードする用紙】

年　月　日

受付番号　　　版数

【機能性表示食品制度】

届出者の基本情報に関する届出

消費者庁長官　殿

届出者氏名　　　　　印
届出者住所　　　　　

食品表示基準（平成27年内閣府令第10号）第2条第1項第10号に規定する機能性表示食品の届出を行うため、届出者の基本情報を届け出ます。

今後届け出る全ての食品について、届け出た情報を消費者庁のウェブサイトで公開することについて同意するとともに、機能性表示食品の表示に当たっては、以下のことに留意します。

1. 届け出た食品の安全性につき、新たな知見を入手した際には、遅滞なく消費者庁まで報告するとともに、その内容により変更届出又は撤回届出を行います。
2. 届け出た食品の機能性につき、新たな知見を入手し、機能性関与成分の科学的根拠として不十分な内容となった際には、遅滞なく消費者庁まで報告するとともに、撤回届出を行います。
3. 科学的根拠と表示内容の適合に関する責任は、全て届出者が負います。
4. 届け出た食品の広告等については、届け出た表示の内容を逸脱する表示を行いません。
5. 知的財産権に関する事項については届出者が責任を負います。

届出担当者
　　　部署＿＿＿＿＿＿＿＿＿＿＿＿＿＿＿
　　　氏名＿＿＿＿＿＿＿＿＿＿＿＿＿＿＿
　　　電話番号＿＿＿＿＿＿＿＿＿＿＿＿＿
　　　メールアドレス＿＿＿＿＿＿＿＿＿＿

担当者1
　　　部署＿＿＿＿＿＿＿＿＿＿＿＿＿＿＿
　　　氏名＿＿＿＿＿＿＿＿＿＿＿＿＿＿＿
　　　電話番号＿＿＿＿＿＿＿＿＿＿＿＿＿
　　　メールアドレス＿＿＿＿＿＿＿＿＿＿

担当者2
　　　部署＿＿＿＿＿＿＿＿＿＿＿＿＿＿＿
　　　氏名＿＿＿＿＿＿＿＿＿＿＿＿＿＿＿
　　　電話番号＿＿＿＿＿＿＿＿＿＿＿＿＿
　　　メールアドレス＿＿＿＿＿＿＿＿＿＿

別紙様式1 【届出データベース入力画面】

機能性表示食品　届出食品基本情報

■届出者

法人番号　　　□
法人名※　　　□　　代表者氏名※　□
郵便番号※　　□
住所※　　　　□
電話番号※　　□

■届出事項及び開示情報についての問合せ先

担当部局※　　　　　□
氏名※　　　　　　　□
連絡先電話番号※　　□　　連絡先内線番号　□
連絡先メールアドレス※　□　連絡先メールアドレス（確認用）※　□

商品名※　　　□　　食品の区分※　□
機能性関与成分名※　　□
表示しようとする機能性※　　□

(1) 安全性の評価方法
　・喫食実績の評価により、十分な安全性を確認している。
　　　はい　□
　・既存情報による食経験の評価により、十分な安全性を確認している。
　　　はい　□
　・既存情報による安全性試験結果の評価により、十分な安全性を確認している。
　　　はい　□
　・安全性試験の実施により、十分な安全性を確認している。
　　　はい　□
　　　　　　　　　　　　　　※複数選択可

(2) 機能性の評価方法
　・最終製品を用いた臨床試験（人を対象とした試験）により、機能性を評価している。
　　　はい　□
　・最終製品に関する研究レビュー（一定のルールに基

づいた文献調査（システマティックレビュー））で、機能性を評価している。
　　　はい　□
・最終製品ではなく、機能性関与成分に関する研究レビューで、機能性を評価している。
　　　はい　□

※複数選択可

・連絡コメントの添付（非公開）
・その他添付ファイル（非公開）

［※は入力必須項目］

別紙様式2 【添付ファイル用】

機能性表示食品の届け手資料作成に当たってのチェックリスト

以下の事項の記載及び添付がある場合にはチェック欄に○を記入してください。

様式	内容	項目	チェック
全体	商品名	届出書類全体を通して一貫した記載となっている。	
		消費者庁長官に届け出る機能性関与成分以外の成分を強調する用語が用いられていない。	
		邦文をもって記載されている。 ※アルファベット等には振り仮名が必要である。なお、アルファベット一文字のみ等、その読み方について消費者の誤認を与えないことが明らかな場合は、振り仮名は不要とする。	
	機能性関与成分名	届出書類全体を通して一貫した記載となっている。	
		健康増進法（平成14年法律第103号）第16条の2第1項の規定に基づき厚生労働大臣が定める食事摂取基準に基準が策定されている栄養素を含め、食品表示基準別表第9の第1欄に掲げる成分ではない。	
		直接的又は間接的な定量確認及び定性確認が可能な成分である。	
		「無承認無許可医薬品の指導取締りについて」（昭和46年6月1日付け薬発第476号厚生省薬務局長通知）の別紙「医薬品の範囲に関する基準」を参照し、別添2「専ら医薬品として使用される成分本質（原材料）リスト」に含まれている成分でないことを確認している。	
		食品衛生法（昭和22年法律第233号）に抵触しないかどうかや、機能性関与成分と同様の関与成分について、特定保健用食品における安全性審査が行われているかどうかについて、届出者の可能な範囲において情報収集の上、評価を行っている。	
	表示しようとする機能性	届出書類全体を通して一貫した記載となっている。	
		機能性関与成分に基づく科学的根拠なのか、当該成分を含有する食品（最終製品）に基づく科学的根拠なのか、その科学的根拠が最終製品を用いた臨床試験に基づくものなのか、研究レビューによるものなのかが分かる表現になっている。	
		科学的根拠に基づいた表現である。	
		科学的根拠に基づく表現の範囲を超えない表示である。	
		疾病に罹患していない者（未成年者、妊産婦（妊娠を計画している者を含む。）、授乳婦は除く。）の健康の維持及び増進に役立つ旨又は適する旨を表現するものである。	
		疾病の治療効果又は予防効果を暗示していない。	
		健康の維持及び増進に役立つ旨又は適する旨であることについて、消費者が理解しやすい表現である。	
		科学的根拠を説明できないにもかかわらず、両方向の作用を持つ（例：下げる作用と上げる作用がある）表現でない。	
		作用機序が明確に考察できる表現である。	

別紙様式(I)	1．安全性に関する基本情報(1)安全性の評価方法及び(2)当該製品の安全性に関する届出者の評価	チェックがある項目は適切であり、別紙様式(II)及び別紙様式(II)－1の評価と齟齬がない。	
	1．安全性に関する基本情報(3)摂取する上での注意事項	摂取する上での注意事項が適切に記載されている。	
		別紙様式(II)⑧医薬品との相互作用に関する評価と齟齬がなく、必要な事項が記載されている。	
	3．機能性に関する基本情報(2)当該製品の機能性に関する届出者の評価	（臨床試験の場合） (ｱ)標題　(ｲ)目的　(ｳ)背景　(ｴ)方法　(ｵ)主な結果 (ｶ)科学的根拠の質に沿って記載されている。	
		（研究レビューの場合） (ｱ)標題　(ｲ)目的　(ｳ)背景　(ｴ)レビュー対象とした研究の特性 (ｵ)主な結果　(ｶ)科学的根拠の質に沿って記載されている。	
別紙様式(II)及び別紙様式(II)－1	全体	機能性関与成分について評価した場合、既存情報の機能性関与成分と届出をしようとする機能性関与成分との間の同等性を考察している。	
	①喫食実績による食経験の評価	喫食実績は届出をしようとする最終製品又は類似する食品について評価している。	
		「類似する食品」は「機能性表示食品の届出等に関するガイドライン」IV(II)第1(1)に示されている要件を満たしている。	
	⑥in vitro試験及びin vivo試験及び⑦臨床試験	安全性試験を実施した場合、当該試験の報告資料が添付されている。文献として公表されている場合には参考文献名が記載されている。	
	⑧医薬品との相互作用に関する評価	医薬品との相互作用がある場合、機能性表示食品を販売することの適切性を詳細に記載している。	
	⑨機能性関与成分同士の相互作用	2つ以上の機能性関与成分を含有する場合、適切に記載されている。	
		機能性関与成分同士の相互作用がある場合、機能性表示食品を販売することの適切性を詳細に記載している。	
別紙様式(III)－1（加工食品のみ）	全体	製造所ごとに1部ずつ作成されている。	
		適切な箇所にチェックがあり、必要事項の記載がある。	
	(1)製造者氏名、製造所所在地等情報	製造所固有記号の記載がある場合、表示見本の記載と同じ記号になっている。	
	(3)規格外の製品の流通を防止するための体制等	「それ以外」にチェックがある場合、取組状況の記載がある。	
別紙様式(III)－2（生鮮食品のみ）	全体	適切な箇所にチェックがあり、必要事項の記載がある。	
別紙様式(III)－3	全体	適切な箇所にチェックがあり、必要事項の記載がある。	
	(1)機能性関与成分を含む原材料名	加工食品の場合、記載があり、表示見本の原材料名と齟齬がない。	

	(2)機能性関与成分の定量試験	(届出者又は利害関係者で分析を実施する場合)その合理的理由の記載がある。 ※例)分析技術を自社のみしか持ち得ない等。なお、金銭的理由は該当しない。	
	(3)安全性を担保する必要がある成分の定量試験	(「あり」の場合、かつ届出者又は利害関係者で分析を実施する場合)その合理的理由の記載がある。 ※例)分析技術を自社のみしか持ち得ない等。なお、金銭的理由は該当しない。	
	(4)届出後における分析の実施に関する資料	機能性関与成分の分析方法、試験機関の名称及び分析機関の種類の記載がある。	
		安全性を担保する必要がある成分の分析方法、試験機関の名称及び分析機関の種類の記載がある。	
	(5)届出後における分析の実施に関する資料	(「あり」の場合)確認する項目及び試験方法、試験機関の名称及び種類、確認の頻度に記載がある。 ※確認の頻度は、製造単位(全品、入荷ごと、製造ごと、ロットごと)、期間単位(毎日、週に1度)、製造量単位(○kgごと)等	
生産・製造及び品質管理に係る添付資料		製品規格書、分析試験成績書、分析方法等が添付されている。	
		直接的又は間接的な定量確認及び定性確認が可能な資料が添付されている。	
		分析試験成績書において、機能性関与成分の成分量の下限値以上であることを確認している。	
別紙様式(Ⅳ)	全体	必要な事項が記載されている。	
	電話番号	表示見本に記載されている電話番号と一致している。	
		連絡先が日本国内に所在するものである。	
健康被害の情報の収集に係る添付資料	組織図	添付されている。	
		別紙様式(Ⅳ)の対応窓口部署が位置付けられている。	
		対応窓口部署が届出者と異なる場合、届出者との関係が明確に記載されている。	
	連絡フローチャート	添付されている。	
		健康被害情報の収集・評価、消費者への情報提供、行政機関(消費者庁、管轄保健所等)への報告を行う体制について、その流れが分かるよう具体的に記載されている。	
別紙様式(Ⅴ)、別紙様式(Ⅴ)-1~16	機能性の根拠	疾病に罹患していない者(未成年者、妊産婦(妊娠を計画している者を含む。)及び授乳婦を除く。)を対象とした根拠である。	
別紙様式(Ⅴ)及び別紙様式(Ⅴ)-1		適切な箇所にチェックがあり、必要事項の記載がある。	
別紙様式(Ⅴ)-2	臨床試験について、科学的合理性が担保された別の試験方法を用いている場合	商品名、機能性関与成分名、表示しようとする機能性の記載がある。	
		2の合理的理由が適切に記載されている。	

別紙様式(V)-3	科学的根拠に関する補足説明がある場合	商品名、機能性関与成分名、表示しようとする機能性の記載がある。	
		2の補足説明が適切に記載されている。	
別紙様式(V)-4		標題、商品名、機能性関与成分名、表示しようとする機能性、作成日、届出者名の記載がある。	
		抄録が構造化抄録となっている。	
		本文の記載がある。	
		スポンサー・共同スポンサー及び利益相反に関して申告すべき事項の記載がある。	
		各レビューワーの役割の記載がある。	
		PRISMA声明チェックリスト（2009年）の準拠について「おおむね準拠している。」にチェックがある。また、「おおむね準拠している。」にチェックがある場合、準拠した記載となっている。	
別紙様式(VI)	全体	適切な箇所にチェックがあり、必要事項の記載がある。	
	一日当たりの摂取目安量、摂取の方法	一日当たりの摂取目安量を摂取の方法と共に表示している場合、その旨が記載されている。	
	摂取する上での注意事項	摂取する上での注意事項が適切に記載されている。 ※「体調に異変を感じた際は、速やかに摂取を中止し、医師に相談してください。」等は食品表示基準に定型文が規定されている義務表示事項であり、摂取する上での注意事項とは異なる。	
	調理又は保存の方法に関し特に注意を必要とするものにあっては当該注意事項	当該項目が〇の場合、表示内容の記載がある。	
別紙様式(VII)	届出者の氏名及び住所	届出者の氏名及び住所の記載があり、登記内容と齟齬がない。	
	製造者の氏名（製造所又は加工所の名称）及び所在地	別紙様式(III)-1と齟齬がない記載がある。	
	消費者対応部局の連絡先	別紙様式(IV)と齟齬がない記載がある。	
	情報開示するウェブサイトのURL	記載がある。自社のURLがない場合、消費者庁URLが記載されている。	
	届出事項及び開示情報についての問合せ担当部局	部局、電話番号の記載がある。	
	商品名、名称、食品の区分	商品名、名称が適切に記載され、食品の区分が適切にチェックされている。	
	錠剤、粉末剤、液剤であって、その他加工食品として扱う場合はその理由	該当する場合、記載がある。 ※サプリメント形状の加工食品の場合は記入不要である。	

	当該製品が想定する主な対象者	別紙様式(I)と齟齬がない記載がある。	
	健康増進法施行規則第11条第2項で定める栄養素の過剰な摂取につながらないとする理由	理由が適切に記載されている。	
	販売開始予定日	届出日の60日以降の日付が記載されている。	
別紙様式(Ⅶ)－1	1．製品概要	商品名、機能性関与成分名、表示しようとする機能性の記載がある。	
	2．作用機序	出典を明記し、具体的に記載している。	
表示見本	全体	原材料や添加物の表示方法、文字の大きさ等、食品表示基準で規定する横断的義務表示事項について、食品表示基準に基づいた表示内容となっている。	
		「機能性表示食品の広告等に関する主な留意点」(平成27年6月19日公表)に基づいた表示内容となっている。	
	表示場所	主要な面に「機能性表示食品」と表示されている。	
		届出表示と「本品は、事業者の責任で…」が同一面に表示されている。	
	表示内容	食品表示基準に規定されている事項が全て表示されている。	
		届出表示の一部が太字等（文字のサイズ、色文字も含む）で強調されていない。	
	各表示事項の冠	各表示事項に適切に冠が表示されている。	
	栄養成分の量及び熱量	「栄養成分表示」の冠がある。	
		食塩相当量で表示されている（ナトリウム塩を添加していない場合を除く。）。	
		一日当たりの摂取目安量当たりの表示になっている。	
	一日当たりの摂取目安量当たりの機能性関与成分の含有量	一日当たりの摂取目安量当たりの機能性関与成分の含有量が、食品表示基準別記様式二又は別記様式三の次に（枠外に）表示されている。	
		機能性関与成分名が「機能性関与成分（○○として）」となっている場合、一日当たりの摂取目安量当たりの機能性関与成分の含有量は、○○の量が記載されている。	
	摂取する上での注意事項	定型文（「体調に異変を感じた際は、速やかに摂取を中止し、医師に相談してください。」等）が摂取する上での注意事項として表示されていない。	
	食品表示基準に定型文が規定されている義務表示事項	「食生活は、主食、主菜、副菜を基本に、食事のバランスを。」等の定型文が正しく記載されている。	
	表示禁止事項	食品表示基準第7条及び第21条の規定に基づく栄養成分の補給ができる旨の表示及び栄養成分又は熱量の適切な摂取ができる旨の表示をする場合を除き、消費者庁長官に届け出た機能性関与成分以外の成分（食品表示基準別表第9の第1欄に掲げる栄養成分を含む。）を強調する用語が表示されていない。	
		届出表示及びその科学的根拠を超えたキャッチコピーやイラストを表示していない。	

資料編　第2章　食品表示法関係

別紙様式(Ⅰ)【届出データベース入力画面】

機能性表示食品　届出食品情報　様式Ⅰ

商品名		食品の区分	
機能性関与成分名			
表示しようとする機能性			
届出者名			
本資料の作成日※			
当該製品が想定する主な対象者（疾病に罹患している者、未成年者、妊産婦（妊娠を計画している者を含む。）及び授乳婦を除く。）※			

■1．安全性に関する基本情報

(1) 安全性の評価方法

　　届出者は当該製品について、

　　・喫食実績の評価により、十分な安全性を確認している。

　　　はい　□

　　・既存情報による食経験の評価により、十分な安全性を確認している。

　　　はい　□

　　・既存情報による安全性試験結果の評価により、十分な安全性を確認している。

　　　はい　□

　　・安全性試験の実施により、十分な安全性を確認している。

　　　はい　□

(2) 当該製品の安全性に関する届出者の評価

　　　※

(3) 摂取する上での注意事項（該当するものがあれば記載）

■2．生産・製造及び品質管理に関する情報

（管理体制を記載。加工食品の場合、製造施設毎にGMP、HACCP、ISO 22000、FSSC 22000の別及び認証の有無等について記載。サプリメント形状の加工食品については、GMPによる自主的取組の下、製造されることが強く望まれる。）

　　　※

■3．機能性に関する基本情報

(1) 機能性の評価方法

　　届出者は当該製品について、

・最終製品を用いた臨床試験（人を対象とした試験）により、機能性を評価している。

　はい　□

・最終製品に関する研究レビュー（一定のルールに基づいた文献調査（システマティックレビュー））で、機能性を評価している。

　はい　□

・最終製品ではなく、機能性関与成分に関する研究レビューで、機能性を評価している。

　はい　□

(2) 当該製品の機能性に関する届出者の評価

　　　※

・その他添付ファイル（非公開）

［※　は入力必須項目］

別紙様式(Ⅱ)　【届出データベース入力画面】

機能性表示食品　届出食品情報　様式Ⅱ

商品名　　[　　　　　　]

■食経験の評価
①喫食実績による食経験の評価
　・喫食実績の有無※
　　　あり　□　　　　　　なし　□
　（「あり」の場合に実績に基づく安全性の評価を添付すること）
　　　最終製品の喫食実績で評価が十分　□
　　　類似する食品の喫食実績で評価が十分　□
　　　喫食実績なし又は評価が不十分　□

■既存情報を用いた評価
②2次情報
　・公的機関のデータベース情報
　　　あり　□　　　　　　なし　□
　・民間や研究者等が調査・作成したデータベースの情報
　　　あり　□　　　　　　なし　□
　（データベースに情報が「あり」の場合：食経験に関する安全性の評価の詳細とデータベース名を添付すること）
　　　評価が十分　□　　　評価が不十分　□
　・（機能性関与成分について評価した場合）既存情報の機能性関与成分と届出をしようとする機能性関与成分との間の同等性を考察している。
　　　はい　□

③1次情報
　・1次情報の有無
　　　あり　□　　　　　　なし　□
　（1次情報が「あり」の場合：食経験に関する安全性の評価の詳細、参考文献一覧、その他を添付すること）
　　　評価が十分　□　　　評価が不十分　□
　・（機能性関与成分について評価した場合）既存情報の機能性関与成分と届出をしようとする機能性関与成分との間の同等性を考察している。
　　　はい　□

■安全性試験に関する評価
既存情報による安全性試験の評価
④2次情報
　・公的機関のデータベース情報
　　　あり　□　　　　　　なし　□
　・民間や研究者等が調査・作成したデータベースの情報
　　　あり　□　　　　　　なし　□
　（データベースに情報が「あり」の場合：安全性試験の評価の詳細とデータベース名を添付すること）
　　　評価が十分　□　　　評価が不十分　□
　・（機能性関与成分について評価した場合）既存情報の機能性関与成分と届出をしようとする機能性関与成分との間の同等性を考察している。
　　　はい　□

⑤1次情報
（「あり」の場合に調査時期、検索条件、検索した件数、最終的に評価に用いた件数と除外理由、安全性の評価の詳細、参考文献一覧、その他を添付すること）
　・1次情報の有無
　　　あり　□　　　　　　なし　□
　・安全性の評価
　　　評価が十分　□　　　評価が不十分　□
　・（機能性関与成分について評価した場合）既存情報の機能性関与成分と届出をしようとする機能性関与成分との間の同等性を考察している。
　　　はい　□

■安全性試験の実施による評価
⑥in vitro試験及びin vivo試験の報告資料を添付すること
⑦臨床試験の報告資料を添付すること
（安全性試験を実施した場合、当該試験の報告資料を添付すること。ただし、文献として公表されている場合には参考文献名を記載すれば、添付する必要はない。）
　・安全性試験の実施による評価
　　　評価が十分　□　　　評価が不十分　□

■機能性関与成分の相互作用に関する評価
⑧医薬品との相互作用に関する評価
　・参考にしたデータベース名又は出典
　　　[　　　　　　　　　]
　・相互作用の有無（「あり」の場合：機能性表示食品を販売することの適切性の詳細を添付すること）
　　　あり　□　　　　　　なし　□

⑨機能性関与成分同士の相互作用（複数の機能性関与成分について機能性を表示する食品のみ）
　・参考にしたデータベース名又は出典
　　　[　　　　　　　　　]
　・相互作用の有無（「あり」の場合：機能性表示食品を販売することの適切性の詳細を添付すること）
　　　あり　□　　　　　　なし　□

・評価の詳細（公開）
・安全性試験に関する報告資料（非公開）
・公開する添付ファイルにマスキングをしたときはマスキングなしのファイルも添付すること（非公開）
・その他添付ファイル（非公開）

［※　は入力必須項目］

別紙様式(Ⅱ)−1　【添付ファイル用】

商品名：

安全性評価シート

食経験の評価

①喫食実績による食経験の評価		(喫食実績が「あり」の場合：実績に基づく安全性の評価を記載)
既存情報を用いた評価	②2次情報	(データベースに情報が「あり」の場合：食経験に関する安全性の評価の詳細を記載すること)
		(データベース名)
	③1次情報	(1次情報が「あり」の場合：食経験に関する安全性の評価の詳細を記載すること)
		(参考文献一覧) 1. 2. 3.
		(その他)

安全性試験に関する評価

既存情報による安全性試験の評価	④2次情報	(データベースに情報が「あり」の場合：安全性に関する評価の詳細を記載すること)
		(データベース名)
	⑤1次情報（各項目は1次情報「あり」の場合に詳細を記載）	(調査時期)
		(検索条件)
		(検索した件数)
		(最終的に評価に用いた件数と除外理由)
		(安全性の評価)
		(参考文献一覧) 1. 2. 3.
		(その他)
安全性試験の実施による評価	⑥*in vitro*試験及び*in vivo*試験	
	⑦臨床試験	

(安全性試験を実施した場合、当該試験の報告資料を添付すること。ただし、文献として公表されている場合には参考文献名を記載すれば、添付する必要はない。)

機能性関与成分の相互作用に関する評価

⑧医薬品との相互作用に関する評価	(相互作用が「あり」の場合：機能性表示食品を販売することの適切性を詳細に記載すること)
⑨機能性関与成分同士の相互作用（複数の機能性関与成分について機能性を表示する食品のみ記載）	(相互作用が「あり」の場合：機能性表示食品を販売することの適切性を詳細に記載すること)

別紙様式㈢ 【届出データベース入力画面】

機能性表示食品　届出食品情報　様式Ⅲ

商品名　［　　　　　　　］

■製造・生産・採取・漁獲等及び品質の管理に関する情報
⑴　加工食品の場合は、製造者氏名又は製造所名、生鮮食品の場合は、生産・採取・漁獲等を行う者の氏名又は名称

　　　　※［　　　　　　　　　　　］

・別紙様式㈢-1又は別紙様式㈢-2（公開）※

■原材料及び分析に関する情報
■第1　生産・製造及び品質管理の体制
⑴　機能性関与成分を含む原材料名（届出食品が生鮮食品の場合は除く）

　　　　※［　　　　　　　　　　　］

・別紙様式㈢-3（公開）
・製品規格書などの食品の規格を示す文書（非公開）
・分析試験の成績書（非公開）
・分析方法を示す文書の添付（自社又は利害の関係者で実施する場合は、分析の標準作業手順書）（非公開）
・公開する添付ファイルにマスキングをしたときはマスキングなしのファイルも添付すること（非公開）
・その他添付ファイル（非公開）

［※は入力必須項目］

別紙様式㈢-1 【添付ファイル用】

商品名：

製造及び品質の管理に関する情報
（サプリメント形状の加工食品、その他加工食品）

⑴製造者氏名、製造所所在地等情報	製造者氏名又は製造所名	
	種類	□中間製品まで製造・加工を行う □原材料又は中間製品から最終的な容器包装に入れる工程まで行う
	製造所所在地	
	届出者か否か	□届出者 □届出者以外
	製造所固有記号で表示される場合はその記号	
⑵製造施設・従業員の衛生管理等の体制（以下の項目をチェック又は記載。重複可）		
① GMP、HACCP、ISO 22000、FSSC 22000に基づき、届出食品が製造されているか。 □はい　□いいえ	種類	□国内GMP □米国GMP （□認証を受けている） □総合衛生管理製造過程 □都道府県等HACCP □ISO 22000 □FSSC 22000
	承認書等発行者	
	承認書等番号	
② 国外で製造される場合において、当該外国内で販売する食品に対し、GMP又はHACCPの基準に従い製造することを義務付けている場合であって、届出食品も当該基準により製造されているか。 □はい　□いいえ		□GMP □HACCP
		国名又は地域名

資料編　第2章　食品表示法関係

③ □①及び②以外の場合製造施設・従業員の衛生管理等の体制について具体的に右欄に記載する。	
□①又は②に該当し、さらに特に記載したい事がある場合右欄に記載する。	
(3)規格外の製品の流通を防止するための体制等	以下のいずれかにチェック □(2)①の認証等に従い実施している。 □(2)②の基準に従い実施している。 □それ以外（取組状況について下記に記載する。）
(4)その他特記すべき事項	

別紙様式(Ⅲ)－2　【添付ファイル用】

商品名：

生産・採取・漁獲等及び品質の管理に関する情報
（生鮮食品）

(1)生産・採取・漁獲等を行う者の氏名又は名称及びこれらを行う所在地等	生産・採取・漁獲等を行う者の氏名又は名称	
	生産・採取・漁獲等を行う場所又は地域	
	選別・出荷等を行う場所の名称	
	選別・出荷等を行う場所の所在地	
	届出者か否か	□届出者 □届出者以外
(2)生鮮食品における生産・採取・漁獲等の衛生管理体制		
(3)生鮮食品の均質性とその管理体制		
(4)規格外の製品の流通を防止するための体制等		
(5)届出者以外の者が容器包装に梱包して表示を行う場合（出荷後のリパック等を行う場合）の取り決め事項		
(6)その他特記すべき事項		

別紙様式(Ⅲ)-3 【添付ファイル用】

商品名:

原材料及び分析に関する情報

第1 生産・製造及び品質管理の体制			
(1)機能性関与成分を含む原材料名(届出食品が生鮮食品の場合は除く)			
第2 食品の分析			
(2)機能性関与成分の定量試験	試験機関の名称		
	試験機関の種類		□登録試験機関又は登録検査機関 □農業試験場等(生鮮食品に限る) □その他の第三者機関 □届出者又は利害関係者
	分析方法を示す資料		□標準作業手順書 □操作手順、測定条件等できる限り試験方法について具体的に記載した資料
	届出者又は利害関係者で分析を実施する場合、その合理的理由		
(3)安全性を担保する必要がある成分の定量試験 □あり (成分名:　　　) □なし	試験機関の名称		
	試験機関の種類		□登録試験機関又は登録検査機関 □農業試験場等(生鮮食品に限る) □その他の第三者機関 □届出者又は利害関係者
	分析方法を示す資料		□標準作業手順書 □操作手順、測定条件等できる限り試験方法について具体的に記載した資料
	届出者又は利害関係者で分析を実施する場合、その合理的理由		
(4)届出後における分析の実施に関する資料(機能性関与成分及び安全性を担保する必要がある成分)	機能性関与成分		
	分析方法、代替指標の場合はその成分名を併記	試験機関の名称(あらかじめ規定されている場合のみ)及び分析機関の種類	
	安全性を担保する必要がある成分		
	分析方法、代替指標の場合はその成分名を併記	試験機関の名称(あらかじめ規定されている場合のみ)及び分析機関の種類	
(5)届出後における分析の実施に関する資料(原料の基原の確認方法及び製品の崩壊性試験等を実施する必要がある場合、その方法及び頻度) □あり □なし	確認する項目(基原等)及び試験方法	試験機関の名称及び種類	確認の頻度	その他

資料編　第2章　食品表示法関係

(6)その他特記すべき事項			

注）機能性関与成分が複数ある等、本様式に記載しきれない場合は、適宜記入欄を追加し、必要な事項を記載すること。

別紙様式(Ⅳ)　【届出データベース入力画面】

機能性表示食品　届出食品情報　様式Ⅳ

商品名	
健康被害の情報の対応窓口部署名等※	
電話番号※	
ファックス番号	
電子メール	
その他	
連絡対応日時（曜日、時間等）※	
その他必要な事項	

・組織図及び連絡フローチャートを添付すること（非公開）
・その他添付ファイル（非公開）

［※は入力必須項目］

別紙様式(Ⅴ)　【届出データベース入力画面】

機能性表示食品　届出食品情報　様式Ⅴ

■1．製品概要

商品名	
機能性関与成分名	
表示しようとする機能性	

■2．科学的根拠

【臨床試験及び研究レビュー共通事項】

・（主観的な指標によってのみ評価可能な機能性を表示しようとする場合）当該指標は日本人において妥当性が得られ、かつ、当該分野において学術的に広くコンセンサスが得られたものである。

・（最終製品を用いた臨床試験又は研究レビューにおいて、実際に販売しようとする製品の試作品を用いて評価を行った場合）両者の間に同一性が失われていないことについて、届出資料において考察されている。

最終製品を用いた臨床試験

（研究計画の事前登録）

・UMIN臨床試験登録システムに事前登録している（注1）。
　　はい　□

・（海外で実施する臨床試験の場合であってUMIN臨床試験登録システムに事前登録していないとき）WHOの臨床試験登録国際プラットフォームにリンクされているデータベースへの登録をしている。
　　はい　□

（臨床試験の実施方法）

・「特定保健用食品の表示許可等について」（平成26年10月30日消食表第259号）の別添2「特定保健用食品申請に係る申請書作成上の留意事項」に示された試験方法に準拠している。
　　はい　□

・科学的合理性が担保された別の試験方法を用いている。
　　はい　□　　→別紙様式(Ⅴ)-2を添付　□

（臨床試験の結果）

・国際的にコンセンサスの得られた指針に準拠した論文を添付している。（注1）
　　はい　□

・査読付き論文として公表されている論文を添付している。

(注1)
　　はい　□
・（英語以外の外国語で書かれた論文の場合）論文全体を誤りのない日本語に適切に翻訳した資料を添付している。
　　はい　□
・研究計画について事前に倫理審査委員会の承認を受けたこと、並びに当該倫理審査委員会の名称について論文中に記載されている。
　　はい　□
・（論文中に倫理審査委員会について記載されていない場合）別紙様式(V)－3で補足説明している。
　　はい　□
・掲載雑誌は、著者等との間に利益相反による問題が否定できる。
　　はい　□

最終製品に関する研究レビュー

機能性関与成分に関する研究レビュー

・（サプリメント形状の加工食品の場合）摂取量を踏まえた臨床試験で肯定的な結果が得られている。
　　はい　□
・（その他加工食品及び生鮮食品の場合）摂取量を踏まえた臨床試験又は観察研究で肯定的な結果が得られている。
　　はい　□
・海外の文献データベースを用いた英語論文の検索のみではなく、国内の文献データベースを用いた日本語論文の検索も行っている。
　　はい　□
・（機能性関与成分に関する研究レビューの場合）当該研究レビューに係る成分と最終製品に含有されている機能性関与成分の同等性について考察されている。
　　はい　□
・（特定保健用食品の試験方法として記載された範囲内で軽症者等が含まれたデータを使用している場合）疾病に罹患していない者のデータのみを対象とした研究レビューも併せて実施し、その結果を、研究レビュー報告書に記載している。
　　はい　□
・（特定保健用食品の試験方法として記載された範囲内で軽症者等が含まれたデータを使用している場合）疾病に罹患していない者のデータのみを対象とした研究レビューも併せて実施し、その結果を、様式Ⅰに記載している。
　　はい　□

表示しようとする機能性の科学的根拠として、査読付き論文として公表されている。

・当該論文を添付している。
　　はい　□
・（英語以外の外国語で書かれた論文の場合）論文全体を誤りのない日本語に適切に翻訳した資料を添付している。
　　はい　□
・PRISMA声明（2009年）に準拠した形式で記載されている。
　　はい　□
・（PRISMA声明（2009年）に照らして十分に記載できていない事項がある場合）別紙様式(V)－3で補足説明している。
　　はい　□
・（検索に用いた全ての検索式が文献データベースごとに整理された形で当該論文に記載されていない場合）別紙様式(V)－5その他の適切な様式を用いて、全ての検索式を記載している。
　　はい　□
・（研究登録データベースを用いて検索した未報告の研究情報についてその記載が当該論文にない場合、任意の取組として）別紙様式(V)－9その他の適切な様式を用いて記載している。
　　はい　□
・食品表示基準の施行前に査読付き論文として公表されている研究レビュー論文を用いているため、上記の補足説明を省略している。
　　はい　□
・各論文の質評価が記載されている。（注2）
　　はい　□
・エビデンス総体の質評価が記載されている。（注2）
　　はい　□
・研究レビューの結果と表示しようとする機能性の関連性に関する評価が記載されている。（注2）
　　はい　□

表示しようとする機能性の科学的根拠として、査読付き論文として公表されていない。

研究レビューの方法や結果等について、
・別紙様式(V)－4を添付している。
　　はい　□
・データベース検索結果が記載されている。（注3）
　　はい　□
・文献検索フローチャートが記載されている。（注3）
　　はい　□
・文献検索リストが記載されている。（注3）
　　はい　□
・任意の取組として、未報告研究リストが記載されている。

資料編　第2章　食品表示法関係

（注3）
　　　はい　□
・参考文献リストが記載されている（注3）。
　　　はい　□
・各論文の質評価が記載されている。（注3）
　　　はい　□
・エビデンス総体の質評価が記載されている。（注3）
　　　はい　□
・全体サマリーが記載されている。（注3）
　　　はい　□
・研究レビューの結果と表示しようとする機能性の関連性に関する評価が記載されている。（注3）
　　　はい　□

注1　食品表示基準の施行後1年を超えない日までに開始（参加者1例目の登録）された研究については、必須としない。

注2　各種別紙様式又はその他の適切な様式を用いて記載（添付の研究レビュー論文において、これらの様式と同等程度に詳しく整理されている場合は、記載を省略することができる。）

注3　各種別紙様式又はその他の適切な様式を用いて記載（別紙様式(V)-4において、これらの様式と同等程度に詳しく整理されている場合は、記載を省略することができる。）

・別紙様式(V)-1～16の添付（公開）
・公開する添付ファイルにマスキングをしたときはマスキングなしのファイルも添付すること（非公開）
・その他添付ファイル（非公開）

［※は入力必須項目］

別紙様式(V)-1　【添付ファイル用】

※複数の機能性に関する表示を行う等、必要な場合使用する。

機能性の科学的根拠に関する点検表

1．製品概要

商品名	
機能性関与成分名	
表示しようとする機能性	

2．科学的根拠

【臨床試験及び研究レビュー共通事項】

□（主観的な指標によってのみ評価可能な機能性を表示しようとする場合）当該指標は日本人において妥当性が得られ、かつ、当該分野において学術的に広くコンセンサスが得られたものである。

□（最終製品を用いた臨床試験又は研究レビューにおいて、実際に販売しようとする製品の試作品を用いて評価を行った場合）両者の間に同一性が失われていないことについて、届出資料において考察されている。

□最終製品を用いた臨床試験

（研究計画の事前登録）

　□UMIN臨床試験登録システムに事前登録している[注1]。
　□（海外で実施する臨床試験の場合であってUMIN臨床試験登録システムに事前登録していないとき）WHOの臨床試験登録国際プラットフォームにリンクされているデータベースへの登録をしている。

（臨床試験の実施方法）

　□「特定保健用食品の表示許可等について」（平成26年10月30日消食表第259号）の別添2「特定保健用食品申請に係る申請書作成上の留意事項」に示された試験方法に準拠している。
　□科学的合理性が担保された別の試験方法を用いている。
　　→□別紙様式(V)-2を添付

（臨床試験の結果）

　□国際的にコンセンサスの得られた指針に準拠した論文を添付している[注1]。
　□査読付き論文として公表されている論文を添付している。
　□（英語以外の外国語で書かれた論文の場合）論文全体を誤りのない日本語に適切に翻訳した資料を添付している。
　□研究計画について事前に倫理審査委員会の承認を

受けたこと、並びに当該倫理審査委員会の名称について論文中に記載されている。
- □（論文中に倫理審査委員会について記載されていない場合）別紙様式(V)-3で補足説明している。
- □掲載雑誌は、著者等との間に利益相反による問題が否定できる。

□最終製品に関する研究レビュー
□機能性関与成分に関する研究レビュー
- □（サプリメント形状の加工食品の場合）摂取量を踏まえた臨床試験で肯定的な結果が得られている。
- □（その他加工食品及び生鮮食品の場合）摂取量を踏まえた臨床試験又は観察研究で肯定的な結果が得られている。
- □海外の文献データベースを用いた英語論文の検索のみではなく、国内の文献データベースを用いた日本語論文の検索も行っている。
- □（機能性関与成分に関する研究レビューの場合）当該研究レビューに係る成分と最終製品に含有されている機能性関与成分の同等性について考察されている。
- □（特定保健用食品の試験方法として記載された範囲内で軽症者等が含まれたデータを使用している場合）疾病に罹患していない者のデータのみを対象とした研究レビューも併せて実施し、その結果を、研究レビュー報告書に報告している。
- □（特定保健用食品の試験方法として記載された範囲内で軽症者等が含まれたデータを使用している場合）疾病に罹患していない者のデータのみを対象とした研究レビューも併せて実施し、その結果を、別紙様式(I)に報告している。

□表示しようとする機能性の科学的根拠として、査読付き論文として公表されている。
- □当該論文を添付している。
- □（英語以外の外国語で書かれた論文の場合）論文全体を誤りのない日本語に適切に翻訳した資料を添付している。
- □PRISMA声明（2009年）に準拠した形式で記載されている。
- □（PRISMA声明（2009年）に照らして十分に記載できていない事項がある場合）別紙様式(V)-3で補足説明している。
- □（検索に用いた全ての検索式が文献データベースごとに整理された形で当該論文に記載されていない場合）別紙様式(V)-5その他の適切な様式を用いて、全ての検索式を記載している。
- □（研究登録データベースを用いて検索した未報告の研究情報についてその記載が当該論文にない場合、任意の取組として）別紙様式(V)-9その他の適切な様式を用いて記載している。
- □食品表示基準の施行前に査読付き論文として公表されている研究レビュー論文を用いているため、上記の補足説明を省略している。

- □各論文の質評価が記載されている[注2]。
- □エビデンス総体の質評価が記載されている[注2]。
- □研究レビューの結果と表示しようとする機能性の関連性に関する評価が記載されている[注2]。

□表示しようとする機能性の科学的根拠として、査読付き論文として公表されていない。
研究レビューの方法や結果等について、
- □別紙様式(V)-4を添付している。
- □データベース検索結果が記載されている[注3]。
- □文献検索フローチャートが記載されている[注3]。
- □文献検索リストが記載されている[注3]。
- □任意の取組として、未報告研究リストが記載されている[注3]。
- □参考文献リストが記載されている[注3]。
- □各論文の質評価が記載されている[注3]。
- □エビデンス総体の質評価が記載されている[注3]。
- □全体サマリーが記載されている[注3]。
- □研究レビューの結果と表示しようとする機能性の関連性に関する評価が記載されている[注3]。

注1　食品表示基準の施行後1年を超えない日までに開始（参加者1例目の登録）された研究については、必須としない。

注2　各種別紙様式又はその他の適切な様式を用いて記載（添付の研究レビュー論文において、これらの様式と同等程度に詳しく整理されている場合は、記載を省略することができる。）

注3　各種別紙様式又はその他の適切な様式を用いて記載（別紙様式(V)-4において、これらの様式と同等程度に詳しく整理されている場合は、記載を省略することができる。）

別紙様式(Ⅴ)-2 【添付ファイル用】
特定保健用食品とは異なる臨床試験方法とした合理的理由に関する説明資料

1．製品概要

商品名	
機能性関与成分名	
表示しようとする機能性	

2．特定保健用食品とは異なる臨床試験方法（科学的合理性が担保されたものに限る。）とした合理的理由

別紙様式(Ⅴ)-3 【添付ファイル用】
表示しようとする機能性の科学的根拠に関する補足説明資料

1．製品概要

商品名	
機能性関与成分名	
表示しようとする機能性	

2．補足説明

別紙様式(Ⅴ)-4 【添付ファイル用】
表示しようとする機能性に関する説明資料（研究レビュー）

標題：
　PRISMA声明チェックリスト（2009年）（以下「チェックリスト」という。）の項目1に準拠したものとする。「例：最終製品○○に含有する機能性関与成分△△による××の機能性に関するシステマティックレビュー」

商品名：

機能性関与成分名：

表示しようとする機能性：

作成日：

届出者名：

抄　録
　チェックリストの項目2に準拠した構造化抄録とする。項目名は原則として「目的」、「方法」、「結果」、「結論」とするが、より詳細な項目を設定しても差し支えない。
　全角800文字（半角英数字等は2文字で1文字と計上）以内で記載する。

はじめに
　チェックリストの項目3及び4を踏まえ記載する。

方法
　チェックリストの項目5～16を踏まえ記載する。（適宜図表を使用）
　誰（「A」、「B」等、匿名で記載）がどの作業を分担したかについて明記する。

結果
　チェックリストの項目17～23を踏まえ記載する。（適宜図表を使用）

考察
　チェックリストの項目24～26を踏まえ記載する。限界については、特に詳細に記載する。

スポンサー・共同スポンサー及び利益相反に関して申告すべき事項
　チェックリストの項目27（資金源）を含めて、申告すべきことがあれば必ず記載する。

各レビューワーの役割
　全ての著者の役割について、箇条書きを記載する（著者の人数及び格順に担当した作業を簡潔に記載する。）。

PRISMA声明チェックリスト（2009年）の準拠
□　おおむね準拠している。

【備考】
・　上記様式に若干の修正を加えることは差し支えないが、PRISMA声明チェックリスト（2009年）に準拠した、詳細な記載でなければならない（少なくとも上記項目に沿った記載は必須とする。）。
・　2段組にする等のレイアウト変更及び本文の文字数は任意とする。
・　「はじめに」から「各レビューワーの役割」までの各項目については、上記様式とは別の適切な様式を用いて記載してもよい。この場合、当該項目の箇所には「提出資料○○に記載」等と記載すること。

別紙様式(V)−5 【様式例　添付ファイル用】
データベース検索結果

商品名：

タイトル：
リサーチクエスチョン：
日付：
検索者：

#	検索式	文献数

福井次矢、山口直人監修．Minds診療ガイドライン作成の手引き2014．医学書院．2014．を一部改変

【閲覧に当たっての注意】
　本シートは閲覧のみを目的とするものであり、不適正な利用は著作権法などの法令違反となる可能性があるので注意すること。

別紙様式(V)−6 【様式例　添付ファイル用】
文献検索フローチャート

商品名：

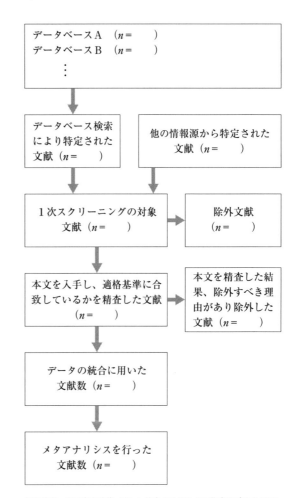

福井次矢、山口直人監修．Minds診療ガイドライン作成の手引き2014．医学書院．2014．を一部改変

【閲覧に当たっての注意】
　本シートは閲覧のみを目的とするものであり、不適正な利用は著作権法などの法令違反となる可能性があるので注意すること。

資料編　第2章　食品表示法関係

別紙様式(V)-7　【様式例　添付ファイル用】
採用文献リスト

商品名：

No.	著者名（海外の機関に属する者については、当該機関が存在する国名も記載する。）	掲載雑誌	タイトル	研究デザイン	PICO又はPECO	セッティング（研究が実施された場所等。海外で行われた研究については、当該国名も記載する。）	対象者特性	介入（食品や機能性関与成分の種類、摂取量、介入（摂取）期間等）	対照（プラセボ、何もしない等）	解析方法（ITT、FAS、PPS等）	主要アウトカム	副次アウトカム	害	査読の有無

他の様式を用いる場合は、この表と同等以上に詳細なものであること。

【閲覧に当たっての注意】
　本シートは閲覧のみを目的とするものであり、不適正な利用は著作権法などの法令違反となる可能性があるので注意すること。

別紙様式(V)-8　【様式例　添付ファイル用】
除外文献リスト

商品名：

No.	著者名	掲載雑誌	タイトル	除外理由

他の様式を用いる場合は、この表と同等以上に詳細なものであること。

【閲覧に当たっての注意】
　本シートは閲覧のみを目的とするものであり、不適正な利用は著作権法などの法令違反となる可能性があるので注意すること。

別紙様式(V)-9　【様式例　添付ファイル用】
未報告研究リスト

商品名：

No.	研究実施者	臨床研究登録データベース名	タイトル	状態（研究実施中等）

他の様式を用いる場合は、この表と同等以上に詳細なものであること。

【閲覧に当たっての注意】
　本シートは閲覧のみを目的とするものであり、不適正な利用は著作権法などの法令違反となる可能性があるので注意すること。

別紙様式(Ⅴ)-10　【様式例　添付ファイル用】

参考文献リスト

商品名：

No.	著者名、タイトル、掲載雑誌等

他の様式を用いる場合は、この表と同等以上に詳細なものであること。

【閲覧に当たっての注意】
　本シートは閲覧のみを目的とするものであり、不適正な利用は著作権法などの法令違反となる可能性があるので注意すること。

資料編　第2章　食品表示法関係

別紙様式(V)-11a【様式例　添付ファイル用】（連続変数を指標とした場合）

各論文の質評価シート（臨床試験）

商品名：

表示しようとする機能性

対象	
介入	
対照	

* 各項目の評価は "高（-2）"、"中/疑い（-1）"、"低（0）" の3段階
まとめは "高（-2）"、"中（-1）"、"低（0）" の3段階でエビデンス総体に反映させる。

アウトカム

各アウトカムごとに別紙にまとめる。

個別研究

研究コード	研究デザイン	バイアスリスク*						非直接性*				まとめ	効果指標	各群の前後の値						介入群 vs 対照群平均差	p値	コメント
		①選択バイアス 割り付けの隠蔵	②盲検性バイアス 参加者	③盲検性バイアス アウトカム評価者	④症例減少バイアス ITT、FAS、PPS 不完全アウトカムデータ	⑤選択的アウトカム報告	⑥その他のバイアス まとめ	対象	介入	対照	アウトカム	まとめ		対照群（前値）	対照群（後値）	対照群平均差	p値	介入群（前値）	介入群（後値）	介入群平均差			

コメント（該当するセルに記入）

福井次矢、山口直人監修．Minds診療ガイドライン作成の手引き2014．医学書院．2014．を一部改変

【閲覧に当たっての注意】
本シートは閲覧のみを目的とするものであり、不適正な利用は著作権侵害などの法令違反となる可能性があるので注意すること。

別紙様式(V)−11b 【様式例 添付ファイル用】（リスク人数を指標とした場合）

各論文の質評価シート（臨床試験）

商品名：

表示しようとする機能性	
対象	
介入	
対照	

*各項目の評価は "高（−2）", "中／疑い（−1）", "低（0）" の3段階
まとめは "高（−2）", "中（−1）", "低（0）" の3段階でエビデンス総体に反映させる。

アウトカム

各アウトカムごとに別紙にまとめる。

個別研究			バイアスリスク*						非直接性*				リスク人数（アウトカム率）				効果指標（種類）	効果指標（値）	信頼区間
研究コード	研究デザイン	①選択バイアス ランダム化	割り付けの隠蔵	②盲検性バイアス 参加者	③盲検性バイアス アウトカム評価者	④症例減少バイアス ITT, FAS, PPS	不完全アウトカムデータ	⑤選択的アウトカム報告	⑥その他のバイアス	まとめ	対象	介入	対照	アウトカム	まとめ	対照群 分母	対照群 分子	(%)	介入群 分母	介入群 分子	(%)			

コメント（該当するセルに記入）

福井次矢, 山口直人監修. Minds診療ガイドライン作成の手引き 2014. 医学書院. 2014. を一部改変

【閲覧に当たっての注意】

本シートは閲覧のみを目的とするものであり、不適正な利用は著作権法などの法令違反となる可能性があるので注意すること。

資料編 第2章 食品表示法関係

別紙様式(V)-12a 【様式例 添付ファイル用】（コホート研究で、連続変数を指標とした場合）

各論文の質評価シート（観察研究）

商品名：

表示しようとする機能性	
対象	
介入／要因曝露	
対照	

*バイアスリスク、非直接性
　各項目の評価は "高(-2)"、"中(-1)"、"疑い(-1)"、"低(0)" の3段階
　まとめは "高(-2)"、"中(-1)"、"低(0)" の3段階でエビデンス総体に反映させる。
**上昇要因
　各項目の評価は "高(+2)"、"中(+1)"、"低(0)" の3段階
　まとめは "高(+2)"、"中(+1)"、"低(0)" の3段階でエビデンス総体に反映させる。

アウトカム

各アウトカムごとに別紙にまとめる。

個別研究		バイアスリスク*						非直接性*				上昇要因**			まとめ		各群の前後の値※						曝露群vs非曝露群		
研究コード	研究デザイン	①選択バイアス	②測定バイアス	③症例減少バイアス	④その他のバイアス	背景因子の差	調査方法の差	不完全なフォローアップ	不十分な交絡因子の調整	その他の調整	量反応関係	効果減弱交絡	効果の大きさ	アウトカム	対象	介入	対照	効果指標	非曝露群(前値)	非曝露群(後値)	非曝露群平均差	p値	曝露群(前値)	曝露群(後値)	曝露群平均差	p値	平均差	p値	信頼区間	コメント

※観察研究についてはデザインや解析（交絡因子の調整等）が様々であるため、本シートを適宜改変して記載すること。

コメント（該当するセルに記入）

福井次矢、山口直人監修．Minds診療ガイドライン作成の手引き2014．医学書院．2014．を一部改変

【閲覧に当たっての注意】

本シートは閲覧のみを目的とするものであり、不適正な利用は著作権法などの法令違反となる可能性があるので注意すること。

機能性表示食品の届出等に関するガイドライン

別紙様式(V)-12b 【様式例 添付ファイル用】（リスク人数を指標とした場合）

各論文の質評価シート（観察研究）

商品名：

表示しようとする機能性	
	対象
	介入／要因曝露
	対照

アウトカム

*バイアスリスク、非直接性
　各項目の評価は "高 (-2)", "中／疑い (-1)", "低 (0)" の3段階
　まとめは "高 (-2)", "中 (-1)", "低 (0)" の3段階でエビデンス総体に反映させる。

**上昇要因
　各項目の評価は "高 (+2)", "中 (+1)", "低 (0)" の3段階
　まとめは "高 (+2)", "中 (+1)", "低 (0)" の3段階でエビデンス総体に反映させる。

各アウトカムごとに別紙にまとめる。

個別研究		バイアスリスク*					非直接性					上昇要因**				リスク人数（アウトカム率）					効果指標（種類）	効果指標（値）	信頼区間
研究コード	研究デザイン	①選択バイアス	②測定バイアス	③症例減少バイアス	④その他のバイアス	まとめ	対象	介入	対照	アウトカム	まとめ	量反応関係	効果減弱交絡	効果の大きさ	まとめ	非曝露群分母	非曝露群分子	(%)	曝露群分母	曝露群分子	(%)			
		背景因子の差	調査方法の差、想起の差	不完全なフォローアップ	不十分な交絡の調整																			

コメント（該当するセルに記入）

福井次矢、山口直人監修. Minds診療ガイドライン作成の手引き 2014. 医学書院. 2014. を一部改変

【閲覧に当たっての注意】
本シートは閲覧のみを目的とするものであり、不適正な利用は著作権法などの法令違反となる可能性があるので注意すること。

資料編 第2章 食品表示法関係

別紙様式(V)−13a【様式例 添付ファイル用】（連続変数を指標とした場合）

エビデンス総体の質評価シート

商品名：

表示しようとする機能性	
対象	
介入	
対照	

エビデンスの強さはRCTは"強（A）"からスタート、観察研究は弱（C）からスタート

* 各項目は"高（−2）"、"中／疑い（−1）"、"低（0）"の3段階
** エビデンスの強さは"強（A）"、"中（B）"、"弱（C）"、"非常に弱（D）"の4段階

エビデンス総体

アウトカム	研究デザイン／研究数	バイアスリスク*	非直接性*	不精確*	非一貫性*	その他（出版バイアスなど*）	上昇要因（観察研究*）	効果指標	各群の前後の値					介入群 vs 対照群 平均差	コメント
									対照群（前値）	対照群（後値）	対照群平均差	介入群（前値）	介入群（後値）	介入群平均差		

コメント（該当するセルに記入）

福井次矢、山口直人監修．Minds診療ガイドライン作成の手引き2014．医学書院．2014．を一部改変

【閲覧に当たっての注意】

本シートは閲覧のみを目的とするものであり、不適正な利用は著作権法などの法令違反となる可能性があるので注意すること。

別紙様式(V)-13b 【様式例 添付ファイル用】（リスク人数を指標とした場合）

エビデンス総体の質評価シート

商品名：

表示しようとする機能性

対象	
介入	
対照	

エビデンスの強さはRCTは"強(A)"からスタート、観察研究は弱(C)からスタート

*各項目は"高(-2)"、"中/疑い(-1)"、"低(0)"の3段階

**エビデンスの強さは"強(A)"、"中(B)"、"弱(C)"、"非常に弱(D)"の4段階

エビデンス総体

アウトカム	研究デザイン/研究数	バイアスリスク*	非直接性*	不精確*	非一貫性*	その他（出版バイアスなど*）	上昇要因（観察研究*)	リスク人数（アウトカム率）					効果指標（種類）	効果指標統合値	信頼区間	エビデンスの強さ**	コメント
								対照群 分母	対照群 分子	(%)	介入群 分母	介入群 分子	(%)					

コメント（該当するセルに記入）

福井次矢、山口直人監修. Minds診療ガイドライン作成の手引き 2014. 医学書院. 2014. を一部改変

【閲覧に当たっての注意】
本シートは閲覧のみを目的とするものであり、不適正な利用は著作権法などの法令違反となる可能性があるので注意すること。

別紙様式⒱−14 【様式例　添付ファイル用】

サマリーシート（定性的研究レビュー）

商品名：

リサーチクエスチョン	
P	
I（E）	
C	

01	
バイアスリスクのまとめ	
非直接性のまとめ	
非一貫性その他のまとめ	
コメント	

02	

03	

福井次矢、山口直人監修. Minds診療ガイドライン作成の手引き2014. 医学書院. 2014. を一部改変

【閲覧に当たっての注意】
　本シートは閲覧のみを目的とするものであり、不適正な利用は著作権法などの法令違反となる可能性があるので注意すること。

別紙様式⒱−15 【様式例　添付ファイル用】

サマリーシート（メタアナリシス）

商品名：

リサーチクエスチョン			
P		I（E）	
C		O	
研究デザイン		文献数	コード
モデル		方法	
効果指標		統合値	(　　−　　)$p=$

Forest plot	
コメント：	
Funnel plot	
コメント：	

その他の解析 ☐メタ回帰分析 ☐感度分析		コメント：

福井次矢、山口直人監修. Minds診療ガイドライン作成の手引き2014. 医学書院. 2014. を一部改変

【閲覧に当たっての注意】
　本シートは閲覧のみを目的とするものであり、不適正な利用は著作権法などの法令違反となる可能性があるので注意すること。

別紙様式(Ⅴ)－16【様式例　添付ファイル用】

研究レビューの結果と表示しようとする機能性の関連性に関する評価シート

商品名：

[　　　　　　　　　　]

【閲覧に当たっての注意】
　本シートは閲覧のみを目的とするものであり、不適正な利用は著作権法などの法令違反となる可能性があるので注意すること。

別紙様式(Ⅵ)【届出データベース入力画面】

機能性表示食品　届出食品情報　様式Ⅵ

商品名 [　　　　　]

※食品表示基準第3条第2項及び第18条第2項の機能性表示食品の項で規定する表示事項のみ表示されている事項には点検の欄に○を入力してください。表示が不要の場合は、／を入力してください。

1．「機能性表示食品」の文字（主要面に表示）
　　※ [　　　　　]

2．科学的根拠を有する機能性関与成分及び当該成分又は当該成分を含有する食品が有する機能性（※8と同一面に表示）
　　※ [　　　　　]

3．一日当たりの摂取目安量当たりの栄養成分の量及び熱量
　　※ [　　　　　]

4．一日当たりの摂取目安量当たりの機能性関与成分の含有量
　　※ [　　　　　]

5．一日当たりの摂取目安量
　　※ [　　　　　]

6．届出番号（表示予定箇所の明示）
　　※ [　　　　　]

7．食品関連事業者の連絡先（氏名又は名称及び住所、電話番号）
　　※ [　　　　　]

8．「本品は、事業者の責任において特定の保健の目的が期待できる旨を表示するものとして、消費者庁長官に届出されたものです。ただし、特定保健用食品と異なり、消費者庁長官による個別審査を受けたものではありません。」の文字（※2と同一面に表示）
　　※ [　　　　　]

9．保存の方法
　　※ [　　　　　]

10．摂取の方法
　　※ [　　　　　]

11．摂取する上での注意事項
　　※ [　　　　　]

12．「食生活は、主食、主菜、副菜を基本に、食事のバランスを。」の文字
　　※ [　　　　　]

13．調理又は保存の方法に関し特に注意を必要とするものにあっては当該注意事項
　　※ [　　　　　]

14．「本品は、疾病の診断、治療、予防を目的としたものではありません。」の文字
　　※ [　　　　　]

15．「本品は、疾病に罹患している者、未成年者、妊産婦（妊娠を計画している者を含む。）及び授乳婦を対象に開発された食品ではありません。」の文字（加工食品のみ）
　　※ [　　　　　]

16．「疾病に罹患している場合は医師に、医薬品を服用している場合は医師、薬剤師に相談してください。」の文字
　　※ [　　　　　]

17．「体調に異変を感じた際は、速やかに摂取を中止し、医師に相談してください。」の文字
　　※ [　　　　　]

- 科学的根拠を有する機能性関与成分名及び当該成分又は当該成分を含有する食品が有する機能性
  ※表示の内容を記入してください。
  ※ [　　　　　　　　　]
- 一日当たりの摂取目安量
  ※ [　　　　]
- 一日当たりの摂取目安量当たりの機能性関与成分の含有量

機能性関与成分名※ [　　　]　　含有量※ [　　　]

- 保存の方法
  ※ [　　　　]
- 摂取の方法
  ※ [　　　　]
- 摂取する上での注意事項
  ※ [　　　　　　　　]
- 調理又は保存の方法に関し特に注意を必要とするものにあっては当該注意事項
  ※ [　　　　　　　　]

※内容量等により表示事項が異なる場合、その内容を全て記入する。
（表示見本を添付すること）

- 表示見本の添付（公開）※
- 公開する添付ファイルにマスキングをしたときはマスキングなしのファイルも添付すること（非公開）
- その他添付ファイル（非公開）

［※は入力必須項目］

別紙様式(Ⅶ)　【届出データベース入力画面】

機能性表示食品　届出食品情報　様式Ⅶ

■食品関連事業者に関する基本情報

届出者の法人名 [　　　]　　届出者の代表者氏名 [　　　]

届出者の住所 [　　　　　　　　]

- 製造者の氏名（製造所又は加工所の名称）及び所在地　※複数ある場合、全てを記載
  ※ [　　　　　　　　　　　]

消費者対応部局（お客様相談室等）の連絡先（電話番号等）※ [　　　]

情報開示するウェブサイトのURL ※ [　　　]

- 届出事項及び開示情報についての問合せ担当部局

部局 [　　　]　　電話 [　　　]

■届出食品に関する基本情報

商品名 [　　　]　　名称※ [　　　]

食品の区分 [　　　]

- 錠剤、粉末剤、液剤であって、その他加工食品として扱う場合はその理由
  [　　　　　　　　]
- 当該製品が想定する主な対象者（疾病に罹患している者、未成年者、妊産婦（妊娠を計画している者を含む。）及び授乳婦を除く。）
  ※ [　　　　]
- 健康増進法施行規則第11条第2項で定める栄養素の過剰な摂取につながらないとする理由
  ※ [　　　　　　　　]

販売開始予定日 [　　　　　　　]

※作用機序についてファイルを添付すること

- 作用機序に関する説明資料※

- ・公開する添付ファイルにマスキングをしたときはマスキングなしのファイルも添付すること（非公開）
- ・その他添付ファイル（非公開）

［※は入力必須項目］

別紙様式(Ⅶ)－1　【添付ファイル用】

作用機序に関する説明資料

1．製品概要

商品名	
機能性関与成分名	
表示しようとする機能性	

2．作用機序

資料編　第2章　食品表示法関係

（参考）届出に係る資料一覧

分類	資料名		提出			備考	
				研究レビュー			
			臨床試験	査読付き論文として公表されている	査読付き論文として公表されていない		
一般消費者向け情報	別紙様式(I)	機能性表示食品　届出食品情報　様式I	○				開示
安全性に係る事項	別紙様式(II)	機能性表示食品　届出食品情報　様式II	○				開示
	別紙様式(II)-1	安全性評価シート	○				開示
	安全性試験に関する報告資料		○			安全性試験を実施した場合のみ	
生産・製造及び品質管理に係る事項	（別表参照）						
健康被害の情報収集に係る事項	別紙様式(IV)	機能性表示食品　届出食品情報　様式IV	○				開示
	組織図		○				
	連絡フローチャート		○				
機能性に係る事項	別紙様式(V)	機能性表示食品　届出食品情報　様式V	○	○	○		開示
	別紙様式(V)-1	機能性の科学的根拠に関する点検表	○	○	○		開示
	別紙様式(V)-2	特定保健用食品とは異なる臨床試験方法とした合理的理由に関する説明資料	△				開示
	別紙様式(V)-3	表示しようとする機能性の科学的根拠に関する補足説明資料	△	△	△		開示
	別紙様式(V)-4	表示しようとする機能性に関する説明資料（研究レビュー）		○	○		開示
	別紙様式(V)-5 又はその他の様式	データベース検索結果【様式例】		△	○	査読付き論文として公表されていない論文については、別紙様式(V)-4に記載することも可。	開示
	別紙様式(V)-6 又はその他の様式	文献検索フローチャート【様式例】		△	○		開示
	別紙様式(V)-7 又はその他の様式	採用文献リスト【様式例】		△	○		開示
	別紙様式(V)-8 又はその他の様式	除外文献リスト【様式例】		△	○		開示
	別紙様式(V)-9 又はその他の様式	未報告研究リスト【様式例】		△	○		開示
	別紙様式(V)-10 又はその他の様式	参考文献リスト【様式例】		△	○		開示
	別紙様式(V)-11 又はその他の様式	各論文の質評価シート（臨床試験）【様式例】		△	○		開示
	別紙様式(V)-12 又はその他の様式	各論文の質評価シート（観察研究）【様式例】		△	○		開示
	別紙様式(V)-13 又はその他の様式	エビデンス総体の質評価シート【様式例】		△	○		開示
	別紙様式(V)-14 又はその他の様式	サマリーシート（定性的研究レビュー）【様式例】		△	○	定性的システマティックレビューを実施した場合	開示
	別紙様式(V)-15 又はその他の様式	サマリーシート（メタアナリシス）【様式例】		△	○	定量的システマティックレビュー（メタアナリシス）を実施した場合	開示
	別紙様式(V)-16 又はその他の様式	研究レビューの結果と表示しようとする機能性の関連性に関する評価シート【様式例】		○	○		開示
	根拠とした臨床試験又は研究レビューの論文（個々の参考文献ではない。）		○	○		英語以外の外国語で書かれた論文については、日本語訳を添付する。	開示
表示の在り方及び情報開示の在り方に係る事項	別紙様式(VI)	機能性表示食品　届出食品情報　様式VI	○				開示
	表示見本		○				
届出の在り方に係る事項	別紙様式1	機能性表示食品　届出食品基本情報	○				開示
	別紙様式2	機能性表示食品の届出資料作成に当たってのチェックリスト	○				
	別紙様式(VII)	機能性表示食品　届出食品情報　様式VII	○				開示
	別紙様式(VII)-1	作用機序に関する説明資料	○				開示

○、提出必須　△、場合により提出　空欄、提出不要

開示、消費者庁のウェブサイトにおいて開示される情報

（別表）届出に係る資料一覧（生産・製造及び品質管理に係る事項）
サプリメント形状の加工食品及びその他加工食品

	記載事項及び資料名	留意事項	届出資料 様式に記載するもの（開示される情報）	届出資料 資料として添付するもの（非開示の情報）	求めに応じ、事業者等が速やかに提示できるようにしておくことが適当である資料*	備考
第1 生産・製造及び品質管理の体制	**製造者情報**					
	製造者氏名、製造者所在地等を記述		○			別紙様式（Ⅲ）及び別紙様式（Ⅲ）-1に記載 製造所ごと
	製造所固有記号届書	製造業者について製造所固有記号を使用する場合			○	
	①加工食品の製造施設の衛生・品質管理（ア～ウのいずれかに沿うこと）					
	ア　GMP等の承認を取得している場合					
	GMP等の承認取得状況についてチェックボックスにチェック及び承認番号等を記述		○			別紙様式（Ⅲ）-1に記載 製造所ごと
	承認書等	GMP、HACCP（総合衛生管理製造過程、都道府県用HACCP）、ISO22000、FSSC22000の承認書等			○	製造所ごと
	製造施設、従業員、製造工程における衛生管理に係る規定、手順書、記録類等				○	
	製造施設の図面				○	
	イ　国外政府が示すGMP又はHACCPに従い製造が行われている場合					
	GMP、HACCPのいずれか又は両方により製造されているものである旨チェックボックスにチェック及びその国名を記述		○			別紙様式（Ⅲ）-1に記載 製造所ごと
	製造施設、従業員、製造工程における衛生管理に係る規定、手順書、記録類等				○	
	製造施設の図面				○	
	ウ　上記以外の場合					
	製造施設・従業員の衛生管理の取組について具体的に記述		○			別紙様式（Ⅲ）-1に記載 製造所ごと
	製造施設、従業員、製造工程における衛生管理に係る規定、手順書、記録類等				○	
	製造施設の図面				○	
	※ア又はイにおいて、さらに文章にて特に記載したい事項がある場合					
	追加で製造施設・従業員の衛生管理の取組について記述		○			別紙様式（Ⅲ）-1に記載 製造所ごと
	②機能性関与成分を含有する原材料					
	機能性関与成分を含有する原材料名を記述		○			別紙様式（Ⅲ）及び別紙様式（Ⅲ）-3に記載
	原材料の配合割合				○	
	原材料の規格				○	
	その他原材料の購入記録等適切に製造が行われていることを示す文書				○	
	基原の確認のための基準、手順書、記録等適切に確認が行われていることを示す文書	パターン分析等基原の確認のための方法など			○	
	③製品規格					
	製品規格書等の食品の規格を示す文書			○		
	製品規格を設定するに当たり、その根拠となる資料				○	
	製品の崩壊試験等を実施する必要がある場合、その方法について記述		○			別紙様式（Ⅲ）-3に記載

資料編　第2章　食品表示法関係

		設定根拠となる資料、試験の記録等				○	
	④規格外の製品の流通を防止するための体制等						
		規格外の製品の流通を防止するための体制等について記載		○			別紙様式(Ⅲ)-1に記載 製造所ごと
		取組体制の詳細の資料、規定、手順書のほか、出荷された製品が規格通りに製造されているものであることを確認している記録、事故等に対する対応の記録など				○	
	その他						
		届出者以外の者が製造者である場合、その製造委託契約等				○	
第2 食品の分析	(1)届出時に添付する成績書等に関する留意点						
		分析試験の成績書			○		
		分析機関名、分析機関の種類について記述		○			別紙様式(Ⅲ)-3に記載
		分析方法を示す文書が、標準作業手順書操作手順及び測定条件等できる限り試験方法について具体的に記載した資料のいずれかであるかチェックボックスにチェック		○			別紙様式(Ⅲ)-3に記載
		分析方法を示す文書の添付(自社又は利害関係者で実施する場合は、分析の標準作業手順書)			○		
		分析の標準作業手順書	標準作業手順書を届出書に添付しない場合			○	
		定量試験を行った分析機関が第三者又は届出者自ら等であるかをチェックボックスにチェック		○			別紙様式(Ⅲ)-3に記載
		届出者若しくは利害関係者で分析を実施することの合理的理由を記述	届出者若しくは利害関係者で分析を実施する場合	○			別紙様式(Ⅲ)-3に記載
	(2)届出後における分析の実施に関する資料に関する留意点						
		届出後における分析方法等について記述		○			別紙様式(Ⅲ)-3に記載
		分析の結果、記録				○	

※「求めに応じ、事業者等が速やかに提示できるようにしておく資料」は、ガイドラインでは明示していないが、届出内容に基づき生産・製造や分析が行われていることを担保するため資料の例を示したものである。

機能性表示食品の届出等に関するガイドライン

生鮮食品

	記載事項及び資料名	留意事項	届出資料 様式に記載するもの（開示される情報）	届出資料 資料として添付するもの（非開示の情報）	求めに応じ、事業者等が速やかに提示できるようにしておくことが適当である資料※	備考
第1 生産・製造及び品質管理の体制	生産者等情報					
	生産・採取・漁獲等を行う者の氏名又は名称、生産・採取・漁獲等を行う場所又は地域等について記述		○			別紙様式(Ⅲ)及び別紙様式(Ⅲ)-2に記載
	①生鮮食品における生産・採取・漁獲等の衛生管理体制					
	生鮮食品における生産・採取・漁獲等の衛生管理の取組について記述		○			別紙様式(Ⅲ)-2に記載
	製造施設、従業員、製造工程における衛生管理に係る規定、手順書、記録類等				○	
	②生鮮食品の均質性とその管理体制					
	生鮮食品の均質性とその管理の取組について記述		○			別紙様式(Ⅲ)-2に記載
	生鮮食品の均質性とその管理に係る規定、手順書、記録類等				○	
	③製品規格					
	製品規格書等の食品の規格を示す文書の添付			○		
	製品規格を設定するに当たり、その根拠となる資料				○	
	④規格外の製品の流通を防止するための体制等					
	規格外の製品の流通を防止するための体制等について記載		○			別紙様式(Ⅲ)-2に記載
	取組体制の詳細の資料、規定、手順書のほか、出荷された製品が規格通りに製造されているものであることを確認している記録、事故等に対する対応の記録など				○	
	⑤届出者以外の者が容器包装に梱包して表示を行う場合（出荷後のリパック等を行う場合）の取り決め事項					
	リパック等を行う場合の取り決めの内容について記述		○			別紙様式(Ⅲ)-2に記載
	取決めの詳細の規定、記録等				○	
第2 食品の分析	(1)届出時に添付する成績書等に関する留意点					
	分析試験の成績書			○		
	分析機関名、分析機関の種類について記述		○			別紙様式(Ⅲ)-3に記載
	分析方法を示す文書が、標準作業手順書操作手順及び測定条件等できる限り試験方法について具体的に記載した資料のいずれかであるかチェックボックスにチェック		○			別紙様式(Ⅲ)-3に記載
	分析方法を示す文書の添付（自社又は利害関係者で実施する場合は、分析の標準作業手順書）			○		
	分析の標準作業手順書	標準作業手順書に添付しない場合			○	
	定量試験を行った分析機関の種類についてチェックボックスにチェック		○			別紙様式(Ⅲ)-3に記載
	届出者若しくは利害関係者で分析を実施することの合理的理由を記述	届出者若しくは利害関係者で分析を実施する場合	○			別紙様式(Ⅲ)-3に記載
	(2)届出後における分析の実施に関する資料に関する留意点					
	届出後における分析方法等について記述		○			別紙様式(Ⅲ)-3に記載
	分析の結果、記録				○	

※「求めに応じ、事業者等が速やかに提示できるようにしておく資料」は、ガイドラインでは明示していないが、届出内容に基づき生産・製造や分析が行われていることを担保するため資料の例を示したものである。

第3章

1 法令

- 健康増進法（抜粋）
  （平成14年8月2日法律第103号）······ 485
- 健康増進法施行令（抜粋）（平成14年12月4日政令第361号）······ 490
- 健康増進法施行規則（抜粋）
  （平成15年4月30日厚生労働省令第86号）······ 490
- 健康増進法に規定する特別用途表示の許可等に関する内閣府令
  （平成21年8月31日内閣府令第57号）······ 491

2 関係通知等（＊印は食品表示基準附則の経過措置により有効となる告示・通知等）

- ＊ 栄養表示基準（平成15年4月24日厚生労働省告示第176号）······ 496
- ＊ 栄養表示基準等の取扱いについて（平成25年9月27日付け消食表第282号）······ 507
- ＊ 栄養表示基準に定められていない成分の表示に関する取扱いについて
  （平成19年1月30日付け食安新発第0130001号）······ 517
- ＊ 栄養表示基準に基づく相対表示の取扱いについて（平成22年5月12日付け消食表第151号）······ 517
- ＊ 「カロリーハーフ」等の表示に関する考え方をとりまとめました ······ 519
- 特定保健用食品の表示許可等について（平成26年10月30日付け消食表第259号）······ 520
  - 別添1　特定保健用食品の審査等取扱い及び指導要領 ······ 520
  - 別添2　特定保健用食品申請に係る申請書作成上の留意事項 ······ 528
  - 別添3　特定保健用食品（規格基準型）制度における規格基準 ······ 540
  - 別添4　特定保健用食品における疾病リスク低減表示について ······ 542
- 「特定保健用食品の表示許可等について」の一部改正について
  （平成28年9月30日付け消食表第609号）······ 543
- 特別用途食品の表示許可等について（平成28年3月31日付け消食表第221号）······ 543
  - 別添　特別用途食品の表示許可基準並びに特別用途食品の取扱い及び指導要領 ······ 544
- 健康食品に関する景品表示法及び健康増進法上の留意事項について ······ 564
- 食品として販売に供する物に関して行う健康保持増進効果等に関する虚偽誇大広告等の禁止及び広告等適正化のための監視指導等に関する指針（ガイドライン）······ 589
- 食品として販売に供する物に関して行う健康保持増進効果等に関する虚偽誇大広告等の禁止及び広告等適正化のための監視指導等に関する指針（ガイドライン）に係る留意事項 ······ 594
- 健康増進法上問題となるインターネット広告表示（例）
  （平成16年1月厚生労働省）······ 602

次頁に続く

- 書籍の体裁をとりながら、実質的に健康食品を販売促進するための誇大広告として機能することが予定されている出版物（いわゆるバイブル本）の健康増進法上の取扱いについて
 （平成16年7月27日付け食安発第0727001号） ……………………………………………………604
- 体外排出によるダイエットを謳う食品に関する広告等の禁止及び広告等適正化のための監視指導等に関する指針（ガイドライン）（平成16年12月8日付け食安新発第1208001号） ……………604

※ 消費者庁及び消費者委員会の設置に伴い移管された事務に関する通知等については、必要な読替えを行った上で、引き続き適用される〈p.246参照〉。

健康増進法（抜粋）

[平成14年8月2日　法律第103号]
[最終改正　平成26年6月13日　法律第69号]

第1章　総則
（目的）
第1条　この法律は、我が国における急速な高齢化の進展及び疾病構造の変化に伴い、国民の健康の増進の重要性が著しく増大していることにかんがみ、国民の健康の増進の総合的な推進に関し基本的な事項を定めるとともに、国民の栄養の改善その他の国民の健康の増進を図るための措置を講じ、もって国民保健の向上を図ることを目的とする。

（国民の責務）
第2条　国民は、健康な生活習慣の重要性に対する関心と理解を深め、生涯にわたって、自らの健康状態を自覚するとともに、健康の増進に努めなければならない。

第6章　特別用途表示等
（特別用途表示の許可）
第26条　販売に供する食品につき、乳児用、幼児用、妊産婦用、病者用その他内閣府令で定める特別の用途に適する旨の表示（以下「特別用途表示」という。）をしようとする者は、内閣総理大臣の許可を受けなければならない。

2　前項の許可を受けようとする者は、製品見本を添え、商品名、原材料の配合割合及び当該製品の製造方法、成分分析表、許可を受けようとする特別用途表示の内容その他内閣府令で定める事項を記載した申請書を、その営業所の所在地の都道府県知事を経由して内閣総理大臣に提出しなければならない。

3　内閣総理大臣は、研究所又は内閣総理大臣の登録を受けた法人（以下「登録試験機関」という。）に、第1項の許可を行うについて必要な試験（以下「許可試験」という。）を行わせるものとする。

4　第1項の許可を申請する者は、実費（許可試験に係る実費を除く。）を勘案して政令で定める額の手数料を国に、研究所の行う許可試験にあっては許可試験に係る実費を勘案して政令で定める額の手数料を研究所に、登録試験機関の行う許可試験にあっては当該登録試験機関が内閣総理大臣の認可を受けて定める額の手数料を当該登録試験機関に納めなければならない。

5　内閣総理大臣は、第1項の許可をしようとするときは、あらかじめ、厚生労働大臣の意見を聴かなければならない。

6　第1項の許可を受けて特別用途表示をする者は、当該許可に係る食品（以下「特別用途食品」という。）につき、内閣府令で定める事項を内閣府令で定めるところにより表示しなければならない。

7　内閣総理大臣は、第1項又は前項の内閣府令を制定し、又は改廃しようとするときは、あらかじめ、厚生労働大臣に協議しなければならない。

（登録試験機関の登録）
第26条の2　登録試験機関の登録を受けようとする者は、内閣府令で定める手続に従い、実費を勘案して政令で定める額の手数料を納めて、内閣総理大臣に登録の申請をしなければならない。

（欠格条項）
第26条の3　次の各号のいずれかに該当する法人は、第26条第3項の登録を受けることができない。
一　その法人又はその業務を行う役員がこの法律の規定に違反し、罰金以上の刑に処せられ、その執行を終わり、又はその執行を受けることのなくなった日から2年を経過しないもの
二　第26条の13の規定により登録を取り消され、その取消しの日から2年を経過しない法人
三　第26条の13の規定による登録の取消しの日前30日以内にその取消しに係る法人の業務を行う役員であった者でその取消しの日から2年を経過しないものがその業務を行う役員となっている法人

（登録の基準）
第26条の4　内閣総理大臣は、第26条の2の規定により登録を申請した者（以下この項において「登録申請者」という。）が次に掲げる要件のすべてに適合しているときは、その登録をしなければならない。この場合において、登録に関して必要な手続は、内閣府令で定める。
一　別表の上欄に掲げる機械器具その他の設備を有し、かつ、許可試験は同表の中欄に掲げる条件に適合する知識経験を有する者が実施し、その人数が同表の下欄に掲げる数以上であること。
二　次に掲げる許可試験の信頼性の確保のための措置がとられていること。
　イ　試験を行う部門に許可試験の種類ごとにそれぞれ専任の管理者を置くこと。
　ロ　許可試験の業務の管理及び精度の確保に関する文書が作成されていること。
　ハ　ロに掲げる文書に記載されたところに従い許可試験の業務の管理及び精度の確保を行う専任の部門を置くこと。
三　登録申請者が、第26条第1項若しくは第29条第1項の規定により許可若しくは承認を受けなければならないこととされる食品を製造し、輸入し、又は販売する食品衛生法（昭和22年法律第233号）第4条第8項に規定する営業者（以下この号及び第26条の10第2項において「特別用途食品営業者」という。）に支配されているものとして次のいずれかに該当するものでないこと。

イ　登録申請者が株式会社である場合にあっては、特別用途食品営業者がその親法人（会社法（平成17年法律第86号）第879条第1項に規定する親法人をいう。）であること。
　　ロ　登録申請者の役員（持分会社（会社法第575条第1項に規定する持分会社をいう。）にあっては、業務を執行する社員）に占める特別用途食品営業者の役員又は職員（過去2年間に当該特別用途食品営業者の役員又は職員であった者を含む。）の割合が2分の1を超えていること。
　　ハ　登録申請者の代表権を有する役員が、特別用途食品営業者の役員又は職員（過去2年間に当該特別用途食品営業者の役員又は職員であった者を含む。）であること。
　2　登録は、次に掲げる事項を登録台帳に記帳して行う。
　　一　登録年月日及び登録番号
　　二　登録試験機関の名称、代表者の氏名及び主たる事務所の所在地
　　三　登録試験機関が許可試験を行う事業所の名称及び所在地

（登録の更新）
第26条の5　登録試験機関の登録は、5年以上10年以内において政令で定める期間ごとにその更新を受けなければ、その期間の経過によって、その効力を失う。
　2　前3条の規定は、前項の登録の更新について準用する。

（試験の義務）
第26条の6　登録試験機関は、許可試験を行うことを求められたときは、正当な理由がある場合を除き、遅滞なく、許可試験を行わなければならない。

（事業所の変更の届出）
第26条の7　登録試験機関は、許可試験を行う事業所の所在地を変更しようとするときは、変更しようとする日の2週間前までに、内閣総理大臣に届け出なければならない。

（試験業務規程）
第26条の8　登録試験機関は、許可試験の業務に関する規程（以下「試験業務規程」という。）を定め、許可試験の業務の開始前に、内閣総理大臣の認可を受けなければならない。これを変更しようとするときも、同様とする。
　2　試験業務規程には、許可試験の実施方法、許可試験の手数料その他の内閣府令で定める事項を定めておかなければならない。
　3　内閣総理大臣は、第1項の認可をした試験業務規程が許可試験の適正かつ確実な実施上不適当となったと認めるときは、登録試験機関に対し、その試験業務規程を変更すべきことを命ずることができる。

（業務の休廃止）
第26条の9　登録試験機関は、内閣総理大臣の許可を受けなければ、許可試験の業務の全部又は一部を休止し、又は廃止してはならない。

（財務諸表等の備付け及び閲覧等）
第26条の10　登録試験機関は、毎事業年度経過後3月以内に、その事業年度の財産目録、貸借対照表及び損益計算書又は収支計算書並びに事業報告書（その作成に代えて電磁的記録（電子的方式、磁気的方式その他の人の知覚によっては認識することができない方式で作られる記録であって、電子計算機による情報処理の用に供されるものをいう。以下この条において同じ。）の作成がされている場合における当該電磁的記録を含む。次項及び第40条において「財務諸表等」という。）を作成し、5年間事業所に備えて置かなければならない。
　2　特別用途食品営業者その他の利害関係人は、登録試験機関の業務時間内は、いつでも、次に掲げる請求をすることができる。ただし、第二号又は第四号の請求をするには、登録試験機関の定めた費用を支払わなければならない。
　　一　財務諸表等が書面をもって作成されているときは、当該書面の閲覧又は謄写の請求
　　二　前号の書面の謄本又は抄本の請求
　　三　財務諸表等が電磁的記録をもって作成されているときは、当該電磁的記録に記録された事項を内閣府令で定める方法により表示したものの閲覧又は謄写の請求
　　四　前号の電磁的記録に記録された事項を電磁的方法であって内閣府令で定めるものにより提供することの請求又は当該事項を記載した書面の交付の請求

（秘密保持義務等）
第26条の11　登録試験機関の役員若しくは職員又はこれらの職にあった者は、許可試験の業務に関して知り得た秘密を漏らしてはならない。
　2　許可試験の業務に従事する登録試験機関の役員又は職員は、刑法（明治40年法律第45号）その他の罰則の適用については、法令により公務に従事する職員とみなす。

（適合命令）
第26条の12　内閣総理大臣は、登録試験機関が第26条の4第1項各号のいずれかに適合しなくなったと認めるときは、その登録試験機関に対し、これらの規定に適合するため必要な措置をとるべきことを命ずることができる。

（登録の取消し等）
第26条の13　内閣総理大臣は、登録試験機関が次の各号のいずれかに該当するときは、その登録を取り消し、又は期間を定めて許可試験の業務の全部若しくは一部の停止を命ずることができる。
　　一　第26条の3第一号又は第三号に該当するに至ったとき。

二　第26条の6、第26条の7、第26条の9、第26条の10第1項又は次条の規定に違反したとき。
三　正当な理由がないのに第26条の10第2項各号の規定による請求を拒んだとき。
四　第26条の8第1項の認可を受けた試験業務規程によらないで許可試験を行ったとき。
五　第26条の8第3項又は前条の規定による命令に違反したとき。
六　不正の手段により第26条第3項の登録（第26条の5第1項の登録の更新を含む。）を受けたとき。

（帳簿の記載）
第26条の14　登録試験機関は、内閣府令で定めるところにより、帳簿を備え、許可試験に関する業務に関し内閣府令で定める事項を記載し、これを保存しなければならない。

（登録試験機関以外の者による人を誤認させる行為の禁止）
第26条の15　登録試験機関以外の者は、その行う業務が許可試験であると人を誤認させるような表示その他の行為をしてはならない。
2　内閣総理大臣は、登録試験機関以外の者に対し、その行う業務が許可試験であると人を誤認させないようにするための措置をとるべきことを命ずることができる。

（報告の徴収）
第26条の16　内閣総理大臣は、この法律の施行に必要な限度において、登録試験機関に対し、その業務又は経理の状況に関し報告をさせることができる。

（立入検査）
第26条の17　内閣総理大臣は、この法律の施行に必要な限度において、その職員に、登録試験機関の事務所又は事業所に立ち入り、業務の状況又は帳簿、書類その他の物件を検査させることができる。
2　前項の規定により立入検査をする職員は、その身分を示す証明書を携帯し、関係者に提示しなければならない。
3　第1項の立入検査の権限は、犯罪捜査のために認められたものと解釈してはならない。

（公示）
第26条の18　内閣総理大臣は、次の場合には、その旨を官報に公示しなければならない。
一　第26条第3項の登録をしたとき。
二　第26条の5第1項の規定により登録試験機関の登録がその効力を失ったとき。
三　第26条の7の規定による届出があったとき。
四　第26条の9の規定による許可をしたとき。
五　第26条の13の規定により登録試験機関の登録を取り消し、又は許可試験の業務の停止を命じたとき。

（特別用途食品の検査及び収去）
第27条　内閣総理大臣又は都道府県知事は、必要があると認めるときは、当該職員に特別用途食品の製造施設、貯蔵施設又は販売施設に立ち入らせ、販売の用に供する当該特別用途食品を検査させ、又は試験の用に供するのに必要な限度において当該特別用途食品を収去させることができる。
2　前項の規定により立入検査又は収去をする職員は、その身分を示す証明書を携帯し、関係者に提示しなければならない。
3　第1項に規定する当該職員の権限は、食品衛生法第30条第1項に規定する食品衛生監視員が行うものとする。
4　第1項の規定による権限は、犯罪捜査のために認められたものと解釈してはならない。
5　内閣総理大臣は、研究所に、第1項の規定により収去された食品の試験を行わせるものとする。

（特別用途表示の許可の取消し）
第28条　内閣総理大臣は、第26条第1項の許可を受けた者が次の各号のいずれかに該当するときは、当該許可を取り消すことができる。
一　第26条第6項の規定に違反したとき。
二　当該許可に係る食品につき虚偽の表示をしたとき。
三　当該許可を受けた日以降における科学的知見の充実により当該許可に係る食品について当該許可に係る特別用途表示をすることが適切でないことが判明するに至ったとき。

（特別用途表示の承認）
第29条　本邦において販売に供する食品につき、外国において特別用途表示をしようとする者は、内閣総理大臣の承認を受けることができる。
2　第26条第2項から第7項まで及び前条の規定は前項の承認について、第27条の規定は同項の承認に係る食品について準用する。この場合において、第26条第2項中「その営業所の所在地の都道府県知事を経由して内閣総理大臣」とあるのは「内閣総理大臣」と、第27条第1項中「製造施設、貯蔵施設」とあるのは「貯蔵施設」と、前条第一号中「第26条第6項」とあるのは「次条第2項において準用する第26条第6項」と読み替えるものとする。

（特別用途表示がされた食品の輸入の許可）
第30条　本邦において販売に供する食品であって、第26条第1項の規定による許可又は前条第1項の規定による承認を受けずに特別用途表示がされたものを輸入しようとする者については、その者を第26条第1項に規定する特別用途表示をしようとする者とみなして、同条及び第37条第二号の規定を適用する。

（誇大表示の禁止）
第31条　何人も、食品として販売に供する物に関して広告その他の表示をするときは、健康の保持増進の効果その他内閣府令で定める事項（次条第3項において「健康保持増進効果等」という。）について、著しく事

実に相違する表示をし、又は著しく人を誤認させるような表示をしてはならない。

2　内閣総理大臣は、前項の内閣府令を制定し、又は改廃しようとするときは、あらかじめ、厚生労働大臣に協議しなければならない。

(勧告等)
第32条　内閣総理大臣又は都道府県知事は、前条第1項の規定に違反して表示をした者がある場合において、国民の健康の保持増進及び国民に対する正確な情報の伝達に重大な影響を与えるおそれがあると認めるときは、その者に対し、当該表示に関し必要な措置をとるべき旨の勧告をすることができる。

2　内閣総理大臣又は都道府県知事は、前項に規定する勧告を受けた者が、正当な理由がなくてその勧告に係る措置をとらなかったときは、その者に対し、その勧告に係る措置をとるべきことを命ずることができる。

3　第27条の規定は、食品として販売に供する物であって健康保持増進効果等についての表示がされたもの(特別用途食品及び第29条第1項の承認を受けた食品を除く。)について準用する。

4　都道府県知事は、第1項又は第2項の規定によりその権限を行使したときは、その旨を内閣総理大臣に通知するものとする。

(再審査請求等)
第33条　第27条第1項(第29条第2項において準用する場合を含む。)の規定により保健所を設置する市又は特別区の長が行う処分についての審査請求の裁決に不服がある者は、内閣総理大臣に対して再審査請求をすることができる。

2　保健所を設置する市又は特別区の長が第27条第1項(第29条第2項において準用する場合を含む。)の規定による処分をする権限をその補助機関である職員又はその管理に属する行政機関の長に委任した場合において、委任を受けた職員又は行政機関の長がその委任に基づいてした処分につき、地方自治法(昭和22年法律第67号)第255条の2第2項の再審査請求の裁決があったときは、当該裁決に不服がある者は、同法第252条の17の4第5項から第7項までの規定の例により、内閣総理大臣に対して再々審査請求をすることができる。

第7章　雑則
(事務の区分)
第34条　第10条第3項、第11条第1項、第26条第2項及び第27条第1項(第29条第2項において準用する場合を含む。)の規定により都道府県、保健所を設置する市又は特別区が処理することとされている事務は、地方自治法第2条第9項第一号に規定する第一号法定受託事務とする。

(権限の委任)
第35条　この法律に規定する厚生労働大臣の権限は、厚生労働省令で定めるところにより、地方厚生局長に委任することができる。

2　前項の規定により地方厚生局長に委任された権限は、厚生労働省令で定めるところにより、地方厚生支局長に委任することができる。

3　内閣総理大臣は、この法律による権限(政令で定めるものを除く。)を消費者庁長官に委任する。

4　消費者庁長官は、政令で定めるところにより、前項の規定により委任された権限の一部を地方厚生局長又は地方厚生支局長に委任することができる。

5　地方厚生局長又は地方厚生支局長は、前項の規定により委任された権限を行使したときは、その結果について消費者庁長官に報告するものとする。

第8章　罰則
第36条　国民健康・栄養調査に関する事務に従事した公務員、研究所の職員若しくは国民健康・栄養調査員又はこれらの職にあった者が、その職務の執行に関して知り得た人の秘密を正当な理由がなく漏らしたときは、1年以下の懲役又は100万円以下の罰金に処する。

2　職務上前項の秘密を知り得た他の公務員又は公務員であった者が、正当な理由がなくその秘密を漏らしたときも、同項と同様とする。

3　第26条の11第1項の規定に違反してその職務に関して知り得た秘密を漏らした者は、1年以下の懲役又は100万円以下の罰金に処する。

4　第26条の13の規定による業務の停止の命令に違反したときは、その違反行為をした登録試験機関の役員又は職員は、1年以下の懲役又は100万円以下の罰金に処する。

第36条の2　第32条第2項の規定に基づく命令に違反した者は、6月以下の懲役又は100万円以下の罰金に処する。

第37条　次の各号のいずれかに該当する者は、50万円以下の罰金に処する。
一　第23条第2項の規定に基づく命令に違反した者
二　第26条第1項の規定に違反した者
三　第26条の15第2項の規定による命令に違反した者

第37条の2　次に掲げる違反があった場合においては、その行為をした登録試験機関の代表者、代理人、使用人その他の従業者は、50万円以下の罰金に処する。
一　第26条の9の規定による許可を受けないで、許可試験の業務を廃止したとき。
二　第26条の14の規定による帳簿の記載をせず、虚偽の記載をし、又は帳簿を保存しなかったとき。
三　第26条の16の規定による報告をせず、又は虚偽の報告をしたとき。
四　第26条の17第1項の規定による検査を拒み、妨

げ、又は忌避したとき。
第38条 次の各号のいずれかに該当する者は、30万円以下の罰金に処する。
一 第24条第1項の規定による報告をせず、若しくは虚偽の報告をし、又は同項の規定による検査を拒み、妨げ、若しくは忌避し、若しくは同項の規定による質問に対して答弁をせず、若しくは虚偽の答弁をした者
二 第27条第1項（第29条第2項において準用する場合を含む。）の規定による検査又は収去を拒み、妨げ、又は忌避した者
第39条 法人の代表者又は法人若しくは人の代理人、使用人その他の従業者が、その法人又は人の業務に関し、第37条又は前条の違反行為をしたときは、行為者を罰するほか、その法人又は人に対して各本条の刑を科する。
第40条 第26条の10第1項の規定に違反して財務諸表等を備えて置かず、財務諸表等に記載すべき事項を記載せず、若しくは虚偽の記載をし、又は正当な理由がないのに同条第2項各号の規定による請求を拒んだ者は、20万円以下の過料に処する。

附　則　抄
（施行期日）
第1条 この法律は、公布の日から起算して9月を超えない範囲内において政令で定める日から施行する。ただし、第9条及び附則第8条から第19条までの規定は、公布の日から起算して2年を超えない範囲内において政令で定める日から施行する。
（栄養改善法の廃止）
第2条 栄養改善法（昭和27年法律第248号）は、廃止する。
（経過措置）
第3条 この法律の施行の際現に存する特定給食施設の設置者は、この法律の施行の日（以下「施行日」という。）から3月を経過する日までの間は、第20条第1項の届出をしないで、引き続きその事業を行うことができる。
第4条 施行日前にした附則第2条の規定による廃止前の栄養改善法の規定による許可、承認その他の処分又は申請その他の手続は、この附則に別段の定めがある場合を除き、この法律の相当の規定によってした許可、承認その他の処分又は申請その他の手続とみなす。
（罰則に関する経過措置）
第5条 施行日前にした行為に対する罰則の適用については、なお従前の例による。
（政令への委任）
第6条 前3条に規定するもののほか、この法律の施行に伴い必要な経過措置は、政令で定める。

（検討）
第7条 政府は、この法律の施行後五年を経過した場合において、この法律の施行の状況を勘案し、必要があると認めるときは、この法律の規定について検討を加え、その結果に基づいて必要な措置を講ずるものとする。

附　則　（平成26年6月13日法律第69号）　抄
（施行期日）
第1条 この法律は、行政不服審査法（平成26年法律第68号）の施行の日から施行する。

別表　（第26条の4関係）

一	遠心分離機
二	純水製造装置
三	超低温槽
四	ホモジナイザー
五	ガスクロマトグラフ
六	原子吸光分光光度計
七	高速液体クロマトグラフ
八	乾熱滅菌器
九	光学顕微鏡
十	高圧滅菌器
十一	ふ卵器

次の各号のいずれかに該当すること。
一　学校教育法（昭和22年法律第26号）に基づく大学（短期大学を除く。）、旧大学令（大正七年勅令第388号）に基づく大学又は旧専門学校令（明治36年勅令第61号）に基づく専門学校において医学、歯学、薬学、獣医学、畜産学、水産学、農芸化学若しくは応用化学の課程又はこれらに相当する課程を修めて卒業した後、1年以上理化学的検査の業務に従事した経験を有する者であること。
二　学校教育法に基づく短期大学又は高等専門学校において工業化学の課程又はこれに相当する課程を修めて卒業した後、3年以上理化学的検査の業務に従事した経験を有する者であること。
三　前二号に掲げる者と同等以上の知識経験を有する者であること。
四　学校教育法に基づく大学（短期大学を除く。）、旧大学令に基づく大学又は旧専門学校令に基づく専門学校において医学、歯学、薬学、獣医学、畜産学、水産学、農芸化学若しくは生物学の課程又はこれらに相当する課程を修めて卒業した後、1年以上細菌学的検査の業務に従事した経験を有する者であること。
五　学校教育法に基づく短期大学又は高等専門学校において生物学の課程又はこれに相当する課

程を修めて卒業した後、3年以上細菌学的検査の業務に従事した経験を有する者であること。
六　前二号に掲げる者と同等以上の知識経験を有する者であること。

中欄の第一号から第三号までのいずれかに該当する者3名及び同欄の第四号から第六号までのいずれかに該当する者3名

健康増進法施行令（抜粋）

[平成14年12月4日　政令第361号
最終改正　平成28年2月3日　政令第36号]

（特別用途表示の許可等に係る手数料）
第3条　法第26条第4項（法第29条第2項において準用する場合を含む。）に規定する政令で定める手数料の額は、次の各号に掲げる手数料について、それぞれ当該各号に定める額とする。
一　国に納める手数料　9,800円
　（行政手続等における情報通信の技術の利用に関する法律（平成14年法律第151号）第3条第1項の規定により同項に規定する電子情報処理組織を使用する場合にあっては、7,600円）
二　国立研究開発法人医薬基盤・健康・栄養研究所に納める手数料　80万円を超えない範囲内において、内閣総理大臣が特別の用途を勘案して定める区分ごとに法第26条第1項の許可又は法第29条第1項の承認を行うについて必要な試験の項目として内閣総理大臣が定める項目の実費を勘案して内閣総理大臣が定める額

（登録試験機関の登録手数料の額）
第4条　法第26条の2の政令で定める手数料の額は、242,800円とする。

（登録試験機関の登録の有効期間）
第5条　法第26条の5第1項の政令で定める期間は、5年とする。

（登録試験機関の登録更新手数料の額）
第6条　法第26条の5第2項において準用する法第26条の2の政令で定める手数料の額は、159,000円とする。

（消費者庁長官に委任されない権限）
第7条　法第35条第3項の政令で定める権限は、法第26条第7項、第31条第2項及び第33条の規定による権限とする。

（地方厚生局長への権限の委任）
第8条　法第35条第3項の規定により消費者庁長官に委任された権限のうち法第32条第3項において準用する法第27条第1項の規定による権限は、法第32条第3項に規定する物の製造施設、貯蔵施設又は販売施設の所在地を管轄する地方厚生局長に委任する。ただし、消費者庁長官が自らその権限を行使することを妨げない。

　附　則　抄
（施行期日）
第1条　この政令は、法の施行の日（平成15年5月1日）から施行する。
（栄養改善法施行令の廃止）
第2条　栄養改善法施行令（昭和59年政令第138号）は、廃止する。
（法附則第六条の政令で定める経過措置）
第3条　法附則第3条に規定する特定給食施設の設置者であって、法の施行の際現に法第20条第1項の厚生労働省令で定める事項について都道府県知事（保健所を設置する市又は特別区にあっては、市長又は区長）に届け出ているものは、同項の規定による届出をした者とみなす。

　附　則（平成15年12月10日政令第503号）
　この政令は、健康増進法の一部を改正する法律（平成15年法律第56号）の施行の日（平成16年2月27日）から施行する。

　附　則（平成16年3月19日政令第46号）
　この政令は、平成16年3月29日から施行する。

　附　則（平成21年8月14日政令第217号）　抄
（施行期日）
1　この政令は、消費者庁及び消費者委員会設置法の施行の日（平成21年9月1日）から施行する。
（罰則に関する経過措置）
2　この政令の施行前にした行為に対する罰則の適用については、なお従前の例による。

　附　則（平成28年2月3日政令第36号）　抄
（施行期日）
1　この政令は、平成28年4月1日から施行する。

健康増進法施行規則（抜粋）

[平成15年4月30日厚生労働省令第86号
最終改正　平成27年3月31日厚生労働省令第70号]

（法第16条の2第2項第二号の厚生労働省令で定める栄養素）
第11条　法第16条の2第2項第二号イの厚生労働省令で定める栄養素は、次のとおりとする。
一　たんぱく質

二　n-6系脂肪酸及びn-3系脂肪酸
三　炭水化物及び食物繊維
四　ビタミンA、ビタミンD、ビタミンE、ビタミンK、ビタミンB_1、ビタミンB_2、ナイアシン、ビタミンB_6、ビタミンB_{12}、葉酸、パントテン酸、ビオチン及びビタミンC
五　カリウム、カルシウム、マグネシウム、リン、鉄、亜鉛、銅、マンガン、ヨウ素、セレン、クロム及びモリブデン

2　法第16条の2第2項第二号ロの厚生労働省令で定める栄養素は、次のとおりとする。
一　脂質、飽和脂肪酸及びコレステロール
二　糖類（単糖類又は二糖類であって、糖アルコールでないものに限る。）
三　ナトリウム

　　附　則　抄
（施行期日）
第1条　この省令は、健康増進法の施行の日（平成15年5月1日）から施行する。
（栄養改善法施行規則の廃止）
第2条　栄養改善法施行規則（昭和27年厚生省令第37号）は、廃止する。
（経過措置）
第3条　この省令の施行の際この省令による廃止前の栄養改善法施行規則の様式（以下「旧様式」という。）により使用されている書類は、この省令による様式によるものとみなす。
2　この省令の施行の際現にある旧様式による用紙については、当分の間、これを取り繕って使用することができる。

　　附　則（平成27年3月31日厚生労働省令第70号）
　この省令は、食品表示法の施行の日（平成27年4月1日）から施行する。

健康増進法に規定する特別用途表示の許可等に関する内閣府令

　　　　　　　　　　［平成21年8月31日内閣府令第57号］
　　　　　　　最終改正　平成28年3月8日内閣府令第10号

　健康増進法（平成14年法律第103号）第26条第1項、第2項及び第6項（第29条第2項において準用する場合を含む。）、第26条の2及び第26条の4（第26条の5第2項において準用する場合を含む。）、第26条の8第2項、第26条の10第2項第三号及び第四号、第26条の14、第31条第2項第二号及び第三号並びに第32条の2第1項の規定に基づき、及び同法を実施するため、健康増進法に規定する特別用途表示の許可等に関する内閣府令を次のように定める。

（特別の用途）
第1条　健康増進法（以下「法」という。）第26条第1項の内閣府令で定める特別の用途は、次のとおりとする。
一　授乳婦用
二　えん下困難者用
三　特定の保健の用途

（特別用途表示の許可の申請書の記載事項等）
第2条　法第26条第2項の内閣府令で定める事項は、次のとおりとする。
一　申請者の氏名、住所及び生年月日（法人にあっては、その名称、主たる事務所の所在地、代表者の氏名及び定款又は寄附行為）
二　営業所の名称及び所在地
三　許可を受けようとする理由
四　熱量
五　食生活において特定の保健の目的で摂取をする者に対し、その摂取により当該保健の目的が期待できる旨の表示をするもの（以下「特定保健用食品」という。）にあっては、当該食品が食生活の改善に寄与し、その摂取により国民の健康の維持増進が図られる理由、1日当たり摂取目安量及び摂取をする上での注意事項
六　摂取、調理又は保存の方法に関し、特に注意を必要とするものについては、その注意事項

2　前項の規定は、法第29条第2項において準用する法第26条第2項の規定による申請書について準用する。この場合において、前項中「法第26条第2項」とあるのは「法第29条第2項において準用する法第26条第2項」と、同項第三号中「許可」とあるのは「承認」と読み替えるものとする。

3　法第26条第2項（法第29条第2項において準用する場合を含む。）の規定による申請書は、邦文で記載されていなければならない。

4　消費者庁長官は、法第26条第1項の許可又は法第29条第1項の承認について必要があると認めるときは、申請者に対して基礎実験資料その他の参考資料の提出を求めることができる。

第3条　特定保健用食品にあっては、前条の記載事項を記載した申請書のほか、別記様式第一号による書類に表示の見本及び別表に掲げる資料を添付したものを消費者庁長官に直接提出するものとする。

（審査）
第4条　前条に規定する書類が提出された場合、内閣総理大臣は、特定保健用食品の安全性及び効果について、食品安全委員会（安全性に係るものに限る。）及び消費者委員会の意見を聴くものとする。

2　消費者庁長官は、前項の意見を踏まえ、当該特定保健用食品に係る法第26条第1項の許可を行うものとする。

(再審査)
第5条 内閣総理大臣は、消費者庁長官が法第26条第1項の許可を行った特定保健用食品について、新たな科学的知見が生じたときその他必要があると認めるときは、食品安全委員会(安全性に係るものに限る。)及び消費者委員会の意見を聴くものとする。
2 消費者庁長官は、前項の意見を踏まえ、再審査を行い、必要に応じ、当該特定保健用食品に係る法第26条第1項の許可を法第28条第3項の規定により取り消すものとする。
第6条 第4条第2項及び前条の規定は、法第29条第1項の承認について準用する。この場合において、第4条第2項及び前条中「法第26条第1項の許可」とあるのは「法第29条第1項の承認」と、前条第2項中「法第28条第3項」とあるのは「法第29条第2項で準用する法第28条第3項」と読み替えるものとする。

(手数料の納付方法)
第7条 法第26条第4項(法第29条第2項において準用する場合を含む。)の規定による国庫に納付すべき手数料は、申請書に手数料の額に相当する額の収入印紙をはることにより納付しなければならない。

(特別用途食品の表示事項等)
第8条 法第26条第6項の内閣府令で定める事項は、次のとおりとする。ただし、内閣総理大臣の承認を受けた事項については、その記載を省略することができる。
一 商品名
二 定められた方法により保存した場合において品質が急速に劣化しやすい食品にあっては、消費期限(定められた方法により保存した場合において、腐敗、変敗その他の品質の劣化に伴い安全性を欠くこととなるおそれがないと認められる期限を示す年月日をいう。)である旨の文字を冠したその年月日及びその他の食品にあっては、賞味期限(定められた方法により保存した場合において、期待されるすべての品質の保持が十分に可能であると認められる期限を示す年月日をいう。ただし、当該期限を超えた場合であっても、これらの品質が保持されていることがあるものとする。以下同じ。)である旨の文字を冠したその年月日(製造又は加工の日から賞味期限までの期間が3月を超える場合にあっては、賞味期限である旨の文字を冠したその年月)
三 保存の方法(常温で保存する旨の表示を除く。)
四 製造所所在地
五 製造者の氏名(法人にあっては、その名称)
六 別記様式第二号(特定保健用食品にあっては、別記様式第三号(許可の際、その摂取により特定の保健の目的が期待できる旨について条件付きの表示をすることとされたもの(以下「条件付き特定保健用食品」という。)にあっては、別記様式第四号))による許可証票
七 許可を受けた表示の内容
八 栄養成分量、熱量及び原材料の名称
九 特定保健用食品にあっては、特定保健用食品である旨(条件付き特定保健用食品にあっては、条件付き特定保健用食品である旨)、内容量、1日当たりの摂取目安量、摂取の方法、摂取をする上での注意事項及びバランスの取れた食生活の普及啓発を図る文言
十 特定保健用食品であって、保健の目的に資する栄養成分について国民の健康の維持増進等を図るために性別及び年齢階級別の摂取量の基準が示されているものにあっては、1日当たりの摂取目安量に含まれる当該栄養成分の、当該基準における摂取量を性及び年齢階級(6歳以上に限る。)ごとの人口により加重平均した値に対する割合
十一 摂取、調理又は保存の方法に関し、特に注意を必要とするものについては、その注意事項
十二 許可を受けた者が、製造者以外のものであるときは、その許可を受けた者の営業所所在地及び氏名(法人にあっては、その名称)
2 前項の規定は、法第29条第2項において準用する法第26条第6項の規定による表示について準用する。この場合において、前項中「法第26条第6項」とあるのは「法第29条第2項において準用する法第26条第6項」と、同項第六号中「別記様式第二号(特定保健用食品にあっては、別記様式第三号(許可の際、その摂取により特定の保健の目的が期待できる旨について条件付きの表示をすることとされたもの(以下「条件付き特定保健用食品」という。)にあっては、別記様式第四号))による許可証票」とあるのは「別記様式第五号(特定保健用食品にあっては、別記様式第六号(承認の際、その摂取により特定の保健の目的が期待できる旨について条件付きの表示をすることとされたもの(以下「条件付き特定保健用食品」という。)にあっては、別記様式第七号))による承認証票」と、同項第七号及び第十二号中「許可」とあるのは「承認」と読み替えるものとする。
3 法第26条第6項(法第29条第2項において準用する場合を含む。)の規定により表示すべき事項は、邦文で当該食品の容器包装(容器包装が小売のために包装されている場合は、当該包装)を開かないでも容易に見ることができるように当該容器包装若しくは包装の見やすい場所又はこれに添付する文書に記載されていなければならない。

(登録の申請)
第9条 法第26条の2の登録の申請をしようとする者は、次に掲げる事項を記載した申請書を内閣総理大臣に提出しなければならない。
一 名称、代表者の氏名及び主たる事務所の所在地
二 許可試験(法第26条第3項に規定する許可試験をいう。以下同じ。)を行う事業所の名称及び所在地

2　前項の申請書には、次に掲げる書類を添付しなければならない。
一　定款又は寄附行為及び登記事項証明書
二　法別表の中欄に掲げる条件に適合する知識経験を有する者（以下「試験員」という。）の履歴書
三　法第26条の4第1項第二号イに規定する部門（以下「許可試験部門」という。）及び同号ハに規定する専任の部門（以下「信頼性確保部門」という。）の組織を明らかにする書類
四　法第26条の4第1項第二号ロに規定する文書として、次に掲げるもの
　イ　標準作業書
　ロ　許可試験の業務の管理に関する内部点検の方法を記載した文書
　ハ　精度管理（試験に従事する者の技能水準の確保その他の方法により試験の精度を適正に保つことをいう。以下同じ。）の方法を記載した文書
　ニ　外部精度管理調査（国その他の適当と認められる者が行う精度管理に関する調査をいう。以下同じ。）を定期的に受けるための計画を記載した文書
　ホ　信頼性確保部門の責任者及び信頼性確保部門の業務に従事する者の研修の計画を記載した文書
五　次の事項を記載した書面
　イ　法第26条の3各号のいずれかに該当する事実の有無
　ロ　法別表の上欄に掲げる機械器具その他の設備の数、性能、所有又は借入れの別及び所在場所
　ハ　試験員の氏名
　ニ　許可試験部門の名称及び責任者の氏名
　ホ　信頼性確保部門の名称及び責任者の氏名
　ヘ　法第26条の4第1項第三号イからハまでのいずれかに該当する事実の有無
　ト　株式会社にあっては、発行済株式総数の100分の5以上の株式を有する株主又は出資の総額の100分の5以上に相当する出資をしている者の氏名又は名称、住所及びその有する株式の数又はその者のなした出資の価額
　チ　役員（持分会社（会社法（平成17年法律第86号）第575条第1項に規定する持分会社をいう。）にあっては、業務を執行する社員）の氏名、住所、代表権の有無及び略歴（法第26条の4第1項第三号に規定する特別用途食品営業者の役員又は職員（過去2年間に当該特別用途食品営業者の役員又は職員であった者を含む。）に該当するか否かを含む。）
　リ　許可試験の業務以外の業務を行っている場合には、その業務の種類及び概要
3　第1項の申請書には、手数料の額に相当する収入印紙をはらなければならない。

（登録の更新の申請）
第10条　法第26条の5第1項の登録の更新を申請しようとする者は、次に掲げる事項を記載した申請書を内閣総理大臣に提出しなければならない。
一　登録番号
二　登録の有効期限
三　許可試験を行う事業所の名称及び所在地
2　前項の申請書には、次に掲げる書類を添付しなければならない。
一　前条第2項第一号から第三号までに掲げる書類
二　前条第2項第五号に掲げる事項を記載した書面
三　許可試験の実績に関する資料
3　第1項の申請書には、手数料の額に相当する収入印紙をはらなければならない。

（事業所の変更の届出）
第11条　法第26条の7の規定により事業所の所在地の変更の届出をしようとする者は、次に掲げる事項を記載した届書を内閣総理大臣に提出しなければならない。
一　変更後の事業所の名称及び所在地（新旧の対照を明示すること。）
二　変更の理由及び変更しようとする年月日
三　変更後の事業所における許可試験のための機械器具その他の設備

（試験業務規程の認可申請手続）
第12条　登録試験機関（法第26条第3項に規定する登録試験機関をいう。以下同じ。）は、法第26条の8第1項前段の規定により許可試験の業務に関する規程（以下「試験業務規程」という。）の認可を受けようとするときは、申請書に試験業務規程及び許可試験に関する手数料の額の算定に関する資料を添えて内閣総理大臣に提出しなければならない。
2　法第26条の8第2項の試験業務規程で定めるべき事項は、次のとおりとする。
一　許可試験の業務の実施及び管理の方法に関する事項
二　許可試験の業務を行う時間及び休日に関する事項
三　許可試験の申請を受けることができる件数の上限に関する事項
四　許可試験の業務を行う場所に関する事項
五　許可試験の試験項目ごとの手数料の額及び収納の方法に関する事項
六　試験員、許可試験部門の責任者及び信頼性確保部門の責任者の選任及び解任に関する事項
七　試験員、許可試験部門の責任者及び信頼性確保部門の責任者の配置に関する事項
八　許可試験の申請書その他許可試験に関する書類の保存に関する事項
九　財務諸表等（法第26条の10第1項に規定する財務諸表等をいう。以下同じ。）の備付け及び財務諸表等の閲覧等の請求の受付に関する事項
十　前各号に掲げるもののほか、許可試験の業務に関

し必要な事項
3　登録試験機関は、法第26条の8第1項後段の規定により試験業務規程の変更の認可を受けようとするときは、変更の内容及び変更の理由を記載した申請書を内閣総理大臣に提出しなければならない。この場合において、当該変更が許可試験に関する手数料の額の変更を伴うときは、その算定に関する資料を添えなければならない。

（業務の休廃止の許可の申請）

第13条　登録試験機関は、法第26条の9の規定により許可試験の業務の全部又は一部の休止又は廃止の許可を受けようとするときは、次に掲げる事項を記載した申請書を内閣総理大臣に提出しなければならない。
一　休止し、又は廃止しようとする許可試験の業務の範囲
二　休止しようとする年月日及びその期間又は廃止の年月日
三　休止又は廃止の理由

（電磁的記録の表示方法）

第14条　法第26条の10第2項第三号に規定する内閣府令で定める方法は、当該電磁的記録に記録された事項を紙面又は出力装置の映像面に表示する方法とする。

（電磁的記録の提供方法）

第15条　法第26条の10第2項第四号に規定する内閣府令で定める電磁的方法は、次の各号に掲げるもののうち、登録試験機関が定めるものとする。
一　送信者の使用に係る電子計算機と受信者の使用に係る電子計算機とを電気通信回線で接続した電子情報処理組織を使用する方法であって、当該電気通信回線を通じて情報が送信され、受信者の使用に係る電子計算機に備えられたファイルに当該情報が記録されるもの
二　磁気ディスクその他これに準ずる方法により一定の情報を確実に記録しておくことができる物をもって調製するファイルに情報を記録したものを交付する方法

（帳簿の記載事項）

第16条　法第26条の14の内閣府令で定める事項は、次のとおりとする。
一　許可試験を申請した者の氏名及び住所（法人にあっては、その名称及び主たる事務所の所在地）
二　許可試験の申請を受けた年月日
三　許可試験を行った製品の名称
四　許可試験を行った年月日
五　許可試験の項目
六　許可試験を行った試験品の数量
七　許可試験を実施した試験員の氏名
八　許可試験の結果
九　内部点検、精度管理及び外部精度管理の結果（改善措置が必要な場合にあっては、当該改善措置の内容を含む。）に関する事項
十　標準作業書において帳簿に記載すべきこととされている事項
十一　信頼性確保部門の責任者及び信頼性確保部門の業務に従事する者の研修に関する記録
2　帳簿は、最終の記載の日から3年間保存しなければならない。

（職員の身分を示す証明書）

第17条　法第26条の17第2項に規定する職員の身分を示す証明書は、別記様式第八号によるものとする。

（食品の収去証）

第18条　法第27条第1項（法第29条第2項及び第32条第3項において準用する場合を含む。）の規定により、食品衛生監視員が食品を収去したときは、被収去者に別記様式第九号による収去証を交付しなければならない。

（法第31条第1項の内閣府令で定める事項）

第19条　法第31条第1項の内閣府令で定める事項は、次のとおりとする。
一　含有する食品又は成分の量
二　特定の食品又は成分を含有する旨
三　熱量
四　人の身体を美化し、魅力を増し、容ぼうを変え、又は皮膚若しくは毛髪を健やかに保つことに資する効果

附　則

（施行期日）

第1条　この府令は、消費者庁及び消費者委員会設置法（平成21年法律第48号）の施行の日（平成21年9月1日）から施行する。

（健康増進法施行規則の一部改正に伴う経過措置）

第2条　この府令の施行の際現に消費者庁及び消費者委員会設置法の施行に伴う関係法律の整備に関する法律（平成21年法律第49号）第24条の規定による改正前の法第26条第1項の許可又は法第29条第1項の承認を受けている者が行う当該許可又は承認に係る食品の表示については、この府令第8条第六号の規定及び様式第二号から様式第七号までにかかわらず、この府令の施行の日から起算して2年を経過する日までは、なお従前の例によることができる。

（健康増進法施行規則の一部を改正する省令に関する経過措置）

第3条　この府令の施行の際現に健康増進法施行規則の一部を改正する省令（平成21年厚生労働省令第14号）による改正前の健康増進法施行規則（以下この条において「旧規則」という。）第11条第二号に掲げる特別の用途に適する旨の表示に係る法第26条第1項の許可又は法第29条第1項の承認を受けている者が行う食品の表示については、この府令第1条第二号及び第

8条第六号の規定並びに様式第二号及び様式第五号にかかわらず、この府令の施行の日から平成22年9月30日までは、なお旧規則の例によることができる。

（様式に関する経過措置）

第4条 この府令の施行の際現にある消費者庁及び消費者委員会設置法及び消費者庁及び消費者委員会設置法の施行に伴う関係法律の整備に関する法律の施行に伴う厚生労働省関係省令の整備に関する省令（平成21年厚生労働省令第138号）による改正前の健康増進法施行規則（平成15年厚生労働省令第86号）様式第三号から様式第八号まで及び食品、添加物等の規格基準の一部を改正する告示（平成21年厚生労働省告示第402号）による廃止前の特定保健用食品の安全性及び効果の審査の手続（平成13年厚生労働省告示第96号）別記様式（以下「旧様式」という。）により使用されている書類は、当分の間、それぞれこの府令の様式第一号から様式第九号までによるものとみなす。

2 この府令の施行の際現にある旧様式による用紙については、当分の間、これを取り繕って使用することができる。

附　則（平成28年3月8日内閣府令第10号）

（施行期日）

第1条 この府令は、平成28年4月1日から施行する。

（様式に関する経過措置）

第2条 この府令の施行の際現にあるこの府令による改正前の健康増進法に規定する特別用途表示の許可等に関する内閣府令様式第九号及びこの府令による改正前の食品表示法第6条第8項に規定するアレルゲン、消費期限、食品を安全に摂取するために加熱を要するかどうかの別その他の食品を摂取する際の安全性に重要な影響を及ぼす事項等を定める内閣府令別記様式第一号（次項において「旧様式」という。）により使用されている書類は、当分の間、それぞれこの府令による改正後の様式によるものとみなす。

2 この府令の施行の際現にある旧様式による用紙については、当分の間、これを取り繕って使用することができる。

様式第一号　（第3条関係）
様式第二号　（第8条関係）
様式第三号　（第8条関係）
様式第四号　（第8条関係）
様式第五号　（第8条関係）
様式第六号　（第8条関係）
様式第七号　（第8条関係）
様式第八号　（第17条関係）
様式第九号　（第18条関係）

別表

1　食品が食生活の改善に寄与し、その摂取により国民の健康の維持増進が図られる理由に関する資料

2　1日当たりの摂取目安量及び摂取をする上での注意事項に関する資料

3　食品及び特定の保健の目的に資する栄養成分に係る保健の用途及び1日当たり摂取目安量を医学的及び栄養学的に明らかにした資料

4　食品及び特定の保健の目的に資する栄養成分の安全性及び安定性に関する資料

5　特定の保健の目的に資する栄養成分の物理学的性状、化学的性状及び生物学的性状並びにその試験方法に関する資料

6　食品中における特定の保健の目的に資する栄養成分の定性及び定量試験の試験検査の成績書並びにその試験検査の方法を記載した資料

7　栄養成分量及び熱量の試験検査の成績書

8　品質管理の方法に関する資料

様式第二号（第8条関係）

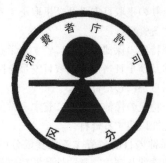

備考：区分欄には、乳児用食品にあっては「乳児用食品」と、幼児用食品にあっては「幼児用食品」と、妊産婦用食品にあっては「妊産婦用食品」と、病者用食品にあっては「病者用食品」と、その他の特別の用途に適する食品にあっては、当該特別の用途を記載すること。

様式第三号（第8条関係）　様式第四号（第8条関係）

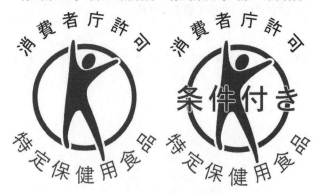

様式第五号（第8条関係）

備考：区分欄には、乳児用食品にあっては「乳児用食品」と、幼児用食品にあっては「幼児用食品」と、妊産婦用食品にあっては「妊産婦用食品」と、病者用食品にあっては「病者用食品」と、その他の特別の用途に適する食品にあっては、当該特別の用途を記載すること。

様式第六号（第8条関係）　様式第七号（第8条関係）

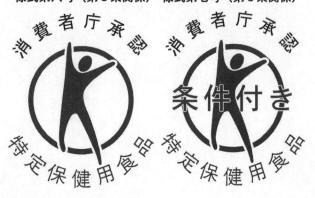

栄養表示基準

[平成15年4月24日　厚生労働省告示第176号]
[一部改正　平成25年9月27日　消費者庁告示第8号]

（適用の範囲）
第1条　この基準は、販売に供する食品（専ら食品衛生法（昭和22年法律第233号）第4条第8項に規定する営業者が購入し、又は使用するもの及び生鮮食品（鶏卵を除く。）を除く。以下単に「販売に供する食品」という。）につき、邦文により栄養表示をしようとする場合及び本邦において販売に供する食品であって邦文により栄養表示がなされたもの（以下「栄養表示食品」という。）を輸入する場合について適用する。

（栄養成分）
第1条の2　健康増進法（平成14年法律第103号。以下「法」という。）第31条第1項に規定する栄養成分は、以下のとおりとする。
1　たんぱく質
2　脂質
3　炭水化物
4　亜鉛、カリウム、カルシウム、クロム、セレン、鉄、銅、ナトリウム、マグネシウム、マンガン、ヨウ素及びリン
5　ナイアシン、パントテン酸、ビオチン、ビタミンA、ビタミンB_1、ビタミンB_2、ビタミンB_6、ビタミンB_{12}、ビタミンC、ビタミンD、ビタミンE、ビタミンK及び葉酸

（表示事項）
第2条　第31条第2項第一号の食品の栄養成分量及び熱量に関し表示すべき事項は、次に掲げる事項とする。
　一　当該食品の100g若しくは100ml又は1食分、1包装その他の1単位（以下この条において「食品単位」という。）当たりのたんぱく質、脂質、炭水化物及びナトリウムの量並びに熱量
　二　販売に供する食品につき表示しようとする栄養成分（栄養表示食品を輸入する場合にあっては当該栄養表示食品に表示がなされた栄養成分）の当該食品単位当たりの量（前号に掲げる事項を除く。次条において「表示栄養成分の量」という。）
　三　当該食品単位
　四　当該食品単位が1食分である場合にあっては、当該1食分の量
2　食生活において別表第1の第1欄に掲げる栄養成分の補給を目的として摂取をする者に対し、当該栄養成分を含むものとして事情の定めるところにより当該栄養成分の機能の表示をするもの（以下「栄養機能食品」という。）にあっては、栄養機能食品である旨、当該栄養成分の名称及び機能、1日当たりの摂取目安量、

摂取の方法、摂取をする上での注意事項、バランスの取れた食生活の普及啓発を図る文言並びに消費者庁長官の個別の審査を受けたものではない旨のほか、次に掲げる事項を表示するものとする。
一　機能に関する表示を行っている栄養成分について国民の健康の維持増進等を図るために性別及び年齢階級別の摂取量の基準が示されている場合にあっては、1日当たりの摂取目安量に含まれる当該栄養成分の、当該基準における摂取量を性及び年齢階級（6歳以上に限る。）ごとの人口により加重平均した値に対する割合
二　調理又は保存の方法に関し特に注意を必要とするものにあっては、当該注意事項

（表示の方法）
第3条　前条に規定する事項は、次の方法により表示しなければならない。
一　邦文をもって、当該食品を一般に購入し、又は使用する者が読みやすく、理解しやすいような用語により正確に記載すること。
二　容器包装（容器包装が包装されている場合は、当該包装を含む。）の見やすい場所又は当該食品に添付する文書に記載すること。
三　容器包装（容器包装が包装されている場合は、当該包装を含む。）に記載する場合にあっては、容器包装（容器包装が包装されている場合は、当該包装）を開かないでも容易に見ることができるように記載すること。
四　前条第1項第一号に掲げる事項及び表示栄養成分の量は、当該栄養成分又は熱量である旨の文字を冠した一定の値又は下限値及び上限値により、熱量、たんぱく質の量、脂質の量、炭水化物の量、ナトリウムの量及び表示栄養成分の量の順に記載すること。
五　前号の一定の値又は下限値及び上限値（表示栄養成分の量にあっては、別表第2の第1欄に掲げるものに限る。次号において同じ。）は、同表の第1欄の区分に応じ、同表の第2欄に掲げる単位で記載すること。
六　第四号の一定の値又は下限値及び上限値は、当該一定の値にあっては、別表第2の第1欄の区分に応じ、同表の第3欄に掲げる方法によって得られた値を基準として同表の第4欄に掲げる誤差の許容範囲にある値、当該下限値及び上限値にあっては、同表の第1欄の区分に応じ、同表の第3欄に掲げる方法によって得られた値が当該下限値及び上限値の範囲内であること。ただし、当該一定の値のうち前条第1項第一号に掲げる事項並びに飽和脂肪酸、コレステロール及び糖類（単糖類又は二糖類であって、糖アルコールでないものに限る。以下同じ。）に係るものにあっては、同表の第1欄の区分に応じ、同表の第3欄に掲げる方法によって得られた当該食品100g当たりの当該栄養成分の量又は熱量（清涼飲料水その他の一般に飲用に供する液状の食品（以下「清涼飲料水等」という。）にあっては、当該食品100ml当たりの当該栄養成分の量又は熱量）が同表の第5欄に掲げる量に満たない場合は、0とすることができる。
七　前条第2項の栄養成分の機能の表示は、別表第1の第1欄に掲げる栄養成分を含む食品であって、当該食品の1日当たりの摂取目安量に含まれる当該栄養成分の量がそれぞれ同表の第2欄に掲げる量以上であるものについて、それぞれ同表の第3欄に掲げる事項を記載して行うこと。
八　前条第2項の規定により表示する1日当たりの摂取目安量は、当該摂取目安量に含まれる別表第1の第1欄に掲げる栄養成分の量が、それぞれ同表の第4欄に掲げる量を超えるものであってはならないこと。
九　前条第2項の摂取をする上での注意事項の表示は、別表第1の第1欄に掲げる栄養成分の区分に応じ、同表の第5欄に掲げる事項を記載してこれを行わなければならないこと。

2　前項第四号の規定にかかわらず、前条第1項第一号に掲げる事項又は表示栄養成分の量であって当該事項に係る前項第四号の一定の値を0とするものについては、当該栄養成分又は熱量である旨の文字を冠して一括して記載することができる。

3　次に掲げる要件の全てに該当する場合には、第1項第六号の規定にかかわらず、同項第四号の一定の値にあっては、原材料における栄養成分の量から算出して得られた値、当該食品と同様の組成と考えられるものを分析して得られた値その他の合理的な推定により得られた値を記載することができる。ただし、前条第2項の規定に基づく栄養成分の機能の表示、第5条から第7条までの規定に基づく栄養成分の補給ができる旨の表示又は第8条から第10条までの規定に基づく栄養成分若しくは熱量の適切な摂取ができる旨の表示をする場合は、この限りではない。
一　表示された値が別表第2の第1欄の区分に応じた同表の第3欄に掲げる方法によって得られた値とは一致しない可能性があることを示す記載をすること。
二　表示された値の設定の根拠資料を保管すること。

4　栄養成分の機能の表示をする場合にあっては、次に掲げる表示をしてはならない。
一　別表第1の第1欄に掲げる栄養成分以外の成分の機能の表示
二　特定の保健の目的が期待できる旨の表示

（炭水化物の量の表示に関する特例）
第4条　第2条第1項第一号の規定にかかわらず、同号

に規定する炭水化物の量の表示については、糖質及び食物繊維の量の表示をもって代えることができる。この場合における前条の適用については、同条第1項第四号中「炭水化物」とあるのは、「糖質及び食物繊維」とする。

(高い旨の表示について遵守すべき事項)
第5条 別表第3の第1欄に掲げる栄養成分の補給ができる旨の表示（次条第1項に規定する含む旨の表示及び第7条第1項に規定する強化された旨の表示を除く。第3項において「高い旨の表示」という。）は、当該食品100g当たりの当該栄養成分の量（清涼飲料水等にあっては、当該食品100ml当たりの当該栄養成分の量）が同表の第2欄に掲げる量（清涼飲料水等にあっては、同表の第3欄に掲げる量）に満たず、かつ、当該食品100kcal当たりの当該栄養成分の量が同表の第4欄に掲げる量に満たない場合はしてはならない。
2　前項の栄養成分の量は、別表第2の第1欄の区分に応じ、同表の第3欄に掲げる方法によって得るものとする。
3　高い旨の表示がなされた輸入に係る栄養表示食品を販売するに際しては、第1項に規定する場合は、当該高い旨の表示を消さなければならない。

(含む旨の表示について遵守すべき事項)
第6条 別表第4の第1欄に掲げる栄養成分の補給ができる旨の表示のうち当該栄養成分を含む旨のもの（第3項において「含む旨の表示」という。）は、当該食品100g当たりの当該栄養成分の量（清涼飲料水等にあっては、当該食品100ml当たりの当該栄養成分の量）が同表の第2欄に掲げる量（清涼飲料水等にあっては、同表の第3欄に掲げる量）に満たず、かつ、当該食品100kcal当たりの当該栄養成分の量が同表の第4欄に掲げる量に満たない場合はしてはならない。
2　前条第2項の規定は、前項の栄養成分の量について準用する。
3　含む旨の表示がなされた輸入に係る栄養表示食品を販売するに際しては、第1項に規定する場合は、当該含む旨の表示を消さなければならない。

(強化された旨の表示について遵守すべき事項)
第7条 別表第4の第1欄に掲げる栄養成分の補給ができる旨の表示のうち他の食品に比べて当該栄養成分の量が強化された旨のもの（以下この条において「強化された旨の表示」という。）は、当該食品100g当たりの当該栄養成分の量（清涼飲料水等にあっては、当該食品100ml当たりの当該栄養成分の量）が同表の第2欄に掲げる量（清涼飲料水等にあっては、同表の第3欄に掲げる量）に満たず、かつ、当該食品100kcal当たりの当該栄養成分の量が当該他の食品に比べて強化された量が同表の第4欄に掲げる量に満たない場合はしてはならない。

2　第5条第2項の規定は、前項の栄養成分の量について準用する。
3　強化された旨の表示をするに際しては、次の事項を表示しなければならない。
　一　当該他の食品を特定するために必要な事項
　二　当該栄養成分の量が当該他の食品に比べて強化された量又は割合
4　前項に規定する事項は、第3条第1項第一号から第三号までに規定する方法のほか、次の方法により表示しなければならない。
　一　前項第二号の栄養成分の量は、別表第2の第1欄の区分に応じ、同表の第2欄に掲げる単位で記載すること。
　二　前項第二号の栄養成分の量又は割合は、別表第2の第1欄の区分に応じ、同表の第3欄に掲げる方法によって得られた量に基づき計算して得られた当該量又は割合以下であること。
5　強化された旨の表示がなされた輸入に係る栄養表示食品を販売するに際しては、第1項に規定する場合は、当該強化された旨の表示を消さなければならない。
6　強化された旨の表示がなされた輸入に係る栄養表示食品を販売するに際しては、第3項に規定する事項を第4項に規定する方法により表示しなければならない。ただし、当該強化された旨の表示を消した場合は、この限りではない。

(含まない旨の表示について遵守すべき事項)
第8条 別表第5の第1欄に掲げる栄養成分又は熱量の適切な摂取ができる旨の表示のうち当該栄養成分又は熱量を含まない旨のもの（以下この条において「含まない旨の表示」という。）は、当該食品100g当たりの当該栄養成分の量又は熱量（清涼飲料水等にあっては、当該食品100ml当たりの当該栄養成分の量又は熱量）が同表の第2欄に掲げる量以上である場合はしてはならない。
2　前項に定めるもののほか、コレステロールに係る含まない旨の表示は、当該食品100g当たりの飽和脂肪酸の量が1.5g（清涼飲料水等にあっては、当該食品100ml当たりの飽和脂肪酸の量が0.75g）以上であり、かつ、当該食品の熱量のうち飽和脂肪酸に由来するものが当該食品の熱量の10％以上である場合はしてはならない。ただし、当該食品1食分の量を15g以下である旨を表示し、かつ、当該食品中の脂肪酸の量のうち飽和脂肪酸の量の占める割合が15％以下である場合は、この限りではない。
3　第5条第2項の規定は、前2項の栄養成分の量及び熱量について準用する。
4　含まない旨の表示がなされた輸入に係る栄養表示食品を販売するに際しては、第1項及び第2項に規定する場合は、当該含まない旨の表示を消さなければならない。

(低い旨の表示について遵守すべき事項)
第9条 別表第6の第1欄に掲げる栄養成分又は熱量の適切な摂取ができる旨の表示（前条第1項に規定する含まない旨の表示及び次条第1項に規定する低減された旨の表示を除く。以下この条において「低い旨の表示」という。）は、当該食品100g当たりの当該栄養成分の量又は熱量（清涼飲料水等にあっては、当該食品100ml当たりの当該栄養成分の量又は熱量）が同表の第2欄に掲げる量（清涼飲料水等にあっては、同表の第3欄に掲げる量）を超える場合はしてはならない。

2　前項に定めるもののほか、飽和脂肪酸に係る低い旨の表示は、当該食品の熱量のうち飽和脂肪酸に由来するものが当該食品の熱量の10％を超える場合はしてはならない。

3　第1項に定めるもののほか、コレステロールに係る低い旨の表示は、当該食品100g当たりの飽和脂肪酸の量が1.5g（清涼飲料水等にあっては、当該食品100ml当たりの飽和脂肪酸の量が0.75g）を超え、かつ、当該食品の熱量のうち飽和脂肪酸に由来するものが当該食品の熱量の10％を超える場合はしてはならない。ただし、当該食品1食分の量を15g以下である旨を表示し、かつ、当該食品中の脂肪酸の量のうち飽和脂肪酸の量の占める割合が15％以下である場合は、この限りではない。

4　第5条第2項の規定は、前3項の栄養成分の量及び熱量について準用する。

5　低い旨の表示がなされた輸入に係る栄養表示食品を販売するに際しては、第1項から第3項までに規定する場合は、当該低い旨の表示を消さなければならない。

(低減された旨の表示について遵守すべき事項)
第10条 別表第6の第1欄に掲げる栄養成分又は熱量の適切な摂取ができる旨の表示のうち他の食品に比べて当該栄養成分の量又は熱量が低減された旨のもの（以下この条及び次条において「低減された旨の表示」という。）は、当該食品100g当たりの当該栄養成分の量又は熱量（清涼飲料水等にあっては、当該食品100ml当たりの当該栄養成分の量又は熱量）が当該他の食品に比べて低減された量が同表の第2欄に掲げる量（清涼飲料水等にあっては、同表の第3欄に掲げる量）に満たない場合はしてはならない。

2　前項に定めるもののほか、コレステロールに係る低減された旨の表示は、当該食品100g当たりの飽和脂肪酸の量が当該他の食品に比べて低減された量が1.5g（清涼飲料水等にあっては、当該食品100ml当たりの飽和脂肪酸の量が0.75g）に満たない場合はしてはならない。

3　第5条第2項の規定は、前2項の栄養成分の量及び熱量について準用する。

4　低減された旨の表示をするに際しては、次の事項を表示しなければならない。

一　当該他の食品を特定するために必要な事項
二　当該栄養成分の量又は熱量が当該他の食品に比べて低減された量又は割合

5　第7条第4項の規定は、前項に規定する事項の表示の方法について準用する。

6　低減された旨の表示がなされた輸入に係る栄養表示食品を販売するに際しては、第1項及び第2項に規定する場合は、当該低減された旨の表示を消さなければならない。

7　低減された旨の表示がなされた輸入に係る栄養表示食品を販売するに際しては、第4項に規定する事項を第5項に規定する方法により表示しなければならない。ただし、当該低減された旨の表示を消した場合は、この限りではない。

(しょうゆに係る特例)
第11条 しょうゆのナトリウムに係る低減された旨の表示についての前条の適用については、同条第1項中「他の食品」とあるのは「同種の標準的なしょうゆ」と「満たない場合」とあるのは「満たず、又は当該しょうゆのナトリウムの量が当該同種の標準的なしょうゆに比べて低減された割合が2割に満たない場合」と、同条第4項中「他の食品」とあるのは「同種の標準的なしょうゆ」とする。

別表第1（第2条、3条関係）

第1欄	第2欄	第3欄	第4欄	第5欄
亜鉛	2.10mg	亜鉛は、味覚を正常に保つのに必要な栄養素です。 亜鉛は、皮膚や粘膜の健康維持を助ける栄養素です。 亜鉛は、たんぱく質・核酸の代謝に関与して、健康の維持に役立つ栄養素です。	15mg	本品は、多量摂取により疾病が治癒したり、より健康が増進するものではありません。亜鉛の摂りすぎは、銅の吸収を阻害するおそれがありますので、過剰摂取にならないよう注意してください。1日の摂取目安量を守ってください。乳幼児・小児は本品の摂取を避けてください。
カルシウム	210mg	カルシウムは、骨や歯の形成に必要な栄養素です。	600mg	本品は、多量摂取により疾病が治癒したり、より健康が増進するものではありません。1日の摂取目安量を守ってください。
鉄	2.25mg	鉄は、赤血球を作るのに必要な栄養素です。	10mg	本品は、多量摂取により疾病が治癒したり、より健康が増進するものではありません。1日の摂取目安量を守ってください。
銅	0.18mg	銅は、赤血球の形成を助ける栄養素です。 銅は、多くの体内酵素の正常な働きと骨の形成を助ける栄養素です。	6mg	本品は、多量摂取により疾病が治癒したり、より健康が増進するものではありません。1日の摂取目安量を守ってください。乳幼児・小児は本品の摂取を避けてください。
マグネシウム	75mg	マグネシウムは、骨や歯の形成に必要な栄養素です。 マグネシウムは、多くの体内酵素の正常な働きとエネルギー産生を助けるとともに、血液循環を正常に保つのに必要な栄養素です。	300mg	本品は、多量摂取により疾病が治癒したり、より健康が増進するものではありません。多量に摂取すると軟便（下痢）になることがあります。1日の摂取目安量を守ってください。乳幼児・小児は本品の摂取を避けてください。
ナイアシン	3.3mg	ナイアシンは、皮膚や粘膜の健康維持を助ける栄養素です。	60mg	本品は、多量摂取により疾病が治癒したり、より健康が増進するものではありません。1日の摂取目安量を守ってください。
パントテン酸	1.65mg	パントテン酸は、皮膚や粘膜の健康維持を助ける栄養素です。	30mg	本品は、多量摂取により疾病が治癒したり、より健康が増進するものではありません。1日の摂取目安量を守ってください。
ビオチン	14μg	ビオチンは、皮膚や粘膜の健康維持を助ける栄養素です。	500μg	本品は、多量摂取により疾病が治癒したり、より健康が増進するものではありません。1日の摂取目安量を守ってください。

第1欄	第2欄	第3欄	第4欄	第5欄
ビタミンA	135μg	ビタミンAは、夜間の視力の維持を助ける栄養素です。 ビタミンAは、皮膚や粘膜の健康維持を助ける栄養素です。	600μg	本品は、多量摂取により疾病が治癒したり、より健康が増進するものではありません。1日の摂取目安量を守ってください。 妊娠3か月以内又は妊娠を希望する女性は過剰摂取にならないよう注意してください。
ビタミンB$_1$	0.30mg	ビタミンB$_1$は、炭水化物からのエネルギー産生と皮膚や粘膜の健康維持を助ける栄養素です。	25mg	本品は、多量摂取により疾病が治癒したり、より健康が増進するものではありません。1日の摂取目安量を守ってください。
ビタミンB$_2$	0.33mg	ビタミンB$_2$は、皮膚や粘膜の健康維持を助ける栄養素です。	12mg	本品は、多量摂取により疾病が治癒したり、より健康が増進するものではありません。1日の摂取目安量を守ってください。
ビタミンB$_6$	0.30mg	ビタミンB$_6$は、たんぱく質からのエネルギーの産生と皮膚や粘膜の健康維持を助ける栄養素です。	10mg	本品は、多量摂取により疾病が治癒したり、より健康が増進するものではありません。1日の摂取目安量を守ってください。
ビタミンB$_{12}$	0.60μg	ビタミンB$_{12}$は、赤血球の形成を助ける栄養素です。	60μg	本品は、多量摂取により疾病が治癒したり、より健康が増進するものではありません。1日の摂取目安量を守ってください。
ビタミンC	24mg	ビタミンCは、皮膚や粘膜の健康維持を助けるとともに、抗酸化作用を持つ栄養素です。	1,000mg	本品は、多量摂取により疾病が治癒したり、より健康が増進するものではありません。1日の摂取目安量を守ってください。
ビタミンD	1.50μg (60IU)	ビタミンDは、腸管でのカルシウムの吸収を促進し、骨の形成を助ける栄養素です。	5.0μg (200IU)	本品は、多量摂取により疾病が治癒したり、より健康が増進するものではありません。1日の摂取目安量を守ってください。
ビタミンE	2.4mg	ビタミンEは、抗酸化作用により、体内の脂質を酸化から守り、細胞の健康維持を助ける栄養素です。	150mg	本品は、多量摂取により疾病が治癒したり、より健康が増進するものではありません。1日の摂取目安量を守ってください。
葉酸	60μg	葉酸は、赤血球の形成を助ける栄養素です。 葉酸は、胎児の正常な発育に寄与する栄養素です。	200μg	本品は、多量摂取により疾病が治癒したり、より健康が増進するものではありません。1日の摂取目安量を守ってください。 葉酸は、胎児の正常な発育に寄与する栄養素ですが、多量摂取により胎児の発育がよくなるものではありません。

別表第2（第3条、第5条、第6条、第7条、第8条、第9条、第10条関係）

第1欄	第2欄	第3欄	第4欄	第5欄
たんぱく質	g	窒素定量換算法	プラス・マイナス20％（ただし、当該食品100g当たり（清涼飲料水等にあっては、100mℓ当たり）のたんぱく質の量が2.5g未満の場合はプラス・マイナス0.5g）	0.5g
脂質	g	エーテル抽出法、クロロホルム・メタノール混液抽出法、ゲルベル法、酸分解法又はレーゼゴットリーブ法	プラス・マイナス20％（ただし、当該食品100g当たり（清涼飲料水等にあっては、100mℓ当たり）の脂質の量が2.5g未満の場合はプラス・マイナス0.5g）	0.5g
飽和脂肪酸	g	ガスクロマトグラフ法	プラス・マイナス20％（ただし、当該食品100g当たり（清涼飲料水等にあっては、100mℓ当たり）の飽和脂肪酸の量が0.5g未満の場合はプラス・マイナス0.1g）	0.1g
コレステロール	mg	ガスクロマトグラフ法	プラス・マイナス20％（ただし、当該食品100g当たり（清涼飲料水等にあっては、100mℓ当たり）のコレステロールの量が25mg未満の場合はプラス・マイナス5mg）	5mg
炭水化物	g	当該食品の重量から、たんぱく質、脂質、灰分及び水分の量を控除して算定すること。この場合において、たんぱく質及び脂質の量にあっては、第1欄の区分に応じ、第3欄に掲げる方法により測定し、灰分及び水分の量にあっては、次の各号に掲げる区分に応じ、当該各号に掲げる方法により測定すること。 1　灰分　酢酸マグネシウム添加灰化法、直接灰化法又は硫酸添加灰化法 2　水分　カールフィッシャー法、乾燥助剤法、減圧加熱乾燥法、常圧加熱乾燥法又はプラスチックフィルム法	プラス・マイナス20％、（ただし、当該食品100g当たり（清涼飲料水等にあっては、100mℓ当たり）の炭水化物の量が2.5g未満の場合はプラス・マイナス0.5g）	0.5g

第1欄	第2欄	第3欄	第4欄	第5欄
糖質	g	当該食品の重量から、たんぱく質、脂質、食物繊維、灰分及び水分の量を控除して算定すること。この場合において、たんぱく質、脂質及び食物繊維の量にあっては、第1欄の区分に応じ、第3欄に掲げる方法により測定し、灰分及び水分の量にあっては、炭水化物の項の第3欄の各号に掲げる区分に応じ、当該各号に掲げる方法により測定すること。	プラス・マイナス20％（ただし、当該食品100g当たり（清涼飲料水等にあっては、100mℓ当たり）の糖質の量が2.5g未満の場合はプラス・マイナス0.5g）	0.5g
糖類	g	ガスクロマトグラフ法又は高速液体クロマトグラフ法	プラス・マイナス20％（ただし、当該食品100g当たり（清涼飲料水等にあっては、100mℓ当たり）の糖類の量が2.5g未満の場合はプラス・マイナス0.5g）	0.5g
食物繊維	g	高速液体クロマトグラフ法又はプロスキー法	プラス・マイナス20％	
亜鉛	mg	原子吸光光度法、キレート抽出－原子吸光光度法又は誘導結合プラズマ発光分析法	プラス50％、マイナス20％	
カルシウム	mg	過マンガン酸カリウム容量法、原子吸光光度法又は誘導結合プラズマ発光分析法	プラス50％、マイナス20％	
鉄	mg	オルトフェナントロリン吸光光度法、原子吸光光度法又は誘導結合プラズマ発光分析法	プラス50％、マイナス20％	
銅	mg	原子吸光光度法、キレート抽出－原子吸光光度法又は誘導結合プラズマ発光分析法	プラス50％、マイナス20％	
ナトリウム	mg（1,000mg以上の場合は、g又はグラムでも可）	原子吸光光度法又は誘導結合プラズマ発光分析法	プラス・マイナス20％（ただし、当該食品100g当たり（清涼飲料水等にあっては、100mℓ当たり）のナトリウムの量が25mg未満の場合はプラス・マイナス5mg）	5mg
マグネシウム	mg	原子吸光光度法又は誘導結合プラズマ発光分析法	プラス50％、マイナス20％	
ナイアシン	mg	高速液体クロマトグラフ法又はナイアシン定量用基礎培地法	プラス80％、マイナス20％	
パントテン酸	mg	微生物定量法	プラス80％、マイナス20％	
ビオチン	μg	微生物定量法	プラス80％、マイナス20％	
ビタミンA	μg	吸光光度法又は高速液体クロマトグラフ法	プラス50％、マイナス20％	
ビタミンB_1	mg	高速液体クロマトグラフ法又はチオクローム法	プラス80％、マイナス20％	
ビタミンB_2	mg	高速液体クロマトグラフ法又はルミフラビン法	プラス80％、マイナス20％	

第1欄	第2欄	第3欄	第4欄	第5欄
ビタミンB_6	mg	微生物定量法	プラス80％、マイナス20％	
ビタミンB_{12}	μg	微生物定量法	プラス80％、マイナス20％	
ビタミンC	mg	2・4－ジニトロフェニルヒドラジン法、インドフェノール・キシレン法、高速液体クロマトグラフ法又は酸化還元滴定法	プラス80％、マイナス20％	
ビタミンD	μg	高速液体クロマトグラフ法	プラス50％、マイナス20％	
ビタミンE	mg	高速液体クロマトグラフ法	プラス50％、マイナス20％	
葉酸	μg	微生物定量法	プラス80％、マイナス20％	
熱量	kcal	修正アトウォーター法	プラス・マイナス20％（ただし、当該食品100g当たりの（清涼飲料水等にあっては、100mℓ当たり）熱量が25kcal未満の場合はプラス・マイナス5kcal）	5kcal

別表第3(第5条関係)

第1欄	第2欄	第3欄	第4欄
たんぱく質	15g	7.5g	7.5g
食物繊維	6g	3g	3g
亜鉛	2.10mg	1.05mg	0.70mg
カルシウム	210mg	105mg	70mg
鉄	2.25mg	1.13mg	0.75mg
銅	0.18mg	0.09mg	0.06mg
マグネシウム	75mg	38mg	25mg
ナイアシン	3.3mg	1.7mg	1.1mg
パントテン酸	1.65mg	0.83mg	0.55mg
ビオチン	14μg	6.8μg	4.5μg
ビタミンA	135μg	68μg	45μg
ビタミンB_1	0.30mg	0.15mg	0.10mg
ビタミンB_2	0.33mg	0.17mg	0.11mg
ビタミンB_6	0.30mg	0.15mg	0.10mg
ビタミンB_{12}	0.60μg	0.30μg	0.20μg
ビタミンC	24mg	12mg	8mg
ビタミンD	1.50μg	0.75μg	0.50μg
ビタミンE	2.4mg	1.2mg	0.8mg
葉酸	60μg	30μg	20μg

別表第4（第6条、第7条関係）

第1欄	第2欄	第3欄	第4欄
たんぱく質	7.5g	3.8g	3.8g
食物繊維	3g	1.5g	1.5g
亜鉛	1.05mg	0.53mg	0.35mg
カルシウム	105mg	53mg	35mg
鉄	1.13mg	0.56mg	0.38mg
銅	0.09mg	0.05mg	0.03mg
マグネシウム	38mg	19mg	13mg
ナイアシン	1.7mg	0.8mg	0.6mg
パントテン酸	0.83mg	0.41mg	0.28mg
ビオチン	6.8μg	3.4μg	2.3μg
ビタミンA	68μg	34μg	23μg
ビタミンB_1	0.15mg	0.08mg	0.05mg
ビタミンB_2	0.17mg	0.08mg	0.06mg
ビタミンB_6	0.15mg	0.08mg	0.05mg
ビタミンB_{12}	0.30μg	0.15μg	0.10μg
ビタミンC	12mg	6mg	4mg
ビタミンD	0.75μg	0.38μg	0.25μg
ビタミンE	1.2mg	0.6mg	0.4mg
葉酸	30μg	15μg	10μg

別表第5（第8条関係）

第1欄	第2欄
脂質	0.5g
飽和脂肪酸	0.1g
コレステロール	5mg
糖類	0.5g
ナトリウム	5mg
熱量	5kcal

備考　ドレッシングタイプ調味料（食酢又はかんきつ類の果汁に食塩、糖類、糊料、香辛料等を加えて調整したものであって、主としてサラダ料理等に使用する半固形状又は液状の調味料（食用油脂を原材料として使用していないものに限る。）をいう。）については、脂質の項中「0.5g」とあるのは、「3g」とする。

別表第6（第9条、第10条関係）

第1欄	第2欄	第3欄
脂質	3g	1.5g
飽和脂肪酸	1.5g	0.75g
コレステロール	20mg	10mg
糖類	5g	2.5g
ナトリウム	120mg	120mg
熱量	40kcal	20kcal

栄養表示基準等の取扱いについて

[平成25年9月27日　消食表第282号
各都道府県・保健所設置市・特別区衛生主管部(局)長宛
消費者庁食品表示企画課長、消費者庁表示対策課長
通知]

（略）

記

1　適用の範囲について

(1) 栄養表示等の範囲

① 次に掲げる表示をしようとする者及び当該表示がなされたものを輸入する者は、健康増進法（平成14年法律第103号。以下「法」という。）第31条の2に規定する「販売に供する食品（特別用途食品を除く。）につき、栄養表示（栄養成分（法第30条の2第2項第二号イ又はロの厚生労働省令で定める栄養素を含むものに限る。）又は熱量に関する表示をいう。）をしようとする者及び栄養表示食品（本邦において販売に供する食品であって、栄養表示がされたもの（法第29条第1項の承認を受けた食品を除く。））を輸入する者」には該当しないものであること。（法第31条の2）

ア　原材料名としての栄養成分名のみの表示

イ　「ビタミン飴」、「ミネラルウォーター」のように品名の中に一般名称として、栄養成分名のみが表示される表示

ウ　農林物資の規格化及び品質表示の適正化に関する法律（昭和25年法律第175号）その他の法律により義務付けられた栄養成分名の表示

② 栄養表示基準が適用される栄養表示とは、邦文によるものであること（栄養表示基準第1条）。ただし、全体として邦文表示を行っていて、栄養表示基準に適合しない強調表示のみを邦文以外で行うこと等は適当でないこと。

③ 栄養表示基準が適用される栄養表示とは、健康増進法施行規則（平成15年厚生労働省令第86号）第11条に規定する栄養成分及び熱量そのものを表示する場合はもちろんのこと、その総称（ミネラル、ビタミンなど）、その種類である栄養成分（脂質における不飽和脂肪酸、炭水化物における食物繊維など）、別名称（プロテイン、ファットなど）、その構成成分（たんぱく質におけるアミノ酸など）、前駆体（β-カロテンなど）その他これらを示唆する一切の表現（果実繊維、カルシウムイオンなど）が含まれた表示をいうものであること。

④ 「うす塩味」、「甘さひかえめ」など味覚に関する表示は、栄養表示ではないので栄養表示基準の適用対象にはならないものであること。

なお、「あま塩」、「うす塩」、「あさ塩」などの表示は、栄養表示として適用対象となるものであること。

(2) その他

① 店頭で表示されるポップやポスターなど、食品の容器包装及び添付文書以外のものに栄養表示する場合は、栄養表示基準は適用されないものであること。（法第31条の2ただし書）

② 販売に供する食品のうち、専ら食品衛生法（昭和22年法律第233号）第4条第8項に規定する営業者が購入し、又は使用するものについては、栄養表示基準は適用されないものであること。（栄養表示基準第1条）

なお、学校給食や病院給食等への販売に供する食品については、学校及び病院等はこの営業者ではないので、栄養表示基準が適用されるものであること。

③ 生鮮食品については、基本的に栄養表示基準の適用対象外とされたが、鶏卵については、特定の栄養成分を使用し、通常のものに比べて、栄養成分に変化を生じさせ、その旨を強調した、いわゆる特殊卵が流通、販売されている実態に鑑み、栄養表示基準の適用対象とされたものであること。（栄養表示基準第1条）

④ 栄養成分が添加されたものでなく、天然に含まれる栄養成分について表示した場合も栄養表示基準の対象となるものであること。

⑤ 原材料に対し栄養表示を行う場合も栄養表示基準の対象となるものである（例えば青汁飲料におけるケールに含まれる栄養成分について表示した場合、販売に供する食品（最終製品である青汁飲料）について栄養表示基準にのっとった表示が必要である。）こと。

2　表示事項について

(1) 法第31条第2項第一号の食品の栄養成分量及び熱量に関し表示すべき事項（以下「一般表示事項」という。）は、次のとおりである。

① 当該食品の販売される状態における可食部分の100g若しくは100ml又は1食分、1包装その他の1単位（以下「食品単位」という。）当たりのたんぱく質、脂質、炭水化物、ナトリウムの量及び熱量並びに表示しようとする栄養成分（以下「表示栄養成分」という。）の量（栄養表示基準第2条第1項第一号及び第二号）。この場合、栄養成分量、熱量及び食品単位は、販売される状態における可食部分で表示すること。水等を加えることによって、販売時と摂食時で重量に変化があるもの（粉末ジュース、粉末スープ、米、小麦粉、乾めん、

マーボ豆腐の素等）においても販売時の栄養成分量及び熱量で表示すること。

② 栄養機能食品（食生活において栄養表示基準別表第1の第1欄に掲げる栄養成分の補給を目的として摂取をする者に対し、当該栄養成分を含むものとして、基準に従って当該栄養成分の機能の表示をするもの）にあっては、一般表示事項以外に次の事項を表示すること。(栄養表示基準第2条第2項)

ア　栄養機能食品である旨
イ　栄養成分の名称及び機能
ウ　一日当たりの摂取目安量
エ　摂取の方法及び摂取する上での注意事項
オ　一日当たりの摂取目安量に含まれる機能の表示を行う栄養成分の量の栄養素等表示基準値(「「日本人の食事摂取基準（2005年版）」の策定に伴う食品衛生法施行規則の一部改正等について」(平成17年7月1日付け食安発第0701006号厚生労働省医薬食品局食品安全部長通知) 第1において示されている栄養素等表示基準値）に占める割合
カ　調理又は保存の方法に関し注意を必要とするものはその注意事項
キ　バランスの取れた食生活の普及啓発を図る文言として、「食生活は、主食、主菜、副菜を基本に、食事のバランスを。」の表示
ク　本品は、特定保健用食品と異なり、消費者庁長官による個別審査を受けたものでない旨

③ 食品単位。食品単位を1食分とする場合は、当該1食分の量を併せて表示すること（栄養表示基準第2条第1項第三号及び第四号）。この場合の1食分の量は、通常人が当該食品を1回に摂食する量として、営業者等が定めた量とするものであること。

(2) 炭水化物の表示が原則であるが、炭水化物に代えて糖質及び食物繊維をもって表示することができる。(栄養表示基準第4条) なお、糖質を記載せずに炭水化物と食物繊維を併記することは適当でない。

(3) 栄養表示基準第3条第3項第一号による記載は、次のいずれかの文言を含むこと。
① 「推定値」
② 「この表示値は、目安です。」
なお、消費者への的確な情報提供を行う観点から、例えば「日本食品標準成分表2010の計算による推定値」、「サンプル品分析による推定値」など、表示値の設定根拠等を追記することは差し支えない。

3　表示の方法について

(1) 表示に当たっては、邦文をもって、当該食品を一般に購入し、又は使用する者が読みやすく、理解しやすいような用語により正確に記載すること。また添付文書に記載する場合以外は、容器包装を開かないでも見える場所に読みやすく記載すること。(栄養表示基準第3条第1項第一号から第三号まで)

(2) 表示の順序については、熱量、たんぱく質、脂質、炭水化物、ナトリウム及び表示栄養成分の順とすること。(栄養表示基準第3条第1項第四号)

(3) 表示に用いる名称は、熱量にあっては、「エネルギー」、たんぱく質にあっては、「蛋白質」「たん白質」「タンパク質」「たんぱく」「タンパク」、ナトリウムにあっては、「Na」、カルシウムにあっては、「Ca」、鉄にあっては、「Fe」、ビタミンAにあっては、「VA」（その他のビタミンも同様）と表示することができるものであること。

(4) 含有量の表示は、食品単位当たりの栄養成分量及び熱量を、次の単位による一定値又は下限値及び上限値で記載すること。(栄養表示基準第3条第1項第四号及び第五号、別表第1並びに別表第2)

① たんぱく質　g又はグラム
② 脂質　g又はグラム
③ 飽和脂肪酸　g又はグラム
④ コレステロール　mg又はミリグラム
⑤ 炭水化物　g又はグラム
⑥ 糖類（単糖類又は二糖類であって、糖アルコールは除く。）　g又はグラム
⑦ 食物繊維　g又はグラム
⑧ 亜鉛、カルシウム、鉄、銅、マグネシウム及びナトリウム　mg又はミリグラム
　ただし、ナトリウムについて1,000mg以上の場合にあってはg又はグラムとすることができる。
⑨ ビタミンA及びビタミンD　μg若しくはマイクログラム又はIU若しくは国際単位ビタミンE mg又はミリグラム
　ナイアシン、パントテン酸、ビタミンB_1、ビタミンB_2、ビタミンB_6及びビタミンC　mg又はミリグラム
　ビオチン、ビタミンB_{12}及び葉酸　μg又はマイクログラム
⑩ 熱量　kcal又はキロカロリー

(5) 一定値を記載する場合は、栄養表示基準別表第2の分析方法による分析を基準として次の誤差の許容範囲内であること。また、下限値及び上限値を記載する場合は、分析値がその範囲内であること。(栄養表示基準第3条第1項第六号及び別表第2)

① 熱量、たんぱく質、脂質、飽和脂肪酸、コレステロール、炭水化物、糖質、糖類、食物繊維及びナトリウム：−20％〜＋20％
　ただし、100g（ml）当たりの熱量が25kcal未満の場合は±5kcal、100g（ml）当たりのたんぱく

質、脂質、炭水化物、糖質又は糖類の量が2.5g未満の場合は±0.5g、100g（ml）当たりの飽和脂肪酸の量が0.5g未満の場合は±0.1g、100g（ml）当たりのコレステロール又はナトリウムの量が25mg未満の場合は±5mgを誤差の許容範囲とする。（栄養表示基準別表第2第4欄）

② 亜鉛、カルシウム、鉄、銅、マグネシウム、ビタミンA、ビタミンD及びビタミンE：－20％〜＋50％

③ ナイアシン、パントテン酸、ビオチン、ビタミンB_1、ビタミンB_2、ビタミンB_6、ビタミンB_{12}、ビタミンC及び葉酸：－20％〜＋80％

⑹ 表示された含有量については、当該食品の消費期限又は賞味期限の期間中、一定値をもって表示されている場合は、誤差の許容範囲内、また、下限値及び上限値で表示されている場合は、その幅の中に含まれていなければならないものであること。

⑺ 含有量の有効数字や数値の丸め方については、基準を設けないものであること。

⑻ 次の場合は、0と表示することができること。（栄養表示基準第3条第1項第六号ただし書及び別表第2）

① たんぱく質、脂質、炭水化物、糖質及び糖類については、100g（ml）当たり0.5g未満の場合

② 飽和脂肪酸については、100g（ml）当たり0.1g未満の場合

③ コレステロール及びナトリウムについては、100g（ml）当たり5mg未満の場合

④ 熱量について100g（ml）当たり5kcal未満の場合

⑼ 栄養機能食品における栄養成分の機能の表示及び摂取をする上での注意事項の表示は、栄養表示基準別表第1の第2欄及び第4欄の基準量を満たす栄養成分について、それぞれ当該栄養成分に対応する第3欄及び第5欄に掲げる表示事項を記載して行うこと。表示内容の主旨が同じものであっても栄養表示基準で定める表示内容以外の記載は認められないこと。

なお、栄養成分によっては、表示事項が同一の場合があるが、その際には、栄養成分の表示事項を次のようにまとめて記載することを認めるものであること。

（例）ナイアシン、ビオチン及びビタミンB_2は、皮膚や粘膜の健康維持を助ける栄養素です。

⑽ 栄養機能食品における栄養成分の名称の表示は、栄養機能食品である旨の表示に続けて括弧書きで表示するものとし、「栄養機能食品（ビタミンA）」等とすること。

なお、複数の栄養成分について機能の表示をする場合は、「栄養機能食品（ビタミンC・ビタミンE）」等と表示すること。4つ以上の栄養成分について機能の表示をする場合は、そのうち任意の3つを表示すれば足りる。

⑾ 栄養機能食品にあっては、次に掲げる表示をしてはならないこと（栄養表示基準第3条第3項）。

① 栄養表示基準別表第1の第1欄に掲げる栄養成分以外の成分の機能の表示

② 特定の保健の目的が期待できる旨の表示

⑿ 含有量が0の場合であるものについても表示事項の省略はできないものであること。ただし、複数の表示事項が0である場合は、例えば、「たんぱく質と脂質が0」というように一括して表示することができるものであること（栄養表示基準第3条第2項）。

⒀ 表示事項は、原則として、8ポイント以上の活字をもって記載すること。ただし、容器包装又は包装の表示面積が150cm^{2}以下の場合にあっては、5.5ポイント以上の活字で記載すること。

なお、表示面積が小さい場合であっても、表示事項を省略することはできないものであること。

⒁ 含有量の表示に際しては、必ず分析を行わなければならないものではなく、結果として表示された含有量が誤差の許容範囲内であれば表示基準違反にはならないこと。

⒂ 宅配牛乳等同一の食品が継続的に同一人に販売されるものであって、容器包装に表示することが困難なものについては、商品の販売に伴って定期的に同一人に提供される文書に必要な栄養表示を行うことによってこれに代えることができるものであること。

⒃ セットで販売され、通常一緒に食される食品（即席めんなどにおけるめん、かやく、スープの素、ハンバーグセットにおけるハンバーグとソース等）の表示については、セット合計の含有量を表示すること。これに併せて、セットを構成する個々の食品についても、含有量を表示することは差し支えないこと。

⒄ 炭水化物に代えて糖質及び食物繊維の表示を行う場合、前記⑵、⑷、⑸及び⑻中「炭水化物」とあるのは「糖質及び食物繊維」とする。

⒅ 表示された値が栄養表示基準別表第2の第1欄の区分に応じ、同表の第3欄に掲げる方法によって得られた値とは一致しない可能性があることを示す記載とともに合理的な推定により得られた値を記載する場合にあっては、前記⑸、⑹及び⒁は適用されないこと。（栄養表示基準第3条第3項）

⒆ 栄養表示基準第3条第3項第一号の記載は、同条第1項第四号の記載に近接した場所に記載すること。

⒇ 栄養表示基準第3条第3項第二号に規定する「根拠資料」については、次のとおり取り扱うこと。

① 内容　例えば、最新版の日本食品標準成分表からの計算値やサンプル品の分析値等が考えられるが、行政機関等の求めに応じて説明ができる資料として、次の例を参考に判断すること。
　ア　分析値の場合
　　・分析試験成績書
　　・季節間、個体間、消費期限又は賞味期限内の栄養成分等の変動を把握するために十分な数の分析結果
　　・表示された栄養成分等の含有量を担保するための品質管理に関する資料
　イ　計算値の場合
　　・採用した計算方法
　　・引用したデータベースの名称
　　・原材料について、配合量が重量で記載されたレシピ
　　・原材料について、その栄養成分等の含有量を示す妥当な根拠に基づくデータ
　　・調理加工工程表
　　・調理加工前後における重量変化率に関するデータ
② 保管方法　文書、電子媒体など、いずれの方法でも構わない。
③ 保管期間　その資料を基に表示が行われる期間。販売を終了する製品については、最後に製造した製品の賞味（消費）期限が終了するまでの間。
④ その他　定期的に確認を行うことが望ましい。

4　強調表示基準の適用の範囲について

(1) 栄養表示基準において、栄養表示基準第5条から第11条までの遵守すべき事項（以下「強調表示基準」という。）が適用される表示は、次のとおりであること。
　① 別紙1の表に掲げる栄養成分についての補給ができる旨の表示。従って、これら以外の栄養成分についての補給ができる旨の表示は、強調表示基準は適用されない。
　② 別紙2の表に掲げる栄養成分及び熱量についての適切な摂取ができる旨の表示。従って、これら以外の栄養成分についての適切な摂取ができる旨の表示は、強調表示基準は適用されない。
(2) 強調表示基準が適用されるか否かに関わらず、一般表示事項は表示しなければならないものであること。
(3) 強調表示基準については、誤差の範囲は認められないが、増量（割合）又は低減量（割合）の表示値は、分析値以下であればよいものであること（栄養表示基準第7条第4項第二号、第10条第4項）。
(4) 強調表示基準は、当該食品の販売時における重量等で適用されるものであること。すなわち、水等を加えることによって、販売時と摂食時で重量等に変化があるもの（粉末ジュース、粉末スープ、米、小麦粉、乾めん、マーボ豆腐の素等）においても販売時の重量等で適用されるものであること。
(5) 「ビタミンを含む」、「ミネラルたっぷり」のように、ビタミンやミネラルの総称について強調表示を行う場合は、栄養表示基準で規定する全てのビタミン又はミネラルについて強調表示基準が適用されること。一部のビタミンやミネラルについてのみ強調表示基準を満たしている場合は、その栄養成分名を記載することが適当であること。
(6) 原材料について強調表示をする場合、最終製品についても強調表示基準を満たしていることが望ましいこと。すなわち、最終製品中の含有量があまりに低いのにもかかわらず原材料についてのみ高い旨又は含む旨の表示をすることは適当ではないこと。
(7) 子どもを対象とした食品であっても一般の食品と同じ強調表示基準が適用されるものであること。

5　補給ができる旨の表示について

(1) 法第31条第2項第二号に規定する補給ができる旨の表示とは、高い旨の表示、含む旨の表示及び強化された旨の表示をいうものであること。
(2) 高い旨の表示とは、補給ができる旨の表示のうち含む旨の表示及び強化された旨の表示に当たらないものであり、具体的には「高」、「多」、「豊富」その他これに類する表示をいうものであること（栄養表示基準第5条第1項）。
(3) 高い旨の表示をする場合は、栄養表示基準別表第2の分析方法による栄養成分量が別紙1の表の第1欄の基準値以上であること（栄養表示基準第5条第1項及び第2項）。
(4) 高い旨の表示は、当該栄養成分を強化していなくても、その食品本来の性質として基準を満たしていれば行うことができるが、例えば、単に「高たんぱく質チーズ」と表示するなど、当該チーズが他のチーズに比べて、たんぱく質が多いという誤解を招くような表示は適当ではないので、「チーズは高たんぱく質食品です。」というような表示をするよう指導されたいこと。
(5) 含む旨の表示とは、「源」、「供給」、「含有」、「入り」、「使用」、「添加」その他これに類する表示をいうものであること（栄養表示基準第6条第1項）。
(6) 含む旨の表示をする場合は、栄養表示基準別表第2の分析方法による栄養成分量が別紙1の表の第2欄の基準値以上であること（栄養表示基準第6条第1項及び第2項）。

6　適切な摂取ができる旨の表示について

(1) 法第31条第2項第三号に規定する適切な摂取がで

きる旨の表示とは、含まない旨の表示、低い旨の表示及び低減された旨の表示をいうものであること。
(2) 含まない旨の表示とは、「無」、「ゼロ」、「ノン」その他これに類する表示をいうものであり、「不使用」、「無添加」は該当しないものであること（栄養表示基準第8条第1項）。
(3) 含まない旨の表示をする場合は、栄養表示基準別表第2の分析方法による栄養成分量又は熱量が別紙2の表の第1欄の基準値に満たないこと（栄養表示基準第8条第1項及び第2項）。
(4) 「ノンシュガー」、「シュガーレス」のような表示は、糖類に係る含まない旨の表示の基準が適用されるものであること（栄養表示基準第8条）。
(5) 「砂糖不使用」の表示については、強調表示基準は適用されないものであること。ただし、砂糖の表示は栄養成分に関する表示には該当するので、一般表示事項の表示は必要であり、その際、表示栄養成分量としてはショ糖の量を記載すること。

なお、砂糖を原料として使用していなければ、その食品本来の成分としてショ糖が含まれていたり、他の糖類を使用していても「砂糖不使用」と表示することは、栄養表示基準による規制はないものであること。
(6) 「食塩無添加」の表示についても、前記(5)と同様に強調表示基準は適用されないものであるが、一般の表示事項は必要であること。

なお、その食品本来の成分としてナトリウムが含まれていても食塩無添加表示をしても差し支えないものであるが、従来、ナトリウムに代えて食塩で栄養指導が行われてきた経緯等に鑑み、食塩以外の形であってもナトリウムを添加していれば、食塩無添加の表示は行わないこと。
(7) 低い旨の表示とは、「低」、「ひかえめ」、「少」、「ライト」、「ダイエット」その他これに類する表示をいうものであること（栄養表示基準第9条第1項）。
(8) 低い旨の表示をする場合は、栄養表示基準別表第2の分析方法による栄養成分量又は熱量が別紙2の表の第2欄の基準値以下であること（栄養表示基準第9条第1項から第3項）。
(9) 適切な摂取ができる旨の表示の基準が適用される栄養成分及び熱量は、あくまで「国民の栄養摂取状況からみて、その過剰な摂取が国民の健康の保持増進に影響を与えている」（法第30条の2第2項第二号ロ）ものであって、そもそも栄養成分や熱量である以上、エネルギーを供給し、又は生命の維持・成長に必要不可欠なものであり、本来、有害な成分でないことは当然であること。
(10) ドレッシングタイプ調味料（いわゆるノンオイルドレッシング）の取扱いについては、当分の間、栄養表示基準別表第5備考によることとするが、ノンオイルドレッシングのうち栄養表示基準別表第5備考の基準値（3g/100g未満）は満たすものの、栄養表示基準別表第5の基準値（0.5g/100g未満）を超えるものにあっては、消費者に適切な情報提供を図るため、原材料として食用油脂を使用していない旨及び当該食品の脂質量の由来を明らかにする旨の表示を行うよう努めること。

7 相対表示について

(1) 相対表示には、強化された旨の表示及び低減された旨の表示があること。
(2) 強化された旨の表示は、他の食品と比べて栄養成分量が強化された旨の表示であること（栄養表示基準第7条第1項）。比較対象食品名及び増加量又は割合を記載せずに、単に「高」等の表示がされた場合は、強化された旨の表示ではなく、高い旨の表示となること。
(3) 強化された旨の表示をする場合は、栄養表示基準別表第2の分析方法による当該栄養成分の増加量が別紙1の表の第2欄の基準値以上であること（栄養表示基準第7条第1項及び第2項）。

この場合は、一般表示事項に準ずる方法により比較対象食品名及び増加量又は割合を表示すること。また、増加量又は割合の表示値は栄養表示基準別表第2の分析方法による分析値以下であること。（栄養表示基準第7条第1項及び第4項）
(4) 低減された旨の表示は、他の食品と比べて栄養成分量が低減された旨の表示であること（栄養表示基準第10条第1項）。比較対象食品及び低減量又は割合を記載せずに単に「低」等の表示がなされた場合は、低減された旨の表示ではなく低い旨の表示となること。
(5) 「減塩」や「食塩○○％カット」という表示は、ナトリウムに係る低減された旨の表示の基準が適用されるものであること。
(6) 低減された旨の表示をする場合は、栄養表示基準別表第2の分析方法による当該栄養成分の低減量が別紙2の表の第2欄の基準値以上であること（栄養表示基準第10条第1項及び第2項）。

この場合、一般表示事項に準ずる方法により比較対照する食品名及び低減量又は割合を表示すること。また、低減量又は割合の表示値は栄養表示基準別表第2の分析方法による分析値以下であること（栄養表示基準第10条第3項及び第4項）。さらに、しょうゆのナトリウムについて、表示する場合には、同種の標準的なしょうゆに比べて低減割合が20％以上であること。（栄養表示基準第11条）
(7) 比較対象食品名は、「自社従来品○○○」、「日本食品標準成分表2010○○○」、「コーヒー飲料標準品」等当該食品を特定するために必要な事項を記載する

こと（栄養表示基準第7条第3項第一号、第10条第4項第一号）。
(8) 比較対象食品名及び増加（低減）量又は割合は、相対表示と近接した場所に記載すること。ただし、比較対象食品が全く同種の食品である場合は、比較対象食品名の記載は、近接した場所でなくてもよいこと。
(9) 比較対象食品は、全く同種の食品でなくても、例えばバターとマーガリンを比較する等も可能であるが、次の場合は不適当であること。
　① 比較対象食品の当該栄養成分が一般流通品と比べて高く、「低減された旨」の表示を行った食品の当該栄養成分が一般流通品と比較して大差ない場合
　② 比較対象食品の流通がかなり以前に終了している等、事実上比較が不可能な場合

8　その他
(1) 特別用途食品は、消費者庁長官の許可を受けて適正な栄養表示をしているので、法律上栄養表示基準は適用されないものであること。
(2) 自治体で行う栄養表示に関する検査・収去及び普及・指導については、次の事項に留意の上お願いする。
　① 販売に供する食品であって栄養表示がされたものの検査及び収去にあたっては、法第32条第3項に準用する法第27条に基づき食品衛生監視員によって、栄養表示が適正に行われていることを確認すること。
　② 適正に栄養表示が行われていない食品を発見した場合には、製造者又は製造所が管轄内にある場合には、当該製造者又は当該製造所に対し適正に表示するよう指導すること。また、製造者が管轄外にある場合には、当該製造者を管轄する都道府県等にその旨、通報すること。適正な栄養表示が行われていない旨の通報を受けた都道府県等においては、当該製造者に対し、速やかに適正な表示がなされるよう指導すること。
　　なお、実施に当たっては、各自治体の状況を勘案して、食品衛生監視員のみならず管理栄養士等の専門職の担当が連携して行われたい。
　③ 再三にわたる指導に対しても適正な表示に改善されない場合にあっては、消費者庁表示対策課宛て別紙3により報告すること。
　④ 栄養表示基準の望ましい運用を図るため、保健所等において消費者に対し、食品の栄養表示を活用し、健康づくりに役立てるよう適正な指導を行うとともに、事業者等から相談があった場合は、適宜、指導を行う等、栄養表示の普及啓発及び活用に努めること。

栄養表示基準等の取扱いについて

別紙 1
補給ができる旨の表示について遵守すべき基準値一覧

栄養成分	[第1欄] 高い旨の表示をする場合は、次のいずれかの基準値以上であること		[第2欄] 含む旨又は強化された旨の表示をする場合は、次のいずれかの基準値以上であること	
	食品100g当たり （　）内は、一般に飲用に供する液状の食品100ml当たりの場合	100kcal当たり	食品100g当たり （　）内は、一般に飲用に供する液状の食品100ml当たりの場合	100kcal当たり
たんぱく質	15g（7.5g）	7.5g	7.5g（3.8g）	3.8g
食物繊維	6g（3g）	3g	3g（1.5g）	1.5g
亜鉛	2.10mg（1.05mg）	0.70mg	1.05mg（0.53mg）	0.35mg
カルシウム	210mg（105mg）	70mg	105mg（53mg）	35mg
鉄	2.25mg（1.13mg）	0.75mg	1.13mg（0.56mg）	0.38mg
銅	0.18mg（0.09mg）	0.06mg	0.09mg（0.05mg）	0.03mg
マグネシウム	75mg（38mg）	25mg	38mg（19mg）	13mg
ナイアシン	3.3mg（1.7mg）	1.1mg	1.7mg（0.8mg）	0.6mg
パントテン酸	1.65mg（0.83mg）	0.55mg	0.83mg（0.41mg）	0.28mg
ビオチン	14μg（6.8μg）	4.5μg	6.8μg（3.4μg）	2.3μg
ビタミンA	135μg（68μg）	45μg	68μg（34μg）	23μg
ビタミンB_1	0.30mg（0.15mg）	0.10mg	0.15mg（0.08mg）	0.05mg
ビタミンB_2	0.33mg（0.17mg）	0.11mg	0.17mg（0.08mg）	0.06mg
ビタミンB_6	0.30mg（0.15mg）	0.10mg	0.15mg（0.08mg）	0.05mg
ビタミンB_{12}	0.60μg（0.30μg）	0.20μg	0.30μg（0.15μg）	0.10μg
ビタミンC	24mg（12mg）	8mg	12mg（6mg）	4mg
ビタミンD	1.50μg（0.75μg）	0.50μg	0.75μg（0.38μg）	0.25μg
ビタミンE	2.4mg（1.2mg）	0.8mg	1.2mg（0.6mg）	0.4mg
葉酸	60μg（30μg）	20μg	30μg（15μg）	10μg

別紙2

適切な摂取ができる旨の表示について遵守すべき基準値一覧

栄養成分	［第1欄］ 含まない旨の表示は次の基準値に満たないこと	［第2欄］ 低い旨の表示は次の基準値以下であること
	食品100g当たり （　）内は、一般に飲用に供する液状の食品100ml当たりの場合	食品100g当たり （　）内は、一般に飲用に供する液状の食品100ml当たりの場合
熱　　量	5kcal（5kcal）	40kcal（20kcal）
脂　　質	0.5g（0.5g）	3g（1.5g）
飽和脂肪酸	0.1g（0.1g）	1.5g（0.75g） かつ飽和脂肪酸由来エネルギーが全エネルギーの10％
コレステロール	5mg（5mg） かつ飽和脂肪酸の含有量＊ 1.5g（0.75g） かつ飽和脂肪酸のエネルギー量が10％＊ 「＊」は、1食分の量を15g以下と表示するものであって当該食品中の脂質の量のうち飽和脂肪酸の含有割合が15％以下で構成されているものを除く	20mg（10mg） かつ飽和脂肪酸の含有量＊ 1.5g（0.75g） かつ飽和脂肪酸のエネルギー量が10％＊ 「＊」は、1食分の量を15g以下と表示するものであって当該食品中の脂質の量のうち飽和脂肪酸の含有割合が15％以下で構成されているものを除く
糖　　類	0.5g（0.5g）	5g（2.5g）
ナトリウム	5mg（5mg）	120mg（120mg）

(注)　ドレッシングタイプ調味料（いわゆるノンオイルドレッシング）について、脂質の含まない旨の表示については「0.5g」を、当分の間「3g」とする。

本表は栄養表示基準別表第5及び第6を整理したものである

別紙3

栄養表示関係指導報告票

(　年　　月　　日)

1．都道府県等名	
2．食品の名称（商品名）	
3．当該食品の製造者 　　住所、氏名	
4．消費者等からの 　　通報年月日	
5．不適正表示等の概要	
6．調査結果の概要	
7．改善指導の内容	
8．指導に対する対応状況	
9．意見等	

（参　考）
不適正な栄養表示のなされた食品の発見から改善措置までについて

1　製造業者等が管轄内の場合

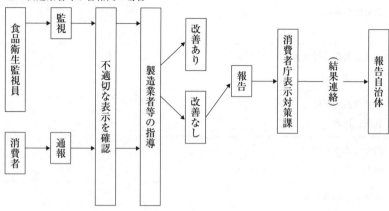

2　製造業者等が管轄外の場合

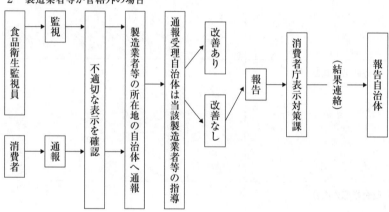

栄養表示基準に定められていない成分の表示に関する取扱いについて

[平成19年1月30日　食安新発第0130001号
各都道府県・保健所設置市・特別区衛生主管部(局)長宛
厚生労働省医薬食品局食品安全部基準審査課新開発食品
保健対策室長通知]

　食品における栄養成分の表示に関する制度の運用については、平素より多大な御協力を頂き、感謝申し上げる。
　従来、栄養表示基準（平成15年厚生労働省告示第176号）に定められていない成分の表示がなされた食品については、その増加を踏まえ、コラーゲン、オリゴ糖、リジン等の表示栄養成分量の記載の必要性に関する指導に際して、御尽力いただいてきたところである。
　しかしながら、一方では分析法が確立されていない成分が多岐に渡り流通している等の実情に鑑み、栄養表示基準で定める栄養成分以外の成分の表示については、今後、科学的根拠に基づいたものである限り、販売者の責任において任意に行われるべきものとして取扱うこととしたので、貴管下事業者等に対する周知指導方よろしくお願いする。また、当該成分の表示にあたっては、栄養成分の記載を必要とする成分とは区別して表示することが望ましいものとする。（別添参照）
　なお、強調表示の基準が定められている飽和脂肪酸、コレステロール、糖類及びショ糖、並びにビタミンAと同様の機能表示が認められるβ－カロテンについては、従来どおり、表示栄養成分量の記載を必要とする成分として取扱いをお願いする。

（別　添）

表示例

栄養成分表示 1個（80g）当たり	
熱量	390kcal
たんぱく質	5.3g
脂質	19.1g
炭水化物	49.1g
ナトリウム	311mg
カルシウム	20mg
糖類	0g

コラーゲン	300mg
ガラクトオリゴ糖	0.3g
ポリフェノール	50mg

栄養表示基準で定める栄養成分以外の成分については、栄養成分の記載を必要とする成分とは区別して表示する。

[強調表示の基準が定められている飽和脂肪酸、コレステロール、糖類及びショ糖、並びにビタミンAと同様の機能表示が認められるβ－カロテンについては、従来どおり、表示栄養成分量の記載を必要とする成分として表示する。]

栄養表示基準に基づく相対表示の取扱いについて

[平成22年5月12日　消食表第151号
各都道府県・保健所設置市・特別区衛生主管部(局)長宛
消費者庁食品表示課長通知]

　昨今、「カロリーハーフ」等の表示をする商品が散見されるところですが、熱量や栄養成分値に関して「ハーフ」、「2倍」、「1／4」等の表示がなされた場合、当該表示について栄養表示基準（平成15年4月24日厚生労働省告示第176号。以下「基準」という。）に基づく相対表示に該当するものであるか明確に整理されていなかったところです。
　また、相対表示の内容について、100g当たりの比較に基づくもののほか、1食分、1包装その他の1単位（以下「食品単位」という。）当たりの使用量が異なる食品を比較対象食品として相対表示がなされた食品もあり、相対表示の比較対象が明確ではないとのご意見をいただいているところです。
　これらを踏まえ、相対表示に関する考え方を下記のとおり取りまとめましたので、貴管下関係事業者等に対する指導の参考として頂きますようお願い致します。
　現在、「カロリーハーフ」等の表示をする商品であって、当通知に合致しないものについては、平成22年9月30日までに表示の適正化を行うよう指導をお願いします。

記

1　熱量や栄養成分値に関して「ハーフ」、「2倍」、「1／4」等の表示がなされた場合、基準に基づく相対表示に該当するものとし、当該食品100g（清涼飲料水等にあっては、当該食品100mlとする。以下同じ。）当たりの当該栄養成分の量又は熱量が基準に定める量を満たすとともに、基準に基づく表示を行わなければならないこと
2　食品単位当たりの栄養成分表示がなされたものであっても、当該食品100g換算の当該栄養成分の量又は熱量が基準に定める量に満たない場合は、表示してはならないこと（基準第7条第1項、第10条第1項、別表第4及び別表第6）
3　食品単位当たりの使用量が異なる食品を比較対象食品とし、食品単位当たりで比較して相対表示を行う場合、消費者への適切な情報提供の観点から、食品単位当たりの比較である旨を表示することが望ましいこと

表示例1

熱量や栄養成分値に関して「ハーフ」、「2倍」、「1/4」等の表示がなされた場合、基準に基づく相対表示に該当するものとし、当該食品100g（清涼飲料水等にあっては、当該食品100mlとする。以下同じ。）当たりの当該栄養成分の量又は熱量が基準に定める量を満たすとともに、基準に基づく表示を行わなければならないこと

○○ドレッシング　カロリーハーフ
当社△△ドレッシング比

栄養成分表示：1食分（20g）当たり	
エネルギー	50kcal
たんぱく質	0.5g
脂質	4.4g
炭水化物	2.1g
ナトリウム	40mg

（考え方）
○比較対象食品の△△ドレッシング1食分（20g）当たり熱量は100kcalである。
○表示例1において、「カロリーハーフ」という表示がなされているため、当該食品は、基準に基づく相対表示に該当する。
○基準第10条第1項及び別表第6により、熱量の相対表示を行う場合、100g当たり40kcal（清涼飲料水等にあっては100ml当たり20kcal）以上低減されている必要がある。
○表示例1の場合、100g当たりの熱量は、
・当該食品（○○ドレッシング）：250kcal
・比較対象食品（△△ドレッシング）：500kcal
となり、低減された熱量が250kcalであり、基準第10条第1項及び別表第6に定める量を満たすことから、基準に基づく相対表示を行うことができる。
○その上で、比較対象食品と熱量を比較すると、約1/2となっていることから、「カロリーハーフ」と表示することができる。

表示例2

食品単位当たりの栄養成分表示がなされたものであっても、当該食品100g換算の当該栄養成分の量又は熱量が基準に定める量に満たない場合は、表示してはならないこと（基準第7条第1項、第10条第1項、別表第4及び別表第6）

食品単位当たりの使用量が異なる食品を比較対象食品とし、食品単位当たりで比較して相対表示を行う場合、消費者への適切な情報提供の観点から、食品単位当たりの比較である旨を表示することが望ましいこと

○○コーヒー（スティックタイプ）カロリーハーフ
当社△△コーヒー比

栄養成分表示：1杯分（12g）当たり	
エネルギー	27kcal
たんぱく質	0.5g
脂質	2.0g
炭水化物	1.8g
ナトリウム	4mg

当社△△コーヒーと比べ、1杯当たりのカロリーが1/2減になります

※表示に当たっては、包装容器の見やすい場所又は添付する文書に記載することとするが、文字サイズや表記方法について特段定めないこととする

（考え方）
○比較対象食品の△△コーヒー（スティックタイプ）1杯分（16g）当たりの熱量は55kcalである。
○表示例2において、「カロリーハーフ」という表示がなされているため、当該食品は、基準に基づく相対表示に該当する。
○基準第10条第1項及び別表第6により、熱量の相対表示を行う場合、100g当たり40kcal（清涼飲料水等にあっては100ml当たり20kcal）以上低減されている必要がある。
○表示例2の場合、100g当たりの熱量は、
・当該食品（○○コーヒー）：225kcal
・比較対象食品（△△コーヒー）：343kcal
となり、低減された熱量が118kcalであり、基準第10条第1項及び別表第6に定める量を満たすことから、基準に基づく相対表示を行うことができる。
○表示例2の場合、1杯当たりの使用量が異なる食品を比較対象食品として相対表示を行うことから、当該相対表示の内容が、
・100g当たりの比較によるものか
・1杯当たりの比較によるものか
の2つが想定されることから、食品単位当たりで比較して相対表示を行う場合、消費者への適切な情報提供の観点から、食品単位当たりの比較である旨を表示することが望ましい。

「カロリーハーフ」等の表示に関する考え方をとりまとめました

- ○ 食品に、熱量や栄養成分値に関して、
  - ・低減された旨の表示（「○○gオフ」、「○○％カット」など）
  - ・強化された旨の表示（「○○％強化」、「○○gアップ」など）
  といった相対表示を行う際には、栄養表示基準に従う必要があります。
- ○ 例えば、熱量について低減された旨の表示をする場合には、
  - （1） 100g当たり40kcal（清涼飲料水等にあっては、100ml当たり20kcal）以上低減されなければならず、
  - （2） 表示をするに当たっては、以下の事項を表示することとされています。
    - ① 比較対象食品を特定するために必要な事項
    - ② 低減された量又は割合
  （詳しくは、以下URLをご覧ください。http://www.caa.go.jp/foods/pdf/syokuhin829.pdf）

▼

- ○ その一方で、「カロリーハーフ」や「カルシウム2倍」等を表示する際の栄養表示基準における取扱いが明確に整理されていなかったところです。
- ○ また、スティックタイプのコーヒーなど、1包装当たりの使用量が異なる食品を比較して相対表示された食品などについて、その表示が、
  - ・100g当たりの比較によるものか
  - ・1包装当たりの比較によるものか
  明確ではないとのご意見をいただいているところです。

▼

　これらを踏まえ、相対表示に関する考え方をとりまとめ、平成22年5月12日、消費者庁食品表示課長から都道府県等衛生主管部（局）長宛に通知を発出しました。通知のポイントは以下のとおりです。
　現在、「カロリーハーフ」等の表示をする商品であって、今回の通知に合致しないものについては、平成22年9月30日までに表示の適正化を行うよう指導をお願いしているところです。

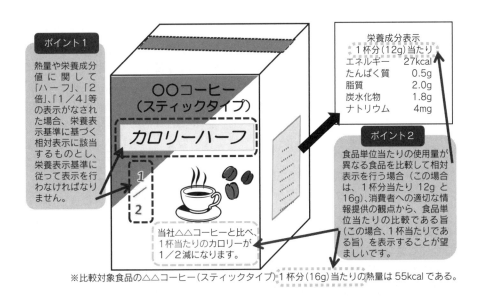

特定保健用食品の表示許可等について

> 平成26年10月30日 消食表第259号
> 各都道府県知事・保健所設置市長・特別区長宛
> 消費者庁次長通知

　健康増進法（平成14年法律第103号）に規定する特別用途表示の許可等に関する内閣府令（平成21年内閣府令第57号）第2条第1項第五号に規定する特定保健用食品は、販売に供する食品につき、食生活において特定の保健の目的で摂取する者に対し、その摂取により当該保健の目的が期待できる旨の表示をしようとする者は、消費者庁長官の許可を受けなければならない又は外国においてその旨の表示をしようとする者は、消費者庁長官の承認を受けることができるという制度です。

　これまで特定保健用食品の制度の運用においては、複数の通知に基づき行われていましたが、今般、特定保健用食品の表示許可等に必要な通知をまとめ、別添1から別添4のとおり特定保健用食品の取扱い及び指導要領等を新たに定めることとしました。

　ついては、今後、特定保健用食品の表示許可等に際して、当該事項に留意して添付資料等を作成いただくよう貴管下関係者等に対する周知方お願いします。

　なお、特定保健用食品の表示許可等に関しては、これまで下記の通知が発出されているところですが、これらの通知を廃止することとし、今後は本通知に基づき対応をお願いします。

記

- 保健機能食品制度の見直しに伴う特定保健用食品の審査等取扱い及び指導要領の改正について（平成17年2月1日付け食安発第0201002号）
- 特定保健用食品の審査申請における添付資料作成上の留意事項について（平成17年2月1日付け食安新発第0201002号）
- 特定保健用食品における疾病リスク低減表示について（平成17年2月1日食安新発第0201003号）
- 特定保健用食品（規格基準型）制度の創設に伴う規格基準の設定等について（平成17年7月1日食安発第0701007号）
- 特定保健用食品（規格基準型）の食品形態について（平成17年7月1日食安新発第0701001号）
- 特定保健用食品（規格基準型）の成分規格の一部改正等について（平成18年7月21日食安発第0721001号）
- 「特定保健用食品（規格基準型）制度の創設に伴う規格基準の設定等について」の一部改正について（平成21年8月27日食安発第0827第2号）
- 「特定保健用食品（規格基準型）の食品形態について」の一部改正について（平成21年8月27日食安新発0827第1号）

別添1　特定保健用食品の審査等取扱い及び指導要領

〔最終改正　平成28年9月30日消食表第609号〕

（改正後全文）

1　目的

　この要領は、特定保健用食品に係る健康増進法（平成14年法律第103号。以下「法」という。）第26条第1項の許可及び法第29条第1項の承認（以下「許可等」という。）並びに健康増進法に規定する特別用途表示の許可等に関する内閣府令（平成21年内閣府令第57号。以下「内閣府令」という。）第4条の審査に際しての表示、申請手続、審査方法等の取扱いを定めるとともに、特定保健用食品の許可等後の取扱い及び監視指導の方法について定めることにより、特定保健用食品制度の円滑な運用に資することを目的とする。

2　用語の定義

　この要領における用語の定義は、次に定めるところによること。

(1)　特定保健用食品
　　許可等を受けて、食生活において特定の保健の目的で摂取をする者に対し、その摂取により当該保健の目的が期待できる旨の表示をする食品をいう。

(2)　条件付き特定保健用食品
　　特定保健用食品のうち、食生活において特定の保健の目的で摂取をする者に対し、その摂取により当該保健の目的が期待できる旨について条件付きの表示をすることとされたものをいう。

(3)　特定保健用食品（規格基準型）
　　特定保健用食品であって、別添3に示す規格基準を満たすものとして許可等を受けたものをいう。

(4)　特定保健用食品（疾病リスク低減表示）
　　特定保健用食品であって、疾病リスクの低減に関する表示を含むものをいう。

(5)　特定保健用食品（再許可等）
　　既に許可等が行われた特定保健用食品（以下「既許可食品」という。）から、以下に掲げる変更により改めて許可等を受けたものをいう。

ア　既許可食品に係る許可等を受けている者が、当該食品の商品名を変更しようとすること。

イ　既許可食品と同一の食品又は風味（香料又は着色料等の添加物によるものをいう。以下同じ。）のみを変更した食品について、当該許可等を受けている者と異なる者が、当該既許可食品と同一の表

示をしようとすること。
　　ウ　既許可食品に係る許可等を受けている者が、当該食品の風味のみを変更しようとすること。
(6)　保健の用途
　　表示される保健の効果に基づく特定の保健の用途をいう。
(7)　関与成分
　　特定の保健の目的に資する栄養成分をいう。
(8)　表示
　　食品の小売り用容器包装に記載された文字、図形等をいう。容器包装を透かして容易に見ることができる内部に記載された文字、図形等及び食品に添付される説明書等に記載された文字、図形等も表示とみなす。
(9)　栄養素等表示基準値
　　食品表示基準（平成27年内閣府令第10号）第2条第1項第十二号で定めるものをいう。

3　許可等の要件

食生活の改善が図られ、健康の維持増進に寄与することが期待できるものであって、次の要件に適合するものについて許可等を行うものであること。
(1)　食品又は関与成分について、表示しようとする保健の用途に係る科学的根拠が医学的、栄養学的に明らかにされていること。
(2)　食品又は関与成分についての適切な摂取量が医学的、栄養学的に設定できるものであること。
(3)　食品又は関与成分が、添付資料等からみて安全なものであること。
(4)　関与成分について、次の事項が明らかにされていること。ただし、合理的理由がある場合には、この限りではない。
　　ア　物理学的、化学的及び生物学的性状並びにその試験方法
　　イ　定性及び定量試験方法
(5)　食品又は関与成分が、ナトリウム若しくは糖類等を過剰摂取させることとなるもの又はアルコール飲料ではないこと。
(6)　同種の食品が一般に含有している栄養成分の組成を著しく損なったものでないこと。
(7)　日常的に食される食品であること。
(8)　食品又は関与成分が、「無承認無許可医薬品の指導取締りについて」（昭和46年6月1日付け薬発第476号厚生省薬務局長通知）の別紙「医薬品の範囲に関する基準」の別添2「専ら医薬品として使用される成分本質（原材料）リスト」に含まれるものではないこと。

4　表示

(1)　表示事項

記載については、次の点に留意すること。
　　ア　商品名
　　　許可等申請書中の商品名どおりに表示すること。
　　イ　許可証票又は承認証票
　　　内閣府令別記様式第3号による許可証票又は同別記様式第6号による承認証票を表示すること。
　　　ただし、条件付き特定保健用食品にあっては、同別記様式第4号による許可証票又は同別記様式第7号による承認証票を表示すること。
　　ウ　許可等を受けた表示の内容
　　　許可等を受けた表示の内容のとおり表示すること。
　　　その際には、許可等を受けた表示の一部分のみの記載はしないこと。
　　エ　栄養成分の量及び熱量
　　　栄養成分の量及び熱量の表示は、食品表示基準に基づくとともに、試験検査機関による分析した結果を基に適切に表示すること。
　　　また、関与成分の量については、消費期限又は賞味期限を通じて含有する値とすること。
　　オ　原材料名及び添加物の表示
　　　食品表示基準に基づくこと。
　　カ　特定保健用食品である旨（条件付き特定保健用食品にあっては、条件付き特定保健用食品である旨）
　　　「特定保健用食品」と記載すること。ただし、条件付き特定保健用食品にあっては、「条件付き特定保健用食品」と記載すること。
　　キ　内容量
　　　1包装中の重量又は容量を表示すること。小分け包装されているものにあっては、小分け包装中の重量又は容量及び小分け包装の個数を表示すること。
　　ク　摂取をする上での注意事項
　　　審査申請書に添付した資料及び許可等申請書中の「摂取をする上での注意事項」に記載した内容を表示すること。
　　ケ　一日当たりの摂取目安量
　　　審査申請書に添付した資料及び許可等申請書中の「一日当たりの摂取目安量（以下「一日摂取目安量」という。）」に記載した内容を表示すること。
　　コ　一日摂取目安量に含まれる当該栄養成分の当該栄養素等表示基準値に対する割合
　　　関与成分が栄養素等表示基準値の示されている栄養成分である場合、一日摂取目安量に基づき当該食品を摂取したときの関与成分摂取量の当該栄養素等表示基準値に占める割合を、百分率又は割合で表示すること。
　　サ　摂取、調理又は保存の方法に関し、特に注意を

必要とするものにあっては、その注意事項許可等申請書に記載した内容を表示すること。
シ 許可等を受けた者が製造者以外の者であるときは、その許可等を受けた者の営業所所在地及び氏名（法人にあっては、その名称）
　㋐ 当該許可等を受けた者の住所の表示は、住居表示に関する法律（昭和37年法律第119号）に基づく住居表示に従って住居番号まで記載すること。
　㋑ 申請者が輸入業者である場合にあっては、輸入業者である旨を記載するとともに、申請者の住所及び氏名を記載すること。
ス 消費期限又は賞味期限、保存の方法、製造所所在地及び製造者の氏名
　これらの表示方法については、食品表示基準に基づき適切に記載すること。
セ バランスの取れた食生活の普及啓発を図る文言
　「食生活は、主食、主菜、副菜を基本に、食事のバランスを。」と表示すること。

(2) 保健の用途の表示
ア 保健の用途の表示の範囲は、健康の維持、増進に役立つ、又は適する旨を表現するものであって、例えば、次に掲げるものであることとし、明らかに医薬品と誤認されるおそれのあるものであってはならないこと。
　㋐ 容易に測定可能な体調の指標の維持に適する又は改善に役立つ旨
　㋑ 身体の生理機能、組織機能の良好な維持に適する又は改善に役立つ旨
　㋒ 身体の状態を本人が自覚でき、一時的であって継続的、慢性的でない体調の変化の改善に役立つ旨
　㋓ 疾病リスクの低減に資する旨（医学的、栄養学的に広く確立されているものに限る。）
イ ア㋓については、条件付き特定保健用食品の保健の用途の表示の範囲としては認められないものであること。

(3) 表示の取扱い
表示の取扱いについては、食品表示基準に基づくとともに、以下の点についても留意すること。
ア (1)に掲げる表示事項は、一括して表示する等読みやすいように表示すること。なお、一括して表示する場合は、次のように取り扱って差し支えないこと。
　㋐ 表示項目名について、次のように簡略に記載すること。
　　a 「許可を受けた表示の内容」を「許可表示」とすること
　　b 「摂取をする上での注意事項」を「摂取上の注意」とすること
　　c 「摂取、調理又は保存の方法に関し、特に注意を必要とする事項」を「摂取、調理又は保存方法の注意」とすること
　　d 「許可を受けた者が製造者以外の者であるとき、当該許可を受けた者の営業所所在地及び氏名」を「販売者」又は「許可を受けた者」とすること
　㋑ 商品名、特定保健用食品である旨（又は条件付き特定保健用食品である旨）及び許可等の証票の表示を一括表示以外の見やすい箇所に記載すること。
　㋒ 表示する内容がない場合に、表示項目名を含め、記載を省略すること。
イ 審査等に際して、表示につき条件が示された場合は、これに従うこと。
ウ 表示は、審査等において認められた表示の範囲内とすること。
エ 虚偽又は誇大な表示、消費者に誤解を与える表示を行わないこと。
オ バランスの取れた食生活の普及啓発を図る文言は、確実に消費者の目に留まるよう、文字の大きさや配置、パッケージ全体のデザイン等について十分に配慮すること。

5 申請手続
(1) 許可等申請書並びに審査申請書及びその添付資料の留意事項
ア 許可等申請書の様式は、許可申請書にあっては別紙様式1、承認申請書にあっては別紙様式2によること。
イ 審査申請書の様式は、内閣府令別記様式第1号によること。
ウ 許可等申請書並びに審査申請書及びその添付資料の作成に当たっては、別添2を参考すること。

(2) 申請時の注意事項
ア 審査等を受けようとする者は、審査申請書（添付資料を含む。以下同じ。）及び承認申請書にあっては消費者庁食品表示企画課に、必要事項を記載した申請書を添付資料とともに直接送付又は持参し、許可申請書にあっては主たる営業所の所在地の都道府県知事（保健所を設置する市又は特別区にあっては、市長又は区長。以下同じ。）を経由して消費者庁長官に提出すること。
イ 審査申請書の提出部数は、特定保健用食品（規格基準型及び再許可等を除く）にあっては食品の種類ごとに正本1部副本3部、特定保健用食品（規格基準型）及び特定保健用食品（再許可等）にあっては食品の種類ごとに正本1部副本1部とすること。
ウ 許可申請書の提出部数は正本1部副本1部、承

認申請書の提出部数は正本1部とすること。
エ　表示の許可等に係る手数料のうち国庫に納付すべきものについては、健康増進法施行令（平成14年政令第361号。以下「施行令」という。）第3条第一号に定める額に相当する額の収入印紙を許可等申請書の正本に貼付して納入すること。なお、貼付した収入印紙には押印等を行わないこと。
オ　審査申請書については、許可等申請書の提出を行った後に提出し、許可等申請書の写しを参考として添付すること。

(3) 許可申請書の進達
ア　許可申請書の提出を受けた都道府県知事は、別添2に示した留意事項を踏まえて、許可申請書の不備の有無を点検の上、適当と認められるものを別紙様式3により消費者庁長官に正本1部進達すること。
イ　許可申請書の内容に不備がある場合は、理由を伝えて速やかに申請者に返戻すること。

6　製品見本の試験検査（許可試験）
(1) 試験検査の依頼
　小規模に試作する場合と実際に商品として市販するために大規模に製造する場合とでは、栄養成分の添加技術に著しい差異を生じるおそれがあるので、単に試作の段階で申請することなく、実際に商品として販売する際に行う原料の配合、製造方法等に従って製造したものであって、市販される包装容器に収められたものを製品見本とすること。
　製品見本の試験検査は、申請後、審査申請書の写しを添付して、申請者が直接、国立研究開発法人医薬基盤・健康・栄養研究所（以下「研究所」という。）又は法第26条第3項に規定する登録試験機関に持ち込む。
　試験検査依頼の際には、研究所にあっては、施行令第3条第二号に定める額、登録試験機関にあっては、法第26条の8第1項の試験業務規程に定める額をそれぞれ納付するものとする。
　具体的な試験検査依頼の方法は、研究所又は登録試験機関の定める方法に従う。
(2) 試験検査成績書の提出
　研究所又は登録試験機関が発行した試験検査成績書については、その原本を消費者庁食品表示企画課に提出する。

7　審査
(1) 審査の手順
ア　消費者庁食品表示企画課において申請書を受け付け、申請書及び添付資料の確認を行った後、消費者委員会及び食品安全委員会へ諮問を行い、両委員会において審査を行う。なお、審査の順序については、消費者委員会新開発食品調査部会新開発食品評価調査会において有効性の審査並びに食品安全委員会において安全性の審査を行い、消費者委員会新開発食品調査部会において有効性及び安全性の審査を行う。
イ　審査の結果、消費者委員会の了承が得られたものについては、許可等の必要な事務手続を行うものとする。
ウ　特定保健用食品（規格基準型）として申請されたものについては、消費者庁食品表示企画課において規格基準に適合しているか否かを確認し、別添3に示す規格基準に適合していることが確認されたものについては、消費者委員会における審査を経、了承が得られたものとして取り扱う。
エ　特定保健用食品（再許可等）として申請されたものについては、消費者庁食品表示企画課において申請書及び添付資料の確認を行ったうえで、消費者委員会における審査を経、了承が得られたものとして取り扱う。

(2) 標準的事務処理期間
　特定保健用食品の保健の用途等の審査及び表示の許可等に要する標準的事務処理期間は、許可等申請書及び審査申請書が受理された日から5か月とする。
　ただし、本期間に提出された書類、添付資料等に不備があり、これを申請者が修正するのに要する期間並びに消費者委員会及び食品安全委員会における審査の期間は含まないものとする。
　なお、特定保健用食品（規格基準型）にあっては、標準的事務処理期間は、許可等申請書及び審査申請書が受理された日から2か月とする。

8　許可書及び承認書の交付
(1) 特定保健用食品として許可したものは、別紙様式4の許可書を進達元の都道府県知事へ送付し、当該都道府県知事から申請者に交付する。
(2) 特定保健用食品として承認したものは、別紙様式5の承認書を直接申請者に交付する。

9　許可後の取扱い
(1) 変更事項の届出
　既許可食品について、次のような変更事項があった場合は、別紙様式6により、許可を受けたものにあっては都道府県知事を経由して、承認を受けたものにあっては直接、消費者庁食品表示企画課に届書を提出すること。
ア　個人、法人の同一性が確保されている範囲内での申請者の氏名又は住所（法人にあっては、その名称、主たる事務所の所在地）の変更
　定款その他当該変更が適当であることを明らかにする資料を添付すること。

イ 義務表示事項のうち次に掲げるものに係る変更
(ア) 消費期限又は賞味期限の変更
消費期限又は賞味期限を延長する場合は、変更後の消費期限又は賞味期限における安定性試験成績書を添付すること。
(イ) 許可を受けた者の変更がない場合における製造所所在地又は製造者氏名（法人の場合は、その名称）の変更
変更後の製造委託契約書、製造所の構造設備等品質管理に関する資料を添付すること。
(ウ) 製品の同一性を失わず、保健の用途の効果の変化を伴わない範囲における原材料の配合割合、製造方法、栄養成分の量（関与成分以外の成分量に限る。）又は熱量の変更
変更の理由、製品の同一性を失わず、保健の用途の効果の変化を伴わない理由及びその科学的な裏付けとなる説明資料、試験検査機関において行った栄養成分の量及び熱量の成分分析試験検査成績書を添付すること。
(エ) 一日摂取目安量の変更を伴わない内容量の変更
変更の理由、過剰摂取等の安全性に関する説明資料を添付すること。
(オ) 摂取上の注意事項又は摂取、調理若しくは保存の方法に関し、特に注意を必要とするものについての注意事項の追加
追加の理由及びその根拠となる資料を添付すること。
ウ 義務表示事項以外の表示事項に係る変更
変更後の表示見本を添付すること。
なお、次に掲げる事項について変更しようとする場合は、新規の許可等が必要であるので、新規の許可等及び審査の申請と同じ手続をとること。
(ア) 許可等を受けた表示の内容
(イ) 原材料の配合割合又は製造方法（製品の同一性が失われる程度に変更する場合に限る。）
(ウ) 一日当たりの摂取目安量
(エ) 関与成分の量
(2) 失効の届出
既許可食品について、次に掲げる事項が生じた場合は許可が失効したものとし、許可書又は承認書を添えて、許可を受けたものにあっては都道府県知事を経由して、承認を受けたものにあっては直接、別紙様式7により消費者庁食品表示企画課に届書を提出すること。
ア 許可等を受けた者が死亡したとき又は許可等を受けた法人が解散したとき
この場合、許可等を受けた者の相続人若しくは相続人に代わって相続財産を管理する者、清算人、若しくは破産管財人又は合併後存続し、若しくは合併により設立された法人の代表者が届け出ること。
イ 許可等を受けた者が当該商品の販売、製造を中止したとき
(3) 再許可等の申請
再許可等の申請については、新規の審査等の申請と同じ手続によること。ただし、添付資料についてはこの限りでない。
(4) 安全性等に関する情報収集
特定保健用食品の許可等を受けた者においては、当該食品の安全性、有効性等を確保する観点から、次の事項について留意すること。
ア 許可等後の科学的知見の集積等により、その保健の用途に係る有効性や当該食品の安全性等に問題が生じていないか、その確認に努めること。
イ 特定保健用食品の販売に伴い申請者に寄せられた消費者からの健康影響に関する苦情等について、処理経過を含め、記録し、保存するよう努めること。
(5) 商品の表示及び広告
商品の保健の用途に係る表示及び広告については、全体として許可等を受けた表示の範囲内とすることとし、虚偽又は誇大な記載をすることがないようにすること。
なお、商品が販売される際には、当該商品の表示が、許可等申請書及び変更届と齟齬が無いか確認するとともに、当該商品の表示部分が分かる写真を消費者庁食品表示企画課へ送付すること。

10 監視指導

特定保健用食品の監視に当たっては、以下に掲げる事項につき留意すること。
(1) 表示等に関する指導取締りについては、医薬行政と食品安全行政が緊密な連携をとり、その適正化を図ること。
(2) 製品の品質管理体制の整備について、製造業者に対して指導するとともに、必要に応じ、製造施設に立ち入り、品質管理に係る試験結果等の記録を確認すること。
(3) 内閣府令で定める事項を表示していないとき又は虚偽の表示をしたときは、法第28条（法第29条第2項において準用する場合を含む。）の規定により、当該許可等を取り消すことができることとされているので、このような食品を発見した場合は、消費者庁食品表示企画課に通報すること。
(4) 広告についても、許可等が行われた表示の範囲内とし、虚偽又は誇大な広告とならないよう指導すること。特に、条件付き特定保健用食品及び特定保健用食品（疾病リスク低減表示）の広告におけるキャッチフレーズにおいて、限定的な科学的根拠で

ある旨の省略、疾病名のみの強調等を行う場合は、虚偽又は誇大な表示に該当し得る。
(5) 制度の適切な運用のため、許可等を受けずに特定の保健の目的に資する旨の表示をした食品が販売されていないかどうか監視に努めるとともに、このような食品を発見した場合には、許可等を受けるまでの間当該表示を消去した後販売するよう指導する等適切な措置を講ずること。なお、これらの食品について、特定の保健の用途に係る広告を行っている場合は、特定保健用食品との誤認を与え、好ましいものではないことから、許可等を受けるまでの間は当該広告を中止するよう指導する等の措置を講ずること。

別紙様式1

特定保健用食品表示許可申請書

年　月　日

消費者庁長官　殿

申請者住所（法人にあっては主たる事務所所在地）
〃　氏名（法人にあっては名称及び代表者）　印

健康増進法（平成14年法律第103号）第26条第1項の規定により特定保健用食品の表示の許可を受けたいので、下記のとおり申請します。

記

1　申請者の氏名、住所及び生年月日（法人の場合は、その名称、主たる事務所の所在地及び代表者の氏名）
2　営業所の名称及び所在地（製造所の名称及び所在地を付記すること）
3　商品名
4　消費期限又は賞味期限
5　内容量
6　許可を受けようとする理由及び食品が国民の食生活の改善に寄与し、その摂取により国民の健康の維持増進が図られる理由
7　許可を受けようとする表示の内容
8　原材料の配合割合
9　製造方法
10　栄養成分の量及び熱量
11　一日当たりの摂取目安量
12　摂取をする上での注意事項
13　摂取、調理又は保存方法に関し、特に注意を必要とするものについては、その注意事項
14　その他

(注)
1　用紙の大きさは、日本工業規格A4とすること。
2　字は墨、インク等を用い、楷書ではっきりと書くこと。
3　法人の場合は定款又は寄付行為を添付すること。

別紙様式2

特定保健用食品表示承認申請書

年　月　日

消費者庁長官　殿

申請者住所（法人にあっては主たる事務所所在地）
〃　氏名（法人にあっては名称及び代表者）　印

健康増進法（平成14年法律第103号）第29条第1項の規定により特定保健用食品の表示の承認を受けたいので、下記のとおり申請します。

記

1　申請者の氏名、住所及び生年月日（法人の場合は、その名称、主たる事務所の所在地及び代表者の氏名）
2　営業所の名称及び所在地（製造所の名称及び所在地を付記すること）
3　商品名
4　消費期限又は賞味期限
5　内容量
6　承認を受けようとする理由及び食品が国民の食生活の改善に寄与し、その摂取により国民の健康の維持増進が図られる理由
7　承認を受けようとする表示の内容
8　原材料の配合割合
9　製造方法
10　栄養成分の量及び熱量
11　一日当たりの摂取目安量
12　摂取をする上での注意事項
13　摂取、調理又は保存方法に関し、特に注意を必要とするものについては、その注意事項
14　その他

(注)
1　用紙の大きさは、日本工業規格A4とすること。
2　字は墨、インク等を用い、楷書ではっきりと書くこと。
3　法人の場合は定款又は寄付行為を添付すること。

別紙様式3

年　月　日

消費者庁長官　殿

都道府県知事

特定保健用食品の表示許可申請について

　標記について、健康増進法（平成14年法律第103号）第26条第1項の規定に基づき下記の申請があり、書類の不備を確認したところ特に支障がないので送付します。

記

1　申請者
2　商品名

（注）
1　用紙の大きさは、日本工業規格A4とすること。
2　字は墨、インク等を用い、楷書ではっきりと書くこと。

別紙様式4

消食表第　号

特定保健用食品表示許可書

申請者

　年　月　日付けで申請のあった「　　　」について、健康増進法（平成14年法律第103号）第26条第1項の規定により、下記のとおり特定保健用食品の表示をすることを許可する。

　年　月　日

消費者庁長官

記

許可番号　第　号

表示内容

その他

別紙様式5

消食表第　号

特定保健用食品表示承認書

申請者

　年　月　日付けで申請のあった「　　　」について、健康増進法（平成14年法律第103号）第29条第1項の規定により、下記のとおり特定保健用食品の表示をすることを承認する。

　年　月　日

消費者庁長官

記

承認番号　第　号

表示内容

その他

別紙様式6

特定保健用食品表示事項変更届書

年　月　日

消費者庁次長　殿

　　届出者住所（法人にあっては主たる事務所所在地）
　　〃　氏名（法人にあっては名称及び代表者）　印

　特定保健用食品について、下記のとおり表示事項の変更があったので届け出ます。

記

1　商品名
2　申請者
3　許可（承認）年月日
　　　　　番　号
4　変更事項（新旧対照により記載する。）

（注）
1　用紙の大きさは、日本工業規格A4とすること。
2　字は墨、インク等を用い、楷書ではっきりと書くこ

と。
3 変更の理由等参考資料を添付すること。

別紙様式7

特定保健用食品表示許可（承認）失効届書

年　月　日

消費者庁次長　殿

　　　届出者住所（法人にあっては主たる事務所所在地）
　　　〃　氏名（法人にあっては名称及び代表者）　印

　特定保健用食品について、下記のとおり表示の許可（承認）の消滅事由に該当したので届け出ます。

記

1　商品名
2　申請者
3　許可（承認）年月日
　　　　　　　番　号
4　表示許可消滅の事由

（注）
1　用紙の大きさは、日本工業規格A4とすること。
2　字は墨、インク等を用い、楷書ではっきりと書くこと。
3　許可書又は承認書を添付すること。

参考様式1

特定保健用食品表示許可（承認）申請書　差し替え願

年　月　日

消費者庁長官　殿

　　　申請者住所（法人にあっては主たる事務所所在地）
　　　〃　氏名（法人にあっては名称及び代表者）　印

　平成　年　月　日付けで申請している「　　　」の特定保健用食品表示許可（承認）申請書において、下記のとおり変更が生じたため、差し替え願います。

記

1　変更事項

2　変更事由

参考様式2

特定保健用食品表示許可申請取下げ願

平成　年　月　日

消費者庁次長　殿

　　　申請者住所
　　　申請者氏名

　健康増進法に基づく、下記の特定保健用食品の表示許可申請を取り下げます。

記

1　商品名

2　申請年月日
　　平成　年　月　日

3　取り下げの理由

別添2　特定保健用食品申請に係る申請書作成上の留意事項

第1　許可等申請書の留意事項

特定保健用食品の表示許可申請書または承認申請書については、次の事項に留意すること。

(1)　申請者の氏名、住所及び生年月日

申請者の氏名、住所及び生年月日（法人の場合は、その名称、主たる事務所の所在地、代表者の氏名）を正確に記載すること。

法人にあっては、定款又は寄付行為を添付すること。

(2)　営業所の名称及び所在地

主たる営業所の名称及び所在地を記載し、併せて製造所の名称及び所在地を付記すること。

(3)　商品名

同一食品でも商品名が異なれば別品目として許可申請を行うこと。

(4)　消費期限又は賞味期限

定められた方法により保存した場合において品質が急速に劣化しやすい食品にあっては消費期限である旨、それ以外の食品にあっては賞味期限である旨を明記し、消費期限又は賞味期限の設定方法についても記載すること。

(5)　内容量

1包装中の重量又は容量を表示すること。小分け包装されているものにあっては、小分け包装中の重量又は容量及び小分け包装の個数を記載すること。

(6)　許可等を受けようとする理由及び食品が食生活の改善に寄与し、その摂取により国民の健康の維持増進が図られる理由

製品開発の経緯を含め、食品が食生活の改善に寄与し、その摂取により国民の健康の維持増進が図られる理由を具体的に記載すること。

(7)　許可等を受けようとする表示の内容

ア　具体的に記載すること。

イ　条件付き特定保健用食品については、原則として、保健の用途の記載の直前に「根拠は必ずしも確立されていない」旨を挿入するとともに、保健の用途について「可能性がある」旨を明記すること。

（例）本品は○○を含んでおり、根拠は必ずしも確立されていませんが、△△に適している可能性がある食品です。

ウ　特定保健用食品（規格基準型）については、別添3に定める規格基準に従って保健の用途を表示するものとすること。

エ　特定保健用食品（疾病リスク低減表示）については、疾病リスクの低減に資する関与成分を含有する旨及び疾病リスク低減の具体的な内容について表示するものとすること。

（例）この食品は○○を豊富に含みます。適切な量の○○を含む健康的な食事は、疾病□□にかかるリスクを低減するかもしれません。

(8)　原材料及び添加物の配合割合

ア　製造に使用する全ての原材料及び添加物と、その配合数量及びその配合数量によって製造される製品の重量を記載すること。

イ　配合する原材料及び添加物の名称は一般名称を用い商品名は用いないこと。添加物の名称については、食品表示基準（平成27年内閣府令第10号）に定める方法によること。なお、栄養強化の目的で使用した添加物についても記載すること。

ウ　食品衛生法の規定により使用基準が定められている添加物にあっては、基準が遵守されていることを確認するため、その純度等を記載すること。

エ　特定保健用食品（規格基準型）については、別添3に定める規格基準に示す関与成分規格に合致した関与成分を用いた旨の記載を行うこと。

(9)　製造方法

製造方法を具体的に記載し、特に加工工程において関与成分、ビタミン等を添加する時期、添加後の加熱温度その他の製造条件を詳細に記載すること。

(10)　栄養成分の量及び熱量

栄養成分の量及び熱量の表示は、食品表示基準に基づくとともに、試験検査機関の分析した結果を基に適切に表示すること。

なお、関与成分が栄養素等表示基準値の示されている成分である場合、一日摂取目安量に含まれる関与成分の栄養素等表示基準値に占める割合も記載すること。

(11)　一日当たりの摂取目安量

保健の効果の発現及び過剰摂取等による健康被害の防止の観点から申請書に添付した資料に基づき一日摂取目安量を算定すること。

(12)　摂取をする上での注意事項

過剰摂取等による健康被害の発生が知られているもの又はそのおそれがあるものは、審査等申請書に添付した資料に基づき記載すること。

特定保健用食品（規格基準型）は別添3に定める規格基準に従って、摂取上の注意事項に係る表示を記載すること。また、特定保健用食品（疾病リスク低減表示）については、疾病には多くの危険因子があることや十分な運動も必要であること等を表示するほか、過剰摂取に十分配慮した表示をつけることとする。

(13)　摂取、調理又は保存方法に関し、特に注意を必要とするものについては、その注意事項

ア　摂取及び調理の方法について、特に注意を必要

とするものを具体的に記載すること。
　イ　許可を受けようとする食品の保存の方法に関し、保存上の注意として関与成分に関する栄養学上の品質の保持に必要な保存方法を記載すること。
⑭　その他
　ア　消費期限又は賞味期限、製造所所在地、製造者氏名（法人の場合は、その名称）等について、表示方法を記載すること。
　イ　アについて、省略又は略号、記号で表示する場合は、その旨及び当該製造所所在地、製造者の氏名並びにその固有記号を併記すること。
　ウ　申請内容として、別表第1欄に示す区分を明記すること。
　エ　特定保健用食品（規格基準型）については、申請に係る食品の形態について、既に許可等を受けたものであると判断した理由を記載すること。
　オ　申請の担当者の連絡先（所属、氏名、電話番号、メールアドレス等）を記載すること。

第2　審査申請書の留意事項

特定保健用食品の審査申請書及びその添付資料については、次の事項に留意すること。

1　審査申請書

審査申請書の記載に当たっては、申請者の住所及び氏名（法人にあっては、主たる事務所の所在地、その名称及び代表者の氏名）を正確に記載すること。
審査申請は、原則として商品名ごとに行うこと。したがって、同一食品でも商品名が異なれば別申請となること。

2　審査申請書の添付資料

⑴　表示見本
　表示しようとする内容を記載したものとする。
　一括して表示する事項については、別紙として抜き出したものを併せて添付する。
⑵　食品が食生活の改善に寄与し、その摂取により国民の健康の維持増進が図られる理由
　製品開発の経緯を含め、当該食品が食生活の改善に寄与し、その摂取により国民の健康の維持増進が図られる理由を具体的に記載する。
　特に、特定保健用食品（疾病リスク低減表示）の申請に当たっては、以下の点について記載する。
　ア　日本国民の疾病の罹患状況等に照らして、当該疾病リスクの低減について注意喚起する必要性
　イ　医療従事者や栄養指導を行う者等に対する一般的な勧告や食生活指針等による普及啓発では足りず、当該疾病リスクの低減について、個々の食品における表示の許可等を通じて国民に直接訴求する必要性
⑶　一日当たりの摂取目安量及び摂取をする上での注意事項
　添付した資料に基づき記載する。
　摂取をする上での注意事項については、これまでの文献報告、動物試験、ヒト試験等で得られた知見に基づき記載する必要がある。情報を的確に伝えるため、わかりやすい表現とする。
　また、当該食品では確認されていないものでも、同一の作用機序を持つ医薬品等で報告されている有害事象がある場合、当該食品と同時に摂取することで有効性が減弱することが知られている医薬品等がある場合等についても記載する。
⑷　食品及び特定の保健の目的に資する栄養成分に係る保健の用途及び一日当たりの摂取目安量を医学的及び栄養学的に明らかにした資料
　以下に掲げる資料を添付する。
　また、適切な条件の下で行った試験結果に基づくものであり、かつ、再現性のあるデータの提出に努めること。
　ア　in vitro 及び動物を用いた in vivo 試験
　　関与成分の in vitro 及び動物を用いた in vivo 試験により、関与成分の作用、作用機序、体内動態を明らかにするための資料を添付する。なお、作用機序については、当該資料により明らかにされていなくても、作用機序に関する試験が適切になされていれば条件付き特定保健用食品の有効性を確認する資料として用いることができるが、この場合、ヒトを対象とした試験（以下「ヒト試験」という。）のデザインは無作為化比較試験である必要がある。
　　これらの試験結果は、統計学的に十分な有意差を確認できるものでなければならない。
　　なお、関与成分に関し、ヒト試験において、その作用、作用機序、体内動態に関する知見が得られている場合には、当該資料の添付により、in vitro 及び動物を用いた in vivo 試験を省略することができる。
　イ　ヒトを対象とした試験
　　原則として、審査申請する食品（以下「申請食品」という。）を用いて実施する。動物試験において保健の用途に係る有効性を確認した後、ヒト試験を実施し、保健の用途に係る効果及び摂取量を確認する。
　　㈠　試験目的と計画
　　　試験は、食品の保健の用途に係る有効性及びその摂取量を確認することを目的とし、原則として、設定しようとする一日摂取目安量による長期摂取試験を実施する。
　　　なお、一日摂取目安量は、事前に検討された

用量設定試験の結果に基づいた量とする。
　a　試験計画書
　　　試験計画を立てる際には、保健の用途に合致した指標、統計学的に十分な有意差を確認するに足りる試験方法と被験者を設定することが重要である。
　　　また、試験の信頼性及び客観性を確保する観点から、「人を対象とする医学系研究に関する倫理指針」（平成26年文部科学省・厚生労働省告示第3号。以下「倫理指針」という。）第3章第7及び第8に従い試験計画書を作成し、少なくとも以下の点に留意すること。
　　・試験計画書の作成及び変更は試験実施責任者が承認し、変更が生じた場合は文書記録を残すこと
　　・被験者数を設定した根拠を試験計画書に記載すること
　　・有効性の判定に使用する評価指標を、あらかじめ定めておき、試験計画書に記載すること
　　・統計解析方法、脱落基準、中止基準を明確化し、試験計画書に記載すること
　　・データ解析をする際の外れ値、欠測値に対する扱いの基準を試験計画書に記載すること
　　・試験計画書に記載されていない追加の検証試験を加えた解析は行わないこと
　　　なお、試験計画書については、倫理指針第3章第9に従って実施前に登録を行うこと。ただし、研究対象者等及びその関係者の人権又は研究者等及びその関係者の権利利益の保護のため非公開とすることが必要な内容として、倫理審査委員会の意見を受けて研究機関の長が許可したものについては、この限りでない。
　b　試験デザイン
　　　試験デザインについては、結果の客観性を確保する観点から、試験食摂取群とプラセボ食摂取群を対照とした二重盲検比較試験とする必要がある。割付については、原則として無作為割付を行う必要があるが、非無作為割付を行う場合については、条件付き特定保健用食品の有効性に係る資料としてのみ用いることができる。無作為割付の方法としては、試験開始時に全対象者を無作為に試験食摂取群とプラセボ食摂取群とに配置する方法以外に、一時に多数の対象者を得ることができない等の場合は、得られてくる対象者を一人、二人と順次無作為に割り付け、必要な大きさの標本数に達するまで試験を続けていく方法も許容される。この場合、割付の開示は、全ての試験を終了したのち行うことが必要である。
　　　試験方法は並行群間試験を原則とするが、個人差のばらつき、関与成分の保健の用途、試験期間、被験者数等を考慮し、他の妥当な方法を用いてもよい。
　　　非無作為化比較試験を行う場合にあっては、試験食摂取群とプラセボ食摂取群との間で、性別、年齢、指標等の比較性がある程度担保されることが必要である。比較可能性の観点から、試験食摂取群と性別、年齢、指標等をある程度そろえた対照者にプラセボ食を摂取させる必要がある。
　c　評価指標
　　　評価指標としては、学会等により健康の維持・増進に対する医学的及び栄養学的な意義が十分に評価され、広く受け入れられているものを採用する。
　d　摂取時期
　　　摂取時期については、表示との整合性が図れるものとする。例えば、「一日一本」という摂取方法の食品にあって、一律に朝起床時のみに摂取するような場合は、それ以外の時間や食事とともに摂取した場合の有効性については確認されていないと考えられる。
　e　摂取期間
　　　摂取期間は、有効性の発現、経時的な効果の減弱（いわゆる「なれ」）がないことの確認のため、一般的には12週間程度以上を設定することが必要と考えられる。特に、変動しやすい項目を対象とするものや体脂肪の蓄積等の適応による戻りの可能性があるものでは、試験期間は長い方が望ましい。
　　　また、12週間以上の摂取期間を設定した場合、4週間以上の後観察期間を設定する。
　　　ただし、カルシウムの吸収を促進するものやおなかの調子を整えるもの等、比較的短期間の試験でも有効性が確認でき、効果の減弱も起こらないことが既知の保健の用途の場合にはこの限りではない。
　f　測定時期
　　　測定時期は、12週間以上の摂取期間を設定した場合、原則として摂取前を含め4週間ごとに測定を行うとともに、後観察期間終了時においても測定を行う。
　g　被験者の特徴及び被験者数
　　　被験者は、健常人から疾病の境界域の者に至るまでの範囲において、目的とする保健の用途の対象として適切な者とする。有効性に

関する試験は、表示の対象とする摂取者層に対する効果を確認することが第一の目的であるので、申請に当たっては、主な摂取者層での有効性を確認することが必要である。性別についても、極端に偏らないように設定することとし、評価指標が性別により大きく異なる場合は、性別毎の発症割合に準じた被験者数の配分とするが、少数の側の被験者でも一定の評価ができる例数とする。なお、妊婦や小児等は被験者から一般的には除外される。

許可表示の内容や関与成分により、その作用の種類や大きさが異なることから、被験者数は、試験内容や実施方法により必要な数を一律に定めることは困難である。効果の程度により、必要な例数を求め、被験者数を確保する。したがって、統計学的手法上、有意差検定に不十分な被験者数の場合には、報告例として扱うものとする。また、層別解析を行ったときに各層で有意差検定に十分な被験者数（試験食摂取群、プラセボ食摂取群ともに）を確保できるようにする。

h　試験食

試験食は、原則として申請食品を用いる。

ただし、関与成分と申請食品との差異が極めて少ない場合、その他合理的な理由がある場合には、申請食品ではなく関与成分で実施してもよい。

i　食事調査

原則として、摂取前及び摂取期間中の食事調査を行う。

特定保健用食品は、特定の保健の用途のために使用される食品であり、日常の食生活とのバランスによって、健康の維持や増進に寄与することを目的とした食品である。また、摂取前や摂取期間中の食事内容が試験結果に影響を与える可能性も考えられる。これらのことから、許可要件の根拠となった有効性試験における試験期間中の食事内容の調査は基礎データとして重要であり、評価の参考となることも考えられる。

食事調査の内容は、例えば、摂取前を含む試験期間中の検査前3日間の食事内容や量の記録及び調査に基づく栄養成分（たんぱく質、脂質、炭水化物等）及び熱量の算出が考えられる。

ただし、許可表示の内容によっては、独自の項目を設定することが必要となる場合もある。

(イ)　試験実施上の留意点

ヒト試験は、ヘルシンキ宣言の精神に則り、常に被験者の人権保護に配慮し、倫理審査委員会の承認を得て、医師の管理の下に実施する。実施に当たっては、倫理指針に従う。

また、被験者の割付方法等に十分配慮し、統計学的に十分な有意差の有無を確認するに足りる試験方法と被験者を設定することが必要である。

クロスオーバー試験では、試験期間が長くなることから、指標が摂取終了後に摂取前の値に回復するか（ウォッシュアウトが十分になされるか）という点に留意する必要がある。また、並行群間試験では、個人差のばらつきを解消するために、十分な例数が必要になる。

なお、試験は原則として、社外ボランティアを被験者として第三者機関で実施すること。

(ウ)　保健の用途に係る有効性等の判定方法

保健の用途に係る有効性及び摂取量の確認のための試験結果の判定は、原則として試験計画書に記載した解析計画に従うこととし、必ず統計学的処理による有意差検定により行うこと。有意差検定は、通常、事前に設定した危険率（1％又は5％）による検定を行い、試験食摂取群とプラセボ食摂取群との群間比較の差で評価する。なお、無作為化比較試験を行った場合であって危険率10％であれば有意差が確認されるもの又は非無作為化比較試験行った場合であって危険率5％であれば有意差が確認されるものについては、これを条件付き特定保健用食品の有効性に係る資料として用いることができる。

評価指標が複数ある場合の有効性判定は、保健の用途により異なるが、必ずしも、全ての評価指標において有効性を示す必要はなく、栄養学的、生理学的な意義を考慮したうえで、あらかじめ試験計画書で設定した評価指標により有効性を示すこと。複数の評価指標を設定した場合など、多重性の問題が生じる場合においては、適切に調整を行う。

また、後観察期間を設定した場合は、後観察結果も含め評価を行う。

被験者が境界域者と軽症者のように複数の層で構成される場合は、原則として層別解析を行う。また、層別解析を行う場合は、各層で有意差検定に十分な被験者数（試験食摂取群、プラセボ食摂取群ともに）を確保する。ただし、被験者が境界域者の一層のみで構成されるなど、上記のおそれがない場合は、層別解析の必要はない。

(エ)　試験報告書作成上の留意点

試験報告書には、試験実施責任者が承認した

試験計画書を添付するとともに、変更履歴がある場合には、当該変更の時期、内容及び承認記録を添付する。
　試験開始時点の被験者数及び試験中の脱落者について、当該人数及び理由を試験報告書に記載する。
　試験結果の解析及び評価は試験計画書に基づき実施し、試験計画書に記載のない作業は原則として行わない。
　試験報告書は試験実施責任者の承認が必要である。
ウ　その他
　特定保健用食品（疾病リスク低減表示）の申請にあっては、当該表示に係る関与成分の疾病リスク低減効果が医学的・栄養学的に確立されたものであることを証するものとして、原則として、当該関与成分の有効性を検証した論文からなるメタアナリシスの論文を添付する。なお、資料の作成に当たっては、以下の点に留意すること。
　㈦　論文を系統的に収集した結果、試験デザイン、研究の質等から見て十分な科学的根拠であると判断される複数の疫学的研究が存在すること。なお、これらの研究には、介入研究だけでなく、観察研究も含まれること。
　㈣　メタアナリシスの論文が不要である場合としては、既に外国において、当該表示に係る関与成分の疾病リスク低減効果について一致した公衆衛生政策がとられており、その根拠となる疫学的研究が共通していることが示された場合等が想定されること。
　㈰　当該表示が諸外国において認められている場合には、当該表示に係る関与成分の疾病リスク低減効果が限定的でなく、医学的・栄養学的に確立されたものであることを示す論文が必要であること。
(5)　食品及び特定の保健の目的に資する栄養成分の安全性に関する資料
　以下に掲げる資料を添付する。
　また、適切な条件の下で行った試験結果に基づくものであり、かつ、再現性のあるデータの提出に努めること。なお、特定保健用食品（規格基準型）については、原則として、ヒト試験により過剰摂取時の検証を行い、有害事象の有無等を確認することのみをもって当該資料として差し支えない。
ア　in vitro及び動物を用いたin vivo試験
　安全な摂取量を確認するための基礎資料とすることを目的とする。
　食品等としてヒトが摂取してきた経験が十分に存在する物であって、合理的な理由があるものは、in vitro及び動物を用いたin vivo試験の添付を省略することができる。
　食品等としてヒトが摂取してきた経験が十分に存在しない物については、「保健機能食品であって、カプセル、錠剤等通常の食品の形態でない食品の成分となる物質の指定及び使用基準改正に関する指針について」（平成13年3月27日付け食発第115号厚生労働省医薬局食品保健部長通知）別添「保健機能食品であって、カプセル、錠剤等通常の食品の形態でない食品の成分となる物質の指定及び使用基準改正に関する指針」のⅣの3の(6)安全性に関する資料と同等の資料を必要とする。なお、それぞれの毒性試験について標準的な実施方法は、「食品添加物の指定及び使用基準改正に関する指針について」（平成8年3月22日衛化第29号厚生省生活衛生局長通知）の別添の第Ⅴ章を参照すること。
イ　ヒト試験等
　ヒト試験により、過剰摂取時及び長期摂取時における安全性の確認を行う。
　また、関与成分又は同種の食品等におけるアレルギーの発生等の有害情報に関する文献検索を行い、該当するものについて資料として添付する。
　㈦　試験目的と計画等
　原則として、過剰用量におけるヒト試験（以下「過剰摂取試験」という。）及び摂取期間を長期に設定したヒト試験（以下「長期摂取試験」という。）を実施する。
　当該試験においては、被験者における副次作用の発生の有無を併せて確認すること。
　a　試験計画書
　試験計画を立てる際には、申請食品の特性をいかしながら、申請食品及び関与成分の食経験や食品形態を十分考慮して行うことが重要である。
　また、長期摂取試験及び過剰摂取試験の実施における試験の信頼性及び客観性を確保する観点から、倫理指針第3章第7及び第8に従い試験計画書を作成し、少なくとも以下の点に留意することが必要である。
・試験計画書の作成及び変更は試験実施責任者が承認し、変更が生じた場合は文書記録を残すこと。
・被験者数を設定した根拠を試験計画書に記載すること
・統計解析方法、脱落基準、中止基準を明確化し、試験計画書に記載すること。
・データ解析をする際、外れ値、欠測値に対する扱いの基準を試験計画書に記載すること。
・試験計画書に記載されていない追加の検証

試験を加えた解析は行わないこと。

なお、試験計画書については、倫理指針第3章第9に従って実施前に登録を行うこと。ただし、研究対象者等及びその関係者の人権又は研究者等及びその関係者の権利利益の保護のため非公開とすることが必要な内容として、倫理審査委員会の意見を受けて研究機関の長が許可したものについては、この限りでない。

b 試験方法

試験は、長期摂取試験、過剰摂取試験のいずれについても、二重盲検並行群間比較試験、オープン試験などで行う。

c 摂取時期

長期摂取試験の摂取時期は、有効性試験と同様に、作用機序、許可申請表示内容や一日摂取目安量との整合性を図る。

過剰摂取試験は、原則として申請食品を用いて、1日1回一日摂取目安量の3倍量を摂取する、1日各3回一日摂取目安量を摂取するなど、一日摂取目安量の3倍量を1日に摂取する。

ただし、一度に過剰量を摂取することが容易であると一般的に考えられる食品（食品形態が錠剤、カプセルなど）の場合には、原則として申請食品を用いて、一日摂取目安量の5倍量を1日に摂取する。

d 摂取期間

長期摂取試験は、原則として12週間以上の摂取期間とする。申請食品による有効性試験として、12週間以上の摂取期間の試験を実施する場合には、その試験において安全性の確認も同時に行うことができる。

ただし、申請食品による有効性試験における摂取期間が12週間未満の場合には、原則として別途、安全性試験として12週間以上の長期摂取試験を実施する。

過剰摂取試験は、原則として4週間以上の摂取期間を設定する。

e 観察項目及び測定時期

安全性の確認のための観察項目は、原則として、血液生化学検査、血液一般検査及び尿検査とし、併せて医師による診察や問診を行う。

なお、必要に応じて、診断指標として診断基準ガイドラインなど学会等で認められた観察項目の追加を検討する。

測定時期は、長期摂取試験の場合は、原則として摂取前を含め4週間ごとに行い、過剰摂取試験は、原則として摂取前を含め2週間ごとに行う。

安全性に懸念を示すデータが観察された場合には、必要に応じて後観察期間を設定する。

f 被験者の特徴及び被験者数

被験者は、健常人から疾病の境界域の者に至るまでの範囲において、目的とする保健の用途の対象として適切な者とする。性別についても、極端に偏らないように設定することとし、評価指標が性別により大きく異なる場合は、性別毎の発症割合に準じた被験者数の配分とするが、少数の側の被験者でも一定の評価ができる例数とする。

なお、妊婦や小児等は被験者から一般的には除外される。被験者数は、試験内容や実施方法により必要な数が異なるが、統計学的手法によって有意差検定が可能な被験者数を確保すること。したがって、統計学的手法上、有意差検定に不十分な被験者数の場合には、報告例として扱うものとすること。

g 試験食

(4)イ(ア)hを参照のこと。

過剰摂取試験において被験者身体的負担の観点から申請食品での摂取が倫理的・物理的理由により困難な場合は、関与成分を増量させた試験食を用いて実施することも考えられる。その場合は、申請食品で実施することが困難な理由及び申請食品を用いた過剰摂取試験と同等の安全性評価ができる理由を説明する必要がある。

h 食事調査

通常の食事においても摂取されるような成分があり、申請食品を摂取することにより、過剰摂取のおそれが考えられる場合など必要に応じて食事調査を行う。

食事調査の内容は、(4)イ(ア)iを参照のこと。

(イ) 試験実施上の留意点

ヒト試験は、ヘルシンキ宣言の精神に則り、常に被験者の人権保護に配慮し、倫理審査委員会の承認を得て、医師の管理の下に実施する。実施に当たっては、倫理指針に従う。

また、被験者の割付方法等に十分配慮し、統計学的に十分な有意差の有無を確認するに足りる試験方法と被験者を設定することが必要である。

なお、試験は原則として、社外ボランティアを被験者として第三者機関で実施すること。

(ウ) 安全性の確認方法

安全性の確認のための試験結果の判定は、必

ず統計学的処理による有意差検定により行う。
　　併せて、医師による被験者に対する有害事象の発生の有無の確認、原則として、血液生化学検査、血液一般検査及び尿検査を指標として異常変動事例の有無等を確認する。血液生化学検査及び血液一般検査における指標については、施設ごとの検査基準値を提示する。施設ごとの検査基準に男女や年齢による違いがあればそれも提示するとともに男女や年齢ごとに評価を行う。
　㈡　試験報告書作成上の留意点
　　試験報告書には、試験実施責任者が承認した試験計画書を添付するとともに、変更履歴がある場合には、その変更の時期、内容及び承認記録を添付する。
　　試験開始時点の被験者数を及び試験中の脱落者について、当該人数及び理由を試験報告書に記載する。
　　試験結果の解析及び評価は試験計画書に基づき実施し、試験計画書に記載のない作業は原則として行わない。
　　試験報告書は試験実施責任者の承認が必要である。
　ウ　その他
　　特定保健用食品（疾病リスク低減表示）の申請にあっては、原則として、当該表示に係る関与成分の有効性の検証に用いられたメタアナリシスの論文に引用された論文に基づいて、有害事象を生じない摂取量を検証した資料を添付する。
　　食品安全委員会においては、「特定保健用食品の安全性評価に関する基本的考え方」（平成16年7月21日、食品安全委員会新開発食品専門調査会）に従い審査が行われることに留意し、安全性に関する資料を添付すること。
(6)　食品及び特定の保健の用途に資する栄養成分の安定性に関する資料
　　関与成分の物理、化学、生物学的安定性に関する資料、消費期限又は賞味期限を通じた食品中の関与成分量の経時的な変化を確認した資料を含め、消費期限又は賞味期限を設定するための資料を添付する。
　　安定性試験は、製品が実際に取り扱われる状況を想定して、様々な状態における影響を検討すべきである。例えば、室温保存のものを、一定の温度、湿度下で試験することは好ましくない。また、温度管理を行わないで試験する際には、温度記録を取るとともに、表示温度範囲を代表する試験となっているかに留意する必要がある。
　　錠剤、カプセル等の形状の食品については、組成、製法、保存条件等により、形状の崩壊、溶解性に変化がみられることから、上記の試験に加えて、崩壊、溶解性の変化に関する試験を行う。
(7)　特定の保健の目的に資する栄養成分の物理学的性状、化学的性状及び生物学的性状並びにその試験方法に関する資料
　　関与成分の特性を明らかにするために必要な資料を添付する。
(8)　食品中における特定の保健の目的に資する栄養成分の定性及び定量試験の試験検査の成績書並びにその試験検査の方法を記載した資料
　　食品中における関与成分の定性及び定量試験検査の成績書については、適切な試験検査施設において実施した試験結果例を添付する。試験は、製造日が異なる製品又は別ロットの製品を3検体以上、無作為に抽出したもので行う。なお、ロットの定義を明確にすること。
　　食品中における関与成分の定性及び定量試験検査方法に関する資料については、実際の測定例、測定条件を添付する等可能な限り具体的に記載する。
(9)　栄養成分の量及び熱量の試験検査の成績書
　　試験検査は、研究所又は登録試験機関若しくは都道府県等が設置する食品保健を所管する試験検査機関又は食品衛生法に基づく登録検査機関により行われたものを添付する。
　　なお、試験は、製造日が異なる製品又は別ロットの製品を3検体以上、無作為に抽出したもので行う。
　ア　関与成分に係る試験検査
　　関与成分に係る試験検査の成績書は、別添1の5に基づき、研究所又は登録試験機関で実施したものを提出する。
　イ　関与成分以外の栄養成分及び熱量の試験検査
　　関与成分以外の栄養成分及び熱量の試験検査方法は、特に定めのない限り、食品表示基準別表第9の第1欄の区分に応じ、同表の第3欄に掲げる方法によるものとする。
⑽　品質管理の方法に関する資料
　　品質管理の方法に関する資料については、原則として、下記の資料を添付する。
　ア　原料規格
　　申請食品に用いる原料規格書、原料の試験管理体制等の資料
　イ　製品規格
　　申請食品の製品規格書、製品の試験管理体制等の資料
　ウ　製造所の構造設備の概要
　　製造所所在地を示す地図、製造所内生産設備の配置図、製造所における申請食品の製造方法、不良品の流通を防止するための品質管理体制、製造所固有記号の届出書の写し等の資料

申請者が製造者と異なる場合は、当該食品の製造委託契約書を添付する。

複数の製造所で製造される場合には、すべての製造所に関するものを必要とする。

3　添付資料の取扱い

添付資料の取扱いについては以下のとおりとする。

(1)　2(4)及び(5)の資料は、可能な限り最新の知見に基づいたものとし、医学・栄養学等の学術書、学術雑誌等に掲載された知見を含むものとする。ただし、新聞、一般雑誌、学会発表時に配布される抄録等は含まないものとする。この場合、これまでの使用経験や有効性及び安全性に関する公表論文について、十分な情報を収集する必要がある。例えば、恣意的に都合のよい文献のみを集めるのではなく、有効性や安全性に関して否定的なものも併せて添付し、その上で、実施した試験等との差異について考察を行うべきである。

(2)　2(4)、(5)及び(6)の資料は、原則として申請食品における資料を必要とする。ただし、(4)ウについてはこの限りでない。

(3)　添付資料作成のための試験については、試験成績の信頼性を確保するために必要な施設、機器、職員等を有し、かつ適正に運営管理された試験検査施設において実施する。試験成績書には、試験機関及び試験者名を記載し、責任者の捺印がなされる必要がある。

(4)　関与成分及び食品中の関与成分の含有量が既許可食品と同一であり、当該食品と既許可食品との有効性及び安全性に関し、同等性がある場合には、既許可食品と同一の資料を用いることができる。

(5)　申請資料は、許可の基礎になる資料であり、信頼性のあるものである必要がある。有効性の検証に係るヒト試験及びメタアナリシスの論文については、査読者のいる学術誌に投稿され、受理されていることが条件となる。自社試験等であって、論文掲載されていないものについては、責任の所在を明らかにするため、試験報告書ごとに試験実施責任者の署名又は捺印を行うこと。

(6)　資料は簡潔にまとめ、必要に応じて具体的なデータや図表を付して記載する。

(7)　資料は、申請に係る事項が医学的及び栄養学的に公知である場合等合理的な理由がある場合、その理由を付して省略することができる。

(8)　2(4)、(5)、(6)等で使用した文献等は、各項目別に要約した資料を様式1を参考に作成するとともに、添付した全ての文献等の一覧を様式2を参考に作成し、添付する。

(9)　個々の文献等については、必要な箇所の概要をまとめたものをそれぞれの文献等の最初に添付する。その際、文献等の引用箇所については、下線を引く等により、分かりやすいように示すこと。

(10)　資料の組み込み順については、参考に示した順とする。

4　添付資料の簡素化等

添付資料の要否については、原則として別表に示すとおりであるが、さらに、以下のとおりとする。

(1)　製品の同一性があり、保健の用途の変化を伴わない複数の食品について、同一申請者が同時に申請を行う場合、2(1)、(3)、(6)（特定の保健の用途に資する栄養成分の安定性に関する資料を除く。）、(8)（試験検査方法を記載した資料を除く。）及び(9)の資料を除き、いずれか1つの申請書に添付することにより、その他の食品への添付を省略して差し支えない。

(2)　既許可食品と食品の形態（種類を含む。）、関与成分、許可を受けた表示の内容、一日摂取目安量及び当該目安量を摂取したときの当該関与成分摂取量が同一である食品を申請しようとする場合（再許可等の申請を除く。）、2(4)、(5)、(6)（食品の安定性に関する資料を除く。）及び(7)の資料については、新規に添付されるものを除き、その文献等を要約した資料のみの添付で差し支えない。

(3)　再許可等の申請においては、別表に掲げる添付書類のほか、既許可食品との関係を示す資料として次に掲げるものを添付すること。

ア　既許可食品の許可書又は承認書
イ　他社商標による製品の生産に係る契約書（いわゆるOEM契約書）等既許可食品に係る許可等を受けている者との関係を明示する資料

5　保健の用途ごとの試験の留意事項

有効性に関する試験は、2の(4)に基づき、実施すること。当該試験に関し、代表的な保健の用途ごとの試験の留意事項について、これまで既許可品の審査過程において蓄積した考え方を示すので参考にされたい。

これらはあくまで既に審査を経た作用機序、保健の用途等の食品に関して示したものであるが、試験の実施に当たっては、当該試験実施時の健康において維持・増進に対する医学的及び栄養学的な観点から十分に評価され、広く受け入れられている評価指標を採用すること。

また、表示しようとする保健の用途が以下の(1)から(7)の区分に入るものであっても、許可等及び審査の前例がないものについては、これらの考え方に従って試験を実施すれば許可されるものではない。

なお、安全性に関する試験は、2(5)に基づき、試験を実施すること。

(1)　コレステロール関係

ア　試験方法
　　　原則として、二重盲検並行群間比較試験を実施する。
　　イ　評価指標
　　　原則として、LDLコレステロールとする。
　　　総コレステロールは参考データとする。
　　ウ　摂取期間（試験期間）
　　　原則として12週間とし、4週間の後観察期間を設定する。
　　エ　対象被験者
　　　原則として、LDLコレステロール値が境界域者及び軽症域者を対象とする。
　　　　境界域：LDLコレステロール　120～139mg/dL
　　　　軽症域：LDLコレステロール　140～159mg/dL
　　オ　被験者数
　　　2(4)イ(ア)gに加え、境界域者及び軽症域者で層別解析が可能な被験者数を確保する。
(2) 中長期的な血中中性脂肪関係
　　ア　試験方法
　　　原則として、二重盲検並行群間比較試験を実施する。
　　イ　評価指標
　　　原則として、血中中性脂肪とする。
　　ウ　摂取期間（試験期間）
　　　原則として12週間とし、4週間の後観察期間を設定する。
　　　評価指標の測定間隔は、原則として4週間ごととする。
　　エ　対象被験者
　　　原則として、血中中性脂肪が正常高値域者及びやや高めの者を対象とする。
　　　　正常高値域：血中中性脂肪　120～149mg/dL
　　　　やや高め　：血中中性脂肪　150～199mg/dL
　　オ　被験者数
　　　2(4)イ(ア)gに加え、正常高値域者及びやや高めの者で層別解析が可能な被験者数を確保する。
(3) 食後の血中中性脂肪の上昇関係
　　ア　試験方法
　　　原則として、二重盲検並行群間比較試験又は二重盲検クロスオーバー比較試験を実施する。
　　　二重盲検クロスオーバー比較試験を実施する際は、作用機序などからみて十分なウォッシュアウト期間をとり、キャリーオーバー効果がないこと。
　　イ　評価指標
　　　原則として、血中中性脂肪及び血中濃度曲線下面積（AUC）とする。
　　ウ　摂取期間（試験期間）
　　　原則として、負荷食とともに試験食またはプラセボ食をそれぞれ1回摂取する。

　　　評価指標の測定期間は、摂取前、負荷食と試験食、負荷食とプラセボ食を摂取後2、3、4、6時間等血中中性脂肪の推移を測定できる適切な期間とする。
　　エ　対象被験者
　　　原則として、血中中性脂肪が正常高値域者及びやや高めの者を対象とする。
　　　　正常高値域：血中中性脂肪　120～149mg/dL
　　　　やや高め　：血中中性脂肪　150～199mg/dL
　　オ　有効性の判定
　　　有意水準5％で行い、群間比較の差で評価する。食後血中中性脂肪のAUC値、2時点以上の食後血中中性脂肪値など適切な評価指標をあらかじめ設定し、有意差で判定する。
(4) 血圧関係
　　ア　試験方法
　　　原則として、二重盲検並行群間比較試験を実施する。
　　イ　評価指標
　　　原則として、外来血圧とする。
　　ウ　摂取期間（試験期間）
　　　原則として12週間とし、4週間の後観察期間を設定する。
　　　評価指標の測定間隔は、原則として4週間ごととする。
　　エ　対象被験者
　　　原則として、外来血圧値が正常高値血圧者及びⅠ度高血圧者を対象とする。
　　　　正常高値血圧：収縮期血圧　130～139mmHg
　　　　又は　　　　　拡張期血圧　85～89mmHg
　　　　Ⅰ度高血圧　：収縮期血圧　140～159mmHg
　　　　又は　　　　　拡張期血圧　90～99mmHg
　　オ　被験者数
　　　正常高値者及びⅠ度高血圧者で層別解析が可能な被験者数を確保する。
(5) 食後の血糖上昇関係
　　ア　試験方法
　　　原則として、二重盲検並行群間比較試験又は二重盲検クロスオーバー比較試験を実施する。
　　　二重盲検クロスオーバー比較試験を実施する際は、作用機序等からみて十分なウォッシュアウト期間をとり、キャリーオーバー効果がないこと。
　　イ　評価指標
　　　原則として、食後血糖及び血中濃度曲線下面積（AUC）とする。
　　ウ　摂取期間（試験期間）
　　　原則として、負荷食とともに試験食又はプラセボ食をそれぞれ1回摂取する。
　　　評価指標の測定期間は、摂取前、負荷食と試験食、負荷食とプラセボ照食を摂取後30、60、90、

120分等、食後血糖の推移を測定できる適切な期間とする。
エ　対象被験者
原則として、空腹時血糖値又は75gOGTTが境界型の者または食後血糖が高めの者を対象とする。
境界型　空腹時血糖値　　　：110〜125mg/dL
又は　75gOGTT2時間値　：140〜199mg/dL
食後血糖が高め　随時血糖：140〜199mg/dL
オ　有効性の判定
有意水準5％で行い、群間比較の差で評価する。食後血糖のAUC値、食後血糖のAUC値及び食後血糖のピーク値、2時点以上の食後血糖値など適切な評価指標をあらかじめ設定し、有意差で判定する。
(6) 体脂肪関係
ア　試験方法
原則として、二重盲検並行群間比較試験を実施する。
イ　評価指標
原則として、コンピューター断層X線撮影（CT）、インピーダンス法による腹部脂肪面積、Body Mass Index（BMI）及び腹囲が考えられる。ただし、インピーダンス法による腹部脂肪面積を測定する場合は、CTによる測定と相関があることが確認された機器であること。
ウ　摂取期間（試験期間）
原則として12週間とし、4週間の後観察期間を設定する。
評価指標の測定間隔は、原則として4週間ごととする。
エ　対象被験者
原則として、肥満度が肥満1度の者または正常高値の者を対象とする。
肥満1度：BMI 25以上30未満
正常高値：BMI 23以上25未満
(7) 整腸関係
ア　試験方法
原則として、二重盲検並行群間比較試験または二重盲検クロスオーバー比較試験を実施する。
二重盲検クロスオーバー比較試験を実施する際は、作用機序などからみて十分なウォッシュアウト期間をとり、キャリーオーバー効果がないことを確認する。
イ　評価指標
原則として、排便回数、排便量、便性状、糞便菌叢など適切な評価指標をあらかじめ設定する。
ウ　摂取期間（試験期間）
原則として、2週間以上とする。
評価指標の測定間隔は、原則として1週間ごととする。
エ　対象被験者
原則として、便秘傾向者、下痢傾向者を対象とする。
なお、糞便菌叢を評価指標とする場合においては、被験者を健常者とする評価も可能な場合がある。

様式1

1　食品及び特定の保健の用途に資する栄養成分に係る保健の用途及び一日当たりの摂取目安量を医学的及び栄養学的に明らかにした資料の要約

　　………………
　　　　………………。
　　　　　　　　　　　　　　　　　　（資料No.1－1）
　　………………
　　　　………………。
　　　　　　　　　　　　　　　　　　（資料No.1－2）
　　………………
　　　　………………。
　　　　　　　　　　　　　　　　　　（資料No.1－3）

（注）
1　この資料は、保健の用途、安全性等の項目別に別葉として作成すること。
2　資料番号（例：資料No.1－1）は、様式2の文献一覧の資料番号と同一になるようにすること。
3　日本工業規格A4の用紙とすること。

様式2

使用文献一覧表（記載例）

資料番号	標題又は資料の名称	著者又は試験実施者	掲載誌又は報告書の名称	備考（査読有無等）
1-1 2-1	○○○○○	△△、△△…	×××××	査読有
1-2 2-1 2-3	○○○○○	△△、△△…	×××××	査読無
1-3	○○○○○	△△、△△…	×××××	査読有
⋮	⋮	⋮	⋮	⋮

(注)
1　資料番号と同一の番号を記した見出しを個々の文献等に付すこと。
2　日本工業規格A4の用紙とすること。

参考

申請書類の組み込み順

申請資料の組み込み順については、次のようにする。
ただし、再許可等の申請の場合は、この限りではない。

1　審査申請書
2　表示見本
3　食品が食生活の改善に寄与し、その摂取により国民の健康の維持増進が図られる理由、一日当たりの摂取目安量及び摂取をする上での注意事項
4　保健の用途等各項目別に使用した文献等の要約（様式1の資料）
5　保健の用途等各項目別に使用した文献等の一覧（様式2の資料）
6　栄養成分の量及び熱量の試験検査の成績書
7　食品中における特定の保健の目的に資する成分の定性及び定量試験の試験検査成績書
8　品質管理に関する資料
9　添付を要しない資料がある場合にその資料の添付を要しない合理的な理由
10　保健の用途、安全性等各項目別に使用した文献等

(注)
1　必要に応じ目次を付けること。
2　日本工業規格A4の用紙とすること。

別添2　特定保健用食品申請に係る申請書作成上の留意事項

別表

審査申請書の添付書類一覧表

健康増進法に規定する特別用途表示の許可等に関する内閣府令（平成21年内閣府令第57号）別表に掲げる審査申請書の添付資料のうち、省略可能な場合の取扱いは、原則として以下のとおりとする。（○：要添付、×：添付不要）

	第1欄				第2欄						
						安全性		安定性			
	1 食品が食生活の改善に寄与し、その摂取により国民の健康の維持が図られる理由に関する資料	2 一日当たりの摂取目安量及び摂取をする上での注意事項に関する資料	3 食品及び特定の保健の目的に資する栄養成分に係る保健の用途及び一日当たりの摂取目安量を医学的及び栄養学的に明らかにした資料	4 食品及び特定の保健の目的に資する栄養成分の安全性及び安定性に関する資料	5 特定の保健の目的に資する栄養成分の物理学的、化学的性状及び生物学的性状並びにその試験方法に関する資料	食品	特定の保健の目的に資する成分	食品	特定の保健の目的に資する成分	6 食品中における特定の保健の目的に資する栄養成分の定性及び定量試験の成績並びにその試験検査の方法を記載した資料	7 栄養成分の熱量及び試験検査の成績書	8 品質管理の方法に関する資料
(1) 特定保健用食品	○	○	○	○	○	○	○	○	○	○	○	○
(2) 条件付特定保健用食品	○	○	○	○	○	○	○	○	○	○	○	○
(3) 特定保健用食品（規格基準型）	○	×	×	○※1	×	×	×	○	×	×	×	○
(4) 特定保健用食品（疾病リスク低減表示）	○	○	○	○	○	○	○	○	○	○	○	○
(5) 特定保健用食品（再許可等）	○	×	×※2	×※2	×	×	×	○	×	×	×	○

※1：特定保健用食品（規格基準型）にあっては、原則として当該食品における過剰摂取試験での安全性のみを確認すること。

※2：既許可食品と風味（香料、着色料等の添加物）が異なる品目については、必要に応じて求める場合がある。

別添3　特定保健用食品（規格基準型）制度における規格基準

特定保健用食品（規格基準型）制度における規格基準を以下のとおり設定する。

1．関与成分について

関与成分は別表1の第1欄に掲げるものとし、定められた成分規格（別紙）に適合していること。なお、一品目中に別表1の第1欄に掲げるものを複数含んではならないこと。

一日摂取目安量は別表1の第2欄に掲げる分量とすること。

2．食品形態及び原材料の種類について
(1) 食品形態は、別表1の区分ごとに既に許可されているものとすること。

なお、平成28年9月30日において特定保健用食品の表示が既に許可されている食品形態については、別表2のとおり取りまとめたので参考にされたい。
(2) 原則として、関与成分と同種の原材料（他の食物繊維又はオリゴ糖）を配合しないこと。
(3) 別添2に基づき、過剰用量における摂取試験が実施されていること。

3．表示について

表示できる保健の用途は別表1の第3欄のとおり、摂取上の注意事項は別表1の第4欄のとおり表示すること。なお、必要に応じた注意事項の記載を求める場合がある。

容器包装において関与成分以外の原材料に係る事項を強調して表示する等、不適切な表示を行うものでないこと。

別表1

区　分	第1欄 関与成分	第2欄 一日摂取目安量	第3欄 表示できる保健の用途	第4欄 摂取上の注意事項
Ⅰ（食物繊維）	難消化性デキストリン（食物繊維として）	3g～8g	○○（関与成分）が含まれているのでおなかの調子を整えます。	摂り過ぎあるいは体質・体調によりおなかがゆるくなることがあります。多量摂取により疾病が治癒したり、より健康が増進するものではありません。他の食品からの摂取量を考えて適量を摂取して下さい。
	ポリデキストロース（食物繊維として）	7g～8g		
	グアーガム分解物（食物繊維として）	5g～12g		
Ⅱ（オリゴ糖）	大豆オリゴ糖	2g～6g	○○（関与成分）が含まれておりビフィズス菌を増やして腸内の環境を良好に保つので、おなかの調子を整えます。	摂り過ぎあるいは体質・体調によりおなかがゆるくなることがあります。多量摂取により疾病が治癒したり、より健康が増進するものではありません。他の食品からの摂取量を考えて適量を摂取して下さい。
	フラクトオリゴ糖	3g～8g		
	乳果オリゴ糖	2g～8g		
	ガラクトオリゴ糖	2g～5g		
	キシロオリゴ糖	1g～3g		
	イソマルトオリゴ糖	10g		
Ⅲ（難消化性デキストリン）	難消化性デキストリン（食物繊維として）	4g～6g※	食物繊維（難消化性デキストリン）の働きにより、糖の吸収をおだやかにするので、食後の血糖値が気になる方に適しています。	血糖値に異常を指摘された方や、糖尿病の治療を受けておられる方は、事前に医師などの専門家にご相談の上、お召し上がり下さい。摂り過ぎあるいは体質・体調によりおなかがゆるくなることがあります。多量摂取により疾病が治癒したり、より健康が増進するものではありません。

別添3 特定保健用食品（規格基準型）制度における規格基準

Ⅳ（難消化性デキストリン）	難消化性デキストリン（食物繊維として）	5g※	食事から摂取した脂肪の吸収を抑えて排出を増加させる食物繊維（難消化性デキストリン）の働きにより、食後の血中中性脂肪の上昇をおだやかにするので、脂肪の多い食事を摂りがちな方、食後の中性脂肪が気になる方の食生活の改善に役立ちます。	摂りすぎあるいは体質・体調によりおなかがゆるくなることがあります。多量摂取により疾病が治癒したり、より健康が増進するものではありません。他の食品からの摂取量を考えて適量を摂取して下さい。

※：1日1回食事とともに摂取する目安量

別表2

「特定保健用食品（規格基準型）の食品形態」

平成28年9月30日現在

食品形態の範囲（日本標準商品分類より）
日本標準商品分類（総務省統計局統計基準部編）をもとに設定

区分	第一欄 分類番号		第二欄 食品形態の範囲
Ⅰ（食物繊維：お腹の調子）	72	31	茶（ティーバッグ）
	72	701	ビスケット類
	72	703	米菓
	72	706	洋生菓子
	73	111	ハム類
	73	112	ソーセージ類
	74	186	特殊かまぼこ
	75	129	即席みそ汁
	75	39799	おかゆ
	76	12	清涼飲料水
	76	19	乳性飲料
	76	19	粉末清涼飲料（果実、野菜、ココア）
Ⅱ（オリゴ糖：お腹の調子）	69	9799	テーブルシュガー
	72	522	菓子パン
	72	701	ビスケット類
	72	711	キャンデー類
	72	712	チョコレート類
	72	799	錠菓
	72	8034	充填豆腐
	73	241	はっ酵乳
	73	242	乳酸菌飲料
	75	129	即席みそ汁
	75	151	醸造酢
	76	12	清涼飲料水
	76	19	粉末清涼飲料（果実、ココア、コーヒー）
Ⅲ（難消化性デキストリン：血糖値）	72	31	茶（ティーバッグ）
	72	5122	乾めん（そば）
	72	529	パン
	72	629	乾燥かゆ
	72	703	米菓
	72	803	とうふ
	73	241	はっ酵乳
	75	129	即席みそ汁
	75	181	乾燥スープ
	75	39799	包装米飯（白飯）
	76	12	清涼飲料水
	76	190	粉末清涼飲料（野菜、茶、コーヒー）

食品形態の範囲は、区分毎に示した第1欄のうちの第2欄の範囲とする。

(別紙)

成分規格（略）

別添4　特定保健用食品における疾病リスク低減表示について

1　科学的根拠が医学的・栄養学的に広く認められ確立されている疾病リスク低減表示について

　疾病リスク低減表示として現時点で科学的根拠が医学的・栄養学的に広く認められ確立されているものは、別表に掲げるとおりである。

2　1に示す疾病リスク低減表示に係る審査等申請について

　1に示すカルシウム及び葉酸に係る疾病リスク低減表示の審査等（特定保健用食品に係る健康増進法（平成14年法律第103号）第26条第1項の許可及び同法第29条第1項の承認をいう。）に係る申請に当たっては、別添2の別表に示す添付書類のうち、以下のものを省略することができる。

(1)　「2．一日当たりの摂取目安量及び摂取をする上での注意事項に関する資料」

(2)　「3．食品及び特定の保健の目的に資する栄養成分に係る保健の用途及び一日当たり摂取目安量を医学的及び栄養学的に明らかにした資料」

(3)　「4．食品及び特定の保健の目的に資する栄養成分の安全性及び安定性に関する資料」のうち、特定の保健の目的に資する栄養成分に係るもの

(4)　「5．特定の保健の目的に資する栄養成分の物理的性状、化学的性状及び生物学的性状並びにその試験方法に関する資料」

　なお、特定保健用食品（疾病リスク低減表示）の申請にあっては、(2)として、当該関与成分の有効性を検証した論文からなるメタアナリシスの論文、(3)として、当該メタアナリシスの論文に引用された論文に基づいて、有害事象を生じない摂取量を検証した資料をそれぞれ添付することとしているが、これらについても省略することができる。

別表

関与成分	特定の保健の用途に係る表示	摂取をする上の注意事項	一日摂取目安量の下限値	一日摂取目安量の上限値
カルシウム（食品添加物公定書等に定められたもの又は食品等として人が摂取してきた経験が十分に存在するものに由来するもの）	この食品はカルシウムを豊富に含みます。日頃の運動と適切な量のカルシウムを含む健康的な食事は、若い女性が健全な骨の健康を維持し、歳をとってからの骨粗鬆症になるリスクを低減するかもしれません。	一般に疾病は様々な要因に起因するものであり、カルシウムを過剰に摂取しても骨粗鬆症になるリスクがなくなるわけではありません。	300mg	700mg
葉酸（プテロイルモノグルタミン酸）	この食品は葉酸を豊富に含みます。適切な量の葉酸を含む健康的な食事は、女性にとって、二分脊椎などの神経管閉鎖障害を持つ子どもが生まれるリスクを低減するかもしれません。	一般に疾病は様々な要因に起因するものであり、葉酸を過剰に摂取しても神経管閉鎖障害を持つ子どもが生まれるリスクがなくなるわけではありません。	400μg	1,000μg

「特定保健用食品の表示許可等について」の一部改正について

> 平成28年9月30日　消食表第609号
> 各都道府県知事・保健所設置市長・特別区長宛
> 消費者庁次長通知

　特定保健用食品の表示許可等については、「特定保健用食品の表示許可等について」（平成26年10月30日付け消食表259号）により運用してきたところですが、平成27年6月30日に閣議決定された規制改革実施計画及び健康食品の表示・広告の適正化に向けた対応策及び特定保健用食品の制度・運用見直しについての建議（平成28年4月12日付け）を踏まえ、本通知の一部を別紙新旧対照表のとおり改正しましたので、貴管下関係者等に対する周知方お願いします。

　なお、本通知の運用につきましては、平成28年1月1日より開始いたしますので、御留意の程よろしくお願いします。

（別紙）　新旧対照表（略）
※変更箇所は通知本文に反映

特別用途食品の表示許可等について

> 平成28年3月31日　消食表第221号
> 各都道府県知事・保健所設置市長・特別区長宛
> 消費者庁次長通知

　健康増進法（平成14年法律第103号）の規定に基づく特別用途食品（健康増進法に規定する特別用途表示の許可等に関する内閣府令（平成21年内閣府令第57号。以下「内閣府令」という。）第1条第三号に規定する特定保健用食品を除く。以下同じ。）は、販売に供する食品につき、乳児用、幼児用、妊産婦用、病者用等の特別の用途に適する旨の表示をしようとする者は、消費者庁長官の許可を受けなければならない又は外国においてその旨の表示をしようとする者は、消費者庁長官の承認を受けることができるという制度である。

　今般、平成27年6月30日に閣議決定された規制改革実施計画を踏まえるとともに食品表示基準（平成27年3月30日内閣府令第10号）の施行に伴い、消費者庁次長通知として、新たに別添のとおり特別用途食品の表示許可基準並びに特別用途食品の取扱い及び指導要領を定めることとしたので、貴管下関係者等に対する周知をお願いする。

　なお、特別用途食品の許可の表示に関しては、これまで以下の通知が発出されているところであるが、これらの通知を廃止することとし、今後は本通知に基づき対応されたい。

記

・「特別用途食品の表示許可等について」（平成23年6月23日消食表第277号）
・「「特別用途食品の表示許可等について」の一部改正について」（平成26年9月1日消食表第198号）

別添　特別用途食品の表示許可基準並びに特別用途食品の取扱い及び指導要領

別添1
特別用途食品の表示許可基準

第1　許可すべき特別用途食品の範囲

1　特別用途食品の表示については、病者用食品、妊産婦、授乳婦用粉乳、乳児用調製粉乳及びえん下困難者用食品に係るものを健康増進法第26条第1項の許可の対象とする。

2　病者用食品のうち次に掲げる食品群に属する食品（以下「許可基準型病者用食品」という。）については第2の3に定める許可基準により特別用途食品たる表示の許可を行い、その他の病者用食品（以下「個別評価型病者用食品」という。）については第2の4に定めるところにより個別に評価を行い、特別用途食品たる表示の許可を行う。
(1)　低たんぱく質食品
(2)　アレルゲン除去食品
(3)　無乳糖食品
(4)　総合栄養食品

3　病者用食品について、特別の用途に適する旨の表示とは、以下の各項のいずれかに該当するものであること。したがって、これらの表示がなされた食品が無許可で販売されることのないよう留意すること。
(1)　単に病者に適する旨を表示するもの。例えば、「病者用」、「病人食」等。
(2)　特定の疾病に適する旨を表示するもの。例えば、「糖尿病用」、「腎臓病食」、「高血圧患者に適する」等。
　　ただし、具体的な疾病名を表示した場合のみに限られるものでなく、その表現がある特定の疾病名を表示したものと同程度の効果を消費者に与えると考えられる場合を含むものとする。例えば、「血糖値に影響がありません。」、「浮腫のある人に適する。」等。
(3)　許可対象食品群名に類似の表示をすることによって、病者用の食品であるとの印象を与えるもの。例えば「低たんぱく食品」、「低アレルゲン食品」等。
　　ただし、たんぱく質含有量が低い旨を行う食品については、「本品は、消費者庁許可の特別用途食品（病者用食品）ではありません。」との文言を記載して、栄養成分表示を行っているものに限り、「低たんぱく質（通常の○○（食品名）の○%）」又は「低たんぱく質（通常の○○（食品名）に比べて○%少ない）」との表示を行ったものについては、病者等が特別用途食品と誤認するおそれがないことから、この限りではない。

第2　病者用食品たる表示の許可基準

1　基本的許可基準
(1)　食品の栄養組成を加減し、又は特殊な加工を施したものであって、その食品が医学的、栄養学的見地からみて特別の栄養的配慮を必要とする病者に適当な食品であることが認められるものであること。
(2)　特別の用途を示す表示が、病者用の食品としてふさわしいものであること。
(3)　適正な試験法によって成分又は特性が確認されるものであること。

2　概括的許可基準
(1)　指示された使用方法を遵守したときに効果的であり、しかもその使用方法が簡明であること。
(2)　品質が通常の食品に劣らないものであること。
(3)　利用対象者が相当程度に広範囲のものであるか、又は病者にとって特に必要とされるものであること。

3　許可基準型病者用食品
(1)　第2の1及び2に掲げる基本的許可基準及び概括的許可基準に加え、許可基準型病者用食品については、別紙1の食品群別の許可基準（規格、許容される特別用途表示の範囲及び必要的表示事項）のとおりとすること。病者用食品（特にアレルゲン除去食品及び無乳糖食品）のうち乳児を対象とした粉乳であるものにあっては、病者用食品たる許可基準以外の栄養成分の含量（栄養療法のために特別に配合される栄養成分を除く。）は表2に示す乳児用調製粉乳の成分組成の基準に準じること。
　　なお、必要的表示事項とは、内閣府令第8条第1項各号に定める表示事項のほか、特に記載すべき事項を列記したものである。
(2)　同種の食品が存在しない場合における食品群別許可基準の適用に当たっては、その規格欄のうち、通常の同種の食品の特定成分含量との比較規定は適用せず、許可申請食品の成分構成やその用途等からして、当該食品が病者用食品として許可するにふさわしいものであるかどうかを個別に判断して、許可の決定をするものとすること。この場合、特性や使用目的及び喫食形態等が、これまで食していたものの代替となるものであること。また、低たんぱく質食品、アレルゲン除去食品、無乳糖食品については、それぞれの規格の1に示されている各成分が元来含まれていない食品については、申請の対象にはならないものである。

4　個別評価型病者用食品
(1)　第2の1及び2に掲げる基本的許可基準及び概括的許可基準に加え、個別評価型病者用食品については、「特定保健用食品の表示許可等について」（平成26年10月30日消食表第259号）の別添1「特定保健用食品の審査等取扱い及び指導要領」に規定する特

定保健用食品の評価方法と同様に、個別に科学的な評価を行うことにより病者用食品としての表示を認め、特定の疾病を持つ病者に対し適切な情報提供を行えるようにすることが適当であるとの観点から、個別評価による病者用食品としての表示許可を行うこととしたものである。
(2) 個別評価型病者用食品に係る病者用食品たる表示の許可については、以下の1）～10）に規定する全ての要件を満たすものを個別に評価するものとする。

なお、この場合の「食事療法」とは、疾病の治療及び再発や悪化の防止を目的として、医師の指示により医学的、栄養学的知見に基づき、栄養素等を管理した食事を摂取することをいい、「関与する成分」とは、食事療法を実施するに当たり、疾病の治療等に関与する食品成分をいう。

ア 特定の疾病のための食事療法の目的の達成に資するための効果が期待できるものであること。
イ 食品又は関与する成分について、食事療法上の効果の根拠が医学的、栄養学的に明らかにされていること。
ウ 食品又は関与する成分について、病者の食事療法にとって適切な使用方法が医学的、栄養学的に設定できるものであること。
エ 食品又は関与する成分は、食経験等からみて安全なものであること。（食品衛生上問題がない食品であることはもとより、これまでも人による食経験があるものであるとともに、その摂取量、摂取方法等からみて過剰摂取による健康障害、栄養のアンバランス等を生じないものであること。）
オ 関与する成分は、次に掲げる事項が明らかにされていること。
　(ア) 物理学的、化学的及び生物学的性状並びにその試験方法
　(イ) 定性及び定量試験方法
カ 同種の食品の喫食形態と著しく異なったものではないこと。（病者用食品は食事療法として日常の食事の中で継続的に食するものであり、食事様式を大きく変えることなく、今まで食べていたものと置き換えることにより食事療法を容易にするために必要な要件であること。）
キ まれにしか食されないものでなく、日常的に食される食品であること。
ク 原則として、錠剤型、カプセル型等をしていない通常の形態の食品であること。
ケ 食品又は関与する成分は、「無承認無許可医薬品の指導取締りについて」（昭和46年6月1日薬発第476号）別紙「医薬品の範囲に関する基準」の別添2「専ら医薬品として使用される成分本質（原材料）リスト」に含まれるものではないこと。
コ 製造方法、製品管理方法が明示されているものであること。
(3) 個別評価型病者用食品の許可の適否は、消費者庁において医学的、栄養学的知見を有する専門の学識経験者から構成される審査体制を設け、その意見を聴き判断する。
(4) 個別評価型病者用食品の許可された場合の必要的表示事項は、次に掲げるとおりとする。
ア 病者用食品である旨
イ 医師に指示された場合に限り用いる旨
ウ ○○疾患に適する旨
エ 医師、管理栄養士等の相談、指導を得て使用することが適当である旨
オ 食事療法の素材として適するものであって、多く摂取することによって疾病が治癒するというものではない旨
カ 表示許可の条件として示された事項がある場合は当該事項
キ 過食による過剰摂取障害の発生が知られているもの又はそのおそれがあるものについては、申請書に添付した資料に基づきその旨

第3　妊産婦、授乳婦用粉乳たる表示の許可基準

1　妊産婦、授乳婦用粉乳たる表示の適用範囲
　　許可を受けるべき妊産婦、授乳婦用粉乳たる表示の範囲については、妊産婦、授乳婦の用に適する旨が医学的、栄養学的表現で記載されたものに適用されるものとする。
2　妊産婦、授乳婦用粉乳たる表示の許可基準
　　妊産婦、授乳婦用粉乳たる表示の許可基準は、表1に示す成分組成の含有量に適合したものであることとする。

表1

成　分	製品1日摂取量中の含有量
熱　量	314kcal以下
たんぱく質	10.44g以上
脂　質	2.30g 〃
糖　質	23.66g 〃
ナイアシン※1	0.29mg 〃
ビタミンA※2	456μg 〃
ビタミンB_1	0.86mg 〃
ビタミンB_2	0.76mg 〃
ビタミンD	7.5μg 〃
カルシウム	650mg 〃

※1 ニコチン酸及びニコチンアミドの合計量に1/60トリプトファン量を加えた量
※2 ビタミンA効力を示すレチノール、α-カロテン及びβ-カロテン等の合計量

3 必要的表示事項
　妊産婦、授乳婦用粉乳として許可された場合の必要的表示事項は、次のとおりとする。
(1)　「妊産婦、授乳婦用粉乳」の文字
(2)　栄養成分の量
(3)　標準的な使用方法

第4　乳児用調製粉乳たる表示の許可基準

1 乳児用調製粉乳たる表示の適用範囲
　許可を受けるべき乳児用調製粉乳たる表示の範囲については、母乳代替食品としての用に適する旨が医学的、栄養学的表現で記載されたものに適用されるものとする。

2 乳児用調製粉乳たる表示の許可基準
　乳児用調製粉乳たる表示の許可基準は、表2に示す成分組成の基準に適合したものであることとする。

表2

	標準濃度の熱量（100ml当たり）
熱量	60～70kcal

成分	100kcal当たりの組成
たんぱく質（窒素換算係数6.25として）	1.8～3.0g
脂質	4.4～6.0g
炭水化物	9.0～14.0g
ナイアシン※1	300～1500μg
パントテン酸	400～2000μg
ビオチン	1.5～10μg
ビタミンA※2	60～180μg
ビタミンB1	60～300μg
ビタミンB2	80～500μg
ビタミンB6	35～175μg
ビタミンB12	0.1～1.5μg
ビタミンC	10～70mg
ビタミンD	1.0～2.5μg
ビタミンE	0.5～5.0mg
葉酸	10～50μg
イノシトール	4～40mg
亜鉛	0.5～1.5mg
塩素	50～160mg
カリウム	60～180mg
カルシウム	50～140mg
鉄	0.45mg以上
銅	35～120μg
ナトリウム	20～60mg
マグネシウム	5～15mg
リン	25～100mg
α-リノレン酸	0.05g以上
リノール酸	0.3～1.4g
カルシウム／リン	1～2
リノール酸／α-リノレン酸	5～15

※1　ニコチン酸及びニコチンアミドの合計量
※2　レチノール量

3 必要的表示事項
　乳児用調製粉乳として許可された場合の必要的表示事項は、次のとおりとする。
(1)　「乳児用調製粉乳」の文字
(2)　当該食品が母乳の代替食品として使用できるものである旨（ただし、乳児にとって母乳が最良である旨の記載を行うこと。）
(3)　医師、管理栄養士等の相談指導を得て使用することが適当である旨
(4)　標準的な調乳方法
(5)　乳児の個人差を考慮して使用する旨

第5　えん下困難者用食品たる表示の許可基準

1 えん下困難者用食品たる表示の適用範囲
　許可を受けるべきえん下困難者用食品（えん下を容易ならしめ、かつ、誤えん及び窒息を防ぐことを目的とするもの）たる表示の適用範囲については、えん下困難者の用に適する旨を医学的、栄養学的表現で記載されたものに適用されるものとする。

2 えん下困難者用食品たる表示の許可基準
　えん下困難者用食品たる表示の許可基準は、次の基準に適合したものであること。
(1)　基本的許可基準

ア 医学的、栄養学的見地から見てえん下困難者が摂取するのに適した食品であること。
イ えん下困難者により摂取されている実績があること。
ウ 特別の用途を示す表示が、えん下困難者用の食品としてふさわしいものであること。
エ 使用方法が簡明であること。
オ 品質が通常の食品に劣らないものであること。
カ 適正な試験法によって成分又は特性が確認されるものであること。
(2) 規格基準
表3に示す規格を満たすものとする。
なお、温める等の簡易な調理を要するものにあっては、その指示どおりに調理した後の状態で当該規格を満たせばよいものとする。
3 必要的表示事項
えん下困難者用食品として許可された場合の必要的表示事項は、次のとおりとする。
(1) 「えん下困難者用食品」の文字
(2) 許可基準区分
(3) 喫食の目安となる温度
(4) 1包装当たりの重量
(5) 1包装分が含む熱量、たんぱく質、脂質、炭水化物及びナトリウム（食塩相当量に換算したもの）の量の表示
(6) 医師、歯科医師、管理栄養士等の相談指導を得て使用することが適当である旨の表示

第6 表示値及び分析値
特別用途食品について、定量するときは、表示値に対して栄養成分等の分析値が次の範囲内になければならない。
(1) 熱量、たんぱく質、脂質、炭水化物、ナトリウム　　80〜120 %
(2) 脂溶性ビタミン、ミネラル　　80〜150 %
(3) 水溶性ビタミン、イノシトール　　80〜180 %
(4) その他　　80〜120 %

第7 特別用途食品の表示許可申請時に注意すべき事項
1 申請書の様式及び記載事項等については、本通知の別添2「特別用途食品の取扱い及び指導要領」によるものであること。
2 申請書には、次に掲げる書類を添付すること。
(1) 申請者が法人の場合には、定款又は寄付行為の写し
(2) 試験検査成績書
ア 許可基準型病者用食品については別紙1食品群別許可基準の規格欄の各項目に、妊産婦、授乳婦用粉乳及び乳児用調製粉乳については表示許可基準の各項目に、えん下困難者用食品については表示許可基準の規格欄の各項目に適合することを証明する試験検査成績書
イ 個別評価型病者用食品については、食品中における関与する成分の定性及び定量試験検査成績書
なお、ア及びイに係る試験の分析項目については、別紙2のとおり、製造日が異なる製品又は別ロットの製品を3包装以上無作為に抽出して、国又は地方公共団体等が設置した試験研究機関、その他適当と認められる機関において、別紙3に掲げる試験方法により行われるべきものとし、それぞれの試験検査成績書には試験検査機関名及び試験者名の記載並びに責任者の捺印があること。
(3) 表示見本
販売に際しての容器包装又は添付文書の表示を図示したもの
(4) 当該食品が許可基準又は要件に適合することを客観的に証明する資料
ア 許可基準型病者用食品については、当該食品が第2の1及び2に掲げる基本的許可基準及び概括的許可基準のそれぞれの項目に適合することを客

表3

規格※1	許可基準Ⅰ※2	許可基準Ⅱ※3	許可基準Ⅲ※4
硬さ （一定速度で圧縮したときの抵抗）（N/m²）	2.5×10^3 〜 1×10^4	1×10^3 〜 1.5×10^4	3×10^2 〜 2×10^4
付着性（J/m³）	4×10^2 以下	1×10^3 以下	1.5×10^3 以下
凝集性	0.2〜0.6	0.2〜0.9	—

※1 常温及び喫食の目安となる温度のいずれの条件であっても規格基準の範囲内であること。
※2 均質なもの（例えば、ゼリー状の食品）。
※3 均質なもの（例えば、ゼリー状又はムース等の食品）。ただし、許可基準Ⅰを満たすものを除く。
※4 不均質なものも含む（例えば、まとまりのよいおかゆ、やわらかいペースト状又はゼリー寄せ等の食品）。ただし、許可基準Ⅰは許可基準Ⅱを満たすものを除く。

観的に証明する資料

なお、基本的許可基準及び概括的許可基準の各項目に適合することを証明する資料とは、次に掲げる事項を記載した書類をいうものであること。

(ア) 製造者が設定した許可申請食品の製品規格及びそれを確認するための試験方法

(イ) 許可申請食品の製造開始時から現在に至るまでの経緯及びその販売実績

販売実績は、許可申請食品の安全性を評価するものであることから、販売実績がない製品については、許可申請食品の対象とならない。ただし、販売実績のある製品の風味を変更した製品については、製品の同一性を失わないことを証明でき、かつ許可申請食品の安全性を担保するための資料が提出された場合は、この限りでない。

(ウ) 病院等における使用成績が報告されている場合は当該報告書類

使用成績に関する書類とは、許可申請食品を日常的かつ継続的に摂取することが可能であることを示す病院等の医療機関における使用実績、患者、医師、管理栄養士等を対象としたアンケート調査結果等の資料であること。

イ 許可基準型病者用食品についての、第2の3(2)に掲げる要件に適合することを客観的に証明する資料とは、許可申請食品の特性、使用目的及び喫食形態等これまで食していたものの代替となるものであることを医学的、栄養学的見地からみて証明できるものであること。

ウ 個別評価型病者用食品については、第2の4(2)アからキ及びコに掲げる要件に適合することを客観的に証明する次に掲げる資料

(ア) 食品又は関与する成分について、特定の疾病のための食事療法上の根拠を医学的、栄養学的に示す資料

a 当該食品を使用することにより、疾病の治療、再発や進展の防止を目的とする病者の食事療法として寄与できることが明らかとなる臨床データ（臨床試験成績）が必要であること。

b 現に病院等の医療機関において食事療法の一環となる食品として使用され、食事療法上の有効性及び使用方法が医学的、栄養学的に明らかにされている食品にあっては、その有効性等を示す主要な臨床データを添付すること。

c 現に食されてはいるものの食事療法上使用されていない食品にあっては、当該食品の有効性に関する対照群を設けた比較試験データが必要であること。

d 上記のいずれの場合にあっても、社内資料のみでなく、査読のある学術雑誌に掲載し、又は掲載予定論文にした資料等の客観的な資料が必要であること。

(イ) 食品又は関与する成分について、病者の食事療法における適切な使用方法を医学的、栄養学的に設定するための資料栄養指導等を行う際の応用例など、食事療法としての使用方法を説明する資料を添付すること。ただし、使用方法のうち、摂取量の設定に関する資料が必要なものにあっては、当該摂取量の設定の根拠については、(ア)の資料の中で説明されるべきものであること。

(ウ) 食事療法中の病者が、食品として日常的、継続的に摂取することが可能であることを示す資料

食事療法上その食品を日常的かつ継続的に摂取することが可能であることを示す病院等の医療機関における使用実績、患者、医師、管理栄養士等を対象としたアンケート調査結果等の資料を添付すること。

(エ) 食品又は関与する成分について、安全性に関する資料

毒性等の安全性に関する資料を添付するほか、アレルギーの発生等について文献検索等を行い、該当するものがあれば、資料として添付すること。

(オ) 食品又は関与する成分について、安定性に関する資料

関与する成分の安定性及び消費期限又は賞味期限を設定するための資料を添付すること。

(カ) 関与する成分の物理学的、化学的及び生物学的性状並びにその試験方法に関する資料

(キ) 食品中における関与する成分の定性及び定量試験の試験検査成績書並びにその試験検査方法

(ク) 既に許可されている商品と関与する成分、許可を受けた表示の内容、使用方法及び食品の形態が同一のものである場合は、それぞれの文献を要約した資料があれば、全文を添付する必要はないこと。

エ えん下困難者用食品については、第5に掲げる基本的許可基準のそれぞれの項目に適合することを客観的に証明する資料

なお、基本的許可基準の各項目に適合することを証明する資料とは、次に掲げる事項を記載した書類をいうものであること。

(ア) 製造者が設定した許可申請食品の製品規格及びそれを確認するための試験方法

(イ) 許可申請食品の製造開始時から現在に至るまでの経緯及びその販売実績

販売実績は、許可申請食品の安全性を評価するものであることから、販売実績がない製品については、許可申請食品の対象とならない。ただし、販売実績のある製品の風味を変更した製品については、製品の同一性を失わないことを証明でき、かつ許可申請食品の安全性を担保するための資料が提出された場合は、その限りではない。

(ウ) 施設等における使用成績が報告されている場合は当該報告書類

使用成績に関する書類とは、許可申請食品を日常的かつ継続的に摂取することが可能であることを示す病院等の医療機関における使用実績、患者、医師、管理栄養士等を対象としたアンケート調査結果等の資料であること。

(5) 当該食品の自家試験実施結果

自家試験実施結果とは、製造者が設定した許可申請食品の製品規格について、その製造者が自らの検査施設で試験をした成績書であること。なお、自らの検査施設を有しないものにあっては、(2)の公的な試験研究機関等他の適当な検査機関に依頼して試験を実施しても差し支えないこと。

(6) 製造所の構造設備の概要及び品質管理の方法についての説明書

品質管理の方法については、製造者が設定した許可申請食品の規格、それを確認するための方法及びその試験結果を記載することとし、製造者による試験のみではなく、定期的に外部の試験検査機関による試験を実施すること等について盛り込むこと。

(7) その他当該食品に関する一般的説明資料

(8) 申請者が製造者と異なる場合は当該食品の製造委託契約書の写し

(9) 個別評価型病者用食品については、様式1に定める添付書類のリスト

3 申請書とともに製品見本を提出すること。

4 個別評価型病者用食品の許可等申請書の提出を受けた都道府県知事（保健所を設置する市又は特別区にあっては、市長又は区長。以下同じ。）は、様式2により書類上の不備の有無を点検の上、適切なものを消費者庁長官に進達すること。

第8 施行期日及び経過措置等

1 本通知は、平成28年4月1日から施行すること。

本通知の施行前に健康増進法に基づく表示の許可を受けた特別用途食品制度の表示の許可は、平成32年3月31日までは、本通知の許可基準にかかわらず、なお従前の例によることができる。

2 平成26年8月31日までに健康増進法に基づく表示の許可を受けた乳児用調製粉乳及び病者用食品（特にアレルゲン除去食品及び無乳糖食品）のうち乳児を対象とした粉乳について、本通知の別添1の表2に示す乳児用調整粉乳の許可基準に適合しないものにあっては、平成28年8月31日までに変更の届出がない場合、許可等は失効すること。

3 本通知の別添1の別紙3のえん下困難者用食品の試験方法のうち、b）に示す方法については、登録試験機関における試験業務規定の変更等を要することから、平成28年10月1日から施行するものであること。

第9 その他

健康増進法第29条第1項に規定する承認については、同条第2項で同法第26条第2項から第5項まで等の規定を準用していることから、上記第1から第8までの規定が準用されること。

別紙1

食品群別許可基準

(1) 低たんぱく質食品

規格	許容される特別用途表示の範囲	必要的表示事項
1　たんぱく質含量は、通常の同種の食品の含量の30％以下であること。 2　熱量は、通常の同種の食品の含量と同程度又はそれ以上であること。 3　ナトリウム及びカリウム含量は、通常の同種の食品の含量より多くないこと。 4　食事療法として日常の食事の中で継続的に食するもの※であり、これまで食していたものの代替となるものであること。	たんぱく質摂取制限を必要とする疾患（腎臓疾患等）に適する旨	1　医師にたんぱく質摂取量の制限を指示された場合に限り用いる旨 2　製品の一定量（例えば1個又は1片）当たりのたんぱく質含量 3　100g及び1食分、1包装その他の1単位当たりの熱量及びたんぱく質、脂質、炭水化物、ナトリウム（食塩相当量に換算したもの）、カリウム、カルシウム、リンその他意図的に強化された成分の含量 4　「低たんぱく質」を意味する文字 5　医師、管理栄養士等の相談又は指導を得て使用することが適当である旨 6　食事療法の素材として適するものであって、多く摂取することによって疾病が治癒するというのではない旨

※　日常の食事の中で継続的に食するものとは、必ずしも毎日食べるものだけを指しているのではなく、日常的に食べる頻度が高いものをいう。

(2) アレルゲン除去食品

規格	許容される特別用途表示の範囲	必要的表示事項
1　特定の食品アレルギーの原因物質である特定のアレルゲンを不使用又は除去（検出限界以下に低減した場合を含む。）したものであること。 2　除去したアレルゲン以外の栄養成分の含量は、通常の同種の食品の含量とほぼ同程度であること。 3　アレルギー物質を含む食品の検査方法により、特定のアレルゲンが検出限界以下であること。 4　同種の食品の喫食形態著しく異なったものでないこと。	特定の食品アレルギー（牛乳等）の場合に適する旨	1　医師に特定のアレルゲンの摂取制限を指示された場合に限り用いる旨 2　食品アレルギーの種類又は除去したアレルゲンの名称（目立つような表示） 3　除去したアレルゲンの代替物の名称 4　ビタミン及びミネラルの含量 5　標準的な使用方法 6　医師、管理栄養士等の相談、指導を得て使用することが適当である旨 7　食事療法の素材として適するものであって、多く摂取することによって疾病が治癒するというものではない旨

(3) 無乳糖食品

規格	許容される 特別用途表示の範囲	必要的表示事項
1　食品中の乳糖又はガラクトースを除去したものであること。 2　乳糖又はガラクトース以外の栄養成分の含量は、通常の同種の食品の含量とほぼ同程度であること。	乳糖不耐症又はガラクトース血症に適する旨	1　医師に乳糖又はガラクトースの摂取制限を指示された場合に限り用いる旨 2　乳糖又はガラクトースの代替物の名称 3　ビタミン及びミネラルの含量 4　標準的な使用方法 5　「無乳糖」を意味する文字 6　乳たんぱく質を含む場合はその旨 7　医師、管理栄養士等の相談、指導を得て使用することが適当である旨 8　食事療法の素材として適するものであって多く摂取することによって疾病が治癒するというものではない旨

(4) 総合栄養食品

規格	許容される特別 用途表示の範囲	必要的表示事項
1　疾患等により経口摂取が不十分な者の食事代替品として、液状又は半固形状で適度な流動性を有していること。 2　別表1の栄養成分等の基準に適合したものであること。※（粉末状等の製品にあっては、その指示通りに調製した後の状態で上記1及び2の規格基準を満たすものであれば足りる。）	食事として摂取すべき栄養素をバランスよく配合した総合栄養食品で、疾患等により通常の食事で十分な栄養を摂ることが困難な者に適している旨	1　「総合栄養食品（病者用）」の文字 2　医師、管理栄養士等の相談、指導を得て使用することが適当である旨 3　栄養療法の素材として適するものであって、多く摂取することによって疾病が治癒するというものではない旨 4　摂取時の使用上の注意等に関する情報 5　基準量（別表1）及び標準範囲（別表2）を外れて調整した成分等がある場合はその旨（「○○調整」） 6　1包装当たりの熱量 7　1包装当たり及び100kcal当たりのたんぱく質、脂質、炭水化物、糖質、食物繊維、ナトリウム（食塩相当量に換算したもの）、水分及び基準量（別表1）又は標準範囲（別表2）を外れて調整された成分の含量 8　欠乏又は過剰摂取に注意すべき成分がある場合はその旨

※　ただし、個別に調整した成分等については、この限りではない。

別表1(栄養成分等の基準)

	100ml(又は100g)当たりの熱量
熱　量	80〜130kcal

成　分	100kcal当たりの組成
たんぱく質[※1]	3.0〜5.0g
脂質[※2]	1.6〜3.4g
糖質	50〜74 %
食物繊維	(熱量比として)
ナトリウム	60〜200mg
ナイアシン	0.45mgNE〜15[※3](5[※4])mg
パントテン酸	0.25mg以上
ビタミンA	28μgRE〜150μgレチノール[※5]
ビタミンB_1	0.04mg以上
ビタミンB_2	0.05mg以上
ビタミンB_6	0.06〜3.0mg
ビタミンB_{12}	0.12μg以上
ビタミンC	5 mg以上
ビタミンD	0.3〜2.5μg
ビタミンE	0.4〜30mg
ビタミンK	3〜13μg
葉　酸	12〜50μg
塩　素	50〜300mg
カリウム	80〜330mg
カルシウム	33〜115mg
鉄	0.3〜1.8mg
マグネシウム	14〜62mg
リ　ン	45〜175mg

[※1] アミノ酸スコアを配慮すること。
[※2] 必須脂肪酸を配合すること。
[※3] ニコチンアミドとして
[※4] ニコチン酸として
[※5] プロビタミン・カロテノイドを含まない。

別表2（標準範囲）

成　分	100kcal当たりの組成
ビオチン	2.3μg以上
亜鉛	0.35～1.5mg
クロム	1～7μg
セレン	1～18μg
銅	0.04～0.5mg
マンガン	0.18～0.55mg
モリブデン	1～12μg
ヨウ素	8～120μg

別紙2

食品群名	分析項目
低たんぱく質食品	熱量、たんぱく質、ナトリウム、カリウム
アレルゲン除去食品	熱量、5成分（水分、たんぱく質、脂質、炭水化物、灰分）、ナトリウム、除去アレルゲン
無乳糖食品	熱量、5成分、ナトリウム、乳糖（又はガラクトース）
総合栄養食品	熱量、6成分（水分、たんぱく質、脂質、糖質、食物繊維、灰分）、ナトリウム、食塩相当量、ナイアシン、パントテン酸、ビタミンA、ビタミンB_1、ビタミンB_2、ビタミンB_6、ビタミンB_{12}、ビタミンC、ビタミンD、ビタミンE、ビタミンK、葉酸、塩素、カリウム、カルシウム、鉄、マグネシウム、リン
個別評価型病者用食品	関与する成分（食事療法を実施するにあたり、疾病の治療等に関与する食品成分）
妊産婦、授乳婦用粉乳	熱量、5成分（水分、たんぱく質、脂質、炭水化物（糖質・食物繊維）、灰分）、ナイアシン、ビタミンA、ビタミンB_1、ビタミンB_2、ビタミンD、カルシウム
乳児用調製粉乳	熱量、5成分、ナイアシン、パントテン酸、ビオチン、ビタミンA、ビタミンB_1、ビタミンB_2、ビタミンB_6、ビタミンB_{12}、ビタミンC、ビタミンD、ビタミンE、葉酸、イノシトール、亜鉛、塩素、カリウム、カルシウム、鉄、銅、ナトリウム、マグネシウム、リン、α-リノレン酸、リノール酸、カルシウム／リン比率、リノール酸／α-リノレン酸比率
えん下困難者用食品	硬さ、付着性、凝集性

別紙3

1　病者用食品の試験方法
 (1) 試験方法及びアレルギー物質を含む食品の検査方法については、特に定めがない場合、食品表示基準における栄養成分等の分析方法[注1]及びアレルゲンを含む食品の検査方法[注2]によるものとする。
 (2) (1)に掲げる試験方法の中で規定されていない項目については、対応できない場合は、この限りではないが、採用した試験方法の名称等を試験成績書に記載すること。
2　妊産婦、授乳婦用粉乳の試験方法
　食品表示基準における栄養成分等の分析方法[注1]によるものとする。
3　乳児用調製粉乳の試験方法
 (1) 試験方法については、特に定めがない場合、食品表示基準における栄養成分等の分析方法[注1]によるものとする。
 (2) 塩素の測定方法については、別表3に定める「電位差滴定法」によるものとする。
 (3) イノシトールは、別表4に定める「微生物定量法」によるものとする。
4　えん下困難者用食品の試験方法
 (1) 硬さ、付着性及び凝集性の試験方法
　　a) 試料を直径40mm、高さ20mm（試料が零れる可能性がない場合は、高さ15mmでも可）の容器に高さ15mmに充填し、直線運動により物質の圧縮応力を測定することが可能な装置を用いて、直径20mm、高さ8mm樹脂性のプランジャーを用い、圧縮速度10mm/sec、クリアランス5mmで2回圧縮測定する。測定は、冷たくして食する又は常温で食する食品は10±2℃及び20±2℃、温かくして食する食品は20±2℃及び45±2℃で行う（方法A）。
　　b) 許可基準Iに該当する食品かつ冷たくして食する又は常温で食する食品について、直径40mmに満たない場合は、以下に条件を変更して試験を行うことができる。
　　　試料を直径30mm、高さ15mm（試料が零れる可能性がない場合に限る。）の容器に高さ15mmに充填し、直線運動により物質の圧縮応力を測定することが可能な装置を用いて、直径16mm、高さ25mmの樹脂性のプランジャーを用い、圧縮速度10mm/sec、クリアランス5mmで2回圧縮測定する。測定は、10±2℃及び20±2℃で行う（方法B）。得られた測定値に、硬さは1.1、付着性は0.7、凝集性は1.2を乗じる[注3]。
　　　a) に掲げる試験において、方法Bで得られた測定値に乗じる数値を許可申請食品固有の数値に変更する場合、研究所又は登録試験機関において製品見本の試験検査に加えて固有の数値の検証を行うこととし、試験検査成績書に研究所又は登録試験機関が確認した固有の数値を記載すること。
 (2) 栄養成分の量及び熱量の試験方法
　栄養成分の量及び熱量の試験方法については、食品表示基準における栄養成分等の分析方法[注1]によるものとする。

[注]
1) 栄養成分等の分析方法については、「食品表示基準について」（平成27年3月30日消食法第139号）の別添「栄養成分等の分析方法等」を参照すること。
2) アレルギー物質を含む食品の検査方法については、「食品表示基準について」（平成27年3月30日消食法第139号）の別添「アレルゲンを含む食品の検査方法」を参照すること。
3) 製品と同一の組成を有する調合液を方法Aで測定可能な別容器に充填し、製品と同等と判断できる工程により作製したものについて、方法Aと方法Bでの比較検討を行う事により、申請品固有の数値に変更できる。

別表3

電位差滴定法
1　原理
　塩素イオンを含む試験溶液を硝酸酸性とし、銀溶液を滴加する。塩化銀の生成に伴って変化する電位を銀電極を用いて測定し、電位滴定曲線から滴定終点を求めて、塩素濃度を算出する。
2　装置及び器具
 (1) 電位差自動滴定装置
 (2) ビーカー
　　100ml容
 (3) メスフラスコ
　　1000ml容
 (4) 濾紙
　　No.7
 (5) 化学天秤
　　0.1mgの感量のもの
3　試薬
　特記するもの以外は、全て試薬特級を使用する。
 (1) 0.01mol/L塩化ナトリウム標準溶液
　塩化ナトリウムを130℃で3時間乾燥後、0.5844gを正確に量り、水で溶解し1000mlに定容する。
 (2) 0.01mol/L硝酸銀溶液
　硝酸銀1.7gを正確に量り、水で溶解し1000mlに定容する。
　ファクター（F）の標定

0.01mol/L塩化ナトリウム標準溶液5mlを100ml容ビーカーに正確に量り、水を約50ml加え、硝酸1.5ml及びクロライドカウンター用電解液を5滴加える。攪拌子を入れ、本溶液を電位差自動滴定装置により、0.01mol/L硝酸銀溶液で滴定し、終点（Aml）を求める。

$$F = \frac{5}{A}$$

（3） 硝酸
4 操作
（1） 試験溶液の調製注
　試料0.1～10g（塩素として1mg前後）を100ml容ビーカーに正確に量り、水を加えて溶解し、50～60mlとする。硝酸1.5mlを加え、試験溶液とする。
（2） 電位差自動滴定装置の条件
　a） 指示電極：塩化物の測定に適した指示電極（例えば、銀電極）
　b） 比較電極：塩化物の測定に適した比較電極（例えば、硫酸水素第一水銀電極）
　c） ビューレット：20ml容褐色ビューレット
　d） 滴定液：0.01mol/L硝酸銀溶液
（3） 測定、計算
　試験溶液に攪拌子を入れ、電位差自動滴定装置にセットし、滴定を開始する。試料中の塩素含量は、試料採取量を装置に入力しておくと自動的に次式により算出される。

計算式

$$塩素（mg/100g）= \frac{0.3545 \times A \times F \times 100}{W}$$

　A ：終点の滴定量（ml）
　F ：0.01mol/L硝酸銀溶液のファクター
　W ：試料採取量（g）
　0.3545：0.01mol/L硝酸銀溶液1mlは塩素0.3545mgに対応する。

［注］ 中性溶液ではアミノ酸、たんぱく質、有機酸などが銀イオンと反応して電位変化を生じる。pH3以下であることをpH試験紙で確認すること。

別表4
微生物定量法
1 試薬
・イノシトール標準溶液（例）：イノシトール50mgを25%（V/V）エタノール溶液に溶かし、正確に200mlとする。さらに、水で希釈して5μg/mlとなるようにする。
・使用菌株：Saccharomyces cerevisiae（ATCC 9080）
・イノシトール測定用培地（1L中、pH5.0±0.1）
　カザミノ酸10g
　塩酸ピリドキシン500μg
　塩酸チアミン500μg
　パントテン酸カルシウム5mg
　ビオチン50μg
　塩化カリウム850mg
　グルコース100g
　塩化カルシウム250mg
　硫酸マグネシウム250mg
　硫酸マンガン5mg
　リン酸二水素カリウム1.1g
　塩化第二鉄5mg
　クエン酸カリウム10g
　クエン酸2g
　硫酸アンモニウム7.5g
定量用培地は調製したものが市販されている[注1]
・菌保存用培地（1L中、pH5.0±0.1）
　ペプトン5g
　酵母エキス3g
　グルコース10g
　粉末寒天3g
　麦芽エキス3g
・前培養培地：菌保存用培地に同じ。
・その他の試薬は特に指定のない限り特級を用いる。

2 接種菌液の調製
　Saccharomyces cerevisiaeの保存菌株を前培養培地に接種し、30℃で20時間程度培養する。培養後菌体を1白金耳とり、600nmにおける透過率80～90%となるように滅菌生理食塩水で希釈し、接種菌液とする。

3 試験溶液の調製
　試料0.5～1g[注2]を精密に量り、18%塩酸25mlを加え、6～20時間還流加熱する。冷却後、ろ過し、減圧蒸留して塩酸を除く。これを水で溶解し、10mol/L水酸化ナトリウムでpH5.0～6.0に調整する。水で正確に100mlとし、ろ過する。さらに最終溶液中の濃度が検量線の範囲内に入るように水で希釈し、試験溶液とする。

4 測定
　試験管2本ずつに試験溶液0.5、1及び2mlを正確に加え、次に各試験管に測定用培地2.5ml及び水を加えて全量を5mlとする。別に検量線作成のため、イノシトール標準溶液（0～7.5μg相当量（例））を試験管2本ずつにとり、それぞれに測定用培地2.5ml及び水[注3]を加えて全量を5mlとする。121℃で5分間オートクレーブ処理を行い、冷却後、各試験管に接種菌液1滴（約30μl）ずつを無菌的に接種し、30℃で20時間程度振とう培養する。培養後、増殖度を600nmの濁度を用いて測定する。標準溶液の濁度よ

り検量線を作成[注4]し、これに試験溶液より得られた濁度を照合して、試験溶液中のイノシトール量を求める。

［注］
1）Inositol Assay Medium ［Difco］
2）試料が均質であり、あらかじめ妥当性を確認できれば、試料中の目的成分の濃度によって採取量は適宜変更することができる。
3）あらかじめ標準溶液濃度及び生育の相関範囲を確認しておく。必要であれば標準溶液濃度を変更してもよい。
4）マイクロプレートを使用し、マイクロプレートリーダーで濁度を測定することもできる。マイクロプレートを使用する場合は、標準溶液及び試験溶液の濃度を調整する必要がある。

様式1　（第7の2(9)関係）

添付書類のリスト

1　表示見本
2　食品又は関与する成分について、特定の疾病のための食事療法上の根拠を医学的、栄養学的に示す資料
3　食品又は関与する成分について、病者の食事療法における適切な使用方法を医学的、栄養学的に設定するための資料
4　食事療法中の病者が、食品として日常的、継続的に摂取することが可能であることを示す資料
5　食品又は関与する成分について、安全性に関する資料
6　食品又は関与する成分について、安定性に関する資料
7　関与する成分の物理化学生物学的性状及びその試験方法に関する資料
8　食品中における関与する成分の定性及び定量試験の試験検査成績書並びにその試験検査方法
9　栄養成分の量及び熱量の試験検査成績書
10　定款又は寄付行為の写し
11　製造所の構造設備の概要及び品質管理の方法についての説明書
12　申請書が製造者と異なる場合は当該食品の製造委託契約書の写し
13　添付を要しない資料のある場合にその資料の添付を要しない合理的な理由

この様式は、日本工業規格A列4番とする。

様式2（第7の4関係）申請書点検表

点検項目	点検
1　特別用途食品表示許可申請書（収入印紙を貼付してあること）	
（1）　申請者の氏名、住所及び生年月日（法人の場合は、その名称、主たる事務所の所在地、代表者の氏名）	
（2）　営業所の名称及び所在地（製造所の名称及び所在地を付記すること）	
（3）　商品名	
（4）　消費期限又は賞味期限	
（5）　原材料の配合割合	
（6）　製造方法	
（7）　許可を受けようとする理由	
（8）　許可を受けようとする表示の内容	
（9）　栄養成分の量及び熱量	
（10）　摂取、調理又は保存方法に関し、特に注意を必要とするものについては、その注意事項	
（11）　表示方法	
（12）　添付書類のリスト	
2　製品見本	
3　表示見本	
4　食品又は関与する成分について、特定の疾病のための食事療法上の根拠を医学的、栄養学的に示す資料	
5　食品又は関与する成分について、病者の食事療法における適切な使用方法を医学的、栄養学的に設定するための資料	
6　食事療法中の病者が、食品として日常的、継続的に摂取することが可能であることを示す資料	
7　食品又は関与する成分について、安全性に関する資料	
8　食品又は関与する成分について、安定性に関する資料	
9　関与する成分の物理化学生物学的性状及びその試験方法に関する資料	
10　食品中における関与する成分の定性及び定量試験の試験検査成績書並びにその試験検査方法	
11　栄養成分の量及び熱量の試験検査成績書	
12　定款又は寄付行為の写し	
13　製造所の構造設備の概要及び品質管理の方法についての説明書	
14　申請者が製造者と異なる場合は当該食品の製造委託契約書の写し	
15　添付を要しない資料のある場合にその資料の添付を要しない合理的な理由	

都道府県・市・区名（　　　　）（　　　　）保健所
　点検者氏名　　　　　　　　　　　　　　　　（職務上の地位及び職種　　　　　　　　）

この様式は、日本工業規格A列4番とする。

別添2

特別用途食品の取扱い及び指導要領

1 目的

　この要領は、健康増進法（平成14年法律第103号。以下「法」という。）第26条又は第29条の規定に基づく特別用途食品の表示の許可又は承認（以下「許可等」という。）に関する運用について、その取扱い及び指導を定めたものである。

2 特別の用途に適する旨の表示

(1) 特別の用途に適する旨の表示とは、乳児、幼児、妊産婦、病者等の発育又は健康の保持若しくは回復の用に供することが適当な旨を医学的、栄養学的表現で記載し、かつ、用途を限定したものをいう。

(2) 単に「乳児用」、「幼児用」等と表示されたものは許可等を必要としない。

3 表示

(1) 表示の定義

　表示とは、食品の小売用容器包装に記載された文字、図形等をいう。容器包装を透かして容易に見ることができる内部に記載された文字、図形等、食品に添付される説明書等に記載された文字、図形等も表示とみなす。

　食品を販売する際の包装紙又は袋、食品の内部包装、広告、パンフレット等に記載された文字、図形等は表示と解さない。

(2) 表示事項

　ア　商品名

　　表示の許可等を受けた商品名どおりに記載すること。

　イ　消費期限又は賞味期限、保存の方法、製造所所在地及び製造者の氏名

　　これらの表示方法については、食品表示基準に基づき適切に記載すること。

　ウ　許可証票又は承認証票

　　内閣府令別記様式第2号による許可証票又は同別記様式第5号による承認証票を表示すること。

　エ　許可等を受けた表示の内容

　　許可等申請書中の「許可（承認）を受けようとする表示の内容」の項に記載した内容を表示すること。

　　その際には以下の事項に留意すること。

　　(ｱ) 許可等を受けた表示の一部分のみの記載はしないこと。

　　(ｲ) 誤解を与えない表示であること。

　　(ｳ) 許可等の条件として示された事項がある場合はこれに従うこと。

　オ　栄養成分の量及び熱量

　　栄養成分の量及び熱量の表示は、食品表示基準に準ずるとともに、試験検査機関により分析した結果に基づき表示すること。なお、食品表示基準別表第9に定めのない成分については、栄養成分表示の枠外に記載すること。

　カ　原材料名及び添加物の表示

　　食品表示基準に準ずること。

　キ　摂取、調理又は保存方法に関し、特に注意を必要とするものにあっては、その注意事項許可等申請書に記載した内容を表示すること。

　ク　許可等を受けた者が、製造者以外の者であるときは、その許可等を受けた者の氏名及び営業所所在地（法人の場合は、その名称及び主たる事業所の所在地）

　　(ｱ) 当該許可等を受けた者の住所の表示は、住居表示に関する法律（昭和37年法律第119号）に基づく住居表示に従って住居番号まで記載すること。

　　(ｲ) 申請者が輸入業者である場合にあっては、輸入業者である旨を記載するとともに、申請者の住所及び氏名を記載すること。

　ケ　その他

　　食品衛生法（昭和22年法律第233号）その他関係法令を遵守すること。

(3) 表示等の取扱い

　ア　表示の内容、広告等については、虚偽又は誇大な記載をすることのないようにすること。

　イ　医薬品、医療機器等の品質、有効性及び安全性の確保等に関する法律（昭和35年法律第145号）違反のおそれがあるので、容器包装、説明書、広告、パンフレットなどに医薬品類似の効能効果の記載を行わないこと。

　ウ　表示に用いる文字は、食品表示基準に準ずること。

　エ　3の(2)に掲げる表示事項は、一括して表示する等読みやすいように表示（以下「一括表示」という。）すること。なお、一括表示の際は、次のように取り扱って差し支えないこと。

　　(ｱ) 表示項目名について、次のように簡略に記載すること。

　　　a 「許可を受けた表示の内容」を「許可表示」とすること。

　　　b 「摂取、調理又は保存の方法に関し、特に注意を必要とする事項」を「摂取、調理又は保存方法の注意」とすること。

　　　c 「許可を受けた者が製造者以外の者であるとき、当該許可を受けた者の営業所所在地及び氏名」を「販売者」又は「許可を受けた者」とすること。

　　(ｲ) 商品名、特別用途食品である旨及び許可等の証票の表示を一括表示以外の見やすい箇所に記載すること。

(ウ) 表示する内容がない場合に、表示項目名を含め、記載を省略すること。
4 許可等申請時の注意事項
(1) 申請書は、許可申請にあっては別紙様式1により、承認申請にあっては別紙様式2により、それぞれ次の留意事項に十分注意し、誤りのないよう記載する。
　ア　申請者の氏名、住所及び生年月日（法人の場合は、その名称、主たる事務所の所在地及び代表者の氏名）
　イ　営業所の名称及び所在地
　　主たる営業所の名称及び所在地を記載し、併せて製造所の名称及び所在地を付記すること。
　ウ　商品名
　　同一食品でも商品名が異なれば別品目として許可等の申請を行うこと。
　エ　消費期限又は賞味期限
　　定められた方法により保存した場合において品質が急速に劣化しやすい食品にあっては消費期限である旨、それ以外の食品にあっては賞味期限である旨を明記し、消費期限又は賞味期限の設定方法についても記載すること。
　オ　原材料及び添加物の配合割合
　　(ア) 製造に使用する全ての原材料及び添加物と、その配合数量及びその配合数量によって製造される製品の重量を記載すること。
　　(イ) 配合する原材料及び添加物の名称は一般名称を用い、商品名を用いないこと。添加物の名称については、食品表示基準に定める方法によること。なお、栄養強化の目的で使用した添加物についても記載すること。
　　(ウ) 食品衛生法の規定により使用基準が定められている添加物にあっては、基準が遵守されていることを確認するため、その純度等を記載すること。
　カ　製造方法
　　製造方法を具体的に記載し、特に加工工程においてビタミン類を添加する時期、添加後の加熱温度その他の製造条件を詳細に記載すること。
　キ　許可等を受けようとする理由
　　特別の用途に適する理由を具体的に記載すること。
　ク　許可等を受けようとする表示の内容
　ケ　栄養成分の量及び熱量
　　栄養成分の量及び熱量の表示は、食品表示基準に準じるとともに、試験検査機関の分析した結果を基に適切に表示すること。
　コ　摂取、調理又は保存方法について特に注意を必要とするものにあっては、その注意事項
　サ　表示方法

消費期限又は賞味期限、製造所所在地、製造者氏名（法人の場合は、その名称）等について、食品表示基準に準じた表示方法を記載すること。
(2) 申請書には、次に掲げる書類を添付する。
　ア　申請者が法人の場合には、定款又は寄付行為の写し
　イ　当該食品の栄養成分の量及び熱量の試験検査成績書
　　試験検査成績書には、試験検査機関名及び試験者名を記載し、責任者の捺印があること。
　ウ　表示見本
　　販売に際しての容器包装又は添付文書の表示を図示したものであること。
(3) 申請書の提出
　ア　許可申請書については、主たる営業所所在地を管轄する都道府県知事に正本1部副本1部を提出すること。
　イ　承認申請書については、直接、消費者庁食品表示企画課（以下「食品表示企画課」という。）に正本1部提出すること。
　ウ　表示の許可等に係る手数料のうち国庫に納付すべきものについては、健康増進法施行令（平成14年政令第361号）第3条第一号に定める額に相当する額の収入印紙を許可申請書の正本に貼付して納入すること。なお、貼付した収入印紙には押印等を行わないこと。
(4) 許可申請書の進達
　ア　許可申請書の提出を受けた都道府県知事は、4(1)に示した留意事項を踏まえて、許可申請書の不備の有無を点検の上、適当と認められるものを別紙様式3により消費者庁長官に正本1部進達すること。
　イ　許可申請書の内容に不備がある場合は、理由を伝えて速やかに申請者に返戻すること。
(5) 製品見本の試験検査
　ア　小規模に試作する場合と実際に商品として市販するために大規模に製造する場合とでは、栄養成分の添加技術に著しい差異を生じる恐れがあるので、単に試作の段階で申請することなく、実際に商品として販売する際に行う原料の配合、製造方法等に従って製造したものであって、市販される包装容器に収められたものを製品見本とすること。
　イ　製品見本は、その試験検査のため、申請後、食品表示企画課と協議の上、許可等申請書の写しを添付して、申請者が直接、国立研究開発法人医薬基盤・健康・栄養研究所（以下「研究所」という。）又は消費者庁長官が登録した試験機関（以下「登録試験機関」という。）に持ち込むこと。検査依頼の際には、研究所にあっては健康増進法施行令第

3条第二号に定める額、登録試験機関にあっては法第26条の8第2項の試験業務規程に定める額を、それぞれ納付するものとすること。

また、研究所又は登録試験機関での試験検査における具体的な分析項目は、別添1の別紙2によることとし、検査依頼の方法は、研究所又は登録試験機関の定める方法に従うこと。

ウ　研究所又は登録試験機関が発行した試験検査成績書については、その原本を食品表示企画課長に提出すること。

5　表示許可書及び表示承認書の交付
(1)　特別用途食品として表示を許可したものは、別紙様式4の表示許可書を進達元の都道府県知事へ送付し、当該都道府県知事から申請者に交付する。
(2)　また、特別用途食品として表示を承認したものは、別紙様式5の表示承認書を直接、申請者に交付する。

6　許可後の取扱い
(1)　変更事項等の届出
　ア　変更事項の届出
　　許可等した食品について、次のような変更事項があった場合は、別紙様式6により、許可を受けたものにあっては、都道府県知事を経由して、承認を受けたものにあっては、直接食品表示企画課に届出書を提出すること。
　(ｱ)　個人、法人の同一性が確保されている範囲内での申請者の氏名又は住所（法人にあっては、その名称又は主たる事務所の所在地）の変更定款、その他当該変更が適当であることを明らかにする資料を添付すること。
　(ｲ)　許可を受けた者の変更がない場合における製造所所在地又は製造者氏名（法人の場合はその名称又は主たる事務所の所在地）の変更後の製造委託契約書及び製造所の構造設備等品質管理に関する資料を添付すること。
　(ｳ)　消費期限又は賞味期限の変更
　　　消費期限又は賞味期限を延長する場合は、変更後の消費期限又は賞味期限における安定性試験検査成績書を添付すること。
　(ｴ)　製品の同一性を失わない程度の原材料の配合割合又は製造方法の変
　　　変更の理由、製品の同一性を失わない理由及びその科学的な裏付けとなる説明資料、公的試験研究機関が行った栄養成分の量及び熱量の試験検査成績書、経時変化試験成績書及びバラツキ試験検査成績書を添付すること。
　(ｵ)　摂取上の注意事項又は摂取、調理若しくは保存の方法に関し、特に注意を必要とするものについての注意事項の追加の理由及びその根拠となる資料を添付すること。

　イ　失効の届出
　　許可等した食品について、次に掲げる事項が生じた場合は、表示許可書又は表示承認書を添えて、許可を受けたものにあっては都道府県知事を経由して、承認を受けたものにあっては直接、別紙様式7により食品表示企画課に届出書を提出すること。
　(ｱ)　許可等を受けた者が死亡したとき又は許可等を受けた法人が解散したとき。
　　この場合、許可等を受けた者の相続人若しくは相続人に代わって相続財産を管理する者、清算人、若しくは破産管財人又は合併後存続し、若しくは合併により設立された法人の代表者が届け出ること。
　(ｲ)　許可等を受けた者が当該商品の販売、製造を中止したとき。

(2)　再申請
　次に該当する場合は、改めて許可等の申請を行わなければならないこと。
　ア　商品名を変更しようとするとき。ただし、真にやむを得ない理由があり、特に問題がないと認めたときは、この限りでない。
　イ　許可等を受けた表示の内容を変更しようとするとき。
　ウ　製品の同一性が失われる程度に原材料の配合割合又は製造方法を変更しようとするとき。

7　申請等に当たっての事前相談
　特別用途食品の許可申請、変更事項等の届出及び再申請に当たっては、随時、事前相談を受け付けていることから、食品表示企画課まで照会されたい。

8　許可等を受けようとする者への指導
　許可等を受けようとする者に対しては、次の点について指導する。
(1)　栄養成分の添加に当たっては、個々の食品の性質に応じて、品質等に悪い影響を及ぼさないようにすること。
(2)　製品の品質管理を十分に行い、不良品が生じないよう絶えず監視できる体制が整えられていること。
(3)　また、指導を行う際、現行の許可要件を満たすかどうか不明である場合は、食品表示企画課まで照会されたいこと。

9　監視指導
　特別用途食品の監視に当たっては、以下に掲げる事項につき御留意いただきたいこと。
(1)　食品の表示等に関する指導取締りについては、医薬品行政と食品安全行政が緊密な連携をとり、その適正化を図ること。
(2)　製品の品質管理を十分に行い、不良品が生じないよう絶えず製造業者自らによる監視ができる体制を整えるよう、製造業者に対して指導するとともに、

必要に応じ、製造施設に立ち入り、品質管理に係る試験結果等の記録を確認すること。
(3) 適正な表示内容を担保するため、計画的な収去試験の実施が重要であること。
(4) 内閣府令で定める事項を表示していないとき、虚偽の表示をしたとき又は科学的知見の充実により当該許可に係る食品について特別用途表示をすることが適切でないことが判明するに至ったときは、法第28条（法第29条第2項において準用する場合を含む。）の規定により、当該許可等を取り消すことができることとされているので、このような食品を発見した場合は、食品表示企画課に通報すること。
(5) 制度の適切な運用のため、許可等を受けずに特別の用途に適する旨の表示をした食品が販売されていないかどうか監視に努めるとともに、このような食品を発見した場合には、許可等を受けなければならない旨を指導する等適切な措置を講ずること。
(6) 特別用途食品を利用した栄養管理を行いやすくするという観点から、当該食品の認知度を高め、必要な流通の確保を図るため、事業者による一般広告も一定の意義を果たすものと解されるが、当該広告については、許可等が行われた表示の範囲内とし、虚偽又は誇大な広告とならないよう指導すること。
(7) また、特別用途食品の許可等を受けていない食品について、特別の用途に適する旨の広告を行っている場合は、特別用途食品との誤認を与え、好ましいものではないことから、こうした広告等を行っている業者に対しては、許可等を受けるまでの間は当該広告を中止するよう指導する等適切な措置を講ずること。
10 対象者への適切な情報提供
特別用途食品については、対象者自身が選択し、購入するものであることから、対象者において栄養管理に関する基本的な知識を体得することが望まれるとともに、医療機関等の専門職員においても適切な栄養指導を行うことが求められること。

別紙様式1

特別用途食品表示許可申請書

年　月　日

消費者庁長官　殿

申請者住所（法人にあっては主たる事務所所在地）
〃　氏名（法人にあっては名称及び代表者）　印

健康増進法（平成14年法律第103号）第26条第1項の規定により特別用途食品の表示の許可を受けたいので、下記のとおり申請します。

記

1　申請者の氏名、住所及び生年月日（法人の場合は、その名称、主たる事務所の所在地及び代表者の氏名）
2　営業所の名称及び所在地（製造所の名称及び所在地を付記すること）
3　商品名
4　消費期限又は賞味期限
5　原材料の配合割合
6　製造方法
7　許可を受けようとする理由
8　許可を受けようとする表示の内容
9　栄養成分の量及び熱量
10　摂取、調理又は保存方法に関し、特に注意を必要とするものについては、その注意事項
11　表示方法

（注）
1　用紙の大きさは、日本工業規格A4とすること。
2　字は墨、インク等を用い、楷書ではっきりと書くこと。

別紙様式2

特別用途食品表示承認申請書

年　月　日

消費者庁長官　殿

申請者住所（法人にあっては主たる事務所所在地）
〃　氏名（法人にあっては名称及び代表者）　印

健康増進法（平成14年法律第103号）第29条第1項の規定により特別用途食品の表示の承認を受けたいので、下記のとおり申請します。

記

1　申請者の氏名、住所及び生年月日（法人の場合は、その名称、主たる事務所の所在地及び代表者の氏名）
2　営業所の名称及び所在地（製造所の名称及び所在地を付記すること）
3　商品名
4　消費期限又は賞味期限
5　原材料の配合割合
6　製造方法
7　承認を受けようとする理由

8 承認を受けようとする表示の内容
9 栄養成分の量及び熱量
10 摂取、調理又は保存方法に関し、特に注意を必要とするものについては、その注意事項
11 表示方法

(注)
1 用紙の大きさは、日本工業規格A4とすること。
2 字は墨、インク等を用い、楷書ではっきりと書くこと。

別紙様式3

年　月　日

消費者庁長官　殿

都道府県知事

特別用途食品の表示許可申請について

標記について、健康増進法（平成14年法律第103号）第26条第1項の規定に基づき下記の申請があり、書類の不備を確認したところ特に支障がないので送付します。

記

1 申請者名
2 商品名

(注)
1 用紙の大きさは、日本工業規格A4とすること。
2 字は墨、インク等を用い、楷書ではっきりと書くこと。

別紙様式4

消食表第　号

特別用途食品表示許可書

申請者

　年　月　日付けで申請のあった「　　　」について、健康増進法（平成14年法律第103号）第26条第1項の規定により、下記のとおり特別用途食品の表示をすることを許可する。

年　月　日

消費者庁長官

記

許可番号　第　号

表示内容

その他

別紙様式5

消食表第　号

特別用途食品表示承認書

申請者

　年　月　日付けで申請のあった「　　　」について、健康増進法（平成14年法律第103号）第29条第1項の規定により、下記のとおり特別用途食品の表示をすることを承認する。

年　月　日

消費者庁長官

記

承認番号　第　号

表示内容

その他

別紙様式6

特別用途食品表示事項変更届書

年　月　日

消費者庁次長　殿

届出者住所（法人にあっては主たる事務所所在地）
　〃　氏名（法人にあっては名称及び代表者）　印

　特別用途食品について、下記のとおり表示事項の変更があったので届け出ます。

記

1 商品名
2 申請者
3 表示許可（承認）年月日
　　　　　　　番　号
4 変更事項（新旧対照により記載する。）

（注）
1 用紙の大きさは、日本工業規格A4とすること。
2 字は墨、インク等を用い、楷書ではっきりと書くこと。
3 変更の理由等参考資料を添付すること。

別紙様式7

特別用途食品表示許可（承認）消滅事由該当届書

　　　　　　　　　　　　　　　年　月　日

消費者庁次長　殿

　　届出者住所（法人にあっては主たる事務所所在地）
　　〃　氏名（法人にあっては名称及び代表者）　印

　特別用途食品について、下記のとおり表示の許可（承認）の消滅事由に該当したので届け出ます。

記

1 商品名
2 申請者
3 表示許可（承認）年月日
　　　　　　　番　号
4 表示許可（承認）消滅の事由

（注）
1 用紙の大きさは、日本工業規格A4とすること。
2 字は墨、インク等を用い、楷書ではっきりと書くこと。
3 許可書又は承認書を添付すること。

参考様式1

特別用途食品表示許可申請書　差替え願

　　　　　　　　　　　　　　　年　月　日

消費者庁長官　殿

　　申請者住所（法人にあっては主たる事務所所在地）
　　〃　氏名（法人にあっては名称及び代表者）　印

　　年　月　日付けで申請している「　　　　」の特別用途食品表示許可申請書において、下記のとおり変更が生じたため、差替え願います。

記

1 変更事項

2 変更事由

参考様式2

特別用途食品表示許可申請取下げ願

　　　　　　　　　　　　　　　年　月　日

消費者庁次長　殿

　　申請者住所（法人にあっては主たる事務所所在地）
　　〃　氏名（法人にあっては名称及び代表者）　印

　健康増進法に基づく、下記の特別用途食品の表示許可申請を取り下げます。

記

1 商品名

2 申請年月日
　　年　月　日

健康食品に関する景品表示法及び健康増進法上の留意事項について

```
制定      平成25年12月24日
一部改定  平成27年1月13日
全部改定  平成28年6月30日　消費者庁
```

第1　はじめに

近年、国民の健康志向の高まりから、健康食品が広く普及する中、インターネット等を利用した広告・宣伝も活発に行われている。

一方で、このような広告・宣伝の中には、健康の保持増進の効果等が必ずしも実証されていないにもかかわらず、当該効果等を期待させるような健康増進法（平成14年法律第103号）上の虚偽誇大表示や不当景品類及び不当表示防止法（昭和37年法律第134号。以下「景品表示法」という。）上の不当表示（優良誤認表示）（以下、これらを併せて「虚偽誇大表示等」という。）に該当するおそれのある宣伝等も見受けられる。虚偽誇大表示等は、健康増進法や景品表示法による禁止の対象となる。

消費者庁は、健康食品の広告その他の表示について、どのようなものが虚偽誇大表示等として問題となるおそれがあるかを明らかにするため、景品表示法及び健康増進法の基本的な考え方を示すとともに、具体的な表示例や、これまでに景品表示法及び健康増進法において問題となった違反事例等を用いて、「健康食品に関する景品表示法及び健康増進法上の留意事項について」（以下「本留意事項」という。）を取りまとめたので、これを公表する。

なお、本留意事項においては、景品表示法及び健康増進法上問題となる表示例を具体的に示しているが、虚偽誇大表示等に関する景品表示法及び健康増進法の規定は、いずれも、特定の用語、文言等の使用を一律に禁止するものではない。虚偽誇大表示等に該当するか否かは、表示全体から、表示ごとに個別具体的に判断されることに留意する必要がある。

また、「いわゆる健康食品に関する景品表示法及び健康増進法上の留意事項について」（平成25年12月24日消費者庁）は廃止する。

第2　本留意事項の対象とする「健康食品」

1　健康食品

(1) 健康食品

本留意事項の対象となる商品は、「健康食品」である。

健康増進法第31条第1項は、食品として販売に供する物[1]に関し、健康保持増進効果等について虚偽誇大な表示をすることを禁止している。そのため、本留意事項では、健康増進法に定める健康保持増進効果等を表示して食品として販売に供する物を「健康食品」という。

(2) 保健機能食品

健康食品のうち、生理学的機能などに影響を与える保健機能成分を含んでおり、個別に有効性及び安全性等に関する国の審査を受け、特定の保健の目的が期待できる旨の表示を許可又は承認された食品を「特定保健用食品」、機能性関与成分によって特定の保健の目的（疾病リスクの低減に係るものを除く。）が期待できる旨を科学的根拠に基づいて容器包装に表示する食品を「機能性表示食品」、特定の栄養成分を含むものとして国が定める基準に従い当該栄養成分の機能を表示する食品を「栄養機能食品」といい、これらを総称して「保健機能食品」という。保健機能食品についての表示であっても、特定保健用食品について許可を受けた表示内容を超える表示をする場合や、機能性表示食品について国の許可を受けたものと誤認される表示をする場合、栄養機能食品について国が定める基準に係る栄養成分以外の成分の機能を表示する場合などには、その表示は虚偽誇大表示等に該当するおそれがある（詳しくは第4の1参照）。

[1] 健康増進法における「食品」とは、医薬品、医療機器等の品質、有効性及び安全性の確保等に関する法律（昭和35年8月10日法律第145号。以下「医薬品医療機器等法」という。）上の「医薬品」を除く全ての飲食物をいうものと解されている。そのため、医薬品的効能効果を標ぼうするものは、食品として販売するものであっても、医薬品医療機器等法上の「医薬品」に該当し、健康増進法の「食品」には該当しない。しかし、医薬品的効能効果を標ぼうして販売しているものについても、健康保持増進効果等についての虚偽誇大表示を禁止する必要があることから、健康増進法第31条第1項は、「販売に供する食品」に限定せず、「食品として販売に供する物」を規制対象としている。

2　健康保持増進効果等

健康増進法第31条第1項は、「何人も、食品として販売に供する物に関して広告その他の表示をするときは、健康の保持増進の効果その他内閣府令で定める事項（(中略)「健康保持増進効果等」という。）について、著しく事実に相違する表示をし、又は著しく人を誤認させるような表示をしてはならない」と定めている。前記1のとおり、本留意事項では、健康保持増進効果等を表示して食品として販売に供する物を「健康食品」とし、本留意事項の対象としていることから、以下では、具体例等を用いて「健康保持増進効果等」の意味を明らかにする。

なお、「健康保持増進効果等」を表示したことをもって直ちに虚偽誇大表示に該当するものではなく、健康保持増進効果等について、著しく事実に相違する表示

や著しく人を誤認させる表示をする場合に虚偽誇大表示に該当することになる。

(1) 「健康の保持増進の効果」

「健康保持増進効果等」は、「健康の保持増進の効果」と「内閣府令で定める事項」[2]に分類できる。「健康保持増進効果等」のうち、「健康の保持増進の効果」とは、健康状態の改善又は健康状態の維持の効果であり、具体的には、例えば、次に掲げるものである。

[2] 健康増進法に規定する特別用途表示の許可等に関する内閣府令（平成21年8月31日内閣府令第57号）第19条各号に掲げる事項

ア　疾病の治療又は予防を目的とする効果

> 例：「糖尿病、高血圧、動脈硬化の人に」、「末期ガンが治る」、「虫歯にならない」、「生活習慣病予防」、「骨粗しょう症予防」、「アレルギー症状を緩和する」、「花粉症に効果あり」、「インフルエンザの予防に」、「便秘改善」

イ　身体の組織機能の一般的増強、増進を主たる目的とする効果

> 例：「疲労回復」、「強精（性）強壮」、「体力増強」、「食欲増進」、「老化防止」、「免疫機能の向上」、「疾病に対する自然治癒力を増強します」、「集中力を高める」、「脂肪燃焼を促進！」

ウ　特定の保健の用途に適する旨の効果

健康の維持、増進に役立つ、又は適する旨を表現するものであって、例えば、次に掲げるものが該当する。

(ア) 容易に測定可能な体調の指標の維持に適する又は改善に役立つ旨
(イ) 身体の生理機能、組織機能の良好な維持に適する又は改善に役立つ旨
(ウ) 身体の状態を本人が自覚でき、一時的であって継続的、慢性的でない体調の変化の改善に役立つ旨
(エ) 疾病リスクの低減に資する旨（医学的、栄養学的に広く確立されているもの）

> 例：「本品はおなかの調子を整えます」、「この製品は血圧が高めの方に適する」、「コレステロールの吸収を抑える」、「食後の血中中性脂肪の上昇を抑える」、「本品には○○○（成分名）が含まれます。○○○（成分名）には食事の脂肪や糖分の吸収を抑える機能があることが報告されています。」

エ　栄養成分の効果

> 例：「カルシウムは、骨や歯の形成に必要な栄養素です」

(2) 「内閣府令で定める事項」

「内閣府令で定める事項」とは、次に掲げるものである。

ア　含有する食品又は成分の量

> 例：「大豆が○○g含まれている」、「カルシウム○○mg配合」

イ　特定の食品又は成分を含有する旨

> 例：「プロポリス含有」、「○○抽出エキスを使用しています」

ウ　熱量

> 例：「カロリー○％オフ」、「エネルギー0 kcal」

エ　人の身体を美化し、魅力を増し、容ぼうを変え、又は皮膚若しくは毛髪を健やかに保つことに資する効果

> 例：「美肌、美白効果が得られます」、「皮膚にうるおいを与えます」、「美しい理想の体形に」

(3) 「健康保持増進効果等」を暗示的又は間接的に表現するもの

次に掲げるもののように、「健康保持増進効果等」を暗示的又は間接的に表現するものであっても、「健康保持増進効果等」についての表示に当たる。

ア　名称又はキャッチフレーズにより表示するもの

> 例：「ほね元気」、「延命○○」、「快便食品（特許第○○○号）」、「血糖下降茶」、「血液サラサラ」

イ　含有成分の表示及び説明により表示するもの

> 例：「腸内環境を改善することで知られる○○○を原料とし、これに有効成分を添加することによって、相乗効果を発揮！」、「○○○（成分名）は、不飽和脂肪酸の一種で、血液をサラサラにします」、「○○○（成分名）は、関節部分の軟骨の再生・再形成を促し、中高年の方々の関節のケアに最適です」

ウ 起源、由来等の説明により表示するもの

> 例：「『○○○』という古い自然科学書をみると×××は肥満を防止し、消化を助けるとある。こうした経験が昔から伝えられていたが故に、×××は食膳に必ず備えられたものである。」、「×××（国名）では医薬品として販売されています」、「欧州では循環器系の薬として、○○○が使用されています」

エ 新聞、雑誌等の記事、医師、学者等の談話やアンケート結果、学説、体験談などを引用又は掲載することにより表示するもの

> 例：○○　○○（××県、△△歳）
> 「×××を3か月間毎朝続けて食べたら、9kg痩せました。」
> ○○医科大学△△△教授の談
> 「発がん性物質を与えたマウスに○○○の抽出成分を食べさせたところ、何もしなかったマウスよりもかなり低い発ガン率だったことが発表されました」
> 「○○％の医師の方が、『○○製品の利用をオススメする』と回答しました」
> 「管理栄養士が推奨する○○成分を配合」

オ 医療・薬事・栄養等、国民の健康の増進に関連する事務を所掌する行政機関（外国政府機関を含む。）や研究機関等により、効果等に関して認められている旨を表示するもの

> 例：「××国政府認可○○食品」、「○○研究所推薦○○食品」

なお、前記(1)ア及びイのような医薬品的な効果効能を標ぼうするものは、医薬品医療機器等法上の医薬品とみなされ、野菜、果物、調理品等その外観、形状等から明らかに食品と認識される物を除き、原則として、医薬品医療機器等法上の承認を受けずにその名称、製造方法、効能、効果に関する広告をしてはならない（医薬品医療機器等法第68条）。したがって、前記(1)ア及びイに掲げる健康保持増進効果等の表示は、当該表示が著しく事実に相違するものであるか、著しく人を誤認させる表示であるかを問わず、医薬品としての承認を受けない限り、表示することはできない[3]。

また、販売に供する食品につき、前記(1)ウの特定の保健の用途に適する旨の表示をしようとする者は、消費者庁長官の許可を受けなければならない（健康増進法第26条第1項）。したがって、特定の保健の用途に適する旨の表示は、当該表示が著しく事実に相違するものであるか、著しく人を誤認させるものであるかを問わず、消費者庁長官の許可を受けない限りすることができない[4]。

さらに、前記(1)エの栄養成分の効果の表示をする者は、食品表示基準に従った表示をしなければならない[4]。したがって、栄養成分の効果の表示をする場合には、当該表示が著しく事実に相違するものであるか、著しく人を誤認させるものであるかを問わず、食品表示基準に従って表示をしなければならない。

3　なお、前記(1)エについては、栄養成分の体内における作用を示す表現である場合には、医薬品的な効能効果に該当する。ただし、特定商品に関連しない栄養に関する一般的な知識の普及については、この限りではない。他方、具体的な作用を標ぼうせずに単に健康維持に重要であることを示す表現又はタンパク質、カルシウム等生体を構成する栄養成分について構成成分であることを示す表現は、直ちに医薬品的な効能効果に関するものには該当しない。

4　なお、食品表示法上の食品関連事業者は、保健機能食品（特定保健用食品、機能性表示食品及び栄養機能食品）以外の食品にあっては、一般用加工食品の容器包装や、一般用生鮮食品の容器包装又は製品に近接した掲示その他の見やすい場所に、保健機能食品と紛らわしい名称、栄養成分の機能及び特定の保健の目的が期待できる旨の表示をしてはならない（食品表示基準（平成27年内閣府令第10号）第9条第1項十号、第23条第1項第八号）。

第3　景品表示法及び健康増進法について

1　景品表示法及び健康増進法の目的

(1) 景品表示法の目的

景品表示法は、「商品及び役務の取引に関連する不当な景品類及び表示による顧客の誘引を防止するため、一般消費者による自主的かつ合理的な選択を阻害するおそれのある行為の制限及び禁止について定めることにより、一般消費者の利益を保護すること」を目的としている。

(2) 健康増進法の目的

健康増進法は、「我が国における急速な高齢化の進展及び疾病構造の変化に伴い、国民の健康の増進の重要性が著しく増大していることにかんがみ、国民の健康の増進の総合的な推進に関し基本的な事項を定めるとともに、国民の栄養の改善その他の国民の健康の増進を図るための措置を講じ、もって国民保健の向上を図ること」を目的としている。

健康増進法第31条第1項は、健康保持増進効果等についての虚偽誇大表示を禁止している。これは、実際には表示どおりの健康保持増進効果等を有しない食品であるにもかかわらず、一般消費者がその表示を信じ、表示された効果を期待して摂取し続け、ひいては適切な診療機会を逸してしまう事態を防止することを目的とするものである。

2　景品表示法及び健康増進法上の「表示」

景品表示法及び健康増進法上の表示は、景品表示法第2条第4項に定める「表示」又は健康増進法第31条第1項に定める「広告その他の表示」である[5]。具体的には、顧客を誘引するための手段として行う広告その他の表示であって、次に掲げるものをいう。
- 商品、容器又は包装による広告その他の表示及びこれらに添付した物による広告その他の表示
- 見本、チラシ、パンフレット、説明書面その他これらに類似する物による広告その他の表示（ダイレクトメール、ファクシミリ等によるものを含む。）及び口頭による広告その他の表示（電話によるものを含む。）
- ポスター、看板（プラカード及び建物又は電車、自動車等に記載されたものを含む。）、ネオン・サイン、アドバルーン、その他これらに類似する物による広告及び陳列物又は実演による広告
- 新聞紙、雑誌その他の出版物、放送（有線電気通信設備又は拡声機による放送を含む。）、映写、演劇又は電光による広告
- 情報処理の用に供する機器による広告その他の表示（インターネット、パソコン通信等によるものを含む。）

なお、広告その他の表示において、具体的な商品名が明示されていない場合であっても、そのことをもって直ちに景品表示法及び健康増進法上の「表示」に該当しないと判断されるものではない。商品名を広告等において表示しない場合であっても、広告等における説明などによって特定の商品に誘引するような事情が認められるときは、景品表示法及び健康増進法上の「表示」に該当する。例えば、特定の食品や成分の健康保持増進効果等に関する書籍や冊子、ウェブサイト等の形態をとっている場合であっても、その説明の付近にその食品の販売業者の連絡先やウェブサイトへのリンクを一般消費者が容易に認知できる形で記載しているようなときは、景品表示法及び健康増進法上の「表示」に当たる。

---

[5] 健康増進法第31条第1項の「表示」と同様に、健康増進法第26条で規制している特別用途表示の「表示」にも、容器包装における表示のみならず、広告が含まれる。健康増進法第31条第1項が「広告その他の表示」としているのは、特にインターネット広告を通じた虚偽誇大表示による販売を規制する必要性が高いことから、広告が規制の対象であることを明確化する趣旨である。

3 規制の対象となる者
 (1) 景品表示法の規制の対象となる者
  景品表示法において規制の対象となるのは、商品・サービスを供給する事業者（以下「商品等供給主体」という。）であり、広告媒体を発行する事業者（新聞社、出版社、広告代理店、放送局、ショッピングモール等）は、原則として、規制の対象とならない。
  もっとも、自己の供給する商品・サービスについて一般消費者に対する表示を行っていない事業者であっても、例えば、当該事業者が、商品・サービスを一般消費者に供給している他の事業者と共同して商品・サービスを一般消費者に供給していると認められる場合は、景品表示法の規制の対象となる。
 (2) 健康増進法の規制の対象となる者
  虚偽誇大表示を禁止している健康増進法第31条第1項は、景品表示法とは異なり、「何人も」虚偽誇大表示をしてはならないと定めている。そのため、「食品として販売に供する物に関して広告その他の表示をする者」であれば規制の対象となり、食品の製造業者、販売業者等に何ら限定されるものではない。したがって、例えば、新聞社、雑誌社、放送事業者、インターネット媒体社等の広告媒体事業者のみならず、これら広告媒体事業者に対して広告の仲介・取次ぎをする広告代理店、サービスプロバイダー（以下、これらを総称して「広告媒体事業者等」という。）も同項の規制の対象となり得る。
  もっとも、虚偽誇大表示について第一義的に規制の対象となるのは健康食品の製造業者、販売業者であるから、直ちに、広告媒体事業者等に対して健康増進法に基づく措置をとることはない。しかしながら、当該表示の内容が虚偽誇大なものであることを予見し、又は容易に予見し得た場合等特別な事情がある場合には、健康増進法に基づく措置をとることがある。したがって、例えば、「本商品を摂取するだけで、医者に行かなくともガンが治る！」、「本商品を摂取するだけで、運動や食事制限をすることなく劇的に瘦せる！」など、表示内容から明らかに虚偽誇大なものであると疑うべき特段の事情がある場合には、表示内容の決定に関与した広告媒体事業者等に対しても健康増進法に基づく措置をとることがある。
 (3) 表示をした事業者
  景品表示法及び健康増進法の規制の対象となるのは、表示をした事業者である。表示をした事業者とは、表示内容の決定に関与した事業者であり、①自ら又は他の者と共同して積極的に表示の内容を決定した事業者のみならず、②他の者の表示内容に関する説明に基づきその内容を定めた事業者、③他の事業者にその決定を委ねた事業者も含まれる。このうち、②の「他の者の表示内容に関する説明に基づきその内容を定めた事業者」とは、他の事業者が決定したあるいは決定する表示内容についてその事業者から説明を受けてこれを了承しその表示を自己の表示とすることを了承した事業者をいい、また、③の「他の事業者にその決定を委ねた事業者」とは、自己

が表示内容を決定することができるにもかかわらず他の事業者に表示内容の決定を任せた事業者をいう。

　近年、インターネットを用いた広告手法の一つであるアフィリエイトプログラムを用いて、アフィリエイターが、アフィリエイトサイトにおいて、広告主の販売する健康食品について虚偽誇大表示等に当たる内容を掲載することがある。このようなアフィリエイトサイト上の表示についても、広告主がその表示内容の決定に関与している場合（アフィリエイターに表示内容の決定を委ねている場合を含む。）には、広告主は景品表示法及び健康増進法上の措置を受けるべき事業者に当たる。アフィリエイターやアフィリエイトサービスプロバイダー[6]は、アフィリエイトプログラムの対象となる商品を自ら供給する者ではないため、景品表示法上の措置を受けるべき事業者には当たらないが、表示内容の決定に関与している場合には、「何人も」虚偽誇大表示をしてはならないと定める健康増進法上の措置を受けるべき者に該当し得る。

[6] 「アフィリエイトサービスプロバイダー」とは、広告主とアフィリエイターとの間を仲介してアフィリエイトプログラムを実現するシステムをサービスとして提供する事業者を指す。

4　禁止される表示
(1)　景品表示法上の不当表示
　景品表示法第5条は、次のとおり、不当表示として禁止される表示を定めている。

（不当な表示の禁止）
第5条　事業者は、自己の供給する商品又は役務の取引について、次の各号のいずれかに該当する表示をしてはならない。
一　商品又は役務の品質、規格その他の内容について、一般消費者に対し、実際のものよりも著しく優良であると示し、又は事実に相違して当該事業者と同種若しくは類似の商品若しくは役務を供給している他の事業者に係るものよりも著しく優良であると示す表示であつて、不当に顧客を誘引し、一般消費者による自主的かつ合理的な選択を阻害するおそれがあると認められるもの
二　商品又は役務の価格その他の取引条件について、実際のもの又は当該事業者と同種若しくは類似の商品若しくは役務を供給している他の事業者に係るものよりも取引の相手方に著しく有利であると一般消費者に誤認される表示であつて、不当に顧客を誘引し、一般消費者による自主的かつ合理的な選択を阻害するおそれがあると認められるもの
三　（略）

ア　優良誤認表示（景品表示法第5条第一号）
　事業者が自己の供給する商品又は役務の品質、規格その他の内容について、一般消費者に対し、実際のものよりも著しく優良であると示し、又は事実に相違して当該事業者と同種若しくは類似の商品若しくは役務を供給している他の事業者に係るものよりも著しく優良であると示す表示であって、不当に顧客を誘引し、一般消費者による自主的かつ合理的な選択を阻害するおそれがあると認められる表示は、優良誤認表示として禁止される。

　景品表示法による不当な表示の規制は、不当な顧客の誘引を防止し、一般消費者の適正な商品・サービスの選択を確保することを目的として行われるものである。

　このため、「著しく優良であると示す」表示に当たるか否かは、業界の慣行や表示を行う事業者の認識により判断するのではなく、表示の受け手である一般消費者に「著しく優良」と認識されるか否か（誤認されるか否か）という観点から判断される。

　一般消費者は、通常、当該商品には表示どおりの効果が備わっていると認識し、また、事業者がその効果を裏付ける根拠を有しているものと期待する。よって、健康食品を供給する事業者が、顧客を誘引する手段として、実際の商品よりも著しく優良であると一般消費者に誤認される表示をしたり、表示の裏付けとなる合理的根拠を示す資料を有することなく表示をしたりした場合には、景品表示法上の不当表示に該当するおそれがある。

　なお、「著しく」とは、当該表示の誇張の程度が、社会一般に許容される程度を超えて、一般消費者による商品・サービスの選択に影響を与える場合をいい、「著しく優良であると示す」表示か否かは、表示上の特定の文章、図表、写真等のみからではなく、表示の内容全体から一般消費者が受ける印象・認識により総合的に判断される。

イ　有利誤認表示（景品表示法第5条第二号）
　事業者が自己の供給する商品又は役務の価格その他の取引条件について、実際のもの又は当該事業者と同種若しくは類似の商品若しくは役務を供給している他の事業者に係るものよりも取引の相手方に著しく有利であると一般消費者に誤認される表示であって、不当に顧客を誘引し、一般消費者による自主的かつ合理的な選択を阻害するおそれがあると認められる表示は、有利誤認表示として禁止される。

健康食品の広告その他の表示にあっては、健康保持増進効果等についての表示のみならず、価格その他の取引条件についての表示が景品表示法上の不当表示に該当することもあるので留意する必要がある。

(2) 健康増進法上の虚偽誇大表示

健康増進法第31条第1項は、次のとおり、何人も虚偽誇大表示をしてはならないと定めている。

(誇大表示の禁止)
第31条　何人も、食品として販売に供する物に関して広告その他の表示をするときは、健康の保持増進の効果その他内閣府令で定める事項(次条第3項において「健康保持増進効果等」という。)について、著しく事実に相違する表示をし、又は著しく人を誤認させるような表示をしてはならない。

ア　事実に相違する表示

「事実に相違する」とは、広告等に表示されている健康保持増進効果等と実際の健康保持増進効果等が異なることを指す。このため、例えば、十分な実験結果等の根拠が存在しないにもかかわらず、「3か月間で○キログラムやせることが実証されています。」と表示する場合や、体験談そのものや体験者、推薦者が存在しないにもかかわらず、体験談をねつ造した場合、ねつ造された資料を表示した場合等は、これに該当することとなる。

イ　人を誤認させる表示

「人を誤認させる」とは、食品等の広告等から一般消費者が認識することとなる健康保持増進効果等の「印象」や「期待感」と実際の健康保持増進効果等に相違があることを指す。

例えば、

・特定の成分について、健康保持増進効果等が得られるだけの分量を含んでいないにもかかわらず、生活習慣を改善するための運動等をしなくても、とり過ぎた栄養成分若しくは熱量又は体脂肪若しくは老廃物質等を排出し、又は燃焼させることをイメージさせる

・健康保持増進効果等に関し、メリットとなる情報を断定的に表示しているにもかかわらず、デメリットとなる情報(効果が現れない者が実際にいること、一定の条件下でなければ効果が得られにくいこと等)が表示されておらず、又は著しく消費者が認識し難い方法で表示されている

・体験者、体験談は存在するものの、一部の都合の良い体験談のみや体験者の都合の良いコメントのみを引用するなどして、誰でも容易に同様の効果が期待できるかのような表示がされている

・健康保持増進効果等について公的な認証があると表示しておきながら、実際には、当該効果等に係る認証を受けていない

・根拠となる学術データのうち、当該食品にとって不都合な箇所を捨象し、有利な箇所のみを引用する

場合などは、一般的にこれに該当する。

なお、かかる判断においては、当該表示を見て一般消費者が受ける「印象」、「期待感」と実際のものに相違があると認められれば、実際に一般消費者が誤認したという結果まで必要としない。

ウ　「著しく」

健康増進法第31条第1項は、食品として販売に供する物に関して広告その他の表示をするときは、健康保持増進効果等について「著しく」事実に相違する表示又は「著しく」人を誤認させるような表示はしてはならないと定めている。広告は、通常、ある程度の誇張を含むものであり、一般消費者もある程度の誇張が行われることを通常想定しているため、社会一般に許容される程度の誇張であれば取締りの対象とはせず、「著しく」人を誤認させるような表示を禁止する趣旨である。

具体的に何が「著しく」に該当するかの判断は、個々の広告その他の表示に即してなされるべきであるが、例えば、一般消費者が、その食品を摂取した場合に実際に得られる真の効果が広告その他の表示に書かれたとおりではないことを知っていれば、その食品に誘引されることは通常ないと判断される場合は、「著しく」に該当する。

また、近年、インターネット上の口コミサイト[7]やブログ等において、実際には特定の健康食品の広告宣伝であるにもかかわらず、その旨を明示せずに、当該食品の購入者個人による自発的な表明であるかのようになされる広告宣伝が社会的な問題となっている。このような広告宣伝は、一般消費者を誤認させるおそれがあり、その商品の健康保持増進効果等について、著しく事実に相違する場合又は著しく人を誤認させるような場合には、虚偽誇大表示等に該当するおそれがある。例えば、健康食品を販売する事業者が、口コミ投稿の代行を行う事業者に依頼し、その事業者が販売する健康食品に関するサイトの口コミ情報コーナーに口コミを多数書き込ませ、口コミサイト上の評価自体を変動させて、もともと口コミサイト上でその健康食品に対する好意的な評価はさほど多くなかったにもかかわらず、その健康食品の健康保持増進効果等について、あたかも一般消費者の多数から好意的評価を受けているかのように表示させることは、虚偽誇大表示等に当たるおそれがある。一般消費者は、通常、口コミサイト等の口コミ情

報は中立・公正な第三者によって書き込まれたものと認識することから、このような口コミ情報は、ある程度の誇張がなされることが想定されている広告よりも、一般消費者の商品選択に与える影響が一般的に大きいと考えられる。そのため、健康食品の販売事業者等が書き込んだ（第三者に口コミ等を書き込むように依頼した場合を含む。）口コミ情報によって表示される健康保持増進効果等と実際の健康保持増進効果等に相違がある場合には、通常、「著しく」に該当する。

7　口コミサイトとは、人物、企業、商品・サービス等に関する評判や噂といった、いわゆる「口コミ」情報を掲載するインターネット上のサイトを指す。

5　不実証広告規制（景品表示法第7条第2項）
　　景品表示法第5条第一号により禁止される優良誤認表示の疑いがある場合、消費者庁は、その表示を行った事業者に対し、その表示の裏付けとなる合理的な根拠を示す資料の提出を求めることができる（景品表示法第7条第2項）。資料の提出を求められた事業者が何らの資料も提出しない場合や、表示の裏付けとなる合理的な根拠とは認められない資料を提出した場合には、その表示は不当表示（優良誤認表示）とみなされ、その表示により実際のものや競争事業者に係るものよりも著しく優良であると一般消費者に示すものであることを消費者庁長官が立証しなくても、不当表示として措置命令を行うことができる。
　　景品表示法第7条第2項の適用対象となる表示とは、景品表示法第5条第一号が適用される商品・サービスの内容に関する表示である。もっとも、合理的な根拠なく商品・サービスの効果や性能の著しい優良性を示す表示を迅速に規制できるようにするという景品表示法第7条第2項の趣旨に鑑み、商品・サービスの内容に関する表示の中でも、表示されたとおりの効果、性能があるか否かを客観的に判断することが難しい瘦身効果、空気清浄機能等のような効果、性能に関する表示に対して同項を適用することとしている。健康食品の健康保持増進効果に関する表示も上記の適用対象に含まれるため、同項の考え方を理解することは極めて重要である。
　　景品表示法第7条第2項の適用についての考え方、表示の裏付けとなる資料についての「合理的な根拠」の判断基準等は、「不当景品類及び不当表示防止法第7条第2項の運用指針―不実証広告規制に関する指針―」（平成15年10月28日公正取引委員会）を参照されたいが、同項の運用の透明性及び事業者の予見可能性を確保するため、これまで消費者庁が同項（平成28年4月1日の改正前の景品表示法第4条第2項を含む。）を適用して健康食品の表示に関して措置命令を行った事例において、「合理的な根拠」と認められなかった理由を次のとおり取りまとめた。

(1)　提出資料が客観的に実証された内容のものでないもの

> 例：提出資料が商品に含まれる成分に関するウェブサイト上の情報や、ショッピングサイトでのレビューの内容をまとめたものにすぎず、表示された効果に関連する分野を専門として実務、研究、調査等を行う専門家、専門家団体若しくは専門機関（以下「専門家等」という。）の見解又は学術文献ではなかった。
>
> 例：商品の原材料の効果に関する文献が提出されたが、査読者のいる学術誌に掲載されたものではなく、専門家等の見解又は学術文献とは認められないものであった。
>
> 例：商品を用いたヒト試験の報告書が提出されたが、そのヒト試験において対照品として用いられたものが、商品とは全く別の商品であった（特定成分の効果を検証する試験を行う場合は、その特定成分を含む試験品と、その試験品からその特定成分のみを除外したものを対照品とする必要がある。）。
>
> 例：瘦身効果を標ぼうする商品に関し、商品を用いたヒト試験の報告書が提出されたが、その試験における被験者の選定が恣意的であった（試験品摂取群が対照品摂取群に比べ、体重が重く、体脂肪率が高かった。）。
>
> 例：瘦身効果を標ぼうする商品に関し、商品を用いたヒト試験の報告書が提出されたが、その試験の被験者の食事内容やカロリー摂取量が記録されていなかった。

(2)　表示された効果と提出資料によって実証された内容が適切に対応していないもの

> 例：提出資料が、商品に含まれる成分に関するウェブサイト上の情報をまとめたものであって、表示された本件商品自体の効果を実証するものではなかった。
>
> 例：商品に含有される成分に関する研究論文が提出されたが、その成分に関する一般的な記述があるにすぎず、その商品の効果を実証するものではなかった。
>
> 例：商品の成分に関する研究論文が提出されたが、その論文における被験者の成分摂取量と商品に含まれる量が著しく乖離しており、その商品を摂取することによる効果を実証するものではなかった。
>
> 例：商品の成分に関する試験データが提出されたが、マウスやラットによる動物実験データで

> あって、ヒトへの有効性を実証するものではなかった。

6 違反行為に対する措置
 (1) 景品表示法違反行為に対する措置
　消費者庁は、景品表示法違反被疑事件に対して調査を行い、違反行為が認められたときは、当該事業者に対し、景品表示法第7条第1項の規定に基づき、一般消費者に与えた誤認を排除すること、再発防止のための必要事項やその違反行為を取りやめることなどを命ずること（措置命令）ができ、措置命令を行った際は公表する。
　この際、消費者庁は、書面による弁明、証拠の提出の機会を与えた上で、措置命令を行っている。
　措置命令に違反した者には、景品表示法第36条の規定に基づき、2年以下の懲役又は300万円以下の罰金が科され、情状により、懲役と罰金が併科されることもある。この罰則に加え、措置命令に違反した事業者（法人、自然人又は法人でない団体）にも3億円以下の罰金刑が科される（景品表示法第38条第1項第一号、第2項第一号）。さらに、措置命令違反の計画を知り、その防止に必要な措置を講ぜず、又はその違反行為を知り、その是正に必要な措置を講じなかった当該法人（当該法人で事業者団体に該当するものを除く。）の代表者に対しても、300万円以下の罰金刑が科される（景品表示法第39条）。
　また、各都道府県においても景品表示法が運用されている。都道府県知事は、景品表示法に違反する行為があると認めるときは、その行為を行った事業者に対し、景品表示法第7条第1項の規定に基づき措置命令ができる。
　平成28年4月1日以降に事業者が不当な表示をする行為をした場合、景品表示法第5条第三号に該当する表示に係るものを除き、消費者庁長官は、当該事業者に対し、課徴金の納付を命じなければならない（景品表示法第8条第1項本文）。都道府県知事は課徴金納付命令権限を有していないため、課徴金納付命令があることが見込まれる景品表示法違反被疑事件については、消費者庁が単独で、又は消費者庁と都道府県が共同して（都道府県は措置命令に関する事実を、消費者庁は課徴金納付命令に課する事実を）調査の上、所定の要件を満たした場合、消費者庁長官が課徴金納付命令を行うこととなる。
 (2) 健康増進法違反行為に対する措置
　消費者庁は、健康増進法第31条第1項の規定に違反して表示した者がある場合は、その者に対し、当該表示を改善するよう指導を行う。
　また、消費者庁は、健康増進法第32条第1項に基づき、同項の規定に違反して表示した者がある場合において、国民の健康の保持増進及び国民に対する正確な情報の伝達に重大な影響を与えるおそれがあると認めるときは、その者に対し、当該表示に関し必要な措置をとるべき旨の勧告をすることができ、勧告を行った際は公表する。
　ここでいう「国民の健康の保持増進及び国民に対する正確な情報の伝達に重大な影響を与えるおそれがあると認めるとき」とは、例えば、表示されている健康保持増進効果等に関する苦情等が関係機関に数多く寄せられている場合や、当該食品を摂取した者が健康を害したとする苦情等が関係機関に相当数寄せられている場合、「血糖値を緩やかに下げる」「血圧を下げる」等の健康保持増進効果等に係る虚偽誇大表示がなされることにより、診療を要する疾患等を抱える者が適切な診療機会を逸してしまうおそれがある場合は、これに当たるものといえる。
　また、勧告を受けた者が、正当な理由なくその勧告に係る措置をとらなかったときは、その者に対し、その勧告に係る措置をとるべきことを命ずることができる（健康増進法第32条第2項）。当該命令に違反した者には、6月以下の懲役又は100万円以下の罰金が科される（健康増進法第36条の2）。
　なお、各都道府県、保健所設置市及び特別区においても健康増進法が運用されている。都道府県知事、保健所設置市長及び特別区長は、健康増進法第31条第1項の規定に違反して表示した者がある場合において、国民の健康の保持増進及び国民に対する正確な情報の伝達に重大な影響を与えるおそれがあると認めるときは、その者に対し、当該表示に関し必要な措置をとるべき旨の勧告をすることができる。

第4　景品表示法及び健康増進法上問題となる表示例

　虚偽誇大表示等に関する景品表示法及び健康増進法の規定は、いずれも、特定の用語、文言等の使用を一律に禁止するものではない。また、一般消費者が表示から受ける認識、印象、期待は、表示された一部の用語や文言のみで判断されるものではなく、当該用語等のほか周辺に記載されているその他の表現、掲載された写真、イラストのみならず、時にはコントラストも含め、表示全体で判断することとなる。したがって、虚偽誇大表示等に該当するか否かは、表示ごとに個別具体的に判断しなければならず、一律に違反となる表示例、又は違反とならない表示例を示すことは容易ではない。
　しかしながら、景品表示法及び健康増進法の運用の透明性及び事業者の予見可能性を確保するとともに、一般消費者が適正な商品選択を行うための重要な参考となるよう、虚偽誇大表示等に該当するおそれのある具体的な表示例を次のとおり示すこととする。

1 保健機能食品において問題となる表示例

保健機能食品についての表示であっても、以下のような場合には、その表示は虚偽誇大表示等に当たるおそれがある。

(1) 特定保健用食品

　ア　許可を受けた表示内容を超える表示[8]

　　表示を許可された保健の用途を超える表示を行うことは、許可表示から期待される保健の用途を超える過大な効果があるかのような誤認を与えるとともに、このような過大な効果についても、国が許可しているかのような誤認を消費者に与えることから、虚偽誇大表示等に当たるおそれがある。

> 例：許可を受けた表示内容が「本品は、食後の血中中性脂肪の上昇を抑える○○を含んでおり、脂肪の多い食事をとりがちな人の食生活改善に役立ちます。」であるにもかかわらず、広告や容器包装等において「体脂肪を減らす」[9]などと表示すること
>
> 例：許可を受けた表示内容が「本品は、○○を含んでおり、糖の吸収を穏やかにするので、血糖値が気になり始めた方に適した食品です。」であるにもかかわらず、広告や容器包装等に「血糖値を下げる」などと表示すること
>
> 例：許可を受けた表示内容が「食後の中性脂肪の上昇を抑える」であるにもかかわらず、広告や容器包装等において「食後の」という文言を省略して、単に「中性脂肪の上昇を抑える」と表示することにより、中性脂肪の上昇を抑える効果が継続的にあるかのように表示すること
>
> 例：許可を受けた表示内容が「本品は、コレステロールの吸収を抑える働きがある○○を含んでいるので、コレステロールが気になる方に適した食品です」であるにもかかわらず、広告や容器包装等において、単に「コレステロールの吸収を抑える」と表示することにより、当該特定保健用食品自体がコレステロールの吸収を抑える効果があるかのように表示すること
>
> 例：許可を受けた表示内容が「本品は、脂肪の吸収を抑えるのを助ける」であるにもかかわらず、広告や容器包装等において、単に「脂肪の吸収を抑える」と表示することにより、当該商品に脂肪の吸収を抑える効果があるかのように表示すること

[8] 許可を受けた表示内容を超える表示をした場合には、健康増進法26条第1項の規定にも違反することとなる。

[9] 虚偽誇大表示等に該当するか否かは、表示上の特定の文言等のみから判断されるものではなく、消費者が表示内容全体から受ける印象・認識により判断される。したがって、「体脂肪を減らす」との文言がなくとも、当該食品を摂取することによって体脂肪が減少する印象を消費者に与えるような映像や画像を用いる広告等は虚偽誇大表示等に該当するおそれがある。

　イ　試験結果やグラフの使用方法が不適切な表示

　　広告や容器包装等において試験結果やグラフを使用することが、直ちに虚偽誇大表示等に当たるものではない。しかし、試験結果やグラフを不適切に使用することにより、消費者に誤認される表示をする場合には、その表示は虚偽誇大表示等に当たるおそれがある。

> 例：実際には、試験対象者がBMIの数値が25以上の者に限定されているにもかかわらず、当該試験条件を明瞭に表示しないことにより、標準的な体型の者にも同様の効果があるかのように表示するなど、試験条件（対象者、人数、摂取方法等）を適切に表示しない場合
>
> 例：試験結果を示すグラフを極端にトリミング（スケール調整等）することにより、実際の試験結果よりも過大な効果があるかのように表示すること
>
> 例：実際には、複数の試験結果があるにもかかわらず、有意差の大きい試験結果のみを広告等において使用することにより、全ての試験結果において有意差のある結果が得られたかのように表示すること

　ウ　アンケートやモニター調査等の使用方法が不適切な表示

　　広告や容器包装等においてアンケートやモニター調査等の結果を使用することが、直ちに虚偽誇大表示等に当たるものではない。しかし、アンケートやモニター調査等の結果を不適切に使用することにより、消費者に誤認される表示をする場合には、その表示は虚偽誇大表示等に当たるおそれがある。

　　なお、「個人の感想です」、「効果を保証するものではありません」等の表示をしたとしても、虚偽誇大表示等に当たるか否かの判断に影響を与えるものではなく、アンケート結果等を含む表示内容全体から当該商品に健康保持増進効果等があるものと一般消費者に認識されるにもかかわらず、実際にはそのような効果がない場合には、その表示は虚偽誇大表示等に当たる。

> 例：実際には、アンケートの質問内容が「本商品を購入したことに満足していますか」であるにもかかわらず、当該アンケート結果として「○％の人が効果を実感した」などと表示するなど、調査条件（質問内容、対象者、人数等）を適切に表示しない場合

> 例：実際には、商品の効果を実感できなかった旨の体験談が相当数あるにもかかわらず、一部の都合の良い体験談や体験者の都合の良いコメントのみを引用するなどして、誰でも容易に同様の効果が期待できるかのような表示をすること

エ　医師又は歯科医師の診断、治療等によることなく疾病を治癒できるかのような表示

　　ガン、糖尿病、高血圧、心臓病、肝炎、虫歯など、通常医師又は歯科医師の診断、治療等を受けなければ保健衛生上重大な結果を招くおそれのある疾病について、医師又は歯科医師の診断、治療等によることなく治癒できるかのような表示は、虚偽誇大表示等に当たるおそれがある。

　　なお、このような表示を行うことにより、診療を要する疾患等を抱える者が適切な診療機会を逸してしまうおそれがあるため、このような表示は、原則として、「国民の健康の保持増進及び国民に対する正確な情報の伝達に重大な影響を与えるおそれがある」と認められ、健康増進法32条第1項の規定に基づく勧告の対象となる。

> 例：「本商品を摂取すれば、医者に行かずともガンが治る！」などと表示すること
> 例：「本商品を1日1本飲むだけで、食事療法や薬に頼らず糖尿病を改善！」などと表示すること

(2)　機能性表示食品[10]

ア　届出内容を超える表示

　　機能性表示食品について、届出をした表示内容を超える表示をする場合には、その表示は虚偽誇大表示等に当たるおそれがある。

> 例：届出表示が「本品には○○（機能性関与成分の名称）が含まれます。○○には、血中コレステロールを低下させる機能があることが報告されています。」であるにもかかわらず、「コレステロールを下げる」と表示するなど、商品自体に機能があるとの根拠を有していないにもかかわらず、届出表示の一部を省略することにより、商品自体に機能性があるかのように表示すること
> 例：機能性関与成分が「難消化性デキストリン」のみであるにもかかわらず、「難消化性デキストリン及び大豆イソフラボンが含まれるので、内臓脂肪を減らすのを助ける機能があります。」と表示するなど、届け出た機能性関与成分以外の成分を強調して表示することにより、当該成分が機能性関与成分であるかのように表示すること

[10]　機能性表示食品や栄養機能食品についても、第4の1(1)イない

しエのような表示は、虚偽誇大表示等に該当するおそれがある。これは、保健機能食品以外の健康食品（いわゆる健康食品）であっても同様である。

イ　特定保健用食品と誤認される表示

　　機能性表示食品は、特定保健用食品とは異なり、表示される効果や安全性について国が審査を行った上で消費者庁長官が個別に許可をしたものではない。そのため、機能性表示食品を特定保健用食品と誤認させる表示は虚偽誇大表示等に当たるおそれがある。

　　なお、広告や容器包装等において、「特定保健用食品ではありません」等の表示をしたとしても、それだけで虚偽誇大表示等に該当しないと直ちに判断されるものではない。

> 例：機能性表示食品と特定保健用食品の両方を含むシリーズ商品を並べて表示する場合に、許可を受けた保健の用途を強調するなどして、シリーズ商品全体が特定保健用食品であるかのような表示をすること
> 例：特定保健用食品として消費者に認知度の高い既存の食品と、商品名やデザイン、含有成分、キャッチコピー等を類似させるなど、当該特定保健用食品の保健の用途を連想させる表示をすること

ウ　国の評価、許可等を受けたものと誤認される表示

　　機能性表示食品は、表示される効果について国が審査を行った上で許可等を与えたものではない。したがって、国による評価、許可等を受けたものと誤認される表示は虚偽誇大表示等に当たるおそれがある。

> 例：「消費者庁承認」、「消費者庁長官許可」、「○○省承認」、「○○省推薦」、「○○省確認済」、「○○政府機関も認めた」と表示するなど、国や公的な機関により許可や承認を受けたものと誤認される表示をする場合

エ　表示の裏付けとなる科学的根拠が合理性を欠いている場合

　　機能性表示食品は、表示される効果について国が審査を行った上で消費者庁長官が個別に許可をしたものではない。したがって、表示の裏付けとなる科学的根拠が合理性を欠くと認められる場合には、その表示は虚偽誇大表示等に当たるおそれがある。

> 例：届出資料に記載されたヒト試験の結果では、体脂肪率や体脂肪量、総脂肪面積が被験食群とプラセボ群との間で肯定的な結果が得られていないにもかかわらず、「体脂肪を減らす機能を有する」と表示すること
>
> 例：届出資料に記載された機能性に関する研究レビューが、肯定的な論文だけを意図的に抽出したものであるにもかかわらず、「本品には○○（機能性関与成分の名称）が含まれます。○○には、○○の機能があることが報告されています。」と表示すること
>
> 例：限られた指標のデータを用いて得られた根拠に基づく部分的な機能であるにもかかわらず、「身体の特定の部位（目、関節、脳等）の健康を維持する」等の当該部位全体に関する機能があると誤認される表示をすること
>
> 例：「免疫細胞の数を増やす」、「体重を減らす」等の生体に作用する機能が不明確な表示をすること
>
> 例：一方向のデータに基づくものであるにもかかわらず、「血圧を健康に保つ」、「中性脂肪の改善に役立つ」等の両方向に適正に作用することを期待させる表示をする場合

(3) 栄養機能食品
　ア　国が定める基準に係る栄養成分以外の成分の機能の表示[11]

　　栄養機能食品は、特定の栄養成分を含むものとして国が定める基準に従い当該栄養成分の機能を表示することができる食品であり、国が定める基準に係る栄養成分以外の成分の機能の表示は虚偽誇大表示等に当たるおそれがある。

> 例：国の定める基準に係る栄養成分ではないアミノ酸が含まれる食品について、「アミノ酸は脂肪燃焼を促進させる栄養素です」などと表示すること

[11] 食品表示法上の食品関連事業者は、栄養機能食品にあっては、一般用加工食品の容器包装や、一般用生鮮食品の容器包装又は製品に近接した掲示その他の見やすい場所に食品表示基準別表第十一に掲げる栄養成分以外の成分の機能を示す用語を表示してはならない（食品表示基準第9条第1項第九号イ、第23条第1項第七号イ）。

　イ　国が定める基準を満たさない食品についての栄養成分の機能の表示

　　国が定める基準を満たさないにもかかわらず、栄養成分の機能を表示する場合、その表示は虚偽誇大表示等に当たるおそれがある。

> 例：商品の一日当たりの摂取目安量に含まれるカルシウムの量が100mgであるにもかかわらず、「カルシウムは、骨や歯の形成に必要な栄養素です」と表示すること[12]

[12] カルシウムの機能を一般用加工食品や一般用生鮮食品の容器包装に表示する場合には、当該食品の一日の摂取目安量に含まれるカルシウムの量が204mg以上であることが必要であり、かつ、600mgを超えるものであってはならない（食品表示基準第7条、第21条、別表11）。

2　保健機能食品以外の健康食品（いわゆる健康食品）において問題となる表示例
(1) 医師又は歯科医師の診断、治療等によることなく疾病を治癒できるかのような表示

　　動脈硬化や糖尿病のような疾患[13]は、医師による診断・治療等が必要であり、健康食品において、このような表示があった場合、一般消費者は、当該健康食品を摂取すれば、医師による診断・治療等によらなくとも、疾病が治癒するものと誤認するおそれがある。したがって、このような表示は、虚偽誇大表示等に該当するおそれがある。また、このほかにも、医師による診断・治療等によらなければ治癒が期待できない疾患について、疾病等を有する者、疾病等の予防を期待する者を摂取対象とする旨の表現を用いた表示は、一般消費者に疾病治療又は予防効果があるかのような誤認を与えるものであり、虚偽誇大表示等に当たるおそれがある。

　　なお、このような表示を行うことにより、診療を要する疾患等を抱える者が適切な診療機会を逸してしまうおそれがあるため、このような表示は、原則として、「国民の健康の保持増進及び国民に対する正確な情報の伝達に重大な影響を与えるおそれがある」と認められ、健康増進法32条第1項の規定に基づく勧告の対象となる。

> 例：「この商品を飲めば、医者に行かなくとも動脈硬化を改善！」
> 「薬に頼らずに、糖尿病や高血圧を改善したい方にオススメです」
> 「本品に含まれる○○○、△△△等の成分は、昔から生活習慣病の予防に効くと言われており、本品を飲めば医者いらずです」

[13] がん、糖尿病、高脂血症、心臓病、肝炎、高血圧等についても、通常、医師による診療・治療を受けなければ保健衛生上重大な結果を招くおそれのある疾病とされている。

(2) 健康食品を摂取するだけで、特段の運動や食事制限をすることなく、短期間で容易に著しい痩身効果が得られるかのような表示

健康食品の中には、瘦身効果を標ぼうするものが多く見受けられる。しかし、消費エネルギーが摂取エネルギーを上回らない限り、人は瘦せないのであって、特定の健康食品を摂取するだけで、特段の運動や食事制限をすることなく、短期間で容易に瘦身効果が得られることはない。適切な運動や食事制限をしながら、人が瘦せることができるのは、6か月間で4kgから5kg程度までである[14]。したがって、このような表示は、虚偽誇大表示等に当たるおそれがある。

> 例：「決して食事制限はしないでください。この○○○があなたのムダを強力サポート」
> 「食べたカロリーをなかったことに」
> 「一日たった3粒飲むだけで、楽に瘦せることができました！」
> 「寝る前に飲むだけで、何もしなくても、勝手に瘦せていきます」
> 「普段の食事を変えなくても、1か月で10kgも減りました」
> 「瘦せるためにもう努力はいりません！○○○を飲むだけで楽ヤセできます」
> 「飲むだけで、ぽっこりお腹とサヨナラできます。ラーメンも、ハンバーグも、ステーキも好きなだけ食べてOKです」

[14] 「消費者の皆様へ（健康食品の表示について）」（平成26年6月、消費者庁）参照。

(3) 最上級又はこれに類する表現を用いている場合

通常、健康の保持増進の効果は、個々人の健康状態や生活習慣等多くの要因により異なっており、現存する製品など一定の範囲の中で最高の効果を発揮することは立証できない。したがって、「最高級」、「最高レベル」、「日本一」、「ベスト」といった最上級の表現を用いる広告等は虚偽誇大表示等に当たるおそれがある。また、「絶対」、「誰でも簡単に」等の表現を用いて、どのような場合でも必ず効果があると一般消費者に認識される表示についても、最上級を用いた表示と同様、客観的に立証することが困難であるため、虚偽誇大表示等に当たるおそれがある。

> 例：「最高級ミネラル成分の配合により、絶対に瘦せられます！！」
> 「最高のダイエットサプリメント！絶対瘦せられる○○○サプリ！」
> 「血圧に作用するサプリメントの中で、日本一の品質です」

(4) 体験談の使用方法が不適切な表示

実際に商品を摂取した者の体験談を広告等において使用することが、直ちに虚偽誇大表示等に当たるものではない。しかし、体験談を不適切に使用することにより、消費者に誤認される表示をする場合には、その表示は虚偽誇大表示等に当たるおそれがある。

なお、「個人の感想です」、「効果を保証するものではありません」等の表示をしたとしても、虚偽誇大表示等に当たるか否かの判断に影響を与えるものではなく、体験談等を含む表示内容全体から、当該商品に健康保持増進効果等があるものと一般消費者に認識されるにもかかわらず、実際にはそのような効果がない場合には、その表示は虚偽誇大表示等に当たる。

> 例：実際には、体験者が存在しないにもかかわらず、体験者の存在をねつ造したり、体験者のコメントをねつ造する場合
> 例：実際には、食事療法や薬物療法を併用しているにもかかわらず、その旨を明瞭に表示せずに、健康食品を摂取するだけで効果が得られたかのような体験談を表示する場合
> 例：一部の都合の良い体験談のみや体験者の都合の良いコメントのみを引用するなどして、誰でも容易に同様の効果が期待できるかのような表示がされている場合
> 例：メリットとなる情報を断定的に表示しているにもかかわらず、デメリットとなる情報（効果が現れない者が実際にいること、一定の条件下でなければ効果が得られにくいこと等）が示されていない、又は消費者が認識し難い方法で表示されている場合

(5) 体験結果やグラフの使用方法が不適切な表示

広告や容器包装等において試験結果やグラフを使用することが、直ちに虚偽誇大表示等に当たるものではない。しかし、試験結果やグラフを不適切に使用することにより、消費者に誤認される表示をする場合には、その表示は虚偽誇大表示等に当たるおそれがある。

> 例：実際には、試験対象者がBMIの数値が25以上の者に限定されているにもかかわらず、当該試験条件を明瞭に表示しないことにより、標準的な体型の者にも同様の効果があるかのように表示するなど、試験条件（対象者、人数、摂取方法等）を適切に表示しない場合
> 例：試験結果を示すグラフを極端にトリミング（スケール調整等）することにより、実際の試験結果よりも過大な効果があるかのように表示すること

> 例：実際には、複数の試験結果があるにもかかわらず、有意差の大きい試験結果のみを広告等において使用することにより、全ての試験結果において有意差のある結果が得られたかのように表示すること

(6) 行政機関等の認証等に関する不適切な表示

　医療・薬事・健康増進等、国民の健康増進に関連する事務を所掌する行政機関（外国政府機関を含む。）や研究機関等による認証、推奨等（以下「認証等」という。）を取得していることを表示していても、当該認証等の制度が実在しない場合や、当該認証等の制度の趣旨とは異なる趣旨で表示することにより、健康保持増進効果等について表示どおりの認証等を受けたものと誤認させる場合には、虚偽誇大表示等に該当するおそれがある。

> 例：「消費者庁承認済みのダイエット用健康食品です」
> 「○○外国政府機関も認めたダイエット用健康食品です」
> 「世界保健機構（WHO）許可」

(7) 価格等の取引条件について誤認させる表示

　健康保持増進効果等について人を誤認させるものではないため、健康増進法上の虚偽誇大表示には該当しないが、価格等の取引条件について、実際のものや競争事業者に係るものよりも取引の相手方に著しく有利であると一般消費者に誤認される表示は、有利誤認表示（景品表示法第5条第二号）として景品表示法上禁止される。健康食品の広告等においても、取引条件について一般消費者に誤認される表示をする場合は、その表示は景品表示法上の不当表示に該当する。

　なお、不当な価格表示についての景品表示法の考え方については、「不当な価格表示についての景品表示法の考え方」（平成12年6月30日公正取引委員会）を参照されたい。

> 例：「今月末までの限定キャンペーン！定期購入の初回分を無料で提供します！」と表示しているにもかかわらず、当該月末経過後においても、同様のキャンペーンを継続している場合
> 例：「通常3,000円で販売している商品ですが、初めて申込みをしていただいた方には、特別に980円で提供します」と表示しているにもかかわらず、実際には、当該商品を最近相当期間にわたって3,000円で販売したことがない場合

3　問題となる広告例

　上記1及び2においては、虚偽誇大表示等に該当するおそれのある表示例を示したが、前述のとおり、虚偽誇大表示等に関する景品表示法及び健康増進法の規定は、いずれも、特定の用語、文言等の使用を一律に禁止するものではない。また、一般消費者が表示から受ける認識、印象、期待は、表示された一部の用語や文言のみで判断されるものではなく、当該用語等のほか周辺に記載されているその他の表現、掲載された写真、イラストのみならず、時にはコントラストも含め、表示全体で判断することとなる。

　以下では、虚偽誇大表示等に該当するか否かを「表示全体で判断する」との意味を明らかにするため、具体的な広告例を用いて、留意すべき事項について解説する。

健康食品に関する景品表示法及び健康増進法上の留意事項について

(1) 痩身効果についての広告例

① ブヨブヨお腹が、たったの1粒で…！

管理栄養士が発見！飲むだけでドンドン落ちる！

②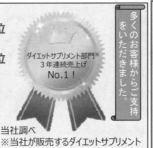

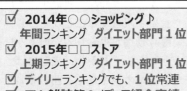
- ☑ 2014年○○ショッピング♪ 年間ランキング ダイエット部門1位
- ☑ 2015年□□ストア 上期ランキング ダイエット部門1位
- ☑ デイリーランキングでも、1位常連
- ☑ TV・雑誌等のメディア紹介実績多数あり
- ☑ あのモデルや芸能人も愛用者！

当社調べ
※当社が販売するダイエットサプリメント

ダイエットサプリメント部門×3年連続売上げ No.1！

多くのお客様からご支持をいただきました。

③ ブヨブヨお腹とは、もうさよなら！

ラーメン、ピザ、ハンバーグ…。脂っこいものが大好きで、いつも食べ過ぎちゃう。お腹のブヨブヨも気になるんだけど、やっぱり美味しいものが食べたい！

④ 食事制限したくない方、運動も苦手という方必見です！

そんなあなたに強い味方！

⑤ 食生活が乱れた貴方もスッキリを目指せる！

仕事柄、遅くにご飯を食べることも多いのですが、脂っこいものばかり食べていました。ある時、会社の健康診断でメタボだと言われ、これじゃダメだと思い一念発起。運動は苦手だし、食事制限も長続きせず…。あきらめていたところ、手にしたチラシに、「ブヨブヨお腹がたった1粒で…！」のフレーズが。でも、サプリメントなんて効かないと思っていたのですが、このサプリメントを飲み始めてから、食事のカロリーを気にすることなく、好きな物を食べながらスッキリを目指せるようになるので、もう手離すことができきませんね（笑）

最初は半信半疑だったのですが、飲み始めてから、手軽で無理なく続けられるのもポイントです。1日1粒、食後に飲むだけだから、仕事にも集中できるようになり、自分に『自信』が持てるようになりました。

⑥ 1日1粒、食後に飲むだけで、すぐに変化が！

⑦ まず驚いたのは、普段の食生活や生活習慣を変えず、たった1粒飲むだけで、スグに体型に変化が出てきたこと。やっぱり40歳を過ぎると、中々体型が戻らなくて…。色々試してみたけれど、すぐに結果が出ないし、どれも長続きはしない。努力しても

⑧ 成功者続々！！
余分なブヨブヨは1gだって残さない！

	Before	After
体脂肪	31.4%	20.1%
ウエスト	75.5cm	57.8cm
ヒップ	93.4cm	83.7cm
太もも	53.4cm	44.7cm
体重	62.9kg	48.3kg

Before → 4週間後 After

念願の40kg台！人生を変える驚きの効果！

⑨ 驚きの変化の秘密は、天然酵母による「燃焼力」

すが！飲み始めてすぐに効果が！こんなに簡単にスリムになれるなんて！もっと早く利用すれば良かった！（○○さん(45歳)の話※）

酵母には糖質を分解する力のほか、近年の研究により、燃焼力を高める働きがあることが分かりました。「ぶよぶよフィーバー」に酵母の中でも、特に燃焼力に優れた『天然』酵母のみを使用。独自の製法により、燃焼力を維持したまま配合することに成功しました。品質にこだわった天然酵母だからこそ、短期間で驚きの変化を実感することができます。

⑩ メタボに由来する生活習慣病の前に対策を！

内臓脂肪が増えると血糖・血中脂質・血圧を上昇させて、メタボリックシンドロームを起こします。一つひとつの上昇は小さくても、これらが積み重なると危険信号。生活習慣病の原因となります。この生活習慣病には、糖尿病・動脈硬化・高血圧症・脳血管障害など。どれも怖い病気ばかり。

だから病気になる前にしっかりと対策が大切なんです。

⑪ ※個人の感想であり、効果には個人差があります。

⑫ 今なら、初回ご注文の方に限り、通常価格6,000円のところ、3,000円で提供します！1日たったの20円の簡単習慣で、誰でも驚きの効果を実感することができるんです。しかも全額返金保証付きだから安心！こんな機会は滅多にありません！この機会に是非お試しください。

1日20円の簡単習慣。30日全額返金保証付き

⑬ 30日間全額返金保証
ぶよぶよフィーバー（30粒入り）
初回ご注文の方に限り
通常価格 6,000円（税込）▶ 3,000円（税込）（お一人様3袋まで）
送料無料

お申込みはお電話かハガキ・FAXで！

通話料無料 0120-○○-△△△△ （24時間受付）
FAX 03-1234-△△△△ （24時間受付）

ハガキ・FAXの場合は【申込番号】【個数】【名前（フリガナ）】【郵便番号】【住所】【電話番号】【生年月日】を御記入ください。

お腹1粒　検索

株式会社○×△フード
〒100-○○○○ 東京都千代田区□□町1丁目1番地1号

申込番号 9▲7

●お支払/コンビに後払い ●送料・支払手数料/無料 ●お届け/お申込後1週間程度 ●全額返金保証/商品到着30日以内のお電話に限ります。返品の場合の返送料・返金手数料はお客様負担。

ア　健康保持増進効果等

本広告は、太った男性の画像（②）や、太っていた女性が痩せてスリムになった使用前後の画像（⑧）などとともに、大きな文字で「ブヨブヨお腹が、たったの1粒で…！」（①）、「飲むだけでドンドン落ちる！」（⑥）といった本商品による痩身効果を暗示する文言などのほか、本商品を摂取した者の体験談として、「飲み始めてすぐに効果が！こんなに簡単にスリムになれるなんて！」（⑨）などと記載することにより、一般消費者に対し、本商品を摂取することによる痩身効果を訴求するものである。

このような痩身効果は、「人の身体を美化し、魅力を増し、容ぼうを変え、又は皮膚若しくは毛髪を健やかに保つことに資する効果」に当たり、健康保持増進効果等に該当する。

イ　表示内容全体から受ける一般消費者の印象

本広告には、「本商品を飲めば、運動や食事制限をせずに痩せることができる」などといった直接的な表現はない。しかし、「お腹のブヨブヨも気になるんだけど、やっぱり美味しいものが食べたい！」（③）、「食事制限したくない方、運動も苦手という方必見です！」（④）などと記載するとともに、本商品を摂取した者の体験談として「運動は苦手だし、食事制限も長続きせず…」（⑤）、「普段の食生活や生活習慣を変えずに、たった1粒飲むだけで、スグに体型に変化が出てきた」（⑦）などと記載することにより、本商品を摂取するだけで、特段の運動や食事制限をせずに痩身効果が得られるかのように暗示的に表現しているものといえる。

また、「短期間で著しく痩せる」などの直接的な表現はないが、4週間で約15kgの減量に成功した使用前後の画像（⑧）、「短期間で驚きの変化が実感できます」（⑩）との文言、本商品を摂取した者の体験談として、「飲み始めてすぐに効果が！こんなに簡単にスリムになれるなんて！」（⑨）との文言などを記載することにより、短期間で容易に著しい痩身効果を得られるかのように暗示的に表現しているものといえる。

本広告においては、「たった1粒で…！」「飲み始めてすぐに効果が！」「変化を実感することができます」など、直接的に「痩せる」とは表現せず、また、どの程度の期間でどの程度の痩身効果が得られるかは明らかにしていない。しかし、表示内容全体からすれば、本広告における「効果」や「変化」が痩身効果を意味していることは明らかであり、本商品を摂取することによって短期間で著しい痩身効果を得られるとの印象を一般消費者に与える。

以上のとおり、本広告は、本広告の表示内容全体から、あたかも、本商品を摂取するだけで、特段の運動や食事制限をすることなく、短期間で容易に著しい痩身効果が得られるかのように表示しているものといえる。しかし、実際には、消費エネルギーが摂取エネルギーを上回らない限り、人は痩せないのであって、特定の健康食品を摂取するだけで、特段の運動や食事制限をすることなく、短期間で容易に著しい痩身効果が得られることはないのであるから、本広告は虚偽誇大表示等に当たるおそれがある。

なお、本広告には、体験談について、「個人の感想であり、効果には個人差があります。」（⑪）との注意書きがあるが、このような表示をしたとしても、虚偽誇大表示等に当たるか否かの判断に影響を与えるものではなく、体験談等を含む表示内容全体から本商品に痩身効果があるものと一般消費者に認識されるにもかかわらず、実際にはそのような効果がない場合には、その表示は虚偽誇大表示等に当たる。

ウ　その他の留意事項（有利誤認表示）

「今なら、初回ご注文の方に限り、通常価格6,000円のところ、3,000円でご提供します！」（⑫）との表示をしているが、実際には最近相当期間にわたって本商品を6,000円で販売したことがない場合などには、景品表示法上の不当表示（有利誤認表示）に該当するおそれがある。

また、「30日間全額返金保証」（⑬）と表示しているにもかかわらず、実際には、返金を受けるためには特段の条件がある場合などには、景品表示法上の不当表示（有利誤認表示）に該当するおそれがある。

(2) 糖尿病についての広告例

① ご飯や麺類、甘い物に気をつけているけど…もう糖なんて気にしない！

「制限」されているけど…

新緑よもぎ茶
契約農家で栽培した厳選茶葉のみ使用

国産ヨモギ100％使用

糖分を制限されている方を
安心にサポート ②

③ こんなお悩みありませんか？
□ 空腹時又は食後の値が気になる
□ お酒や甘い物の制限が辛い
□ 薄い味付けに飽き飽き…
□ "糖"のために、何かしたいけど、続けられる自信がない…

④ 『糖尿対策』には、運動や食事制限が近道とは分かっていても…
どれも長続きしないし、好きな物も食べたい…。
薬に頼らなくても、手軽に、短期間で『実感』したいけど、そんな便利なものなんて無いよね…。

ちょっと待って！簡単に諦めないでください！

そんな方には、
「新緑よもぎ茶」

「糖分」をコントロールする

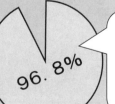
ヨモギは食材として使用されるほか、入浴剤や「もぐさ」として灸に使用されるなど、その万能性から、古来より重宝されてきました。
⑤ ヨモギに含まれる成分には、糖の吸収を抑える働きがあることが専門機関による研究で明らかにされています。

お客様満足度 驚異の９６．８％！
当社アンケート調べ

96.8％

・味もスッキリして飲みやすいです。
・どんな食事とも相性が良く、よもぎの香りも良いのでオススメです。
・「国産ヨモギ１００％」だから、安心して利用できます。
・これまでの食生活のまま「糖尿対策」できるのがうれしいです。

ヨモギの３大成分に着目

●食物繊維
「糖尿対策」に必要な栄養素でもある食物繊維。糖の吸収を緩やかにする働きが確認されており、血糖値やコレステロールの改善に必要な栄養素です。⑥ しかし、現代の食生活では不足傾向にあると言われています。この食物繊維を効率よく摂取することが、『正常』に近づく一歩です！ ⑦

●βカロテン
βカロテンには、⑧ 高血糖を防ぐ働きがあり、肥満の抑止はもちろん糖尿病の改善にも役立つことが確認されています。しかし、βカロテンを日常の食生活で補うのは、野菜をいっぱい食べないとダメなんです。もっと手軽にβカロテンを摂取して、『改善』に近づきましょう！ ⑨

「お茶」だから続けられる

「糖分を制限されている方を安心にサポートしたい」という想いから、毎日、手軽に利用できる「お茶」として商品開発しました。当社契約農家で栽培の「国産ヨモギ」のみを使用した商品だからこそ、安全・安心にお召しあがりいただけます。
「国産ヨモギ」の自然パワーで、薬に頼らず、「数値改善」、「数値正常」を実感してください。 ⑩

"実感"の声が続々届いています！

毎日の食事が楽しみになりました。
　４０歳を過ぎて、初めて人間ドックを受けたのですが、数値にビックリ！お医者さんからも、このままではマズいことになってしまうと注意されました。それ以来、食事に気をつけるなど、改善に努めましたが、中々結果が出ず。そんな時、「新緑よもぎ茶」に出会い、すぐに試してみました。
　飲み始めてすぐに、体の変化を"実感"することができ、２か月くらいで、その「実感」が数値にも現れました。お茶だから、食事のお供に手軽に飲むことができ、味もクセがなく大変飲みやすいです。おかげ様で今では大好きな揚げ物やお酒も楽しむことができるようになり、毎日の食事が楽しみになりました。「糖尿対策」を始める方におすすめしたい商品です。 ⑪
※個人の感想です。

ア　健康保持増進効果等

本広告は、「ご飯や麺類、甘い物に気をつけているけど…もう糖なんて気にしない！」(①)、「糖分を制限されている方を安心にサポート」(②)などといった本商品による糖尿病の改善効果を暗示する文言などのほか、本商品の原料であるヨモギに含まれる成分の説明として、「糖の吸収を抑える働きがあることが専門機関による研究で明らかにされています。」(⑤)、「糖の吸収を緩やかにする働きが確認されており、血糖値やコレステロールの改善に必要な栄養素です。」(⑥)、「高血糖を防ぐ働きがあり、肥満の抑止はもちろん糖尿病の改善にも役立つことが確認されています。」(⑧)との文言、「空腹時または食後の値が気になる」、「お酒や甘い物の制限が辛い」(③)といった悩みを有する者に対し、「そんな方には、『新緑よもぎ茶』」との文言などを記載することにより、一般消費者に対し、本商品を摂取することによる糖尿病の改善効果を訴求するものである。

このような糖尿病の改善効果は、「疾病の治療又は予防を目的とする効果」に当たり、健康保持増進効果等に該当する。

イ　表示内容全体から受ける一般消費者の印象

本広告には、「本商品を飲めば、食事療法や薬物治療によることなく、糖尿病を改善する効果を得られる」などといった直接的な表現はない。しかし、「ご飯や麺類、甘い物に気をつけているけど…もう糖なんて気にしない！」(①)、「『糖尿対策』には、運動や食事制限が近道とは分かっていても…どれも長続きしないし、好きな物も食べたい…。薬に頼らなくても、手軽に、短期間で『実感』したいけど、そんな便利なものなんて無いよね…。」(④)との文言や、ヨモギに含まれる食物繊維やβカロテンには高血糖を防ぐ働きがあるとの説明とともに、「この食物繊維を効率よく摂取することが『正常』に近づく一歩です！」(⑦)、「βカロテンを摂取して、『改善』に近づきましょう！」(⑨)との文言、「『国産ヨモギ』の自然パワーで、薬に頼らず、『数値改善』、『数値正常』を実感してください。」(⑩)との文言、本商品を摂取した者の体験談として、「飲み始めてすぐに、体の変化を"実感"することができ、2か月くらいで、その『実感』が数値にも現れました。(中略) おかげ様で今では大好きな揚げ物やお酒も楽しむことができるようになり、毎日の食事が楽しみになりました。」(⑪)などといった文言を記載することにより、本商品を摂取するだけで、食事療法や薬物治療によることなく、糖尿病を改善する効果を得られるかのように暗示的に表現しているものといえる。

本広告においては、「糖なんて気にしない！」(①)、「糖尿対策」(④)、「『数値改善』、『数値正常』を実感してください」(⑩)など、直接的に「糖尿病を改善する」とは表現していないが、「糖尿」が糖尿病を意味していることは明らかであり、本商品を摂取するのみで正常値を超える血糖値を正常値に戻して糖尿病を改善する効果を得られるとの印象を一般消費者に与える。

以上のとおり、本広告は、本広告の表示内容全体から、あたかも、本商品を摂取するだけで、食事療法や薬物治療によることなく、糖尿病を改善する効果が得られるかのように表示しているものといえる。しかし、実際には、糖尿病は食事療法や薬物治療を含む医師の診断・治療によらなければ一般的に改善が期待できない疾患であって、特定の健康食品を摂取するだけで、食事療法や薬物治療によることなく、糖尿病を改善する効果が得られることはないのであるから、本広告は虚偽誇大表示等に当たるおそれがある。

なお、このような表示を行うことにより、糖尿病を抱える者が適切な診療機会を逸してしまうおそれがあるため、このような表示は、原則として、「国民の健康の保持増進及び国民に対する正確な情報の伝達に重大な影響を与えるおそれがある」と認められ、健康増進法32条第1項の規定に基づく勧告の対象となる。

第5　違反事例

(1) 景品表示法違反事例

ア　措置命令（「違反法条」は、不当景品類及び不当表示防止法等の一部を改正する等の法律（平成26年法律第118号）による改正前の景品表示法の条文である。）

No	事件名	事件概要	違反法条
1	K社に対する件 (H28.3.31)	K社は、認知症、ガン等の各種疾病を予防する効果を標ぼうする食品を販売するに当たり、自社ウェブサイト（商品紹介ページ、これにリンクさせたページ及び更にそれにリンクさせたページ全体を商品の広告として認定）において、 ① 「認知症の予防・改善」、「ガン予防」、「ウイルス感染を防ぐ」 ② 「心臓病を予防する理由」、「アルツハイマー病に効果がある理由」等と、あたかも、本件商品を摂	第4条第1項第1号（第4条第2項適用）

		取するだけで、認知症、ガン等の各種疾病を予防する効果が得られるかのように示す表示をしていた。 　消費者庁が同社に対し、当該表示の裏付けとなる合理的な根拠を示す資料の提出を求めたところ、同社から資料が提出されたが、当該資料は当該表示の裏付けとなる合理的な根拠を示すものであるとは認められないものであった。	
2	L社に対する件 （H28.3.30）	L社は、痩身効果を標ぼうする食品を販売するに当たり、自社ウェブサイトにおいて、 ①「運動量は変わらないのに遂に出産前のスタイルに！」 ②「たとえば、脂肪1kg（約7,000kcal）を燃やすにはこんな運動＆食事制限が必要なんです。」、「ウォーキング約63時間！」、「平泳ぎ約13時間！」、「絶食約7日！」、「こんなに？できない！」 ③「そこで注目したいのが人が本来持っている"メラメラ力！"という名の力！」、「そうです！このメラメラ力！をサポートすれば本来の力をぐんぐん高めることが出来るのです！！」 等と、あたかも、本件商品を摂取するだけで、特段の運動や食事制限することなく容易に著しい痩身効果が得られるかのように示す表示をしていた。 　消費者庁が同社に対し、当該表示の裏付けとなる合理的な根拠を示す資料の提出を求めたところ、同社から資料が提出されたが、当該資料は当該表示の裏付けとなる合理的な根拠を示すものであるとは	第4条第1項第1号（第4条第2項適用）
3	M社に対する件 （H28.3.15）	認められないものであった。 M社は、痩身効果を標ぼうする食品を販売するに当たり、自社ウェブサイトにおいて、 ①「今までにない　スッキリ…の理由とは！？」、「秘密その1　新成分ガセリ菌SP配合！！」、「新成分ガセリ菌SPが強力にダイエッターを襲う！！　あなたをモテボディに！！」 ②「甘いものは我慢したくない！という方にオススメ！　糖質完全サポート成分ギムネマをたっぷり配合！　砂糖は人間が働くためのエネルギーとしてとても必要な成分ですが、摂り過ぎてしまうと脂肪として蓄えられます。糖質は脂肪よりも先にエネルギー源として代謝されるので、砂糖をたくさん摂ってしまうといつまでも脂肪がエネルギーに変わりません。」 等と、あたかも、本件商品を摂取するだけで、特段の運動や食事制限することなく容易に著しい痩身効果が得られるかのように示す表示をしていた。 　消費者庁が同社に対し、当該表示の裏付けとなる合理的な根拠を示す資料の提出を求めたところ、同社は資料を提出しなかった。	第4条第1項第1号（第4条第2項適用）
4	N社に対する件 （H27.12.3）	N社は、痩身効果を標ぼうする食品を販売するに当たり、情報誌等において、 ①「『ダイエットサポートがこの1粒で！　※目安　短期間で－3kgの秘密とは…？』」 ②「寝る前にたった1粒。短期間ではっきりと変化が」	第4条第1項第1号（第4条第2項適用）

		③「届いてすぐに飲んでみる。なんのことはない健康食品…と思ったら、短期間ではっきりとした変化が！続けていると、規則正しくスッキリしはじめたのがよくわかる。」等と、あたかも、本件商品を摂取するだけで、特段の運動や食事制限をすることなく短期間で容易に瘦身効果が得られるかのように示す表示をしていた。 消費者庁が同社に対し、当該表示の裏付けとなる合理的な根拠を示す資料の提出を求めたところ、同社から資料が提出されたが、当該資料は当該表示の裏付けとなる合理的な根拠を示すものであるとは認められないものであった。		6	P社に対する件 （H27.5.22）	P社は、瘦身効果を標ぼうする食品を販売するに当たり、新聞折り込みチラシ等において、 ①「ムリな食事制限なしで12kg体重減！」 ②「私のダイエットはもうキツイ我慢なし！」 等と、あたかも、本件商品を摂取するだけで、特段の運動や食事制限をすることなく容易に著しい瘦身効果が得られるかのように示す表示をしていた。 消費者庁が同社に対し、当該表示の裏付けとなる合理的な根拠を示す資料の提出を求めたところ、同社から資料が提出されたが、当該資料は当該表示の裏付けとなる合理的な根拠を示すものであるとは認められないものであった。	第4条第1項第1号（第4条第2項適用）
5	O社に対する件 （H27.11.10）	O社は、瘦身効果を標ぼうする食品を販売するに当たり、牛乳販売業者を通じて一般消費者に配布したチラシにおいて、 ①「ネバネバパワーと燃焼力で、強力なスッキリ感！」 ②「16kgも瘦せて、お腹ウエストスッキリ！」 ③「超低カロリーだから、無理な食事制限なし！1日1杯でOK！」 等と、あたかも、本件商品を摂取するだけで、特段の運動や食事制限をすることなく容易に著しい瘦身効果が得られるかのように示す表示をしていた。 消費者庁が同社に対し、当該表示の裏付けとなる合理的な根拠を示す資料の提出を求めたところ、同社から資料が提出されたが、当該資料は当該表示の裏付けとなる合理的な根拠を示すものであるとは認められないものであった。	第4条第1項第1号（第4条第2項適用）	7	Q社に対する件 （H27.2.17）	Q社は、瘦身効果を標ぼうする食品を販売するに当たり、ラジオ放送による広告において、 ①「油っこいものもお好きなだけ、どうぞ召し上がってください。様々な機関で食事で摂り過ぎたアブラの吸収を抑えると発表されている成分、キノコキトサンが、アブラを徹底ガード。さらに、ダイエット素材のリーンガードが、既に体についてしまった余分なアブラもすっきりとさせて、スリムを徹底的にサポートしてくれるんです。」 ②「カロリー制限も激しい運動も無しで、ダイエットが目指せますね。」 等と、あたかも、対象商品を摂取するだけで、特段の運動や食事制限をすることなく容易に著しい瘦身効果が得られるかのように示す表示をしていた。	第4条第1項第1号（第4条第2項適用）

		消費者庁が同社に対し、当該表示の裏付けとなる合理的な根拠を示す資料の提出を求めたところ、同社から資料が提出されたが、当該資料は当該表示の裏付けとなる合理的な根拠を示すものであるとは認められないものであった。	
8	R社に対する件（H27.2.10）	R社は、ガン等の疾病及び老化を予防する効果を標ぼうする清涼飲料水を販売するに当たり、新聞折り込みチラシにおいて、 ① 「ガンの原因である活性酸素を除去する"プラチナナノコロイド"配合飲料　プラチナビューティーウォーター」 ② 「プラチナビューティーウォーターは、病気・老化の原因である活性酸素を除去し健康・美容を増進する『プラチナナノコロイド』、脂肪燃焼の働きがある『L-カルニチン』、中性脂肪・コレステロールを低下させる『難消化性デキストリン』が含まれています。」 ③ 「ガンなどの病気・老化の原因の80％以上、お肌のシミ・たるみなどは、活性酸素が原因と言われています。」、「プラチナを約2ナノメートル（50万分の1ミリメートル）の大きさにしたプラチナナノコロイドは、活性酸素を除去し、体外に排出されます。」 等と、あたかも本件商品を摂取するだけで、ガン等の疾病及び老化を予防する効果が得られるかのように示す表示をしていた。 消費者庁が同社に対し、当該表示の裏付けとなる合理的な根拠を示す資料の提出を求めたところ、同社から資料が	第4条第1項第1号（第4条第2項適用）

		提出されたが、当該資料は当該表示の裏付けとなる合理的な根拠を示すものとは認められないものであった。	
9	S社に対する件（H26.9.19）	S社は、痩身効果を標ぼうする食品を販売するに当たり、自社ウェブサイトにおいて、 ① 「食べたこと、なかったコトに！？」 ② 「3大パワーでオールクリア！『あまい』も『こってり』も『どっしり』もまとめて○○○」 ③ 「これらの自然植物が、糖分・脂質・炭水化物のカロリーをサポート。」 ④ 「ダイエット中の"食べたい"気持ちをちから強く応援します。」 等と、あたかも、本件商品を摂取するだけで、食事からのカロリー摂取を阻害し、特段の運動や食事制限をすることなく、容易に著しい痩身効果が得られるかのように示す表示をしていた。 消費者庁が同社に対し、当該表示の裏付けとなる合理的な根拠を示す資料の提出を求めたところ、同社から資料が提出されたが、当該資料は当該表示の裏付けとなる合理的な根拠を示すものとは認められないものであった。	第4条第1項第1号（第4条第2項適用）
10	T社に対する件（H26.7.17）	T社は、痩身効果を標ぼうする食品を販売するに当たり、雑誌に掲載した広告において、 ① 「飲むだけ簡単！脂肪燃焼専用サプリ　○○○」 ② 「3大脂肪　中性脂肪　内臓脂肪　皮下脂肪を3種の脂肪燃焼専用サプリで徹底燃焼」 ③ 「余分な脂肪は1gだって残さない！」 ④ 「このサプリで失敗した人は1,000人中たった	第4条第1項第1号（第4条第2項適用）

		１人だけ！」 等と、あたかも、本件商品を摂取するだけで、体脂肪を燃焼させ、容易に著しい痩身効果が得られるかのように示す表示をしていた。 　消費者庁が同社に対し、当該表示の裏付けとなる合理的な根拠を示す資料の提出を求めたところ、同社から資料が提出されたが、当該資料は当該表示の裏付けとなる合理的な根拠を示すものとは認められないものであった。		センターポリフェノール含有食品358銘柄商品テスト結果より」等と記載することにより、あたかも、独立行政法人国民生活センターによる試験の結果、本件商品がポリフェノール含有量日本一のお茶であると認められたかのように示す表示を行っていた。 　しかし、実際には、国民生活センターが「○○茶」のポリフェノール含有量について試験を行った事実はなかった。
11	U社に対する件 （H26.6.13）	U社は、痩身効果を標ぼうする食品を販売するに当たり、ウェブサイトにおいて、 ①「えっ！？普段の食事のままで…！！」 ②「食べたカロリーを！！今までにないダイエット」 ③「今までのダイエットサプリでは実現出来なかった『普段の食事ダイエット』を実現。」 ④「たったの３ヶ月で理想の姿に！！」 等と、あたかも、本件商品を摂取するだけで、特段の運動や食事制限をすることなく容易に著しい痩身効果が得られるかのように示す表示をしていた。 　消費者庁が同社に対し、当該表示の裏付けとなる合理的な根拠を示す資料の提出を求めたところ、同社から資料が提出されたが、当該資料は当該表示の裏付けとなる合理的な根拠を示すものとは認められないものであった。	第４条第１項第１号 （第４条第２項適用）	②　本件２商品について、パンフレット及び自社ウェブサイトにおいて、「ポリフェノール含有量（100gあたり）」、「○○茶5420mg」、「○○茶5410mg」、「赤ワイン250mg」、「コーヒー168mg」等と記載することにより、あたかも、本件２商品には人体に有益なポリフェノール等が著しく多量に含まれているかのように示す表示を行っていた。 　しかし、実際には、ポリフェノール等の含有量を記載するに当たって、赤ワイン等については、そのまま飲食できる状態での100グラム当たりの含有量を記載しているのに対して、本件２商品については、そのまま飲用できない粉末の状態での100グラム当たりの含有量を記載しているものであって、本件２商品について、飲用できる状態でのポリフェノール等の100グラム当たりの含有量は、記載された赤ワイン等のポリフェノール等の含有量を大きく下回るものであった。
12	V社に対する件 （H25.12.10）	V社は、粉末飲料２商品を販売するに当たり、 ①「○○茶」について、新聞折り込みチラシ及びパンフレット等において、「ポリフェノール含有日本一のお茶」、「国民生活	第４条第１項第１号	

13	W社に対する件（H25.12.5）	W社は、瘦身効果を標ぼうする食品を販売するに当たり、新聞折り込みチラシ及び雑誌等において、 ① 「寝ている間に勝手にダイエット！？」 ② 「寝る前に飲むだけで努力なし！？」 ③ 「以前着ていた洋服もこんなにブカブカ！」 等と、あたかも、本件商品を摂取するだけで、特段の運動や食事制限をすることなく容易に著しい瘦身効果が得られるかのように示す表示をしていた。 消費者庁が同社に対し、当該表示の裏付けとなる合理的な根拠を示す資料の提出を求めたところ、同社から資料が提出されたが、当該資料は当該表示の裏付けとなる合理的な根拠を示すものとは認められないものであった。	第4条第1項第1号（第4条第2項適用）
14	X社に対する件（H25.9.13）	X社は、瘦身効果を標ぼうする食品を販売するに当たり、新聞折り込みチラシ又は商品カタログに同封したチラシ及び自社ウェブサイトにおいて、 ① 「私たちはたった1粒飲んで楽ヤセしました！！」、「食べたカロリー・溜まったカロリーなかったことに…」、「運動も食事制限も続かな〜いという方は必見！！！」 ② 「運動も食事制限も続かな〜い。という方、必見！しっかり食べてもスッキリダイエット！！」、「ダイエット成功者続々！既に10万人のダイエッターが実感！？」、「ほんの一粒…まさか、ここまで「実感できる」とは思ってなかった…。」	第4条第1項第1号（第4条第2項適用）
		等と、あたかも、本件商品を摂取するだけで、特段の運動や食事制限をすることなく容易に著しい瘦身効果が得られるかのように示す表示をしていた。 消費者庁が同社に対し、当該表示の裏付けとなる合理的な根拠を示す資料の提出を求めたところ、同社から資料が提出されたが、当該資料は当該表示の裏付けとなる合理的な根拠を示すものとは認められないものであった。	
15	Y社に対する件（H23.11.25）	Y社は、瘦身効果を標ぼうする食品を販売するに当たり、ウェブサイトにおいて、 ① 「余分なブヨブヨを燃やして流す！Wのパワー！」 ② 「決して食事制限はしないでください。このバイオ菌が恐ろしいまでにあなたのムダを強力サポート」 等と表示していた。消費者庁が同社に対し、当該表示の裏付けとなる合理的な根拠を示す資料の提出を求めたところ、同社から資料が提出されたが、当該資料は当該表示の裏付けとなる合理的な根拠を示すものとは認められないものであった。	第4条第1項第1号（第4条第2項適用）
16	Z社に対する件（H23.11.25）	Z社は、瘦身効果を標ぼうする食品を販売するに当たり、ウェブサイトにおいて、 ① 「気になる部分を何とかしましょう！Wのパワー！」 ② 「決して食事制限はしないでくださいこのバイオ菌が恐ろしいまでにあなたのムダを強力サポート」 等と表示していた。消費者庁が同社に対し、当該表示の裏付けとなる合理的な根拠を示す資料の提出を求めたとこ	第4条第1項第1号（第4条第2項適用）

		ろ、同社から資料が提出されたが、当該資料は当該表示の裏付けとなる合理的な根拠を示すものとは認められないものであった。

イ　指導

No	指導の内容
1	A社は、サプリメントを販売するに当たり、通信販売サイトにおいて、「酵素を効率よく補給すると代謝酵素量が増え、日常生活を変えずにダイエットが可能です。」、「まだ、1食を酵素ドリンクに置き換えてしんどいダイエットをしますか？」、「1日2～3粒のカプセルを飲むダケ飲んだ翌日から充実の日常が始まります」等と記載することにより、あたかも、本件商品を1日2粒から3粒飲むことによって、日常生活を変えなくても、簡単に痩身効果が得られるかのように示す表示をしていたが、実際には、当該表示どおりの痩身効果がもたらされるものであるとまでは認められないものであった。
2	B社は、清涼飲料水を販売するに当たり、商品パッケージ及び自社ウェブサイトに「『○○茶の茶葉について』○○茶の"茶葉"には、△△△（※特定の野菜）に比べて約25倍＊の食物繊維などが豊富に含まれています。（＊100g当り、当社調べ）」等と記載することにより、あたかも、本件商品には、食物繊維が含まれているかのように示す表示をしていたが、実際には、本件商品は、食物繊維を含むものではなかった。
3	C社は、ダイエット食品を販売するに当たり、ウェブサイトにおいて、「酵素を効率よく補給すると代謝酵素量が増え日常生活を変えずにダイエットが可能」、「まだ、1食を酵素ドリンクに置き換えてしんどいダイエットをしますか？」、「1日2～3粒のカプセルを飲むダケ飲んだ翌日から充実の日常が始まります」等と記載することにより、あたかも、本件ダイエット食品を1日2粒から3粒飲むことにより、日常生活を変えなくても、簡単に痩身効果が得られるかのように示す表示をしていたが、実際には、当該表示どおりの痩身効果がもたらされるものであるとまでは認められないものであった。
4	D社は、ダイエット商品を販売するに当たり、自社ウェブサイトにおいて、「飲めば飲むほどに脂肪細胞が次々と破壊されますので一度に何杯もの摂取は本当に危険です。」、「特にお腹周りと下半身は面白いように落ちていきます！！」、「約3個使用で39.9kgまで一気に落ちます！！」と表示していたが、実際には、当該表示どおりの効果があるとまでは認められないものであった。
5	E社は、ウェブサイトにおいて、Aダイエット食品を販売するに当たり、「Diet乳酸菌2兆5000億個を腸までダイレクトに注入！！」、「いくら食べても…ぜんぜん問題ないのです！」などと、また、Bダイエット食品を販売するに当たり、「驚異のタブレット！！リバウンドを気にしないダイエット法！？」、「驚くほどのクビレが！！」などと表示していたが、実際には、いずれについても当該表示どおりの効果があるとまでは認められないものであった。
6	F社は、通信販売の方法等により、健康食品を提供するに当たり、自社ウェブサイトにおいて、「○○△△には若さがいっぱい！　免疫力・自然治癒力UP！」等と表示していたが、実際には、当該表示どおりの効果があるとまでは認められないものであった。
7	G社は、飲料水（本件商品）を一般消費者に販売するに当たり、商品パンフレットにおいて、「○○○パワーウォーター○○○『薬用高○○水』＋『素粒子○○水』」、「驚きの不思議な水！ビックリ！即、美白肌に！…《様々な病気が改善され！元気に若返ります！》」等と記載することにより、あたかも、本件商品を飲用することにより、様々な病気の治療や美容等の効果があるかのように示す表示をしていたが、実際には、当該表示どおりの効果がもたらされるとまでは認められないものであった。
8	H社は、清涼飲料水を販売するに当たり、新聞折り込みチラシにおいて、「レモン50個分」と記載のある旧製品の画像を掲載していたが、実際に販売に供するものは、レモン35個分のビタミンCを含有する新製品であった。

(2)　健康増進法勧告事例

No	事件名	事件概要	違反法条
1	A社に対する件 (H28.3.1)	A社は、一般消費者に特定保健用食品を販売するに当たり、日刊新聞紙において、 ① 健康増進法に規定する特別用途表示の許可等に関する内閣府令（平成21年内閣府令第57号）別記様式第3号に定める特定保健用食品の許可証票とともに、「Aの『○○○』は、消費者庁許可の特定保健用食品です。」 ② 本件商品についてのヒト試験結果のグラフとともに、「臨床試験で実証済	第31条 第1項

み！これだけ違う、驚きの『血圧低下作用』。」 ③ 本件商品を摂取している者の体験談として、「実感できたから続けられる！10年くらい前から血圧が気になり、できるだけ薬に頼らず、食生活で改善できればと考えていました。飲み始めて4ヶ月、今までこんなに長続きした健康食品はないのですが、何らか実感できたので継続できています。今では離すことのできない存在です。」 ④ 「50・60・70・80代の方に朗報！」、「毎日、おいしく血圧対策。」、"薬に頼らずに、食生活で血圧の対策をしたい" そんな方々をサポートしようとAが開発した『○○○』。」 等と、あたかも、本件商品に血圧を下げる効果があると表示することについて消費者庁長官から許可を受けているかのように示し、また、薬物治療によることなく、本件商品を摂取するだけで高血圧を改善する効果を得られるかのように示す表示をしていたが、実際には、本件商品は「本品は食酢の主成分である酢酸を含んでおり、血圧が高めの方に適した食品です。」を許可表示とし、食生活の改善に寄与することを目的として、その食品の摂取が健康の維持増進に役立つ、又は適する旨を表示することのみが許可されている特定保健用食品であって、血圧を下げる効果があると表示することについて消費者庁長官から許可を受けているものではなく、また、高血圧は薬物治療を含む医師の診断・治療によらなければ一般的に改善が期待できない疾患	であって、薬物治療によることなく、本件商品を摂取するだけで高血圧を改善する効果が得られるとは認められないものであった。

(3) 景品表示法及び健康増進法に基づく指導事例

No	指導内容
1	A社は、「○○○」と称する飲料を販売するに当たり、自社ウェブサイトにおいて、「○○○脂肪の燃焼にかかわり、免疫力を作り出すのに重要です。(不足すると代謝機能が落ち、血中コレステロール値などが上昇しやすくなる。)」等と記載することにより、あたかも、本件商品を摂取するだけで、記載された成分による効果・効能が得られるかのように示す表示をしていたが、実際には、そのような効果・効能が得られるとまでは認められないものであった。 また、本件については、健康増進法第31条第1項(誇大表示の禁止)に違反するおそれがある事案として指導を行った。
2	B社は、「○○○」と称するサプリメントを販売するに当たり、新聞折り込みチラシ等において、「ジージー・キーン ザーザーの音が気になる方へ…」、「聴こえの悩み・不快な雑音・フラフラなど…」、「今、聴こえの悩みに新〈○○○〉が注目！」等と記載することにより、あたかも、本件商品を摂取するだけで、難聴や耳鳴りの改善に効果を得られるかのように示す表示を行っていたが、実際には、当該表示どおりの効果が認められるものではなかった。 また、本件については、健康増進法第31条第1項(誇大表示の禁止)に違反するおそれがある事案として指導を行った。
3	C社は、「○○○」と称する商品を販売するに当たり、 ① 自社ウェブサイトにおいて、「毎日のお茶を○○○にするだけで体脂肪が減る！！」、「血中の中性脂肪が半減！ 腎臓周辺の脂肪が13％減少！ 血糖値が30％低下！」等と記載することにより、あたかも、本件商品を摂取するだけで、体脂肪の減少や血糖値の降下等の効果が得られるかのように ② ダイレクトメール等において「毎日のお茶を○○○にするだけで体脂肪が減る！！」、「血中の中性脂肪が半減！ 腎臓周辺の脂肪が13％減少！ 血糖値が30％低下！」、「血糖値だけじゃない！ガンにも凄い効果が！」等と記載することにより、あたかも、本件商品を摂取するだけで、体脂肪の減少や血糖値の降下、ガンに効果が得られるかの

	ように示す表示をしていたが、実際には、当該表示どおりの効果が得られるとまでは認められないものであった。 　また、本件については、健康増進法第31条第1項（誇大表示の禁止）に違反するおそれがある事案として指導を行った。
4	D社は、「〇〇〇」と称する食用油を販売する当たり、自社ウェブサイトにおいて、「コレステロールの低下」、「しわ予防」等と記載することにより、あたかも、本件商品を摂取するだけで、コレステロールを低下させる効果、しわ予防等の効果が得られるかのように示す表示をしていたが、実際には、当該表示どおりの効果が得られると認められるものではなかった。 　また、本件については、健康増進法第31条第1項（誇大表示の禁止）に違反するおそれがある事案として指導を行った。
5	E社は、「〇〇〇」と称する食品を販売するに当たり、「△△△」と称するウェブサイトにおいて、「血糖値・生活習慣病が気になる方、人臨床治験で証明2015年3月薬事法改定後全面公開」、「〇〇〇は、糖尿病をはじめ生活習慣病の大部分に効果を発揮します。」等と記載することにより、あたかも、本件商品を摂取するだけで、糖尿病等の生活習慣病の治療に効果があるかのように表示をしていたが、実際には、当該表示どおりの効果があると認められるものではなかった。 　また、本件については、健康増進法第31条第1項（誇大表示の禁止）に違反するおそれがある事案として指導を行った。
6	F社は、「〇〇〇」と称する食品を販売するに当たり、フリーペーパーにおいて、「肥満やメタボ解消にもう炭水化物を我慢しない！」、「食べてもなかったことにする？　糖質ダイエット！」等と記載することにより、あたかも、本件商品を摂取するだけで、食事制限等をすることなく、容易に痩身効果が得られるかのように示す表示をしていたが、実際には、当該表示どおりの効果が得られると認められるものではなかった。 　また、本件については、健康増進法第31条第1項（誇大表示の禁止）に違反するおそれがある事案として指導を行った。
7	G社は、「〇〇〇」と称する清涼飲料水を販売するに当たり、「□□□」と称するウェブサイトにおいて、「病者用食品」と記載することにより、あたかも、本件商品について、消費者庁長官の許可を得た特別用途食品の一つである「病者用食品」であるかのように示す表示をしていたが、実際には、「病者用食品」として、消費者庁長官の許可を受けたものではなかった。 　また、本件については、健康増進法第31条第1項（誇大表示の禁止）に違反するおそれがある事案として
	指導を行った。
8	H社は、「〇〇〇」と称するサプリメントを販売するに当たり、クーポン共同購入サイトに開設したウェブサイトにおいて、「減量＆運動嫌いでも、細くて無駄のない凸凹マッチョな肉体のモテる男を≪細マッチョ！メンズダイエット」」、「1日3～4粒！あの頃のように自慢のマッチョを」等と記載することにより、あたかも、本件商品を摂取するだけで、特段の運動及び食事制限を行うことなく、誰もが容易にたくましく引き締まった体に変貌するかのように示す表示をしていたが、実際には、当該表示どおりの効果が得られると認められるものではなかった。 　また、本件については、健康増進法第31条第1項（誇大表示の禁止）に違反するおそれがある事案として指導を行った。
9	I社は、「〇〇〇」と称する食品を販売にするに当たり、一般日刊紙において、「大人の腕ほどもある巨大な豆『なたまめ』は、古来より不快な粘りを一掃してくれえるといわれ、グズグズや、ノドの奥のしつこいネバつき、不快感をスッキリさせてくれるとされています。」、「その秘密はなたまめに含まれるカナバニンとよばれる有用成分。このカナバニンは近年、注目を集めている話題の成分で、『なたまめ茶』はその有用成分を無理なく摂取できるお茶として、多くの人たちから好評をいただいております。」等と記載することにより、あたかも、本件商品を摂取するだけで、鼻のグズグズやノドのネバつき等の症状を緩和できるかのように示す表示をしていたが、実際には、当該表示どおりの効果が得られると認められるものではなかった。 　また、本件については、健康増進法第31条第1項（誇大表示の禁止）に違反するおそれがある事案として指導を行った。

食品として販売に供する物に関して行う健康保持増進効果等に関する虚偽誇大広告等の禁止及び広告等適正化のための監視指導等に関する指針（ガイドライン）

第1 本指針の趣旨

1 はじめに

食品として販売に供される物について、健康の保持増進の効果等が必ずしも実証されていないにもかかわらず、当該効果を期待させる虚偽又は誇大と思われる広告が、インターネットの普及等と相まって様々な媒体に数多く掲載され、販売の促進に用いられている。また、これらの食品については、期待される健康の保持増進の効果等を享受するため、当該食品の長期的かつ継続的な摂取が推奨される傾向が一般に認められる。こうした状況の下、健康の保持増進の効果等について、著しく事実に相違又は著しく人を誤認させる広告を信じた国民が適切な診療機会を逸してしまうおそれ等もあり、国民の健康の保護の観点から重大な支障が生じるおそれもある。

これら虚偽誇大広告等については、健康増進法（平成14年法律第103号）第31条第1項の規定により禁止されているところ、虚偽誇大広告等の規制に関する指針について、これまで本指針及び本指針に係る留意事項で示してきたところである。

今般、消費者庁は、地域の自主性及び自立性を高めるための改革の推進を図るための関係法律の整備に関する法律（平成26年法律第51号。以下「第4次一括法」という。）の施行に伴い、都道府県知事並びに保健所設置市長及び特別区長へ健康増進法第32条第1項及び第2項の規定に基づく誇大表示の禁止に係る勧告・命令の事務・権限を移譲することを踏まえ、本指針及び本指針に係る留意事項の記載について改正するとともに、その他必要な改正を行ったので、これを公表する。

なお、本指針は、健康増進法第31条第1項の規定により禁止される表示のあらゆる場面を網羅しているわけではなく、同項が禁止する表示の該当性については、本指針において例示されていないものも含め、個別事案ごとに判断されることに留意する必要がある。

2 食品として販売に供する物に関して広告その他の表示をする者の責務

本規定の趣旨から、食品として販売に供する物に関して広告その他の表示をする者は、その責務として、摂取する者が当該食品を適切に理解し、適正に利用することができるよう、健康の保持増進の効果等について、客観的で正確な情報の伝達に努めなければならないものである。

3 他法令との関係

食品の表示・広告を対象とする規定をもつ法律として、健康増進法のほかに、食品衛生法（昭和22年法律第233号）、医薬品、医療機器等の品質、有効性及び安全性の確保等に関する法律（昭和35年法律第145号。以下「医薬品医療機器等法」という。）、不当景品類及び不当表示防止法（昭和37年法律第134号。以下「景品表示法」という。）、特定商取引に関する法律（昭和51年法律第57号。以下「特商法」という。）、食品表示法（平成25年法律第70号）等がある。健康増進法第31条第1項の規定に違反し、又は違反が疑われる広告等は、これら広告等を規制する他法令の規定に違反し、又は違反している可能性が十分にあり得る。

このため、食品の虚偽誇大広告等に関しては、上記関係法令の内容を十分に理解した上で、当該関係法令を所管する行政機関（以下「法主管課室」という。）と有機的な連携体制を確保し、効果的な監視指導のあり方を検討すること等により、密接に連携・協力し、監視の実効を挙げるように努められたい（第4参照）。

第2 健康増進法第31条第1項の規定により禁止される広告その他の表示

1 同項の適用を受ける対象者

健康増進法第31条第1項には「何人も」と規定されている。このため、同項が対象とする者は、食品等の製造業者、販売業者等に何ら限定されるものではなく、「食品として販売に供する物に関する広告その他の表示をする」者であれば、例えば、新聞社、雑誌社、放送事業者、インターネット媒体社等の広告媒体事業者等も対象となり得ることに注意する必要がある。

もっとも、虚偽誇大広告について第一義的に規制の対象となるのは健康食品の製造業者、販売業者であるから、直ちに、広告媒体事業者等に対して健康増進法を適用することはない。しかしながら、当該表示の内容が虚偽誇大なものであることを予見し、又は容易に予見し得た場合等特別な事情がある場合には、同法の適用があり得る。

2 同項の対象となる広告その他の表示

同項の規定は、食品として販売に供する物に関して広告その他の表示をするときは、健康の保持増進の効果その他内閣府令で定める事項について、著しく事実に相違する表示又は著しく人を誤認させるような表示を禁止しているが、個々の広告その他の表示が同項の対象となるか否かの判断に当たって考慮すべき要素は次のとおりである。

(1) 「食品として販売に供する物」の範囲

同項は、「食品として販売に供する物」（以下「食品等」という。）を適用対象として規定している。このため、例えば、専ら医薬品として使用される成分本質（原材料）を含むことや医薬品的な効能効果等に該当するものを標ぼうしていること等により無承認無許可

医薬品として医薬品医療機器等法の適用を受けるものであっても、食品であることを明示して販売されていたり、医薬品であることを表示せずに飲食物として販売に供されている等のもの（以下「食品として販売される無承認無許可医薬品」という。）については、併せて同項の適用を受ける。すなわち、食品として販売される無承認無許可医薬品に対しては医薬品医療機器等法の主管課室に加え、健康増進法の主管課室及び食品衛生法の主管課室がそれぞれ監視指導を行い得ることとなる点に留意する必要がある。

(2) 「広告その他の表示」の定義

同項で規定する「広告その他の表示」とは、顧客を誘引するための手段として行う広告その他の表示である。このため、個々の表示が「広告その他の表示」に該当するかどうかは、チラシやCMといった形態のみならず、その内容や表示方法にも着目する必要がある。

(3) 「健康保持増進効果等」の定義

① 健康の保持増進の効果

同項は、「健康の保持増進の効果その他内閣府令で定める事項」について、虚偽誇大広告等の禁止を規定しているが、このうち、「健康の保持増進の効果」とは、健康状態の改善又は健康状態の維持の効果であり、具体的な例示としては、次に掲げるものが該当する。

ア 疾病の治療又は予防を目的とする効果
イ 身体の組織機能の一般的増強、増進を主たる目的とする効果
ウ 特定の保健の用途に適する旨の効果
エ 栄養成分の効果

なお、このうち、ア及びイは、医薬品的な効能効果に相当するものである。また、ウの「特定の保健の用途」とは、健康の維持、増進に役立つ、又は適する旨を表現するもので、例えば次に掲げるものが該当する。

(i) 容易に測定可能な体調の指標の維持に適する又は改善に役立つ旨
(ii) 身体の生理機能、組織機能の良好な維持に適する又は改善に役立つ旨
(iii) 身体の状態を本人が自覚でき、一時的であって継続的、慢性的でない体調の変化の改善に役立つ旨

② 内閣府令で定める事項

「内閣府令で定める事項」とは、健康増進法に規定する特別用途表示の許可等に関する内閣府令（平成21年内閣府令第57号）第19条において、次に掲げるものを定めることとしている。

なお、これらについては、健康の保持増進の効果とともに、国民の健康の増進を図るための措置を講じ、国民保健の向上を図ることに関係する場合において規制対象となる。

ア 含有する食品又は成分の量
イ 特定の食品又は成分を含有する旨
ウ 熱量
エ 人の身体を美化し、魅力を増し、容ぼうを変え、又は皮膚若しくは毛髪を健やかに保つことに資する効果

③ 暗示的又は間接的に健康保持増進効果等を表示する場合

健康保持増進効果等の表示については、①及び②に掲げる効果を明示的又は直接的に表示しているものだけではなく、広告等全体でみた場合に、間接的に健康保持増進効果等を表示していると一般消費者が認識し得るものも含まれる。このため、例えば、次のような広告等も健康保持増進効果等の表示に該当する。

ア 名称又はキャッチフレーズにより表示するもの
イ 含有成分の表示及び説明により表示するもの
ウ 起源、由来等の説明により表示するもの
エ 新聞、雑誌等の記事、医師、学者等の談話、学説、体験談などを引用又は掲載することにより表示するもの
オ 医療・薬事・栄養等、国民の健康の増進に関連する事務を所掌する行政機関（外国政府機関を含む。）や研究機関等により、効果等に関して認められている旨を表示するもの

3 禁止の対象となる「著しく事実に相違する表示」及び「著しく人を誤認させるような表示」

健康増進法第31条第1項では、上記2に該当する広告その他の表示であって、著しく事実に相違する表示をし、又は著しく人を誤認させるような表示をしてはならないこととされている。このため、広告その他の表示に記載されている健康保持増進効果等が当該食品等により実際に得られる健康保持増進効果等と著しく相違している場合又は当該食品により実際に得られる健康保持増進効果等と著しく異なるものに誤認されることとなる表示を行えば、同項違反となる。

なお、著しく事実に相違する表示、著しく人を誤認させる表示であるか否かの判断に当たっては、表示内容全体から一般消費者が受ける印象・認識が基準となる。

(1) 「著しく」

具体的に何が「著しく」に該当するかの判断は個々の広告その他の表示に即してなされるべきであるが、ここにいう「著しく」とは、誇張・誇大の程度が社会一般に許容されている程度を超えていることを指しているものであり、誇張・誇大が社会一般に許容される程度を超えるものであるかどうかは、当該広告その他の表示を誤認して顧客が誘引される

かどうかで判断され、その誤認がなければ顧客が誘引されることは通常ないであろうと認められる程度に達する広告その他の表示が該当する。

(2)「事実に相違する」

「事実に相違する」とは、広告その他の表示に表示されている健康保持増進効果等と実際の健康保持増進効果等が異なることを指す。このため、例えば、十分な実験結果等の根拠が存在しないにもかかわらず、「3か月間で○キログラムやせることが実証されています。」と表示する場合や、体験談をねつ造等し、又はねつ造された資料を表示した場合等は、この状態に該当することとなる。

(3)「人を誤認させる」

一方、「人を誤認させる」とは、食品等の広告等から認識することとなる健康保持増進効果等の「印象」や「期待感」と健康の保持増進の実際の効果等に相違があることを指す。なお、「誤認」とは、実際のものと一般消費者が当該広告その他の表示から受ける印象との間に差が生じることを言うのであるから、社会常識や用語等などの一般的な意味などを基準に判断して、こうした差が生じる可能性が高いと認められる場合には、当該広告その他の表示は「誤認させる」ものに該当するというべきであり、現実に一般消費者が誤認したという結果まで必要としない。このため、例えば、

・特定の成分について、健康保持増進効果等が得られるだけの分量を含んでいないにもかかわらず、生活習慣を改善するための運動等をしなくても、摂り過ぎた栄養成分若しくは熱量又は体脂肪若しくは老廃物質等を排出し、又は燃焼させることをイメージさせる

・健康保持増進効果等に関し、メリットとなる情報を断定的に表示しているにもかかわらず、デメリットとなる情報（例　効果が現れない者が実際にいること、一定の条件下でなければ効果が得られにくいこと　等）が表示されておらず、又は著しく消費者が認識し難い方法で表示されている

・健康の保持増進の効果等について公的な認証があると表示しておきながら、実際には、当該効果等に係る認証を受けていない

・根拠となる学術データのうち、当該食品にとって不都合な箇所を捨象し、有利な箇所のみを引用する場合などは、一般的にこれに該当するものと考えられる。

第3　健康増進法第32条の規定による勧告等の手続

1　消費者庁及び都道府県知事による勧告（第1項）

健康増進法第32条では、健康増進法第31条第1項の規定に違反する広告その他の表示に対する措置が規定されている。

まず、健康増進法第32条第1項では、消費者庁長官及び都道府県知事（健康増進法第10条第3項において、保健所を設置する市又は特別区にあっては、市長又は区長とされている。以下「都道府県知事等」という。）は、前条第1項の規定に違反して表示をした者がある場合において、国民の健康の保持増進に重大な影響を与えるおそれがあると認めるときは、その者に対し、当該表示に関し必要な措置をとるべき旨の勧告をすることができる旨を規定している。

ここでいう、「国民の健康の保持増進に重大な影響を与えるおそれがあると認めるとき」とは、個々の状況に応じ判断する必要があるが、例えば、重篤な疾患を抱える患者が当該広告その他の表示を根拠に当該商品を購入することにより適切な診療機会を逸して当該患者の健康の保持増進が図れなくなるおそれがある場合や、国民生活センターや消費生活センター等の関係機関にその健康保持増進効果等について数多くの苦情等が寄せられているなど「国民保健の向上を図る」という健康増進法の目的に照らして看過できない悪影響が及ぼされるおそれがある場合が該当することとなる。

なお、健康増進法第32条第1項の規定に基づく勧告の内容は、個々の事例により異なってくることとなるが、広告その他の表示の掲載の差止め等の勧告を受けた者が実施しなければならない措置とともに、当該措置の実施に関する合理的な範囲内での期限及び当該措置を実施したことの消費者庁長官及び都道府県知事等に対する報告等が併せて勧告される場合もある。

2　消費者庁長官及び都道府県知事等による命令（第2項）

健康増進法第32条第2項では、消費者庁長官及び都道府県知事等は、前項に規定する勧告を受けた者が、正当な理由がなくてその勧告に係る措置をとらなかったときは、その者に対し、その勧告に係る措置をとるべきことを命ずることができる旨を規定している。

この場合も、当該措置を実施すべきことを命ずるとともに、当該措置の実施に関する合理的な範囲内での期限及び当該措置を実施したことを消費者庁長官又は都道府県知事等へ報告等を併せて命令する場合もある。

なお、当該命令に違反した場合は、健康増進法第36条の2の規定により、6月以下の懲役又は100万円以下の罰金に処されることとなる。

3　立入検査・収去等（第3項）

法第32条の3第3項では、食品として販売に供する物であって健康保持増進効果等についての表示がされたもの（特別用途食品、健康増進法第29条第1項の承認を受けた食品及び販売に供する食品であって栄養表示がされたものを除く。）において健康増進法第27条の規定を準用する旨が規定されている。したがって、食品衛生監視員は必要があると認めるときは、食品として販売に供する物であって健康保持増進効果等についての広告その他の表示がされたもの（食品として販

売される無承認無許可医薬品を含む。）について、その製造施設、貯蔵施設又は販売施設に立ち入り、検査し、試験の用に供するのに必要な限度において収去することができる。

また、健康増進法第32条第3項において準用する同法第27条第1項に規定する消費者庁長官の権限は、食品として販売に供する物の製造施設、貯蔵施設又は販売施設の所在地を管轄する地方厚生局長に委任されている。ただし、消費者庁長官が自ら当該権限を行使することを妨げていない。

第4　健康増進法第31条第1項の規定により禁止する虚偽誇大広告等に係る監視体制整備

1　健康増進法第31条第1項に係る効果的な監視指導体制等

健康増進法第31条第1項に違反する広告その他の表示又は違反が疑われる広告その他の表示について、効果的な監視指導を行うに当たっては、特に栄養学、薬学等の知見が求められることが予想されることから、健康増進法の主管課室のうち、これらの知見を有する者が監視指導に当たるなど、積極的な役割を果たすことが期待される。

また、食品衛生監視員は、食品衛生法に基づく食品衛生監視の際に同条に違反する広告その他の表示を発見する機会が多いものと考えられる。こうした点を踏まえ、健康増進法の主管課室においては、食品衛生監視員に対し同条の規定及び本指針を周知徹底し、食品衛生監視員が営業者等に対し適切な指導又は情報提供ができるよう環境作りに努めるとともに、食品衛生監視員との密接な情報共有を図られたい。さらに、第3の3に示しているとおり、健康増進法第32条第3項で規定する食品として販売に供する物であって健康保持増進効果等に関する表示が行われたものに係る立入検査及び収去の事務は、食品衛生監視員の事務とされている。このため、健康増進法の主管課室と食品衛生法の主管課室とが連携をとり、食品衛生監視員が立入検査及び収去を実施するに当たっては、円滑な権限行使ができるようその実施方針を示す等により効果的な運用に努められたい。

また、こうした監視を通じて違法性が疑われる広告その他表示については、技術的知識の集約を図るとともに、地域の実情に即した監視指導体制の強化を図る観点から、2の(2)に示すところにより地方厚生局へ報告されたい。

2　食品として販売に供する物の虚偽誇大広告等に対する総合的な対策の推進

(1)　健康増進法、食品衛生法、医薬品医療機器等法、景品表示法及び食品表示法の主管課室間の密接な連携

健康増進法第31条第1項の規制は、関連他法令における広告等規制と重畳的に適用され得るものである。特に、食品として販売に供する物の一部には、専ら医薬品として使用される成分本質（原材料）を含むことや医薬品的な効能効果等に該当するものを標ぼうしていること等により、無承認無許可医薬品として医薬品医療機器等法の適用を受ける現状が認められる。こうした状況に即応するためには、関連する健康増進法、食品衛生法、医療機器等法、景品表示法及び食品表示法の主管課室が緊密な連携を確保することが必要である。

特に、保健所は地域保健法（昭和22年法律第101号）第6条の規定により「栄養の改善及び食品衛生に関する事項」及び「薬事に関する事項」につき、企画、調整、指導及びこれらに必要な事業を行うこととされており、地域保健対策を取り巻く環境の変化等に即応し、高度化する保健、衛生等に関する需要に的確に対応することができるよう、施策を総合的に推進する任務を有している。

都道府県、保健所設置市及び特別区の衛生主管部局長及び各保健所長並びに「栄養の改善及び食品衛生に関する事項」及び「薬事に関する事項」を担う他の行政機関の長においては、食品として販売に供する食品の広告等の適正化のため、個々の広告等に照らして違反が認められ、又は違反が疑われる法令を着実に運用し、健康増進法の主管課室のみならず食品衛生法の主管課室及び医薬品医療機器等法の主管課室の有機的な活用を図るなど、一元的な監視指導がなされるよう指揮監督されたい。

(2)　都道府県等及び消費者庁並びに地方厚生局長間の密接な連携

都道府県、保健所設置市及び特別区が発見等した健康増進法第31条第1項の規定に違反し、又は違反が疑われる広告その他の表示に対する勧告等の施行事務については、これまで消費者庁表示対策課食品表示対策室及び地方厚生局で一元的に行ってきたところ、第4次一括法の施行により、平成28年4月1日以降は、都道府県並びに保健所設置市及び特別区においても勧告等の施行事務を行うこととなる。

各都道府県等において健康増進法第31条第1項の規定に違反し、又は違反が疑われる広告その他の表示を発見した場合は、当該都道府県等の区域を管轄する地方厚生局（以下「域内厚生局」という。）と密接な連携を図られたい。域内厚生局は、健康増進法第31条第1項の規定に違反して表示をした者の本店又は主たる事務所の所在地を管轄する地方厚生局と情報交換等を行い、表示の適正化に向けた所要の取組みを相互に行うものとする。

(3)　健康増進法及び景品表示法等の有機的活用

景品表示法は、「商品又は役務の品質、規格その他の内容について、一般消費者に対し、実際のものよりも著しく優良であると示し、又は事実に相違して

当該事業者と同種若しくは類似の商品若しくは役務を供給している他の事業者に係るものよりも著しく優良であると示す表示であつて、不当に顧客を誘引し、一般消費者による自主的かつ合理的な選択を阻害するおそれがあると認められる」表示をしてはならないと定めている（景品表示法第5条第一号）。すなわち、健康増進法第31条第1項違反となる表示をした食品は、それが取引に供され、一般消費者による自主的かつ合理的な選択を阻害するおそれがあると認められる場合、同時に景品表示法に違反する可能性が非常に強いものであり、健康増進法及び景品表示法が有機的に活用されることが重要である。

したがって、都道府県、保健所設置市及び特別区の衛生主管部局長及び各保健所長並びに「栄養の改善及び食品衛生に関する事項」及び「薬事に関する事項」を担う他の行政機関の長におかれても、健康増進法及び景品表示法に違反が疑われる広告その他の表示を発見した場合には、消費者庁及び都道府県における景品表示法の主管課室への必要な情報提供方よろしくお願いしたい。

また、通信販売業者等が食品として販売に供する物について行う広告その他の表示については、特商法の規定も重畳的に適用され得るので、当該法令を所管する行政機関との連携方についてもよろしくお願いしたい。

食品として販売に供する物に関して行う健康保持増進効果等に関する虚偽誇大広告等の禁止及び広告等適正化のための監視指導等に関する指針（ガイドライン）に係る留意事項

第1　健康増進法第31条第1項の規制の適用を受ける対象者の範囲

「食品として販売に供する物に関して行う健康保持増進効果等に関する虚偽誇大広告等の禁止及び広告等適正化のための監視指導等に関する指針（ガイドライン）」（以下「指針」という。）の第2の1において、健康増進法（平成14年法律第103号。以下「法」という。）第31条第1項の規制の適用を受ける対象者を示しているところであるが、具体的には、次により判断することとする。

1　広告依頼者の第一義的責任

広告の掲載を依頼し、販売促進その他の利益を享受することとなる当該食品製造業者又は販売業者（以下「広告依頼者」という。）が、法第31条第1項の規制の適用の対象者となるのは当然である。

2　法第31条第1項と広告媒体との関係

これに対し、広告依頼者から依頼を受けて、当該「広告その他の表示」を掲載する新聞、雑誌、テレビ、インターネット、出版等の業務に携わる者は、依頼を受けて広告依頼者の責任により作成された「広告その他の表示」を掲載、放送等することから、直ちに法第31条第1項の適用の対象者となるものではない。

しかしながら、当該「広告その他の表示」の内容が虚偽誇大なものであることを予見し、又は容易に予見し得た場合等特別な事情がある場合においては、広告依頼者とともに同項の適用があり得る。

第2　広告その他の表示の範囲

1　広告その他の表示に該当するものの具体例

指針の第2の2の(2)において「広告その他の表示」の定義を示しているところであるが、具体例としては、次に掲げるものが挙げられる。

(1) 商品、容器又は包装による広告その他の表示及びこれらに添付した物による広告その他の表示

(2) 見本、チラシ、パンフレット、説明書面その他これらに類似する物による広告その他の表示（ダイレクトメール、ファクシミリ等によるものを含む。）及び口頭による広告その他の表示（電話によるものを含む。）

(3) ポスター、看板（プラカード及び建物又は電車、自動車等に記載されたものを含む。）、ネオン・サイン、アドバルーンその他これらに類似する物による広告その他の表示及び陳列物又は実演による広告その他の表示

(4) 新聞紙、雑誌その他の出版物、放送（有線電気通信設備又は拡声機による放送を含む。）、映写、演劇又は電光による広告その他の表示

(5) 情報処理の用に供する機器による広告その他の表示（インターネット、パソコン通信等によるものを含む。）

2　実質的に広告と判断されるもの

広告その他の表示の範囲については、指針の第2の2の(2)に示しているところであるが、次に掲げる①～③に該当すると消費者が認識できるものを、広告その他の表示に該当するものとして判断されたい。

① 顧客を誘引する（顧客の購入意欲を昂進させる）意図が明確にあること。

② 特定食品の商品名等が明らかにされていること。

③ 一般人が認知できる状態であること。

現行の医薬品医療機器等法等における広告規制に係る現状をみると、広告等規制の対象となることを逃れるため、一部には、遺憾ながら上記①～③に該当することを回避した表示を行っている者があることが認められる。しかしながら、例えば、

(1) 「これは広告ではありません。」や「これは顧客を誘引することを目的としているものではありません。」、「特定商品名や商品金額の掲載はありません」、「表示しているのは物質名であって、商品名に該当しないため法に抵触しません。」といった表示をしているが、具体的な商品名及び期待される効果等を一般消費者が容易に認知できる形で記載されている

(2) 商品の名称の一部を伏せ字としたり、文字をぼかす、写真や画像イメージのみを表示するなどの場合であっても、当該商品の認知度、付随している写真及び説明書き等から特定食品であることが認知できる

(3) 特定の食品又は成分の健康保持増進効果等に関する書籍や冊子、ホームページ等の形態をとっているが、その説明の付近に当該食品の販売業者の連絡先やホームページへのリンクを一般消費者が容易に認知できる形で記載している場合には、実質的に上記の①～③を満たすものとして、広告等に該当するものとして取り扱うこととする。

また、例えば、特定の食品又は成分の健康保持増進効果等に関する書籍等に「当該食品に関するお問い合わせは、○○相談室へ」等と記載されている上記(3)の事例に関して、連絡先に掲げられた「○○相談室」が当該食品を直接販売等していない場合、「当該書籍は顧客を誘引する意図を持たない純然たる書籍である」、「改善症例や研究内容等について、具体的商品販売を伴わない記事や文献、書籍、研究資料の紹介は法律違反でない。」等として、広告等規制の対象となることを回避しようとするものがある。この場合にあっても、「表現の自由」は最大限尊重されるべきであるが、その「○○相談室」が特定の販売業者をあっせん等していることが認められる場合等であって、当該販売業者が別の個人又は団体を介在させることにより、広告等

規制の対象となることを回避しながら当該書籍等を広告等として活用していると判断できるなど、実質的に上記の①〜③に該当する場合には、当該書籍等を広告等として取り扱う。

さらに、記事や学術論文等の形態をとっている(3)の事例に関して、「あくまで『一般的な知識』を消費者に提供している。」、「『色々な食品又は成分の効能を知りたい』、『症状に適した食品又は成分が何かを知りたい』という消費者の知的好奇心に応えているのみであり、広告でない。」等の名目で、書籍、冊子、ホームページに特定の食品又は成分に係る学術的解説を掲載する場合であっても、その解説の付近から特定食品の販売ページに容易にアクセスが可能である場合や、販売業者の連絡先が掲載されている等、実質的に上記の①〜③に該当する場合には、営利的言論としての広告等に該当するものとして、規制対象となる場合があり得る。

第3 健康保持増進効果等の表示に該当するものの例

指針の第2の2の(3)に掲げる健康保持増進効果等の表示に該当するものの具体例は次のとおりである。なお、指針においても示したところであるが、法第31条第1項は、健康保持増進効果等に関する広告等について、著しく事実に相違する表示をし、又は著しく人を誤認させるような表示をしてはならない旨を定めているものであり、第2の広告その他の表示の範囲に該当するものが次の効果等の表示に関し、第4で判断基準を示したような「事実に著しく相違する」又は「著しく人を誤認させる」場合に、規制されることとなるものである。

1 健康の保持増進の効果

(1) 疾病の治療又は予防を目的とする効果
　　（例）「糖尿病、高血圧、動脈硬化の人に」、「末期ガンが治る」、「虫歯にならない」、「アレルギー症状を緩和する」、「花粉症に効果あり」、「インフルエンザの予防に」、「便秘改善」

(2) 身体の組織機能の増強、増進を主たる目的とする効果
　　（例）「疲労回復」、「強精（強性）強壮」、「体力増強」、「食欲増進」、「老化防止」、「免疫機能の向上」、「疾病に対する自然治癒力を増強します」、「集中力を高める」、「脂肪燃焼を促進！」等

(3) 特定の保健の用途に適する旨の効果
　　（例）「本品はおなかの調子を整えます」、「この製品は血圧が高めの方に適する」、「コレステロールの吸収を抑える」、「食後の血中中性脂肪の上昇を抑える」、「本品には○○○（成分名）が含まれます。○○○（成分名）には食事の脂肪や糖分の吸収を抑える機能があることが報告されています。」等

(4) 栄養成分の効果
　　（例）「カルシウムは、骨や歯の形成に必要な栄養素です」等

2 内閣府令で定める事項

(1) 含有する食品又は成分の量
　　（例）「大豆が○○g含まれている」、「カルシウム○○mg配合」等

(2) 特定の食品又は成分を含有する旨
　　（例）「プロポリス含有」、「○○抽出エキスを使用しています」等

(3) 熱量
　　（例）「カロリーオフ」、「エネルギー0 kcal」等

(4) 人の身体を美化し、魅力を増し、容ぼうを変え、又は皮膚若しくは毛髪をすこやかに保つことに資する効果
　　（例）「美肌、美白効果が得られます」、「皮膚にうるおいを与えます」、「美しい理想の体形に」等

3 暗示的又は間接的に健康保持増進効果等を表示する場合

(1) 名称又はキャッチフレーズにより表示するもの
　　（例）「ほね元気」、「延命○○」、「快便食品（特許第○○号）」、「血糖下降茶」、「血液サラサラ」等

(2) 含有成分の表示及び説明により表示するもの
　　（例）「腸内環境を改善することで知られる○○○を原料とし、これに有効成分を添加することによって、相乗効果を発揮！」、「○○○（成分名）は、不飽和脂肪酸の一種で、血液をサラサラにします」、「○○○（成分名）は、関節部分の軟骨の再生・再形成を促し、中高年の方々の関節のケアに最適です」等

(3) 起源、由来等の説明により表示するもの
　　（例）「○○○という古い自然科学書をみると×××は肥満を防止し、消化を助けるとある。こうした経験が昔から伝えられたが故に×××は食膳に必ず備えられたものである。」、「インド国内では医薬品として販売されています」、「欧州では循環器系の薬として、イチョウ葉が使用されています」等

(4) 新聞、雑誌等の記事、医師、学者等の談話、学説、経験談などを引用又は掲載することにより表示するもの
　　（例）○○　○○（××県、△△歳）
　　「×××を3か月間毎朝続けて食べたら、9kgやせました。」
　　　○○医科大学△△△教授の談
　　「発がん性物質を与えたマウスに○○○の抽出成分を食べさせたところ、何もしなかったマウスよりもかなり低い発ガン率だったことが発表されました」
　　「○○％の医師の方が、『○○製品の利用をおススメする』と回答しました」
　　「管理栄養士が推奨する○○成分を配合」等

(5) 医療・薬事・栄養等、国民の健康の増進に関連

する事務を所掌する行政機関（外国政府機関を含む。）や研究機関等により、効果等に関して認められている旨を表示するもの
　　　（例）「××国政府認可○○食品」、「○○研究所推薦○○食品」等

第4　法第31条第1項該当性の判断基準の明確化

　個々の広告等が実際に法第31条第1項の規定の違反に該当するものであるかどうかの判断基準については、指針の第2の3に示しているところである。

　しかしながら、健康保持増進効果等についての広告その他の表示は、その効果の真偽が最新の科学的知見に照らして必ずしも明らかでない場合が多いため、何が「事実に著しく相違する」又は「著しく人を誤認させる」表示であるかが、全ての場合において明確となるとは限らない。そこで、その判断基準をより明確化するため、具体的に想定される事例を基に基準適用の考え方を示すこととする。

　なお、国が勧告・指導を行った事例等については、その情報を蓄積した上で、今後各地方公共団体に情報提供を積極的に行っていくこととしている。将来的には、こうした積み上げられた事例をもって各地方公共団体が勧告・指導できるよう、便宜を図ることとしたいが、当面以下に記す基準適用の考え方をもって指導に当たられるようよろしくお願いしたい。

1　事実に相違すること又は人を誤認させることが明らかであると判断できる表示

　以下に例示するように、表示内容のみで、明らかに事実と相違する又は人を誤認させると判断できるものについては、速やかに広告その他の表示の取下げ、内容の修正等の必要な指導を行われるとともに、指導の結果等を当該都道府県等の区域を管轄する地方厚生局（以下「域内厚生局」という。）宛てに報告していただくようお願いする。

（例）
○　医療・薬事・健康増進等、国民の健康増進に関連する事務を所掌する行政機関（外国政府機関を含む。）や研究機関等による認証、推薦等（以下「認証等」という。）を取得していることを表示していても、当該認証等の制度が実在しない場合や当該認証等の制度の趣旨とは異なる趣旨により表示することにより、健康保持増進効果等が認証等を受けたものと誤認させる場合

表示例	考え方
厚生労働省から輸入許可を受けたダイエット用健康食品です。	食品の輸入に当たって、厚生労働省が個別の許可を行う制度は設けられていないが、こうした表示をすることにより、厚生労働省が当該健康食品の効果を個別に認証していると認識されて、健康の保持増進の効果があることが確認されていると誤認される。
厚生省告示第120号にて記載告示された○○を使用しており、健康をお考えの方にオススメいたします。	食品関係の告示で「厚生省告示第120号」に該当するものは、既存添加物名簿（平成8年厚生省告示第120号）であるが、既存添加物は、平成7年食品衛生法改正以後も引き続き使用できる天然添加物の名称を記載したものであって、健康保持増進効果等とは関係ない。しかしながら、広告等の全体の記載からみて厚生省（現 厚生労働省）の所管する法令・通知等に当該栄養成分等の記載があることが、「健康をお考えの方にオススメ」する理由として表示されている等の場合、一般消費者が厚生労働省が所管する個別制度や法令・通知の内容をすべて正確に理解していると言えないことから、国民の健康増進に関連する事務を所掌する厚生労働省が当該法令・通知により健康保持増進効果がある旨を認証等したものであると誤認される。
○○検査センター認可食品。もし痩せなかったら、お金はいっさい頂きません。 ※　○○検査センターで行われた検査は、健康保持増進効果等に係るものでなく、専ら食品の安全性に係るものであった。	民間機関である○○検査センターが行った検査は、あくまで安全性に係るものであり、健康保持増進効果等を実証するものではない。にもかかわらず、「○○検査センターが認可した食品であること」と「もし痩せなかったら、お金はいっさい頂きません。」を同一文脈で表示している点で、○○検査センターが健康保持増進効果等について認証等したものであると誤認される。 　また、一般に「認可」とは、ある人の法律上の行為が公の行政機関の同意を得なければ有効

に成立することができない場合に、その効力を完成させるため、公の機関の与える同意をいう。○○検査センターは民間機関であり、行政行為である「認可」を行い得ない。にもかかわらず、公の機関のみが行い得る「認可」という行為を表示することにより、健康保持増進効果等について公の機関の認証等を受けたものと誤認される。

※ 本来「消費者庁許可」と表示すべき特定保健用食品について、「消費者庁認可」等と誤って広告等する例が見受けられる。「許可」と「認可」は法律上禁止されている特定の行為について、実施することを許容する公の機関の行為である点で共通であり、誤表示があったとしても著しい問題が生じるものでないが、責務に照らし、誤りのない「客観的で正確な情報」の伝達に努めること。

○ 一般消費者向けの広告その他の表示において、医師又は歯科医師の診断、治療等によらなければ一般的に治癒が期待できない疾患について、医師又は歯科医師の診断、治療等によることなく治癒できるかのような表現を用いている場合

表示例	考え方
医者に行かずともガンが治る！	通常、がんのような重篤な疾病は、医師による診断及び治療が必要となるが、こうした表示は、医師による診断治療がなくとも、当該疾病を治癒することができると誤認を与えるため、誇大表示に該当する。

※ 「医師又は歯科医師の診断若しくは治療によらなければ一般的に治癒が期待できない疾患」とは、ガン、糖尿病、高脂血症、心臓病、肝炎、齲歯など、通常医師又は歯科医師の診療を受けなければ保健衛生上重大な結果を招くおそれのある疾病をいう。

○ 最上級又はこれに類する表現を用いている場合

表示例	考え方
最高のダイエット食品	通常、健康の保持増進の効果は個々人の健康状態や生活習慣病等多くの要因により異なっており、現存する製品の中で最高の効果を発揮することは立証できないため、最上級の表現を用いる広告等は虚偽表示に該当する。

※ 最上級の表現には、「最高」、「絶対」、「最高級」、「日本一」、「抜群」、「無類」等が当たる。製造方法等につ

いても、実際の製造方法等と著しく異なる表現又はその優秀性について著しく誤認させる表現が含まれる。

○ 断定的な表現にはよらずに、伝聞、他者の表現等を通じて健康の保持増進の効果等がある可能性を表示している場合

表示例	考え方
○○に効くと言われています。	「××は、○○に良いと言われています。」等と伝聞調により表示し、世間の噂・評判・伝承・口コミ・学説等があること等をもって、健康の保持増進の効果がある旨を強調し、又は暗示するものについても、例えば、○○の内容が医師又は歯科医師の診断、治療等によらなければ一般的に治癒できない疾患に係るものである場合には、当該食品によって当該疾病を治癒することができると誤認を与えることとなるため、誇大表示に該当する。また、「言われています」という表現を用いるにより「誰が言っているのか」等をあえて明示せず、曖昧な表現により反証の余地を最小化したとしても、○○の内容が社会通念に照らして事実と認め得ない場合には虚偽表示に該当する。※ 学会発表等の学術データを引用するものであっても、その発表の内容が適切な方法により実証されていない等の理由により科学的根拠として採り得ないものである場合は、その信憑性を首肯し得ず、虚偽表示に該当し得ることに留意すべきである。
「この食品『○○』に含まれる成分『××』は『△△テレビ』で紹介されました！」と店頭表示するとともに、当該放送内容を引用している。※ 当該放送では、「この成分『××』を毎日摂取し続ければ、□□（疾病名）にならない！細胞の老化を食い止めるのではなく、抵抗力を強めて	①販売者は、顧客の購入意欲を昂進させる意図で当該放送内容を店頭で引用しており、②店頭において特定食品の商品名等を明らかにしており、③一般人が認知できる状態である。このことから、第2の2の①～③の基準に照らし、「『△△テレビ』に紹介された」旨の販売者による店頭表示と、引用されている当該放送内容を併せて、販売者による一つの広告等であると判断する。△△テレビにおける司会者は、あくまで特定の成分につき言及したものである。当該発言は特定商

『若返らせる』。これはイイですよ！」と健康保持増進を求める者に影響力を持つ司会者がコメント。しかし、当該栄養成分の真実の効果と比べると、そのコメントは著しく誇大な内容であった。

品の広告等には当たらず、「表現の自由」の範疇内として、当然規制対象とはならない。しかしながら、食品の販売者は当該栄養成分の真実の効果と比べ著しく誇大なコメントを当該食品の広告等として引用した点で、誇大表示に該当することが懸念される。

食品として販売に供する物に関して広告等をする者は、摂取する者が当該物を適切に理解し、適正に利用することができるよう、客観的で正確な情報の伝達に努めなければならず、他者による表現の信憑性を疑わず、無条件に広告等に引用することは控えるべきである。

2 効果等の証拠等の確認により、事実に相違する又は人を誤認させる表示と確認できる場合

表示内容を一見しただけでは健康保持増進効果等に関して事実と相違する又は人を誤認させる表示に該当するかどうか判別できない広告その他の表示についても、必要に応じ、法第32条第3項において準用する法第27条の規定に基づく立入検査及び食品の収去等を行い、表示内容の証拠又は根拠等を確認した上で、事実に相違する又は人を誤認させる表示であると判断された場合は、広告等の取下げ、内容の修正等の必要な指導を行われるとともに、指導の結果等を域内地方厚生局宛てに報告していただくようよろしくお順いしたい。

（例）
○ 広告その他の表示における健康保持増進効果等の強調ぶりと、証拠となる事実が適切に対応していない場合

表示例	考え方
食（前）後○○時間後を目安に摂取すると、食べた栄養素の約××％をブロックします。（人によって適切な使い方は異なります。） ※ 『約××％』『ブロックする』の根拠となったデータは動物、ヒトのいずれの試験結果でもない。	摂取した栄養素の人体における吸収過程は複雑な作用が絡み合っており、当該食品又は成分のみが健康保持増進効果等を得られた原因であるか否かは、他の様々な影響要因を考慮する等、慎重に考慮されるべきものである。 こうしたことから、食べた栄養素の消化作用に与える効果を確定的又は断定的に言及するためには、実際に経口的に摂取した結果データに基づいて表示すべきものであり、こうしたデータに基づかず、経口的に摂取した場合の健康保持増進効果等について確定的又は断定的に言及する場合は、左記表示例の表現は虚偽表示の該当性が懸念されるところである。 なお、「実験は身体内の場合と作用機序が異なる場合がある」等の注記を付したとしても、その注記とは別途ヒトの体内における作用を確定的又は断定的に表現する限り、同様の判断をすることになる。 動物実験データについても、ヒトに応用する場合の根拠の一つとはなるが、絶対的なものでなく、ヒトへの健康保持増進効果等の証明は必ずしも動物実験のみによって結論が得られるものでないことにも留意する必要がある。 ※ 「食前」「食後」等、通常の食品の摂取時期等とは考えられない表現を用いるとともに、栄養素の吸収を阻害することを通じ、人の体内における栄養素の消化吸収作用に影響を与えることを目的としていることから、「人又は動物の身体の構造又は機能に影響を及ぼすことが目的とされている物であって、機器器具等でないもの（医薬部外品、化粧品及び再生医療等製品を除く。）」（医薬品医療機器等法第2条第1項第三号）として、医薬品医療機器等法上の取締りの対象となり得る。
○○センターの研究者は、"××"（一般に知名度がある食品）について「健康保持増進効果等があることが学会で発表されています！ ※ 実際に学会で発表したのは××の中でも"××－△△"という特別のものに限られており、それ以外のものについて健康保持増進効果等は発	根拠等が存在しないにもかかわらず、健康保持増進効果等が裏付けられているかのように表示することは虚偽表示に該当するものであるが、研究者等の学会発表の対象となっていないにもかかわらず、類似名称を持つ食品について健康保持増進効果等が発表された旨混同させ、広告等を行う場合、自然科学に係る学会の情報や食品分類学に関する知識を一般に持たない通常の消費者にとって、健康の保持増進の効果等を誤認させる誇大表示に該当することが懸念される。

表されていない。	健康保持増進効果等について広告等をする際には、その根拠となるデータについて適確に把握し、正確な表現に心掛ける必要がある。
驚異の食効『○○』！ ◎ ××病 全身の倦怠感や吐き気に苦しんでいた私は、仕事も休みがちになり、このままではいけないと検査してみたら、思いもよらず重い××病とわかりました。病院では早速△△療法がはじまり、まもなく副作用で食欲不振、発疹が続き、イヤな日々を送っていたところ、友人が「××病に効く」と言って、この商品『○○』を紹介してくれました。 これならば手軽にできるかと半信半疑で始めたところ、4か月を過ぎたころに効果が現れ、××病の病巣がびっくりするほど小さくなり、快適な毎日に戻りました。 病院の先生からも不思議がられる程の回復ぶり。こんなに早く救ってくれた『○○』には感謝してもしつくせない気持ちです。 〜県　○×△子（？歳）	健康保持増進効果等に関する裏付けとして、学術的な根拠等を一切示さず、体験談や「感謝の手紙」、タレント等著名人の推薦等（以下「体験談等」という。）のみによるものが少なからず認められる。これについて、 ・体験談等そのものが存在しないとき ・体験者、推薦者等が存在しないとき ・健康保持増進効果等について、不都合な箇所を掲載せず、自己にとって好都合な箇所のみを抜粋して掲載しているとき（例 ダイエット食品に関し、運動しながら当該食品を摂取していた旨の体験談について、運動に係る箇所を掲載しないもの） 等については、虚偽表示又は誇大表示に該当する場合があるものと考えられる。 ※体験談中、「××病」と疾病名を明示していること、友人の「××病に効く」旨の発言、病巣が小さくなった旨の記述において、食品『○○』の医薬品的効能効果を標ぼうしていると認められることから、医薬品医療機器等法の取締り対象となり得る。

○ 他制度に基づく認証、推薦、特許等が表示されているが、その認証等が健康保持増進効果等に係るものではない場合

表示例	考え方
ダイエットに効く○○茶 （特許番号××号）	健康保持増進効果等に関する広告等上に特許番号を表示（特許申請中等を含む）している場合には、通常、当該特許が当該健康保持増進効果等に関係し、又はその健康保持増進効果等が認められたものであると認識することとなる。当該特許が当該健康保持増進効果等と明らかに関係しない場合や、認められた特許表示の内容に相当する健康保持増進効果等が発現しないと認められる場合は、虚偽表示又は誇大表示に該当することが懸念される。 ※ 当該物品の販売に当たり医薬品的効能効果をうたう場合は、その標ぼうが特許表示の範囲内であったとしても医薬品医療機器等法上の取締の対象となることに留意する必要がある。

○ 「好転反応」に関する表現により、健康保持増進効果等を表示している場合

表示例	考え方
○○を食べると、3日目位に湿疹が見られる場合がありますが、これ体内の古い毒素などが分解され、一時的に現れるものです。これは体質改善の効果の現れです！そのまま召し上がり続けてください。	湿疹、便秘等の不快症状が出ても、それを「好転反応」等と称して効果の証と説明しているものがある。 体質改善やダイエット等の効果につき、強い効果や即効性等を求める国民の中には、こうした「好転反応」等の不快症状が出ることをもって、当該食品には強い効果や即効性等があることを認識する者があることは、残念ながら否定できない。こうした「好転反応」等の表示をもって健康の保持増進効果を表示する場合であっても、例示における「体質改善の効果」が認められない場合は虚偽表示又は誇大表示に該当することが懸念される。 ※ 「好転反応」に関する表示は、医薬品的な効能効果の標ぼうに

	該当するものであり、医薬品医療機器等法上の取締の対象となる。そもそも、このような表現は、適切な診療機会を失わせる等の保健衛生上の危害が発生するおそれが強く、断じて認め得ないものである。

3 有用成分等の分析等により事実に相違又は人を誤認させる表示であることが確認できる場合

仮に当該食品に含まれていると表示されている有用な成分が実際に効果があるものであっても、当該有用な成分が実際には十分には含まれておらず、効果が得られない場合があり得る。このため、健康保持増進効果等に関して虚偽又は誇大が疑われる場合は、必要に応じ収去を行い、任意に有用成分を分析するか、域内地方厚生局宛て通報されたい。

また、含有する食品又は成分の量、特定の食品又は成分を含有する旨及び熱量等についても、健康増進法に規定する特別用途表示の許可等に関する内閣府令（平成21年内閣府令第57号）第19条の規定により、健康保持増進効果等に含まれるので、必要に応じ、同様の対応をとられたい。

第5 いわゆる健康食品に対する広告等監視の手順及び監視体制の整備

1 広告等監視の手順

第4に示したとおり、健康保持増進効果等についての広告その他の表示は、何が「事実に著しく相違する」又は「著しく人を誤認させる」表示であるかが、全ての場合において明確となるとは限らず、実効性ある監視を行うのは容易ではない。このため、違法性が疑われる広告その他の表示に対する実際の監視に当たっては、

(1) まず、貴職において法第31条第1項の規定に違反していると判断できる広告その他の表示については、当該広告その他の表示を行う者に対して必要な指導等を行っていただくとともに、当該広告その他の表示に関して別紙の様式により域内地方厚生局宛てに報告していただく

(2) 貴職において法第31条第1項の規定に違反しているかどうか判別できない広告その他の表示については、同項の規定に違反して表示をした者の本店又は主たる事務所の所在地を管轄する域内厚生局宛てに、別紙の様式により、速やかに報告していただくという手順を採るようお願いしたい。

なお、特定保健用食品が許可表示を逸脱し、その健康保持増進効果等について著しく虚偽又は誇大な広告その他の表示を行っていることが明らかであると判断できる場合にあっては、消費者庁において勧告の必要性を検討することから、同様に別紙の様式により、速やかに消費者庁宛てに報告されたい。

また、効果的に監視指導を行うに当たって必要な事例の蓄積を着実に実施する観点から、貴職において法第31条第1項違反を指導した事例については、別紙の様式により、広告その他の表示及び入手した広告その他の表示の内容の根拠に関する資料等を添えて、3か月に一度、定期的に域内地方厚生局宛てに報告されるようよろしくお願いしたい。

法第31条第1項の規定に違反していると判断できる広告その他の表示について、広告その他の表示を行う者（法人の場合は、主たる事務所）が貴管下の地域にない場合については、別紙の様式により、広告その他の表示及び入手できた広告その他の表示の内容の根拠に関する資料等を添えて、広告その他の表示を行う者が所在する地域を所轄する地方公共団体及び域内地方厚生局宛てに速やかに報告されるようよろしくお願いしたい。

2 広告等監視体制の整備

健康保持増進効果等についての虚偽誇大広告等の監視体制整備については、指針の第4において示しているところであるが、いわゆる健康食品の広告その他の表示の適正化を推し進めるためには、法のみならず、医薬品医療機器等法を含めた関係法令の一元的な運用が不可欠である。都道府県、保健所設置市及び特別区の衛生主管部局長並びに各保健所長等が健康増進、食品衛生、医薬品医療機器等法、景品表示法及び食品表示法の緊密な連携を確保することにより、施策を総合的に推進する任務を担うことに留意されたい。特に健康食品の広告その他の表示の適正化については、法第6章の規定を主管する課室（以下「法主管課室」という。）が、医薬品医療機器等法の主管課室と連携しながら効果的な取組を行うことが期待される。

基本的に広告その他の表示の監視体制の整備は、各地方公共団体においてその実情を踏まえつつ柔軟に行うべきものであるが、総合的な対策を実現するために、以下の取組を行うことが望ましい。

(1) 都道府県等衛生部局長及び保健所長等の取組

ア 上記関係法令の担当部局間での連絡を深めることで違反事例等に係る情報の共有を進めるとともに、所管する法令についての違法性の有無についてのすり合わせを行うこと。

イ 法に加え、景品表示法等の関係法令や監視実務について、関係職員の研修を実施すること。

ウ 監視指導に当たっての実施方針を明確にすること。

当該対処方針では、法主管課室が重点的に監視指導すべき施設、食品等を定める等、各地方公共団体ごとの地域の実情を踏まえた監視指導の在り方を定めることが望ましいこと。

また、食品衛生監視員が法又は医薬品医療機器等法違反となる広告その他の表示を現認した際に、行うべき指導の内容・方法に関し具体的な実施方針が示されることが望ましいこと。

エ　ウの実施方針を効果的に運用するために必要な場合には、食品衛生監視員のうち薬剤師、医師、歯科医師、又は獣医師である者等を、薬事監視員として併任する等の措置を積極的にとること。

(2) 法主管課室の取組

ア　前記(1)のウの対処方針の策定について、主導的な役割を果たすこと。

イ　いわゆる健康食品の広告その他の表示を重点的に監視指導する「健康食品広告適正化推進月間」等を地域の実情等を踏まえ設定し、法主管課室が自ら、相手方の任意の協力に基づいて、健康食品の製造施設、貯蔵施設及び販売施設の実地指導に当たること。また、必要があると認めるときは、法第32条第3項において準用する法第27条の権限を行使することができる食品衛生監視員に同行を要請すること。

ウ　医薬品医療機器等法の主管課室との連携を図りながら、健康食品等、法第31条第1項に規定する食品として販売に供する物を取り扱う営業者等（特に、管内に存在する健康食品の製造会社及び健康食品を取り扱う小売チェーンの本社等）に対し、広告その他の表示の適正化を図るため医薬品医療機器等法を含む関係法令の周知広報を行い、営業者の自主的な法令遵守を促すこと。

エ　食品衛生監視又は薬事監視の場において発見された法第31条第1項の規定の違反事例の通報・報告を食品衛生監視員等から受けること等により、情報収集に努めること。

3　健康食品に関する苦情相談の着実な実施

保健所における健康食品に関する苦情相談については、「健康食品の摂取量及び摂取方法の表示に関する指針について」（昭和63年衛新第19号）及び「健康食品・無承認無許可医薬品健康被害防止対応要領について」（平成14年医薬発第1004001号）においてお願いしているところであり、今後とも当該苦情相談の着実な実施をお願いする。

別紙様式（略）

健康増進法上問題となるインターネット広告表示（例）

[平成16年1月 厚生労働省]

(1) 著しく事実に相違する表示又は著しく人を誤認させるような表示（以下「誇大表示」という。）を参照可能状態に置き、購入意欲を昂進させ、健康保持増進効果等を誤解した消費者を食品販売に導くもの

【規制の適用を受ける対象者】
→ ㈱◎◎食品

【執るべき是正措置の内容】
→ 誇大表示箇所の削除

事例1

食品○○販売ホームページ

健康増進のために、○○を！！

食品○○　￥25,000

[買い物カゴに入れる]

製造・販売　㈱◎◎食品
連絡先　0120-???-????

食品又はこれに含まれる成分についての誇大表示（例）

さまざまな病気に食品○○が使われています。

＜疾病例＞
ガン、糖尿病、肝炎、リウマチ、脳卒中、白血病、心臓病、神経障害生活習慣病、肝硬変、アトピー、アルツハイマー病、網膜症、白内障、緑内障、ぜんそく、血栓、腎症

事例2

㈱◎◎食品　ホームページ

食品○○を購入する方はこちら

食品○○の健康保持増進効果を知りたい方はこちら

リンク

食品○○　￥25,000
[買い物カゴに入れる]

食品又はこれに含まれる成分についての誇大表示(例)

・食品○○は
「ガン・難病を○○が治した！（▼▼出版）」
掲載食品です。患者の方にお勧めします。

・厚生労働省輸入・販売許可食品

(2) 誇大表示を閲覧させ、購入意欲を昂進させ、健康保持増進効果等を誤解した消費者を食品販売に導くリンク設定

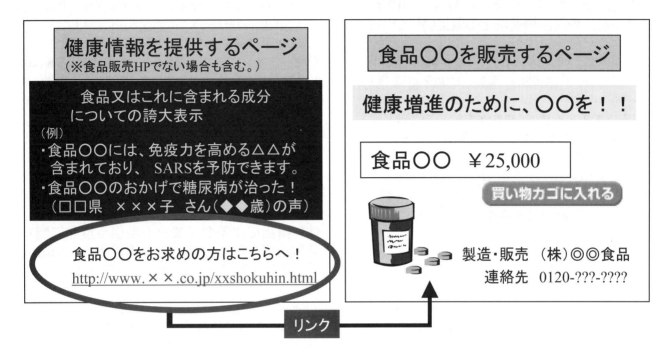

【規制の適用を受ける対象者】
→ ㈱◎◎食品（リンク設定を要請した等の場合）
「健康情報を提供するページ」の運営者
※「健康情報を提供するページ」が次の条件を満たすとき、実質的広告等として規制対象
① 顧客を誘引する意図が明確にあること。
② 特定食品の商品名等が明らかにされていること。
③ 一般人が認知できる状態であること。

【執るべき是正措置の内容】
→ 「食品〇〇を販売するページ」へのリンクを削除
※誇大表示たる情報提供が食品販売の手段として活用される等、営利と関連する場合は、健康増進法に基づく広告等規制の対象となる。

※「健康情報を提供するページ」の運営者と、「食品〇〇を販売するページ」の運営者が異なっている場合であっても、取締りの対象となり得る。

　食品として販売に供する物について、医師等の診療によらなければ保健衛生上重大な結果を招くおそれのある重篤疾病の治療（予防）を目的とする、根拠が適切でない広告その他の表示は、健康増進法（及び薬事法）に抵触する違反広告である。
　「厚生労働省許可（輸入・販売も含む）」等、その健康保持増進効果について、厚生労働省等がお墨付きを与えていると誤認させる誇大表示についても、健康増進法に抵触する違反広告と判断される。

書籍の体裁をとりながら、実質的に健康食品を販売促進するための誇大広告として機能することが予定されている出版物（いわゆるバイブル本）の健康増進法上の取扱いについて

[平成16年7月27日　食安発第0727001号
厚生労働省医薬食品局食品安全部長通知]

　平成15年8月29日に、健康増進法の一部を改正する法律（平成15年法律第56号）が施行されたことにより、食品として販売に供する物に関して行う健康保持増進効果等に関する虚偽誇大広告等の表示が禁止されることとなり、厚生労働省、地方厚生局及び都道府県等において食品広告等の表示の適正化に向けた取組を行っているところです。

　健康増進法の施行に当たっては、「特定の食品又は成分の健康保持増進効果等に関する書籍の形態をとっているが、その説明の付近に当該食品の販売業者の連絡先やホームページへのリンクを一般消費者が容易に認知できる形で記載しているもの」については、同法第32条の2に規定する「広告その他の表示」として取締りの対象となる旨の判断基準を示しております。

　さて、今般、この基準に合致するものとして、がん等の重篤疾病が自己治癒できるかのような誇大表示を内容とする書籍を企画・編集し、その中に健康食品販売業者の連絡先を記載することで、読者等を健康食品の販売に誘引する書籍（以下「バイブル本」という。）を出版してきた出版社に対し、当該連絡先表示の削除等を求める行政指導を行い、改善を求めたところです。

　特定の食品又は成分を摂取することにより重篤疾病が自己治癒できるかのような情報は科学的根拠に乏しく、一般的に同条に規定する「著しく人を誤認させるような表示」に該当すると考えられます。このような虚偽誇大広告等を行うことは、同法、薬事法等関係法令に基づき禁止されているところであり、健康食品販売業者がこの規制を免れようとバイブル本（連絡先を巻末等に表示する場合のみならず、しおり状の紙片に表示し、挟み込む場合を含む。）を出版しても、当該書籍は広告であり、これらの関係法令に違反するものであります。

　また、バイブル本を刊行してきた出版社の中には、出版の依頼元である健康食品販売業者等が販売する商品を誇大に推奨する内容を織り込んだ書籍広告を新聞紙上に掲載し、書籍広告という体裁でありながら実質的には健康食品販売業者における販売促進効果を期待できるとの名目で、新聞広告掲載料を健康食品販売業者に負担させていた者が認められており、国民の健康保持増進に重大な影響を与えていることが懸念されるところであります。

　指導の対象となった出版社のほかにも、同様の方式により、実質的に健康食品販売を目的とする書籍を出版していると指摘されている出版社が見受けられるところです。

　つきましては、この規定の具体的なガイドラインとして、別添のとおり、「食品として販売に供する物に関して行う健康保持増進効果等に関する虚偽誇大広告等の禁止及び広告等適正化のための監視指導等に関する指針（ガイドライン）」及び「食品として販売に供する物に関して行う健康保持増進効果等に関する虚偽誇大広告等の禁止及び広告等適正化のための監視指導等に関する指針（ガイドライン）に係る留意事項について」を示しておりますので、貴協会会員に対する御周知をお願いするとともに、食品広告等の取扱いについて本法の趣旨に添った運用に御協力いただきますようお願いいたします。

体外排出によるダイエットを謳う食品に関する広告等の禁止及び広告等適正化のための監視指導等に関する指針（ガイドライン）

[平成16年12月8日　食安新発第1208001号
各都道府県・保健所設置市・特別区健康増進法
第32条の2主管課（室）長宛
厚生労働省医薬食品局食品安全部基準審査課新開発食品保健対策室長通知]

1　制定の背景及び目的

　近年、消費者の健康志向や痩身（ダイエット）願望といったニーズの高まりに伴い、痩身効果を標榜する食品が幅広く流通し、大々的に広告がなされている。一方、これらの食品の中には、標榜する効果や作用機序が必ずしも科学的に実証されていないにも拘わらず、著しく人を誤認させる誇大な広告その他の表示（以下「広告等」という。）がなされているものも見受けられ、中には原材料の物理化学的効果のみを根拠として効果を標榜し、生体影響に関する検証の乏しいものもあると想定される。

　こうした現状を踏まえ、今般、難消化性炭水化物を主な原材料とし、食事により摂取した脂質、炭水化物等の体内吸収を阻害し、体外に排出できる旨を謳う食品について、広告で標榜される作用機序の有無を検証するとともに、当該食品を摂取することによる必須栄養素の吸収阻害等の健康影響について、実験動物を用いた試験・調査を実施したところ、係る効果についての作用機序は確認できないという結果が得られた。

　ついては、当該広告その他の表示は、健康増進法（平成14年法律第103号、以下「法」という。）第32条の2の規定に違反する虚偽誇大広告等と認められることから、当該広告等を行う事業者に対して必要な改善措置を講じるべく、これらの食品に関しての広告等の禁止及び広告等適正化のための監視指導等に関する

指針を定めるものである。

2　法第32条の2の規定により禁止される広告等

難消化性炭水化物を主な原材料として痩身効果を標榜する食品に関して、以下に示す表示をする広告等は、法第32条の2の規定に違反するものとして、当該表示の削除等を求めることとする。

(1)　食事により摂取した脂質、炭水化物等の体内吸収を阻害し、体外に排出できる旨の表示

（例）
- 「食べた脂肪分を乳化、同時にミセル化して腸吸収を80％ブロック」
- 「摂取しすぎた脂質と糖質を包み込み、便と共に体外に排泄します」
- 「消化酵素の分泌・機能を抑制し、摂取した脂質の吸収を抑制」

(2)　ビーカー実験等による原材料の物理化学的効果を示すことにより、間接的に経口摂取による効果を暗示する表示

（例）
- 「マヨネーズを水に溶かして実験！脂質の90％、カロリーの70％を包み込みます」
- 「ダイエットで気になる乳製品に添加した結果、乳化した油分を固めて包みます」

3　監視指導に際しての留意事項

実際の監視指導に際しては、「食品として販売に供する物に関して行う健康保持増進効果等に関する虚偽誇大広告等の禁止及び広告等適正化のための監視指導等に関する指針（ガイドライン）に係る留意事項について」（平成15年8月29日付食安基発第0829001号及び食安監発第0829005号厚生労働省医薬食品局食品安全部基準審査課長及び監視安全課長通知）第4の2に示す「広告等する健康保持増進効果等の強調ぶりと、証拠となる事実が適切に対応していない場合」の考え方に加え、以下の点に留意されたい。

(1)　今般得られた検証結果は、あくまで食事により摂取した脂質、炭水化物等の体内吸収を阻害し、体外に排出できる旨の作用機序に関するものであり、必ずしも当該食品の痩身効果等を検証したものではないこと。

(2)　一般的に、動物実験により効果等が示されても、必ずしも即座にヒトへの効果等として結論付けることはできないが、今般の検証結果は作用機序が確認できないことを示すものとして十分にヒトに外挿し得るものであること。

(3)　なお、2(1)に示す表示をしない限りにおいて、2(2)に示す原材料の物理化学的効果を表示する場合にあっては、経口摂取によるヒトの体内での動態を示すものではない旨の表示を行わせることにより、「間接的に経口摂取による効果を暗示する表示」とならないと解釈して差し支えないが、かかる標記については消費者がその旨を明確に認知できるように表示するよう指導すること。

第4章

1 法令
- 医薬品医療機器等法（抜粋）……………………………………………………………………609

2 関係通知
- まむし蒸焼の取扱について（昭和23年9月24日　薬収第269号）……………………………614
- 俗間薬の製造販売取締について（昭和24年8月13日　薬発第1439号）……………………614
- 薬事法上の疑義について（昭和30年10月12日　薬事第296号）……………………………614
- 薬事法第2条第1項第3号の医薬品の定義に関する疑義について
  （昭和40年6月7日　薬事第97号）……………………………………………………………614
- ドリンク剤及びドリンク剤類似清涼飲料水の取扱いについて（昭和43年6月3日　薬監第153号）…615
- 薬効を標ぼうする食品について（昭和43年11月12日　薬事第212号）……………………615
- 無承認無許可医薬品の指導取締りについて（昭和46年6月1日　薬発第476号）…………616
  - （別紙）　医薬品の範囲に関する基準……………………………………………………617
  - （別添1）　食薬区分における成分本質（原材料）の取扱いについて……………………619
  - （別添2）　専ら医薬品として使用される成分本質（原材料）リスト……………………621
  - （別添3）　医薬品的効能効果を標ぼうしない限り医薬品と判断しない成分本質（原材料）リスト……627
- 医薬品製造等に係る照会について（昭和55年1月30日　薬監第20号）……………………647
- 医薬品該当性の有無について（昭和55年5月6日　薬監第71号）……………………………647
- 薬効を標ぼうした食品の広告について（昭和55年8月11日　薬監第88号）…………………648
- 薬効を標ぼうする食品について（昭和56年5月27日　薬監第29号）………………………648
- 医薬品該当性の有無について（昭和58年4月25日　薬監第35号）……………………………649
- センブリの販売について（昭和58年12月13日　薬監第82号）………………………………650
- 無承認無許可医薬品の指導取締りの徹底について（昭和59年5月21日　薬監第43号）……650
- いわゆる健康食品に係る薬事法違反について（昭和59年5月21日　薬監第44号）…………650
- インチキ医療広告にかかる資料送付について（昭和59年10月8日　薬監第81号）…………651
- 痩身効果等を標ぼうするいわゆる健康食品の広告等について（昭和60年6月28日　薬監第38号）…653
- 痩身効果等を標ぼうするいわゆる健康食品の広告等について（昭和60年6月28日　薬監第39号）…657
- 無承認無許可医薬品の販売にかかる指導取締りについて（昭和61年1月30日　薬監第13号）……658
- 薬局等における無承認無許可医薬品の販売について（昭和61年1月30日　薬発第88号）……658
- 薬種商販売業における無承認無許可医薬品の販売について（昭和61年1月30日　薬発第89号）……658
- 薬事法の疑義について（昭和61年8月28日　薬監第83号）……………………………………659
- 薬事法の疑義について（昭和61年8月28日　薬監第84号）……………………………………659
- 無承認無許可医薬品の監視指導について（昭和62年9月22日　薬監第88号）………………660
  - 〔別添〕　無承認無許可医薬品監視指導マニュアル…………………………………………660
- 「健康食品」に関する行政監察結果に基づく勧告に対する改善の方策について
  （昭和63年8月17日　薬監第59号）……………………………………………………………673
- フェンフルラミンが添加されたお茶等の取扱いについて（平成8年9月20日　薬監第69号）……673
- 薬事法における医薬品等の広告の該当性について（平成10年9月29日　医薬監第148号）……673
- セント・ジョーンズ・ワート（セイヨウオトギリソウ）と医薬品の相互作用について
  （平成12年5月10日　事務連絡）………………………………………………………………674
- 薬事法に関する疑義について（平成12年9月22日　医薬監第99号）…………………………674

次頁に続く

- 甲状腺末を含有した健康食品の取扱いについて（平成13年2月7日　医薬監麻第74号） ……………… 674
- 医薬品の範囲に関する基準の改正について（平成13年3月27日　医薬発第243号） ………………… 675
- 無承認無許可医薬品監視指導マニュアルの改正について
  （平成13年3月27日　医薬監麻発333号） ……………………………………………………………… 676
- 甲状腺末を含有する痩身用健康食品の監視指導について
  （平成13年6月20日　医薬監麻発第785号） …………………………………………………………… 677
- 痩身用健康食品と称した未承認医薬品等の監視指導について
  （平成14年7月17日　医薬監麻発第0717004号） ……………………………………………………… 677
- 健康食品に係る輸入届出の取扱いについて（平成14年7月19日　食検発第0719001号） …………… 678
- 健康食品による健康被害事例に対する取組みについて（平成14年7月19日　食新発第0719002号） … 678
- 中国製未承認医薬品による健康被害について（平成14年7月22日　医薬監麻発第0722008号） ……… 679
- 健康食品に係る輸入届出の取扱いについて（平成14年7月29日　食検発第0729001号） …………… 679
- いわゆる健康食品と称する無承認無許可医薬品の監視指導について
  （平成14年7月29日　医薬監麻発第0729009号） ……………………………………………………… 679
- 健康被害が報告されている未承認医薬品等の輸入時の取扱いについて（協力依頼）
  （平成14年8月28日　医薬発第0828011号） …………………………………………………………… 680
- 健康被害が報告されている未承認医薬品等の輸入時の取扱いについて（協力依頼）
  （平成14年8月28日　医薬発第0828012号） …………………………………………………………… 680
- 健康被害が報告されている未承認医薬品等の輸入時の取扱いについて
  （平成14年8月28日　医薬発第0828013号） …………………………………………………………… 680
- 個人輸入代行業の指導・取締り等について（平成14年8月28日　医薬発第0828014号） ……………… 680
- 無承認無許可医薬品の監視指導について（平成14年9月5日　医薬監麻第0905001号） ……………… 682
- 健康食品・無承認無許可医薬品健康被害防止対応要領について
  （平成14年10月4日　医薬発第1004001号） …………………………………………………………… 683
- 医薬品の範囲に関する基準の一部改正に伴う無承認無許可医薬品監視指導マニュアルの一部改正について
  （平成14年11月15日　医薬監麻発第1115016号） ……………………………………………………… 689
- 無承認無許可医薬品監視指導マニュアルの一部改正について
  （平成16年3月31日　薬食監麻発第0331004号） ……………………………………………………… 689
- 無承認無許可医薬品監視指導マニュアルの一部改正について
  （平成19年4月17日　薬食監麻発第0417001号） ……………………………………………………… 689
- 医薬品の範囲に関する基準の一部改正について
  （平成21年2月20日　薬食発第0220001号） …………………………………………………………… 690
- 「ホスピタルダイエット」などと称されるタイ製のやせ薬に対する注意喚起
  （平成21年10月23日　薬食監麻発1023第2号） ……………………………………………………… 691

医薬品医療機器等法(抜粋)

　　　　昭和35年8月10日　法律第145号
　　最終改正　平成27年6月26日　法律第 50号

(目的)
第1条　この法律は、医薬品、医薬部外品、化粧品、医療機器及び再生医療等製品(以下「医薬品等」という。)の品質、有効性及び安全性の確保並びにこれらの使用による保健衛生上の危害の発生及び拡大の防止のために必要な規制を行うとともに、指定薬物の規制に関する措置を講ずるほか、医療上特にその必要性が高い医薬品、医療機器及び再生医療等製品の研究開発の促進のために必要な措置を講ずることにより、保健衛生の向上を図ることを目的とする。

(定義)
第2条　この法律で「医薬品」とは、次に掲げる物をいう。
　一　日本薬局方に収められている物
　二　人又は動物の疾病の診断、治療又は予防に使用されることが目的とされている物であつて、機械器具等(機械器具、歯科材料、医療用品、衛生用品並びにプログラム(電子計算機に対する指令であつて、一の結果を得ることができるように組み合わされたものをいう。以下同じ。)及びこれを記録した記録媒体をいう。以下同じ。)でないもの(医薬部外品及び再生医療等製品を除く。)
　三　人又は動物の身体の構造又は機能に影響を及ぼすことが目的とされている物であつて、機械器具等でないもの(医薬部外品、化粧品及び再生医療等製品を除く。)
2　この法律で「医薬部外品」とは、次に掲げる物であつて人体に対する作用が緩和なものをいう。
　一　次のイからハまでに掲げる目的のために使用される物(これらの使用目的のほかに、併せて前項第二号又は第三号に規定する目的のために使用される物を除く。)であつて機械器具等でないもの
　　イ　吐きけその他の不快感又は口臭若しくは体臭の防止
　　ロ　あせも、ただれ等の防止
　　ハ　脱毛の防止、育毛又は除毛
　二　人又は動物の保健のためにするねずみ、はえ、蚊、のみその他これらに類する生物の防除の目的のために使用される物(この使用目的のほかに、併せて前項第二号又は第三号に規定する目的のために使用される物を除く。)であつて機械器具等でないもの
　三　前項第二号又は第三号に規定する目的のために使用される物(前二号に掲げる物を除く。)のうち、厚生労働大臣が指定するもの

3　この法律で「化粧品」とは、人の身体を清潔にし、美化し、魅力を増し、容貌を変え、又は皮膚若しくは毛髪を健やかに保つために、身体に塗擦、散布その他これらに類似する方法で使用されることが目的とされている物で、人体に対する作用が緩和なものをいう。ただし、これらの使用目的のほかに、第1項第二号又は第三号に規定する用途に使用されることも併せて目的とされている物及び医薬部外品を除く。
4　この法律で「医療機器」とは、人若しくは動物の疾病の診断、治療若しくは予防に使用されること、又は人若しくは動物の身体の構造若しくは機能に影響を及ぼすことが目的とされている機械器具等(再生医療等製品を除く。)であつて、政令で定めるものをいう。
5から18まで　(略)

(製造販売業の許可)
第12条　次の表の上欄に掲げる医薬品(体外診断用医薬品を除く。以下この章において同じ。)、医薬部外品又は化粧品の種類に応じ、それぞれ同表の下欄に定める厚生労働大臣の許可を受けた者でなければ、それぞれ、業として、医薬品、医薬部外品又は化粧品の製造販売をしてはならない。

医薬品、医薬部外品又は化粧品の種類	許可の種類
第49条第1項に規定する厚生労働大臣の指定する医薬品	第1種医薬品製造販売業許可
前項に該当する医薬品以外の医薬品	第2種医薬品製造販売業許可
医薬部外品	医薬部外品製造販売業許可
化粧品	化粧品製造販売業許可

2　前項の許可は、3年を下らない政令で定める期間ごとにその更新を受けなければ、その期間の経過によつて、その効力を失う。

(製造業の許可)
第13条　医薬品、医薬部外品又は化粧品の製造業の許可を受けた者でなければ、それぞれ、業として、医薬品、医薬部外品又は化粧品の製造をしてはならない。
2　前項の許可は、厚生労働省令で定める区分に従い、厚生労働大臣が製造所ごとに与える。
3　第1項の許可は、3年を下らない政令で定める期間ごとにその更新を受けなければ、その期間の経過によつて、その効力を失う。
4から7まで　(略)

(医薬品、医薬部外品及び化粧品の製造販売の承認)
第14条　医薬品(厚生労働大臣が基準を定めて指定する医薬品を除く。)、医薬部外品(厚生労働大臣が基準を定めて指定する医薬部外品を除く。)又は厚生労働

大臣の指定する成分を含有する化粧品の製造販売をしようとする者は、品目ごとにその製造販売についての厚生労働大臣の承認を受けなければならない。
2 次の各号のいずれかに該当するときは、前項の承認は、与えない。
　一 申請者が、第12条第1項の許可（申請をした品目の種類に応じた許可に限る。）を受けていないとき。
　二 申請に係る医薬品、医薬部外品又は化粧品を製造する製造所が、第13条第1項の許可（申請をした品目について製造ができる区分に係るものに限る。）又は前条第1項の認定（申請をした品目について製造ができる区分に係るものに限る。）を受けていないとき。
　三 申請に係る医薬品、医薬部外品又は化粧品の名称、成分、分量、用法、用量、効能、効果、副作用その他の品質、有効性及び安全性に関する事項の審査の結果、その物が次のイからハまでのいずれかに該当するとき。
　　イ 申請に係る医薬品又は医薬部外品が、その申請に係る効能又は効果を有すると認められないとき。
　　ロ 申請に係る医薬品又は医薬部外品が、その効能又は効果に比して著しく有害な作用を有することにより、医薬品又は医薬部外品として使用価値がないと認められるとき。
　　ハ イ又はロに掲げる場合のほか、医薬品、医薬部外品又は化粧品として不適当なものとして厚生労働省令で定める場合に該当するとき。
　四 申請に係る医薬品、医薬部外品又は化粧品が政令で定めるものであるときは、その物の製造所における製造管理又は品質管理の方法が、厚生労働省令で定める基準に適合していると認められないとき。
3 第1項の承認を受けようとする者は、厚生労働省令で定めるところにより、申請書に臨床試験の試験成績に関する資料その他の資料を添付して申請しなければならない。この場合において、当該申請に係る医薬品が厚生労働省令で定める医薬品であるときは、当該資料は、厚生労働省令で定める基準に従つて収集され、かつ、作成されたものでなければならない。
4 第1項の承認の申請に係る医薬品、医薬部外品又は化粧品が、第80条の6第1項に規定する原薬等登録原簿に収められている原薬等（原薬たる医薬品その他厚生労働省令で定める物をいう。以下同じ。）を原料又は材料として製造されるものであるときは、第1項の承認を受けようとする者は、厚生労働省令で定めるところにより、当該原薬等が同条第1項に規定する原薬等登録原簿に登録されていることを証する書面をもつて前項の規定により添付するものとされた資料の一部に代えることができる。
5 第2項第三号の規定による審査においては、当該品目に係る申請内容及び第3項前段に規定する資料に基づき、当該品目の品質、有効性及び安全性に関する調査（既にこの条文は第19条の2の承認を与えられている品目との成分、分量、用法、用量、効能、効果等の同一性に関する調査を含む。）を行うものとする。この場合において、当該品目が同項後段に規定する厚生労働省令で定める医薬品であるときは、あらかじめ、当該品目に係る資料が同項後段の規定に適合するかどうかについての書面による調査又は実地の調査を行うものとする。
6 第1項の承認を受けようとする者又は同項の承認を受けた者は、その承認に係る医薬品、医薬部外品又は化粧品が政令で定めるものであるときは、その物の製造所における製造管理又は品質管理の方法が第2項第四号に規定する厚生労働省令で定める基準に適合しているかどうかについて、当該承認を受けようとするとき、及び当該承認の取得後3年を下らない政令で定める期間を経過するごとに、厚生労働大臣の書面による調査又は実地の調査を受けなければならない。
7 厚生労働大臣は、第1項の承認の申請に係る医薬品が、希少疾病用医薬品その他の医療上特にその必要性が高いと認められるものであるときは、当該医薬品についての第2項第三号の規定による審査又は前項の規定による調査を、他の医薬品の審査又は調査に優先して行うことができる。
8 厚生労働大臣は、第1項の承認の申請があつた場合において、申請に係る医薬品、医薬部外品又は化粧品が、既にこの条又は第19条の2の承認を与えられている医薬品、医薬部外品又は化粧品と有効成分、分量、用法、用量、効能、効果等が明らかに異なるときは、同項の承認について、あらかじめ、薬事・食品衛生審議会の意見を聴かなければならない。
9 第1項の承認を受けた者は、当該品目について承認された事項の一部を変更しようとするとき（当該変更が厚生労働省令で定める軽微な変更であるときを除く。）は、その変更について厚生労働大臣の承認を受けなければならない。この場合においては、第2項から前項までの規定を準用する。
10 第1項の承認を受けた者は、前項の厚生労働省令で定める軽微な変更について、厚生労働省令で定めるところにより、厚生労働大臣にその旨を届け出なければならない。
11 第1項及び第9項の承認の申請（政令で定めるものを除く。）は、機構を経由して行うものとする。

（外国製造医薬品等の製造販売の承認）
第19条の2 厚生労働大臣は、第14条第1項に規定する医薬品、医薬部外品又は化粧品であつて本邦に輸出されるものにつき、外国においてその製造等をする者から申請があつたときは、品目ごとに、その者が第3項の規定により選任した医薬品、医薬部外品又は化粧

品の製造販売業者に製造販売をさせることについての承認を与えることができる。

2から6まで（略）

（製造販売業の許可）

第23条の2 次の表の上欄に掲げる医療機器又は体外診断用医薬品の種類に応じ、それぞれ同表の下欄に定める厚生労働大臣の許可を受けた者でなければ、それぞれ、業として、医療機器又は体外診断用医薬品の製造販売をしてはならない。

医療機器又は 体外診断用医薬品の種類	許可の種類
高度管理医療機器	第1種医療機器製造販売業許可
管理医療機器	第2種医療機器製造販売業許可
一般医療機器	第3種医療機器製造販売業許可
体外診断用医薬品	体外診断用医薬品製造販売業許可

2　前項の許可は、3年を下らない政令で定める期間ごとにその更新を受けなければ、その期間の経過によつて、その効力を失う。

（製造業の登録）

第23条の2の3　業として、医療機器又は体外診断用医薬品の製造（設計を含む。以下この章及び第80条第2項において同じ。）をしようとする者は、製造所（医療機器又は体外診断用医薬品の製造工程のうち設計、組立て、滅菌その他の厚生労働省令で定めるものをするものに限る。以下この章及び同項において同じ。）ごとに、厚生労働省令で定めるところにより、厚生労働大臣の登録を受けなければならない。

2　前項の登録を受けようとする者は、次に掲げる事項を記載した申請書を厚生労働大臣に提出しなければならない。
　一　氏名及び住所（法人にあつては、その名称、代表者の氏名及び主たる事務所の所在地）
　二　製造所の所在地
　三　その他厚生労働省令で定める事項

3　第1項の登録は、3年を下らない政令で定める期間ごとにその更新を受けなければ、その期間の経過によつて、その効力を失う。

4　申請者が、第5条第三号イからヘまでのいずれかに該当するときは、第1項の登録をしないことができる。

（医療機器等外国製造業者の登録）

第23条の2の4　外国において本邦に輸出される医療機器又は体外診断用医薬品を製造しようとする者（以下「医療機器等外国製造業者」という。）は、製造所ごとに、厚生労働大臣の登録を受けることができる。

2　前項の登録については、前条第2項から第4項までの規定を準用する。

（医療機器及び体外診断用医薬品の製造販売の承認）

第23条の2の5　医療機器（一般医療機器並びに第23条の2の23第1項の規定により指定する高度管理医療機器及び管理医療機器を除く。）又は体外診断用医薬品（厚生労働大臣が基準を定めて指定する体外診断用医薬品及び同項の規定により指定する体外診断用医薬品を除く。）の製造販売をしようとする者は、品目ごとにその製造販売についての厚生労働大臣の承認を受けなければならない。

2　次の各号のいずれかに該当するときは、前項の承認は、与えない。
　一　申請者が、第23条の2第1項の許可（申請をした品目の種類に応じた許可に限る。）を受けていないとき。
　二　申請に係る医療機器又は体外診断用医薬品を製造する製造所が、第23条の2の3第1項又は前条第1項の登録を受けていないとき。
　三　申請に係る医療機器又は体外診断用医薬品の名称、成分、分量、構造、使用方法、効果、性能、副作用その他の品質、有効性及び安全性に関する事項の審査の結果、その物が次のイからハまでのいずれかに該当するとき。
　　イ　申請に係る医療機器又は体外診断用医薬品が、その申請に係る効果又は性能を有すると認められないとき。
　　ロ　申請に係る医療機器が、その効果又は性能に比して著しく有害な作用を有することにより、医療機器として使用価値がないと認められるとき。
　　ハ　イ又はロに掲げる場合のほか、医療機器又は体外診断用医薬品として不適当なものとして厚生労働省令で定める場合に該当するとき。
　四　申請に係る医療機器又は体外診断用医薬品が政令で定めるものであるときは、その物の製造管理又は品質管理の方法が、厚生労働省令で定める基準に適合していると認められないとき。

3　第1項の承認を受けようとする者は、厚生労働省令で定めるところにより、申請書に臨床試験の試験成績に関する資料その他の資料を添付して申請しなければならない。この場合において、当該申請に係る医療機器又は体外診断用医薬品が厚生労働省令で定める医療機器又は体外診断用医薬品であるときは、当該資料は、厚生労働省令で定める基準に従つて収集され、かつ、作成されたものでなければならない。

4　第1項の承認の申請に係る医療機器又は体外診断用医薬品が、第80条の6第1項に規定する原薬等登録原簿に収められている原薬等を原料又は材料として製造されるものであるときは、第1項の承認を受けようとする者は、厚生労働省令で定めるところにより、当該原薬等が同条第1項に規定する原薬等登録原簿に登録

されていることを証する書面をもつて前項の規定により添付するものとされた資料の一部に代えることができる。
5 　第２項第三号の規定による審査においては、当該品目に係る申請内容及び第３項前段に規定する資料に基づき、当該品目の品質、有効性及び安全性に関する調査を行うものとする。この場合において、当該品目が同項後段に規定する厚生労働省令で定める医療機器又は体外診断用医薬品であるときは、あらかじめ、当該品目に係る資料が同項後段の規定に適合するかどうかについての書面による調査又は実地の調査を行うものとする。
6 　第１項の承認を受けようとする者又は同項の承認を受けた者は、その承認に係る医療機器又は体外診断用医薬品が政令で定めるものであるときは、その物の製造管理又は品質管理の方法が第２項第四号に規定する厚生労働省令で定める基準に適合しているかどうかについて、当該承認を受けようとするとき、及び当該承認の取得後３年を下らない政令で定める期間を経過するごとに、厚生労働大臣の書面による調査又は実地の調査を受けなければならない。
7 　第１項の承認を受けようとする者又は同項の承認を受けた者は、その承認に係る医療機器又は体外診断用医薬品が次の各号のいずれにも該当するときは、前項の調査を受けることを要しない。
一　第１項の承認を受けようとする者又は同項の承認を受けた者が既に次条第１項の基準適合証又は第23条の２の24第１項の基準適合証の交付を受けている場合であつて、これらの基準適合証に係る医療機器又は体外診断用医薬品と同一の厚生労働省令で定める区分に属するものであるとき。
二　前号の基準適合証に係る医療機器又は体外診断用医薬品を製造する全ての製造所（当該医療機器又は体外診断用医薬品の製造工程のうち滅菌その他の厚生労働省令で定めるもののみをするものを除く。以下この号において同じ。）と同一の製造所において製造されるとき。
8 　前項の規定にかかわらず、厚生労働大臣は、第１項の承認に係る医療機器又は体外診断用医薬品の特性その他を勘案して必要があると認めるときは、当該医療機器又は体外診断用医薬品の製造管理又は品質管理の方法が第２項第四号に規定する厚生労働省令で定める基準に適合しているかどうかについて、書面による調査又は実地の調査を行うことができる。この場合において、第１項の承認を受けようとする者又は同項の承認を受けた者は、当該調査を受けなければならない。
9 　厚生労働大臣は、第１項の承認の申請に係る医療機器又は体外診断用医薬品が、希少疾病用医療機器又は希少疾病用医薬品その他の医療上特にその必要性が高いと認められるものであるときは、当該医療機器又は体外診断用医薬品についての第２項第三号の規定による審査又は第６項若しくは前項の規定による調査を、他の医療機器又は体外診断用医薬品の審査又は調査に優先して行うことができる。
10 　厚生労働大臣は、第１項の承認の申請があつた場合において、申請に係る医療機器が、既にこの条又は第23条の２の17の承認を与えられている医療機器と構造、使用方法、効果、性能等が明らかに異なるときは、同項の承認について、あらかじめ、薬事・食品衛生審議会の意見を聴かなければならない。
11 　第１項の承認を受けた者は、当該品目について承認された事項の一部を変更しようとするとき（当該変更が厚生労働省令で定める軽微な変更であるときを除く。）は、その変更について厚生労働大臣の承認を受けなければならない。この場合においては、第２項から前項までの規定を準用する。
12 　第１項の承認を受けた者は、前項の厚生労働省令で定める軽微な変更について、厚生労働省令で定めるところにより、厚生労働大臣にその旨を届け出なければならない。
13 　第１項及び第11項の承認の申請（政令で定めるものを除く。）は、機構を経由して行うものとする。

（外国製造医療機器等の製造販売の承認）
第23条の２の17　厚生労働大臣は、第23条の２の５第１項に規定する医療機器又は体外診断用医薬品であつて本邦に輸出されるものにつき、外国においてその製造等をする者から申請があつたときは、品目ごとに、その者が第３項の規定により選任した医療機器又は体外診断用医薬品の製造販売業者に製造販売をさせることについての承認を与えることができる。
2 　申請者が、第75条の２の２第１項の規定によりその受けた承認の全部又は一部を取り消され、取消しの日から３年を経過していない者であるときは、前項の承認を与えないことができる。
3 　第１項の承認を受けようとする者は、本邦内において当該承認に係る医療機器又は体外診断用医薬品による保健衛生上の危害の発生の防止に必要な措置を採らせるため、医療機器又は体外診断用医薬品の製造販売業者（当該承認に係る品目の種類に応じた製造販売業の許可を受けている者に限る。）を当該承認の申請の際選任しなければならない。
4 　第１項の承認を受けた者（以下「外国製造医療機器等特例承認取得者」という。）が前項の規定により選任した医療機器又は体外診断用医薬品の製造販売業者（以下「選任外国製造医療機器等製造販売業者」という。）は、第23条の２の５第１項の規定にかかわらず、当該承認に係る品目の製造販売をすることができる。
5 　第１項の承認については、第23条の２の５第２項（第一号を除く。）及び第３項から第13項まで、第23条の２の６並びに第23条の２の７の規定を準用する。

6　前項において準用する第23条の2の5第11項の承認については、第23条の2の5第13項、第23条の2の6及び第23条の2の7の規定を準用する。

（医薬品の販売業の許可）

第24条　薬局開設者又は医薬品の販売業の許可を受けた者でなければ、業として、医薬品を販売し、授与し、又は販売若しくは授与の目的で貯蔵し、若しくは陳列（配置することを含む。以下同じ。）してはならない。ただし、医薬品の製造販売業者がその製造等をし、又は輸入した医薬品を薬局開設者又は医薬品の製造販売業者、製造業者若しくは販売業者に、医薬品の製造業者がその製造した医薬品を医薬品の製造販売業者又は製造業者に、それぞれ販売し、授与し、又はその販売若しくは授与の目的で貯蔵し、若しくは陳列するときは、この限りでない。

2　前項の許可は、6年ごとにその更新を受けなければ、その期間の経過によって、その効力を失う。

（医薬品の販売業の許可の種類）

第25条　医薬品の販売業の許可は、次の各号に掲げる区分に応じ、当該各号に定める業務について行う。

一　店舗販売業の許可　要指導医薬品（第4条第5項第三号に規定する要指導医薬品をいう。以下同じ。）又は一般用医薬品を、店舗において販売し、又は授与する業務

二　配置販売業の許可　一般用医薬品を、配置により販売し、又は授与する業務

三　卸売販売業の許可　医薬品を、薬局開設者、医薬品の製造販売業者、製造業者若しくは販売業者又は病院、診療所若しくは飼育動物診療施設の開設者その他厚生労働省令で定める者（第34条第3項において「薬局開設者等」という。）に対し、販売し、又は授与する業務

（販売、授与等の禁止）

第55条　第50条から前条までの規定に触れる医薬品は、販売し、授与し、又は販売若しくは授与の目的で貯蔵し、若しくは陳列してはならない。ただし、厚生労働省令で別段の定めをしたときは、この限りではない。

2　模造に係る医薬品、第13条の3第1項の認定若しくは第23条の2の4第1項の登録を受けていない製造所（外国にある製造所に限る。）において製造された医薬品、第13条第1項若しくは第6項若しくは第23条の2の3第1項の規定に違反して製造された医薬品又は第14条第1項若しくは第9項（第19条の2第5項において準用する場合を含む。）、第19条の2第4項、第23条の2の5第1項若しくは第11項（第23条の2の17第5項において準用する場合を含む。）、第23条の2の17第4項若しくは第23条の2の23第1項若しくは第6項の規定に違反して製造販売をされた医薬品についても、前項と同様とする。

（承認前の医薬品、医療機器及び再生医療等製品の広告の禁止）

第68条　何人も、第14条第1項、第23条の2の5第1項若しくは第23条の2の23第1項に規定する医薬品若しくは医療機器又は再生医療等製品であつて、まだ第14条第1項、第19条の2第1項、第23条の2の5第1項、第23条の2の17第1項、第23条の25第1項若しくは第23条の37第1項の承認又は第23条の2の23第1項の認証を受けていないものについて、その名称、製造方法、効能、効果又は性能に関する広告をしてはならない。

（罰則）

第84条　次の各号のいずれかに該当する者は、3年以下の懲役若しくは300万円以下の罰金に処し、又はこれを併科する。

一　（略）

二　第12条第1項の規定に違反した者

三　第14条第1項又は第9項の規定に違反した者

四　第23条の2第1項の規定に違反した者

五　第23条の2の5第1項又は第11項の規定に違反した者

六から八まで　（略）

九　第24条第1項の規定に違反した者

十から十七まで　（略）

十八　第55条第2項（第60条、第62条、第64条及び第65条の5において準用する場合を含む。）の規定に違反した者

十九から二十七まで　（略）

第85条　次の各号のいずれかに該当する者は、2年以下の懲役若しくは200万円以下の罰金に処し、又はこれを併科する。

一から二まで　（略）

三　第55条第1項（第60条、第62条、第64条、第65条の5及び第68条の19において準用する場合を含む。）の規定に違反した者

四　（略）

五　第68条の規定に違反した者

六から十まで　（略）

第90条　法人の代表者又は法人若しくは人の代理人、使用人その他の従業者が、その法人又は人の業務に関して、次の各号に掲げる規定の違反行為をしたときは、行為者を罰するほか、その法人に対して当該各号に定める罰金刑を、その人に対して各本条の罰金刑を科する。

一　第83条の9又は第84条（第三号、第五号、第六号、第八号、第十三号、第十五号、第十八号、第十九号、第二十一号から第二十五号（第70条第2項及び第76条の7第2項の規定に係る部分を除く。）までに係る部分に限る。）　1億円以下の罰金刑

二　第84条（第三号、第五号、第六号、第八号、第十三号、第十五号、第十八号、第十九号、第二十一

号から第二十五号（第70条第2項及び第76条の7第2項の規定に係る部分を除く。）までに係る部分を除く。）、第85条、第86条第1項、第86条の3第1項、第87条又は第88条　各本条の罰金刑

まむし蒸焼の取扱について

照　会
```
昭和23年8月9日　薬第1534号
熊本県知事から
厚生省薬務局長宛
```

　蝮の蒸焼は俗間強壮剤として広く用いられているが、別紙のように医治効能を暗示した文書をその容器に貼付し、又日刊紙に広告を掲載して販売しているので、本品は医薬品として取扱うべきものと思われるが、一応貴局の御意見を承知致したいので照会します。
（別紙省略）

回　答
```
昭和23年9月24日　薬収第269号
厚生省薬務局長から
熊本県知事宛
```

　8月9日薬第1534号をもって御照会のあつた標記の件了承、右はその表示書（略）の記載によれば本品は法第2条第4項第2号及び第3号に該当するものであるから医薬品として取扱われたい。

（注　旧薬事法）

俗間薬の製造販売取締について

```
昭和24年8月13日　薬発第1439号
厚生省薬務局長から
各都道府県知事宛
```

　近時蝮の黒焼のような古来の俗間薬であつて薬事法による医薬品の製造許可を得ていないものに、人の疾病の治ゆ軽減又は予防等に使用して効能がある旨を表示し、若しくは広告して製造販売する者があるが、かかる場合は薬事法第2条第4項第2号及び第3号に規定する医薬品を製造したものと認められ、従つて同法第26条第3項に違反するものであるから関係者に本趣旨徹底の上取締られたい。

（注　旧薬事法）

薬事法上の疑義について

照　会
```
昭和30年7月19日　薬第728号
徳島県衛生部長から
厚生省薬務局薬事課長宛
```

　つぎのとおり、疑義がありますから、おたずねします。
　最近覚せい剤違反事件にともなつて覚せい剤と称しアンプル入の贋品（無標示）－（内容は、常水、蒸留水、食塩水等がある。）を売買している事実があるが、これらは無登録業者として薬事法第44条第3項第8項に該当するものとみなしてよいかどうか。
　即ち覚せい剤売買ルートに関係した一特定人について警察が調査した場合、売買したものが前記アンプルで覚せい剤を検出せず内容が食塩水、常水、蒸留水等の場合これを医薬品とみなすかどうか。　　（注　旧薬事法）

回　答
```
昭和30年10月12日　薬事第296号
厚生省薬務局長薬事課長から
徳島県衛生部長宛
```

　標記について昭和30年7月19日薬第728号をもつて照会があつたが、照会にかかるものは、薬事法第2条第4項第2号に掲げる医薬品として取り扱うべきであり、該品を医薬品販売業の登録を受けずに販売する場合は、薬事法第29条第1項に違反するか、又は同法第44条第8号に該当し、また同法第44条第3号に該当する。

（注　旧薬事法）

薬事法第2条第1項第3号の医薬品の定義に関する疑義について

```
昭和40年6月7日　薬事第97号
厚生省薬務局薬事課長から
各都道府県衛生主管部（局）長宛
```

　標記について、別添1のとおり警察庁保安局保安課長より照会があり、これに対し別添2のとおり回答したので参考までに通知する。

（別添1）
```
昭和39年10月31日　警察庁発第383号
警察庁保安局保安課長から
厚生省薬務局薬事課長宛
```

　薬事法第2条第1項第3号の「医薬品」とは、その物の備えている目的、換言すれば「医薬品」として効能の客観性という見地からその概念をは握しているものと解されるが、左記の場合は、「医薬品」と認められるか疑義があるので貴見を承りたい。

記
1　人の身体の機能に一定の影響を及ぼすことを内容とした効能書を添付し、かつ、社会通念上医薬品と認められる容器に収納されている物である場合に、該物が効能書と異つた薬理作用をもつか、あるいは全く薬理作用を有しないとき。
2　前記の場合において、説明書は添付されてないが、その物の製造、販売の目的が関係者の供述等によつて客観的に立証された物であるとき。

(別添2)

> 昭和40年6月4日　薬事第96号
> 厚生省薬務局長薬事課長から
> 警察庁保安課長宛

　昭和39年10月31日警察庁丁安発第383号をもつて照会のあつた標記について、左記のとおり回答する。

記

　薬事法（昭和35年法律第145号）第2条第1項第2号及び第3号にいう「目的性」の有無は、その物が本来的に有する薬理作用によつて判定すべき場合とその物が社会において供給されている態様（例えば、当該物品の内容量、包装、形状、添付文書等の内容、販売に当たつての演述等）によつて判定すべき場合とがある。

　なお、後者に該当するかどうかの判断は、通常人がその形状等から薬事法第2条第1項第2号又は第3号にいう目的性をもつて社会に供給されているとの認識を得るかどうかの点についてなされるべきである。

ドリンク剤及びドリンク剤類似清涼飲料水の取扱いについて

> 昭和43年6月3日　薬監第153号
> 厚生省環境衛生局食品衛生課長・
> 厚生省薬務局監視課長から
> 各都道府県衛生主管部（局）長宛
>
> 改正　平成12年9月29日　衛食第146号
> 　　　　　　　　　　　　医薬監第110号
> 平成20年5月21日　薬食監麻発0521003号
> 　　　　　　　　　食安基発0521001号

　最近、医薬品であるいわゆるドリンク剤と区別し難い清涼飲料水が市場に目立つようになつてきたが、ドリンク剤との誤認による混乱を防ぐため、その取扱いについては、下記によることとしたので、この旨関係者に周知徹底するとともに、関係各課緊密な連絡のもとにこれが指導取締りについて遺憾なきを期せられたい。

記

1　ドリンク剤について
（1）薬事法の関係規定等に基づき、「医薬品の文字を他の記載事項とまぎらわしくないようにして明記すること。
（2）清涼飲料水であると誤解を招くような宣伝広告又は表示は一切行なわないこと。特に次のような広告又は表示を行なわないこと。
　①　製造承認を受けた1日分の用量をこえて、反復服用することにより効果を増すと誤解させるような広告又は表示
　②　渇を癒し、清涼感を得るために服用するものと誤解させるような広告又は表示
（3）販売方法については、薬局又は医薬品販売業の許可を受けた店舗以外の場所において販売してはならないことはもちろん、薬局又は医薬品販売業の許可を受けた店舗で販売する場合においても、次の事項を厳守すること。
　①　冷蔵用ショーケースを不特定多数の人の目につきやすい場所に置かないこと。
　②　陳列にあたつて医薬品であるドリンク剤は、食品と明確に区分すること。
　③　製造承認を受けた1日分の用量をこえて反復服用することにより効果を増すと誤解させるような推奨販売を行なわないこと。
2　ドリンク剤類似清涼飲料水について
（1）容器包装のみやすい個所（商品名と同時に見得る個所）に8ポイント以上の大きさで「清涼飲料水」又は「炭酸飲料」の文字を他の記載事項とまぎらわしくないようにして明記すること。
（2）通常医薬品にのみ使用されるような成分を添加することは好ましくないこと。特にゴオウ、ジャコウ、イカリソウ、ロクジョウ等を添加しないこと。
（3）医薬品と誤解を招くような宣伝広告又は表示は一切行なわないこと。特に次のような広告又は表示は行なわないこと。
　①　医薬品と誤解されるような効能・効果の広告又は表示。
　②　通常医薬品にのみ使用されるような成分の広告又は表示。
　③　通常医薬品に表示されているような用法又は用量の広告又は表示。
3　実施期間等について
　1及び2のうち広告に関する事項については、ただちに実施し、その他の事項については、昭和43年7月1日以降出荷するものから実施するものとする。
　ただし、すでに印刷済みのラベルを貼付して昭和43年12月31日までに出荷される医薬品又は同様に昭和43年8月19日までに出荷される清涼飲料水若しくは炭酸飲料については、1のa及び2のaのうち「医薬品」又は「清涼飲料水」若しくは「炭酸飲料」の文字の表示に使用すべき色に関する規定は、適用しない。
　なお、ドリンク剤とドリンク剤類似清涼飲料水とが誤認される要因として、容器包装にも問題があるので、これが改善策については検討中である。

薬効を標ぼうする食品について

照　会

> 昭和43年10月26日　薬発第1594号
> 福岡県衛生部長から
> 厚生省薬務局薬事課長宛

　薬事関係の指導取締上必要ですから、下記について至急御回答お願いします。

記

資料編　第4章　医薬品医療機器等法関係

北九州市小倉区東港町6、カネミ倉庫株式会社製造のカネミサラダオイルは、その表示文中「血管内のコレステロールを除く特性を最高に持っていますから高血圧の予防に最適です」と記載しているが、これについて
1　社会通念上一般に食品（食用油）と認識されるものであつて、そのもの、または、その含有成分について、疾病の治療、または、予防的薬効を標榜したものは、薬事法第2条第1項に定める医薬品に該当し、同法第1・2条により無許可医薬品として取締ることができるか、いなか。
2　前記1の食品について、このような薬効表示は薬事法第66条第1項違反として措置できるか、いなか。

回　答
［昭和43年11月12日　薬事第212号
厚生省薬務局薬事課長から
福岡県衛生部長宛］

昭和43年10月26日43薬発第1594号をもつて照会のあつた標記について、下記のとおり回答する。
記
1　ある商品が薬事法（昭和35年法律第145号）第2条第1項第2号又は第3号に規定する医薬品に該当するか否かは、その物のいわゆる薬効表示の有無にのみによつて決定されるものではなく、その物の本質、形状、容器、包装、その物が表示する使用目的、効能及び効果、用法及び用量等から総合的に判断して、通常人が同法同条同項第2号又は第3号に掲げる目的を有する物であるという認識を得るかどうかによつて判断すべきものである。
　照会に係るカネミサラダオイルは、高血圧の予防等の医薬品的な効能及び効果を有する旨を表示して販売、授与等されているとしても、該品の形状、容器、その添付文書、宣伝パンフレット等に表示されている使用方法等はすべて調理用としての食用油たる認識しか与えないものであるので、その供給に際して、積極的に、その使用方法等についての口頭による説明等を通して、通常人に食用油としてではなく当該薬効を期待して使用する物であるとの認識を与えるが如き実態がある場合は格別、かかる添付文書、パンフレット等によつて宣伝され、調理用として供給されているにとどまる場合は、総合的に判断して、医薬品には該当しないものと思料する。
　しかしながら、該品については、効能及び効果の表現方法に多少のゆきすぎがあることも事実であり、好ましくないので改めるよう指導されたい。
2　該品が薬事法第2条第1項に規定する医薬品に該当せず、単なる食品にすぎない場合には、該品の製造についての同法第12条第1項又は第18条第1項違反の問題、該品の販売、授与等についての同法第55条第2項違反の問題及び該品の薬効表示についての同法第66条第1項違反の問題は、いずれも生ずる余地がない。

無承認無許可医薬品の指導取締りについて

［昭和46年6月1日　薬発第476号
厚生省薬務局長から各都道府県知事宛
平成28年10月12日　薬生発1012第1号改正現在］

昨今、その本質、形状、表示された効能効果、用法用量等から判断して医薬品とみなされるべき物が、食品の名目のもとに製造（輸入を含む。以下同じ。）販売されている事例が少なからずみうけられている。
　かかる製品は、医薬品、医療機器等の品質、有効性及び安全性の確保等に関する法律（昭和35年法律第145号）（以下「法」という。）において、医薬品として、その製造、販売、品質、表示、広告等について必要な規制を受けるべきものであるにもかかわらず、食品の名目で製造販売されているため、
(1)　万病に、あるいは、特定疾病に効果があるかのごとく表示広告されることにより、これを信じて服用する一般消費者に、正しい医療を受ける機会を失わせ、疾病を悪化させるなど、保健衛生上の危害を生じさせる、
(2)　不良品及び偽薬品が製造販売される、
(3)　一般人の間に存在する医薬品及び食品に対する概念を崩壊させ、医薬品の正しい使用が損なわれ、ひいては、医薬品に対する不信感を生じさせる、
(4)　高貴な成分を配合しているかのごとく、あるいは特殊な方法により製造したかのごとく表示広告して、高価な価格を設定し、一般消費者に不当な経済的負担を負わせる、
等の弊害をもたらすおそれのある事例がみられている。
　このため、従来より各都道府県の協力をえて、法等の規定に基づく厳重な指導取締りを行つてきたところであるが、業者間に認識があさく、現在、なお医薬品の範囲に属する物であるにもかかわらず、食品として製造販売されているものがみられることは極めて遺憾なことである。
　ついては、今般、今まで報告されてきた事例等を参考として、人が経口的に服用する物のうち「医薬品の範囲に関する基準」（以下「基準」という。）を別紙のとおり定めたので、今後は、下記の点に留意のうえ、貴管下関係業者に対して、遺憾のないように指導取締りを行われたい。
記
1　医薬品の該当性については、法第2条における定義に照らし合わせて判断されるべきものであり、本基準は、当該判断に資するよう、過去の判断を例示しているものであることから、医薬品の該当性は、その目的、成分本質（原材料）等を総合的に検討の上、判断する

こと。
2 基準により医薬品の範囲に属する物は、法の規制を受けるべきものであるので、その旨関係業者に周知徹底し、同法の規定に基づく承認及び許可を受けたものでなければ、製造販売しないよう強力に指導されたいこと。なお、その表示事項、形状等の改善により、食品として製造販売する物にあつては、表示事項については直ちに、また、形状等については、昭和46年11月までに所要の改善措置を講じさせること。
3 これらの指導にもかかわらず、基準により医薬品の範囲に属する物を食品として製造販売する業者に対しては、法及びその他の関係法令に基づき、告発等の厳重な措置を講じられたいこと。
4 ドリンク剤及びドリンク剤類似清涼飲料水の取扱いについては、今後とも、基準中専ら医薬品として使用される物として例示したような成分本質の物についても、清涼飲料水に配合しないよう指導されたいこと。

(別紙)

医薬品の範囲に関する基準

人が経口的に服用する物が、医薬品、医療機器等の品質、有効性及び安全性の確保等に関する法律(昭和35年法律第145号)第2条第1項第2号又は第3号に規定する医薬品に該当するか否かは、医薬品としての目的を有しているか、又は通常人が医薬品としての目的を有するものであると認識するかどうかにより判断することとなる。通常人が同項第2号又は第3号に掲げる目的を有するものであると認識するかどうかは、その物の成分本質(原材料)、形状(剤型、容器、包装、意匠等をいう。)及びその物に表示された使用目的・効能効果・用法用量並びに販売方法、販売の際の演述等を総合的に判断すべきものである。

したがって、医薬品に該当するか否かは、個々の製品について、上記の要素を総合的に検討のうえ判定すべきものであり、その判定の方法は、Iの「医薬品の判定における各要素の解釈」に基づいて、その物の成分本質(原材料)を分類し、効能効果、形状及び用法用量が医薬品的であるかどうかを検討のうえ、IIの「判定方法」により行うものとする。

ただし、次の物は、原則として、通常人が医薬品としての目的を有するものであると認識しないものと判断して差し支えない。
1 野菜、果物、調理品等その外観、形状等から明らかに食品と認識される物
2 健康増進法(平成14年法律第103号)第26条の規定に基づき許可を受けた表示内容を表示する特別用途食品
3 食品表示法(平成25年法律第70号)第4条第1項の規定に基づき制定された食品表示基準(平成27年内閣府令第10号)第2条第1項第10号の規定に基づき届け出た表示内容を表示する機能性表示食品

I 医薬品の判定における各要素の解釈
1 物の成分本質(原材料)からみた分類

物の成分本質(原材料)が、専ら医薬品として使用される成分本質(原材料)であるか否かについて、別添1「食薬区分における成分本質(原材料)の取扱いについて」(以下「判断基準」という。)により判断することとする。

なお、その物がどのような成分本質(原材料)の物であるかは、その物の成分、本質、起源、製法等についての表示、販売時の説明、広告等の内容に基づいて判断して差し支えない。

判断基準の1.に該当すると判断された成分本質(原材料)については、別添2「専ら医薬品として使用される成分本質(原材料)リスト」にその例示として掲げることとする。

なお、別添2に掲げる成分本質(原材料)であっても、医薬部外品として承認を受けた場合には、当該成分本質(原材料)が医薬部外品の成分として使用される場合がある。また、判断基準の1.に該当しないと判断された成分本質(原材料)については、関係者の利便を考え、参考として別添3「医薬品的効能効果を標ぼうしない限り医薬品と判断しない成分本質(原材料)リスト」にその例示として掲げることとする。

なお、当該リストは医薬品の該当性を判断する際に参考とするために作成するものであり、食品としての安全性等の評価がなされたもののリストではないことに留意されたい。

2 医薬品的な効能効果の解釈

その物の容器、包装、添付文書並びにチラシ、パンフレット、刊行物、インターネット等の広告宣伝物あるいは演述によって、次のような効能効果が表示説明されている場合は、医薬品的な効能効果を標ぼうしているものとみなす。また、名称、含有成分、製法、起源等の記載説明においてこれと同様な効能効果を標ぼうし又は暗示するものも同様とする。

なお、食品表示基準(昭和27年内閣府令第10号)第2条第1項第11号の規定に基づき、内閣総理大臣が定める基準に従い、栄養成分の機能の表示をする栄養機能食品(以下「栄養機能食品」という。)にあつては、その表示等を医薬品的な効能効果と判断しないこととして差し支えない。

(一) 疾病の治療又は予防を目的とする効能効果
　　(例) 糖尿病、高血圧、動脈硬化の人に、胃・十二指腸潰瘍の予防、肝障害・腎障害をなおす、ガンがよくなる、眼病の人のために、便秘がなおる等
(二) 身体の組織機能の一般的増強、増進を主たる目

的とする効能効果

ただし、栄養補給、健康維持等に関する表現はこの限りでない。
（例）疲労回復、強精（強性）強壮、体力増強、食欲増進、老化防止、勉学能力を高める、回春、若返り、精力をつける、新陳代謝を盛んにする、内分泌機能を盛んにする、解毒機能を高める、心臓の働きを高める、血液を浄化する、病気に対する自然治癒能力が増す、胃腸の消化吸収を増す、健胃整腸、病中・病後に、成長促進等

㈢ 医薬品的な効能効果の暗示
(a) 名称又はキャッチフレーズよりみて暗示するもの
（例）延命○○、○○の精（不死源）、○○の精（不老源）、薬○○等
不老長寿、百寿の精、漢方秘法、皇漢処方、和漢伝方等
(b) 含有成分の表示及び説明よりみて暗示するもの
（例）体質改善、健胃整腸で知られる○○○○を原料とし、これに有用成分を添加、相乗効果をもつ等
(c) 製法の説明よりみて暗示するもの
（例）本邦の深山高原に自生する植物○○○○を主剤に、△△△、×××等の薬草を独特の製造法（製法特許出願）によつて調製したものである。等
(d) 起源、由来等の説明よりみて暗示するもの
（例）○○○という古い自然科学書をみると胃を開き、欝（うつ）を散じ、消化を助け、虫を殺し、痰なども無くなるとある。こうした経験が昔から伝えられたが故に食膳に必ず備えられたものである。等
(e) 新聞、雑誌等の記事、医師、学者等の談話、学説、経験談などを引用又は掲載することにより暗示するもの
（例）医学博士○○○○の談
「昔から赤飯に○○○をかけて食べると癌にかからぬといわれている。………癌細胞の脂質代謝異常ひいては糖質、蛋白代謝異常と○○○が結びつきはしないかと考えられる。」等

3 医薬品的な形状の解釈
錠剤、丸剤、カプセル剤及びアンプル剤のような剤型は、一般に医薬品に用いられる剤型として認識されてきており、これらの剤型とする必要のあるものは、医薬品的性格を有するものが多く、また、その物の剤型のほかに、その容器又は被包の意匠及び形態が市販されている医薬品と同じ印象を与える場合も、通常人が当該製品を医薬品と認識する大きな要因となっていることから、原則として、医薬品的形状であつた場合は、医薬品に該当するとの判断が行われてきた。

しかし、現在、成分によって、品質管理等の必要性が認められる場合には、医薬品的形状の錠剤、丸剤又はカプセル剤であっても、直ちに、医薬品に該当するとの判断が行われておらず、実態として、従来、医薬品的形状とされてきた形状の食品が消費されるようになってきていることから、「食品」である旨が明示されている場合、原則として、形状のみによって医薬品に該当するか否かの判断は行わないこととする。ただし、アンプル形状など通常の食品としては流通しない形状を用いることなどにより、消費者に医薬品と誤認させることを目的としていると考えられる場合は、医薬品と判断する必要がある。

4 医薬品的な用法用量の解釈
医薬品は、適応疾病に対し治療又は予防効果を発揮し、かつ、安全性を確保するために、服用時期、服用間隔、服用量等の詳細な用法用量を定めることが必要不可欠である。したがって、ある物の使用方法として服用時期、服用間隔、服用量等の記載がある場合には、原則として医薬品的な用法用量とみなすものとし、次のような事例は、これに該当するものとする。ただし、調理の目的のために、使用方法、使用量等を定めているものについてはこの限りでない。

一方、食品であっても、過剰摂取や連用による健康被害が起きる危険性、その他合理的な理由があるものについては、むしろ積極的に摂取の時期、間隔、量等の摂取の際の目安を表示すべき場合がある。

これらの実態等を考慮し、栄養機能食品にあっては、時期、間隔、量等摂取の方法を記載することについて、医薬品的用法用量には該当しないこととして差し支えない。

ただし、この場合においても、「食前」「食後」「食間」など、通常の食品の摂取時期等とは考えられない表現を用いるなど医薬品と誤認させることを目的としていると考えられる場合においては、引き続き医薬品的用法用量の表示とみなすものとする。
（例）1日2〜3回、1回2〜3粒
　　　1日2個
　　　毎食後、添付のサジで2杯づつ
　　　成人1日3〜6錠
　　　食前、食後に1〜2個づつ
　　　お休み前に1〜2粒

Ⅱ 判定方法
人が経口的に服用する物について、Ⅰの「医薬品の判定における各要素の解釈」に基づいて、その成分本質（原材料）を分類し、その効能効果、形状及び用法用量について医薬品的であるかどうかを検討のうえ、以下に示す医薬品とみなす範囲に該当するものは、原

則として医薬品とみなすものとする。なお、2種以上の成分が配合されている物については、各成分のうちいずれかが医薬品と判定される場合は、当該製品は医薬品とみなすものとする。

ただし、当該成分が薬理作用の期待できない程度の量で着色、着香等の目的のために使用されているものと認められ、かつ、当該成分を含有する旨標ぼうしない場合又は当該成分を含有する旨標ぼうするが、その使用目的を併記する場合等総合的に判断して医薬品と認識されるおそれのないことが明らかな場合には、この限りでない。

医薬品とみなす範囲は次のとおりとする。

(一) 効能効果、形状及び用法用量の如何にかかわらず、判断基準の1.に該当する成分本質（原材料）が配合又は含有されている場合は、原則として医薬品の範囲とする。

(二) 判断基準の1.に該当しない成分本質（原材料）が配合又は含有されている場合であって、以下の①から③に示すいずれかに該当するものにあっては、原則として医薬品とみなすものとする。
① 医薬品的な効能効果を標ぼうするもの
② アンプル形状など専ら医薬品的形状であるもの
③ 用法用量が医薬品的であるもの

(別添1) 食薬区分における成分本質（原材料）の取扱いについて

1 「専ら医薬品として使用される成分本質（原材料）リスト」の考え方

(1) 専ら医薬品としての使用実態のある物
　解熱鎮痛消炎剤、ホルモン、抗生物質、消化酵素等専ら医薬品として使用される物
(2) (1)以外の動植物由来物（抽出物を含む。）、化学的合成品等であって、次のいずれかに該当する物。ただし、一般に食品として飲食に供されている物を除く。
① 毒性の強いアルカロイド、毒性タンパク等、その他毒劇薬指定成分（別紙参照）に相当する成分を含む物（ただし、食品衛生法で規制される食品等に起因して中毒を起こす植物性自然毒、動物性自然毒等を除く）
② 麻薬、向精神薬及び覚せい剤様作用がある物（当該成分及びその構造類似物（当該成分と同様の作用が合理的に予測される物に限る）並びにこれらの原料植物）
③ 処方せん医薬品に相当する成分を含む物であって、保健衛生上の観点から医薬品として規制する必要性がある物

　注1) ビタミン、ミネラル類及びアミノ酸（別紙参照）を除く。ただし、ビタミン誘導体については、食品衛生法の規定に基づき使用される食品添加物である物を除き、「専ら医薬品として使用される成分本質（原材料）リスト」に収載される物とみなす。

　注2) 当該成分本質（原材料）が薬理作用の期待できない程度の量で着色、着香等の目的のために使用されているものと認められ、かつ、当該成分本質（原材料）を含有する旨標ぼうしない場合又は当該成分本質（原材料）を含有する旨標ぼうするが、その使用目的を併記する場合等総合的に判断して医薬品と認識されるおそれがないことが明らかな場合には、「専ら医薬品として使用される成分本質（原材料）リスト」に収載されていても、医薬品とみなさない。

　注3)「医薬品的効能効果を標ぼうしない限り医薬品と判断しない成分本質（原材料）リスト」に収載されている原材料であつても、水、エタノール以外の溶媒による抽出を行つた場合には、当該抽出成分について、上記の考え方に基づいて再度検討を行い、「専ら医薬品として使用される成分本質（原材料）リスト」に収載すべきかどうか評価する。

2 新規成分本質（原材料）の判断及び判断する際の手続き

(1) 「専ら医薬品として使用される成分本質（原材料）リスト」にも、「医薬品的効能効果を標ぼうしない限り医薬品と判断しない成分本質（原材料）リスト」にも収載されていない成分本質（原材料）を含む製品を輸入販売又は製造する事業者は、あらかじめ、当該成分本質（原材料）の学名、使用部位、薬理作用又は生理作用、毒性、麻薬・覚せい剤様作用、国内外での医薬品としての承認前例の有無、食習慣等の資料を都道府県薬務担当課（室）を通じて、厚生労働省医薬食品局監視指導・麻薬対策課あて提出し、その判断を求めることができる。

(2) 監視指導・麻薬対策課は、提出された資料により、上記1の考え方に基づき学識経験者と協議を行い、専ら医薬品として使用される成分本質（原材料）への該当性を判断する。この場合、事業者に対し追加資料の要求をする場合がある。

(3) 監視指導・麻薬対策課は、「専ら医薬品として使用される成分本質（原材料）リスト」に該当せず、効能効果の標ぼう等からみて食品としての製造（輸入）、販売等が行われる場合には、食品安全部関係各課（室）に情報提供を行う。また、当該リストは定期的に公表するものとする。

3 その他

「医薬品的効能効果を標ぼうしない限り医薬品と判断しない成分本質（原材料）リスト」及び「専ら医薬

品として使用される成分本質（原材料）リスト」は、今後、新たな安全性に関する知見等により、必要に応じて変更することがある。

（参考）
ハーブについては、次の文献等を参考にする。
・Jeffrey B. Harbone FRS, Herbert Baxter：Dictionary of Plant Toxins, Willey
・The Complete German Commission E Monographs Therapeutic Guide to Herbal Medicines（The American Botanical Council）
・Botanical Safety Handbook（American Herbal Products Association）
・Richard Evans Schultes, Albert Hofmann：The Botany and Chemistry of Hallucinogens, Charles C. Thomas Publisher
・Poisonous Plants：Lucia Woodward
・WHO monographs on selected medicinal plants
・John H. Wiersema, Blanca Leon：World Economic Plants
・中薬大辞典：小学館
・和漢薬：医歯薬出版株式会社

（別紙）
○毒薬・劇薬指定基準（注略）
（1）急性毒性（概略の致死量：mg／kg）が次のいずれかに該当するもの。
　1）経口投与の場合、毒薬が30mg/kg、劇薬が300mg/kg以下の値を示すもの。
　2）皮下投与の場合、毒薬が20mg/kg、劇薬が200mg/kg以下の値を示すもの。
　3）静脈内（腹腔内）投与の場合、毒薬が10mg/kg、劇薬が100mg/kg以下の値を示すもの。
（2）次のいずれかに該当するもの。なお、毒薬又は劇薬のいずれに指定するかは、その程度により判断する。
　1）原則として、動物に薬用量の10倍以下の長期連続投与で、機能又は組織に障害を認めるもの
　2）通例、同一投与法による致死量と有効量の比又は毒性勾配から、安全域が狭いと認められるもの
　3）臨床上中毒量と薬用量が極めて接近しているもの
　4）臨床上薬用量において副作用の発現率が高いもの又はその程度が重篤なもの
　5）臨床上蓄積作用が強いもの
　6）臨床上薬用量において薬理作用が激しいもの

○注1に規定するアミノ酸は、以下のとおりとする。
・アスパラギン、アスパラギン酸、アラニン、アルギニン、イソロイシン、グリシン、グルタミン、グルタミン酸、シスチン、システイン、セリン、チロシン、トリプトファン、トレオニン、バリン、ヒスチジン、4-ヒドロキシプロリン、ヒドロキシリジン、フェニルアラニン、プロリン、メチオニン、リジン、ロイシン

(別添2)
○専ら医薬品として使用される成分本質（原材料）リスト
1　植物由来物等

(例)

名　　称	他　名　等	部　位　等	備　　考
アラビアチャノキ		葉	
アルニカ		全草	
アロエ	キュラソー・アロエ／ケープ・アロエ	葉の液汁	根・葉肉は「非医」、キダチアロエの葉は「非医」
イチイ	アララギ	枝・心材・葉	果実は「非医」
イヌサフラン		種子	
イリス		根茎	
イレイセン	シナボタンヅル	根・根茎	葉は「非医」
インチンコウ	カワラヨモギ	花穂・帯花全草	
インドサルサ		根	
インドジャボク属	インドジャボク／ラウオルフィア	根・根茎	
インヨウカク	イカリソウ	全草	
ウィザニア	アシュワガンダ	全草	
ウマノスズクサ属		全草	
ウヤク	テンダイウヤク	根	葉・実は「非医」
ウワウルシ	クマコケモモ	葉	
ウンカロアポ		根	
エイジツ	ノイバラ	果実・偽果	
エニシダ		枝・葉	花は「非医」
エンゴサク	エゾエンゴサク	塊茎	
エンジュ	カイカ／カイカク	花・花蕾・果実	葉・サヤは「非医」
オウカコウ	クソニンジン	帯果・帯花枝葉	
オウカシ		根・葉	
オウカボ	キンゴジカ	全草	
オウギ	キバナオウギ／ナイモウオウギ	根	茎・葉は「非医」
オウゴン	コガネバナ／コガネヤナギ	根	茎・葉は「非医」
オウバク	キハダ	樹皮	葉・実は「非医」
オウヒ	ヤマザクラ	樹皮	
オウレン	キクバオウレン	根茎・ひげ根	葉は「非医」
オシダ		根茎・葉基	
オノニス		根・根茎	
オモト		根茎	
オンジ	イトヒメハギ	根	
カイソウ〈海葱〉属		麟茎	カイソウ〈海草〉の全藻は「非医」
カイトウヒ		樹皮	
カクコウ	Incarvillea sinensis	全草	
カゴソウ	ウツボサ	全草	
カシ	ミロバラン	果実	
カシュウ	ツルドクダミ	塊根	茎・葉は「非医」
カスカラサグラダ		樹皮	
カッコウ	パチョリ	地上部	
カッコン	クズ	根	種子・葉・花・クズ澱粉は「非医」
カッシア・アウリキュラータ	ミミセンナ／Cassia auriculata	樹皮	
カバ	カバカバ／シャカオ	全草	Kawakawaは「医」
カラバル豆		豆	
カロコン	オオカラスウリ／キカラスウリ／シナカラスウリ	根	果実・種子は「非医」
カロライナジャスミン		全草	
kawakawa	Macropiper excelsum	全草	カバは「医」
カワミドリ		地上部	
カワラタケ		菌糸体	子実体は「非医」
カンショウコウ		根	
カントウカ	フキタンポポ	花蕾	葉・幼若花茎は「非医」
キササゲ	シジツ／トウキササゲ	果実	
キナ	アカキナノキ	根皮・樹皮	
キョウカツ		根・根茎	

名　　称	他　名　等	部　位　等	備　　考
キョウニン	アンズ/クキョウニン/ホンアンズ	種子	カンキョウニンは「非医」
キンリュウカ属	ストロファンツス/Strophanthus属	種子・木部	
グアシャトンガ		葉	
クジン	クララ	根	
クスノハガシワ		樹皮	
グラビオラ	サーサップ/トゲバンレイシ/オランダドリアン	種子	果実は「非医」
グリフォニア・シンプリシフォリア		種子	
クロウメモドキ属	ソリシ/Rhamnus属	果実	
ケイガイ		全草	
ケシ		全草（発芽防止処理された種子・種子油は除く）	発芽防止処理された種子・種子油は「非医」
ケファエリス属	トコン/Cephaelis属	根	
ケンゴシ	アサガオ	種子	葉・花は「非医」
ゲンジン	ゴマノハグサ	根	
ゲンチアナ		根・根茎	花は「非医」
ゲンノショウコ		地上部	
コウブシ	サソウ/ハマスゲ	根茎	
コウフン	コマントウ	全草	
コウボク	ホウノキ	樹皮	
コウホン		根・根茎	
ゴールデンシール	カナダヒドラスチス	根茎	
コケモモヨウ	コケモモ	葉	果実は「非医」
ゴシツ	イノコヅチ/ヒナタイノコヅチ	根	
ゴシュユ	ホンゴシュユ	果実	
コジョウコン	イタドリ	根茎	若芽は「非医」
ゴボウシ	ゴボウ	果実	根・葉は「非医」
ゴミシ	チョウセンゴミシ	果実	
コロシントウリ		果実	
コロンボ		根	
コンズランゴ		樹皮	
コンデデンドロン属	コンドデロデンドロン属/バリエラ/パレイラ根	樹皮・根	
コンミフォラ属	アラビアモツヤク/モツヤク/モツヤクジュ/ミルラ/Commiphora属	全木（ガムググルの樹脂を除く）	ガムググル（Commiphora mukul）の樹脂は「非医」
サイコ	ミシマサイコ	根	葉は「非医」
サイシン	ウスバサイシン/ケイリンサイシン	全草	
サビナ		枝葉・球果	
サルカケミカン		茎	
サワギキョウ		全草	
サンキライ	ケナシサルトリイバラ/Smilax glabra	塊茎・根茎	葉は「非医」、サンキライ以外のシオデ属の葉・根は「非医」
サンズコン		根・根茎	
ジオウ	アカヤジオウ/カイケイジオウ	茎・根	
シオン		根・根茎	
ジギタリス属	Digitalis属	葉	
シキミ	ハナノキ	実	
ジコッピ	クコ	根皮	果実・葉は「非医」
シコン	ムラサキ	根	
シッサス・クアドラングラリス	ヒスイカク	全草	
シツリシ	ハマビシ	果実	
シマハスノハカズラ	フンボウイ/Stephania tetranda	茎・茎根	
シャクヤク		根	花は「非医」
ジャショウ	オカゼリ	果実・茎・葉	果実はジャショウシともいう
シュクシャ	シャジン〈砂仁〉/シュクシャミツ	種子の塊・成熟果実	シャジン〈沙参〉の根は「非医」
ショウブコン	カラムスコン/ショウブ	根茎	
ショウボクヒ	クヌギ/ボクソク	樹皮	
ショウマ	サラシナショウマ	根茎	アカショウマの根は「非医」
ショウリク	ヤマゴボウ/Phytolacca esculenta	根	ヤマゴボウ（Cirsium dipsacolepis）の根は「非医」
シンイ	コブシ/タムシバ	花蕾	
ジンコウ		材・樹脂	

(別添2) 専ら医薬品として使用される成分本質（原材料）リスト

名　　称	他　名　等	部　位　等	備　　考
スイサイ	ミツガシワ	葉	
スカルキャップ		根	根以外は「非医」
スズラン		全草	
セイコウ	カワラニンジン	帯果・帯花枝葉	
セイヨウトチノキ		種子	樹皮・葉・花・芽は「非医」、トチノキの種子は「非医」
セイヨウヤドリギ	ソウキセイ/ヤドリギ	枝葉梢・茎・葉	
セキサン	ヒガンバナ/マンジュシャゲ	鱗茎	
セキショウコン	セキショウ	根茎	茎は「非医」
セキナンヨウ	オオカナメモチ/シャクナゲ	葉	
セネガ	ヒロハセネガ	根	
センキュウ		根茎	葉は「非医」
ゼンコ		根	
センコツ	コウホネ	根茎	茎は「非医」
センソウ〈茜草〉	アカネ/アカミノアカネ/セイソウ	根	センソウ〈仙草〉の全草は「非医」
センダン	クレンシ/クレンピ/トキワセンダン/Melia azedarach	果実・樹皮	葉は「非医」、トウセンダン（Melia toosendan）の果実・樹皮は「医」
センナ	アレキサンドリア・センナ/チンネベリ・センナ	果実・小葉・葉柄・葉軸	茎は「非医」
センプクカ	オグルマ	花	
センブリ	トウヤク	全草	
ソウカ		果実	
ソウシシ	トウアズキ	種子	
ソウジシ	オナモミ	果実	
ソウジュツ	ホソバオケラ	根茎	
ソウハクヒ	クワ/マグワ	根皮	葉・花・実（集合果）は「非医」
ソテツ		種子	
ソボク	スオウ	心材	
ダイオウ	ヤクヨウダイオウ	根茎	葉は「非医」
ダイフクヒ	ビンロウ	果皮	種子は「非医」
タクシャ	サジオモダカ	塊茎	
ダミアナ		葉	
タユヤ		根	
タンジン		根	葉は「非医」
チクジョ		稈の内層	
チクセツニンジン	トチバニンジン	根茎	
チノスポラ・コルディフォリア	Tinospora cordifolia	全草	
チモ	ハナスゲ	根茎	
チョウセンアサガオ属	チョウセンアサガオ	種子・葉・花	
チョウトウコウ	カギカズラ/トウカギカズラ	とげ	葉は「非医」
チョレイ	チョレイマイタケ	菌核	
デンドロビウム属	セッコク/ホンセッコク/Dendrobium属	茎	
テンナンショウ		塊茎	
テンマ	オニノヤガラ	塊茎	
テンモンドウ	クサスギカズラ	根	種子・葉・花は「非医」
トウガシ	トウガ	種子	果実は「非医」
トウキ	オニノダケ/カラトウキ	根	葉は「非医」
トウジン	ヒカゲノツルニンジン	根	
トウシンソウ	イ/イグサ/Juncus effusus	全草	地上部の熱水抽出（100℃8分以上又は同等以上の方法）後の残渣は「非医」
トウセンダン	クレンシ/クレンピ/センレンシ/Melia toosendan	果実・樹皮	センダン（Melia azedarach）の果実・樹皮は「医」、センダン（Melia azedarach）の葉は「非医」
トウニン		種子	葉・花は「非医」
トウリョウソウ		全草	
ドクカツ	ウド/ドッカツ/Aralia cordata	根茎	軟化茎は「非医」、シシウド（Angelica pubescens/Angelica bisserata）の根茎・軟化茎は「非医」
トシシ	ネナシカズラ/マメダオシ	種子	
トチュウ		樹皮	果実・葉・葉柄・木部は「非医」
ドモッコウ	オオグルマ	根	

名　　称	他　名　等	部　位　等	備　考
トリカブト属	トリカブト/ブシ/ヤマトリカブト	塊根	
ナンテンジツ	シロミナンテン/ナンテン	果実	
ニガキ		木部（樹皮除く）	
ニチニチソウ		全草	
バイケイソウ属	コバイケイソウ/シュロソウ/バイケイソウ	全草	
バイモ	アミガサユリ	鱗茎	
ハクシジン		種子	
ハクセンピ		根皮	
ハクトウオウ		茎・葉	
ハクトウギ	ウンナンコウトウギ	樹皮・葉	心材は「非医」
バクモンドウ	コヤブラン/ジャノヒゲ/ヤブラン/リュウノヒゲ	根の膨大部	
ハゲキテン		根	
ハシリドコロ属	ハシリドコロ/ロート根	根	
ハズ		種子	
ハルマラ		全草・種子	
ハンゲ	カラスビシャク	塊茎	
ヒマシ油	トウゴマ/ヒマ	種子油	
ビャクシ	ヨロイグサ	根	
ビャクジュツ	オオバナオケラ/オケラ	根茎	
ビャクダン		心材・油	
ビャクブ		肥大根	
ヒュウガトウキ	Angelica furcijuga	根	
ヒヨス属	ヒヨス	種子・葉	
フクジュソウ属	ガンジツソウ/Adonis属	全草	
ブクシンボク		菌核に含まれる根	
フクボンシ	ゴショイチゴ	未成熟集果	
ブクリョウ	マツホド	菌核	
フジコブ	フジ	フジコブ菌が寄生し生じた瘤	茎（フジコブ菌が寄生し生じた瘤以外）は「非医」
フタバアオイ		全草	
フラングラ皮	セイヨウイソノキ	樹皮	
ヘパティカ・ノビリス	ミスミソウ/ユキワリソウ/Hepatica nobilis	全草	
ヘラオモダカ		塊茎	
ベラドンナ属	ベラドンナ	根	
ボウイ	オオツヅラフジ	根茎・つる性の茎	
ボウコン	チガヤ/ビャクボウコン	根茎	
ホウセンカ		種子	種子以外は「非医」
ホウビソウ	イノモトソウ	全草	
ボウフウ		根・根茎	
ホオウ	ガマ/ヒメガマ	花粉	花粉以外は「非医」、ガマ・ヒメガマ以外の花粉は「非医」
ホオズキ属	サンショウコン/Physalis属	根	食用ホオズキの果実は「非医」
ボスウェリア属	ニュウコウ/Boswellia属	全木（ボスウェリア・セラータの樹脂を除く）	ボスウェリア・セラータ（Boswellia serrata）の樹脂は「非医」
ボタンピ	ボタン	根皮	葉・花は「非医」
ポテンティラ・アンセリナ	ケツマ/トウツルキンバイ/Potentilla anserina	全草	
ポドフィルム属	ヒマラヤハッカクレン/Podophyllum属	根・根茎	
マオウ		地上茎	
マクリ		全藻	
マシニン	アサ	発芽防止処理されていない種子	発芽防止処理されている種子は「非医」
マチン属	ホミカ/マチンシ	種子	
マルバタバコ	アステカタバコ	葉	
マンケイシ	ハマゴウ	果実	
マンドラゴラ属	マンドラゴラ	根	
ミゾカクシ		全草	
ミツモウカ		花	
ムイラプアマ		根	根以外は「非医」
モウオウレン		ひげ根	
モクゾク	トクサ	全草	
モクツウ	アケビ/ツウソウ	つる性の茎	実は「非医」

(別添2) 専ら医薬品として使用される成分本質（原材料）リスト

名　　称	他　名　等	部　位　等	備　考
モクベッシ	ナンバンキカラスウリ/モクベッシ	種子	
モッコウ		根	
ヤクチ		果実	
ヤクモソウ	メハジキ	全草	
ヤボランジ		葉	
ヤラッパ		脂・根	
ユキノハナ属	オオユキノハナ/ユキノハナ	鱗茎	
ヨヒンベ		樹皮	
ラタニア		根	
ランソウ	フジバカマ	全草	
リュウタン	トウリンドウ/リンドウ	根・根茎	
リョウキョウ		根茎	
レンギョウ	連翹	果実	葉は「非医」
ロウハクカ		樹皮・花	
ロコン	ヨシ	根茎	根茎以外は「非医」
ロベリアソウ		全草	

注1）「名称」及び「他名等」の欄については、生薬名、一般名及び起源植物名等を記載している。
注2）リストに掲載されている成分本質（原材料）のうち、該当する部位について、「部位等」の欄に記載している。
注3）他の部位が別のリストに掲載されている場合等、その取扱いが紛らわしいものについては、備考欄にその旨記載している。
注4）備考欄の「非医」は「医薬品的効能効果を標ぼうしない限り医薬品と判断しない成分本質（原材料）リスト」に掲載されていることを示す。

2　動物由来物等

（例）

名　　称	他　名　等	部　位　等	備　考
カイクジン	オットセイ/ゴマフアザラシ	陰茎・睾丸	骨格筋抽出物は「非医」
ケツエキ		ヒト血液	ウシ・シカ・ブタの血液・血漿は「非医」
コウクベン	イヌ/クインラン/ボクインキョウ/ボクインケイ	陰茎・睾丸	
ゴオウ	ウシ	胆嚢中の結石	
ココツ	トラ	骨格	ワシントン条約で輸入が禁止されている
コツズイ		ヒト骨髄	ウシ骨髄は「非医」
ゴレイシ		モモンガ亜科動物の糞	
シベット	ジャコウネコ/レイビョウコウ	香嚢腺から得た分泌液	
ジャコウ	ジャコウジカ	雄の麝香腺から得た分泌物	ワシントン条約で輸入が禁止されている
ジャドク	ヘビ	蛇毒	ヘビ全体は「非医」
ジリュウ	カッショクツリミミズ	全形	
センソ	シナヒキガエル	毒腺分泌物	
センタイ	アブラゼミ/クマゼミ	蛻殻	
胎盤	シカシャ	ヒト胎盤	ウシ・ヒツジ・ブタの胎盤は「非医」
胆汁・胆嚢	ウシ/クマ/ブタ	ウシ・クマ・ブタの胆汁・胆嚢	コイ・ヘビの胆嚢は「非医」
バホウ	ウマ	胃腸結石	
ボウチュウ	アブ	全虫	
リュウコツ		古代哺乳動物の骨の化石	
レイヨウカク	サイカレイヨウ	角	
ロクジョウ	シベリアジカ/マンシュウアカジカ/マンシュウジカ/ワピチ	雄の幼角	
ロクベン	ロクジン	シカの陰茎・睾丸	

注1）「名称」及び「他名等」の欄については、生薬名、一般名及び起源動物名、該当する部位等を記載している。
注2）リストに掲載されている成分本質（原材料）のうち、該当する部位について、「部位等」の欄に記載している。
注3）他の部位が別のリストに掲載されている場合等、その取扱いが紛らわしいものについては、備考欄にその旨記載している。
注4）備考欄の「非医」は「医薬品的効能効果を標ぼうしない限り医薬品と判断しない成分本質（原材料）リスト」に掲載されていることを示す。

3 その他（化学物質等）

（例）

名　　称	他　名　等	部　位　等	備　考
アスピリン	アセチルサリチル酸		
アセチルアシッド	Acetil acid/4-ethoxy-3-(1-methyl-7-oxo-3-propyl-6,7-dihydro-1H-pyrazolo[4,3-d]pyrimidin-5-yl)benzoic acid		
アミノタダラフィル	Aminotadalafil		
アミラーゼ	ジアスターゼ		
アラントイン			
アロイン	バルバロイン		アロエの成分
アンジオテンシン			
アンドロステンジオン			
イミダゾサガトリアジノン	Imidazosagatriadinone		
インベルターゼ	インベルチン/サッカラーゼ/β-フルクトフラノシダーゼ		
ウデナフィル	Udenafil		
S-アデノシル-L-メチオニン	SAMe		
N-アセチルシステイン	N-アセチル-L-システイン/アセチルシステイン		
N-オクチルノルタダラフィル	N-octylnortadalafil		
N-ニトロソフェンフルラミン			
エフェドリン			
ATP	アデノシン-5'-三リン酸		
カオリン			
カタラーゼ			
カルボデナフィル	Carbodenafil		
キサントアントラフィル	Xanthoanthrafil		
γ-オリザノール			
グアイフェネジン			
グルタチオン			
クロロプレタダラフィル	Chloropretadalafil		
ゲンデナフィル	Gendenafil		
GBL	ガンマブチロラクトン		
シクロフェニール			
シクロペンチナフィル	Cyclopentynafil		
臭化水素酸デキストロメトルファン	Dextromethorphan Hydrobromide		
ジメチルジチオデナフィル	Dimethyldithiodenafil		
シルデナフィル	Sildenafil		
スルフォンアミド			
セキテッコウ	赤鉄鉱/タイシャセキ		鉱石
タウリン			
タダラフィル	Tadalafil		
脱N,N-ジメチルシブトラミン	Des-N,N-dimethylsibutramine		
脱N-メチルシブトラミン	Des-N-methylsibutramine		
チオアイルデナフィル	Thioaildenafil		
チオキナピペリフィル	Thioquinapiperifil		
チオデナフィル	Thiodenafil		
DHEA	デヒドロエピアンドロステロン		
1-デオキシノジリマイシン	DNJ		
デキストロメトルファン	Dextromethorphan		
ニコチン			
ニトロデナフィル	Nitrodenafil		
ノルネオシルデナフィル	Norneosildenafil		
ノルホンデナフィル	Norhongdenafil		
パパイン			パパイア、パイナップル加工品は「非医」
バルデナフィル	Vardenafil		
ハルマリン	Harmaline		
ハルミン	Harmine		

(別添３) 医薬品的効能効果を標ぼうしない限り医薬品と判断しない成分本質（原材料）リスト

名　　称	他　名　等	部　位　等	備　考
パンクレアチン			
BD	1,4-ブタンジオール		
BDD	ジメチル-4,4'-ジメトキシ-5,6,5',6'-ジメチレンジオキシビフェニル-2,2'-ジカルボキシレート		
hEGF	ヒト上皮細胞増殖因子		
ヒドロキシチオホモシルデナフィル	Hydroxythiohomosildenafil		
5-HTP（ヒドロキシトリプトファン）	L-5-Hydroxy-tryptophan		
ヒドロキシホモシルデナフィル	Hydroxyhomosildenafil		
ヒドロキシホンデナフィル	Hydroxyhongdenafil		
ビンカミン			
プソイドバルデナフィル	ピペリデナフィル/Pseudovardenafil/Piperidenafil		
ブフォテニン	Bufotenine		
プロスタグランジン			
プロテアーゼ			
ブロメライン			
ペプシン			
ホモシルデナフィル	Homosildenafil		
ホモチオデナフィル	Homothiodenafil		
ホンデナフィル	アセチルデナフィル/Hongdenafil/Acetildenafil		
マグノフロリン	Magnoflorine		
マルターゼ	α-グルコシダーゼ		
ムタプロデナフィル	Mutaprodenafil		
メチソシルデナフィル	Methisosildenafil		
メラトニン	松果体ホルモン		
ヨウキセキ			鉱石
ラクターゼ	β-ガラクトシダーゼ		
リパーゼ			
ルンブルキナーゼ			

注１）他の部位が別のリストに掲載されている場合等、その取扱いが紛らわしいものについては、備考欄にその旨記載している。
注２）備考欄の「非医」は「医薬品的効能効果を標ぼうしない限り医薬品と判断しない成分本質（原材料）リスト」に掲載されていることを示す。
注３）消化酵素の名称については、同様の機能を持つものとしての総称として使用されているものを含む。

（別添３）

○医薬品的効能効果を標ぼうしない限り医薬品と判断しない成分本質（原材料）リスト

１　植物由来物等

（例）

名　　称	他　名　等	部　位　等	備　考
アイギョクシ		寒天様物質	
アイスランド苔		植物体	
アイブライト		全草	
アオギリ		種子	
アオダモ	コバノトネリコ/トネリコ/Fraxinus lanuginosa/Fraxinus japonica	樹皮	
アガーベ	テキラリュウゼツ	球茎	
アカザ		葉	
アカショウマ		根	ショウマの根茎は「医」
アカツメクサ	コウシャジクソウ/ムラサキツメクサ/レッド・クローバー	葉・花穂（序）	
アカテツ		果肉・葉	
アカニレ	スリッパリーエルム	全草	
アカバナムショケギク		葉	

名　称	他　名　等	部　位　等	備　考
アカメガシワ		樹皮	
アガリクス	アガリクス・ブラゼイ/ヒメマツタケ	子実体	
アギタケ	阿魏茸	子実体	
アキノキリンソウ		全草	
アケビ	モクツウ	実	つる性の茎は「医」
アサ		発芽防止処理されている種子	発芽防止処理されていない種子は「医」
アサガオ		葉・花	種子は「医」
アサツキ		茎葉・鱗茎	
アシ	ヨシ	全草（根茎を除く）	根茎は「医」
アジサイ	シヨウカ/ハチセンカ	全草	
アシタバ		葉	
アシドフィルス菌		菌体	
アズキ	セキショウズ	種子	
アスナロ		葉	
アセロラ	バルバドスサクラ	果実	
アセンヤク	ガンビール	葉及び若枝の乾燥水製エキス	
アッケシソウ		全草	
アップルミント	ラウンドリーミント	葉	
アニス	ピンピネラ	果実・種子・種子油・根	
アファニゾメノン		全藻	
アフリカマンゴノキ	オボノ/アポン(種子)/ティカナッツ/ブッシュマンゴー/ワイルドマンゴー	種子	
アボガド		果実・葉	
アマ	アマシ/アマニン/アマニ油	種子・種子油	
アマチャ		枝先・葉	
アマチャヅル	コウコラン	全草	
アマナ	サンジコ	鱗茎	
アメリカサンショウ		全草	
アメリカニンジン	カントンニンジン/セイヨウジン/Panax quinquefolium/セイヨウニンジン	根茎・根・茎・葉	
アメリカホドイモ		塊根	
アラガオ		葉	
アラビアゴム	アラビアゴムノキ	乾燥ゴム質（枝・葉）	
アラメ		全草	
アリタソウ	ドケイガイ	茎・葉	
アルテア	ビロードアオイ/マーシュマロウ	根・葉	
アルファルファ	ウマゴヤシ/ムラサキウマゴヤシ	全草	
アロエ	キュラソーアロエ/ケープアロエ	根・葉肉	葉の液汁は「医」
アンゼリカ	ガーデンアンゼリカ	全草	
アンソクコウノキ		樹脂	
アンティリス・ブルネラリア		根・葉・花	
アントロディア　カンフォラタ	Antrodia camphorata	菌糸体	
イグサ	イ/トウシンソウ/Juncus effusus	地上部の熱水抽出(100℃8分以上又は同等以上の方法)後の残渣	全草は「医」
イクリニン	コニワザクラ/チョウコウイクリ/ニワウメ	種子・根	
イズイ	アマドコロ/ギョクチク	根茎	
イソマツ	ウコンイソマツ	全木	
イタドリ		若芽	根茎は「医」
イチイ	アララギ	果実	枝・心材・葉は「医」
イチジク		花托・根・葉	
イチビ		種子・葉	
イチヤクソウ	ロクテイソウ/Pyrolaceae japonica	全草	
イチョウ	ギンナン/ハクカ	種子・葉	
イナゴマメ	アルガロバ/キャロブ	果肉・葉・豆・莢	
イヌサンショウ		果実・根	
イヌナズナ		種子	
イヌノフグリ		全草	
イヌハッカ	チクマハッカ	葉・花穂	
イヌホオズキ	リュウキ	全草	

(別添3) 医薬品的効能効果を標ぼうしない限り医薬品と判断しない成分本質(原材料)リスト

名　称	他　名　等	部　位　等	備　考
イネ		苅株の二番芽	
イブキジャコウソウ		葉	
イボツヅラフジ	Tinospora crispa	全草	
イラクサ属	ウルチカソウ/ネットル	茎・種子・根・葉	
イレイセン	シナボタンヅル	葉	根・根茎は「医」
イワタバコ		全草	
イワニガナ	ジシバリ	全草	
イワベンケイ	コウケイテン	全草	
インゲンマメ	フジマメ	種子	
インスリーナ	アニール・トレバドール	葉	
インドアマチャ		葉	
インドカラタチ	ベールフルーツ/ベンガルカラタチ	果実・樹皮	
インドナガコショウ	ヒハツ	果穂	
インドボダイジュ	Ficus religiosa	樹皮	
インドヤコウボク		葉・花	
インペティギノサ		全草	
インペラトリア		根	
ウイキョウ	フェンネル	果実・種子・根・葉	
ウキヤガラ		塊茎	
ウコギ		葉	
ウコン		根茎	
ウショウ	クロモジ/チョウショウ	幹皮・根皮	
ウスベニアオイ	ゼニアオイ	葉・花	
ウチワサボテン属	ウチワサボテン/フィクスインディカ	全草	
ウチワヤシ	パルミラヤシ	全草	
ウド	Aralia cordata	軟化茎	根茎は「医」、シシウド(Angelica pubescens/Angelica bisserata)の根茎・軟化茎は「非医」
ウベ	ダイショ	根茎	
ウマノアシガタ	キンポウゲ	全草	
ウメ	ウバイ	果肉・未成熟の実	
ウメガサソウ	オオウメガサソウ	全草	
ウヤク	テンダイウヤク	葉・実	根は「医」
ウラジロガシ		葉	
ウワミズザクラ		花穂	
エーデルワイス	Leontopodium alpinum	地上部	
エキナケア	パープルコーンフラワー/プルプレア/ムラサキバレンギク	全草	
エストラゴン	タラゴン	葉	
エゾウコギ	シゴカ/シベリアニンジン	幹皮・根・根皮・葉・花・果実	
エゾチチコグサ		花	
エゾヘビイチゴ		全草	
エニシダ		花	枝・葉は「医」
エノキタケ		子実体	
エビスグサ	ケツメイシ/ケツメイヨウ	種子・葉	
エルカンプーレ	Hercampure	全草	
エンショウ		全草	
エンジュ	カイヨウ	葉・サヤ	花・花蕾・果実は「医」
エンバク	オートムギ/マラカスムギ	全草	
エンベリア		果実	
エンメイソウ	クロバナヒキオコシ/ヒキオコシ	全草	
オウギ	キバナオウギ/ナイモウオウギ	茎・葉	根は「医」
オウゴン	コガネバナ/コガネヤナギ	茎・葉	根は「医」
オウシュウハンノキ		樹皮・葉	
オウセイ	ナルコユリ	根茎	
オウバク	キハダ	葉・実	樹皮は「医」
オウヤクシ	ニガカシュウ	全草	
オウレン	キクバオウレン	葉	根茎・ひげ根は「医」
オオイタビ		枝・茎・葉	
オオバコ	シャゼンシ/シャゼンソウ/シャゼンヨウ	全草	

名　　称	他　名　等	部　位　等	備　　考
オオハンゴンソウ		全草	
オオヒレアザミ		全草	
オオボウシバナ	アオバナ/ツキクサ/ジゴクバナ/Commelina communis L. var. hortensis Makino	地上部（種子を除く）	
オオムギ	バクガ/Hordeum vulgare	茎・葉・発芽種子	
オカオグルマ		全草	
オカヒジキ	ミルナ	茎葉	
オシャグジタケ	オシャクシタケ/サヨウ/Cynomorium coccineum	全草	
オタネニンジン	コウライニンジン/チョウセンニンジン	果実・根・根茎・葉	
オトギリソウ	ショウレンギョウ	全草	
オトメアゼア	バコパモニエラ	全草	
オドリコソウ		花	
オニサルビア	クラリーセージ/Salvia sclarea	葉	
オニバス	ケツジツ/ミズブキ	種子	
オペルクリナ・タルペタム		葉	
オミナエシ	ハイショウ/Patrinia scabiosaefolia	根	
オリーブ	オリーブ油/オレイフ	葉・花・花肉油	
オレンジ	オレンジピール	果実・果皮・蕾	
カイコウズ		花	
カイソウ＜海草＞		海中の食用藻類	カイソウ＜海葱＞属の鱗茎は「医」
ガイハク	ノビル/ラッキョウ	鱗茎	
ガウクルア	アカガウクルア	全草	
カガミグサ	Ampelopsis japonica	根	
カキ＜柿＞	Diospyros kaki	渋・葉・果実の宿存がく（ヘタ）	
カキネガラシ	ヘッジマスタード/エリシマム	全草	
カシグルミ	セイヨウグルミ/ペルシャグルミ	果実・葉	
カシス	クロフサスグリ	葉	
ガジュツ		根茎	
カシュトウ	カンカトウ/ドカンゾウ	全草	
カツアバ		全草	
カッコウアザミ	Ageratum conyzoides	全草	
カッパリス・マサイカイ	バビンロウ/マビンロウ/Capparis masaikai	種子	
カニクサ	ツルシノブ/Lygodium japonicum	胞子	
カノコソウ	キッソウコン/セイヨウカノコソウ/ワレリア	根・根茎	
カバノアナタケ		菌核	
カフン		ガマ・ヒメガマ以外の花粉	ガマ・ヒメガマの花粉は「医」
カボチャ	ナンガニン	種子・種子油	
ガマ	ヒメガマ	花粉以外	花粉（蒲黄）は「医」
カミツレ	カモミール	小頭花	
カムカム		果実	
ガムググル	Commiphora mukul	樹脂	その他のコンミフォラ属の全木は「医」
カヤツリグサ		全草	
カラスノエンドウ	コモンヴィッチ	全草	
カラスムギ	ヤエンムギ	全草	
カラタチ	キコク/Poncirus trifoliata	果実・果皮・蕾	
ガラナ		種子	
カリウスフォレスコリー		根	
カルケッハ	カルケ/カルケージャ/パッソーラ	全草	
ガルシニアカンボジア	インディアンデイト/ゴラカ/タマリンド	果実・果皮・茎・種子・根・葉・花	
ガレガソウ		葉	
カロニン	オオカラスウリ/キカラスウリ/シナカラスウリ	果実・種子	根は「医」
カワラタケ	サルノコシカケ	子実体	菌糸体は「医」
カンカニクジュヨウ	Cistanche Tubulosa	肉質茎	

(別添３) 医薬品的効能効果を標ぼうしない限り医薬品と判断しない成分本質（原材料）リスト

名　称	他　名　等	部　位　等	備　考
カンキョウニン	アンズ	種子	クキョウニンは「医」
カンショ	サトウキビ	根	
カンゾウ＜甘草＞	リコライス	根・ストロン	
カントウタンポポ		全草	
カンブイ	ペドラ・ウマ・カア/ペドラ・ウメカ	葉	
カンラン	Canarium album	果実	
カンレンボク	キジュ	果実	
キイチゴ		葉	
キキョウ		根	
キグ	ケンポナシ	果実・果柄	
キクイモ		塊茎	
キクカ	キク	頭花	
キクニガナ	チコリー	根・根の抽出物・葉・花	
キクラゲ		子実体	
キダチアロエ		葉	アロエの葉液汁は「医」
キダチキンバイ	スイチョウコウ	全草	
キダチコミカンソウ		全草	
キダチハッカ	サボリー	全草	
キヌガサタケ		子実体	
キノア		種子・葉	
キバナアザミ	サントリソウ	全草	
キバナシュスラン		全草	
キブネダイオウ	ネパールサンモ	根	
ギムネマ		葉	
キャッサバ	タピオカ/マニオク	塊根・葉	
キャッツクロー		全草	
キュウセツチャ	センリョウ	全草	
ギュウハクトウ		茎・葉	
ギョウジャニンニク		全草	
キョウチクトウ		花	
ギョリュウ		全草	
ギョリュウモドキ	エリカ/スコッツヘザー	全草	
キランソウ	ジゴクノカマノフタ	全草	
キリンケツ	キリンケツヤシ	果実から分泌する紅色樹脂	
キリンソウ	アイゾーン/ホソバノキリンソウ	全草	
キンカン		果実	
キンギンカ	スイカズラ/ニンドウ	全草	
キンシバイ		全草	
キンシンサイ	ヤブカンゾウ	花・若芽	
キンセンソウ		全草	
キンセンレン		葉	
ギンネム	ギンゴウカン	全草	
キンマ		果実・葉	
キンミズヒキ	センカクソウ/リュウガソウ	全草	
キンモクセイ		花	
キンレンカ		全草	
グアコ		葉	
グアバ	バンカ/バンザクロ/バンジロウ/バンセキリュウ	果実・果皮・葉	
グアヤクノキ	ユソウボク	材部	
クガイ	ニガヨモギ/ワームウッド	茎枝	
クコ	クコシ/クコヨウ	果実・葉	根皮は「医」
クサボケ		果実	
クジチョウ		全草	
クズ		種子・葉・花・クズ澱粉・蔓	根（カッコン）は「医」
クスノキ		葉	
グッタペルカ		乳液	
クマザサ		葉	
クマツヅラ	バーベナ/バベンソウ	全草	
クマヤナギ		茎・葉・木部	
クミスクチン		全草	

名　　称	他　名　等	部　位　等	備　考
クミン		果実	
クラチャイ	クンチ	全草	
グラビオラ	サーサップ/トゲバンレイシ/オランダドリアン	果実	種子は「医」
クランベリー	ツルコケモモ	果実・葉	
グリーンランドイソツツジ	ラブラドールティー	全草	
グルテン	コムギ	小麦蛋白質の混合物	
クルマバソウ	ウッドラフ	全草	
グレープフルーツ		果実	
クローブ		花・蕾	
クロガラシ		種子	
クログルミ		成熟果実・葉	
クロスグリ		果実	
黒米		種子	
クロマメノキ		果実	
クロヨナ		種子	
クロレラ		藻体	
クワ	ソウジン/ソウヨウ/マグワ	葉・花・実（集合果）	根皮は「医」
クワガタソウ		根・葉	
ケイケットウ		つる	
ケイコツソウ		全草	
ケイシ	Cinnamomum cassia	小枝、若枝	
ケイヒ	ケイ/シナニッケイ/ニッケイ	根皮・樹皮	
ケール	ハゴロモカンラン	全草	
ケシ		発芽防止処理した種子・種子油	発芽防止処理した種子・種子油を除く全草は「医」
ゲッカビジン	ドンカ	全草	
ゲッケイジュ	ゲッケイヨウ/ベイリーフ/ローレル	葉	
ゲットウ	月桃	葉	
ケルプ		全藻	
ケン		種子の核	
ケンケレバ	コンブレツム	葉	
ゲンチアナ		花	根・根茎は「医」
玄米胚芽	イネ	胚芽・胚芽油	
コウカガンショウ	セキレン	全草	
コウキ		茎・樹皮・葉	
コウジュ	ナギナタコウジュ	全草	
コウシンコウ	コウコウ/コウコウダン	全草	
コウソウ		全藻	
コウホネ		茎	根茎は「医」
酵母	Saccharomycesに属する単細胞生物/トルラ酵母/ビール酵母/Candida utilis	菌体	
コウモウゴカ	紅毛五加	樹皮	
コオウレン	Picrorhiza kurrooa/Picrorhiza scrophulariaeflora	茎・根茎	
コーヒーノキ	アラビアコーヒー	果実	
コーラ	コラ/コラシ/コラノキ	種子	
ゴカ	ソヨウゴカ/マンシュウウコギ/リンサンゴカ	根皮・種子・葉・花	
コガネキクラゲ	Golden Tremella	子実体	
コケモモ		果実	葉は「医」
コゴメグサ		全草	
コショウ		果実	
コジン	タイゲイ	全草	
コズイシ	コエンドロ/コリアンダー	果実	
コセンダングサ	コシロノセンダングサ	全草	
コナスビ		果実	
コパイーバ・オフィシナリス	Copaifera officinalis	樹脂	
コパイーバ・ラングスドルフィ	Copaifera langsdorffii	樹液	
コハク		古代マツ科Pinus属植物樹脂の化合物	

(別添3)医薬品的効能効果を標ぼうしない限り医薬品と判断しない成分本質(原材料)リスト

名　　称	他　名　等	部　位　等	備　　考
コフキサルノコシカケ	ジュゼツ/バイキセイ	菌核(菌糸体)	
ゴボウ		根・葉	果実は「医」
ゴマ	ゴマ油	種子・種子油・根	
コミカンソウ		全草	
コムギ		茎・澱粉・葉・胚芽・胚芽油・ふすま	
ゴムノキ		全草	
コメデンプン	イネ	種子	
コメヌカ	イネ	米糠	
コリビ		茎・根	
ゴレンシ		葉・実	
コロハ		種子	
コンブ	モエン	全藻	
コンフリー	ヒレハリソウ	根・葉	
サージ	サクリュウカ/ラムノイデス	果実・種油	
サイカチ	ソウカクシ/トウサイカチ	樹幹の棘	
サイコ	ミシマサイコ	葉	根は「医」
サイハイラン	トケンラン	鱗茎	
サキョウ		果実	
サクラソウ		根・葉	
ザクロ	サンセキリュウ/セキリュウ/Punica granatum	果実・果皮・根皮・樹皮・花	
サゴヤシ		茎(髄)	
サッサフラスノキ		全草	
サトウダイコン	ビート	全草	
サフラン		柱頭	
サボンソウ		葉	
サラシア・レティキュラータ	コタラヒム/コタラヒムブツ	茎・根	
サラシア・オブロンガ		根	
サラシア・キネンシス		茎・根	
サルナシ	コクワ/シラクチヅル	果実	
サルビア	セージ	葉	
サンカクトウ		外果皮・根皮・種仁	
サンキライ	ケナシサルトリイバラ/Smilax glabra	葉	塊茎・根茎は「医」、サンキライ以外のシオデ属の葉・根は「非医」
サンザシ	オオサンザシ	偽実・茎・葉・花	
サンシキスミレ		全草	
サンシシ	クチナシ	果実・茎・葉	
サンシチニンジン	デンシチニンジン	根	
サンシュユ	ハルコガネバナ	果実	
サンショウ		果実・果皮・根	
サンショウバラ		花	
サンソウニン	サネブトナツメ	種子	
サンナ	バンウコン	根茎	
サンペンズ	カワラケツメイ	全草	
サンヤク	ナガイモ/ヤマイモコン	根茎	
シア	シアーバターノキ	種子・油	
シイタケ		菌糸体・子実体	
シオデ属	サルサ/Smilax属	葉・サンキライ以外の根	サンキライ(Smilax glabra)の塊茎・根茎は「医」
シクンシ		果実	
シケイジョテイ		葉	
シコウカ	ヘンナ	葉	
シコクビエ		種子	
シシウド	Angelica pubescens/Angelica bisserata	根茎・軟化茎	ドクカツ(ウド/Aralia cordata)の根茎は「医」
ジジン		全草	
シソ	エゴマ/シソ油	枝先・種子・種子油・葉	
シセンサンショウ	土山椒	根	
シダレカンバ	ハクカヒ/ユウシカ	全草	
シタン	インドシタン/Pterocarpus indicus	根・樹皮・材	

資料編　第4章　医薬品医療機器等法関係

名　　　称	他　名　等	部　位　等	備　　考
ジチョウ		全草	
シナタラノキ	ソウボク/Aralia chinensis	根・根皮・材	
シナノキ		全草	
シバムギ	グラミニス	根	
ジフ	イソボウキ/トンブリ/ホウキギ	果実・種子・葉	
シマタコノキ	アダン	全草	
シマトウガラシ		果実	
シャウペデコウロ		全草	
シャエンシ		種子	
ジャクゼツソウ	ノミノフスマ	葉	
シャクヤク		花	根は「医」
シャジン＜沙参＞	ツリガネニンジン	根	シャジン＜砂仁＞は「医」
ジャスミン		花	
シャタバリ		地下部	
ジャトバ	オオイナゴマメ	樹皮	
ジャビャクシ	ニオイイガクサ	全草	
ジャワナガコショウ	ヒハツ	果実	
ジュウヤク	ドクダミ	地上部	
ジュルベーバ		全草	
シュロ		葉	
ショウキョウ	カンキョウ/ショウガ	根茎	
ショウズク	カルダモン	果実	
ショウノウ	カンフル	クスノキから得られた精油	
ショウラン	タイセイ/ホソバタイセイ	全草	
食用ダイオウ	マルバダイオウ	葉柄	
食用ホオズキ	プルイノサ	果実	ホオズキの根は「医」
シラカンバ		果実	
シラン		花	
シリ	イザヨイバラ	果実	
シロキクラゲ	ハクボクジ	子実体	
シロコヤマモモ		樹皮	
シンキンソウ	ヒカゲノカズラ	全草	
シントククスノキ		樹皮	
スイートオレンジ		果皮	
ズイカク		成熟果核	
スイバ	ヒメスイバ	茎・葉	
スカルキャップ		根以外	根は「医」
スギナ	ツクシ/モンケイ	栄養茎・胞子茎	
スグリ		実	
ステビア		葉	
ストローブ	ストローブマツ	全木	
スピルリナ		全藻	
スペアミント	オランダハッカ/ミドリハッカ	全草	
スマ	パフィア/ブラジルニンジン	根	
スマック	ジビジビ	果実	
スミレ		花	
スリムアマランス	アマランサス・ハイブリダス	種子	
ズルカマラ		茎	
セイセンリュウ		葉	
セイタカカナビキソウ	ヤカンゾウ	全草	
セイタカミロバラン		全草	
セイヒ	オオベニミカン	未熟果実	
セイヨウアカネ		根	
セイヨウイラクサ		全草	
セイヨウエビラハギ	メリロート	全草	
セイヨウオオバコ	オニオオバコ	全草	
セイヨウオトギリソウ	セントジョンズワート/ヒペリクムソウ	全草	
セイヨウキイチゴ	セイヨウヤブイチゴ	果実・葉	
セイヨウキンミズヒキ	アグリモニー/アグリモニア	全草	
セイヨウサクラソウ		根	

(別添3) 医薬品的効能効果を標ぼうしない限り医薬品と判断しない成分本質（原材料）リスト

名　　称	他　名　等	部　位　等	備　考
セイヨウサンザシ	Crataegus oxyacantha/Crataegus laevigata/Crataegus monogyna	果実・葉	
セイヨウシナノキ		果実・樹皮・葉・花	
セイヨウジュウニヒトエ	Ajuga reptans L.	茎葉部	
セイヨウシロヤナギ	ホワイトウイロー	全草	
セイヨウスモモ	プルーン	果実・果実エキス	
セイヨウタンポポ		根・葉	
セイヨウトチノキ		樹皮・葉・花・芽	種子は「医」
セイヨウトネリコ	オウシュウトネリコ	全草	
セイヨウナツユキソウ		全草	
セイヨウニワトコ	エルダー	茎・葉・花	
セイヨウニンジンボク	イタリアニンジンボク	全草	
セイヨウネズ	セイヨウビャクシン	全草	
セイヨウノコギリソウ	ヤロー	全草	
セイヨウハッカ	ペパーミント	全草	
セイヨウヒイラギ		花	
セイヨウヒメスノキ		果実・葉	
セイヨウマツタケ	シャンピニオン/ツクリタケ	子実体	
セイヨウミザクラ		果実・葉	
セイヨウメギ		全草	
セキイ	ヒトツバ/Pyrrosia lingua/Pyrrosia grandisimus/Pyrrosia pelislosus/Pyrrosia hastata	全草	
セキコウジュ		全草	
セキショウ		茎	根茎は「医」
セキショウモ	クソウ/セイヨウセキショウモ	全草	
セキヨウ	ソロバンノキ/ハノキ/ハンノキ	全草	
セッコツボク	ニワトコ	茎・葉・花	
セツレンカ		全草	
ゼニアオイ	マロー	葉・花	
セルピウムソウ	テイムス・セルピウム	全草	
セロリ	オランダミツバ/セルリー	種子	
センキュウ		葉	根茎は「医」
センザンリュウ	ウチワドコロ	全草	
センシンレン		葉	
センソウ＜仙草＞	リョウフンソウ	全草	センソウ＜茜草＞の根は「医」
センソウトウ		全草	
センタウリウムソウ	Centaurium minus	全草	
センダン	クレン/トキワセンダン/Melia azedarach	葉	センダン（Melia azedarach）及びトウセンダン（Melia toosendan）の果実・樹皮は「医」
センナ		茎	果実・小葉・葉柄・葉軸は「医」
センボウ	キンバイザサ	根茎	
センリコウ	タイキンギク	全草	
センリョウ	腫節風/竹節草/草珊瑚	全株	
ソウジュヨウ	ハマウツボ/Orobanche coerulescens	茎	
ソクハクヨウ	コノテガシワ	枝・葉	
ソゴウコウ		分泌樹脂	
ソバ	キョウバク/ソバミツ/Fagopyrum esulentum	種子・花から集めた蜂蜜・茎・葉	
ターミナリア・ベリリカ	Terminalia bellirica	完熟果実	
ダイウイキョウ	スターアニス	果実	
ダイオウ	ヤクヨウダイオウ/ルバーブ	葉	根茎は「医」
ダイケットウ		茎	
ダイコンソウ	スイョウバイ	全草	
タイシジン	ワダソウ	塊根	
ダイズ	コクダイズ/ダイズオウケン/ダイズ油	種子・種子油・種皮・葉・花・大豆の特殊発酵品	
タイソウ	ナツメ	果実・種子・葉	

名　　　称	他　名　等	部　位　等	備　　考
ダイダイ	キジツ/キコク/トウヒ/Citrus aurantium	果実・果皮・蕾・花	
タイワンスク		枝・茎	
タイワンテイカカズラ		果実	
タウコギ		全草	
タカサゴギク		全草	
タカサブロウ	カンレンソウ	全草	
タガヤサン	テツトウボク	全草	
タケ類	タケノコ	若芽	
タコノアシ	カンコウソウ/Penthorum chinense	茎・葉	
タチアオイ		茎葉・種子・根・花	
タチジャコウソウ	タイム	全草	
タチバナ	Citrus tachibana	葉・果皮	
タチバナアデク	スリナムチェリー/ブラジルチェリー	果実・葉	
ダッタンソバ		全草	
タデアイ		根	
タベブイア	タヒボ	樹皮・葉	
タモギタケ		子実体	
タラノキ	Aralia elata	葉・芽・根皮・樹皮	
タラヨウ	クテイチャ	葉	
タンジン		葉	根は「医」
タンチクヨウ	ササクサ	全草	
タンテイヒホウ	トウサンサイシン	全草	
チア		全草	
チクレキ	タンチク	ハチクの茎を火で炙って流れた液汁	
チシマザサ	ネマガリタケ	葉・幼茎	
チシマルリソウ		全草	
チャ	アッサムチャ/プーアルチャ/フジチャ/リョクチャ	茎・葉・葉の精油・花（蕾を含む）	
チャービル		葉	
チャデブグレ		全草	
チャボトケイソウ		果実・根・葉・花	
チョウトウコウ	カギカズラ/コウトウ	葉	とげは「医」
チョウジ	クローブ/チョウコウ/チョウジ油	花蕾・葉の精油	
チョウセンアザミ	アーティチョーク	茎・根・葉・頭花の総苞・花床	
チョウマメ	Clitoria ternatea	花	
チンピ	ウンシュウミカン	果皮	
ツウダツボク	カミヤツデ	樹皮	
ツキミソウ油	ツキミソウ	種子の油	
ツチアケビ	ドツウソウ	果実	
ツノマタゴケ	オークモス	樹枝状地衣	
ツバキ		種子・葉・花	
ツボクサ	ゴツコーラ/セキセツソウ/レンセンソウ	全草	
ツユクサ		若芽	
ツリガネダケ		子実体	
ツルドクダミ		茎・葉	塊根は「医」
ツルナ	ハマジシャ/バンキョウ	全草	
ツルニンジン	ジイソブ	全草	
ツルマンネングサ	石指甲	全草	
ツルムラサキ		全草	
ティユール		葉	
テガタチドリ	チドリソウ/シュショウジン	根	
デカルピス・ハミルトニー		根茎	
デビルズクロー		全草	
デュナリエラ	ドナリエラ/ドナリエラ油	全藻・圧搾油	
テングサ	カンテン	全草	
テンジクオウ	マダケ/青皮竹	茎	
テンチャ	タスイカ/タスイセキカヨウ	葉	
テンモンドウ	クサスギカズラ	種子・葉・花	根は「医」

(別添３) 医薬品的効能効果を標ぼうしない限り医薬品と判断しない成分本質（原材料）リスト

名　　称	他　名　等	部　位　等	備　　考
トウガシ	トウガニン/トウガン/ハクガ	果実	種子は「医」
トウガラシ		果実・果皮	
トウキ	オニノダケ/カラトウキ	葉	根は「医」
トウキシ	フユアオイ	種子・葉	
トウキンセンカ	キンセンカ/マリーゴールド	花	
トウチャ	茶葡萄/藤茶/Ampelopsis grossedentata/Ampelopsis cantoniensis var. grossedentata	茎・葉	
トウチュウカソウ	ホクチュウソウ	子実体及びその寄主であるセミ類の幼虫を乾燥したもの	
トウホクオウギ		花	
トウモロコシ	トウキビ/トウモロコシ油/ナンバンキビ/Zea mays	種子油・澱粉・花柱・柱頭	
ドウレン	クサノオウ/ハックツサイ	全草	
トーメンティル	タチキジムシロ/チシエンコン	根茎	
トキンソウ	ガフショクソウ	全草	
トケイソウ	パッションフラワー	果実・茎・葉・花	
トショウ	トショウジツ/ネズ	全草	
トチノキ		種子・樹皮	セイヨウトチノキの種子は「医」
トチュウ		果実・葉・葉柄・木部	樹皮は「医」
トックリイチゴ	Rubus coreanus	完熟偽果	
ドッグローズ		果実・葉・花	
トマト		果実	
トラガント	Astragalus gummifer又はその同属植物（Leguminosae）の幹から得た分泌物	樹脂	
トロロアオイ	Abelmoschus manihot	花	
ナガエカサ	トンカット・アリ	根	
ナギイカダ		根	
ナズナ	ペンペングサ	全草	
ナタネ油	ナタネ	種子油	
ナツシロギク	フィーバーフュー	全草	
ナットウ	ナットウ菌	納豆菌の発酵ろ液	
ナツミカン	キジツ/キコク/トウヒ/Citrus natsudaidai	果実・果皮・蕾	
ナツメヤシ		果実・葉	
ナナカマド		種子・樹皮	
ナベナ	センゾクダン/ゾクダン/Dipsacus japonica/Dipsacus asperoides/Dipsacus asper	根	
ナンキョウ	コウズク	果実・根	
ナンサンソウ	ゴガンカジュヒ/チャンチンモドキ	果核・果実・樹皮	
ナンショウヤマイモ		根茎	
ナンヨウアブラギリ	タイワンアブラギリ	葉	
ニオイスミレ		全草	
ニガウリ	ツルレイシ/Momordica charantia	果実・根・葉	
ニクジュヨウ	オニク/キムラタケ/ホンオニク/Cistanche salsa/Boschniakia rossica（＝Boschniakia glabra）	肉質茎	
ニクズク	ナツメグ	種子	
ニシキギ		全草	
ニトベギク		全草	
乳酸菌	Lactobacillus属/Streptococcus属	菌体	
ニョテイ	ジョテイシ/タマツバキ/トウネズミモチ/ネズミモチ/Ligustrum japonicum/Ligustrum lucidum	葉・種子・果実	
ニラ	キュウサイシ/コミラ/リーキ	種子	
ニレ		根皮	
ニンジン	ニンジン油	根・根の圧搾油	
ニンジンボク	タイワンニンジンボク	全草	
ニンニク	オオニンニク/ダイサン	鱗茎	
ヌルデ	ゴバイシ/Rhus javanica	嚢状虫癭	

名　　称	他　名　等	部　位　等	備　考
ネギ	ソウジツ/ソウシ/Allium fistulosum	種子	
ネバリミソハギ	セッテ・サングリアス	全草	
ネムノキ	ゴウカンヒ/ネムノハナ	樹皮・花	
ノアザミ	タイケイ/Cirsium nipponense/Cirsium spicatum/Cirsium japonicumとその近縁種	根	
ノゲイトウ	セイショウ	種子	
ノゲシ		茎・葉・花	
ノコギリヤシ	ノコギリパルメット	果実	
ノブドウ		茎・根・葉・実	
バアソブ	Codonopsis ussuriensis	根	
ハイゴショウ		果実	
パイナップル	パイナップル加工品	果実	パパインは「医」
ハイビスカス		果実・萼	
パウダルコ	アクアインカー/イペ	樹皮・葉	
バオバブ	アフリカバオバブ	果実	
ハカマウラボシ	骨砕補	根茎	
バクガ		発芽種子	
ハクチャ		葉	
ハクトウギ	ウンナンコウトウギ	心材	樹皮・葉は「医」
ハクヒショウ	ハクショウトウ	球果	
ハコベ		全草	
ハゴロモソウ		全草	
バシカン	スベリヒユ	全草	
バショウ		全草	
ハス	レンカ/レンコン/レンジツ/レンニク/レンヨウ	雄しべ・果実・根茎・種子・葉・花柄・花蕾	
パセリ	パセリ油	種子油・根・葉	
バターナット		種子・種子油	
パタデバカ	ウシノツメ	葉	
ハチミツ		トウヨウミツバチ等が巣に集めた甘味物	
ハッカ		葉	
ハッカクレイシ		全草	
ハックルベリー		果実・葉	
ハッショウマメ	ビロウドマメ	全草	
ハトムギ	ジュズダマ/ヨクイニン/ヨクベイ	種子・種子エキス・種子油・葉	葉の場合は、ジュズダマ/ヨクイニン/ヨクベイは除く
ハナシュクシャ	キョウカ	花から得られた精油	
バナナ	Musa acuminate（Cavendish種）	成熟した果実の果皮	
バナバ	オオバナサルスベリ	全木	
ハナビシソウ		全草	
ハナビラタケ		子実体	
ハネセンナ		全草	
パパイヤ	チチウリ/モクカ	種子・葉・花	パパインは「医」
ハハコグサ	オギョウ/ゴギョウ/ソキクソウ	全草	
ハブソウ		全草	
ハマゼリ		全草（果実を除く）	
ハマナス	ハマナシ	果実・花	
ハマボウフウ		根・根茎・種子・若芽	
ハマメリス	Hamamelis virginiana	葉	
バラ	バラ科植物	果実・葉・花	エイジツは「医」
パラミツ	ジャック	果実・種子・葉・花	
バラン		葉	
ハルウコン	アロマティカ	根茎	
バレイショ	バレイショデンプン	塊茎	
パロアッスル		全草	
ハンゲショウ	カタシログサ/三白草	茎・葉	
ハンシレン		全草	
ハンダイカイ	バクダイ	果実・種子	
ヒイラギメギ	オレゴンブドウ	全草	

(別添3)医薬品的効能効果を標ぼうしない限り医薬品と判断しない成分本質(原材料)リスト

名　　称	他　名　等	部　位　等	備　　考
ヒイラギモチ	クコツ	果実・樹皮・根・葉	
ヒカゲキセワタ	Phlomis umbrosa	根	
ヒカゲミズ		根	
ヒジツ	カヤ	果実	
ヒシノミ	ヒシ	果実	
ビジョザクラ		全草	
ヒソップ	ヤナギハッカ	全草	
ヒナギク	エンメイギク	全草	
ヒナゲシ	グビジンソウ/レイシュンカ	花	
ヒノキ		枝・材・葉	
ヒバマタ		全藻	
ビフィズス菌	Bifidobacterium属	菌体	
ヒマラヤニンジン		根茎	
ヒマワリ	ニチリンソウ/ヒグルマ/ヒマワリ油	種子・種子油・葉・花	
ヒメウイキョウ	イノンド/キャラウェイ/ジラシ	果実・種子	
ヒメジョオン	デイジー	全草	
ヒメツルニチニチソウ		全草	
ビャクズク		果実	
ヒョウタン		果肉・葉	
ヒヨドリジョウゴ	ハクエイ/ハクモウトウ	全草	
ヒルガオ		全草	
ビルベリー		果実・葉	
ビルマネム	Albizia lebbeck	樹皮	
ビロウドモウズイカ	マレイン	茎・葉・花	
ビワ		種子・樹皮・葉	
ビンロウジ	ビンロウ	種子	果皮は「医」
フーディア・ゴードニー		地上部	
フウトウカズラ	カイフウトウ	茎	
プエラリアミリフィカ		貯蔵根	
ブカトウ		根・葉	
フキタンポポ	カントウヨウ/フキノトウ	葉・幼若花茎	花蕾は「医」
フクベ		果実・葉	
フジ		茎(フジコブ菌が寄生し生じた瘤以外)	フジコブ菌が寄生し生じた瘤は「医」
ブシュカン	コウエン/シトロン	果実・花	
フタバムグサ	ハッカジャセツソウ	全草	
フダンソウ	トウジシャ	葉	
ブッコ		葉	
ブッシュティー		全草	
フッソウゲ		花	
ブドウ		茎・種子・種皮・葉・花	
ブラッククミン	ニゲラ	全草	
ブラックコホッシュ	ラケモサ	全草	
ブラックジンジャー	Kaempferia parviflora	根茎	
ブラックプラム	ポルトガルプラム/パープルプラム	果実	
ブラックベリー		果実	
ブラックルート	アメリカクガイソウ	全草	
フランスカイガンショウ	オニマツ/カイガンショウ	樹皮・樹皮エキス	
プランタゴ・オバタ	サイリウム・ハスク	種子・種皮	
ブリオニア		全草	
ブルーベリー		果実	
プルット		葉	
ブンタン	ザボン/ボンタン	果実・種子	
ペグアセンヤク		心材の水性エキス	
ヘチマ	シカラク	果実・果実繊維・茎・葉	
ベニコウジ		麹米	
ベニバナ	コウカ/サフラワー/ベニバナ油/Carthamus tinctorius	管状花・種子油・種子	
ベニバナボロギク	ナンヨウギク	全草	
ペピーノ	メロンペア/Solanum muricatum	果実	
ヘラオオバコ		全草	

名　　称	他　名　等	部　位　等	備　考
ヘリクリサム・イタリカム	カレープラント	全草	
ヘルニアリアソウ		全草	
ベルノキ		成熟果実	
ヘンズ	フジマメ	種子・種皮・根・葉・花・つる	
ヘンルーダ		種子	
ボウシュウボク	コウスイボク/レモンバーベナ	葉	
ホウセンカ		全草（種子を除く）	種子は「医」
ホークウィード	ミヤマコウゾウリナ	全草	
ボケ		果実	
ホコウエイコン	タンポポ	根・根茎	
ホコツシ	オランダビユ	果実	
ボスウェリア・セラータ	インド乳香/Boswellia serrata	樹脂	その他のボスウェリア属の全木は「医」
ボダイジュ	ナツボダイジュ/フユボダイジュ/ボダイジュミツ	果実・花・花の蜜	
ボタン		葉・花	根皮は「医」
ボタンボウフウ	Peucedanum japonicum	茎・葉・根・根茎	
ホップ	ヒシュカ	球果	
ホホバ		種子・種子油	
ポリポディウム・レウコトモス	Polypodium leucotomos	葉・茎	
ボルド		葉	
ボロホ		果実・果皮・種子	
ホワイトセージ		葉	
マアザミ		葉	
マーシュ		全草	
マイタケ	シロマイタケ	子実体	
マイテン		全草	
マカ	マカマカ	根	
マキバクサギ	タイセイヨウ/ロヘンソウ	枝・葉	
マコモ		葉	
マチコ		茎・葉	
マツ	カイショウシ/ショウボクヒ/マツノミ/マツバ/マツヤニ	殻・殻皮・種子・樹脂・葉・樹皮	
マツタケ		子実体	
マテ		葉	
マヨラナ	ハナハッカ/マジョラム	葉	
マリアアザミ	オオアザミ	全草	
マルバハッカ	ニガハッカ	全草	
マルベリー		小梢・葉	
マンゴー		果実・葉	
マンゴージンジャー	Curcuma amada	根茎	
マンゴスチン	Garcinia mangostana	果皮	
マンダリン		果実	
ミソハギ		全草	
ミチヤナギ		全草	
ミモザアカシア		全草	
ミヤコグサ		全草	
ミント		葉	
ムイラプアマ		根以外	根は「医」
ムカンシ	ムクロジ	果肉	
ムラサキセンブリ		全草	
ムラサキフトモモ	ジャンブル/Syzygium cumini	種子	
メグサハッカ		葉	
メグスリノキ		枝・樹皮・葉	
メシマコブ		子実体・菌糸体	
メナモミ	キケン/キレンソウ/ツクシメナモミ/Siegesbeckia pubescens/Siegesbeckia orientalis	茎・葉	
メボウキ	アルファバーカ/バジリコ/バジル	全草	
メマツヨイグサ	オオマツヨイグサ/マツヨイグサ	全草	
メラレウカ	ティートリー油	精油	

(別添3）医薬品的効能効果を標ぼうしない限り医薬品と判断しない成分本質（原材料）リスト

名　　称	他　名　等	部　位　等	備　考
メリッサ	コウスイハッカ/セイヨヤマハッカ/レモンバーム	葉	
メロン		果実	
メンジツ油	ワタ	種子油	
モクテンリョウ	マタタビ	果実・虫瘿	
モッカ	カリン	偽果	
モッショクシ	ガラエ	虫瘿	
モミジヒルガオ	五爪竜	全草	
モモ		葉・花	種子（トウニン）は「医」
モモタマナ		樹皮・実	
モリアザミ	ヤマゴボウ/Cirsium dipsacolepis	根	Phytolacca esculentaの根は「医」
モリシマアカシア	Acacia mearnsii	樹皮	
モロヘイヤ	タイワンツナソ	葉	
ヤーコン	アンデスポテト	塊根・茎・葉	
ヤエヤマアオキ	インディアンマルベリー/ノニ	果実・種子・葉	
ヤクシマアジサイ	ドジョウザン/ロウレンシュウキュウ	根・葉	
ヤグルマギク		花	
ヤグルマハッカ	ホースミント	葉	
ヤシ	ココヤシ/ヤシ油	種子油・樹皮・葉・花	
ヤシャビシャク		実	
ヤチダモ		葉	
ヤナギ		全木	
ヤナギラン	ファイアウィード	葉	
ヤハズツノマタ	アイリッシュモス	全藻	
ヤブタバコ	Carpesium abrotanoides	茎・根・葉・果実	
ヤマウルシ		若芽	
ヤマノイモ属		根茎	
ヤマハハコ		若芽	
ヤマハマナス	シバイカ	果実	
ヤマブキ		実	
ヤマブシタケ		子実体	
ヤマブドウ		葉・実	
ヤマモモ	ヨウバイヒ/Myrica rubra	樹皮	
ユウガオ	コシ	果肉・葉・若芽	
ユーカリ	ユーカリノキ/ユーカリ油	葉・精油	
ユキチャ	ムシゴケ	全草	
ユズ	トウシ	果実・種子	
ユズリハ	コウジョウボク	全草	
ユッカ	キミガヨラン	根	
ユリ	オニユリ/ビャクゴウ	花・鱗茎	
ヨウシュカンボク		全草	
ヨウテイ	ギシギシ/ナカバギシギシ	根	
ヨーロッパソクズ		全草	
ヨーロッパナラ	Quercus robur	心材（髄を除く）	
ヨカンシ	アンマロク/ユカン	果実・樹皮・根・葉	
ヨモギ	ガイヨウ/モグサ	枝先・葉	
ヨモギギク	タンジー	全草	
ライガン	チクリョウ/モクレンシ/ライシ/ライジツ	乾燥した菌核	
ライフクシ	ダイコン	種子	
ライムギ		茎・葉	
ラカンカ		果実	
ラスグラブラ		根皮	
ラズベリー		果実・葉	
ラッカセイ	ナンキンマメ	種子	
ラフマ	コウマ	全草	
ラベンサラ		葉	
ラベンダー		花	
ランブータン		果実	
リュウガン		果肉・仮種皮・花	
リュウキド		全草	

名　　称	他　名　等	部　位　等	備　考
リュウキュウアイ		枝・葉	
リュウノウ	Dryobalanops aromatica	樹皮	
リョウショウカ	ノウゼンカズラ	花	
リョクトウ	ブンドウ	種子・花	
リンゴ酢	リンゴ	汁液発酵の食用酢	
ルイボス		葉	
ルリジシャ	ボラゴソウ/ボレイジ	葉・花	
ルリハコベ		全草	
ルリヒエンソウ	ラークスパー	全草	
レイシ＜霊芝＞	マンネンタケ/ロッカクレイシ	子実体（胞子を含む）	
レイシ＜荔枝＞	レイシカク/枝核	果実・種子	
レオヌルスソウ		全草	
レモン		葉	乾燥物を茶として煎じる場合又は熱水抽出物の残渣に限る
レモングラス	レモンソウ	茎・葉	
レモンマートル		葉	
レモンタイム		葉	
レンギョウ	連翹	葉	果実は「医」
レンゲソウ		地上部	
レンセンソウ	カキドオシ	全草	
レンリソウ		豆果・若芽	
ローズヒップ		果実・果皮・茎・花	
ローズマリー	マンネンロウ	葉	
ローマカミツレ		頭状花	
ロベージ	レビスチクム	全草	
ワイルドチェリー	ワイルドブラックチェリー	樹皮	
ワイルドレタス	ワイルドカナダレタス	茎・葉	
ワサビダイコン		根	
ワレモコウ	チユ/Sanguisorba officinalis	根・根茎	

注１）「名称」及び「他名等」の欄については、生薬名、一般名及び起源植物名等を記載している。
注２）リストに掲載されている成分本質（原材料）のうち、該当する部位について、「部位等」の欄に記載している。
注３）他の部位が別のリストに掲載されている場合等、その取扱いが紛らわしいものについては、備考欄にその旨記載している。
注４）備考欄の「医」は「専ら医薬品として使用される成分本質（原材料）リスト」に掲載されていることを示す。

2　動物由来物等

(例)

名　　称	他　名　等	部　位　等	備　考
アキョウ	ウシ/ラバ/ロバ	皮膚を水で煮て製したにかわ	
アザラシ		油	
アズマニシキガイ		貝肉	
アリ	アリノコ	アリ・アリの子	
アワビ	セキケツメイ	殻	
イカ	イカスミ/ウゾクコツ/コウイカ	イカの墨・甲骨	
イワシ	サーディンペプチド	油・タンパク質	
陰茎	ウシ/ウマ/トラ/ヒツジ/ブタ/ヘビ	陰茎・睾丸	イヌ・オットセイ・シカの陰茎・睾丸は「医」
ウコッケイ		血液・卵・内臓・肉	
ウナギ	ヤツメウナギ	全体	
オオトカゲ		全体	
オオヤモリ	ゴウカイ/Gekko gecko	内臓を除いた全身	
オットセイ	カロペプタイド	骨格筋抽出物	陰茎・睾丸は「医」
カイエン	イトマキヒトデ	全体	
カイコ	カサンガ/ゲンサンガ	蛹・死んだ幼虫・成虫・糞便・繭・幼虫の抜殻・卵殻	
カイバ	タツノオトシゴ	全体	
カイリュウ	ギカイリュウ/センカイリュウ/チョウカイリュウ/トゲヨウジ	全体	

(別添3）医薬品的効能効果を標ぼうしない限り医薬品と判断しない成分本質（原材料）リスト

名　　称	他　名　等	部　位　等	備　考
カキ＜牡蛎＞	マガキ/ボレイ	貝殻・貝肉・貝肉エキス	
カギュウマツ	カタツムリ	腹足類の乾燥粉末	
核酸	DNA/RNA		
カツオ	かつお節/かつお節オリゴペプチド	魚乾燥物	
カニ		甲羅	
カメ	ウミガメ	全体	
カメムシ	九香虫	全体	
肝臓	ウシ/トリ/ブタ	ウシ・トリ・ブタの肝臓・エキス	
肝油		タラ等魚類肝臓の脂肪油	
魚油		イワシ等の精製油	
血液	ウシ/シカ/ブタ	ウシ・シカ・ブタの血液・血漿	ヒト血液は「医」
ゴウシマ	アカガエル	アカガエルの輸卵管	
骨髄	ウシ	ウシ骨髄	ヒト骨髄は「医」
骨粉		ウシ・魚類等の骨の粉末	
コブラ	インドコブラ/フィリピンコブラ	全体	
コンドロイチン加水分解二糖		海洋性微生物の生産するグリコサミノグリカンの分解物	
サソリ	キョクトウサソリ	食塩水に入れ殺して乾燥したもの	
サメ	サメナンコツ/フカヒレ	軟骨・ヒレ・ヒレのエキス	
サンゴ			
角	サンバー/トナカイ/ニューカレドニアジカ/ファロージカ/ベルベット	シカ等の成熟した角・袋角・幼角	レイヨウカク・ロクジョウは「医」
シジミ	マシジミ/ヤマトシジミ	貝肉・貝肉エキス	
シャチュウ	サツマゴキブリ	全虫	
心臓	ウシ/ウマ	ウシ・ウマの心臓	
スクアラミン		サメの肝臓	
スッポン	シナスッポン/ベッコウ	血液・卵・内臓・肉・背甲・腹甲	
精巣	シラコ	食用魚類の精巣	
ソウヒョウショウ	カマキリ	カマキリの卵鞘	
胎盤	ウシ/ヒツジ/ブタ	ウシ・ヒツジ・ブタの胎盤	ヒト胎盤は「医」
胆嚢		コイ・ヘビの胆嚢	ウシ・クマ・ブタの胆汁・胆嚢は「医」
チンジュ	アコヤガイ/シンジュ	外套膜組織中の顆粒物・真珠・貝肉	
ツバメ巣		ツバメの巣	
軟骨		爬虫類・哺乳類の軟骨抽出物	
ニホンヤモリ	ヘキコ/Gekko japonicus	全体	
ニワトリ	ケイナイキン	胃の内壁	
乳汁	バニュウ	ウマの乳汁	
ハチ	ハチノコ	ハチの幼虫	
ハブ	ヒメハブ	全体	
ヒル	ウマビル/スイテツ/チスイビル/チャイロビル	全体	
ヒレイケチョウガイ	Hyriopsis cumingii	貝殻	
フグノクロヤキ	フグ/マフグ	フグの黒焼	
ヘビ	アオマダラウミヘビ/アマガサヘビ/エラブウミヘビ/ガラガラヘビ/ヒャッポダ	全体	蛇毒は「医」
マムシ	ハンビ/フクダ	全体	
ミツロウ		ハチが分泌するロウ質	
ミドリイガイ		貝肉	
卵黄油		卵黄の油	
卵殻		卵殻	
リュウシツ	ケンゴロウ	全虫	
ローヤルゼリー		メスバチの咽頭腺分泌物	

注1）「名称」及び「他名等」の欄については、生薬名、一般名及び起源動物名、該当する部位等を記載している。
注2）リストに掲載されている成分本質（原材料）のうち、該当する部位について、「部位等」の欄に記載している。
注3）他の部位が別のリストに掲載されている場合等、その取扱いが紛らわしいものについては、備考欄にその旨記載している。
注4）備考欄の「医」は「専ら医薬品として使用される成分本質（原材料）リスト」に掲載されていることを示す。

3 その他(化学物質等)

(例)

名　称	他　名　等	部　位　等	備　考
亜鉛			
アスタキサンチン		ヘマトコッカス藻の主成分	ヘマトコッカス藻は「非医」
アスパラギン			
アスパラギン酸			
5-アミノレブリン酸リン酸塩	5-Aminolevulinic acid・phosphate	光合成細菌(ロドバクター・セファロイデス)の生成したもの	
アラニン			
アリシン			ニンニクの成分
アルブミン			
アントシアニジン			
イオウ	メチルサリフォニルメタン		
イコサペント酸＜EPA＞	EPA/エイコサペンタエン酸		
イソフラキシジン			
イソロイシン			
イヌリン			
イノシトール	フィチン		
雲母			
sn-グリセロ(3)ホスホコリン	L-α-グリセリルホスホリルコリン/sn-Glycero(3)phosphocholine		
N-アセチルグルコサミン			
N-アセチルノイラミン酸			
L-カルニチン			
L-シトルリン	L-Citrulline		
オクタコサノール			
オリゴ糖	オリゴ配糖体		
オルニチン			
オロト酸	Orotic acid/1,2,3,6-tetrahydro-2,6-dioxo-4-pyrimidinecarboxylic acid		フリー体、カリウム塩、マグネシウム塩に限る
カテキン	カテキン酸		緑茶の成分
果糖			
カフェイン			
カラギーナン			天草の成分
カリウム			
カルシウム	炭酸カルシウム		
カロチン			
還元麦芽糖			
環状重合乳酸			
岩石粉			
γ-アミノ酪酸	ギャバ		
キシリトール			
キチン			
キトサン			
キトサンオリゴ糖			
絹	シルク		
金			
グアガム			
クエン酸	クエン酸マグネシウム		
グリシン			
グリセリン			
クルクミン			ウコン由来色素
グルコサミン塩酸塩			
グルコマンナン			コンニャク等の複合多糖類
グルコン酸亜鉛			
グルコン酸鉄			
グルタミン			
グルタミン酸			
クレアチン			

(別添3) 医薬品的効能効果を標ぼうしない限り医薬品と判断しない成分本質（原材料）リスト

名　　称	他　名　等	部　位　等	備　考
クレアチン・エチルエステル塩酸塩	Ethyl N-(aminoiminomethyl)-N-methylglycine Hydrochloride		
クロム（Ⅲ）			
クロロフィル			葉緑体中の緑色色素
ケイ素	酸化ケイ素		
ケルセチン			
ゲルマニウム	無機ゲルマニウム/有機ゲルマニウム		
コエンザイムA			
コエンザイムQ10	ユビキノン		
コラーゲン			
コリン安定化オルトケイ酸	Choline-stabilised orthosilicic acid		
コンドロイチン硫酸			
コンドロムコタンパク			
サポニン	大豆サポニン		
シスタチオン			マムシの成分
シスチン			
システイン			
脂肪酸			
酒石酸			
植物性酵素・果汁酵素		植物体又は果実の液汁から得られる酵素	パパイン・ブロメライン等消化酵素は「医」
植物性ステロール			
植物繊維			
食物繊維			
スーパーオキシドディスムターゼ＜SOD＞	SOD		
スクワレン			
炭焼の乾留水			
石膏			鉱石
ゼラチン			
セラミド			
セリン			
セレン			
タルク			
チオクト酸	α-リポ酸		
チロシン			
D-chiro-イノシトール			
デキストリン			
鉄			
鉄クロロフィリンナトリウム			
銅			
ドコサヘキサエン酸＜DHA＞	DHA		
トコトリエノール			ビタミンE関連物質
trans-レスベラトロール	E-レスベラトロール		
ドロマイト鉱石			
トリプトファン			
トレオニン			
トレハロース			菌体をリゾチーム処理したものの抽出物
ナイアシン	ニコチン酸		
乳清			
乳糖			
麦飯石			
バリン			
パントテン酸	パントテン酸カルシウム		
ヒアルロン酸			
ビオチン	ビタミンH		
ピコリン酸クロム	クロミウムピコリネート		
ヒスチジン			

名　　　称	他　名　等	部　位　等	備　考
ビス-3-ヒドロキシ-3-メチルブチレートモノハイドレート	Bis（3-hydroxy-3-methylbutyrate）monohydrate/3-Hydroxy-3-methylbutyric acid<HMB>		
ピロロキノリンキノン二ナトリウム塩			
ビタミンA	レチノール		
ビタミンB_1	チアミン		
ビタミンB_{12}	シアノコバラミン		
ビタミンB_2	リボフラビン		
ビタミンB_6	ピリドキシン		
ビタミンC	アスコルビン酸		
ビタミンD	カルシフェロール		
ビタミンE	トコフェロール		
ビタミンK	フィトナジオン/メナジオン		
4-ヒドロキシプロリン			
ヒドロキシリシン			
フィコシアニン			
フェニルアラニン			
フェリチン鉄			
フェルラ酸	3-（4-Hydroxy-3-methoxyphenyl）-2-propenoic acid		
フッ素			
フルボ酸			
プルラン			非消化吸収性の多糖類
プロアントシアニジン			
プロポリス			
プロリン			
ベータカロチン			
ヘスペリジン			
ヘマトコッカス藻色素			
ヘム鉄			
ホスファチジルセリン			リン脂質
マグネシウム			
マンガン			
ムコ多糖類			
メチオニン			
木灰			
モリブデン			
葉酸	ビタミンM		
ヨウ素			
ラクトフェリン			
リグナン	樹脂アルコール/レジノール		
リジン			
リノール酸			
リノレン酸			
流動パラフィン			
リン			
ルチン			
ルテイン			カロテノイドの一種
レシチン	大豆レシチン/ホスファチジルコリン/卵黄レシチン		
ロイシン			

注1）リストに掲載されている成分本質（原材料）のうち、該当する部位について、「部位等」の欄に記載している。
注2）他の部位が別のリストに掲載されている場合等、その取扱いが紛らわしいものについては、備考欄にその旨記載している。
注3）備考欄の「医」は「専ら医薬品として使用される成分本質（原材料）リスト」に掲載されていることを示す。

医薬品製造等に係る照会について

照会　　　［昭和54年10月4日　薬務第3539号
　　　　　　北海道衛生部長から
　　　　　　厚生省薬務局監視指導課長宛］

　このことについて、至急貴省の見解を承りたく下記のとおり照会致します。
記
照会事項
　株式会社○○○○製造に係る別添商品は、昭和46年6月1日薬発第476号貴局長通知の別紙「医薬品の範囲に関する基準」に基づき、成分本質、容器、被包及び添付文書の表示又は説明字句並びに剤型、容器及び被包の意匠、形態を総合的に判定して、薬事法（昭和35年法律第145号）に規定する医薬品に該当すると判断してよいか。

回答　　　［昭和55年1月30日　薬監第20号
　　　　　　厚生省薬務局監視指導課長から
　　　　　　北海道衛生部長宛］

　昭和54年10月4日付薬務第3539号をもって照会のあった標記について、下記のとおり回答する。
記
　照会に係る別添商品は、1）その成分本質が医薬品的な効果を有するものと期待して使用される物であり、2）形状は医薬品の錠剤と類似し、3）容器及び添付文書には、「二日酔　悪酔防止用」等の医薬品的な効能効果の記載がある。
　これらを総合的に判断して、該品は、薬事法（昭和35年法律第145号）第2条第1項に規定する医薬品に該当するものと解する。

医薬品該当性の有無について

照会　　　［昭和54年12月5日　薬第555号
　　　　　　広島県環境保健部長から
　　　　　　厚生省薬務局監視指導課長宛］

　このことについて、薬事監視指導上必要がありますので、下記について至急御回答ください。
記
　最近、県内の食料品販売業者の店舗において、「キダチアロエ」を原料とする商品「シャイラン」（別添写（略））を発見したところであるが、昭和46年6月1日付け薬発第476号厚生省薬務局長通知「無承認無許可医薬品の指導取締りについて」の別紙「医薬品の範囲に関

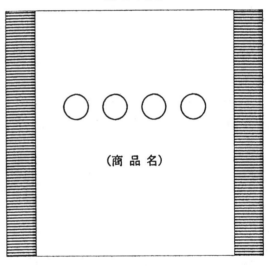

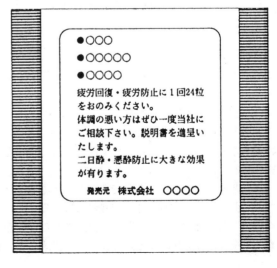

する基準」によれば、「アロエ」は専ら医薬品として使用される物とされております。

ついては、当該品の原料であるキダチアロエが、上記薬務局長通知でいう「アロエ」に該当するか否か、また該当するとすれば、当該品はその効能効果、形状及び用法用量の如何にかかわらず、医薬品に該当するものとして措置してよろしいか。

回　答　［昭和55年5月6日　薬監第71号
　　　　　厚生省薬務局監視指導課長から
　　　　　広島県環境保健部長宛］

昭和54年12月5日薬第555号をもって照会のあった標記については下記のとおり回答する。
記
昭和46年6月1日付薬発第476号厚生省薬務局長通知「無承認無許可医薬品の指導取締りについて」の別紙判定表の1．aに分類されているアロエの例示としては日本薬局方アロエが挙げられる。照会に係るキダチアロエは、専ら医薬品として使用されている物ではなく、むしろ、伝承慣行等により医薬品的な効能効果を有するものと期待して使用されている物と思料されるので、同判定表の分類2．aに属するものとして取扱うことが適当である。

薬効を標ぼうした食品の広告について

照　会　［昭和55年2月28日　薬第62号
　　　　　愛媛県保健部長から
　　　　　厚生省薬務局監視指導課長宛］

このことについて、昭和55年1月5日付、薬第163号により、広島県環境保健部長から、別添Ⅲ（略）のとおり、通知があったので、調査したところ、下記のとおり薬事法施行上疑義が生じたから御意見を承りたく照会いたします。

なお、当該クコ茶の形態（中略）は、別記のとおりであります。
記
1　薬事法第2条第1項第2号又は第3号に規定する医薬品であるかどうかの判断については、さきに昭和46年6月1日付、薬発第476号厚生省薬務局長通知「無承認無許可医薬品の指導取締りについて」によって、基準が示されているところであり、この基準から判断すると、当該クコ茶は、医薬品に該当しないと思料されるが、
2　クコ茶そのものが、医薬品でないものと認識されるものであっても、本件の如く消費者に対する説明資料別添Ⅱ（略）と称して、医薬品と認識されるような効能効果を標ぼうし広告することにより、当該品が、薬事法第2条第1項に定める医薬品に該当し、同法第12条の規定により、無許可医薬品として規制することが、可能であるか否か。

（別　記）
当該クコ茶は、クコの葉と茎を、茶状とし、500gをビニール袋に入れ、輪ゴムで封をし、別添Ⅰの表示をしたものである。

（別添Ⅰ）

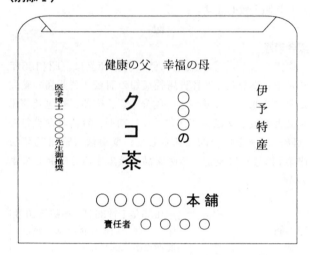

回　答　［昭和55年8月11日　薬監第88号
　　　　　厚生省薬務局監視指導課長から
　　　　　愛媛県保健部長宛］

昭和55年2月28日付薬第62号をもって照会のあった標記については、下記のとおり回答する。
記
照会別添Ⅱ（略）の説明資料には照会に係るクコ茶はロイマチス、肝臓病等の疾病に有効である旨の記載があり、その形状等よりみて野菜、果物等明らかに食品と認識されない限り該品は薬事法第2条第1項に定める医薬品に該当する。

薬効を標ぼうする食品について

照　会　［昭和56年4月11日　医第345号
　　　　　三重県保健衛生部長から
　　　　　厚生省薬務局監視指導課長宛］

みだしのことについて、薬事関係の指導取締上必要ですから、下記について至急御回答お願いします。
記
三重県○○市○○○○研究所製造のガン予防茶は、その表示文中「幻の秘草茶、ガン予防茶30袋入」と記載しているが、これについて、疾病の治療、または予防的薬効を標ぼうしたものは薬事法第2条第1項に定める医薬品に該当するか、否か。

商品の直接の容器記載事項

```
┌─────────────────────────────────┐
│ ┌──────────┐                    │
│ │ 幻の秘草茶 │                    │
│ └──────────┘                    │
│  ┌──┐┌──┐   (30袋入り)          │
│  │が││ん│                        │
│  └──┘└──┘                       │
│                                  │
│       予 防 茶                   │
│                                  │
│ 飲み方 ティーバッグ1袋をヤカンに入れて、ガラス │
│ コップに水を3回いれ湯をわかして、ガン予防茶を5 │
│ 分間わかして下さい。ひやしてでも飲んでいただけま │
│ す。1回めが終ったら2回めも同じようにして飲んで │
│ 下さい。2回めですてます。                     │
│ これからも続けて飲まれることを御希望の方は下記の │
│ いずれかでガン予防茶を飲む会に御入会下さい。   │
│   1ヶ月会費は5,000円で1ヶ月分の予防茶を      │
│   3ヶ月会費は15,000円で3ヶ月分の予防茶を     │
│   6ヶ月会費は25,000円で6ヶ月分の予防茶を     │
│   1年分会費は50,000円で1年分の予防茶を       │
│ 以上で会費を納めていただく方には、なにぶん高価な │
│ ものでして会費を(手数料)とさせていただき、会員 │
│ の皆様のみにガン予防茶を無料で御送りするシステム │
│ をとっていますのでよろしく御願いします。       │
└─────────────────────────────────┘
```

回　答　［昭和56年5月27日　薬監第29号
　　　　　　厚生省薬務局監視指導課長から
　　　　　　三重県保健衛生部長宛］

昭和56年4月11日付医第345号をもって照会のあった標記については下記のとおり回答する。

記

照会に係る「幻の秘草茶、ガン予防茶30袋入」については、その外観、形状等が通常人をして明らかに食品であるとの認識をもたせるものではなく、かつ、「ガン予防」という名称を使用することは、あたかも特定疾病に効果があるかのような医薬品的な効能効果を標ぼうするものであり、これらの事項を総合的に判断して、該品は、薬事法（昭和35年法律第145号）第2条第1項に規定する医薬品に該当すると解する。

医薬品該当性の有無について

照　会　［昭和58年4月15日　薬第204号
　　　　　　愛知県衛生部長から
　　　　　　厚生省薬務局監視指導課長宛］

このことについて、下記のとおり疑義を生じましたので至急貴見解を御回答ください。

記

○○○○本舗製造に係るくみすくちん茶、グアバ茶、サラカチ、消石茶、石マーチ茶、レデイーアルファティー、龍心茶及びうっちん茶を別添1写真（略）のとおり販売のために陳列した場合

1　（略）
2　次のように各品の陳列群毎に疾病名等を表示することをもって当該品は薬事法第2条第1項に規定する医薬品に該当するか否か。
　(1)　くみすくちん茶
　　　「高血圧」と表示のある紙片をつけて陳列している。
　(2)　グアバ茶
　　　「糖尿」と表示のある紙片をつけて陳列している。
　(3)　サラカチ
　　　「健胃、ぜんそく」と表示のある紙片をつけて陳列している。
　(4)　消石茶
　　　「胆石、腎臓結石」と表示のある紙片をつけて陳列している。
　(5)　石マーチ茶
　　　「神経痛、リューマチ」と表示のある紙片をつけて陳列している。
　(6)　レデイーアルファティー
　　　「便秘、肩こり、冷え性」と表示のある紙片をつけて陳列している。
　(7)　うっちん茶
　　　「痔」と表示のある紙片をつけて陳列している。
3　次のように各品の陳列群毎に臓器名を表示することをもって当該品は薬事法第2条第1項に規定する医薬品に該当するか否か。
　(1)　くみすくちん茶
　　　「腎臓」と表示のある紙片をつけて陳列している。
　(2)　うっちん茶
　　　「肝臓」と表示のある紙片をつけて陳列している。
　(3)　龍心茶
　　　「心臓」と表示のある紙片をつけて陳列している。

回　答　［昭和58年4月25日　薬監第35号
　　　　　　厚生省薬務局監視指導課長から
　　　　　　愛知県衛生部長宛］

昭和58年4月15日付58薬第204号をもって照会のあった標記について、下記のとおり回答する。

記

外観、形状等よりみて明らかに食品と認識される物及び栄養改善法第12条の規定に基づき許可を受けた標示内容を標示する特殊栄養食品を除き、ぜんそく等具体的疾病名、効能効果を明示する場合や臓器名を明示することによって当該臓器の疾病に効果があるという認識を与える場合は、薬事法第2条第1項の医薬品に該当すると解すべきである。

したがって照会1（略）、2及び3のいずれの場合においても照会品は、薬事法第2条第1項に規定する医薬品に該当する。

センブリの販売について

照　会
［昭和58年9月13日　薬第399号
群馬県衛生環境部長から
厚生省薬務局監視指導課長宛］

　乾燥したセンブリの全草50～100gずつを束ねて無包装のまま、あるいは袋に詰めたもので、表示が全くない場合及び「センブリ」と名称のみの表示がある場合、当該品は医薬品に該当し、医薬品販売業の許可のない者が当該品を販売することは薬事法第24条第1項に違反すると解してよろしいか。

回　答
［昭和58年12月13日　薬監第82号
厚生省薬務局監視指導課長から
群馬県衛生環境部長宛］

　昭和58年9月13日薬第399号をもって照会のあった標記については、下記のとおり回答する。
　　　　　　　　　記
　照会については、貴見のとおりである。

無承認無許可医薬品の指導取締りの徹底について

［昭和59年5月21日　薬監第43号
厚生省薬務局監視指導課長から
各都道府県衛生主管部（局）長宛］

　いわゆる健康食品（外観・形状等よりみて明らかな食品を除く。以下同じ。）に係る薬事法違反の指導取締りについては、日頃より種々御配慮を煩わせているところであるが、今般、経済企画庁の「『健康食品』の販売等に関する総合実態調査」の結果が公表され、いわゆる健康食品の中には疾病の予防、治療に効果があるかのような印象を与えるものが多かったことが指摘されている。
　今回の調査によれば、医薬品的な効能効果の標ぼうは、商品の容器、包装、添付文書に表示することにより行われていることは少なく、特定成分の効能効果や体験談等を記述した次のようなものを、商品と同一売場に置いたり、新聞、雑誌等の広告をみて商品の説明資料を請求した者に送付することにより行われていることが多い。
　1）「驚異の○○」、「○○のすべて」等と題する小冊子、書籍
　2）「○○の友」等の会員誌又は「○○ニュース」、「○○情報」等の情報紙
　3）新聞、雑誌等の記事の切り抜き、書籍等の抜粋
　4）代理店、販売店等向けの教育用と称して配布される商品説明（関連）資料
　5）使用経験者の感謝文、体験談集

　いうまでもなく、医薬品的な効能効果を標ぼうしたいわゆる健康食品の販売等は薬事法に抵触する行為であり、特定商品名を明示しない場合であっても上記のようなものを商品の説明を求める者に送付したり、当該商品を説明するものとしてこれを商品と同一売場に置いて当該商品に係る医薬品的な効能効果を暗示することは、当該商品について医薬品的な効能効果を標ぼうすることに該当するものである。
　については、いわゆる健康食品に係る薬事法違反については、以上の点に鑑み、下記事項に留意のうえ監視指導のなお一層の徹底を図られるとともに、違反を発見した場合には、事案に応じ告発、行政処分を行うなど厳正に措置されたい。
　なお、いわゆる健康食品について薬事法上の指導を求められた場合も、当該商品の販売活動に使用するすべての資料の提出を求める等同様の観点に立って薬事法違反が生じることのないよう指導されたい。
　　　　　　　　　記
1．個別の商品名の明示の有無にかかわらず、いわゆる、健康食品の売場に置かれているチラシ、パンフレット、書籍、小冊子、掲示パネル等の内容を確認すること。
2．新聞、雑誌等において商品の詳細については資料請求できる旨広告している者に対し、当該資料の提出を求め、内容を確認すること。
3．管下の製造元、発売元に対し、代理店等に送付している商品説明用の資料の提出を求め、内容を確認すること。

いわゆる健康食品に係る薬事法違反について

［昭和59年5月21日　薬監第44号
厚生省薬務局監視指導課長から
㈳日本新聞協会会長・㈳日本民間放送連盟会長・㈳日本雑誌広告協会理事長・㈳日本通信販売協会会長宛］

　先般、経済企画庁の「『健康食品』の販売等に関する総合実態調査」の結果が公表され、新聞等においても報道されたところでありますが、同調査によれば、疾病の予防、治療に効果があるかのような印象を与えるものが多かったとされています。
　また、特に新聞、雑誌等の広告を見て請求した消費者に送付された資料の中に薬事法上不適切なものがあるとの指摘があります。
　当職としましては、別紙のとおり、各都道府県衛生主管部（局）長あて監視指導の強化について通知したところでありますが、貴団体におかれましても、本通知の趣旨を御斟酌いただき、何分の御配慮をお願いします。
　なお、食品と称するものであっても、その物の成分本

質、形状、効能効果、用法用量等を総合的に判断して医薬品に該当するものは、薬事法に抵触することは、すでに十分御承知のことと思いますが、念のため「医薬品の範囲に関する基準」を添付いたしますので、貴傘下会員へのなお一層の周知徹底方重ねてお願いします。
（昭和59年5月21日　薬監第45号による日本百貨店協会会長・日本チェーンストア協会会長宛厚生省薬務局監視指導課長通知については省略。）

インチキ医療広告にかかる資料送付について

［昭和59年10月8日　薬監第81号
厚生省薬務局監視指導課長から
各都道府県衛生主管部（局）長宛］

　薬事監視指導については、種々御配慮を煩わしているところであるが、今般、米国において作成された医療や健康をうたう広告について啓発用パンフレットを入手したので、その内容について参考までに、お知らせする。
　同パンフレットは、新聞、雑誌等の広告責任者の注意喚起を図るため、本年5月30日、米国FDAが民間の広告審査団体であるCBBB（the Council of Better Business Bureaus, Inc.）と共同で作成したものであり、別添資料はその邦訳であるが、同種の問題をかかえる我が国においても、充分活用できる内容を有していると考えられる。
　ついては、本資料を、広告関係者、消費者への周知を図る等、貴管下の実情に則し今後の監視指導に役立てていただければ幸いである。

（別　添）
Ⅰ　FDA作成のインチキ医療についての基本手引き
　（FDA消費者情報）
　1979年7月改訂されたインチキ医療についてのFDA消費者情報は次のとおりである。
インチキ医療：決して起こり得ない奇跡に対してお金を払うこと。
　FDAは、適切なヘルスケアとそれにかかる費用について、多くの質問を受けています。
◎インチキ医療Quackeryとは何ですか？
　インチキ医療Quackeryということばには、人と製品の両方が含まれます。
　医療訓練をまったく受けていないのに「奇跡の治療」ができると称する「健康療法師」はいかさま医師であり、偽りの効能を宣伝して売り込んでいる医薬品や補助食品はインチキ商品です。また、つまみやダイヤルがいかにももっともらしく付いているけれど、何も知らない人々からお金をまきあげること以外何もしない機械は、インチキ用具です。
　大ざっぱにいって、インチキ医療Quackeryとは健康に関するまちがった情報といえます。

◎どんなインチキ医療Quackeryがありますか？
　インチキ医療Quackeryには通常三つのタイプがあります。つまり、虚偽の効能を標ぼうした医薬品や化粧品、ブームに便乗した意味のない食品や不必要な補助食品、にせもの医療用具の3つです。こうしたものを売る人の目的は、あなたの健康を守ったり、回復させたりすることではなくあなたのお金をまきあげることなのです。

医薬品に関するインチキ医療Quackery：効果のない男性ハゲ用治療剤とか、また新しい若々しい肌を取り戻すと約束しながら醜くなってもとに戻らない化学的「美顔法」とか、症状を一層悪化させるおそれのある下剤を使いながら大腸炎の「即時治療」ができるなどというものがこれに含まれます。
　医薬品は体内の脂肪を「溶け出させる」ことなどできません。クリームやローションをぬって身体の一部を大きくしたり、やせさせたりすることはできません。最もひどい危険なことは、効果が立証されてもいないガンの治療法です。それは患者から生命を救えるもの、つまり、効果的な医療を受けられるはずの貴重な時間を奪い取ってしまいます。

ブームに便乗した食品：自称「栄養専門家」の言うこととは異なり、アメリカの食糧品は「枯れ果てた」土地で作られているわけではありません。また、化学肥料の使用や、現代の食品加工によって我々の食糧品の高い栄養的価値が損なわれるものではありません。栄養不足による欠乏症の広域発生はもはやあり得ません。ビタミン、ミネラルまたはその他の補助食品の摂取が必要な欠乏症であるか否かは慎重かつ充分な診断をしてはじめてわかるものです。

インチキ用具：ただつまみを回したり、光を当てたりするだけで、いろいろな疾病の診断や治療ができるような機械はありません。体重は、特別な衣類やバイブレーションによって減らせるものではありませんし、手袋やブレスレットで関節炎を治したり防いだりすることはできません。正規の用具であっても、不適当な宣伝によってインチキ用具になることもよくあります。例えば、ぴったり合う眼鏡や入れ歯を通信販売で購入できたり、永久脱毛ができるなんてことは事実上あり得ないことなのです。

◎インチキ医療の見分け方
　インチキ医療には、それとわかる特徴があります。次の設問のいずれかに該当するものは、健全な医療ではなく、インチキ医療とみてまずまちがいないでしょう。

　○その製品又はサービスは、他では得られない「秘密の治療」、「最新の発見」に基づくものであるといっているか。
　○広告主は、そのすばらしい発見を認めようとしない医療専門家と論争していると主張しているか。

○その医療は、自称ヘルスアドバイザーによって訪問販売されていたり、各地で講演を行ったりして、宣伝販売促進はされているか。

○その「奇跡の」製品は、一般誌において信仰療法家グループや宗教団体によって宣伝し、販売促進されているか。

○宣伝販促員は、その製品又はサービスによって他の人が体験したすばらしい奇跡について説明しているか。

○事の真偽は別として、その製品又はサービスが、いろいろな疾病に有効であるといっているか。

○到底真実とは思えないほどのすばらしい効果が得られると約束しているか。

○その製品や宣伝販促員の説明において、治癒したという人々の感謝状が使用されているか。

◎あなたはどうしたらいいか。（以下略）

(原文おわり)

II 広告コピー審査にあたってのFDAからの助言

FDA/CBBBのインチキ医療共同プロジェクト用に、作成された1984年5月30日付FDA広告コピー審査用チェックリストは次のとおりである。

健康詐欺

広告コピーを審査するにあたっての助言

1) FDA認可を謳っている広告コピーは要注意のこと。

　いかなる非処方せん薬、医療用具についても、販売許可を暗示する「FDA」又は「U. S. Food and Drug Administration」の表現は、いかなる方法であろうと法律上認められていません。

2) キーワードを探すこと。

　広告コピーで「奇跡」、「奇跡的」、「完治」、「成功」といった言葉が使われているときは、その製品については特に疑ってかかる必要があります。このような言葉は科学的ではありません。重篤な疾病が、一般に通信販売などで治せるわけがありませんし、素人が自己診断できるようなそれほど重篤でない疾病を治す程度の製品は到底奇跡的などというものではないのです。

3) 製品の表示を調べること。

　ラベルの説明事項をみることでその製品の効用が使用者に理解できるようになっていなければなりません。ラベルの説明を見ても、どのようにしてすべての効用が達成できるのかわからないなら、その製品は疑ってみる必要があります。使用に関する表示が不十分な医療用品を販売することは連邦法違反です。

4) 関係する医師等の確認を行うこと。

　広告コピーの中で医療機関、医療従事者について言及しているならば、その姓名、住所、電話番号が、その広告コピーに記載されているかどうか調べて下さい。これはあなたが読者のために確認し、あなたの読者を守るために必要なものです。新聞、雑誌の中には、医療広告については、その広告コピーで述べている特別の目的にとって、その製品が安全かつ有効であるという医師の署名、日付入りの書面をもって医師が実証するよう求めているものもあります。

5) これは請求していいものですので、FDAにリストされている製品であるとの証明を請求すること。

　州間通商に従事しているすべての医療用品の製造業者は、FDAに登録され、そしてその製品はFDAリストに収載されなければならないとされていますし、医薬品、医療用具、診断用品の中には、市場に出す前にFDAによる事前許可を受けることが必要なものもあります。疑わしい時は、広告主に、会社のFDA登録証、製品の収載証、FDA市販許可証のそれぞれのコピーを提出するよう要求して下さい。

6) 自社製品には、FDAの認可が不要であるという広告主には注意すること。

　ビタミン、ミネラル、いくつかの「天然」製品の宣伝販促員は、その製品が食品又は食品の成分であることをもって、自社製品についてFDAの認可は必要ないと主張するかもしれません。しかし、FDC法（Food, Drug and Cosmetic Act）では、たとえそれが食品や補助食品として販売されていたとしても医療効果を標ぼうするものは医薬品になります。「身体の構造、機能に影響を与えることを目的とするもの」も医薬品であると定義づけられています。また、時には宣伝販促員は、彼らの製品の成分が、他の非処方せん薬に使用されているため、FDAの認可は必要ないと主張することもありますが、許可された医薬品の配合は、改めてFDAにより審査され認可を受けなければなりません。

7) 重篤な疾病の「治療薬」には注意すること。

　その製品の適用がたとえば癌、心臓疾患、関節炎のように重篤なものであればあるほどそれは疑わしい製品です。重篤な疾病は一般的に郵便によって治療することは出来ません。専門家による患者直接の身体検査や診断が必要です。適切な治療が遅れれば疾病は手遅れになるかもしれません。

8) 万病に効くということばには特に注意すること。

　普通、万病に効くようなものは、詐欺師しか持っていません。

9) あらゆる医療用品に対するスターの保証や、有名人の推薦状は要調査のこと。

　時々、こうした保証や推薦に何の承諾も得られていない事があります。広告主は、その保証人が、

その広告に同意していることを実証できなければなりません。
10) うますぎる話は、おそらく真実ではないということを忘れないこと。

注）詳細については、FDC法及びCFR Tittle21等を参照のこと。

（原文終わり）

Ⅲ　CBBB広告チェックリスト

1984年5月30日付の医療と健康に関する広告表現についてのCBBBの審査用チェックリストは次のとおりである。チェックリストは、FDA/CBBBインチキ医療共同プロジェクト用にCBBBの産業基準局が作成したものである。

広告チェックリスト

広告媒体の広告責任者は、提出された健康又は医薬品関係の広告コピー案を審査するのに次の質問を利用するとよいでしょう。これらの質問は、面談又は電話によるインタビューにも使えるし、または、質問票の形式に作りかえることもできるでしょう。また、広告責任者は取引先の契約書の写しとか説明用印刷物とか、販促用パンフレットとかその他関連ある資料を要求するとよいでしょう。その際には、広告案を編集し、拒否し、又は再分類する権利は広告媒体側にあることを書き添えておくとよいでしょう。

基本的背景データ

1. 会社の正確な名称
2. 会社の正確な所在地
3. 本社と営業所の電話番号リスト
4. 現在の商品名
5. 以前の商品名
6. 以前の所在地
7. 主な役員の氏名、これまでの業務提携先名称、法人であれば代表者氏名、苦情処理担当者の氏名
8. 営業年数
9. 製品あるいはサービスの種類
10. 販売方法

補足質問

1. 会社は、連邦、州又は市当局に登録されているか。または許可を受けているか。
2. 会社は、広告の参考となるような何かほかに出版物を提供できるか。
3. 広告の主張内容を立証できる独立の研究所あるいは、科学的な試験手段があるか。
4. 証明書や感謝状の類は立証できるか。
5. 医師が確かに広告コピーのように言っているか、及び、医師の身元は確認できるか。
6. 会社は、BBBに情報を提供したことがあるか、あれば、どこのBBBに？
7. FDAは、会社や製品についての情報を持っているか。
8. U. S. Postal Inspection Serviceは会社についての情報を持っているか。
9. 製品の品質保証等についてわかりやすく書かれているか。書いてあったとしてもその中に保証の範囲、保証期間、会社が問題解決のために何をしてくれるのか、顧客がどうすればそのサービスを受けられるのか、品質保証に関する規定にどのように州の法律が影響するかに関する記載は含まれているか。
10. 最後に、提出された広告のコピーはあいまいではないか。原理より結果を強調していないか。うますぎる話ではないか。

（原文終わり）

Ⅳ　FDA連絡先電話番号簿

（詳細な問合せに対応してくれるFDAの各支局の電話番号が掲載されているが、省略する。）

痩身効果等を標ぼうするいわゆる健康食品の広告等について

［昭和60年6月28日　薬監第38号
厚生省薬務局監視指導課長から
各都道府県衛生主管部（局）長宛］

最近、新聞、雑誌、新聞折り込みチラシ、カタログ等において痩身効果、伸長効果、豊胸効果を標ぼうするいわゆる健康食品（以下「痩身指向食品等」という。）が多く見受けられる。これらの中には、医薬品と紛らわしいもの、虚偽、誇大な表示広告を伴うものが多く、国民の保健衛生上及び商品選択上の問題を引き起こすこととなるため、従来より薬事法、不当景品類及び不当表示防止法（以下「景品表示法」という。）によって指導取締りを行ってきているところである。

しかしながら、これらの違反はなお跡を絶たない状況にあり、これらの指導取締りの一層の徹底が求められている。

かかる現状に鑑み、今般、公正取引委員会と協力し、薬事法及び景品表示法から見た痩身指向食品等の広告等に対する注意点を別添のとおり作成したので、関係部局及び関係団体との緊密な連絡のもとに、これが指導取締りについて遺憾なきを期されたい。

（別　添）
痩身効果等を標ぼうするいわゆる健康食品の広告等の注意点

（チェックポイント）

第1　はじめに

痩身効果、伸長効果（背を高くする効果）、豊胸効果を標ぼうするいわゆる健康食品（以下「痩身指向食品等」

という。）の広告等において、薬事法、不当景品類及び不当表示防止法（以下「景品表示法」という。）に抵触するものが多く見受けられる。

　薬事法は、医薬品等の製造、販売、表示、広告等を規制し、もってこれらの品質、有効性及び安全性を確保し、国民の保健衛生に資することを目的としているものである。食品との関連における医薬品の範囲については、昭和46年6月1日薬発第476号薬務局長通知「無承認無許可医薬品の指導取締りについて」において示しているとおりであり、医薬品に該当するか否かの判断の主たる要素は、標ぼうされた効能効果、成分本質、形状、用法用量であって、これらが医薬品的なものは注意が必要である。

　また、景品表示法は、不当な景品類や表示による顧客の誘引を防止することにより公正な競争を確保し、もって一般消費者の利益を保護することを目的としているものであり、同法では客観的に事実に反して痩身効果等があるかのように誤認される表示はもとより、合理的な根拠に基づいていない表示及び広告は、不当表示となるおそれがある。

　このような観点から、痩身指向食品等の広告等に対し、少なくとも、次の各点についてチェックを行う必要がある。

第2　チェックポイント
1　医薬品に該当するものではないこと
　(1)　成分本質、形状が医薬品的でないこと
　　　痩身指向食品等の中には、食品には使用することの認められない成分（リパーゼ等の消化酵素、センナ等）を配合したものや、食品に使用した場合には、錠剤、カプセル等の医薬品的な形状にすることが認められない成分（プランタゴ・オバタ種皮、決明子、ハトムギ、カルシウム等）を配合した錠剤、カプセルなどが見受けられるが、これらは医薬品に該当するため、食品として広告、販売することはできない。このように、痩身指向食品等の広告等のチェックに当たっては、まず、成分本質、形状について十分な調査が必要である。
　(2)　医薬品的な効能効果の標ぼうがないこと
　　ア　痩身効果について
　　　　単にカロリーの少ないものを摂取することにより、摂取する総カロリーが減少して結果的に痩せることは医薬品的な効能効果とはいえないが、次のような人体に対する作用によって痩せるとすることは、医薬品的な効能効果に当たるので、このような効果を標ぼうすることは認められない。
　　　　(ア)　体内に蓄積された脂肪等の分解、排泄
　　　　(イ)　体内組織、細胞等の機能の活性化
　　　　(ウ)　「宿便」の排泄、整腸、瀉下
　　　　(エ)　体質改善
　　　　(オ)　その他

認められない標ぼうの例示は、それぞれ、次のとおりである。

(ア)　体内に蓄積された脂肪等の分解、排泄

認められない作用例	成分例
・○○○の働きで体内の余分な脂肪を溶解し、体外に排出する ・既に体内に蓄積しているムダな脂肪も○○○の強力な作用で分解して、太りにくい体質に変身させる。 ・○○○は、糖が脂肪に合成されるのを抑え、脂肪を体外に排出してしまう働きをもっています。	「ウーロン茶抽出物」、「ウーロン茶サポニン」、「大豆抽出物」、「大豆サポニン」、「レシチン」等
・ただ飲むだけで、どんどん脂肪を落とし、短期間でバツグンの効果を発揮 ・脂肪燃焼効果も大きい	「プロテイン」、「アミノ酸」
・ゼイ肉となって、体内にたまっている余分な脂肪の代謝を促す	「ビタミンB群」

(イ)　体内組織、細胞等の機能の活性化

認められない作用例	成分例
・人間は、首のうしろや背骨にそって、褐色脂肪（ブラウンファット）と呼ばれる組織があり、その組織は体重を常に理想的に保つ役割を持っています。……この褐色脂肪の働きを活発にしてウエイトコントロールを効果的に行わせるのが○○○です。 ・○○○が肥満の根本原因ともいうべき褐色脂肪細胞を活性化、正常化してくれる。	「月見草オイル」、「ガンマ・リノレン酸」
・成長ホルモンの分泌を活発にする○○○。成長ホルモンは体の成長を促す働きがあります。その中には脂肪の状態を正常に整える働きもあり、これにより余分な脂肪が効果的に分解され、ゼイ肉のないスリムな健康をつくる。	「アミノ酸」等

(ウ)　「宿便」の排泄、整腸、瀉下

認められない作用例	成分例
・腸の活性化をはかり、ガンコな宿便をスムーズに排出することに強力な効果を発揮します。 ・腸のぜん動運動を活発にし、便秘を解消	「植物繊維」、「海藻」
・腸内クリーン化	「乳酸菌」
・○○○は、腸内を活発にするために、女性の敵である腸内老廃物	

認められない作用例	成 分 例
(宿便)をきれいに掃除しますので、ニキビやシミ、小ジワなどのトラブル肌にも素晴らしい効果を発揮します。 ・○○○は、その強力な作用により、腸内のビフィズス菌を増殖し、醗酵を促進させます。この時に発生する炭酸ガスが腸壁を拡げ、ヒダの間にこびりついた宿便を落とし体外に排出させるわけです。	「酵素」

(エ) 体質改善

認められない作用例	成 分 例
・1回やせてしまえば体質が変わって、もう太る心配なし。 ・減量しながら体質改善できるわけです。 ・褐色脂肪細胞の機能が活発に働くようになれば、自然に肥満体質は改善されます。やせる体質をつくる。 ・やせやすく、太りにくい体がつくられる。	「ウーロン茶サポニン」、「大豆サポニン」、「プロテイン」、「海藻」、「月見草オイル」、「リノール酸」、「レシチン」等

(オ) その他

認められない作用例	成 分 例
・○○○は、満腹感の信号を送って食べすぎを防止する全く新しいタイプの成分です。空腹に悩まされないラクな減量をお約束します。 ・食欲を押さえ	「フェニールアラニン」
・発汗と利尿作用を高め	「グルコフラングリン」

　また、上述のような具体的な作用の説明がない場合であっても、特定の成分によって減量が達成できるとすることは、当該成分の薬理作用を暗示しており、医薬品的な効能効果に当たるので、このような効果を標ぼうすることは認められない。

認められない作用例	成 分 例
・1カプセルに○○○の△△△kg分の減量成分が含まれている ・○○○と○○○のダブル効果で健康的に急速減量ができる仕組み	「ウーロン茶サポニン」、「大豆サポニン」等

　なお、痩身食品等の広告において、上述のような痩身効果等に加え、次のような効能効果を合わせ標ぼうするものが多いので注意が必要である。

認められない作用例	成 分 例
・老化を防ぎ皮膚や細胞を生き生きさせて ・「若返りのビタミン」といわれている○○○も配合 ・細胞の活性化	「ビタミンE」その他のビタミン類

イ　伸長効果について
　特定の製品を摂取するだけで容易に背が伸びるとすることは、医薬品的な効能効果に当たるので、このような効果を標ぼうすることは認められない。

認められない作用例	成 分 例
・脚をグングンのばす ・現代伸長科学の快挙！！　驚異の高純度自然伸長○○○完成。 ・のびの止まったと思われる人でものびます。 ・1日1粒のむだけでグーンと脚がのび背が高くなる。	「カルシウム」、「マグネシウム」、「ビタミンD」、「ビタミンB」、「C.G.F」、「プロテイン」等

ウ　豊胸効果について
　特定の製品を摂取するだけで容易に身体の一部に特異的に効果（たとえば豊胸効果）が表れるとすることは、医薬品的な効能効果に当たるので、このような結果を標ぼうすることは認められない。

認められない作用例	成 分 例
・一日一回飲むだけで、特別な運動の必要もなく、体の内側から自然にバストを大きくします。 ・○○○は、バストアップ、プロポーションアップに大きな効果がある。 ・○○○は、女性ホルモンの分泌を活発にし、乳腺を体の内側からぐんぐん発達させる働きがあります。 ・○○○は、乳房内の各細胞（乳腺、輸乳管、乳頭など）にダイレクトに働きかけ、活力を与えます。また、乳腺細胞の血流を増加させる作用により、乳頭のメラニン色素の沈着を防止します。さらに、バストの土台ともいうべき大胸筋の発達を促進し、美しい張りのあるバストラインを作る働きもあります。	「ジャムウ」、「酵素」、「タンポポの根」、「月見草オイル」等

2　不当表示に該当するものではないこと

前記1のとおり医薬品に該当するものは、薬事法違反となるので、一義的には、同法に基づき処理されることになる。また、次のア、イ及びウに該当する食品の表示その他の薬事法違反とならない表示であっても、下記のチェックポイントに該当する場合は、景品表示法の規制対象となる。

　ア　単に、その中に含まれるカロリーが少なく、その使用により体内に吸収されるカロリーが減少するため、痩せると称するもの
　イ　身体の組織、機能に対する作用には言及せずに、痩せると称するもの
　ウ　明らかに通常の食品であると認められるが、痩身、伸長又は豊胸の効果を標ぼうするもの

(1)　極めて短期間に痩せるかのように表示していないか。

ある食品を摂取することのみによって、「1か月で10kg」、「1週間で4kg」痩せることは通常ありえないので、このような表示は不当表示になるおそれがある。

(2)　成分に関する表示について
　ア　痩せる効果があると称する成分が全く入っていないか又はほとんど入っていないということはないか。

成分が全く入っていないか又はほとんど入っていない場合には、痩せる効果があると称する成分の効能の有無について判断するまでもなく不当表示になるおそれがある。

　イ　痩せる効果の根拠としている成分が、実際には通常の食品に含まれている成分とほとんど同じなのに、別なものであるかのように表示していないか。そうであれば不当表示になるおそれがある。例えば、痩せる効果があると称している食品の主たる成分が脱脂粉乳（牛乳から乳脂肪分及び水分を取り除いたもの）であるのに別の食品であるかのように表示している場合。

(3)　医学、薬学、栄養学等学問上、その食品に痩せる効果がないことが明らかになっているものではないか。

この場合に、この食品に痩せる効果があるかのように表示すれば不当表示になるおそれがある。

例えば、一般消費者の中には、大豆たん白（プロテイン）が減食中の栄養補給食品として用いられるので、これを摂取すれば痩せると誤解している人がいるが、大豆たん白には痩せる直接的な効果がないことは、学問上明らかなことである。

また、同様に、ビフィズス菌にも痩せる直接的な効果がないことは学問上、明らかなことである。

(4)　痩せる効果があるか否かが、学問上明らかになっていない場合に次のような表示をしていないか。

当該食品に、痩せる効果があるか否かが、学問上明らかになっていないにもかかわらず、痩せる効果が客観的に実証されたり又は客観的な裏付けがあるかのように誤認される次のような表示は、不当表示になるおそれがある。

　ア　痩せる要因の表示について

結果的に痩せる場合があるとしても、当該食品の摂取以外の要因（減食、運動等）によるものではないか。

例えば、当該食品を摂取しても、実際には、減食、運動等を伴わなければ痩せないものであるにもかかわらず、単に「飲むだけで痩せる」、「これを飲めば1日3食しっかり食べても太らない」、「食事制限なしでグングン痩せる」、「今まで通りの生活、食事ができるので誰もが簡単に痩せられる」、「運動は不要」等、その食品の摂取のみで痩せるかのような表示をしている場合。

なお、例えば、単に「つらい食事制限や厳しい運動は必要ありません」、「わかりやすいダイエット指導書付」等とのみ表示し、減食、運動等が必要であることが不明りょうである場合も不当表示になるおそれがある。

　イ　利用者の体験談について

利用者の体験談を自己の都合のよいように表示していないか。

　(ア)　架空の体験談を表示している場合。

例えば、痩せる効果があったという礼状を掲載しているが、これが架空のものである場合。

　(イ)　利用者のその食品により痩せたと称する体験談のうち自己に都合のよい部分のみを掲載している場合。

例えば、体験談で「……を飲んで3か月で5kg痩せました。運動は、毎日、水泳を続けました。」とあるにもかかわらず、運動を行ったことは表示しないで「3か月で5kg痩せた」と、痩せたことのみを表示している場合。

　(ウ)　利用者のうち、痩せる効果があったとする者は僅かで、多くは効果がなかったとしているのに、痩せる効果があったとする者のみの体験談を掲載している場合。

　(エ)　関係者に特に依頼した体験談であるのに、一般の利用者の体験談であるかのように表示している場合。

　ウ　著名人等の推薦について

著名人、専門家等の有識者又は団体の推薦を事実に反して表示していないか。

　(ア)　推薦の事実がないにもかかわらず、推薦を得ているかのように表示している場合。

　(イ)　推薦が、その食品の痩せる効果を全面的に肯定しているのではないのに、そのうち、肯定的

部分のみを引用している場合。
　㈦　関係者に特に依頼して行われた推薦であるにもかかわらず、客観的な立場からの推薦であるかのように表示している場合。
　㈣　実際には、その著名人等は当該食品を利用していないにもかかわらず、利用しているかのように表示している場合。
　㈮　推薦者の肩書を、事実に反し、例えば、当該食品の利用者にとって信頼される専門家であるかのように表示している場合。
エ　当該食品の製造に関する技術等について
　　当該食品の製造に関する技術等について、優れたものであるかのように表示していないか。
　㈠　例えば、提携していると称する企業が架空で存在しないか、あるいは存在していても提携の事実がないにもかかわらず、事実に反し、薬学、栄養学、生物学等の分野において優れた企業と提携しているかのように表示している場合又は商標の使用許諾を得ているにすぎないのに特別の技術援助を受けているかのように表示している場合。
　㈡　特許権を有するかのように表示しているが、実際にはその事実がないか又は特許権を有していてもその特許が当該食品の製造方法又は効果と無関係である場合。
オ　痩せる効果又は作用に関する実験の表示について
　　実験結果の表示が虚偽又は客観性を欠いたものになっていないか。
　　例えば、実験の結果、痩せた者が数人とそうでない者が数十人とのデータが出ているのに、痩せた者のことのみ表示している場合。
　　また、複数の被験者のうち、結果的に体重が減少する者があったとしても、被験者が異なる生活条件の下で、異なる量のカロリーを摂り、異なる量の運動をしたような場合であるのに、この実験の条件のうち自己に都合の悪い部分を表示しないで、誰にでも痩せる効果があるかのように表示している場合。
カ　痩せる効果の根拠となる学術論文の引用について
　　その論文が、その食品の痩せる効果について全面的に肯定しているのではないのに、肯定的部分のみを引用し、あるいは断定していないのに断定しているかのように引用していないか。
キ　その他
　　痩せる効果について、事実に反し、「……キロも痩せた実証例が」、「世界中で認められた○○の痩せる効果」、「痩せる効果が学問的に確認された」、「ヨーロッパで○万人、アメリカで○万人が痩せた実証例が」、「モニター○千人が痩せる効果を確認」等、痩せる効果が一般的であり、又は学問的に認められているかのように表示していないか。
　　なお、上記のチェックポイントは、痩身指向食品についてのものであるが、伸長効果、豊胸効果を標ぼうする食品についても同様のチェックを行う必要がある。
（注）第２、２の「表示」とは、容器、包装上の表示のみでなく、媒体の如何を問わず広告のすべてをいう。

痩身効果等を標ぼうするいわゆる健康食品の広告等について

　　昭和60年６月28日　薬監第39号　公取指第132号
　　厚生省薬務局監視指導課長
　　公正取引委員会事務局取引部景品表示指導課長から
　㈶日本健康食品協会理事長　日本百貨店協会会長
　　日本チェーンストア協会会長
　㈳日本通信販売協会会長　㈳日本訪問販売協会会長
　㈳日本新聞協会会長　㈳日本民間放送連盟会長
　㈳日本雑誌広告協会理事長
　㈶新聞広告審査協会理事長
　㈳日本広告審査機構理事長宛

　最近、新聞、雑誌、新聞折り込みチラシ、カタログ等において痩身効果、伸長効果、豊胸効果を標ぼうするいわゆる健康食品（以下「痩身指向食品等」という。）が多く見受けられます。これらの中には、医薬品と紛らわしいもの、虚偽、誇大な表示広告を伴うものが多く、国民の保健衛生上及び商品選択上の問題を引き起こすこととなるため、従来より薬事法、不当景品類及び不当表示防止法（以下「景品表示法」という。）によって指導取締りを行ってきているところであります。
　しかしながら、これらの違反はなお跡を絶たない状況にあり、これらの指導取締りの一層の徹底が求められています。
　かかる現状にかんがみ、厚生省及び公正取引委員会においては、薬事法及び景品表示法から見た痩身指向食品等に対する注意点を別添のとおり（略）作成し、各都道府県あて通知し指導取締りの徹底を図ったところです。
　ついては、貴団体におかれても商品の販売、広告契約の締結等に当たり、これを十分活用され、消費者保護の観点から、不適正な広告の行われることのないよう御配慮いただきたく、この旨通知いたしますとともに、関係者への周知方よろしくお取り計らいくだされたくお願いいたします。

無承認無許可医薬品の販売にかかる指導取締りについて

> 昭和61年1月30日　薬監第13号
> 厚生省薬務局監視指導課長から
> 各都道府県衛生主管部（局）長宛

　無承認無許可医薬品の指導取締りについては種々御配慮を煩わせているところであるが、先般、いわゆる健康食品の販売に当たり、西田式健康法と称し、特定商品にかかる医薬品的な効能効果を標ぼうした書籍を発行して消費者の関心をあおる一方、薬局薬店を「日本体質改善指導協会」の名のもとに全国規模で組織し、医薬品的な効能効果を標ぼうして販売していた業者が摘発されるなど、未だ無承認無許可医薬品にかかる薬事法違反が後を断たない。

　いわゆる健康食品の販売に当たり、特定商品又は特定成分についての医薬品的な効能効果やその体験談等を記した書籍やパンフレットを、当該商品を説明するものとして、販売又は授与して医薬品的な効能効果を暗示し、消費者の病状に応じていわゆる健康食品を勧めそれらの病状が改善できるかのような演述をすることは、当該商品について医薬品的な効能効果を標ぼうすることに該当するものであり、薬事法に違反する行為である。

　いわゆる健康食品にかかる薬事監視指導に当たっては、かかる違反の行われることのないよう無承認無許可医薬品の指導取締りに関する通知の趣旨の周知徹底をお願いする。

　また、本件のような薬事法違反事案に国民の健康な生活を確保すべき薬局薬店が関係していたことは、極めて遺憾なことであり、これについては、その詳細について調査等をお願いしたところであるが、薬局薬店におけるいわゆる健康食品の販売に関し、関係団体に対しても同趣旨の内容が通知されたので御了知のうえ貴管下関係者に対して御指導方よろしくお願いする。

薬局等における無承認無許可医薬品の販売について（通知）

> 昭和61年1月30日　薬発第88号
> 厚生省薬務局長から
> ㈳日本薬剤師会会長宛

　いわゆる健康食品と称して無承認無許可医薬品を製造販売する事件が後を断たず、厚生省においては従来よりその指導取締りの徹底を図ってきているところであります。

　しかしながら、先般、いわゆる健康食品の販売に当たり、西田式健康法と称し、特定商品にかかる医薬品的な効能効果を標ぼうした書籍を発行して消費者の関心をあおる一方、薬局薬店を「日本体質改善指導協会」の名のもとに全国規模で組織し、医薬品的な効能効果を標ぼうして販売していた業者が摘発され、薬局薬店で無承認無許可医薬品が販売されていたことが指摘されています。

　いやしくも医薬品の品質、有効性及び安全性の確保に関与し、もって国民の健康な生活を確保すべく許可を受けた者が、医薬品として承認許可を取得していないものを医薬品的な効能効果を標ぼうして販売するようなことは、薬局及び医薬品販売業者に対する国民の信頼を裏切ることであり誠に遺憾なことであります。

　いわゆる健康食品を販売するに当たり、特定商品又は特定成分について医薬品的な効能効果やその体験談等を記した書籍やパンフレットを、当該商品を説明するものとして、販売又は授与して医薬品的な効能効果を暗示し、消費者の病状に応じていわゆる健康食品を勧めそれらの病状が改善できるかのような演述をすることは、当該商品について医薬品的な効能効果を標ぼうすることに該当するものであり、薬事法に違反する行為であります。かかる違反のないよう厳重な注意をお願いするとともに、当該書籍等に、当該商品又は関連商品の販売店として名を連ねるようなことも慎まれたく貴会会員各位に周知徹底方お願い致します。

薬種商販売業における無承認無許可医薬品の販売について（通知）

> 昭和61年1月30日　薬発第89号
> 厚生省薬務局長から
> ㈳全日本薬種商協会会長宛

　いわゆる健康食品と称して無承認無許可医薬品を製造販売する事件が後を断たず、厚生省においては従来よりその指導取締りの徹底を図ってきているところであります。

　しかしながら、先般、いわゆる健康食品の販売に当たり、西田式健康法と称し、特定商品にかかる医薬品的な効能効果を標ぼうした書籍を発行して消費者の関心をあおる一方、薬局薬店を「日本体質改善指導協会」の名のもとに全国規模で組織し、医薬品的な効能効果を標ぼうして販売していた業者が摘発され、薬局薬店で無承認無許可医薬品が販売されていたことが指摘されています。

　いやしくも医薬品の品質、有効性及び安全性の確保に関与し、もって国民の健康な生活を確保すべく許可を受けた者が、医薬品として承認許可を取得していないものを医薬品的な効能効果を標ぼうして販売するようなことは、医薬品販売業者に対する国民の信頼を裏切ることであり誠に遺憾なことであります。

　いわゆる健康食品を販売するに当たり、特定商品又は特定成分について医薬品的な効能効果やその体験談等を記した書籍やパンフレットを、当該商品を説明するもの

として、販売又は授与して医薬品的な効能効果を暗示し、消費者の病状に応じていわゆる健康食品を勧めそれらの病状が改善できるかのような演述をすることは、当該商品について医薬品的な効能効果を標ぼうすることに該当するものであり、薬事法に違反する行為であります。かかる違反のないよう厳重な注意をお願いするとともに、当該書籍等に、当該商品又は関連商品の販売店として名を連ねるようなことも慎まれたく貴会会員各位に周知徹底方お願い致します。

薬事法の疑義について

照　会

［昭和61年8月8日　薬第261号
奈良県衛生部長から
厚生省薬務局監視指導課長宛］

このことについて、下記事項につき御教示賜りたく照会します。

記

1．販売方法

　健康食品総合販売展示即売会場へ来た招待状の持参者に対し

　　健康食品
　　　○○○○○（深海鮫エキス）
　の販売に際し、
　深海鮫エキスは
　　　リューマチ
　　　関節痛
　　　潰瘍
　　　胃けいれん
　　　しみ・そばかす
　　　筋肉痛

等に効き、特に肝臓癌は、○○○○○（深海鮫エキス）で治り、効果があることは絶対保証する。

用法・用量は

　リューマチ・関節痛・潰瘍の場合は、
　　1日5粒飲むとよい。
　胃けいれんの場合は、
　　1日4粒飲んで1粒をつぶして胸に塗ると治る。
　しみ・そばかすの場合は、
　　つぶして中の液をパックに混ぜ合わせて顔に塗るとポロッととれる。
　筋肉痛の場合は、
　　1日5粒飲むと治る。

以上のように○○○○○（深海鮫エキス）の効能・効果、用法・用量を演述して販売している。

2．照会事項

　上記のような販売方法を行なっている○○○○○（深海鮫エキス）は、薬事法第2条第1項第2号に規定する「医薬品」と解してよろしいか。

回　答

［昭和61年8月28日　薬監第83号
厚生省薬務局監視指導課長から
奈良県衛生部長宛］

昭和61年8月8日付け薬第261号をもって照会のあった標記について、下記のとおり回答する。

記

貴見のとおりである。

薬事法の疑義について

照　会

［昭和61年8月8日　薬第262号
奈良県衛生部長から
厚生省薬務局監視指導課長宛］

このことについて、下記事項につき御教示賜りたく照会します。

記

1．販売方法

　健康食品総合販売展示即売会場へ来た招待状の持参者に対し

　　健康食品
　　　○○○ローヤルゼリー（ローヤルゼリー）
　の販売に際し、

1）即売会場に
　　ローヤルゼリーは
　　　糖尿病
　　　高血圧の予防と脳卒中の後遺症
　　　かぜ
　　　傷
　　　やけど
　　　水虫

などに効果がある旨の内容を記載した用紙を掲示しておき、従業員（販売員）がこれを読みあげ、即売会場に参集した者に復唱させるとともにローヤルゼリーの愛飲者として

　　田中角栄
　　藤山寛美
　　山本リンダ

等有名人を紹介し、更に、癌以外の病気ならなんでも治ると説明した。

2）奈良県○○市

　　無職　○○　○○（29歳）

が、○○○ローヤルゼリーを購入する際

「母の腕のしびれ」

に効くかと質問したところ

従業員（販売員）が、

「そういう症状なら絶対に効きます。」

と言い、用法については、

「普通は、1日5個ですが、朝起きた時と夜寝

る前に5個ずつ計10個を飲み続けると約1週間で効果が現われる。個人差があるので1週間で効かなくてもそのうち効果が現れるので、続けて飲用して下さい。」
と説明し、○○○ローヤルゼリーを販売した。
以上1)・2)の販売方法により、○○○ローヤルゼリーを効能・効果、用法・用量を演述して販売した。

2. 照会事項
上記のような販売方法を行なっている○○○ローヤルゼリー（ローヤルゼリー）は、薬事法第2条第1項第2号に規定する「医薬品」と解してよろしいか。

回　答

〔昭和61年8月28日　薬監第84号
厚生省薬務局監視指導課長から
奈良県衛生部長宛〕

昭和61年8月8日付け薬第262号をもって照会のあった標記について、下記のとおり回答する。
　　　　　記
貴見のとおりである。

無承認無許可医薬品の監視指導について

〔昭和62年9月22日　薬監第88号
各都道府県衛生主管部（局）長宛
厚生省薬務局監視指導課長通知
平成27年4月1日　薬食監麻発0401第3号改正現在〕

標記については、昭和46年6月1日薬発第476号厚生省薬務局長通知「無承認無許可医薬品の指導取締りについて」により行つてきたところであるが、今般、同通知の別紙「医薬品の範囲に関する基準」の一部が昭和62年9月22日薬発第827号薬務局長通知をもつて改正されたことに合わせ、監視指導の一層の徹底を図るため、別添のとおり、「無承認無許可医薬品監視指導マニュアル」を定めたので、今後とも監視指導に遺漏のないようよろしく御配意願いたい。

〔別添〕
無承認無許可医薬品監視指導マニュアル
目次

Ⅰ　無承認無許可医薬品の指導取締りについて
　1　法の目的
　2　医薬品と食品
　3　無承認無許可医薬品の指導取締りの必要性
　4　医薬品の範囲に関する基準と本マニュアルについて
Ⅱ　基本的考え方と判定方法による判定について
　1　基本的な考え方
　2　「判定方法」の意義
　3　具体的な判断方法
　4　「明らかに食品と認識される物」の解釈
　5　特別用途食品の取扱い
　6　「判定方法」についての解説
Ⅲ　物の成分本質（原材料）からみた分類について
　1　基本的な考え方
　2　例示成分本質（原材料）の分類の変更等
　3　表示、販売時の説明、広告等の内容による判断
　4　着色、着香等の目的で使用される場合の取扱い
　5　抽出成分等の取扱い
　6　植物等の部位による取扱いの違い
　7　生薬名の使用
Ⅳ　医薬品的な効能効果について
　1　基本的な考え方
　2　医薬品的な効能効果の標ぼうの方法
　3　栄養補給に関する表現
　4　「健康維持」、「健康増進」等の表現
　5　医薬品的な効能効果の暗示
Ⅴ　医薬品的な形状について
Ⅵ　医薬品的な用法用量について
　1　基本的な考え方
　2　医薬品的な用法用量の範囲
　3　摂取方法、調理法等の表現
　4　栄養補給のための摂取量の表現
　5　過食を避けるため摂取の上限量を示す表現

Ⅰ　無承認無許可医薬品の指導取締りについて

現在の国民の最大の関心事の一つは、自ら、あるいは家族の健康であるといわれており、国民の健康に対する志向は近年非常な高まりを見せている。このような状況を反映して、健康食品と称するものが流通するようになってきたが、いわゆる健康食品の中には医薬品的な効能効果を標ぼうするなど、医薬品に該当するにもかかわらず食品として流通し、消費者の健康に好ましからざる影響を及ぼすものもあるのが実情である。昭和58年度に経済企画庁が中心となって行った「『健康食品』の販売等に関する総合実態調査」においても、「医薬品的な効能効果や用法用量が表示されている場合もあり、これを信じて摂取する消費者に正しい医療を受ける機会を失わせ、疾病を悪化させるなどの保健衛生上の危害を生じさせるおそれがある。」との指摘がなされている。

本マニュアルは、医薬品、医療機器等の品質、有効性及び安全性の確保等に関する法律（昭和35年法律第145号）（以下「法」という。）第2条第1項第2号又は第3号の医薬品に該当する物が食品と称して販売されることのないよう、医薬品の範囲についての具体的な判断のポイントを示すことにより、医薬品の範囲をより明確化し、無承認無許可医薬品の流通防止を図ることを目的として作成したものである。

1　法の目的

医薬品は、人の生命、健康に直接かかわるものであり、その品質、有効性及び安全性を確保することが重要である。効果のないもの、有害であるものが誤って医薬品として使用された場合には、人の生命を失わせる危険さえある。また、専門的な医学・薬学の知識を持たない通常人には、その物が何であり、どのような疾病に、どのように使用したら効果があるかを判断することは不可能である。したがって、医薬品については、その特殊性にかんがみ、その品質、有効性及び安全性が適正なもののみが供給されることが必要であり、医薬品の製造、輸入、販売等を規制し、その品質、有効性及び安全性の確保を図ることが重要である。

法は、医薬品の使用によってもたらされる国民の健康への積極的、消極的被害を未然に防止するため、医薬品に関する事項を規制し、その品質、有効性及び安全性を確保することを目的としている。医薬品を製造販売しようとする者は、その医薬品について承認を受ける必要があり（その物の有効性及び安全性を確認するために必要である。）、その有効性及び安全性が確認された医薬品を製造しようとする者は、製造所ごとに許可を受ける必要がある（承認された物を承認されたとおりに製造できるような人的物的要件を確認するために必要である。）。また、医薬品を販売しようとする者は、販売業の許可を受ける必要がある。これら必要な承認・許可を取得していない医薬品は、無承認無許可医薬品として取り締まらなければならない。

2　医薬品と食品

では、どのような物が医薬品として規制を受けるのか。法においては、医薬品として規制を受けるべき物を、次のように定義している。

〔法第2条第1項〕
　一　日本薬局方に収められている物
　二　人又は動物の疾病の診断、治療又は予防に使用されることが目的とされているものであって、機械器具等（機械器具、歯科材料、医療用品、衛生用品並びにプログラム（電子計算機に対する指令であって、一の結果を得ることができるように組み合わされたものをいう。以下同じ。）及びこれを記録した記録媒体をいう。以下同じ。）でないもの（医薬部外品及び再生医療等製品を除く。）
　三　人又は動物の身体の構造又は機能に影響を及ぼすことが目的とされている物であって、機械器具等でないもの（医薬部外品、化粧品及び再生医療等製品を除く。）

法の立法趣旨が、前述のとおり医薬品の使用によってもたらされる国民の健康への積極的、消極的被害を未然に防止しようとする点にあるとすると、法第2条第1項第2号又は第3号に規定する医薬品には、同法第14条又は第19条の2に基づいて承認を受けた医薬品のみならず、その物の成分本質（原材料）、形状、効能効果、用法用量等を総合的に判断して、その物が「人又は動物の疾病の診断、治療又は予防に使用されることが目的とされている」又は「人又は動物の身体の構造又は機能に影響を及ぼすことが目的とされている」と通常人が認識する物も含まれる。すなわち、口から摂取される物が医薬品に該当するか否かは、その物が法第2条第1項第2号又は第3号に掲げる目的を持つものと認識されるか否かによって判断されることとなる。この場合、その薬理作用の有無は問題とはならないと解される。このような現行法における医薬品の範囲についての考え方は、旧薬事法におけるものと変わるものではない。

一方、食品衛生法において食品とは次のように定義されている。

〔食品衛生法第4条第1項〕
　　この法律で食品とは、すべての飲食物をいう。但し、医薬品、医療機器等の品質、有効性及び安全性の確保等に関する法律（昭和35年法律第145号）に規定する医薬品、医薬部外品及び再生医療等製品は、これを含まない。

医薬品の定義及び食品の定義により明らかなように、口から摂取される物は、医薬品等と食品のどちらかに該当することになり、口から摂取される物のうち、医薬品等に該当しないもののみが食品とされることになる。

3　無承認無許可医薬品の指導取締りの必要性

無承認無許可医薬品には模造に係る医薬品や医薬品と称しているが承認・許可を取得していない物、それに食品と称しているが医薬品とみなされるべき物とがあるが、判断が困難なのは最後の範疇に属するものであり、多くはいわゆる健康食品と呼ばれるものである。

いわゆる健康食品について法との関係で問題になる点は、医薬品として承認を受けるべき物が食品の名目のもとに製造・販売されるという点である。

医薬品に該当する物が、法に基づく承認・許可を取得せずに食品として製造・販売されるとなると、
　①　一般消費者の間にある、医薬品と食品に対する概念を混乱させ、ひいては医薬品に対する不信感を生じさせるおそれがある、
　②　有効性が確認されていないにもかかわらず、疾病の治療等が行えるかのような認識を与えて販売されることから、これを信じて摂取する一般消費者に、正しい医療を受ける機会を失わせ、疾病を悪化させるなど保健衛生上の危害を生じさせるおそれがある、
等の問題がある。

国民の健康への積極的、消極的被害を未然に防止するため、このような無承認無許可医薬品は、厳正に取

り締まらなければならない。

成分本質（原材料）、形状、効能効果等から見て医薬品に該当する物が、承認・許可を得なくても製造・販売することができるとすると、何故に法があり、何故に承認・許可制度があるのかという疑問を惹起させることになり、医薬品の品質、有効性及び安全性を担保している承認・許可制度その他の各種の規制を実質的に無意味化することになる。それはとりもなおさず、前述した法の立法趣旨、目的を否定することにつながり、国民の保健衛生にとって由々しき問題を投げかける。無承認無許可医薬品の製造・販売を認めることは、国民の健康への積極的、消極的被害を未然に防止する観点からは許されるものではない。

4 医薬品の範囲に関する基準と本マニュアルについて

法第2条第1項第2号又は第3号に規定する医薬品に該当するか否かについては、昭和46年6月1日薬発第476号厚生省薬務局長通知「無承認無許可医薬品の指導取締りについて」（以下「通知」という。）の中で「医薬品の範囲に関する基準」（以下「基準」という。）として、例示を含めて、具体的な判断のための基準が示されているところであるが、さらに、本マニュアルは、この基準について、過去の指導事例等をもとに解説を加えたものである。また、ここに記載のない事項についても法の立法趣旨に照らして判断されなければならない。

なお、本マニュアルは食品の範囲にある物の是非等を論ずるものではないことは言うまでもなく、本マニュアルにおいて、医薬品に該当するとは断定できないとされた物については、食品衛生法、健康増進法（平成14年法律第103号）、食品表示法（平成25年法律第70号）、不当景品類及び不当表示防止法等他法令に抵触することのないよう、栄養・食品担当部局及び景表法担当部局等関係部局に照会するよう指導されたい。

Ⅱ 基本的考え方と判定方法による判定について

――〈通知本文抜粋〉――

人が経口的に服用する物が、医薬品、医療機器等の品質、有効性及び安全性の確保等に関する法律（昭和35年法律第145号）第2条第1項第2号又は第3号に規定する医薬品に該当するか否かは、医薬品としての目的を有しているか、又は通常人が医薬品としての目的を有するものであると認識するかどうかにより判断することとなる。通常人が同項第2号又は第3号に掲げる目的を有するものであると認識するかどうかは、その物の成分本質（原材料）、形状（剤型、容器、包装、意匠等をいう。）及びその物に表示された使用目的・効能効果・用法用量並びに販売方法、販売の際の演述等を総合的に判断すべきものである。

したがって、医薬品に該当するか否かは、個々の製品について、上記の要素を総合的に検討のうえ判定すべきものであり、その判定の方法は、Ⅰの「医薬品の判定における各要素の解釈」に基づいて、その物の成分本質（原材料）を分類し、効能効果、形状及び用法用量が医薬品的であるかどうかを検討のうえ、Ⅱの「判定方法」により行うものとする。

ただし、次の物は、原則として、通常人が医薬品としての目的を有するものであると認識しないものと判断して差し支えない。

1　野菜、果物、調理品等その外観、形状等から明らかに食品と認識される物
2　健康増進法（平成14年法律第103号）第26条の規定に基づき許可を受けた表示内容を表示する特別用途食品
3　食品表示法（平成25年法律第70号）第4条第1項の規定に基づき制定された食品表示基準（平成27年内閣府令第10号）第2条第1項第10号の規定に基づき届け出た表示内容を表示する機能性表示食品

――〈通知本文抜粋〉――

Ⅱ　判定方法

人が経口的に服用する物について、Ⅰの「医薬品の判定における各要素の解釈」に基づいて、その成分本質（原材料）を分類し、その効能効果、形状及び用法用量について医薬品的であるかどうかを検討のうえ、以下に示す医薬品とみなす範囲に該当するものは、原則として医薬品とみなすものとする。なお、2種以上の成分が配合されている物については、各成分のうちいずれかが医薬品と判定される場合は、当該製品は医薬品とみなすものとする。

ただし、当該成分が薬理作用の期待できない程度の量で着色、着香等の目的のために使用されているものと認められ、かつ、当該成分を含有する旨標ぼうしない場合又は当該成分を含有する旨標ぼうするが、その使用目的を併記する場合等総合的に判断して医薬品と認識されるおそれのないことが明らかな場合には、この限りでない。

医薬品とみなす範囲は次のとおりとする。

（一）効能効果、形状及び用法用量の如何にかかわらず、判断基準の1.に該当する成分本質（原材料）が配合又は含有されている場合は、原則として医薬品の範囲とする。

(二)　判断基準の 1. に該当しない成分本質（原材料）が配合又は含有されている場合であって、以下の①から③に示すいずれかに該当するものにあっては、原則として医薬品とみなすものとする。
　　　　①　医薬品的な効能効果を標ぼうするもの
　　　　②　アンプル形状など専ら医薬品的形状であるもの
　　　　③　用法用量が医薬品的であるもの

1　基本的な考え方

「人が経口的に服用する物が、法第2条第1項第2号又は第3号に規定する医薬品に該当するか否かは、医薬品としての目的を有しているか、又は通常人が医薬品としての目的を有するものであると認識するかどうかにより判断することとなる。通常人が同項第2号又は第3号に掲げる目的を有するものであると認識をするかどうかは、その物の成分本質（原材料）、形状（剤型、容器、包装、意匠等をいう。）及びその物に表示された使用目的・効能効果・用法用量並びに販売方法、販売の際の演述等を総合的に判断すべきものである。」とする本文は、医薬品の範囲に関する基本的な考え方を示したものである。

その物が医薬品に該当するか否かの判断は、具体的には、個々の製品について、その物の成分本質（原材料）を分類し、効能効果、形状及び用法用量が医薬品的であるかどうかを検討のうえ行うものであるが、通知本文にあるとおり、あくまでも総合的に判断して通常人がその物を医薬品の目的を有するものと認識するか否かに基づくべきとの基本的な考え方を忘れてはならない。

なお、「医薬品ではありません。」等医薬品でない旨標ぼうしたとしても、そのことをもって医薬品に該当しないということにはならない。

2　「判定方法」の意義

(1)　経口的に摂取される物が医薬品に該当する場合には、法に基づき、所要の承認・許可を取得しない限り、製造、輸入、販売することが禁じられることとなるため、医薬品に該当するか否かの総合判断の判断基準は一律でなければならない。このため、総合判断の具体的な判定のための方法として「判定方法」が示されている。

(2)　その物が医薬品に該当するか否かの判断は、原則としてこの「判定方法」により行うものとし、「医薬品とみなす範囲」に該当する物は、当該成分本質（原材料）が着色、着香等の目的のために使用される場合等、総合的に判断して医薬品と認識されるおそれのないことが明らかな場合を除いて、原則として医薬品に該当するものである。

3　具体的な判断方法

その物が医薬品に該当するか否かの判断に当たっては、第一に医薬品としての目的を有しているか否かを確認する必要があること。また、医薬品の目的を有するものと認識するか否かの判断については、原則として次のような方法により行うものとする。

①　その物の原材料を確認し、その原材料について「Ⅲ　物の成分本質（原材料）からみた分類について」に基づき、どの分類に該当するかを判定する。

当該原材料が例示成分本質（原材料）として掲げられていない場合には、当課あて照会すること。

なお、その際には、学名、使用部位、薬理作用又は生理作用、毒性、麻薬・覚せい剤様作用、国内外での医薬品としての承認前例の有無、食習慣等の資料について、当該成分本質（原材料）を配合又は含有する製品を製造又は輸入しようとする者より徴求する等し、添付したうえで、照会すること。

②　その物の剤型を確認し、その剤型が「Ⅴ　医薬品的な形状について」に基づき、専ら医薬品的な剤型に該当するか否かの判定を行い、さらにその物の容器又は被包の意匠及び形態を検討して、その物の形状が総合的にみて医薬品的であるか否かを判断する。

③　「Ⅳ　医薬品的な効能効果について」及び「Ⅵ　医薬品的な用法用量について」に基づき、その物の容器、被包等の表示、添付文書、パンフレット、チラシ等に医薬品的な効能効果、用法用量が標ぼうされているか否かを判断する。

④　①で確認した成分本質（原材料）の分類に対応する「判定方法」中の「医薬品とみなす範囲」に従って、②で判断した形状及び③で判断した効能効果、用法用量を組み合わせて総合的に判断する。

このために、後述する各要素についての医薬品的であるか否かの範囲を十分理解することが必要である。

4　「明らかに食品と認識される物」の解釈

(1)　通常の食生活において、その物の食品としての本質を経験的に十分認識していて、その外観、形状等より容易に食品であることがわかるものは、その物の食品としての本質に誤認を与えることはないため、通常人がその物を医薬品と誤認するおそれはない。

したがって、医薬品の目的を有するものであるという認識を与えるおそれのないこのような物は、医薬品に該当しないことは明らかであり、その成分本質（原材料）、形状、効能効果、用法用量について個々に検討し、後述する「判定方法」に従って判定するまでもない。通知本文中のただし書はこの旨を明記したものである。

(2)　その物がここでいう「明らかに食品と認識される物」に該当するか否かは、食生活の実態を十分

勘案し、外観、形状及び成分本質（原材料）からみて社会通念上容易に食品と認識されるか否かにより判断するものである。

通常人が社会通念上容易に通常の食生活における食品と認識するものとは、例えば次のような物が考えられる。ただし、特定の成分を添加したもの、遺伝子組み換え技術を用いたものなど、医薬品としての目的を持つことが疑われるものについては、個別に判断する必要がある。

① 野菜、果物、卵、食肉、海藻、魚介等の生鮮食料品及びその乾燥品（ただし、乾燥品のうち医薬品としても使用される物を除く。）

（例）　トマト、キャベツ、リンゴ、牛肉、豚肉、鰯、秋刀魚、鮪　等

② 加工食品

（例）　豆腐、納豆、味噌、ヨーグルト、牛乳、チーズ、バター、パン、うどん、そば、緑茶、紅茶、ジャスミン茶、インスタントコーヒー、ハム、かまぼこ、コンニャク、清酒、ビール、まんじゅう、ケーキ　等

③ ①、②の調理品

（例）　飲食店等で提供される料理、弁当、惣菜及びこれらの冷凍食品・レトルト食品　等

④ 調味料

（例）　醤油、ソース　等

(3)　なお、「明らかに食品と認識される物」について行われる標ぼうにあっては、虚偽誇大な表現については不当景品類及び不当表示防止法第4条第1項第1号に、また、場合によっては健康増進法第31条等他法令に抵触するおそれがあるので、栄養・食品担当部局等関係部局に照会するよう指導すること。

5　特別用途食品の取扱い

(1)　健康増進法第26条の規定に基づき厚生労働大臣の許可を受けた特別用途食品、食品表示法第4条第1項の規定に基づき制定された食品表示基準（平成27年内閣府令第10号）第2条第1項第10号の規定に基づき届け出た表示内容を表示する機能性表示食品の表示内容については、栄養・食品担当部局の指導が行われるものである。

(2)　容器包装、説明書、広告、パンフレット等に許可を受けた表示内容を超えて医薬品的な効能効果の標ぼうが行われた場合にも、その標ぼう内容について、まず栄養・食品担当部局に照会するよう指導すること。

6　「判定方法」についての解説

「判定方法」による判定によることなく、当然に、医薬品に該当しないとされた物（前記4「『明らかに食品と認識される物』の解釈」及び前記5「特別用途食品の取扱い」に示されたもの）以外の物については、その成分本質（原材料）に応じて、原則として「判定方法」により医薬品に該当するか否かを判断するものである。

以下、各成分本質（原材料）の分類ごとの判定について解説する。

(1)　専ら医薬品として使用される成分本質（原材料）について

ア　「専ら医薬品として使用される成分本質（原材料）」（基準の別添1（以下「判断基準」という。）の1.に該当する物）に該当する成分本質（原材料）の物は、専ら医薬品として使用され、法第2条第1項第2号又は第3号の目的を有することが明らかであるため、その物又はこれを配合若しくは含有する物は、効能効果、形状、用法用量の如何にかかわらず原則として医薬品と判断する。

イ　次のような場合には、専ら医薬品として使用される成分本質（原材料）が含有されている場合であっても直ちに医薬品には該当しない。

(ア)　着色、着香等の目的のために使用されているものと認められる場合には、専ら医薬品として使用される成分本質（原材料）が含有されていても、当該成分を含有する旨を標ぼうしない場合又は当該成分を含有する旨を標ぼうするが、その使用目的を併記する場合には、当該成分が含有されていないものとみなして差し支えない。

(イ)　(ア)に準ずる場合であって、総合的に判断して医薬品と認識されるおそれのないことが明らかなときには、医薬品には該当しないと解して差し支えない。

なお、医薬品に該当しない場合にあっても、食品に専ら医薬品として使用される成分本質（原材料）を配合又は含有させることの適否については、栄養・食品担当部局に照会するほか、虚偽誇大な表現については不当景品類及び不当表示防止法第4条第1項第1号に、また、場合によっては健康増進法等他法令に抵触するおそれがあるので、栄養・食品担当部局等関係部局に照会するよう指導すること。

(2)　医薬品的効能効果を標ぼうしない限り医薬品と判断しない成分本質（原材料）について

ア　「医薬品的効能効果を標ぼうしない限り医薬品と判断しない成分本質（原材料）」（判断基準の1.に該当しない物）に該当する成分本質（原材料）の物は、通知の「医薬品とみなす範囲」に示されたとおり、医薬品的な効能効果を標ぼうする場合は原則として医薬品に該当するほか、アンプル形状など専ら医薬品的形状である場合又は用法用量が医薬品的であるものは原則として医薬品に該当する。

ここでいう「専ら医薬品的形状である場合」とは、「Ⅴ　医薬品的な形状について」において、専ら医薬品的な剤型に該当すると判断された剤型の場合及び剤型、容器又は被包の意匠及び形態等のすべてを

総合的に判断し、通常人に医薬品と誤認させることを目的としていると考えられる場合をいう。
イ 医薬品的効能効果を標ぼうしない限り医薬品と判断しない成分本質（原材料）が含有されている物で、通知の「医薬品とみなす範囲」に該当する場合であっても、直ちに医薬品には該当しない場合もあるが、これについては「(1) 専ら医薬品として使用される成分本質（原材料）について」のイと同様に取り扱うものとする。

Ⅲ 物の成分本質（原材料）からみた分類について

〈通知本文抜粋〉

物の成分本質（原材料）が、専ら医薬品として使用される成分本質（原材料）であるか否かについて、別添1「食薬区分における成分本質（原材料）の取扱いについて」（以下「判断基準」という。）により判断することとする。

なお、その物がどのような成分本質（原材料）の物であるかは、その物の成分、本質、起源、製法等についての表示、販売時の説明、広告等の内容に基づいて判断して差し支えない。

判断基準の1．に該当すると判断された成分本質（原材料）については、別添2「専ら医薬品として使用される成分本質（原材料）リスト」にその例示として掲げることとする。

なお、別添2に掲げる成分本質（原材料）であっても、医薬部外品として承認を受けた場合には、当該成分本質（原材料）が医薬部外品の成分として使用される場合がある。

また、判断基準の1．に該当しないと判断された成分本質（原材料）については、関係者の利便を考え、参考として別添3「医薬品的効能効果を標ぼうしない限り医薬品と判断しない成分本質（原材料）リスト」にその例示として掲げることとする。

なお、当該リストは医薬品の該当性を判断する際に参考とするために作成するものであり、食品としての安全性等の評価がなされたもののリストではないことに留意されたい。

〈通知本文抜粋〉

Ⅱ 判定方法

人が経口的に服用する物について、Ⅰの「医薬品の判定における各要素の解釈」に基づいて、その成分本質（原材料）を分類し、その効能効果、形状及び用法用量について医薬品的であるかどうかを検討のうえ、以下に示す医薬品とみなす範囲に該当するものは、原則として医薬品とみなすものとする。なお、2種以上の成分が配合されている物については、各成分のうちいずれかが医薬品と判定される場合は、当該製品は医薬品とみなすものとする。

ただし、当該成分が薬理作用の期待できない程度の量で着色、着香等の目的のために使用されているものと認められ、かつ、当該成分を含有する旨標ぼうしない場合又は当該成分を含有する旨標ぼうするが、その使用目的を併記する場合等総合的に判断して医薬品と認識されるおそれのないことが明らかな場合には、この限りでない。

1 基本的な考え方

(1) その物が医薬品に該当するか否かは、その物の成分本質（原材料）を分類し、その効能効果、形状及び用法用量について医薬品的であるかどうかを検討し、総合的に判断するものである。

成分本質（原材料）の分類に当たっては、医薬品としての使用実態及び食品としての認識の程度を踏まえ、判断基準により判断することとする。

医薬品としての使用実態がある場合とは、原則として、厚生労働大臣が医薬品として承認・許可を与えている場合をいうが、必要な場合には、外国での医薬品としての使用実態をも参考とするものとする。例えば、ある成分本質（原材料）が我が国では医薬品として承認・許可を受けたことはないが、外国において医薬品としての有効性が科学的に認められている場合には、これを勘案して当該成分本質（原材料）を「専ら医薬品として使用されている物」と判断する場合もある。

また、食品としての認識についても外国の実態を参考とする。例えば、日本では食品としての認識がない場合又は不明な場合にあっても、外国で広く食品として使用されているときには、これも参考とする。

なお、例えば、伝承的に疾病時にのみその治療又は症状の緩和の目的で使用されているものは、食品としての認識があるものとはみなさない。

(2) 上記の「基本的な考え方」に従って、判断基準により専ら医薬品として使用される成分本質（原材料）及び医薬品的効能効果を標ぼうしない限り食品と認められる成分本質（原材料）に分類する。

2 例示成分本質（原材料）の分類の変更等

(1) 通知に示された各成分本質（原材料）の分類は、国内外、特に国内における今後の食生活の変化、新たな安全性等の知見等により将来変更となる可能性がある。また、現在医薬品として使用されていない物であっても、将来医薬品として承認・許可を取得

した場合には、分類が変更となる可能性がある。

その物を医薬品として開発しながら、一方で承認・許可の取得に時間と費用がかかるということで食品と称して医薬品まがいに製造・販売することは認められない。

(2) 例示された成分の末尾に「等」とされているとおり、通知に示された各成分本質（原材料）は一例であり、例示されていないことをもって各分類に該当しないということではない。

(3) 医薬品的効能効果を標ぼうしない限り医薬品と判断しない成分本質（原材料）リストに掲載されているものであっても、食品衛生法等の規制により食品又は食品添加物として使用できない場合もあることに留意すること。

3 表示、販売時の説明、広告等の内容による判断

その物の成分本質（原材料）が何であるかの判断は、通知本文にあるとおり、表示、販売時の説明、広告等の内容に基づいて行うものとする。これは、通常人には、その物の成分本質（原材料）を分析して確認することは不可能であり、その物の成分本質（原材料）が何であるかを認識するのは、その物の表示等によるほかはないためである。

したがって、実際に配合又は含有されていない成分本質（原材料）であっても、配合又は含有されている旨を標ぼうする場合には、その成分本質（原材料）が配合又は含有されているものとみなして判断する。

なお、専ら医薬品として使用される成分本質（原材料）については、当該成分本質（原材料）が配合又は含有されていることが判明した場合には、これに従って判断する。

4 着色、着香等の目的で使用される場合の取扱い

次に示すように、当該成分が医薬品の目的をもって使用されたものではない場合であって、通常人に医薬品的な認識を与えるおそれがないときには、当該成分は含有されていないものとみなして差し支えない。

なお、この場合にあっても、食品添加物等としての使用の適否については、食品担当部局に照会するほか、表示の方法によっては、食品衛生法、不当景品類及び不当表示防止法等他法令に抵触するおそれがあるので、食品担当部局等関係部局に照会するよう指導すること。

(1) 含有されている成分が、着色、着香等の目的のために使用されているものと認められ、かつ、当該成分を含有する旨を標ぼうしない場合又は当該成分を含有する旨を標ぼうするが、その使用目的を併記する場合には、当該成分が含有されていないものとみなして差し支えない。この場合、医薬品的な効能効果、用法用量を標ぼうしないことはもちろんである。

（例）

成分本質（原材料）	用　途
γ-オリザノール	酸化防止剤
キナ	苦味料等
ゲンチアナ	苦味料等
シコン	着色料
ニガキ	苦味料等

(2) また、食品の製造過程において使用されたものの、最終の食品中には含有されない場合又は最終の食品中に含有される場合であっても失活している場合についても、(1)と同様、当該成分を使用した旨若しくは含有する旨を標ぼうしない場合又は当該成分を使用した旨若しくは含有する旨を標ぼうするが、その使用目的を併記する場合には、当該成分が使用又は含有されていないものとみなして差し支えない。この場合、医薬品的な効能効果、用法用量を標ぼうしないことはもちろんである。

(3) なお、食品の製造過程において使用される物又は食品の加工保存のために使用される物が単独で流通する場合がある（例えば、調理用としての炊飯用のアミラーゼや肉軟化用のパパイン等）が、これらは医薬品の目的を有するものではないので、食品調理用である旨等その目的を明確に標ぼうする場合には、医薬品には該当しない。

（例）

成分本質（原材料）	用　途
アミラーゼ	でんぷん質の糖化
パパイン	ビール等の清澄剤 肉軟化剤

5 抽出成分等の取扱い

「医薬品的効能効果を標ぼうしない限り医薬品と判断しない成分本質（原材料）リスト」に収載されている成分本質（原材料）であっても、水、エタノール以外の溶媒による抽出を行った場合には、当該抽出成分について、判断基準の考え方に基づいて再度検討を行い、「専ら医薬品として使用される成分本質（原材料）リスト」に収載すべきかどうか評価することとする。

例えば、玄米胚芽（米糠）等の食品中には、元来γ-オリザノール等の成分が含有されているが、このような成分をその食品から抽出精製した場合には、当該抽出成分自体の分類は、原材料となった食品の分類とは別に、当該抽出成分の医薬品又は食品としての認識の程度を勘案して判断するものとする。

玄米胚芽（米糠）は通常の食生活において食品と認識されているものであり、医薬品的効能効果を標ぼう

しない限り食品と認められる成分本質（原材料）に該当するが、γ-オリザノールは、医薬品として使用されている成分であり、専ら医薬品として使用される成分本質（原材料）に該当し、玄米胚芽（米糠）とγ-オリザノールとはその取扱いが異なっている。

その物の成分本質（原材料）を例えば玄米胚芽（米糠）とみなすか又はγ-オリザノールとみなすかについては、原則としてその物の名称、原材料等の表示、説明等に基づいてその物の成分本質（原材料）がどのように認識されるかにより判断するものとし、次のすべての条件を満たす場合には、その物の成分本質（原材料）は玄米胚芽（米糠）であると判断して差し支えないものとする。

なお、この場合、その物が原材料となった食品の本質を失っていないものであることは当然である。

① 「食品」の文字を容器、被包前面及び内袋にわかりやすく記載する等食品である旨が明示されていること
② 原材料となった食品又はその加工品である旨が明示されていること
③ その物の成分本質（原材料）に誤解を与えるような特定成分の強調がなされていないこと

下表右欄に掲げる食品は、それぞれ左欄に掲げる成分を含有しているが、これらの食品を原材料とした物については、上記のすべての条件を満たす場合にあっては、その成分本質（原材料）はそれぞれ右欄に掲げる食品とみなされ、同表右欄に示す分類となる。また、上記の条件を満たさない場合であって、左欄に掲げる成分を成分本質（原材料）とする物と認識されるときには、当該品の成分本質（原材料）はそれぞれ左欄に掲げる成分とみなされ、同表左欄に示す分類となる。

成分例（専ら医薬品として使用される成分本質（原材料）に分類される物）	食品例（医薬品的効能効果を標ぼうしない限り医薬品と判断しない成分本質(原材料)に分類される物）
グルタチオン	酵母
タウリン	たこ、いわし等の魚介類加工品
γ-オリザノール	玄米胚芽（米糠）
パパイン	パパイヤ加工品
ブロメライン	パイナップル加工品

6 植物等の部位による取扱いの違い

「判定方法」の専ら医薬品として使用される成分本質（原材料）に分類される成分本質（原材料）のうち、動植物に由来する成分については、必ずしもその基源植物等の全体を指すものではなく、医薬品として使用されている部位（薬用部位）のみを指すものである。

例えば、クコについては、根皮（ジコッピ）は薬用部位に該当し、これが専ら医薬品として使用される成分本質（原材料）に分類されるが、果実及び葉は医薬品的効能効果を標ぼうしない限り食品と認められる成分本質（原材料）に分類される。

上記のとおり医薬品として使用されている植物等には、薬用部位でなく食品として使用される部位があるが、薬用部位を使用していない場合であっても、当該生薬名又は当該基源植物名のみを標ぼうし、その使用部位を明示していないときには、薬用部位が使用されているものとみなして判断する。

7 生薬名の使用

「判定方法」の医薬品的効能効果を標ぼうしない限り医薬品と判断しない成分本質（原材料）に該当する成分本質（原材料）の中には、医薬品としても使用される物もあるため、当該成分本質（原材料）を食品として使用する場合には、食品として認識されやすいように、その成分本質（原材料）の標ぼうに当たっては、原則として基源植物名等を使用し、生薬名は使用しないこととする。これは、生薬名を使用した場合には、食品と認識されにくく、医薬品的な認識を与えるおそれがあるためである。

（例）

生 薬 名	基源植物名等
サンヤク（山薬）	ヤマノイモ、ナガイモ
ショウキョウ（生薑）	ショウガ
タイソウ（大棗）	ナツメ
ボレイ	カキ殻
ヨクイニン	ハトムギ

Ⅳ 医薬品的な効能効果について

〈通知本文抜粋〉

その物の容器、包装、添付文書並びにチラシ、パンフレット、刊行物、インターネット等の広告宣伝物あるいは演述によって、次のような効能効果が表示説明されている場合は、医薬品的な効能効果を標ぼうしているものとみなす。また、名称、含有成分、製法、起源等の記載説明においてこれと同様な効能効果を標ぼうし又は暗示するものも同様とする。

なお、食品表示基準（平成27年内閣府令第10号）第2条第1項第11号の規定に基づき、内閣総理大臣が定める基準に従い、栄養成分の機能の表示をする栄養機能食品（以下「栄養機能食品」という。）にあっては、その表示等を医薬品的な効能効果と判断しないこととして差し支えない。

（一）　疾病の治療又は予防を目的とする効能効果

(二)　身体の組織機能の一般的増強、増進を主たる目的とする効能効果
　　　　　ただし、栄養補給、健康維持等に関する表現はこの限りでない。
　　　(三)　医薬品的な効能効果の暗示
　　　　(a)　名称又はキャッチフレーズよりみて暗示するもの
　　　　(b)　含有成分の表示及び説明よりみて暗示するもの
　　　　(c)　製法の説明よりみて暗示するもの
　　　　(d)　起源、由来等の説明よりみて暗示するもの
　　　　(e)　新聞、雑誌等の記事、医師、学者等の談話、学説、経験談などを引用又は掲載することにより暗示するもの

1　基本的な考え方

　疾病の治療又は予防を目的とする効能効果及び身体の組織機能の一般的増強、増進を主たる目的とする効能効果の標ぼうは、医薬品的な効能効果の標ぼうに該当する。

　この場合、明示的であると暗示的であるとを問わない。また、外国語で標ぼうされた場合であっても同様に取り扱う。

2　医薬品的な効能効果の標ぼうの方法

(1)　本基準で標ぼうとは、その物の販売に関連して次により行われるすべての表示説明をいう。
　①　その物の容器、包装、添付文書等の表示物
　②　その物のチラシ、パンフレット等
　③　テレビ、ラジオ、新聞、雑誌、インターネット等によるその物の広告
　④　「驚異の○○」、「○○のすべて」等と題する小冊子、書籍
　⑤　「○○の友」等の会員誌又は「○○ニュース」、「○○特報」等の情報紙
　⑥　新聞、雑誌等の記事の切り抜き、書籍、学術論文等の抜粋
　⑦　代理店、販売店に教育用と称して配布される商品説明（関連）資料
　⑧　使用経験者の感謝文、体験談集
　⑨　店内及び車内等における吊り広告
　⑩　店頭、訪問先、説明会、相談会、キャッチセールス等においてスライド、ビデオ等又は口頭で行われる演述等
　⑪　その他特定商品の販売に関連して利用される前記に準ずるもの

(2)　(1)の④ないし⑩により行われる標ぼうについては、特定商品名を示していない場合であっても、特定商品の説明を求める者に提供したり、特定商品を説明するものとして商品と同一売場に置いたり、特定商品の購入申込書とともに送付する等により特定商品の説明を行っているときは、当該特定商品について医薬品的な効能効果を標ぼうしているものとみなす。

　すなわち、その物の容器、包装、添付文書等には医薬品的な効能効果の標ぼうは行われていないが、特定商品名を明示しない書籍、小冊子、情報紙等に医薬品的な効能効果を標ぼうし、これらを販売活動の中で特定商品に結び付けて利用している場合には、すべて当該製品についての医薬品的な効能効果の標ぼうとみなす。

3　栄養補給に関する表現

(1)　「栄養補給」の表現について

　ア　「栄養補給」という表現自体は、医薬品的な効能効果には該当しないが、次のような、疾病等による栄養成分の欠乏時等を特定した表現は、医薬品的な効能効果に該当する。

　　(例)　・病中病後の体力低下時（の栄養補給）に
　　　　　・胃腸障害時（の栄養補給）に

　　なお、医薬品的な効能効果に該当しない表現であっても、虚偽誇大な表現については不当景品類及び不当表示防止法第4条第1号に、また、場合によっては健康増進法第31条等他法令に抵触するおそれがあるので、食品としての表現の適否については、栄養・食品担当部局等関係部局に照会するよう指導すること。

　イ　特定時期の栄養補給については、正常状態でありながら通常の生理現象として特に栄養成分の需要が増大することが医学的、栄養学的に確認されている発育期、妊娠授乳期等において、その栄養成分の補給ができる旨の表現は、直ちに医薬品的な効能効果には該当しない。

　　なお、この場合にあっても、虚偽誇大な表現については不当景品類及び不当表示防止法第4条第1号に、また、場合によっては健康増進法第31条等他法令に抵触するおそれがあるので、食品としての表現の適否については、栄養・食品担当部局等関係部局に照会するよう指導すること。

　ウ　栄養補給と標ぼうしながら、頭髪、目、皮膚等の特定部位への栄養補給ができる旨を標ぼうし、当該部位の改善、増強等ができる旨暗示する表現は、医薬品的な効能効果に該当する。

(2)　栄養成分に関する表現について

　ア　栄養成分の体内における作用を示す表現は、医薬品的な効能効果に該当する。ただし、栄養機能食品において、栄養成分の機能として認められた表示の範囲を除く。

　　(例)　・○○は体内でホルモンのバランスを調整しています。

なお、特定商品に関連しない栄養に関する一般的な知識の普及については、この限りでない。
イ　具体的な作用を標ぼうせずに単に健康維持に重要であることを示す表現又はタンパク質、カルシウム等生体を構成する栄養成分について構成成分であることを示す表現は、直ちに医薬品的な効能効果には該当しない。
　　なお、この場合にあっても、虚偽誇大な表現については不当景品類及び不当表示防止法第4条第1号に、また、場合によっては健康増進法第31条等他法令に抵触するおそれがあるので、食品としての表現の適否については、栄養・食品担当部局等関係部局に照会するよう指導すること。

4　「健康維持」、「健康増進」等の表現
(1)　「健康維持」、「美容」の表現は、医薬品的な効能効果に該当しない。
　　なお、虚偽誇大な表現については不当景品類及び不当表示防止法第4条第1号に、また、場合によっては健康増進法第31条等他法令に抵触するおそれがあるので、食品としての表現の適否については、栄養・食品担当部局等関係部局に照会するよう指導すること。
(2)　「健康増進」の表現は、身体諸機能の向上を暗示するものであるが、「食品」の文字を容器、被包前面及び内袋にわかりやすく記載する等食品である旨が明示されている場合であって、総合的に判断して医薬品と認識されるおそれのないことが明らかなときには、「健康増進」の標ぼうのみをもって医薬品に該当するとは断定できないものの、虚偽誇大な表現については不当景品類及び不当表示防止法第4条第1号に、また、場合によっては健康増進法第31条等他法令に抵触するおそれがあるので、食品としての表現の適否については、栄養・食品担当部局等関係部局に照会するよう指導すること。

5　医薬品的な効能効果の暗示
　次に掲げるような方法による医薬品的な効能効果の暗示は、いずれも医薬品的な効能効果を標ぼうするものに該当する。
　これらに該当するもののうち文学的、詩歌的表現については、成分本質（原材料）、形状等を勘案し、総合的に判断して当該品が直ちに医薬品に該当しない場合もあるが、原則としては医薬品的な効能効果の標ぼうに該当する。
(1)　名称又はキャッチフレーズよりみて暗示するもの
　　（例）・薬○○
　　　　　・漢方秘法
(2)　含有成分の表示及び説明よりみて暗示するもの
　　（例）・体質改善、健胃整腸で知られる○○○○○を原料とし、これに有用成分を添加、相乗効果をもつ。

(3)　製法の説明よりみて暗示するもの
　　（例）・本邦の深山高原に自生する植物○○○○を主剤に、△△△、×××等の薬草を独特の製造法（製法特許出願）によって調整したものである。
(4)　起源、由来等の説明よりみて暗示するもの
　　「神農本草経」や「本草綱目」などの古書の薬効に関する記載の引用等により古来より薬効が認められていることを示す表現もこれに該当する。
　　（例）・○○○という古い自然科学書をみると胃を開き、鬱（うつ）を散じ、消化を助け、虫を殺し、痰なども無くなるとある。こうした経験が昔から伝えられたが故に食膳に必ず備えられたものである。
(5)　新聞、雑誌等の記事、医師、学者等の談話、学説、経験談などを引用又は掲載することにより暗示するもの
　　（例）・医学博士○○○○の談
　　　　「昔から赤飯に○○○をかけて食べると癌にかからぬといわれている。……癌細胞の脂質代謝異常ひいては糖質、蛋白代謝異常と○○○が結びつき　はしないかと考えられる。」
(6)　高麗人参と同等又はそれ以上の薬効を有する旨の表現により暗示するもの
　　（例）・高麗人参にも勝るという薬効が認められています。
(7)　「健康チェック」等として、身体の具合、症状等をチェックさせ、それぞれの症状等に応じて摂取を勧めることにより暗示するもの
(8)　「○○○の方に」等の表現により暗示するもの
　　「○○○の方にお勧めします。」等の摂取を勧める対象を示す表現は、次に示すように対象者の表現如何によっては医薬品的な効能効果に該当する。
　　なお、医薬品的な効能効果に該当しない場合にあっても、虚偽誇大な表現については不当景品類及び不当表示防止法第4条第1号に、また、場合によっては健康増進法第31条等他法令に抵触するおそれがあるので、食品としての表現の適否については、栄養・食品担当部局等関係部局に照会するよう指導すること。
ア　疾病を有する者、疾病の予防を期待する者、好ましくない身体状態にある者を対象とする旨の表現は、医薬品的な効能効果に該当する。
　　（例）・便秘ぎみの方に
　　　　　・○○病が気になる方に
　　　　　・身体がだるく、疲れのとれない方に
イ　「健康維持」、「美容」を目的とする趣旨の表現は、直ちに医薬品的な効能効果には該当しない。
　　（例）・健康を保ちたい方に

ウ 「栄養補給」を目的とする趣旨の表現は、直ちに医薬品的な効能効果には該当しない。
(例)・偏食がちな方に
・野菜の足りない方に

(9) 「好転反応」に関する表現により暗示するもの
「摂取すると、一時的に下痢、吹出物などの反応がでるが、体内浄化、体質改善等の効果の現れである初期症状であり、そのまま摂取を続けることが必要である」等として不快症状が出ても、それを「好転反応」、「めんけん（瞑眩）反応」等と称して効果の証であると説明しているものがあるが、このような標ぼうは、医薬品的な効能効果の標ぼうに該当する。

なお、このような表現は、危害の発見を遅らせ、適正な医療の機会を失わせる等の保健衛生上の危害が発生するおそれが強い。

(10) 「効用」、「効果」、「ききめ」等の表現により暗示するもの
疾病名等の具体的な表現はしないが、特定製品の摂取により、「効果」、「効用」、「ききめ」又は「効能効果」等がある旨を標ぼうすることは、成分本質（原材料）、形状等の如何によっては医薬品的な認識を与えることとなるので、医薬品的な効能効果の標ぼうに該当するおそれがある。
(例)・1か月以上飲み続けないと効果はありません。
・大学病院でもその効用が認められています。
・医薬品のように速効性はありませんが、2～3か月飲み続ければ、その効果は必ずお分かりいただけます。

(11) 「薬」の文字により暗示するもの
(例)・生薬、妙薬、民間薬、薬草、漢方薬
・薬用されている、薬効が認められる健康茶であるため薬効は表示できませんが、詳しくは「神農本草経」、「本草綱目」、「広辞苑」などでお調べ下さい。

V 医薬品的な形状について

〈通知本文抜粋〉

錠剤、丸剤、カプセル剤及びアンプル剤のような剤型は、一般に医薬品に用いられる剤型として認識されてきており、これらの剤型とする必要のあるものは、医薬品的性格を有するものが多く、また、その物の剤型のほかに、その容器又は被包の意匠及び形態が市販されている医薬品と同じ印象を与える場合も、通常人が当該製品を医薬品と認識する大きな要因となっていることから、原則として、医薬品的形状であった場合は、医薬品に該当するとの判断が行われてきた。

しかし、現在、成分によって、品質管理等の必要性が認められる場合には、医薬品的形状の錠剤、丸剤又はカプセル剤であっても、直ちに、医薬品に該当するとの判断が行われておらず、実態として、従来、医薬品的形状とされてきた形状の食品が消費されるようになってきていることから、「食品」である旨が明示されている場合、原則として、形状のみによって医薬品に該当するか否かの判断は行わないこととする。ただし、アンプル形状など通常の食品としては流通しない形状を用いることなどにより、消費者に医薬品と誤認させることを目的としていると考えられる場合は、医薬品と判断する必要がある。

(1) その物の形状とは、剤型（アンプル剤、ハードカプセル剤、ソフトカプセル剤、錠剤、丸剤、粉末状・顆粒状及びこれらの分包、液状等）のほか、ガラスビン、紙箱、ビニール袋等のその物の容器又は被包の形態や、その容器又は被包に書かれている図案、写真、図面及び表示されている文字の字体、デザイン等のすべてを含んだものをいう。その物の形状が医薬品的であるか否かの判断は、その物の剤型のほか、その容器又は被包の意匠及び形態を総合的に勘案し、通常人に医薬品的な形状であるとの認識を与えるか否かによりなされるものである。

(2) 専ら医薬品的な剤型である物を除き、その容器等に「食品」である旨を明示している場合は、原則、形状のみによって医薬品に該当するか否かの判断は行わないこととする。ただし、剤型、その物の容器又は被包の形態等のすべてを総合的に判断し、通常人に医薬品と誤認させることを目的としていると考えられる場合は、専ら医薬品的な形状に該当する。

(3) 専ら医薬品的な剤型である物は、その容器又は被包の意匠及び形態の如何にかかわらず、専ら医薬品的形状に該当する。

(4) 専ら医薬品的な剤型には、アンプル剤のほか、用法を考慮して、舌下錠や液状のもののうち舌下に滴下するもの等粘膜からの吸収を目的とするもの、液状のもののうちスプレー管に充填して口腔内に噴霧して口腔内に作用させることを目的とするもの等がある。

VI 医薬品的な用法用量について

〈通知本文抜粋〉

医薬品は、適応疾病に対し治療又は予防効果を発揮し、かつ、安全性を確保するために、服用時期、服用間隔、服用量等の詳細な用法用量を定め

ることが必要不可欠である。したがって、ある物の使用方法として服用時期、服用間隔、服用量等の記載がある場合には、原則として医薬品的な用法用量とみなすものとし、次のような事例は、これに該当するものとする。ただし、調理の目的のために、使用方法、使用量等を定めているものについてはこの限りでない。

一方、食品であっても、過剰摂取や連用による健康被害が起きる危険性、その他合理的な理由があるものについては、むしろ積極的に摂取の時期、間隔、量等の摂取の際の目安を表示すべき場合がある。

これらの実態等を考慮し、栄養機能食品にあっては、時期、間隔、量等摂取の方法を記載することについて、医薬品的用法用量には該当しないこととして差し支えない。

ただし、この場合においても、「食前」「食後」「食間」など、通常の食品の摂取時期等とは考えられない表現を用いるなど医薬品と誤認させることを目的としていると考えられる場合においては、引き続き医薬品的用法用量の表示とみなすものとする。

（例）1日2～3回、1回2～3粒
1日2個
毎食後、添付のサジで2杯づつ
成人1日3～6錠
食前、食後に1～2個づつ
お休み前に1～2粒

1 基本的な考え方

(1) 医薬品は、疾病の治療、予防等の使用目的を有し、そのために服用されるものであるから、その目的を達成するためには一定量を服用する必要がある一方、過量に服用した場合にはその薬理作用のためかえって有害作用を及ぼすおそれもあり、有効性、安全性を確保するためには、その服用に関する詳細な指示が必要である。このため、医薬品には、その有効性、安全性の確保という観点から、用法用量として服用時期、服用間隔、服用量が定められている。

(2) その物の用法用量、特に服用時期及び服用間隔は、その物に一定の効果を期待して初めて設定できる性格の強いものであり、これを定めることは、一定の効果を期待して用法用量が記載されている医薬品と認識されやすい。

したがって、その物の使用方法として、服用時期、服用間隔、服用量等の標ぼうのある場合には、原則として医薬品的な用法用量とみなすものとする。

(3) 一方、食品であっても、過剰摂取や連用による健康被害が起きる危険性、その他合理的な理由があるものについては、むしろ積極的に摂取の時期、間隔、量等の摂取の際の目安を表示すべき場合がある。

これらの実態等を考慮し、栄養機能食品にあっては、時期、間隔、量等摂取の方法を記載することについて、医薬品的用法用量には該当しないこととして差し支えない。

(4) ただし、この場合においても、「食前」「食後」「食間」など、通常の食品の摂取時期等とは考えられない表現を用いるなど医薬品と誤認させることを目的としていると考えられる場合においては、引き続き医薬品的用法用量の表示とみなすものとする。

2 医薬品的な用法用量の範囲

医薬品的な用法用量の範囲は、次のとおりである。

(1) 服用時期、服用間隔、服用量等を定めるものは、医薬品的な用法用量に該当する。

（例）・1日3回毎食後、1回2粒が適当です。
・1日1回添付の小サジで、大人は3杯、小児は1杯半、幼児は1杯です。この使用量をよく守ることが大切です。サジですくって、直接嘗めとって下さい。湯や水に溶かして飲むのは良法ではありません。
・本製品は、1日2～3回、1回につき2～3粒程度お飲み下さい。なお、○○を飲用後、体調がよくなった場合は、1日3回から2回、2回から1回と、徐々に回数を減らし、その後も1日1回、2～3粒程度お飲み下さい。

(2) 症状に応じた用法用量を定めるものは、医薬品的な用法用量に該当する。

（例）・高血圧の方は、1日に10粒
便秘の方は、1日に3粒
適宜、体調にあわせてお召し上がり下さい。
・便秘の特にひどい方（便秘薬の常用の方）は、夜の空腹時に便秘薬を飲み、朝の空腹時に○○○を飲んで下さい。便秘がよくなれば便秘薬より○○○だけを飲んで下さい。
・心臓が弱い方や病気中の方は、一週間程度は通常量の倍ぐらいの量にし、様子を見て下さい。

(3) 一日量を定めるものは、服用時期、服用間隔を示さない場合であっても、医薬品的な認識を与えるおそれがあるので、原則として医薬品的な用法用量に該当するが、「食品」の文字を容器、被包前面及び内袋にわかりやすく記載する等食品である旨を明記する場合であって次に該当するときは、直ちに医薬品的な用法用量には該当しない。

なお、この場合であっても、食品についての表

現の適否については、栄養・食品担当部局等関係部局に照会するよう指導すること。
　ア　原材料となった食品との相関を示し、原材料となった食品の通常の食生活における摂取量等を勘案して、適当量を一応の目安として定めるもの
　　（例）・本品○粒は100gのマイワシ○匹分に相当するビタミンが含まれていますので、日常の食事の内容に応じて適宜お召し上がり頂いて結構です。
　イ　「栄養補給の食品として」等食品としての目安量であることを明示して、適当量を一応の目安として定めるもの
　　（例）・栄養補給の食品として1日10粒ぐらい（○～○個、○個以内）を目安としてお召し上がりになるのが適当です。
(4)　1か月、3か月等一定期間の服用量を目安として定めるものは、1日の服用量を容易に換算できることから、1日量を定めるものと同様と考えられるが、「食品」の文字を容器、被包前面及び内袋にわかりやすく記載する等食品である旨を明記する場合には、直ちに医薬品的な用法用量には該当しない。
　なお、この場合であっても、食品についての表現の適否については、栄養・食品担当部局等関係部局に照会するよう指導すること。
　　（例）・1か月に約3瓶を目安として適宜お召し上がり下さい。
(5)　服用時期を定めるものは、「食後のデザートに」、「ティータイムに」、「食事とともに」等医薬品の服用時期の表現とはみなされない場合のほかは、原則として医薬品的な用法用量に該当するが、当該食品のより効率的な摂取を図るために摂取時期を定める必要があると客観的に認められる場合にあっては、「食品」の文字を容器、被包前面及び内袋にわかりやすく記載する等食品である旨を明記して摂取時期を定めることは、直ちに医薬品的な用法用量には該当しない。
　なお、この場合であっても、食品についての表現の適否については、栄養・食品担当部局等関係部局に照会するよう指導すること。

3　摂取方法、調理法等の表現

(1)　医薬品に特有な服用方法と同様の表現は、医薬品的な認識を与えるおそれがある。
　　（例）・オブラートに包んでお飲み下さい。
(2)　次のような食品としての摂取方法、調理法等を示すものは、医薬品的な用法用量には該当しない。
　なお、この場合であっても、食品についての表現の適否については、栄養・食品担当部局等関係部局に照会するよう指導すること。
　ア　水、ミルク、ジュース等の飲料に溶いて摂取するものなどその使用方法、使用量等を定めているもの
　　（例）・そのまま飲まれても結構ですが、ジュース、ミルクに溶かして飲まれると美味です。
　　　　・1パックに水500cc程を注いで、4～5分してからお飲み下さい。
　　　　・本品は、添付のカップ1杯を5倍にうすめてお飲み下さい。
　　　　・噛んでおいしくお召し上がり下さい。
　イ　調理の目的のために使用するもので、その使用方法、使用量等を定めているもの
　　（例）・炊飯時に1合のお米に対して、1粒入れて炊きますとおいしく炊き上がります。
　　　　・スープ、みそ汁、煮物等お料理にお使い下さい。
(3)　医薬品的な用法用量に該当しない摂取方法、調理法等を標ぼうする場合であっても、「用法用量」といった医薬品的な標題を付さず、「召し上がり方」等の食品的な標題とし、医薬品的な認識を与えないようにする必要がある。

4　栄養補給のための摂取量の表現

不必要な摂取を抑え又は過量摂取による危害を防ぐため、摂取量を示す次の例のような表現は、直ちに医薬品的な用法用量には該当しないが、必要量を超えて通常の食品では摂取できないほど多量で、薬理作用が期待できる程度の量を勧める摂取量の表現は、栄養補給に必要な量を示す表現とは認められず、医薬品的な用法用量に該当するおそれがある。
　なお、医薬品的な用法用量に該当しない場合であっても、健康増進法第31条等他法令に抵触するおそれがあるので、食品についての表現の適否については、栄養・食品担当部局等関係部局に照会するよう指導すること。
　　（例）・通常1日1粒で必要な栄養成分の補給ができます。液状の温かいお料理には人数分の量を入れてよくかき混ぜてお召し上がり下さい。

5　過食を避けるため摂取の上限量を示す表現

過量に摂取した場合に生じる危害を防止するため摂取の上限量を一日量として示す表現は、直ちに医薬品的な用法用量には該当しないが、食品についての表現の適否については、栄養・食品担当部局等関係部局に照会するよう指導すること。

「健康食品」に関する行政監察結果に基づく勧告に対する改善の方策について

[昭和63年8月17日　薬監第59号
厚生省薬務局監視指導課長から
各都道府県衛生主管部（局）長宛]

今般、総務庁より、別添の通り「食品衛生に関する行政監察結果に基づく勧告」があり、健康食品に対する薬事法に基づく監視・取締りの強化について、指摘がなされたところである。

ついては、この主旨を十分御了知のうえ、特に下記事項に留意して薬事監視を行うとともに、貴管下関係業者及び関係団体に対する指導方、よろしくお願いする。

なお、関係業界団体に対しては、別添写しの通り別途通知したことを念のため申し添える。

記

1　薬局・薬店において医薬品と健康食品を区別しないで陳列・販売（以下「混置」という。）するのは、消費者が健康食品を医薬品と誤認する可能性もあり、好ましくないので、混置を避けるよう指導されたいこと。
　また、健康食品について、医薬品的な効能・効果を標ぼうした広告等の掲示等、健康食品の薬事法違反の有無についても可能な範囲内で留意して監視されたいこと。
2　健康食品専門店において、健康食品に対し、医薬品的な効能・効果の標ぼう等、薬事法違反行為を行わせないよう貴管下の健康食品業界団体等に対し適切な指導及び周知徹底を図られたいこと。
3　医薬品的な効能効果の標ぼうなど、健康食品の違反事例の把握についてはチラシ等の収集、消費者生活センターの事例の把握及び食品衛生主管課との連携を強めるなどして、その把握に努めるとともに、違反製造業者等に対する取締り・指導の徹底を図られたいこと。
4　違反事例があった業者については、違反指摘後の改善状況の確認等を的確に行われたいこと。

フェンフルラミンが添加されたお茶等の取扱いについて

[平成8年9月20日　薬監第69号
厚生省薬務局監視指導課長から
外務省アジア局中国課長宛]

今般、中華人民共和国の「江西省寧紅（集団）公司」が輸出しているお茶にフェンフルラミン（Fenfluramine）が添加されているもののあることが、各都道府県の調査で判明しております。

フェンフルラミンは、欧米では医師の処方箋が必要となる医薬品で食欲抑制剤として用いられており、更に、米国では乱用されるおそれのあるものとして物質規制法（Controlled Substances Act）で規制されていることから、厚生省ではこれが添加されたお茶等についても、医薬品（昭和46年6月1日薬発第476号通知の1-a）に該当するものと考えています。

また、医薬品を輸入販売する場合には、厚生省の許可が必要ですが、標記のものについては許可実績もないことから、輸入し、販売することは認められず、標記のものを取扱っていた事業者に回収等の必要な措置を取るよう指導しているところでありますが、更に、中華人民共和国の製造業者又は輸出業者においても、適切な対策が講じられることが必要と考えております。

つきましては、中華人民共和国側に、下記の事項を伝達されるようお願いします。

記

1．フェンフルラミンは、欧米では医師の処方箋が必要となる医薬品で食欲抑制剤として用いられており、更に、米国では乱用されるおそれのあるものとして物質規制法で規制されているものであることから、我が国ではこれが添加されたお茶等については、医薬品に該当するものと考えており、当該製品を我が国には輸入できないこと。
2．また、フェンフルラミンを添加したお茶について、我が国の輸入業者から照会があった場合でも、これが添加されたお茶等については、日本には輸入できないことを通告願いたいこと。

薬事法における医薬品等の広告の該当性について

[平成10年9月29日　医薬監第148号
厚生省医薬安全局監視指導課長から
各都道府県政令市特別区衛生主管部（局）長宛]

医薬品等の広告に係る監視指導については、薬事法第66条から第68条までの規定に基づき実施しているところであるが、近年、新聞、雑誌、テレビ等の従来の広告媒体に加えインターネットが普及しつつあり、情報伝達経路の多様化、国際化が進捗している。また、医薬品等がいわゆる「個人輸入」により国内に輸入され、その輸入手続きに介在する輸入代行業者の広告の中にも医薬品等について取り扱われている状況が散見される。

薬事法にもおける医薬品等の広告の該当性については、かねてより、下記のいずれの要件も満たす場合、これを広告に該当するものと判断しているので、ご了知の上、今後とも薬事法に基づく広告の監視指導について、よろしくご配慮を煩わせたい。

記

1．顧客を誘因する（顧客の購入意欲を昂進させる）意図が明確であること
2．特定医薬品等の商品名が明らかにされていること
3．一般人が認知できる状態であること

セント・ジョーンズ・ワート（セイヨウオトギリソウ）と医薬品の相互作用について

［平成12年5月10日　事務連絡
厚生省医薬安全局安全対策課
厚生省医薬安全局監視指導課］

　医薬品の安全対策については、日頃よりご尽力をいただいているところでありますが、今般、標記について別添1のとおり公表するとともに、別添2のとおり日本製薬団体連合会安全性委員会あて連絡したので、ご承知願います。
　本件につきましては、いわゆる健康食品であるセント・ジョーンズ・ワートと医薬品との相互作用に関する事案であることから、食品衛生主管課と連携して対応するとともに、消費者行政の関連部局等に適宜情報提供いただくなど、適切に対応されるようお願いいたします。
（注）別添2は省略
1．セント・ジョーンズ・ワート（St John's Wort、和名：セイヨウオトギリソウ）を含有する製品を摂取することにより、薬物代謝酵素が誘導され、インジナビル（抗HIV薬）、ジゴキシン（強心薬）、シクロスポリン（免疫抑制薬）、テオフィリン（気管支拡張薬）、ワルファリン（血液凝固防止薬）、経口避妊薬の効果が減少することが別記1のとおり報告されている。
2．我が国においても、最近、いわゆる健康食品としてセント・ジョーンズ・ワート含有食品（以下「SJW含有食品」とする。）が流通しており、このような相互作用による健康被害の発生は現在まで報告されていないが、SJW含有食品との併用により効果が減少するおそれの高い別記2の医薬品については、添付文書を改訂して、本剤投与時はSJW含有食品を摂取しないよう注意する旨を記載し、医師・薬剤師等の医療関係者に情報提供するよう当該医薬品の製造業者等に対して指示した。
3．また、SJW含有食品の表示や説明書において、セント・ジョーンズ・ワートを含む旨を明示するとともに、医薬品を服用する場合には本品の摂取を控えるなどの注意を表示するよう、各都道府県、各検疫所、関係団体を通じ、関係営業者等に周知、指導した。
4．別記2の医薬品を服用中でSJW含有食品を摂取している患者は、SJW含有食品の急な摂取中止により好ましくない症状が現れるおそれがあるので、十分な注意を払いつつSJW含有食品の摂取を中止する必要がある。

　また、別記2以外の医薬品についてもSJW含有食品の薬物代謝酵素誘導により影響を受ける可能性があることから、医薬品を服用する際にはSJW含有食品を摂取しないことが望ましい。
5．なお、以上の情報については厚生労働省ホームページ（http：//www.mhlw.go.jp）においても掲載している。
（注）別記1及び2は省略

薬事法に関する疑義について（照会）

［平成12年9月22日　12衛薬指第749号
東京都衛生局薬務部長から
厚生省医薬安全局監視指導課長宛］

　標記の件について、下記の通り疑義が生じましたので照会します。
記
　人が経口的に服用するものについて、クエン酸シルデナフィルなる成分本質は、昭和46年6月1日付薬発第476号厚生省医薬安全局通知「無承認無許可医薬品の指導取締りについて」の物の成分本質からみた分類上、1－a成分（専ら医薬品として使用される成分）に該当すると判断して差し支えないか。
（添付資料）クエン酸シルデナフィルに関する資料

薬事法に関する疑義について（回答）

［平成12年9月22日　医薬監第99号
厚生省医薬安全局監視指導課長から
東京都衛生局薬務部長宛］

　平成12年9月22日12衛薬指第749号をもって照会のあった標記について、下記のとおり回答する。
記
　貴見のとおり判断して差し支えない。

甲状腺末を含有した健康食品の取扱いについて

［平成13年2月7日　医薬監麻第74号
厚生労働省医薬局監視指導・麻薬対策課長から
外務省アジア局中国課長宛］

　今般、中華人民共和国の「広東恵州市恵宝医薬保健品有限公司」が製造しているいわゆるやせ薬と称した健康食品に、乾燥甲状腺末が含有されているもののあることが、我が国における健康被害事例にかかる分析調査で判明しております。
　乾燥甲状腺末は、我が国において承認されている甲状腺ホルモン剤の有効成分であることから、当該成分は専ら医薬品として使用される成分（昭和46年6月1日薬発第476号通知の1－a成分）に該当し、これが添加さ

れた健康食品等については医薬品に該当するものと考えています。

なお、医薬品を輸入販売する場合には、薬事法に基づく承認・許可が必要ですが、標記のものについては承認・許可実績もないことから、我が国に輸入し、販売することは認められず、標記のものを安易に個人輸入により使用している我が国国民に対し注意喚起を行ったところではありますが、更に、中華人民共和国に対しましても情報提供等を行う必要があると考えています。

つきましては、下記についてお取り計らい下さいますようお願いします。

記

1．以下について、中華人民共和国に伝達し、貴国内の関係者に機会をとらえて周知を要請すること。
(1) 我が国における、中華人民共和国から個人輸入した健康食品と称するいわゆるやせ薬の服用後に発生した健康被害にかかる調査の結果、広東恵州市恵宝医薬保健品有限公司が製造している製品（製品名「紆之素胶囊」）に、説明書及び被包に表示されている原料以外に乾燥甲状腺末が含まれていることが判明していること。
(2) 乾燥甲状腺末は、我が国において承認されている医薬品の有効成分であり、服用することにより甲状腺機能亢進症を発現する恐れがあることから、我が国において当該製品を服用している者に対し、服用中止、医師等への相談及び安易な医薬品等の個人輸入に対して注意喚起したこと。
(3) 乾燥甲状腺末は、専ら医薬品として使用される成分であることから、我が国では当該成分を含有している健康食品等については、医薬品に該当するものと考えており、我が国の薬事法に基づき、医薬品としての承認・許可を受けることなく、当該製品を我が国には輸入販売できないこと。
2．我が国の薬事法上の規制に関する中華人民共和国からの照会には、誠意を持って説明する用意がある旨、中華人民共和国に併せて伝達すること。

医薬品の範囲に関する基準の改正について

〔平成13年3月27日　医薬発第243号
厚生労働省医薬局長から
各都道府県知事・政令市市長・特別区区長宛〕

人が経口的に服用する物が薬事法（昭和35年法律第145号）第2条第1項第2号又は第3号に規定する医薬品に該当するか否かについては、昭和46年6月1日付薬発第476号厚生省薬務局長通知「無承認無許可医薬品の指導取締りについて」により判断してきたところであるが、今般、同通知の別紙「医薬品の範囲に関する基準」（以下「基準」という。）を別紙のとおり改正したので、下記の改正の趣旨等を御了知の上、貴管下関係業者に対する指導取締りについて御配慮願いたい。

なお、本件の実施は、平成13年4月1日からとし、本件の実施に伴い、平成12年3月9日医薬発第245号厚生省医薬安全局長通知「ビタミン及びミネラル類の取扱いについて」は廃止する。

記

1　改正の趣旨
今回の基準の改正については、食生活の多様化、国民の健康に対する関心の高まり等、国民の医薬品や食品に対する意識の変化が見られることや、食品衛生法（昭和22年法律第233号）及び栄養改善法（昭和27年法律第248号）に基づく保健機能食品制度の創設を踏まえ、必要な事項について見直したものであること。

2　成分本質（原材料）規制についての改正要旨
物の成分本質（原材料）が医薬品に該当するか否かの判断は、従来、医薬品としての使用実態、食品としての使用実態及び医薬品としての認識の程度を基準として、6段階に分類されていたが、一般消費者や関係業者の利便性を考え、今般、この分類を簡素化したものであること。

(1) 判断基準の取扱いについて
従来の基準による6段階の分類を変更し、医薬品としての使用実態、毒性、麻薬様作用等に基づき、基準の別添1「食薬区分における成分本質（原材料）の取扱いについて」（以下「判断基準」という。）を作成し、これにより医薬品の判断を行うこととしたこと。また、従来例示として示している成分本質（原材料）に加え、現在までに照会があり判断を行った成分本質（原材料）について、判断基準の1．に該当するか否か判断し、該当する成分本質（原材料）については、別添2「専ら医薬品として使用される成分本質（原材料）リスト」にその例示として掲げるとともに、該当しない成分本質（原材料）については、参考として別添3「医薬品的効能効果を標ぼうしない限り医薬品と判断しない成分本質（原材料）リスト」にその例示として掲げることとしたこと。

なお、リストについては、科学的な検証に基づき定期的に見直しを行うこととし、概ね1年程度の期間毎に追加、訂正、削除等を行うこととすること。

(2) 個別成分本質（原材料）にかかる取扱いの変更について
1) アカバナムシヨケギク、ケルセチン、コエンザイムA及びルチンについては、従来、改正前の基準における分類（以下「旧分類」という。）「(1) その成分本質が医薬品として使用されている物」の「(a)専ら医薬品として使用される物」に該当する成分本質（原材料）として取り扱ってきたが、

今般、改正後の基準における分類（以下「新分類」という。）「医薬品的効能効果を標ぼうしない限り医薬品と判断しない成分本質（原材料）」に変更するとともに当該分類リストに例示として追加したこと。

2) ウマノスズクサ属及びヒマシ油については、従来、旧分類「(1)その成分本質が医薬品として使用されている物」の「(b)主として医薬品として使用される物」に該当する成分本質（原材料）として取り扱ってきたが、今般、新分類「専ら医薬品として使用される成分本質（原材料）」に変更するとともに当該分類リストに例示として追加したこと。

3) カバ根及びコウフンについては、従来、旧分類「(2)その成分本質が伝承、慣行等により医薬品的な効能効果を有するものと期待して使用されている物」の「(a)通常の食生活において食品の範囲と認められない物」に該当する成分本質（原材料）として取り扱ってきたが、今般、新分類「専ら医薬品として使用される成分本質（原材料）」に変更するとともに当該分類リストに例示として追加したこと。

4) ウマノスズクサ属、コウフン及びヒマシ油については、当該成分本質（原材料）を配合又は含有する製品の取扱いについて、平成13年4月30日までの間、その成分本質（原材料）の分類のみをもって、直ちに医薬品に該当するとの判断を行わないこととしたこと。

5) カバ根については、現に、我が国において食品として流通していることを考慮し、当該成分本質（原材料）を配合又は含有する製品の取扱いについて、平成14年3月31日までの間、その成分本質（原材料）の分類のみをもって、直ちに医薬品に該当するとの判断を行わないこととしたこと。

3 効能効果にかかる表示規制についての改正要旨

物の表示が医薬品的効能効果に該当するか否かの判断は、従来、その物の容器、包装、パンフレット等の広告宣伝物等により、明示、暗示を問わず、薬事法第2条第1項第2号又は第3号に規定する医薬品的効能効果が表示されているか否かにより判断されてきているところである。ただし、食品衛生法施行規則（昭和23年厚生省令第23号）第5条第1項第1号ユの規定に基づき、厚生労働大臣が定める基準に従い、栄養成分の機能の表示等をする栄養機能食品（以下「栄養機能食品」という。）にあっては、その表示等を医薬品的効能効果と判断しないこととしたこと。

4 用法用量にかかる表示規制についての改正要旨

医薬品的用法用量の判断についても、医薬品的効能効果の判断と同様、従来、広告宣伝物等により、薬事法に規定する医薬品の目的を有する用法用量が表示されているか否かにより判断されてきている。一方、食品であっても、過剰摂取や連用による健康被害が起きる危険性、その他合理的な理由があるものについては、むしろ積極的に摂取の際の目安を表示すべき場合がある。

これらの実態等を考慮し、栄養機能食品にあっては、時期、間隔、量等摂取の方法を記載することについて、医薬品的用法用量には該当しないこととしたこと。

ただし、この場合においても、「食前」「食後」「食間」など、医薬品と誤認される表現は、引き続き医薬品的用法用量の表示とみなすこととしたこと。

別紙

「医薬品の範囲に関する基準」の改正について

昭和46年6月1日付薬発第476号通知「無承認無許可医薬品の指導取締りについて」の別紙「医薬品の範囲に関する基準」の全文を別紙のとおり改める。

＊別紙略（p.617参照）

無承認無許可医薬品監視指導マニュアルの改正について

[平成13年3月27日　医薬監麻発第333号
厚生労働省医薬局監視指導・麻薬対策課長から
各都道府県、政令市、特別区衛生主管部（局）長宛]

無承認無許可医薬品の監視指導については、「無承認無許可医薬品の指導取締りについて」（昭和46年6月1日付薬発第476号薬務局長通知）に基づき、実施してきたところであるが、今般、同通知の別紙「医薬品の範囲に関する基準」が、「医薬品の範囲に関する基準の改正について」（平成13年3月27日付医薬発第243号）をもって改正されたことに伴い、「無承認無許可医薬品の監視指導について」（昭和62年9月22日付監視指導課長通知）の別添「無承認無許可医薬品監視指導マニュアル」を下記のとおり改正したので御了知の上、今後とも貴管下関係業者に対する監視指導に遺漏のないようよろしくご配意願いたい。

記

昭和62年9月22日付薬監第88号監視指導課長通知「無承認無許可医薬品の監視指導について」の別添「無承認無許可医薬品監視指導マニュアル」を別紙のとおり改める。

＊別紙略（p.660参照）

甲状腺末を含有する瘦身用健康食品の監視指導について

> 平成13年6月20日　医薬監麻発第785号
> 厚生労働省医薬局監視指導・麻薬対策課長から
> 各都道府県、政令市、特別区衛生主管部（局）長宛

　最近、痩身を目的とした健康食品と称した甲状腺末を含有する無承認医薬品を服用し、頻脈、動悸等の甲状腺機能亢進症が疑われる健康被害事例が続いている。乾燥甲状腺は、我が国において承認されている甲状腺ホルモン剤の有効成分であり、消費者が知らずに服用した場合には健康被害を生じるおそれがある。今後の被害拡大を防止するため、これら製品の監視指導に際しては、食品担当部局との緊密な連携のもとに、貴管下関係業者に対する監視指導にご留意されたい。

(別添)

健康被害事例の概要

事例1（個人輸入品）

　平成12年9月から12月にかけて、複数の医療機関から30～60代の女性6名が個人輸入した健康食品と称する無承認医薬品（商品名：紆之素膠囊、発売元：広東恵州市恵宝医薬保健品有限公司）の服用後、頻脈、動悸、暑がり感、手指のふるえ等の甲状腺機能亢進症が疑われる健康被害に関する情報提供があった。
　国立医薬品食品衛生研究所における分析の結果、甲状腺末が含まれていることが判明した。

事例2（輸入販売品）

　平成13年5月28日、宮崎県より情報提供。ダイエット食品と称する無承認医薬品（商品名：ハイパータイト、総販売元：株式会社エス・ディ・エル）の服用後、甲状腺機能亢進症が疑われる臨床検査値異常について県内医療機関から情報提供があり、当該品を同県衛生研究所で検査したところ甲状腺組織が含まれていることが判明した。

事例3（輸入原料国内製造品）

　平成13年6月19日、兵庫県より情報提供。ダイエット食品と称する無承認医薬品（商品名：ドリームシェイプ、販売元：健美漢方株式会社）の服用後、動悸、手のふるえ、倦怠感の甲状腺機能亢進症が疑われる健康被害について、複数の医療機関から4例情報提供があり、当該品を同県衛生研究所で検査したところ、甲状腺末成分のチロキシン（甲状腺ホルモン成分）が含まれていることが判明した。

痩身用健康食品と称した未承認医薬品等の監視指導について

> 平成14年7月17日　医薬監麻発第0717004号
> 厚生労働省医薬局監視指導・麻薬対策課長から
> 各都道府県衛生主管部（局）長宛

　今般、我が国において中国から個人輸入された痩身用健康食品の服用後、死亡例等重篤な事例を含む健康被害事例が発生しております。つきましては、下記について関係者等に対し周知するとともに、監視指導の徹底につき、ご配慮方お願いいたします。

記

1. 複数の医療機関から、中国から個人輸入した未承認医薬品等の服用後に発生した健康被害について情報提供があり、調査した結果、以下のとおりであった。

事例1（未承認医薬品）

- 平成14年2月から5月頃、60代の女性2名が、作用として減肥を標ぼうする中国から個人輸入した未承認医薬品（製品名：御芝堂減肥胶嚢、発売元：広州御芝堂保健制品有限公司）を服用した。
- 服用後1ヶ月程度で、全身倦怠感、嘔気、食欲低下の症状が現れ、臨床検査の結果、肝機能値の異常が認められた。
- その後、1名は急性重症肝不全により約2ヶ月後に死亡し、もう1名も入院加療を要した。
- ウイルス抗体検査、その他の臨床検査をした結果から、肝機能障害は当該製品によるものと疑われた。なお、製品に標ぼうされている成分による肝機能障害は、現在までに報告されておらず、実際に服用していた製品を入手し分析を行ったものの、肝機能障害の原因となる物質は判明しなかった。

事例2（未承認医薬品）

- 平成14年3月頃、50代の女性が、痩身の目的で、中国から個人輸入した未承認医薬品（製品名：紆之素胶嚢、発売元：広東恵州市恵宝医薬保健品有限公司）を服用した。
- 服用後1ヶ月程度で、黄疸が現れ、臨床検査の結果、肝機能値に異常が認められ、入院加療を要した。
- 製品に標ぼうされている成分による肝障害は、現在までに報告されておらず、実際に服用していた製品を入手し分析を行ったものの、肝機能障害の原因となる物質は判明しなかった。

《参考》

- 紆之素胶嚢については、国立医薬品食品衛生研究所の分析結果から、乾燥甲状腺末及びフェンフルラミンが含まれていたことが明らかとなっている。また、同製品による健康被害事例（甲状腺機能亢進症）がみられていることから、現在までに、平

成12年12月及び平成13年6月の二度にわたり注意喚起を行い、併せて、都道府県に対し必要な監視指導を要請している。
・平成13年4月から9月にかけて服用した30代〜60代の女性7名について、同様の報告（服用後およそ1ヶ月〜3ヶ月の間に、食欲不振、黄疸、全身倦怠感嘔気、褐色尿などの症状が現れ受診。臨床検査の結果、肝機能値に異常が認められた。）がされている。

事例3（ダイエット用健康食品）
・中国から輸入されたハーブ類を原料とするカプセル形態の痩身用健康食品の摂取後に、肝機能障害が発生し、生体肝移植手術を行ったとの情報提供があった。
・実際に飲食に供していた製品を入手し分析を行ったものの、肝機能障害の原因となる物質は検出しておらず、また、現在までのところ、当該製品と肝機能障害との因果関係を裏付ける情報は得られていない。

2．これらの製品を服用している方は、肝機能障害を発症する可能性もあるので、症状があらわれた場合には、すぐに服用を中止し、医師の診察を受ける必要がある。
3．このような事例を踏まえ、未承認医薬品の安易な個人輸入に対して、改めて注意を喚起していただきたい。
4．未承認医薬品の個人輸入と称した場合であっても、その形態によっては、無許可医薬品販売等の薬事法違反のおそれがあることから、監視指導についてご留意されたい。
5．貴管下において、未承認医薬品による健康被害の報告を入手した場合には、速やかに公表するなどの周知を図るとともに、発表した内容等について厚生労働省へ連絡をお願いいたしたい。

（参考）医薬品と判断される標ぼうの内容

標ぼうされている作用・原材料
御芝堂減肥胶嚢　　減肥（作用）
紆之素胶嚢　　　　葛根（原材料）

健康食品に係る輸入届出の取扱いについて

> 平成14年7月19日　食検発第0719001号
> 食品保健部企画課検疫所業務管理室長から
> 各検疫所長宛

中国から輸入されたいわゆるダイエット用健康食品の摂取後に発生した健康被害事例が多数報告されていることから、今後、錠剤、カプセル、粉末等の医薬品的な形態をしたいわゆる健康食品（以下「健康食品」という。）の輸入に際しての薬事法上の医薬品及び医薬部外品（以下「医薬品等」という。）に該当しない旨の確認については、下記のとおり取り扱われるようお願いします。

なお、別紙1のとおり関係団体あて通知されておりますので、ご了知願います。

記

1　食品衛生法第16条に基づき輸入届出が行われる健康食品については、輸入者により当該品食品が医薬品等に該当しないことの確認を行っていることを文書をもって確認すること。
2　従来、健康食品として輸入が認められ販売等がされているものについても、国内での検査の結果、医薬品にのみ使用が認められる成分である甲状腺末、センナ等の混入が確認された事例もあることから、その輸入届出の際、改めて、上記1に示す確認を行うこと。
3　なお、確認の結果、輸入届出がなされた健康食品が医薬品等に該当する場合には、その旨を都道府県薬事部局及び当室まで連絡すること。

また、確認結果については別紙2により当室まで報告すること。
（別紙　略）

健康食品による健康被害事例に対する取組みについて

> 平成14年7月19日　食新発第0719002号
> 厚生労働省医薬局食品保健部企画課新開発食品保健対策室長から
> 各都道府県、政令市、特別区食品衛生主管部（局）長宛

中国から輸入されたいわゆるダイエット用健康食品の摂取後に発生した健康被害事例が多数報告されていることから、錠剤、カプセル、粉末等の医薬品的な形態をしたいわゆる健康食品（以下「健康食品」という。）についての適切な取扱いのため、下記により、関係部局との十分な連携を図りつつ、適切に対応いただきますようお願いします。

なお、別紙のとおり、関係団体あて通知しましたので、ご了知願います。

記

1　営業者の監視指導の際、健康食品について医薬品にのみ使用が認められている成分が含有されていたことや薬事法違反のおそれのある効能効果の表示や広告を発見した場合にあっては、薬事部局に通報するなど、その連携を密にして、当該健康食品について適切な対策がとられるよう措置すること。
2　健康食品の摂取により健康被害が発生したとの苦情があった場合には、昭和63年11月30日付け衛新第20号「健康食品の摂取量及び摂取方法の表示に関する指針等について」の別添2に基づき、対応いただいているところである。その際、薬事部局と十分な連携を図りつつ、被害状況を十分に確認し、報告すること。

中国製未承認医薬品による健康被害について

［平成14年7月22日　医薬監麻発第0722008号
厚生労働省医薬局監視指導・麻薬対策課長から
各都道府県薬務主管部（局）長宛］

　標記については、現在までに、製品名を公表し、国民に注意を呼びかけているところであるが、本日、下記の製品について医薬品成分の含有を確認し、未承認医薬品であることが判明したので連絡します。

　なお、現在までに、健康被害の発生が確認されている未承認医薬品として公表している7製品（「御芝堂減肥胶嚢」、「紆之素胶嚢」、「思婷消胖健美素（SITING）」、「美麗痩身」、「チャレンジフォーティワン（Challenge forty one）」、「軽身楽牌減肥胶嚢」及び「オロチンチャス（茶素胶嚢）」）とともに、輸入販売等行っている場合については、薬事法違反による措置等を行うなど、厳正な薬事監視の徹底をお願いいたします。

　　　　　　　　記

1．製品名
　茶素減肥（ちゃそげんぴ）注)
　注)本製品は、7月12日に発表した事例3に該当するものである。
2．専ら医薬品として使用される成分本質（原材料）
　N－ニトロソ－フェンフルラミン（構造式別紙参照）
3．上記製品中の含有量
　約3％

（別紙省略）

健康食品に係る輸入届出の取扱いについて

［平成14年7月29日　食検発第0729001号
食品保健部企画課検疫所業務管理室長から
各検疫所長宛］

　標記については、平成14年7月19日付食検発第07199001号により通知しているところですが、従来、健康食品として輸入が認められ販売等がされているものについても、国内での検査の結果、医薬品にのみ使用が認められる成分である甲状腺末、センナ等の混入が確認された事例もあることから、錠剤、カプセル、粉末等のダイエット用健康食品と表示等から確認できる輸入届出がなされた際には、輸入者に対して別添の参考資料に基づき、フェンフルラミン、N－ニトロソフェンフルラミン、センノシド、トリヨードチロニン、チロキシン等の医薬品成分が含まれていないことを自主的に確認するよう指導方よろしくお願いします。

　また、別紙1のとおり食品衛生指定検査機関協会あて、別紙2により関係団体あて通知しておりますので、ご了知願います。

（別紙1）
健康食品に係る輸入届出の取扱いについて

［平成14年7月29日　食検発第0729002号
食品保健部企画課検疫所業務管理室長から
食品指定検査機関協会会長宛］

　現在、中国から輸入されたいわゆるダイエット用健康食品の摂取後に発生した健康被害事例が多数報告されていることから、検疫所における輸入時監視体制を強化するため、別紙のとおり各検疫所長あて通知したところです。

　つきましては、貴協会におかれましても、今後輸入されるダイエット用の錠剤、カプセル、粉末等の医薬品的な形態をしたいわゆる健康食品の安全性を確保するため、その検査の実施について御協力いただけますようお願い申し上げます。

　なお、参考として、現在問題が指摘されている薬事法上の医薬品及び医薬部外品に該当する成分の分析法を添付しますので、ご活用いただけますようお願いいたします。

（別紙2）
健康食品に係る輸入届出の取扱いについて

［平成14年7月29日　食検発第0729003号
食品保健部企画課検疫所業務管理室長から
(社)日本輸入食品安全推進協会会長・
(社)日本青果物輸入安全推進協会会長・
日本食品輸入団体協議会会長宛］

　現在、中国から輸入されたいわゆるダイエット用健康食品の摂取後に発生した健康被害事例が多数報告されていることから、検疫所における輸入時監視体制を強化するため、本日、別紙のとおり各検疫所長あて通知したところです。

　つきましては、貴協会傘下の会員におかれましても、今後輸入されるダイエット用の錠剤、カプセル、粉末等の医薬品的な形態をしたものについては、それぞれ、検査を実施し、医薬品成分が含まれていないことを確認下さるようお願い申し上げます。

（別添省略）

いわゆる健康食品と称する無承認無許可医薬品の監視指導について

［平成14年7月29日　医薬監麻発第0729009号
厚生労働省医薬局監視指導・麻薬対策課長から
各都道府県、政令市、特別区薬務主管部（局）長宛］

　標記については、昭和62年9月22日付薬監第88号課長通知「無承認無許可医薬品の監視指導について」に基づき行われているところであるが、最近、いわゆる健康

食品として国内で流通している製品の中に、医薬品にのみ使用が認められている成分であるフェンフルラミン、甲状腺末等が含有されている事例が確認されているところである。

また、因果関係は明らかではないものの、健康食品と称する製品を摂取後、肝障害を含む健康被害事例が発生していることから、これら無承認無許可医薬品の取締りを強化していくこととしており、別添フェンフルラミン、N-ニトロソ-フェンフルラミン、センノシド、トリヨードチロニン、チロキシンの分析方法を参考としつつ、食品衛生部局との連携を図り、業者への指導にご配慮頂きたい。

なお、食品販売業者への指導については、別添のとおり、厚生労働省医薬局食品保健部企画課検疫所業務管理室長から各検疫所長あて通知されているので、御了知頂きたい。

（別添省略）

健康被害が報告されている未承認医薬品等の輸入時の取扱いについて（協力依頼）

> 平成14年8月28日　医薬発第0828011号
> 厚生労働省医薬局長から
> 財務省関税局長宛

今般、我が国において中国から個人輸入された痩身用未承認医薬品及び健康食品（以下「未承認医薬品等」という。）の服用後、死亡例等重篤な事例を含む健康被害事例が発生しているところであります。

上記のような状況にかんがみ、現在までに健康被害が報告され、製品名を公表している未承認医薬品等に関しては、業を目的とするものについて輸入時の監視強化を行い、健康被害の発生防止に努めているところですが、個人使用目的とされる輸入に関しても健康被害を未然に防ぐため、平成14年9月2日より当分の間、別に連絡する未承認医薬品等については、昭和57年4月8日薬発第363号厚生省薬務局長通知別添2の2の(2)のアに規定する、「厚生労働省確認済の報告書の提出を必要とするもの」に準じて取り扱うこととしますので、特段の御配慮をお願いします。

健康被害が報告されている未承認医薬品等の輸入時の取扱いについて（協力依頼）

> 平成14年8月28日　医薬発第0828012号
> 厚生労働省医薬局長から
> 各地方厚生局長宛

今般、我が国において中国から個人輸入された痩身用未承認医薬品及び健康食品（以下「未承認医薬品等」という。）の服用後、死亡例等重篤な事例を含む健康被害事例が発生しているところである。

上記のような状況にかんがみ、現在までに健康被害が報告され、製品名を公表している未承認医薬品等に関しては、業を目的とするものについて輸入時の監視強化を行い、健康被害の発生防止に努めているところですが、個人使用目的とされる輸入に関しても健康被害を未然に防ぐため、平成14年9月2日より当分の間、別に連絡する未承認医薬品等については、昭和57年4月8日薬発第363号厚生省薬務局長通知別添2の2の(2)のアに規定する、「厚生労働省確認済の報告書の提出を必要とするもの」に準じて取り扱うこととしますので、特段の御配慮をお願いする。

なお、本通知の内容については、財務省関税局長あて別添（写）のとおり通知したので併せてお知らせする。

健康被害が報告されている未承認医薬品等の輸入時の取扱いについて

> 平成14年8月28日　医薬発第0828013号
> 厚生労働省医薬局長から
> 各都道府県知事宛

今般、我が国において中国から個人輸入された痩身用未承認医薬品及び健康食品（以下「未承認医薬品等」という。）の服用後、死亡例等重篤な事例を含む健康被害事例が発生しているところであります。

上記のような状況にかんがみ、現在までに健康被害が報告され、製品名を公表している未承認医薬品等に関しては、業を目的とするものについて輸入時の監視強化を行い、健康被害の発生防止に努めているところですが、個人使用目的とされる輸入に関しても健康被害を未然に防ぐため、別添（写）のとおり、財務省関税局長及び地方厚生局長あて通知したので、貴職におかれても内容を御了知のうえ、この業務の遂行に当たっては、格別の御協力をお願いします。

個人輸入代行業の指導・取締り等について

> 平成14年8月28日　医薬発第0828014号
> 厚生労働省医薬局長から
> 各都道府県知事宛

近年、国民の健康意識の高まりやインターネットの普及等に伴い、国内で承認されていない医薬品（以下「無承認医薬品」という。）を国民が自ら海外より輸入し（以下「個人輸入」という。）、使用する事例が増加しているが、その際、個人輸入代行業者に輸入手続きの代行を委託するものがみられる。

先般の個人輸入したダイエット用健康食品等によると

疑われる健康被害事例において、これらの個人輸入代行業者が、実際には無承認医薬品の輸入や無承認医薬品の広告を行うなど薬事法（昭和35年法律第145号）に違反する行為を行っている事例がみられることから、今般、医薬品の無許可輸入に該当する事例等を明確化し、指導取締りの参考としたので、今後は、下記に従い、貴管下関係業者に対して、遺漏のないよう指導・取締りを行われたい。

また、近年の健康被害事例の発生を踏まえ、厚生労働省としては安易な個人輸入に対して注意喚起を行ってきているところであるので、都道府県においても必要な周知・啓発を図られたい。

記
無許可輸入の具体例等について

第1 定義
1 輸入
「輸入」とは、外国から積み出された貨物を本邦の領土内に引き取ることをいう。
2 輸入者
「輸入者」とは、実質的にみて本邦に引き取る貨物の処分権を有している者、すなわち実質的に輸入の効果が帰属する者をいう。
3 輸入販売業者
「輸入販売業者」とは、業として、医薬品等を輸入する者をいう。

第2 無許可輸入に該当する事例等
1 業務の範囲
輸入代行業者の行う業務の範囲については、一般に、輸入者の要請に基づき個別商品の輸入に関する役務（手続き）を請け負うものであり、商品の受け取り等の輸入の効果が帰属する場合は、輸入販売業の許可の取得が必要なものであること。
2 輸入代行業者の行う違反事例等の態様
輸入代行業と称している場合であっても、外国の業者から医薬品を輸入し、顧客に販売する行為を行うなど実態として輸入行為を行っている場合は輸入販売業の許可の取得が必要であるので、必要な指導取締り等適切な措置を行われたい。なお、現在までに輸入代行業と称するもののうち、その事業の形態により薬事法違反行為と考えられるものについて以下のとおり類型化したので、取締り等に当たり参考とされたい。

また、薬事法上、輸入代行業者が、輸入代行業者である旨の広告を行うことを規制するものではないが、この様な場合においても、無承認医薬品の広告を行うことは違法であることについて、十分に周知指導されたい。

(1) 輸入行為（別紙1参照）
(1)輸入代行業者は、無承認医薬品である商品のリストを不特定多数の者に示し、その輸入の希望を募る。注1）
(2)消費者は、輸入代行業者の提示するリスト中の特定の商品の輸入手続きを依頼する。
(3)消費者は、輸入代行業者の手数料が上乗せされた価格を支払う。
(4)輸入代行業者は、予め注文を見込んで個人使用目的として輸入していた商品を消費者に渡すか、又は消費者の依頼に応じて自らの資金で商品を輸入し、消費者に渡す。注2）

注1）商品リストが無承認医薬品の広告に該当する場合、薬事法違反となる。なお、商品名が伏せ字などであっても、当該商品の認知度、付随している写真等から総合的にみて広告に該当すると考えられる場合は、薬事法違反となる。

注2）輸入販売業の許可が必要となるため、許可なく行えば薬事法違反となる。

(2) 能動的手続代行行為（別紙2参照）
(1)輸入代行業者は、無承認医薬品である商品のリストを不特定多数の者に示し、その輸入の希望を募る。注1）
(2)消費者は、輸入代行業者の提示するリスト中の特定の商品の輸入手続きを依頼する。
(3)消費者は、輸入代行業者の手数料が上乗せされた価格を支払う。
(4)輸入代行業者は、預かった代金等をとりまとめ、送付先等リスト（消費者の氏名、現住所等）とともに、外国の販売業者に送付する。
(5)外国の販売業者は、消費者に対し、直接商品を送付する。注2）

注1）商品リストが無承認医薬品の広告に該当する場合、薬事法違反となる。なお、商品名が伏せ字などであっても、当該商品の認知度、付随している写真等から総合的にみて広告に該当すると考えられる場合は、薬事法違反となる。

注2）消費者＝輸入者

3 違反事例とならない輸入代行業者の行う態様
輸入代行業者は、消費者の要請に基づき個別商品の発注、支払い等の輸入に関する手続を請け負うものであり、商品の受け取り等の輸入の効果が消費者に帰属する場合。
受動的手続代行行為（別紙3参照）
(1) 消費者は、輸入代行業者に希望する商品の輸入を依頼する。
(2) 消費者は、輸入代行業者の手数料が上乗せされた価格を支払う。
(3) 輸入代行業者は、預かった代金等をとりまとめ、送付先等リスト（消費者の氏名、現住所等）とともに、外国の販売業者に送付する。
(4) 外国の販売業者は、消費者に対し、直接商品を送付する。注1）

注1）消費者＝輸入者

第3　輸入代行業者への指導等

輸入代行業者が、過去に輸入者から代行手続きの委託を受け輸入代行行為を行った医薬品等について、海外等において当該医薬品等に関する危害が発生している等の情報に接した場合にあっては、消費者に対し当該情報を伝えるなど健康被害の発生防止に努めることを指導されたい。

第4　無承認医薬品の広告

輸入代行業者によるインターネット等を利用した無承認医薬品の広告については、安易な個人輸入を助長する行為によって健康被害のおそれが危惧されるとともに、薬事法上違法な行為であることから、以下に留意の上、厳正な監視指導を図られたい。

1　医薬品の広告該当性

医薬品の広告に該当するかについては、かねてより、
(1)　顧客を誘引する（顧客の購入意欲を昂進させる）意図が明確であること
(2)　特定医薬品等の商品名が明らかにされていること
(3)　一般人が認知できる状態にあること

に基づき判断してきているが、輸入代行業者のホームページ上等におけるいわゆる無承認医薬品の商品名等の表示については、名称の一部を伏せ字とした場合や文字をぼかす、写真や画像イメージのみを表示するなどの場合であっても、金額を示すなど商品に対する顧客誘因性が認められる場合などであって、当該商品の認知度、付随している写真及び説明書き等から特定医薬品であることが認知できる場合は、広告に該当するものとして取り扱うこと。

2　医薬品の範囲

薬事法第2条第1項第2号又は第3号に規定する医薬品に該当するか否かについては、昭和46年6月1日薬発第476号厚生省薬務局長通知「無承認無許可医薬品の監視指導について」の中の「医薬品の範囲に関する基準」として、具体的な判断のための基準が示されているところであること。

（別紙1）

1．業者による輸入行為

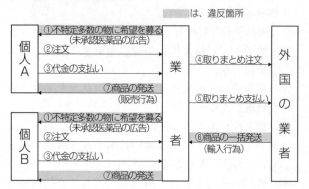

（別紙2）

2．能動的手続代行行為

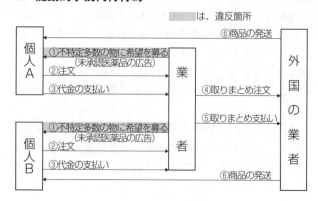

（別紙3）

3．受動的手続代行行為　（違反なし）

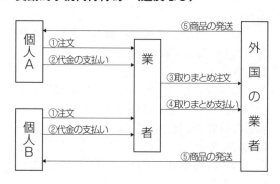

（参考）

○代行業者不在型の個人輸入

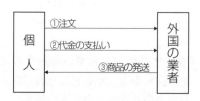

無承認無許可医薬品の監視指導について

［平成14年9月5日　医薬監麻第0905001号
厚生労働省医薬局監視指導・麻薬対策課長から
各都道府県、政令市、特別区薬務主管部（局）長宛］

無承認無許可医薬品の監視指導等については、昭和46年6月1日薬発第476号厚生省薬務局長通知「無承認無許可医薬品の指導取締りについて」等に基づき行っているところであるが、最近、米国において、主にダイエット用栄養補助食品として販売されている「エフェドラ」を含んだ製品について、副作用が報告されているとの情報があるため、現時点で、国内における当該製品による被害情報は寄せられていないものの、健康被害の発生を未然に防止するため、下記について特に御配慮願いたい。

記

1 「エフェドラ」含有製品には、医薬品成分である麻黄、エフェドリン等が配合されている可能性もあり、健康被害を発生するおそれが否定できないため、症状が現れた場合には、すぐに服用を中止し医師の診察を受ける必要があること等を関係者へ注意喚起すること。
2 麻黄、エフェドリン等医薬品成分の配合が確認された無承認無許可医薬品の監視指導につき引き続き留意し、これらの製品による健康被害の報告を入手した場合は、速やかに公表するなど情報の周知徹底を図り、都道府県においては、合わせて当課にあてて報告すること。

健康食品・無承認無許可医薬品健康被害防止対応要領について

> 平成14年10月4日　医薬発第1004001号
> 厚生労働省医薬局長から
> 各都道府県知事・政令市長・特別区長宛

いわゆるダイエット用健康食品による健康被害については、死亡を含む多くの健康被害事例が報告され、今後も、同様の事例の発生が懸念される。

厚生労働省では、こうした状況を踏まえ、健康食品・無承認無許可医薬品による健康被害発生の未然防止のための体制整備及び健康被害発生時の被害拡大防止のための対応手順を定めた「健康食品・無承認無許可医薬品健康被害防止対応要領」を策定することとし、策定までの当面の措置として、「いわゆるダイエット用健康食品による健康被害の防止に当たっての留意点について」（平成14年8月28日付医薬発第0828003号医薬局長通知）を発出したところである。

今般、「健康食品・無承認無許可医薬品健康被害防止対応要領」を別添のとおり取りまとめ、地方自治法（昭和22年法律第67号）第245条の4第1項の規定による技術的な助言として通知するので、よろしくお取り計らい願いたい。

なお、平成14年8月28日付医薬発第0828003号医薬局長通知「いわゆるダイエット用健康食品による健康被害の防止に当たっての留意点について」は廃止する。

別添
健康食品・無承認無許可医薬品健康被害防止対応要領
第1　目的
　本要領は、今後のいわゆる健康食品（以下「健康食品」という。）又は健康食品と称する無承認無許可医薬品（以下「無承認無許可医薬品」という。）による健康被害発生の未然防止及び被害発生時の拡大防止を目的として、都道府県、政令市及び特別区（以下「都道府県等」という。）並びに厚生労働省における対応要領についてとりまとめたものである。

第2　健康被害防止に当たっての基本的な心得
　健康食品・無承認無許可医薬品（以下「健康食品等」という。）による健康被害の防止に当たっては、常に以下のことに心がける必要がある。
　1　**被害発生の未然防止**
　　健康被害の防止に当たる者は、健康食品等について、日常からの情報収集・評価等を行うとともに、関係機関との連携を図り、住民への情報提供を行う等未然防止に向けた対策の実施に努めること。
　　健康被害の発生のおそれの有無が直ちに判断できない場合は、常に最悪の事態を想定して、対策の立案・実施に努める必要があること。
　2　**被害発生時の拡大防止**
　　調査の結果、苦情・相談等のあった健康食品等と健康被害の因果関係が疑われる場合は、被害拡大防止のため、製品名等の公表、流通防止のための措置、健康相談の実施及び医療機関等への受診勧奨を行う必要があること。
　　また、発生した健康被害の因果関係が不明である場合又は入手した健康被害や安全性に関する情報が不確実であるため健康被害の拡大のおそれの有無が直ちに判断できない場合は、常に最悪の事態を想定して、対策の立案・実施に努める必要があること。
　3　**食品担当部局と医薬品担当部局の密接な連携による迅速な対応**
　　健康食品等による健康被害発生時の対応では、原因となった健康食品等が食品か医薬品かの判断がつかないことにより、担当部局や対応の根拠法令が容易に決定できない事態が想定される。しかし、健康被害の拡大を防止するという目的のためには、迅速にできうる限りの対策を講じるとともに、食品及び医薬品担当部局が一体となって対応していく必要がある。特に、緊急時の対応においては、統括する立場にある者が積極的なリーダーシップを発揮することが重要であること。
　4　**過去に行った対応の検証による継続的な対応の改善**
　　健康食品等による健康被害への対応については、常に過去に行った対応を検証して改善可能な点を検討し、その検討結果を踏まえて、以後の対応の改善に努めること。

第3　平常時の対応
　1　**都道府県等**
　（1）　情報収集における留意点
　　食品衛生監視員及び薬事監視員のみならず、医師、薬剤師、保健師、管理栄養士等の保健所職員は、絶えず健康被害が発生していないか注意を払い、苦情相談や患者診断時においても健康被害発

生の探知に努めること。
　また、各保健所は、管内の健康食品の製造業者等の実態把握に努めるとともに、当該業者に対して、健康被害の発生に関する情報を入手した際には保健所へ情報提供するよう要請すること。
(2) 関係機関との連携
　①医療機関等との連携
　　健康食品等による健康被害と疑われる情報が保健所に提供されるよう、地域の医師会、薬剤師会、栄養士会を通じて、医師、薬剤師、管理栄養士等（以下「医師等」という。）に以下の事項を周知・協力要請する等により、医療機関等と連携を図ること。
　　ア　保健所において健康食品等に関する苦情相談を受け付け、健康被害事例について別紙の様式により厚生労働省に対して報告していることの周知
　　イ　当該事例について、健康被害を受けたと疑われる者の同意を得た上で、当該健康被害を受けたと疑われる者、疑われる健康被害の原因、診察結果等に関する情報を保健所に対して提供する旨の要請
　　ウ　保健所による健康食品等に起因する健康被害事例の調査に対する協力の要請
　　エ　保健所においてウの調査を担当する職員の氏名及び連絡先の周知
　②消費者行政機関との連携
　　各保健所は、管内を管轄する消費生活センターと定期的に連絡会を開催すること等により、健康食品等に係る苦情等の実態について随時情報交換を行うとともに、健康被害を訴える相談者が保健所に相談されるよう連携を図ること。
(3) 住民への情報提供等
　①情報提供及び普及啓発
　　保健所等を通じて、住民に対し、健康食品等のリスク等について以下のような情報提供及び普及啓発に努めること。
　・過去に発生した健康食品等の摂取によると疑われる健康被害の発生状況（製品名、症状、被害報告人数等）
　・健康食品と称しているものの中には、原材料表示には記載されていない成分を含有している製品があること
　・健康食品等を購入する際は、こうした被害の発生状況も踏まえ、潜在的なリスクが存在する場合があることを認識する必要があること
　・健康食品等の摂取によると思われる症状があらわれた場合には、医療機関へ受診することが望ましいこと
　　等

　②苦情相談体制の周知
　　健康食品等による健康被害に係る苦情相談を保健所で受け付けていることを住民に周知することにより、健康被害が疑われる場合の保健所に対する早期の申し出を促すこと。
(4) 無承認無許可医薬品の監視指導
　無承認無許可医薬品については、無承認無許可医薬品監視指導マニュアル（平成13年3月27日医薬監麻発第333号）に基づき監視指導を行うこと。
　また、薬事法違反が疑われる場合は、薬事監視指導要領（平成12年3月29日医薬発第333号）により、立入検査、報告徴収等を行い、違反業者に対して必要な処分を実施するとともに、悪質な違反行為を行っていた場合は、違反業者の刑事告発等を行うこと。

2　厚生労働省
(1) 情報収集・評価
　健康食品等による健康被害発生防止のための厚生労働省における情報収集・評価に関しては、原則として、食中毒健康危機管理実施要領及び医薬品等健康危機管理実施要領により、常に必要な情報を迅速かつ的確に収集・評価する。
　その際、本要領による情報収集等の過程において、食品保健部において無承認無許可医薬品に関するものと思われる情報が収集された場合には医薬局監視指導・麻薬対策課に、医薬局（食品保健部を除く）において健康食品に関するものと思われる情報が収集された場合には食品保健部新開発食品保健対策室に対して情報提供する。
　また、国民生活センターで把握している健康食品等が原因と疑われる健康被害事例についても情報収集を行う。
(2) 情報提供
　①データベース等の構築
　　国内外の健康食品等に関する健康被害事例、研究報告、文献、販売禁止等の規制に関する情報等の情報を収集・分析し、データベース化を図り、インターネット（ホームページ）を利用して国民及び医師等に情報提供する。
　②健康教育
　　健やかな心と体の発達につながる健康的な食生活に関する指針の作成等を通じ、その正しい知識の普及を図る。
(3) 資料の整理
　新開発食品保健対策室及び監視指導・麻薬対策課（以下「両課室」という。）は、健康食品等に係る対策の適時適切な見直しを継続的に行うため、対策決定の諸前提、判断理由等についての資料を適切に管理する。

第4　健康被害発生時の対応
1　都道府県等
(1)　相談受付
①保健所における健康食品等に関する健康被害相談については、別紙の処理票の項目に従い、内容を十分に聴取すること。
②患者が医師の診断を受けていた場合には、患者の同意を得て、その主治医に連絡して、病状その他の情況について十分に聴取すること。
③患者が医師の診断を受けていない場合には、保健所医師もしくはその他の医師の診断を受けるよう勧奨すること。

(2)　聞き取りや成分分析等の調査
①　健康食品等が原因と疑われる健康被害事例については、健康食品等に係る健康被害の特殊性にかんがみ、被害拡大防止のため、食品担当部局及び医薬品担当部局が同等に情報を共有し、両者が連携かつ並行して調査等を行うことが基本である。
　ア　食品担当部局は、医師等や製造業者、販売業者等への聞き取りを行い、必要に応じて有害物質を分析すること。
　イ　医薬品担当部局は、過去の類似事例に照らし、健康被害の原因が医薬品成分によると考えられる場合には、当該医薬品成分を分析すること。
②　調査に当たっての留意点
　ア　製品の入手
　　健康被害を起こしたと疑われる者が実際に服用していた製品の入手に努めること。
　イ　製品の収去等
　　食品衛生法に基づき行われる健康食品等の収去において、当該製品について医薬品成分の分析等を行う目的がある場合には、製造業者、販売業者等の同意を得て行う必要があること。
　ウ　他の地域の保健所等との連携
　　調査対象の健康食品等の製造業者や販売業者の所在地が保健所の管轄区域外や他の都道府県等にある場合、健康被害の相談を受けた都道府県等は、製造業者や販売業者の所在地の都道府県等に対して調査の協力を求める等、他の地域の保健所等との連携を図ること。
　エ　健康被害の原因と疑われる健康食品等を摂取した可能性のある者に対する調査
　　必要に応じて、健康被害の原因と疑われる健康食品等の摂取者に対する聞き取り調査や販売業者に対する調査を通じて申し出等のあった者の他に、当該健康食品等を摂取した可能性のある者を把握して、調査等を行うこと。
　オ　成分分析
　　原因調査における技術的検討に際しては、国及び都道府県等の研究機関（国立医薬品食品衛生研究所及び地方衛生研究所）間における情報交換、技術的助言・支援等を通じ実施することが望ましい。
　　また、保健所において成分分析を行うことができない場合においては、都道府県、政令市又は特別区の衛生主管部局等が調整して実施すること。
　カ　成分分析等の結果、食品もしくは医薬品であることが判明した場合には、各担当部局において一元的に対応することとするが、調査結果等については両部局が引き続き情報交換を行うこと。
③　判断に当たっての留意事項
　ア　得られた結果に基づいて、科学的、総合的に判断することが必要であり、予見された見解に執着したり、虚報にまどわされたりして、誤った結果を出さないよう注意が必要であること。
　イ　試験検査における分析結果が陰性となった場合でも、疫学的所見または症候的観察等の結果により原因が推定出来る場合があることに留意すること。
　ウ　原因の総合的判断に際しては、原因食品、原因物質の区分を明瞭に行うとともに、それが疫学的調査、試験検査その他により確認されたものか、推定されたものかを明瞭にしておくこと。

(3)　厚生労働省への報告
①別紙による報告
　保健所は、健康食品等に関する健康被害相談について、別紙により処理票を作成し、原則、調査の完了の都度、都道府県（保健所を設置する市又は特別区が処理する事務にあっては、市又は区。以下第4の1の(3)において同じ。）主管部局を通じて、「食品」として扱う場合は食品保健部新開発食品保健対策室まで、「医薬品」として扱う場合は医薬局監視指導・麻薬対策課まで報告すること。その際、以下の点に留意すること。ただし、重篤な健康被害が発生している等、緊急を要する場合は、調査が完了しない段階においても厚生労働省に報告すること。
　ア　成分分析の結果については、「製造者等の調査結果」の欄に、分析項目及び結果を記載すること。
　イ　「措置・結論・意見」の欄には、食中毒としての調査を行っている場合は、その旨を記載すること。

ウ 調査の結果、届出の製品と健康被害との因果関係が明白に否定された場合を除き全て報告すること。報告しないものについては、「措置・結論・意見」の欄に、その旨を記載し、処理票を保管すること。

エ 報告の際には、表示見本、広告見本等の当該健康食品等の参考となる資料を添付すること。

②食中毒として処理した場合の例外

ただし、保健所において健康食品による食中毒として判断した場合は、(1)によらず、食中毒処理要領（昭和39年7月13日環発第214号）のⅣの二の（二）のエに該当するものとして、当該要領の別記様式1により、1事件当たりの件数が1人であっても、直ちに都道府県衛生主管部局を通じて厚生労働省医薬局食品保健部監視安全課に報告すること。

(4) 情報提供等被害拡大防止のための対応

調査の結果、苦情・相談等のあった健康食品等と健康被害の因果関係が疑われる場合は、被害拡大防止のため、以下の措置をはじめとした必要な措置を講じること。

①製品名等の公表

因果関係が完全に解明されていなくとも、調査の結果からその可能性が疑われる場合等、健康被害拡大防止のために必要であると認めたときは、住民に対して注意を喚起するため、健康被害の原因と考えられる健康食品等の製品名等を公表すること。

②流通防止のための措置

また、製造業者、販売業者等に対する立入調査等を行い、流通実態の把握に努めること。

関係法令に違反している健康食品等については、以下の点に留意し、当該製品の流通を防止するため、製造業者、販売業者等に対する指導や行政処分等必要な措置を講じること。

・原因食品と確定したもの又は原因食品と疑われることについて高度の蓋然性を認めるものに対しては、食品衛生法第22条の規定により、営業者に廃棄等の処置をとらせること。

・無承認無許可医薬品については、薬事法第70条第1項又は第2項の規定により、医薬品を業務上取り扱う者に対して、廃棄、回収等の処置をとらせること。

(5) 健康被害者に対する支援

健康被害の原因となった健康食品等による被害者が他にも保健所管内に多数存在するおそれがある場合は、以下の措置を講じること等により、健康被害者に対する支援に努めること。

①健康相談の実施

管内に専用の相談窓口を設けるなど、健康被害者に対する支援の体制を整えること。また、必要に応じて、健康被害の原因となった物質について、当該物質の特性や有害性等の最新の知見に基づく情報を相談者に対して提供すること。

②医療機関等への受診勧奨（受診医療機関への情報提供を含む。）

報道機関等を通じて、摂取者に対して医療機関への受診等を呼びかけるとともに、医療機関、薬局等に対して、健康被害の原因となった原因物質について、当該物質の特性や有害性等に関する最新の知見等の診療等に必要な情報を提供すること。

(6) 刑事告発等

悪質な法令違反事例など責任追及の必要があると考えられる時その他必要があると認められるときは、検察当局に告発を行うこと。

(7) 記録の保存等

事件の調査結果をもとにして、将来の資料として評価し、記録を十分完備、保存し、これらの事例の集積によって、今後の発生防止対策を講じること。

2 厚生労働省

(1) 情報収集・評価

① 両課室を中心として、健康食品等に関連する健康被害情報等の広範な収集に努める。

② 都道府県等から報告された健康食品が原因と疑われる健康被害事例等について、食品として対応するか医薬品として対応するかの判断が他の都道府県等とは異なる場合、当該都道府県等に新開発食品保健対策室又は監視指導・麻薬対策課からその旨連絡するものとする。

③ 新開発食品保健対策室は、販売に供するために輸入された健康食品等が原因として疑われる場合、検疫所業務管理室を通じて食品等輸入届出に関する情報を輸入食品監視支援システム等を使用して検疫所から収集するとともに、当該健康食品等の状況を都道府県等を通じて収集する。さらに、在外公館及び外務省等を通じて海外における被害の発生状況、当該食品の生産、加工、流通状況等の把握に努める。

④ 両課室は、必要に応じて国立試験研究機関等の専門家からなる会議を開催し、個別事案について、疫学等の観点から、製品名等の公表などの必要性についての分析・評価に関する意見を聴取する。ただし、緊急時等において被害の拡大を防止する観点から行う情報提供についてはこの限りではない。

(2) 関係課室との連携

関係課室の課長等により構成される連絡会議を

開催し、健康食品等に関する情報収集・評価及び情報の共有並びに健康被害防止のための対策の立案・調整を行う。

(3) 必要な対策の検討

保健所等から収集した情報により、健康被害の発生が疑われる場合は、早急に被害拡大防止のための対応を決定する。

健康被害事例における対応策の立案に当たっては、連絡会議を開催するなど、関係部局が連携して事案に対処する。

両課室は、必要に応じ、薬事・食品衛生審議会を開催し、必要な対策等について専門的見地からの意見を聞く。

(4) 情報提供

①都道府県等に対する情報提供

両課室は、健康食品等が原因と疑われる健康被害事例に関する情報を都道府県等に提供するに当たっては、文書により行うとともに、電子媒体の活用等により、迅速な対応を図る。

②医療機関等への情報提供

両課室は、医療機関等に対して情報を提供するに場合には、都道府県等を介して行うほか、関係団体の協力を得て行う。

さらに、緊急に情報提供が必要な場合には、インターネット上の厚生労働省ホームページ等の活用により迅速な提供を図る。

③国民に対する情報提供

両課室は、健康食品等が原因と疑われる健康被害事例に関する情報について、インターネット上の厚生労働省ホームページ、パンフレット等の各種広報媒体の活用及び必要に応じて報道機関に対する協力要請等により、国民や関係者に対し、広く情報を提供する。

(別紙)

健康食品等に関する健康被害受付処理票

年　月　日

_____ 都道府県（市・区）

食品の種類（製品名）				届出年月日	年　月　日
包装形態			内容量		
消費期限又は品質保持期限			保存状態		
製造者（輸入者）の氏名及び住所	氏名				
	住所		電話：（　）　－		
販売者の氏名及び住所	氏名				
	住所		電話：（　）　－		
届出者	健康被害を受けた者本人　・　健康被害を受けた者の家族　・　医療機関　・　その他（　　　）				
届出の概要（届出者等の説明）		健康被害を受けた者	歳（男・女）		
	製品の1日摂取量	1回当たり　個・粒、1日　回、計　個・粒/日			
	製品の摂取目的・期間				
	医師等に対して保健所が調査を行うことに関する本人の同意（有・なし） 当該製品の有無（有・なし）、製品の入手方法（　　　　　）				
医師の意見等	（主症状、他の医薬品等の摂取歴、診療・検査結果、治療経過、当該食品の摂取と主症状の因果関係の程度及びその判断理由を記載する。）				
医療機関	確認年月日	年　月　日			
	医療機関名				
	住所及び電話番号		電話：（　）　－		
製造者等の調査結果	（当該食品の販売量、販売経路、他の苦情事例の有無、医薬品成分の分析結果等を記載する。）				
	製造者等の調査の結果、同様の苦情の有無：　有　・　なし （有の場合は、その概要を添付すること）				
措置・結論・意見等					

医薬品の範囲に関する基準の一部改正に伴う無承認無許可医薬品監視指導マニュアルの一部改正について

[平成14年11月15日　医薬監麻発第1115016号
厚生労働省医薬局監視指導・麻薬対策課長から
各都道府県、政令市、特別区衛生主管（局）長宛]

　無承認無許可医薬品の監視指導については、無承認無許可医薬品監視指導マニュアル（平成13年3月27日付医薬監麻発第333号）に基づき、実施してきたところであるが、今般、「医薬品の範囲に関する基準の一部改正について」（平成14年11月15日付医薬発第1115003号厚生労働省医薬局長通知）により、「医薬品の範囲に関する基準」の一部が改正されたことに伴い、同マニュアルの一部を下記のとおり改正したので、御了知の上、今後とも貴管下関係業者に対する監視指導に遺漏のないようよろしく御配慮願いたい。

記

　「無承認無許可医薬品監視指導マニュアルの改正について」（平成13年3月27日付医薬監麻発第333号監視指導・麻薬対策課長通知）の別添「無承認無許可医薬品監視指導マニュアル」中「医薬品的効能効果を標ぼうしない限り食品と認められる成分本質（原材料）リスト」を「医薬品的効能効果を標ぼうしない限り医薬品と判断しない成分本質（原材料）リスト」に改める。

無承認無許可医薬品監視指導マニュアルの一部改正について

[平成16年3月31日　薬食監麻発第0331004号
厚生労働省医薬食品局監視指導・麻薬対策課長から
各都道府県、保健所設置市、特別区衛生主管部（局）長宛]

　無承認無許可医薬品の監視指導については、「無承認無許可医薬品の指導取締りについて」（昭和46年6月1日付薬発第476号薬務局長通知）に基づき実施してきたところであるが、今般、同通知の別紙「医薬品の範囲に関する基準」が「医薬品の範囲に関する基準の一部改正について」（平成16年3月31日付薬食発第0331009号医薬食品局長通知）により一部改正されたこと及び健康増進法（平成14年法律第103号）が施行されたこと等に伴い、「無承認無許可医薬品の監視指導について」（昭和62年9月22日付薬監第88号監視指導課長通知）の別添「無承認無許可医薬品監視指導マニュアル」の一部を別紙（略）のとおり改正したので、御了知の上、今後とも貴管下関係業者に対する監視指導に遺漏のないようよろしく御配意願いたい。

無承認無許可医薬品監視指導マニュアルの一部改正について

[平成19年4月17日　薬食監麻発第0417001号
厚生労働省医薬食品局監視指導・麻薬対策課長から
各都道府県・保健所設置市・特別区衛生主管部（局）長宛]

　無承認無許可医薬品の監視指導については、「無承認無許可医薬品の指導取締りについて」（昭和46年6月1日付け薬発第476号厚生省薬務局長通知）に基づき実施してきたところであるが、今般、同通知の別紙「医薬品の範囲に関する基準」について「医薬品の範囲に関する基準の一部改正について」（平成19年4月17日付け薬食発第0417001号医薬食品局長通知）により一部改正を行ったことに伴い、「無承認無許可医薬品の監視指導について」（昭和62年9月22日付け薬監第88号厚生省薬務局監視指導課長通知）の別添「無承認無許可医薬品監視指導マニュアル」の一部を別紙のとおり改正したので、御了知の上、貴管下関係業者に対する監視指導に遺漏のないようよろしく御配意願いたい。

別紙
「無承認無許可医薬品監視指導マニュアル」の一部改正について

　昭和62年9月22日付け厚生省薬務局監視指導課長通知「無承認無許可医薬品の監視指導について」の別添「無承認無許可医薬品監視指導マニュアル」の一部を以下のように改正する。

第1　Ⅰの2中「器具器械（」を「機械器具、」に改め、「を含む。以下同じ。」を「（以下「機械器具等」という。）」に改め、「器具器械で」を「機械器具等で」に改め、「（同法第23条において準用する場合を含む。）」を削る。

第2　Ⅱの〈通知本文抜粋〉中「規定する医薬品に該当するか否かは、」の次に「医薬品としての目的を有しているか、又は通常人が医薬品としての目的を有するものであると認識するかどうかにより判断することとなる。通常人が同項第2号又は第3号に掲げる目的を有するものであると認識するかどうかは、」を加え、「判断して、通常人が同法同条同項第2号又は第3号に掲げる目的を有するものであるという認識を得るかどうかによって」を削り、「判定方法による判定によることなく、当然に、医薬品に該当しない」を「、原則として、通常人が医薬品としての目的を有するものであると認識しないものと判断して差し支えない」に改め、「菓子、」を削る。

第3　Ⅱの1中「規定する医薬品に該当するか否かは、」の次に「医薬品としての目的を有しているか、又は通常人が医薬品としての目的を有するものであると認識するかどうかにより判断することとなる。通常人が同項第2号又は第3号に掲げる目的を有するものである

と認識するかどうかは、」を加え、「判断して、通常人が同法同条同項第2号又は第3号に掲げる目的を有するものであるという認識を得るかどうかによって」を削る。

第4　Ⅱの3中「判断は」を「判断に当たっては、第一に医薬品としての目的を有しているか否かを確認する必要があること。また、医薬品の目的を有するものと認識するか否かの判断については」に改める。

第5　Ⅱの4の(2)中「考えられる。」の次に「ただし、特定の成分を添加したもの、遺伝子組換え技術を用いたものなど、医薬品としての目的を持つことが疑われるものについては、個別に判断する必要がある。」を加え、Ⅱの4の(2)中①の次に次のように加える。
　（例）トマト、キャベツ、リンゴ、牛肉、豚肉、鰯、秋刀魚、鮪　等

第6　Ⅱの4の(2)の③中「（惣菜、漬け物、缶詰、冷凍食品等）」を削り、Ⅱの4の(2)の③の次に次のように加える。
　（例）飲食店等で提供される料理、弁当、惣菜及びこれらの冷凍食品・レトルト食品　等

第7　Ⅲの〈通知本文抜粋〉中「判断しない成分本質（原材料）リスト」にその例示として掲げることとする。」の次に次のように加える。
　なお、当該リストは医薬品の該当性を判断する際に参考とするために作成するものであり、食品としての安全性等の評価がなされたもののリストではないことに留意されたい。

第8　Ⅲの2の次に次のように加える。
　(3) 医薬品的効能効果を標ぼうしない限り医薬品と判断しない成分本質（原材料）リストに掲載されているものであっても、食品衛生法等の規制により食品又は食品添加物として使用できない場合もあることに留意すること。

第9　Ⅳの〈通知本文抜粋〉中「刊行物」の次に「、インターネット」を加える。

医薬品の範囲に関する基準の一部改正について

> 平成21年2月20日　薬食発第0220001号
> 各都道府県知事　保健所設置市長　特別区長宛
> 厚生労働省医薬食品局長通知

　人が経口的に服用する物が薬事法（昭和35年法律第145号）第2条第1項第2号又は第3号に規定する医薬品に該当するか否かについては、「無承認無許可医薬品の指導取締りについて」（昭和46年6月1日付け薬発第476号厚生省薬務局長通知）により判断してきたところであるが、今般、同通知の別紙「医薬品の範囲に関する基準」（以下「基準」という。）の一部を別紙のとおり改正したので、下記の改正の趣旨等を御了知の上、貴管下関係業者に対する指導取締りについて御配慮願いたい。

記

1　改正の趣旨
　基準の別添2「専ら医薬品として使用される成分本質（原材料）リスト」及び別添3「医薬品的効能効果を標ぼうしない限り医薬品と判断しない成分本質（原材料）リスト」については、科学的な検証に基づき定期的に見直しを行うこととしており、今般、新たな知見等が得られた成分本質（原材料）等について、所要の改正を行ったものであること。

2　成分本質（原材料）リストの改正要旨
　都道府県からの疑義照会を受け、個別成分本質（原材料）ついて明らかにするため、以下のとおり、基準の例示を整理したこと。

(1) 基準の別添2「専ら医薬品として使用される成分本質（原材料）リスト」にその例示として以下の成分本質（原材料）を追加した：
○植物由来特等
　・チノスポラ・コルディフォリア（全草）
○その他（化学物質等）
　・ウデナフィル、S-アデノシル-L-メチオニン、カルボデナフィル、脱N-メチルシブトラミン、チオデナフィル、ニトロデナフィル、ノルホンデナフィル、ホモチオデナフィル

(2) 基準の別添3「医薬品的効能効果を標ぼうしない限り医薬品と判断しない成分本質（原材料）リスト」にその例示として以下の成分本質（原材料）を追加した：
○植物由来物等
　・ケイシ（小技、若枝）、ベニバナ（種子）
○その他（化学物質等）
　・sn-グリセロ(3)ホスホコリン、ビス-3-ヒドロキシ-3-メチルブチレートモノハイドレート

(3) 以下の成分について、名称、他名等を変更した：
① 専ら医薬品として使用される成分本質（原材料）

○その他（化学物質等）
・脱 N,N-ジメチルシブトラミン
② 医薬品的効能効果を標ぼうしない限り医薬品と判断しない成分本質（原材料）
○植物由来物等
・イボツヅラフジ、ベニバナ
(4) チノスポラ・コルディフォリア及びS-アデノシル-L-メチオニンについては、当該成分本質（原材料）を配合又は含有する製品の取扱いについて、平成22年2月19日までの間、その成分本質（原材料）の分類のみをもって、直ちに医薬品に該当するとの判断を行わないこととしたこと。

別紙
「医薬品の範囲に関する基準」の一部改正について

昭和46年6月1日付け薬発第476号厚生省薬務局長通知「無承認無許可医薬品の指導取締りについて」の別紙「医薬品の範囲に関する基準」の一部を次のように改正する。

第1　別添2の植物由来等の表チクセツニンジンの項の次に次のように加える。

| チノスポラ・コルディフォリア | Tinospora cordifolia | 全草 | |

第2　別添2のその他（化学物質等）の表インベルターゼの項の次に次のように加える。

| ウデナフィル | Udenafil | | |
| S-アデノシル-L-メチオニン | SAMe | | |

別添2のその他（化学物質等）の表カタラーゼの項の次に次のように加える。

| カルボデナフィル | Carbodenafil | | |

別添2のその他（化学物質等）の表脱 N-ジメチルシブトラミンの項を次のように改める。

| 脱 N,N-ジメチルシブトラミン | Des-N,N-dimethyl-sibutramine | | |

別添2のその他（化学物質等）の表脱 N-ジメチルシブトラミンの項の次に次のように加える。

| 脱 N-メチルシブトラミン | Des-N-methyl-sibutramine | | |
| チオデナフィル | Thiodenafil | | |

別添2のその他（化学物質等）の表ニコチンの項の次に次のように加える。

| ニトロデナフィル | Nitrodenafil | | |

別添2のその他（化学物質等）の表ノルネオシルデナフィルの項の次に次のように加える。

| ノルホンデナフィル | Norhongdenafil | | |

別添2のその他（化学物質等）の表ホモシルデナフィルの項の次に次のように加える。

| ホモチオデナフィル | Homothiodenafil | | |

第3　別添3の植物由来物等の表イボツヅラフジの項を次のように改める。

| イボツヅラフジ | Tinospora crispa | 全草 | |

別添3の植物由来物等の表ケイコツソウの項の次に次のように加える。

| ケイシ | Cinnamomum cassia | 小枝、若枝 | |

別添3の植物由来物等の表ベニバナの項中「/ベニバナ油」の次に「/Carthamus tinctorius」を、「・種子油」の次に「・種子」を加える。

第4　別添3のその他（化学物質等）の表雲母の項の次に次のように加える。

| sn-グリセロ(3)ホスホコリン | L-α-グリセリルホスホリルコリン/sn-Glycero (3) phosphocholine | | |

別添3のその他（化学物質等）の表ヒスチジンの項の次に次のように加える。

| ビス-3-ヒドロキシ-メチルブチレートモノハイドレート | Bis(3-hydroxy-3-methylbutyrate) monohydrate/3-Hydroxy-3-methylbutyric acid〈HMB〉 | | |

「ホスピタルダイエット」などと称されるタイ製のやせ薬に対する注意喚起

[平成21年10月23日　薬食監麻発1023第2号
各都道府県衛生主管部（局）薬務主管課　宛
厚生労働省医薬食品局監視指導・麻薬対策課長通知]

標記につきましては、平成21年10月9日付事務連絡において、住民の方々及び関係者への無承認無許可医薬品の個人輸入に係る適切な情報提供や取り締まりの強化などの必要な対応をお願いしたところですが、本日、東京都から、MDクリニックダイエットと称されるやせ薬から医薬品成分が検出され、同やせ薬を使用していた30歳代女性の死亡事例が報告されました（ただし、この女性は、気管支喘息の基礎疾患もあり、同製品の使用と死亡との因果関係は明らかではありません）。

つきましては、同やせ薬の個人輸入に関し、貴管下市町村への情報提供、自治体広報へ掲載する（別紙文例）等による住民の方への注意喚起の徹底及び無承認無許可医薬品の取締りのさらなる強化など、より一層の対応をお願いします。

なお、保健所設置市及び特別区へは、当課より通知しておりますので申し添えます。

過去に報告された健康被害事例（厚生労働省ホームページ）
http://www.mh1w.go.jp/kinkyu/diet/jirei/030902-1.html

別紙
広報文例

個人輸入のやせ薬にご注意ください！

「ホスピタルダイエット」などと称されるタイ製のやせ薬については、これまで、死亡事例を含む重篤な健康被害が報告されております。
　健康被害が発生するおそれがありますので、このような製品を入手して服用しないで下さい。また、服用により体調異常が現れた場合には、直ちに服用を中止し、医療機関を受診するとともに、最寄りの保健所にお申し出下さい。

「ホスピタルダイエット」にご注意ください！

「ホスピタルダイエット」などと称されるタイ製のやせ薬については、これまで、死亡事例を含む重篤な健康被害が報告されております。
　国内での承認を受けていないこのような製品については、健康被害が発生するおそれがありますので、インターネット等で個人輸入して使用することは、くれぐれも避けていただくようお願いします。また、服用により体調異常が現れた場合には、直ちに服用を中止し、医療機関を受診するとともに、最寄りの保健所にお申し出下さい。

「ホスピタルダイエット」などと称されるタイ製のやせ薬にご注意ください！

「ホスピタルダイエット」などと称されるタイ製のやせ薬については、これまで、死亡事例を含む重篤な健康被害が報告されております。
　国内での承認を受けていないこのような製品については、当該医薬品が偽造製品であったり、有害な物質が含まれていたりする可能性があり、健康被害が発生するおそれがあります。
　インターネット等で個人輸入して使用することは、くれぐれも避けていただくようお願いします。また、服用により体調異常が現れた場合には、直ちに服用を中止し、医療機関を受診するとともに、最寄りの保健所にお申し出下さい。

第5章

1 法令
- 不当景品類及び不当表示防止法（昭和37年5月15日　法律第134号）················ 695

2 告示・運用基準・指針等

●景品類及び表示の指定関係
- 不当景品類及び不当表示防止法第2条の規定により景品類及び表示を指定する件
  （昭和37年6月30日公正取引委員会告示第3号）················ 702
- 景品類等の指定の告示の運用基準について················ 703

●表示関係
- 痩身効果等を標ぼうするいわゆる健康食品の広告等について
  （昭和60年6月27日　公取指第130号）················ 705
- 健康食品に関する景品表示法及び健康増進法上の留意事項について
  （平成28年6月30日　消費者庁）＊資料編　第3章　健康増進法関係（p.564）参照 ················ 709
- 商品の原産国に関する不当な表示（昭和48年10月16日公正取引委員会告示第34号）················ 710
- 「商品の原産国に関する不当な表示」の運用基準について
  （昭和48年10月16日事務局長通達第12号）················ 710
- おとり広告に関する表示（平成5年4月28日公正取引委員会告示第17号）················ 711
- 「おとり広告に関する表示」等の運用基準（平成5年4月28日　事務局長通達第6号）················ 711
- 不当な価格表示についての景品表示法上の考え方（平成12年　6月30日公正取引委員会）················ 714
- 比較広告に関する景品表示法上の考え方（昭和62年4月21日　公正取引委員会事務局）················ 723
- 不当景品類及び不当表示防止法第7条第2項の運用指針－不実証広告規制に関する指針
  （平成15年10月28日　公正取引委員会）················ 726
- 消費者向け電子商取引における表示についての景品表示法上の問題点と留意事項（抜粋）
  （平成14年6月5日　公正取引委員会）················ 731
- インターネット消費者取引に係る広告表示に関する景品表示法上の問題点及び留意事項（抜粋）
  （平成23年10月28日　消費者庁）················ 738
- 事業者が講ずべき景品類の提供及び表示の管理上の措置についての指針
  （平成26年11月14日内閣府告示第276号）················ 744

●課徴金関係
- 不当景品類及び不当表示防止法第8条（課徴金納付命令の基本的要件）に関する考え方
  （平成28年1月29日消費者庁）················ 750

不当景品類及び不当表示防止法

［昭和37年 5 月15日　法律第134号
最終改正　平成26年11月27日　法律第118号］

第 1 章　総則
（目的）
第 1 条　この法律は、商品及び役務の取引に関連する不当な景品類及び表示による顧客の誘引を防止するため、一般消費者による自主的かつ合理的な選択を阻害するおそれのある行為の制限及び禁止について定めることにより、一般消費者の利益を保護することを目的とする。

（定義）
第 2 条　この法律で「事業者」とは、商業、工業、金融業その他の事業を行う者をいい、当該事業を行う者の利益のためにする行為を行う役員、従業員、代理人その他の者は、次項及び第31条の規定の適用については、これを当該事業者とみなす。

2　この法律で「事業者団体」とは、事業者としての共通の利益を増進することを主たる目的とする 2 以上の事業者の結合体又はその連合体をいい、次に掲げる形態のものを含む。ただし、 2 以上の事業者の結合体又はその連合体であつて、資本又は構成事業者（事業者団体の構成員である事業者をいう。第40条において同じ。）の出資を有し、営利を目的として商業、工業、金融業その他の事業を営むことを主たる目的とし、かつ、現にその事業を営んでいるものを含まないものとする。

　一　 2 以上の事業者が社員（社員に準ずるものを含む。）である一般社団法人その他の社団

　二　 2 以上の事業者が理事又は管理人の任免、業務の執行又はその存立を支配している一般財団法人その他の財団

　三　 2 以上の事業者を組合員とする組合又は契約による 2 以上の事業者の結合体

3　この法律で「景品類」とは、顧客を誘引するための手段として、その方法が直接的であるか間接的であるかを問わず、くじの方法によるかどうかを問わず、事業者が自己の供給する商品又は役務の取引（不動産に関する取引を含む。以下同じ。）に付随して相手方に提供する物品、金銭その他の経済上の利益であつて、内閣総理大臣が指定するものをいう。

4　この法律で「表示」とは、顧客を誘引するための手段として、事業者が自己の供給する商品又は役務の内容又は取引条件その他これらの取引に関する事項について行う広告その他の表示であつて、内閣総理大臣が指定するものをいう。

（景品類及び表示の指定に関する公聴会等及び告示）
第 3 条　内閣総理大臣は、前条第 3 項若しくは第 4 項の規定による指定をし、又はその変更若しくは廃止をしようとするときは、内閣府令で定めるところにより、公聴会を開き、関係事業者及び一般の意見を求めるとともに、消費者委員会の意見を聴かなければならない。

2　前項に規定する指定並びにその変更及び廃止は、告示によつて行うものとする。

第 2 章　景品類及び表示に関する規制
第 1 節　景品類の制限及び禁止並びに不当な表示の禁止
（景品類の制限及び禁止）
第 4 条　内閣総理大臣は、不当な顧客の誘引を防止し、一般消費者による自主的かつ合理的な選択を確保するため必要があると認めるときは、景品類の価額の最高額若しくは総額、種類若しくは提供の方法その他景品類の提供に関する事項を制限し、又は景品類の提供を禁止することができる。

（不当な表示の禁止）
第 5 条　事業者は、自己の供給する商品又は役務の取引について、次の各号のいずれかに該当する表示をしてはならない。

　一　商品又は役務の品質、規格その他の内容について、一般消費者に対し、実際のものよりも著しく優良であると示し、又は事実に相違して当該事業者と同種若しくは類似の商品若しくは役務を供給している他の事業者に係るものよりも著しく優良であると示す表示であつて、不当に顧客を誘引し、一般消費者による自主的かつ合理的な選択を阻害するおそれがあると認められるもの

　二　商品又は役務の価格その他の取引条件について、実際のもの又は当該事業者と同種若しくは類似の商品若しくは役務を供給している他の事業者に係るものよりも取引の相手方に著しく有利であると一般消費者に誤認される表示であつて、不当に顧客を誘引し、一般消費者による自主的かつ合理的な選択を阻害するおそれがあると認められるもの

　三　前二号に掲げるもののほか、商品又は役務の取引に関する事項について一般消費者に誤認されるおそれがある表示であつて、不当に顧客を誘引し、一般消費者による自主的かつ合理的な選択を阻害するおそれがあると認めて内閣総理大臣が指定するもの

（景品類の制限及び禁止並びに不当な表示の禁止に係る指定に関する公聴会等及び告示）
第 6 条　内閣総理大臣は、第 4 条の規定による制限若しくは禁止若しくは前条第三号の規定による指定をし、又はこれらの変更若しくは廃止をしようとするときは、内閣府令で定めるところにより、公聴会を開き、関係事業者及び一般の意見を求めるとともに、消費者

委員会の意見を聴かなければならない。
2　前項に規定する制限及び禁止並びに指定並びにこれらの変更及び廃止は、告示によつて行うものとする。

第2節　措置命令

第7条　内閣総理大臣は、第4条の規定による制限若しくは禁止又は第5条の規定に違反する行為があるときは、当該事業者に対し、その行為の差止め若しくはその行為が再び行われることを防止するために必要な事項又はこれらの実施に関連する公示その他必要な事項を命ずることができる。その命令は、当該違反行為が既になくなつている場合においても、次に掲げる者に対し、することができる。
一　当該違反行為をした事業者
二　当該違反行為をした事業者が法人である場合において、当該法人が合併により消滅したときにおける合併後存続し、又は合併により設立された法人
三　当該違反行為をした事業者が法人である場合において、当該法人から分割により当該違反行為に係る事業の全部又は一部を承継した法人
四　当該違反行為をした事業者から当該違反行為に係る事業の全部又は一部を譲り受けた事業者
2　内閣総理大臣は、前項の規定による命令に関し、事業者がした表示が第5条第一号に該当するか否かを判断するため必要があると認めるときは、当該表示をした事業者に対し、期間を定めて、当該表示の裏付けとなる合理的な根拠を示す資料の提出を求めることができる。この場合において、当該事業者が当該資料を提出しないときは、同項の規定の適用については、当該表示は同号に該当する表示とみなす。

第3節　課徴金

（課徴金納付命令）

第8条　事業者が、第5条の規定に違反する行為（同条第三号に該当する表示に係るものを除く。以下「課徴金対象行為」という。）をしたときは、内閣総理大臣は、当該事業者に対し、当該課徴金対象行為に係る課徴金対象期間に取引をした当該課徴金対象行為に係る商品又は役務の政令で定める方法により算定した売上額に100分の3を乗じて得た額に相当する額の課徴金を国庫に納付することを命じなければならない。ただし、当該事業者が当該課徴金対象行為をした期間を通じて当該課徴金対象行為に係る表示が次の各号のいずれかに該当することを知らず、かつ、知らないことにつき相当の注意を怠つた者でないと認められるとき、又はその額が150万円未満であるときは、その納付を命ずることができない。
一　商品又は役務の品質、規格その他の内容について、実際のものよりも著しく優良であること又は事実に相違して当該事業者と同種若しくは類似の商品若しくは役務を供給している他の事業者に係るものよりも著しく優良であることを示す表示
二　商品又は役務の価格その他の取引条件について、実際のものよりも取引の相手方に著しく有利であること又は事実に相違して当該事業者と同種若しくは類似の商品若しくは役務を供給している他の事業者に係るものよりも取引の相手方に著しく有利であることを示す表示
2　前項に規定する「課徴金対象期間」とは、課徴金対象行為をした期間（課徴金対象行為をやめた後そのやめた日から6月を経過する日（同日前に、当該事業者が当該課徴金対象行為に係る表示が不当に顧客を誘引し、一般消費者による自主的かつ合理的な選択を阻害するおそれを解消するための措置として内閣府令で定める措置をとつたときは、その日）までの間に当該事業者が当該課徴金対象行為に係る商品又は役務の取引をしたときは、当該課徴金対象行為をやめてから最後に当該取引をした日までの期間を加えた期間とし、当該期間が3年を超えるときは、当該期間の末日から遡つて3年間とする。）をいう。
3　内閣総理大臣は、第1項の規定による命令（以下「課徴金納付命令」という。）に関し、事業者がした表示が第5条第一号に該当するか否かを判断するため必要があると認めるときは、当該表示をした事業者に対し、期間を定めて、当該表示の裏付けとなる合理的な根拠を示す資料の提出を求めることができる。この場合において、当該事業者が当該資料を提出しないときは、同項の規定の適用については、当該表示は同号に該当する表示と推定する。

（課徴金対象行為に該当する事実の報告による課徴金の額の減額）

第9条　前条第1項の場合において、内閣総理大臣は、当該事業者が課徴金対象行為に該当する事実を内閣府令で定めるところにより内閣総理大臣に報告したときは、同項の規定により計算した課徴金の額に100分の50を乗じて得た額を当該課徴金の額から減額するものとする。ただし、その報告が、当該課徴金対象行為についての調査があつたことにより当該課徴金対象行為について課徴金納付命令があるべきことを予知してされたものであるときは、この限りでない。

（返金措置の実施による課徴金の額の減額等）

第10条　第15条第1項の規定による通知を受けた者は、第8条第2項に規定する課徴金対象期間において当該商品又は役務の取引を行つた一般消費者であつて政令で定めるところにより特定されているものからの申出があつた場合に、当該申出をした一般消費者の取引に係る商品又は役務の政令で定める方法により算定した購入額に100分の3を乗じて得た額以上の金銭を交付する措置（以下この条及び次条において「返金措置」という。）を実施しようとするときは、内閣府令で定め

るところにより、その実施しようとする返金措置（以下この条において「実施予定返金措置」という。）に関する計画（以下この条において「実施予定返金措置計画」という。）を作成し、これを第15条第1項に規定する弁明書の提出期限までに内閣総理大臣に提出して、その認定を受けることができる。

2　実施予定返金措置計画には、次に掲げる事項を記載しなければならない。
一　実施予定返金措置の内容及び実施期間
二　実施予定返金措置の対象となる者が当該実施予定返金措置の内容を把握するための周知の方法に関する事項
三　実施予定返金措置の実施に必要な資金の額及びその調達方法

3　実施予定返金措置計画には、第1項の認定の申請前に既に実施した返金措置の対象となつた者の氏名又は名称、その者に対して交付した金銭の額及びその計算方法その他の当該申請前に実施した返金措置に関する事項として内閣府令で定めるものを記載することができる。

4　第1項の認定の申請をした者は、当該申請後これに対する処分を受けるまでの間に返金措置を実施したときは、遅滞なく、内閣府令で定めるところにより、当該返金措置の対象となつた者の氏名又は名称、その者に対して交付した金銭の額及びその計算方法その他の当該返金措置に関する事項として内閣府令で定めるものについて、内閣総理大臣に報告しなければならない。

5　内閣総理大臣は、第1項の認定の申請があつた場合において、その実施予定返金措置計画が次の各号のいずれにも適合すると認める場合でなければ、その認定をしてはならない。
一　当該実施予定返金措置計画に係る実施予定返金措置が円滑かつ確実に実施されると見込まれるものであること。
二　当該実施予定返金措置計画に係る実施予定返金措置の対象となる者（当該実施予定返金措置計画に第3項に規定する事項が記載されている場合又は前項の規定による報告がされている場合にあつては、当該記載又は報告に係る返金措置が実施された者を含む。）のうち特定の者について不当に差別的でないものであること。
三　当該実施予定返金措置計画に記載されている第2項第一号に規定する実施期間が、当該課徴金対象行為による一般消費者の被害の回復を促進するため相当と認められる期間として内閣府令で定める期間内に終了するものであること。

6　第1項の認定を受けた者（以下この条及び次条において「認定事業者」という。）は、当該認定に係る実施予定返金措置計画を変更しようとするときは、内閣府令で定めるところにより、内閣総理大臣の認定を受けなければならない。

7　第5項の規定は、前項の認定について準用する。

8　内閣総理大臣は、認定事業者による返金措置が第1項の認定を受けた実施予定返金措置計画（第6項の規定による変更の認定があつたときは、その変更後のもの。次条第1項及び第2項において「認定実施予定返金措置計画」という。）に適合して実施されていないと認めるときは、第1項の認定（第6項の規定による変更の認定を含む。次項及び第10項ただし書において単に「認定」という。）を取り消さなければならない。

9　内閣総理大臣は、認定をしたとき又は前項の規定により認定を取り消したときは、速やかに、これらの処分の対象者に対し、文書をもつてその旨を通知するものとする。

10　内閣総理大臣は、第1項の認定をしたときは、第8条第1項の規定にかかわらず、次条第1項に規定する報告の期限までの間は、認定事業者に対し、課徴金の納付を命ずることができない。ただし、第8項の規定により認定を取り消した場合には、この限りでない。

第11条　認定事業者（前条第8項の規定により同条第1項の認定（同条第6項の規定による変更の認定を含む。）を取り消されたものを除く。第3項において同じ。）は、同条第1項の認定後に実施された認定実施予定返金措置計画に係る返金措置の結果について、当該認定実施予定返金措置計画に記載されている同条第2項第一号に規定する実施期間の経過後1週間以内に、内閣府令で定めるところにより、内閣総理大臣に報告しなければならない。

2　内閣総理大臣は、第8条第1項の場合において、前項の規定による報告に基づき、前条第1項の認定後に実施された返金措置が認定実施予定返金措置計画に適合して実施されたと認めるときは、当該返金措置（当該認定実施予定返金措置計画に同条第3項に規定する事項が記載されている場合又は同条第4項の規定による報告がされている場合にあつては、当該記載又は報告に係る返金措置を含む。）において交付された金銭の額として内閣府令で定めるところにより計算した額を第8条第1項又は第9条の規定により計算した課徴金の額から減額するものとする。この場合において、当該内閣府令で定めるところにより計算した額を当該課徴金の額から減額した額が零を下回るときは、当該額は、零とする。

3　内閣総理大臣は、前項の規定により計算した課徴金の額が1万円未満となつたときは、第8条第1項の規定にかかわらず、認定事業者に対し、課徴金の納付を命じないものとする。この場合において、内閣総理大臣は、速やかに、当該認定事業者に対し、文書をもつてその旨を通知するものとする。

(課徴金の納付義務等)
第12条 課徴金納付命令を受けた者は、第8条第1項、第9条又は前条第2項の規定により計算した課徴金を納付しなければならない。
2 第8条第1項、第9条又は前条第2項の規定により計算した課徴金の額に1万円未満の端数があるときは、その端数は、切り捨てる。
3 課徴金対象行為をした事業者が法人である場合において、当該法人が合併により消滅したときは、当該法人がした課徴金対象行為は、合併後存続し、又は合併により設立された法人がした課徴金対象行為とみなして、第8条から前条まで並びに前2項及び次項の規定を適用する。
4 課徴金対象行為をした事業者が法人である場合において、当該法人が当該課徴金対象行為に係る事案について報告徴収等(第29条第1項の規定による報告の徴収、帳簿書類その他の物件の提出の命令、立入検査又は質問をいう。以下この項において同じ。)が最初に行われた日(当該報告徴収等が行われなかつたときは、当該法人が当該課徴金対象行為について第15条第1項の規定による通知を受けた日。以下この項において「調査開始日」という。)以後においてその一若しくは二以上の子会社等(事業者の子会社若しくは親会社(会社を子会社とする他の会社をいう。以下この項において同じ。)又は当該事業者と親会社が同一である他の会社をいう。以下この項において同じ。)に対して当該課徴金対象行為に係る事業の全部を譲渡し、又は当該法人(会社に限る。)が当該課徴金対象行為に係る事案についての調査開始日以後においてその一若しくは二以上の子会社等に対して分割により当該課徴金対象行為に係る事業の全部を承継させ、かつ、合併以外の事由により消滅したときは、当該法人がした課徴金対象行為は、当該事業の全部若しくは一部を譲り受け、又は分割により当該事業の全部若しくは一部を承継した子会社等(以下この項において「特定事業承継子会社等」という。)がした課徴金対象行為とみなして、第8条から前条まで及び前3項の規定を適用する。この場合において、当該特定事業承継子会社等が2以上あるときは、第8条第1項中「当該事業者に対し」とあるのは「特定事業承継子会社等(第12条第4項に規定する特定事業承継子会社等をいう。以下この項において同じ。)に対し、この項の規定による命令を受けた他の特定事業承継子会社等と連帯して」と、第1項中「受けた者は、第8条第1項」とあるのは「受けた特定事業承継子会社等(第4項に規定する特定事業承継子会社等をいう。以下この項において同じ。)は、第8条第1項の規定による命令を受けた他の特定事業承継子会社等と連帯して、同項」とする。
5 前項に規定する「子会社」とは、会社がその総株主(総社員を含む。以下この項において同じ。)の議決権(株主総会において決議をすることができる事項の全部につき議決権を行使することができない株式についての議決権を除き、会社法(平成17年法律第86号)第879条第3項の規定により議決権を有するものとみなされる株式についての議決権を含む。以下この項において同じ。)の過半数を有する他の会社をいう。この場合において、会社及びその一若しくは二以上の子会社又は会社の一若しくは二以上の子会社がその総株主の議決権の過半数を有する他の会社は、当該会社の子会社とみなす。
6 第3項及び第4項の場合において、第8条第2項及び第3項並びに第9条から前条までの規定の適用に関し必要な事項は、政令で定める。
7 課徴金対象行為をやめた日から5年を経過したときは、内閣総理大臣は、当該課徴金対象行為に係る課徴金の納付を命ずることができない。

(課徴金納付命令に対する弁明の機会の付与)
第13条 内閣総理大臣は、課徴金納付命令をしようとするときは、当該課徴金納付命令の名宛人となるべき者に対し、弁明の機会を与えなければならない。

(弁明の機会の付与の方式)
第14条 弁明は、内閣総理大臣が口頭ですることを認めたときを除き、弁明を記載した書面(次条第1項において「弁明書」という。)を提出してするものとする。
2 弁明をするときは、証拠書類又は証拠物を提出することができる。

(弁明の機会の付与の通知の方式)
第15条 内閣総理大臣は、弁明書の提出期限(口頭による弁明の機会の付与を行う場合には、その日時)までに相当な期間をおいて、課徴金納付命令の名宛人となるべき者に対し、次に掲げる事項を書面により通知しなければならない。
一 納付を命じようとする課徴金の額
二 課徴金の計算の基礎及び当該課徴金に係る課徴金対象行為
三 弁明書の提出先及び提出期限(口頭による弁明の機会の付与を行う場合には、その旨並びに出頭すべき日時及び場所)
2 内閣総理大臣は、課徴金納付命令の名宛人となるべき者の所在が判明しない場合においては、前項の規定による通知を、その者の氏名(法人にあつては、その名称及び代表者の氏名)、同項第三号に掲げる事項及び内閣総理大臣が同項各号に掲げる事項を記載した書面をいつでもその者に交付する旨を消費者庁の事務所の掲示場に掲示することによつて行うことができる。この場合においては、掲示を始めた日から2週間を経過したときに、当該通知がその者に到達したものとみなす。

(代理人)
第16条 前条第1項の規定による通知を受けた者(同条

第2項後段の規定により当該通知が到達したものとみなされる者を含む。次項及び第4項において「当事者」という。）は、代理人を選任することができる。
2　代理人は、各自、当事者のために、弁明に関する一切の行為をすることができる。
3　代理人の資格は、書面で証明しなければならない。
4　代理人がその資格を失つたときは、当該代理人を選任した当事者は、書面でその旨を内閣総理大臣に届け出なければならない。

（課徴金納付命令の方式等）
第17条　課徴金納付命令は、文書によつて行い、課徴金納付命令書には、納付すべき課徴金の額、課徴金の計算の基礎及び当該課徴金に係る課徴金対象行為並びに納期限を記載しなければならない。
2　課徴金納付命令は、その名宛人に課徴金納付命令書の謄本を送達することによつて、その効力を生ずる。
3　第1項の課徴金の納期限は、課徴金納付命令書の謄本を発する日から7月を経過した日とする。

（納付の督促）
第18条　内閣総理大臣は、課徴金をその納期限までに納付しない者があるときは、督促状により期限を指定してその納付を督促しなければならない。
2　内閣総理大臣は、前項の規定による督促をしたときは、その督促に係る課徴金の額につき年14.5パーセントの割合で、納期限の翌日からその納付の日までの日数により計算した延滞金を徴収することができる。ただし、延滞金の額が1000円未満であるときは、この限りでない。
3　前項の規定により計算した延滞金の額に100円未満の端数があるときは、その端数は、切り捨てる。

（課徴金納付命令の執行）
第19条　前条第1項の規定により督促を受けた者がその指定する期限までにその納付すべき金額を納付しないときは、内閣総理大臣の命令で、課徴金納付命令を執行する。この命令は、執行力のある債務名義と同一の効力を有する。
2　課徴金納付命令の執行は、民事執行法（昭和54年法律第4号）その他強制執行の手続に関する法令の規定に従つてする。
3　内閣総理大臣は、課徴金納付命令の執行に関して必要があると認めるときは、公務所又は公私の団体に照会して必要な事項の報告を求めることができる。

（課徴金等の請求権）
第20条　破産法（平成16年法律第75号）、民事再生法（平成11年法律第225号）、会社更生法（平成14年法律第154号）及び金融機関等の更生手続の特例等に関する法律（平成8年法律第95号）の規定の適用については、課徴金納付命令に係る課徴金の請求権及び第18条第2項の規定による延滞金の請求権は、過料の請求権とみなす。

（送達書類）
第21条　送達すべき書類は、この節に規定するもののほか、内閣府令で定める。

（送達に関する民事訴訟法の準用）
第22条　書類の送達については、民事訴訟法（平成8年法律第109号）第99条、第101条、第103条、第105条、第106条、第108条及び第109条の規定を準用する。この場合において、同法第99条第1項中「執行官」とあるのは「消費者庁の職員」と、同法第108条中「裁判長」とあり、及び同法第109条中「裁判所」とあるのは「内閣総理大臣」と読み替えるものとする。

（公示送達）
第23条　内閣総理大臣は、次に掲げる場合には、公示送達をすることができる。
一　送達を受けるべき者の住所、居所その他送達をすべき場所が知れない場合
二　外国においてすべき送達について、前条において準用する民事訴訟法第108条の規定によることができず、又はこれによつても送達をすることができないと認めるべき場合
三　前条において準用する民事訴訟法第108条の規定により外国の管轄官庁に嘱託を発した後6月を経過してもその送達を証する書面の送付がない場合
2　公示送達は、送達すべき書類を送達を受けるべき者にいつでも交付すべき旨を消費者庁の事務所の掲示場に掲示することにより行う。
3　公示送達は、前項の規定による掲示を始めた日から2週間を経過することによつて、その効力を生ずる。
4　外国においてすべき送達についてした公示送達にあつては、前項の期間は、六週間とする。

（電子情報処理組織の使用）
第24条　行政手続等における情報通信の技術の利用に関する法律（平成14年法律第151号）第2条第七号に規定する処分通知等であつて、この節又は内閣府令の規定により書類の送達により行うこととしているものについては、同法第4条第1項の規定にかかわらず、当該処分通知等の相手方が送達を受ける旨の内閣府令で定める方式による表示をしないときは、電子情報処理組織（同項に規定する電子情報処理組織をいう。次項において同じ。）を使用して行うことができない。
2　消費者庁の職員が前項に規定する処分通知等に関する事務を電子情報処理組織を使用して行つたときは、第22条において準用する民事訴訟法第109条の規定による送達に関する事項を記載した書面の作成及び提出に代えて、当該事項を電子情報処理組織を使用して消費者庁の使用に係る電子計算機（入出力装置を含む。）に備えられたファイルに記録しなければならない。

（行政手続法の適用除外）
第25条　内閣総理大臣がする課徴金納付命令その他のこの節の規定による処分については、行政手続法（平

成5年法律第88号）第3章の規定は、適用しない。ただし、第10条第8項の規定に係る同法第12条及び第14条の規定の適用については、この限りでない。

第4節　景品類の提供及び表示の管理上の措置
（事業者が講ずべき景品類の提供及び表示の管理上の措置）
第26条　事業者は、自己の供給する商品又は役務の取引について、景品類の提供又は表示により不当に顧客を誘引し、一般消費者による自主的かつ合理的な選択を阻害することのないよう、景品類の価額の最高額、総額その他の景品類の提供に関する事項及び商品又は役務の品質、規格その他の内容に係る表示に関する事項を適正に管理するために必要な体制の整備その他の必要な措置を講じなければならない。

2　内閣総理大臣は、前項の規定に基づき事業者が講ずべき措置に関して、その適切かつ有効な実施を図るために必要な指針（以下この条において単に「指針」という。）を定めるものとする。

3　内閣総理大臣は、指針を定めようとするときは、あらかじめ、事業者の事業を所管する大臣及び公正取引委員会に協議するとともに、消費者委員会の意見を聴かなければならない。

4　内閣総理大臣は、指針を定めたときは、遅滞なく、これを公表するものとする。

5　前2項の規定は、指針の変更について準用する。

（指導及び助言）
第27条　内閣総理大臣は、前条第1項の規定に基づき事業者が講ずべき措置に関して、その適切かつ有効な実施を図るため必要があると認めるときは、当該事業者に対し、その措置について必要な指導及び助言をすることができる。

（勧告及び公表）
第28条　内閣総理大臣は、事業者が正当な理由がなくて第26条第1項の規定に基づき事業者が講ずべき措置を講じていないと認めるときは、当該事業者に対し、景品類の提供又は表示の管理上必要な措置を講ずべき旨の勧告をすることができる。

2　内閣総理大臣は、前項の規定による勧告を行つた場合において当該事業者がその勧告に従わないときは、その旨を公表することができる。

第5節　報告の徴収及び立入検査等
第29条　内閣総理大臣は、第7条第1項の規定による命令、課徴金納付命令又は前条第1項の規定による勧告を行うため必要があると認めるときは、当該事業者若しくはその者とその事業に関して関係のある事業者に対し、その業務若しくは財産に関して報告をさせ、若しくは帳簿書類その他の物件の提出を命じ、又はその職員に、当該事業者若しくはその者とその事業に関して関係のある事業者の事務所、事業所その他その事業を行う場所に立ち入り、帳簿書類その他の物件を検査させ、若しくは関係者に質問させることができる。

2　前項の規定により立入検査をする職員は、その身分を示す証明書を携帯し、関係者に提示しなければならない。

3　第1項の規定による権限は、犯罪捜査のために認められたものと解釈してはならない。

第3章　適格消費者団体の差止請求権等
第30条　消費者契約法（平成12年法律第61号）第2条第4項に規定する適格消費者団体（以下この条及び第41条において単に「適格消費者団体」という。）は、事業者が、不特定かつ多数の一般消費者に対して次の各号に掲げる行為を現に行い又は行うおそれがあるときは、当該事業者に対し、当該行為の停止若しくは予防又は当該行為が当該各号に規定する表示をしたものである旨の周知その他の当該行為の停止若しくは予防に必要な措置をとることを請求することができる。

一　商品又は役務の品質、規格その他の内容について、実際のもの又は当該事業者と同種若しくは類似の商品若しくは役務を供給している他の事業者に係るものよりも著しく優良であると誤認される表示をすること。

二　商品又は役務の価格その他の取引条件について、実際のもの又は当該事業者と同種若しくは類似の商品若しくは役務を供給している他の事業者に係るものよりも取引の相手方に著しく有利であると誤認される表示をすること。

2　消費者安全法（平成21年法律第50号）第11条の7第1項に規定する消費生活協力団体及び消費生活協力員は、事業者が不特定かつ多数の一般消費者に対して前項各号に掲げる行為を現に行い又は行うおそれがある旨の情報を得たときは、適格消費者団体が同項の規定による請求をする権利を適切に行使するために必要な限度において、当該適格消費者団体に対し、当該情報を提供することができる。

3　前項の規定により情報の提供を受けた適格消費者団体は、当該情報を第1項の規定による請求をする権利の適切な行使の用に供する目的以外の目的のために利用し、又は提供してはならない。

第4章　協定又は規約
（協定又は規約）
第31条　事業者又は事業者団体は、内閣府令で定めるところにより、景品類又は表示に関する事項について、内閣総理大臣及び公正取引委員会の認定を受けて、不当な顧客の誘引を防止し、一般消費者による自主的かつ合理的な選択及び事業者間の公正な競争を確保するための協定又は規約を締結し、又は設定することがで

きる。これを変更しようとするときも、同様とする。
2 内閣総理大臣及び公正取引委員会は、前項の協定又は規約が次の各号のいずれにも適合すると認める場合でなければ、同項の認定をしてはならない。
一 不当な顧客の誘引を防止し、一般消費者による自主的かつ合理的な選択及び事業者間の公正な競争を確保するために適切なものであること。
二 一般消費者及び関連事業者の利益を不当に害するおそれがないこと。
三 不当に差別的でないこと。
四 当該協定若しくは規約に参加し、又は当該協定若しくは規約から脱退することを不当に制限しないこと。
3 内閣総理大臣及び公正取引委員会は、第1項の認定を受けた協定又は規約が前項各号のいずれかに適合するものでなくなつたと認めるときは、当該認定を取り消さなければならない。
4 内閣総理大臣及び公正取引委員会は、第1項又は前項の規定による処分をしたときは、内閣府令で定めるところにより、告示しなければならない。
5 私的独占の禁止及び公正取引の確保に関する法律（昭和22年法律第54号）第7条第1項及び第2項（同法第8条の2第2項及び第20条第2項において準用する場合を含む。）、第8条の2第1項及び第3項、第20条第1項、第70条の4第1項並びに第74条の規定は、第1項の認定を受けた協定又は規約及びこれらに基づいてする事業者又は事業者団体の行為には、適用しない。

（協議）
第32条 内閣総理大臣は、前条第1項及び第4項に規定する内閣府令を定めようとするときは、あらかじめ、公正取引委員会に協議しなければならない。

第5章 雑則
（権限の委任等）
第33条 内閣総理大臣は、この法律による権限（政令で定めるものを除く。）を消費者庁長官に委任する。
2 消費者庁長官は、政令で定めるところにより、前項の規定により委任された権限の一部を公正取引委員会に委任することができる。
3 消費者庁長官は、緊急かつ重点的に不当な景品類及び表示に対処する必要があることその他の政令で定める事情があるため、事業者に対し、第7条第1項の規定による命令、課徴金納付命令又は第28条第1項の規定による勧告を効果的に行う上で必要があると認めるときは、政令で定めるところにより、第1項の規定により委任された権限（第29条第1項の規定による権限に限る。）を当該事業者の事業を所管する大臣又は金融庁長官に委任することができる。
4 公正取引委員会、事業者の事業を所管する大臣又は金融庁長官は、前2項の規定により委任された権限を行使したときは、政令で定めるところにより、その結果について消費者庁長官に報告するものとする。
5 事業者の事業を所管する大臣は、政令で定めるところにより、第3項の規定により委任された権限及び前項の規定による権限について、その全部又は一部を地方支分部局の長に委任することができる。
6 金融庁長官は、政令で定めるところにより、第3項の規定により委任された権限及び第4項の規定による権限（次項において「金融庁長官権限」と総称する。）について、その一部を証券取引等監視委員会に委任することができる。
7 金融庁長官は、政令で定めるところにより、金融庁長官権限（前項の規定により証券取引等監視委員会に委任されたものを除く。）の一部を財務局長又は財務支局長に委任することができる。
8 証券取引等監視委員会は、政令で定めるところにより、第6項の規定により委任された権限の一部を財務局長又は財務支局長に委任することができる。
9 前項の規定により財務局長又は財務支局長に委任された権限に係る事務に関しては、証券取引等監視委員会が財務局長又は財務支局長を指揮監督する。
10 第6項の場合において、証券取引等監視委員会が行う報告又は物件の提出の命令（第8項の規定により財務局長又は財務支局長が行う場合を含む。）についての審査請求は、証券取引等監視委員会に対してのみ行うことができる。
11 第1項の規定により消費者庁長官に委任された権限に属する事務の一部は、政令で定めるところにより、都道府県知事が行うこととすることができる。

（内閣府令への委任等）
第34条 この法律に定めるもののほか、この法律を実施するため必要な事項は、内閣府令で定める。
2 第32条の規定は、内閣総理大臣が前項に規定する内閣府令（第31条第1項の協定又は規約について定めるものに限る。）を定めようとする場合について準用する。

（関係者相互の連携）
第35条 内閣総理大臣、関係行政機関の長（当該行政機関が合議制の機関である場合にあつては、当該行政機関）、関係地方公共団体の長、独立行政法人国民生活センターの長その他の関係者は、不当な景品類及び表示による顧客の誘引を防止して一般消費者の利益を保護するため、必要な情報交換を行うことその他相互の密接な連携の確保に努めるものとする。

第6章 罰則
第36条 第7条第1項の規定による命令に違反した者は、2年以下の懲役又は300万円以下の罰金に処する。
2 前項の罪を犯した者には、情状により、懲役及び罰

金を併科することができる。

第37条 第29条第1項の規定による報告若しくは物件の提出をせず、若しくは虚偽の報告若しくは虚偽の物件の提出をし、又は同項の規定による検査を拒み、妨げ、若しくは忌避し、若しくは同項の規定による質問に対して答弁をせず、若しくは虚偽の答弁をした者は、1年以下の懲役又は300万円以下の罰金に処する。

第38条 法人の代表者又は法人若しくは人の代理人、使用人その他の従業者が、その法人又は人の業務又は財産に関して、次の各号に掲げる規定の違反行為をしたときは、行為者を罰するほか、その法人又は人に対しても、当該各号に定める罰金刑を科する。
一　第36条第1項　3億円以下の罰金刑
二　前条　同条の罰金刑

2　法人でない団体の代表者、管理人、代理人、使用人その他の従業者がその団体の業務又は財産に関して、次の各号に掲げる規定の違反行為をしたときは、行為者を罰するほか、その団体に対しても、当該各号に定める罰金刑を科する。
一　第36条第1項　3億円以下の罰金刑
二　前条　同条の罰金刑

3　前項の場合においては、代表者又は管理人が、その訴訟行為につきその団体を代表するほか、法人を被告人又は被疑者とする場合の訴訟行為に関する刑事訴訟法（昭和26年法律第131号）の規定を準用する。

第39条 第36条第1項の違反があつた場合においては、その違反の計画を知り、その防止に必要な措置を講ぜず、又はその違反行為を知り、その是正に必要な措置を講じなかつた当該法人（当該法人で事業者団体に該当するものを除く。）の代表者に対しても、同項の罰金刑を科する。

第40条 第36条第1項の違反があつた場合においては、その違反の計画を知り、その防止に必要な措置を講ぜず、又はその違反行為を知り、その是正に必要な措置を講じなかつた当該事業者団体の理事その他の役員若しくは管理人又はその構成事業者（事業者の利益のためにする行為を行う役員、従業員、代理人その他の者が構成事業者である場合には、当該事業者を含む。）に対しても、それぞれ同項の罰金刑を科する。

2　前項の規定は、同項に規定する事業者団体の理事その他の役員若しくは管理人又はその構成事業者が法人その他の団体である場合において、当該団体の理事その他の役員又は管理人に、これを適用する。

第41条 第30条第3項の規定に違反して、情報を同項に定める目的以外の目的のために利用し、又は提供した適格消費者団体は、30万円以下の過料に処する。

附　則　抄
1　この法律は、公布の日から起算して3月を経過した日から施行する。ただし、次項の規定は、公布の日から施行する。

2　第2条若しくは第4条第三号の規定による指定又は第3条の規定による制限若しくは禁止に係る公聴会は、この法律の施行の日前においても、行なうことができる。

附　則　（平成26年11月27日法律第118号）　抄
（施行期日）
第1条 この法律は、公布の日から起算して1年6月を超えない範囲内において政令で定める日から施行する。ただし、附則第3条の規定は、公布の日から施行する。

（経過措置）
第2条 この法律による改正後の不当景品類及び不当表示防止法（以下「新法」という。）第2章第3節の規定は、この法律の施行の日（附則第7条において「施行日」という。）以後に行われた新法第8条第1項に規定する課徴金対象行為について適用する。

（政令への委任）
第3条 前条に定めるもののほか、この法律の施行に関し必要な経過措置は、政令で定める。

（検討）
第4条 政府は、この法律の施行後5年を経過した場合において、新法の施行の状況について検討を加え、必要があると認めるときは、その結果に基づいて所要の措置を講ずるものとする。

（調整規定）
第7条 施行日が行政不服審査法の施行に伴う関係法律の整備等に関する法律（平成26年法律第69号）の施行の日前である場合には、同法第28条のうち不当景品類及び不当表示防止法第12条第10項の改正規定中「第12条第10項」とあるのは、「第33条第10項」とする。

●景品類及び表示の指定関係

不当景品類及び不当表示防止法第2条の規定により景品類及び表示を指定する件（景品類等の指定）

	昭和37年6月30日	公正取引委員会告示第3号
改正	平成10年12月25日	公正取引委員会告示第20号
	平成21年8月28日	公正取引委員会規則第13号

不当景品類及び不当表示防止法（昭和37年法律第134号）第2条の規定により、景品類及び表示を次のように指定する。

1　不当景品類及び不当表示防止法（以下「法」という。）第2条第3項に規定する景品類とは、顧客を誘引するための手段として、方法のいかんを問わず、事業者が自己の供給する商品又は役務の取引に附随して相手方に提供する物品、金銭その他の経済上の利益であって、

次に掲げるものをいう。ただし、正常な商慣習に照らして値引又はアフターサービスと認められる経済上の利益及び正常な商慣習に照らして当該取引に係る商品又は役務に附属すると認められる経済上の利益は、含まない。
一　物品及び土地、建物その他の工作物
二　金銭、金券、預金証書、当せん金附証票及び公社債、株券、商品券その他の有価証券
三　きょう応（映画、演劇、スポーツ、旅行その他の催物等への招待又は優待を含む。）
四　便益、労務その他の役務

2　法第2条第4項に規定する表示とは、顧客を誘引するための手段として、事業者が自己の供給する商品又は役務の取引に関する事項について行う広告その他の表示であって、次に掲げるものをいう。
一　商品、容器又は包装による広告その他の表示及びこれらに添付した物による広告その他の表示
二　見本、チラシ、パンフレット、説明書面その他これらに類似する物による広告その他の表示（ダイレクトメール、ファクシミリ等によるものを含む。）及び口頭による広告その他の表示（電話によるものを含む。）
三　ポスター、看板（プラカード及び建物又は電車、自動車等に記載されたものを含む。）、ネオン・サイン、アドバルーンその他これらに類似する物による広告及び陳列物又は実演による広告
四　新聞紙、雑誌その他の出版物、放送（有線電気通信設備又は拡声機による放送を含む。）、映写、演劇又は電光による広告
五　情報処理の用に供する機器による広告その他の表示（インターネット、パソコン通信等によるものを含む。）

景品類等の指定の告示の運用基準について

［昭和52年4月1日　事務局長通達第7号］
［平成18年4月27日　事務局長通達第4号］

公正取引委員会の決定に基づき、景品類等の指定の告示（昭和37年公正取引委員会告示第3号）の運用基準を次のとおり定めたので、これによられたい。

景品類等の指定の告示の運用基準

1　「顧客を誘引するための手段として」について
(1)　提供者の主観的意図やその企画の名目のいかんを問わず、客観的に顧客誘引のための手段になっているかどうかによって判断する。したがって、例えば、親ぼく、儀礼、謝恩等のため、自己の供給する商品の容器の回収促進のため又は自己の供給する商品に関する市場調査のアンケート用紙の回収促進のための金品の提供であっても、「顧客を誘引するための手段として」の提供と認められることがある。
(2)　新たな顧客の誘引に限らず、取引の継続又は取引量の増大を誘引するための手段も、「顧客を誘引するための手段」に含まれる。

2　「事業者」について
(1)　営利を目的としない協同組合、共済組合等であっても、商品又は役務を供給する事業については、事業者に当たる。
(2)　学校法人、宗教法人等であっても、収益事業（私立学校法第26条等に定める収益事業をいう。）を行う場合は、その収益事業については、事業者に当たる。
(3)　学校法人、宗教法人等又は地方公共団体その他の公的機関等が一般の事業者の私的な経済活動に類似する事業を行う場合は、その事業については、一般の事業者に準じて扱う。
(4)　事業者団体が構成事業者の供給する商品又は役務の取引に附随して不当な景品類の提供を企画し、実施させた場合には、その景品類提供を行った構成事業者に対して景品表示法が適用されるほか、その事業者団体に対しては独占禁止法第8条第1項第5号が適用されることになる（景品表示法第7条第1項参照）。

3　「自己の供給する商品又は役務の取引」について
(1)　「自己の供給する商品又は役務の取引」には、自己が製造し、又は販売する商品についての、最終需要者に至るまでのすべての流通段階における取引が含まれる。
(2)　販売のほか、賃貸、交換等も、「取引」に含まれる。
(3)　銀行と預金者との関係、クレジット会社とカードを利用する消費者との関係等も、「取引」に含まれる。
(4)　自己が商品等の供給を受ける取引（例えば、古本の買入れ）は、「取引」に含まれない。
(5)　商品（甲）を原材料として製造された商品（乙）の取引は、商品（甲）がその製造工程において変質し、商品（甲）と商品（乙）とが別種の商品と認められるようになった場合は、商品（甲）の供給業者にとって、「自己の供給する商品の取引」に当たらない。ただし、商品（乙）の原材料として商品（甲）の用いられていることが、商品（乙）の需要者に明らかである場合（例えば、コーラ飲料の原液の供給業者が、その原液を使用したびん詰コーラ飲料について景品類の提供を行う場合）は、商品（乙）の取引は、商品（甲）の供給業者にとっても、「自己の供給する商品の取引」に当たる。

4　「取引に附随して」について
(1) 取引を条件として他の経済上の利益を提供する場合は、「取引に附随」する提供に当たる。
(2) 取引を条件としない場合であっても、経済上の利益の提供が、次のように取引の相手方を主たる対象として行われるときは、「取引に附随」する提供に当たる（取引に附随しない提供方法を併用していても同様である。）。
　ア　商品の容器包装に経済上の利益を提供する企画の内容を告知している場合
　　（例　商品の容器包装にクイズを出題する等応募の内容を記載している場合）
　イ　商品又は役務を購入することにより、経済上の利益の提供を受けることが可能又は容易になる場合（例　商品を購入しなければ解答やそのヒントが分からない場合、商品のラベルの模様を模写させる等のクイズを新聞広告に出題し、回答者に対して提供する場合）
　ウ　小売業者又はサービス業者が、自己の店舗への入店者に対し経済上の利益を提供する場合（他の事業者が行う経済上の利益の提供の企画であっても、自己が当該他の事業者に対して協賛、後援等の特定の協力関係にあって共同して経済上の利益を提供していると認められる場合又は他の事業者をして経済上の利益を提供させていると認められる場合もこれに当たる。）
　エ　次のような自己と特定の関連がある小売業者又はサービス業者の店舗への入店者に対し提供する場合
　　①　自己が資本の過半を拠出している小売業者又はサービス業者
　　②　自己とフランチャイズ契約を締結しているフランチャイジー
　　③　その小売業者又はサービス業者の店舗への入店者の大部分が、自己の供給する商品又は役務の取引の相手方であると認められる場合（例　元売業者と系列ガソリンスタンド）
(3) 取引の勧誘に際して、相手方に、金品、招待券等を供与するような場合は、「取引に附随」する提供に当たる。
(4) 正常な商慣習に照らして取引の本来の内容をなすと認められる経済上の利益の提供は、「取引に附随」する提供に当たらない（例　宝くじの当せん金、パチンコの景品、喫茶店のコーヒーに添えられる砂糖・クリーム）。
(5) ある取引において二つ以上の商品又は役務が提供される場合であっても、次のアからウまでのいずれかに該当するときは、原則として、「取引に附随」する提供に当たらない。ただし、懸賞により提供する場合（例　「○○が当たる」）及び取引の相手方に景品類であると認識されるような仕方で提供するような場合（例　「○○プレゼント」、「××を買えば○○が付いてくる」、「○○無料」）は、「取引に附随」する提供に当たる。
　ア　商品又は役務を二つ以上組み合わせて販売していることが明らかな場合（例　「ハンバーガーとドリンクをセットで○○円」、「ゴルフのクラブ、バッグ等の用品一式で○○円」、美容院の「カット（シャンプー、ブロー付き）○○円」、しょう油とサラダ油の詰め合わせ）
　イ　商品又は役務を二つ以上組み合わせて販売することが商慣習となっている場合
　　（例　乗用車とスペアタイヤ）
　ウ　商品又は役務が二つ以上組み合わされたことにより独自の機能、効用を持つ一つの商品又は役務になっている場合（例　玩菓、パック旅行）
(6) 広告において一般消費者に対し経済上の利益の提供を申し出る企画（昭和46年公正取引委員会告示第34号参照）が取引に附随するものと認められない場合は、応募者の中にたまたま当該事業者の供給する商品又は役務の購入者が含まれるときであっても、その者に対する提供は、「取引に附随」する提供に当たらない。
(7) 自己の供給する商品又は役務の購入者を紹介してくれた人に対する謝礼は、「取引に附随」する提供に当たらない（紹介者を当該商品又は役務の購入者に限定する場合を除く。）。

5　「物品、金銭その他の経済上の利益」について
(1) 事業者が、そのための特段の出費を要しないで提供できる物品等であっても、又は市販されていない物品等であっても、提供を受ける者の側からみて、通常、経済的対価を支払って取得すると認められるものは、「経済上の利益」に含まれる。ただし、経済的対価を支払って取得すると認められないもの（例　表彰状、表彰盾、表彰バッジ、トロフィー等のように相手方の名誉を表するもの）は、「経済上の利益」に含まれない。
(2) 商品又は役務を通常の価格よりも安く購入できる利益も、「経済上の利益」に含まれる。
(3) 取引の相手方に提供する経済上の利益であっても、仕事の報酬等と認められる金品の提供は、景品類の提供に当たらない（例　企業がその商品の購入者の中から応募したモニターに対して支払うその仕事に相応する報酬）。

6　「正常な商慣習に照らして値引と認められる経済上の利益」について
(1) 「値引と認められる経済上の利益」に当たるか否かについては、当該取引の内容、その経済上の利益の内容及び提供の方法等を勘案し、公正な競争秩序の観点から判断する。

(2) これに関し、公正競争規約が設定されている業種については、当該公正競争規約の定めるところを参酌する。
(3) 次のような場合は、原則として、「正常な商慣習に照らして値引と認められる経済上の利益」に当たる。
　ア　取引通念上妥当と認められる基準に従い、取引の相手方に対し、支払うべき対価を減額すること（複数回の取引を条件として対価を減額する場合を含む。）（例　「×個以上買う方には、○○円引き」、「背広を買う方には、その場でコート○○％引き」、「×××円お買上げごとに、次回の買物で○○円の割引」、「×回御利用していただいたら、次回○○円割引」）。
　イ　取引通念上妥当と認められる基準に従い、取引の相手方に対し、支払った代金について割戻しをすること（複数回の取引を条件として割り戻す場合を含む。）（例　「レシート合計金額の○％割戻し」、「商品シール○枚ためて送付すれば○○円キャッシュバック」）。
　ウ　取引通念上妥当と認められる基準に従い、ある商品又は役務の購入者に対し、同じ対価で、それと同一の商品又は役務を付加して提供すること（実質的に同一の商品又は役務を付加して提供する場合及び複数回の取引を条件として付加して提供する場合を含む（例　「CD三枚買ったらもう一枚進呈」、「背広一着買ったらスペアズボン無料」、「コーヒー五回飲んだらコーヒー一杯無料券をサービス」、「クリーニングスタンプ○○個でワイシャツ一枚分をサービス」、「当社便○○マイル搭乗の方に××行航空券進呈」）。）。ただし、「コーヒー○回飲んだらジュース一杯無料券をサービス」、「ハンバーガーを買ったらフライドポテト無料」等の場合は実質的な同一商品又は役務の付加には当たらない。
(4) 次のような場合は、「値引と認められる経済上の利益」に当たらない。
　ア　対価の減額又は割戻しであっても、懸賞による場合、減額し若しくは割り戻した金銭の使途を制限する場合（例　旅行費用に充当させる場合）又は同一の企画において景品類の提供とを併せて行う場合（例　取引の相手方に金銭又は招待旅行のいずれかを選択させる場合）
　イ　ある商品又は役務の購入者に対し、同じ対価で、それと同一の商品又は役務を付加して提供する場合であっても、懸賞による場合又は同一の企画において景品類の提供とを併せて行う場合（例　A商品の購入者に対し、A商品又はB商品のいずれかを選択させてこれを付加して提供する場合）

7 「正常な商慣習に照らしてアフターサービスと認められる経済上の利益」について
(1) この「アフターサービスと認められる経済上の利益」に当たるか否かについては、当該商品又は役務の特徴、そのサービスの内容、必要性、当該取引の約定の内容等を勘案し、公正な競争秩序の観点から判断する。
(2) これに関し、公正競争規約が設定されている業種については、当該公正競争規約の定めるところを参酌する。

8 「正常な商慣習に照らして当該取引に係る商品又は役務に附属すると認められる経済上の利益」について
(1) この「商品又は役務に附属すると認められる経済上の利益」に当たるか否かについては、当該商品又は役務の特徴、その経済上の利益の内容等を勘案し、公正な競争秩序の観点から判断する。
(2) これに関し、公正競争規約が設定されている業種については、当該公正競争規約の定めるところを参酌する。
(3) 商品の内容物の保護又は品質の保全に必要な限度内の容器包装は景品類に当たらない。

●表示関係

痩身効果等を標ぼうするいわゆる健康食品の広告等について（通知）

〔昭和60年6月27日　公取指第130号〕

痩身効果等を標ぼうするいわゆる健康食品の広告等の注意点（チェックポイント）

第1　はじめに

　痩身効果、伸長効果（背を高くする効果）、豊胸効果を標ぼうするいわゆる健康食品（以下「痩身志向食品等」という。）の広告等において、薬事法、不当景品類及び不当表示防止法（以下「景品表示法」という。）に抵触するものが多く見受けられる。
　薬事法は、医薬品等の製造、販売、表示、広告等を規制し、もってこれらの品質、有効性及び安全性を確保し、国民の保健衛生に資することを目的としているものである。食品との関連における医薬品の範囲については、昭和46年6月1日薬発第476号薬務局長通知「無承認無許可医薬品の指導取締りについて」において示しているとおりであり、医薬品に該当するか否かの判断の主たる要素は、標ぼうされた効能効果、成分本質、形状、用法用量であって、これらが医薬品的なものは注意が必要である。
　また、景品表示法は、不当な景品類や表示による顧客の誘引を防止することにより公正な競争を確保し、

もって一般消費者の利益を保護することを目的としているものであり、同法では客観的に事実に反して痩身効果等があるかのように誤認される表示はもとより、合理的な根拠に基づいていない表示及び広告は、不当表示となるおそれがある。

このような観点から、痩身指向食品等の広告等に対し、少なくとも、次の各点についてチェックを行う必要がある。

第2　チェックポイント

1　医薬品に該当するものではないこと
（1）成分本質、形状が医薬品的でないこと

痩身指向食品等の中には、食品には使用することが認められない成分（リパーゼ等の消化酵素、センナ等）を配合したものや、食品に使用した場合には、錠剤、カプセル等の医薬品的な形状にすることが認められない成分（プランタゴ・オバタ種皮、決明子、ハトムギ、カルシウム等）を配合した錠剤、カプセル等が見受けられるが、これらは医薬品に該当するため、食品として広告、販売することはできない。

このように、痩身指向食品等の広告等のチェックに当たっては、まず、成分本質、形状について十分な調査が必要である。

（2）医薬品的な効能効果の標ぼうがないこと

ア　痩身効果について

単にカロリーの少ないものを摂取することにより、摂取する総カロリーが減少して結果的に痩せることは医薬品的な効能効果とはいえないが、次のような人体に対する作用によって痩せるとすることは、医薬品的な効能効果に当たるので、このような効果を標ぼうすることは認められない。

① 体内に蓄積された脂肪等の分解、排泄
② 体内組織、細胞等の機能の活性化
③ 「宿便」の排泄、整腸、瀉下
④ 体質改善
⑤ その他

認められない標ぼうの例示は、それぞれ、次のとおりである。

（ア）体内に蓄積された脂肪等の分解、排泄

認められない作用例	成分例
・○○○の働きで体内の余分な脂肪を溶解し、体外に排出する。 ・既に体内に蓄積しているムダな脂肪も○○○の強力な作用で分解して、太りにくい体質に変身させる。	「ウーロン茶抽出物」「ウーロン茶サポニン」「大豆抽出物」「大豆サポニン」「レシチン」等
・○○○は、糖が脂肪に合成されるのを抑え、脂肪を体外に排出してしまう働きをもっています。 ・ただ飲むだけで、どんどん脂肪を落とし、短期間でバツグンの効果を発揮。	「プロテイン」「アミノ酸」
・脂肪燃焼効果も大きい。 ・ゼイ肉となって、体内にたまっている余分な脂肪の代謝を促す。	「ビタミンB群」

（イ）体内組織、細胞等の機能の活性化

認められない作用例	成分例
・人間は、首のうしろや背骨にそって、褐色脂肪（ブラウンファット）と呼ばれる組織があり、その組織は体重を常に理想的に保つ役割を持っています。 ・この褐色脂肪の働きを活発にしてウェイトコントロールを効果的に行わせるのが○○○です。 ・○○○が肥満の根本原因ともいうべき褐色脂肪細胞を活性化、正常化してくれる。	「月見草オイル」「ガンマ・リノシン酸」
・成長ホルモンの分泌を活発にする○○○。成長ホルモンは体の成長を促す働きがあります。その中には脂肪の状態を正常に整える働きもあり、これにより余分な脂肪が効果的に分解され、ゼイ肉のないスリムな健康体をつくる。	「アミノ酸」等

（ウ）「宿便」の排泄、整腸、瀉下

認められない作用例	成分例
・腸の活性化をはかり、ガンコな宿便をスムーズに排出することに強力な効果を発揮します。 ・腸のぜん動運動を活発にし、便秘を解消。 ・腸内クリーン化。	「植物繊維」「海藻」
・○○○は、腸内を活発にするため、女性の敵である腸内老廃物（宿便）をきれいに掃除しますので、ニキビやシミ、小ジワなどのトラブル肌にも素晴らしい効果を発揮します。	「乳酸菌」
・○○○は、その強力な作用により、腸内ビフィズス菌を増殖し、醗酵を促進させます。この時に発生する炭酸ガスが腸壁を広げ、ヒダの間にこび	「酵素」

りついていた宿便を落とし体外に排泄させるわけです。

(エ) 体質改善

認められない作用例	成　分　例
・1回やせてしまえば体質が変わって、もう太る心配なし。 ・減量しながら体質改善できるわけです。 ・褐色脂肪細胞の機能が活発に働くようになれば自然に肥満体質は改善されます。やせる体質をつくる。 ・やせやすく、太りにくい体がつくられる	「ウーロン茶サポニン」「大豆サポニン」「プロテイン」「海藻」「月見草オイル」「リノール酸」「レチン」等

(オ) その他

認められない作用例	成　分　例
・○○○は、満腹感の信号を送って食べすぎを防止する全く新しいタイプの成分です。空腹に悩まされないラクな減量をお約束します。 ・食欲を押さえ。	「フェニールアラニン」
・発汗と利尿作用を高め。	「グルコフラングリン」

　また、上述のような具体的な作用の説明がない場合であっても、特定の成分によって減量が達成できるとすることは、当該成分の薬理作用を暗示しており、医薬品的な効能効果に当たるので、このような効果を標ぼうすることは認められない。

認められない作用例	成　分　例
・1カプセルに○○○の△△△kg分の減量成分が含まれている。 ・○○○と○○○のダブル効果で健康的に急速減量ができる仕組み。	「ウーロン茶サポニン」「大豆サポニン」等

　なお、痩身食品等の広告において、上述のような痩身効果等に加え、次のような効能効果を合わせ標ぼうするものが多いので注意が必要である。

認められない作用例	成　分　例
・老化を防ぎ皮膚や細胞を生き生きさせて。 ・「若返りのビタミン」といわれている○○○も配合。 ・細胞の活性化。	「ビタミンE」その他のビタミン類

イ　伸長効果について
　特定の製品を摂取するだけで安易に背が伸びるとすることは、医薬品的な効能効果に当たるので、このような効果を標ぼうすることは認められない。

認められない作用例	成　分　例
・脚をグングンのばす。 ・現代伸長科学の快挙!!驚異の高純度自然伸長○○○完成。 ・のびの止まったと思われる人でものびます。 ・1日1粒のむだけでグーンと脚がのび背が高くなる。	「カルシウム」「マグネシウム」「ビタミンD」「ビタミンB」「C.G.F」「プロテイン」等

ウ　豊胸効果について
　特定の製品を摂取するだけで容易に身体の一部に特異的に効果（例えば豊胸効果）が表れるとすることは、医薬品的な効能効果に当たるので、このような効果を標ぼうすることは認められない。

認められない作用例	成　分　例
・一日一回飲むだけで、特別な運動の必要もなく体の内側から自然にバストを大きくします。 ・○○○は、バストアップ、プロポーションアップに大きな効果がある。 ・○○○は、女性ホルモンの分泌を活発にし、乳腺を体の内側からぐんぐん発達させる働きがあります。 ・○○○は、乳房内の各細胞（乳腺、輸乳管、乳頭など）にダイレクトに働きかけ、活力を与えます。また、乳腺細胞の血流を増加させる作用により、乳頭のメラニン色素の沈着を防止します。さらに、バストの土台ともいうべき大胸筋の発達を促進し、美しい張りのあるバストラインを作る働きもあります。	「ジャムウ」「酵素」「タンポポの根」「月見草オイル」等

2　不当表示に該当するものではないこと
　前記1のとおり医薬品に該当するものは、薬事法違反となるので、一義的には、同法に基づき処理されることになる。また、次のア、イ及びウに該当する食品の表示その他の薬事法違反とならない表示であっても、下記のチェックポイントに該当する場合は、景品表示法の規制対象となる。
　ア　単に、その中に含まれるカロリーが少なく、その使用により体内に吸収されるカロリーが減少す

るため、痩せると称するもの
イ 身体の組織、機能に対する作用には言及せずに、痩せると称するもの
ウ 明らかに通常の食品であると認められるが、痩身、伸長又は豊胸の効果を標ぼうするもの

(1) 極めて短期間に痩せるかのように表示していないか。

　ある食品を摂取することのみによって、「1か月で10kg」、「1週間で4kg」痩せることは通常ありえないので、このような表示は不当表示になるおそれがある。

(2) 成分に関する表示について
ア 痩せる効果があると称する成分が全く入っていないか又はほとんど入っていないということはないか。

　成分が全く入っていないか又はほとんど入っていない場合には、痩せる効果があると称する成分の効能の有無について判断するまでもなく、不当表示になるおそれがある。

イ 痩せる効果の根拠としている成分が、実際には通常の食品に含まれている成分とほとんど同じなのに、別なものであるかのように表示していないか。そうであれば不当表示になるおそれがある。

　例えば、痩せる効果があると称している食品の主たる成分が脱脂粉乳（牛乳から乳脂肪分及び水分を取り除いたもの）であるのに別の食品であるかのように表示している場合。

(3) 医学、薬学、栄養学等学問上、その食品に痩せる効果がないことが明らかになっているものではないか。この場合に、この食品に痩せる効果があるかのように表示すれば不当表示になるおそれがある。

　例えば、一般消費者の中には、大豆たん白（プロテイン）が減食中の栄養補給食品として用いられるので、これを摂取すれば痩せると誤解している人がいるが、大豆たん白には痩せる直接的な効果がないことは、学問上明らかなことである。

　また、同様に、ビフィズス菌にも痩せる直接的な効果がないことは、学問上明らかなことである。

(4) 痩せる効果があるか否かが、学問上明らかになっていない場合に次のような表示をしていないか。

　当該食品に、痩せる効果が有るか否かが、学問上明らかになっていないにもかかわらず、痩せる効果が客観的に実証されたり又は客観的な裏付けがあるかのように誤認される次のような表示は、不当表示になるおそれがある。

ア 痩せる要因の表示について

　結果的に痩せる場合があるとしても、当該食品の摂取以外の要因（減食、運動等）によるものではないか。

　例えば、当該食品を摂取しても、実際には、減食、運動等を伴わなければ痩せないものであるにもかかわらず、単に「飲むだけで痩せる」、「これを飲めば1日2食しっかり食べても太らない」、「食事制限なしでグングン痩せる」、「今まで通りの生活、食事ができるので誰もが簡単に痩せられる」、「運動は不要」等、その食品の摂取のみで痩せるかのような表示をしている場合。

　なお、例えば、単に「つらい食事制限や激しい運動は必要ありません」、「わかりやすいダイエット指導書付」等とのみ表示し、減食、運動等が必要であることが不明りょうである場合も不当表示になるおそれがある。

イ 利用者の体験談について

　利用者の体験談を自己の都合のよいように表示していないか。

(ア) 架空の体験談を表示している場合。

　例えば、痩せる効果があったという礼状を掲載しているが、これが架空のものである場合。

(イ) 利用者のその食品により痩せたと称する体験談のうち自己に都合のよい部分のみを掲載している場合。

　例えば、体験談で「・・・を飲んで3ヶ月で5kg痩せました。運動は、毎日、水泳を続けました。」とあるのにもかかわらず、運動を行ったことは表示しないで「3ヶ月で5kg痩せた」と、痩せたことのみを表示している場合。

(ウ) 利用者のうち、痩せる効果があったとする者は僅かで、多くは効果がなかったとしているのに、痩せる効果があったとする者のみの体験談を掲載している場合。

(エ) 関係者に特に依頼した体験談であるのに、一般の利用者の体験談であるかのように表示している場合。

ウ 著名人等の推薦について

　著名人、専門家等の有識者又は団体の推薦を事実に反して表示していないか。

(ア) 推薦の事実がないにもかかわらず、推薦を得ているかのように表示している場合。

(イ) 推薦が、その食品の痩せる効果を全面的に肯定しているのではないのにそのうち、肯定的部分のみを引用している場合。

(ウ) 関係者に特に依頼して行われた推薦であるにもかかわらず、客観的な立場からの推薦であるかのように表示している場合。

(エ) 実際には、その著名人等は当該食品を利用していないにもかかわらず、利用しているかのように表示している場合。

(オ) 推薦書の肩書を、事実に反し、例えば、当該食品の利用者にとって信頼される専門家である

かのように表示している場合。
エ 当該食品の製造に関する技術等について
　当該食品の製造に関する技術等について、優れたものであるかのように表示していないか。
　(ア) 例えば、提携していると称する企業が架空で存在しないか、あるいは存在していても提携の事実がないにもかかわらず、事実に反し、薬学、栄養学、生物学等の分野において優れた企業と提携しているかのように表示している場合又は商標の使用許諾を得ているにすぎないのに特別の技術援助を受けているかのように表示している場合。
　(イ) 特許権を有するかのように表示しているが、実際にはその事実がないか又は特許権を有していてもその特許が当該食品の製造方法又は効果と無関係である場合。
オ 痩せる効果又は作用に関する実験の表示について
　実験結果の表示が虚偽又は客観性を欠いたものになっていないか。
　例えば、実験の結果、痩せた者が数人とそうでない者が数十人とのデータが出ているのに、痩せた者のことのみ表示している場合。
　また、複数の被験者のうち、結果的に体重が減少する者があったとしても被験者が異なる生活条件の下で、異なる量のカロリーを摂り、異なる量の運動をしたような場合であるのに、この実験の条件のうち自己に都合の悪い部分を表示しないで、誰にでも痩せる効果があるかのように表示している場合。
カ 痩せる効果の根拠となる学術論文の引用について
　その論文が、その食品の痩せる効果について全面的に肯定しているのではないのに、肯定的部分のみを引用し、あるいは断定していないのに断定しいるかのように引用していないか。
キ その他
　痩せる効果について、事実に反し、「・・・キロも痩せた実証例が」、「世界中で認められた○○○の痩せる効果」、「痩せる効果が学問的に確認された」、「ヨーロッパで○万人、アメリカで○万人が痩せた実証例が」、「モニター○千人が痩せる効果を確認」等、痩せる効果が一般的であり、又は学問的に認められているかのように表示していないか。
　なお、上記のチェックポイントは、痩身指向食品についてのものであるが伸長効果、豊胸効果を標ぼうする食品についても同様のチェックを行う必要がある。

健康食品に関する景品表示法及び健康増進法上の留意事項について

　　　　［制定　平成25年12月24日　　　　　　　　］
　　　　　一部改定　平成27年 1 月13日
　　　　［全部改定　平成28年 6 月30日　消費者庁］

資料編　第 3 章　健康増進法関係（p.564）参照

商品の原産国に関する不当な表示

〔昭和48年10月16日公正取引委員会告示第34号〕

不当景品類及び不当表示防止法（昭和37年法律第134号）第4条第3号の規定により、商品の原産国に関する不当な表示を次のように指定し、昭和49年5月1日から施行する。

商品の原産国に関する不当な表示

1　国内で生産された商品についての次の各号の一に掲げる表示であつて、その商品が国内で生産されたものであることを一般消費者が判別することが困難であると認められるもの
　一　外国の国名、地名、国旗、紋章その他これらに類するものの表示
　二　外国の事業者又はデザイナーの氏名、名称又は商標の表示
　三　文字による表示の全部又は主要部分が外国の文字で示されている表示

2　外国で生産された商品についての次の各号の一に掲げる表示であつて、その商品がその原産国で生産されたものであることを一般消費者が判別することが困難であると認められるもの
　一　その商品の原産国以外の国の国名、地名、国旗、紋章その他これらに類するものの表示
　二　その商品の原産国以外の国の事業者又はデザイナーの氏名、名称又は商標の表示
　三　文字による表示の全部又は主要部分が和文で示されている表示

　備　考
1　この告示で「原産国」とは、その商品の内容について実質的な変更をもたらす行為が行なわれた国をいう。
2　商品の原産地が一般に国名よりも地名で知られているため、その商品の原産地を国名で表示することが適切でない場合は、その原産地を原産国とみなして、この告示を適用する。

「商品の原産国に関する不当な表示」の運用基準について

〔昭和48年10月16日事務局長通達第12号〕

公正取引委員会の決定に基づき、「商品の原産国に関する不当な表示」（昭和48年公正取引委員会告示第34号）の運用基準を次のとおり定めたので、これによられたい。

「商品の原産国に関する不当な表示」の運用基準

一　告示第1項第1号及び第2項第1号の表示には、国名又は地名の略称又は通称、地域の名称、国の地図などの表示が含まれる。（例えば、「U.S.A.」、「イギリス」、「England」、「ヨーロッパ」など）

二　外国の国名又は地名を含むが、日本の事業者の名称であることが明らかな表示は、告示第1項第1号の表示に該当しない（例えば、「○○屋」など〔○○は外国の国名又は地名〕）。

三　外国の国名、地名又は事業者の名称等を含むが、商品の普通名称であつて、原産国が外国であることを示すものでないことが明らかな表示は、告示第1項第1号又は第2号の表示に該当しない（例えば、和文による「フランスパン」、「ロシアケーキ」、「ボストンバッグ」、「ホンコンシャツ」、などの表示）。

四　告示第1項第2号及び第2項第2号の「……国の事業者」とは、その国に本店を有する事業者をいう（例えば、日本に本店を有する事業者は、いわゆる外資系の会社であつても、告示第1項第2号の「外国の事業者」に含まれない。）。

五　告示第1項第1号及び第2号並びに第2項第1号及び第2号の表示は、和文によるか、外国の文字によるかを問わない。

六　次のような表示は、告示第1項第3号の表示に該当しない。

(1)　外国の文字で表示（ローマ字綴りによる場合を含む。）された国内の事業者の名称又は商標であつて、国内で生産された商品（以下「国産品」という。）に表示されるものであることを一般消費者が明らかに認識していると認められるものの表示

(2)　法令の規定により、一般消費者に対する表示として、日本語に代えて用いることができるものとされている表示（例えば、「ALL WOOL」、「STAINLESS STEEL」など）

(3)　一般の商慣習により、一般消費者に対する表示として、日本語に代えて用いられているため、日本語と同様に理解されている表示（例えば、「size」、「price」など）

(4)　外国の文字が表示されているが、それが模様、飾りなどとして用いられており、商品の原産国が外国であることを示すものでないことが明らかな表示（例えば、手下げ袋の模様として英文雑誌の切抜を用いたもの）

七　告示第1項各号の表示であつても、次のような方法で国産品である旨が明示されている場合は、本運用基準第8項の場合を除き、告示第1項の不当な表示に該当しない。

(1)　「国産」、「日本製」などと明示すること。

(2)　「○○株式会社製造」、「製造者○○株式会社」などと明示すること。

(3)　事業者の名称が外国の文字で表示されている場合（ローマ字綴りによる場合を含む。）は、日本の国内の地名を冠した工場名を（地名を冠していな

い工場名の場合は、その所在地名を附記して）これを併記して明示すること。
（4）　目立つようにして、「Made in Japan」と表示すること。
八　告示第1項各号の表示がされている場合であつて、前項の表示をしても、なお、その商品の原産国がいずれであるかが紛らわしいときには、これらの表示とともに、外国の国名等とその商品との関係を和文で明示しなければ、告示第1項の不当な表示に該当するおそれがある。
　　注　例えば、「Fabric made in England」、「Material, imported from France」又は単に「Italy/Japan」などと表示されている場合、「日本製、生地は英国製」、「原材料をフランスから輸入し、○○株式会社△△工場で製造」、「イタリヤのデザインにより、○○株式会社で縫製」などと表示すればよい。
九　本運用基準第7項及び前項による原産国を明らかにするための表示は、次のように行うものとする。
（1）　原則として、告示第1項各号又は第2項各号の表示がされている表示媒体に明示する。
（2）　告示第1項各号又は第2項各号の表示が、商品、容器、包装又はこれらに添付した物（ラベル、タッグなど）にされている場合は、目立つようにして行うならば、これらのうち、いずれの物に表示してもよい。
十　次のような行為は、告示備考第1項の「商品の内容についての実質的な変更をもたらす行為」に含まれない。
（1）　商品にラベルを付け、その他標示を施すこと。
（2）　商品を容器に詰め、又は包装をすること。
（3）　商品を単に詰合せ、又は組合せること。
（4）　簡単な部品の組立をすること。
十一　本告示の運用に関し、必要がある場合は、品目又は業種ごとに細則を定める。

おとり広告に関する表示

〔平成5年4月28日　公正取引委員会告示第17号〕

不当景品類及び不当表示防止法（昭和37年法律第134号）第4条第3号の規定に基づき、おとり広告に関する表示（昭和57年公正取引委員会告示13号）の全部を次のように変更し、平成5年5月15日から施行する。
一般消費者に商品を販売し、又は役務を提供することを業とする者が、自己の供給する商品又は役務の取引（不動産に関する取引を除く。）に顧客を誘引する手段として行う次の各号の一に掲げる表示
一　取引の申出に係る商品又は役務について、取引を行うための準備がなされていない場合その他実際には取引に応じることができない場合のその商品又は役務についての表示
二　取引の申出に係る商品又は役務の供給量が著しく限定されているにもかかわらず、その限定の内容が明瞭に記載されていない場合のその商品又は役務についての表示
三　取引の申出に係る商品又は役務の供給期間、供給の相手方又は顧客一人当たりの供給量が限定されているにもかかわらず、その限定の内容が明瞭に記載されていない場合のその商品又は役務についての表示
四　取引の申出に係る商品又は役務について、合理的理由がないのに取引の成立を妨げる行為が行われる場合その他実際には取引する意思がない場合のその商品又は役務についての表示

「おとり広告に関する表示」等の運用基準

　　　　　　　　平成 5 年 4 月28日　事務局長通達第 6 号
　　変更　平成12年 6 月30日　事務総長通達第 8 号
　　変更　平成28年 4 月 1 日　消費者庁長官決定

「おとり広告に関する表示」（平成5年公正取引委員会告示第17号）等の運用基準を次のとおり定めたので、これによられたい。
なお、「『おとり広告に関する表示』の運用基準（昭和57年6月10日事務局長通達第3号）」は「おとり広告に関する表示」（平成5年公正取引委員会告示第17号）の施行日をもって廃止する。

「おとり広告に関する表示」等の運用基準

第1　おとり広告規制の趣旨及び運用に当たっての留意事項

1　「おとり広告に関する表示」（平成5年公正取引委員会告示第17号。以下「告示」という。）は、広告、ビラ等における取引の申出に係る商品又は役務（以下「広告商品等」という。）が実際には申出どおり購入することができないものであるにもかかわらず、一般消費者がこれを購入できると誤認するおそれがある表示を、不当に顧客を誘引し、公正な競争を阻害するおそれがある不当な表示として規制するものである。
事業者は、広告、ビラ等において広く消費者に対し取引の申出をした広告商品等については、消費者の需要に自らの申出どおり対応することが必要であり、また、何らかの事情により取引に応じることについて制約がある場合には、広告、ビラ等においてその旨を明瞭に表示することが必要である。
2　告示の運用に当たっては、以下の点に留意されたい。
①　広告、ビラ等において、通常よりも廉価で取引

する旨の記載を伴う商品又は役務についての表示であって、告示各号の規定に該当するものに重点を置くこととする。
② 違反行為の未然防止を図るため告示の普及・啓発に努めるとともに、違反事件については、引き続き、厳正かつ迅速に対処することとする。
③ 関係業界において、公正競争規約等が設定されている場合には、その定めるところを参酌するものとする。
3 一般消費者が商品又は役務の品質等の内容、価格等の取引条件について誤認する表示については、それぞれ、不当景品類及び不当表示防止法（以下「景品表示法」という。）第5条第1号、第2号により規制されているところである。通常よりも廉価で取引する旨の記載を伴う商品又は役務についての表示については、景品表示法第5条第1号及び第2号の問題も生じがちであることにかんがみ、景品表示法第5条第1号、第2号の問題となる典型的な表示を例示として第3に掲げたところであり、これらを含めた景品表示法違反行為の未然防止及び違反事件の処理の適正を期されたい。

第2 「おとり広告に関する表示」の運用基準

1-(1) 告示第1号の「取引を行うための準備がなされていない場合」について
　広告商品等について「取引を行うための準備がなされていない場合」に当たる場合を例示すると以下のとおりである。このような場合において、それが当該事業者の責に帰すべき事由以外によるものと認められ、かつ、広告商品等の取引を申し込んだ顧客に対して、広告、ビラ等において申し出た取引条件で取引する旨を告知するとともに希望する顧客に対しては遅滞なく取引に応じているときには、不当表示には当たらないものとして取り扱う。
① 当該店舗において通常は店頭展示販売されている商品について、広告商品が店頭に陳列されていない場合
② 引渡しに期間を要する商品について、広告商品については当該店舗における通常の引渡期間よりも長期を要する場合
③ 広告、ビラ等に販売数量が表示されている場合であって、その全部又は一部について取引に応じることができない場合
④ 広告、ビラ等において写真等により表示した品揃えの全部又は一部について取引に応じることができない場合
⑤ 単一の事業者が同一の広告、ビラ等においてその事業者の複数の店舗で販売する旨を申し出る場合であって、当該広告、ビラ等に掲載された店舗の一部に広告商品等を取り扱わない店舗がある場合

1-(2) 告示第1号の「取引に応じることができない場合」について
　広告商品等について「取引に応じることができない場合」に当たる場合を例示すると以下のとおりである。
① 広告商品等が売却済である場合
② 広告商品等が処分を委託されていない他人の所有物である場合

2-(1) 告示第2号の広告商品等の供給量が「著しく限定されている」場合について
　供給量が「著しく限定されている」とは、広告商品等の販売数量が予想購買数量の半数にも満たない場合をいう。
　この場合において、予想購買数量は、当該店舗において、従来、同様の広告、ビラ等により同一又は類似の商品又は役務について行われた取引の申出に係る購買数量、当該広告商品等の内容、取引条件等を勘案して算定する。
（注） 商品又は役務の供給量が限定されていることにより、当該商品又は役務が著しく優良である、又はその取引条件が著しく有利であることを強調する表示を行っているにもかかわらず、実際には限定量を超えて取引に応じる場合には、景品表示法第5条第1号又は第2号の規定に違反するおそれがある。

2-(2) 告示第2号の限定の内容が「明瞭に記載されていない場合」について
　販売数量が著しく限定されている場合には、実際の販売数量が当該広告、ビラ等に商品名等を特定した上で明瞭に記載されていなければならず、販売数量が限定されている旨のみが記載されているだけでは、限定の内容が明瞭に記載されているとはいえない。
　例えば、「〇〇メーカー製品3割引」、「〇〇製品5割引から」等と表示した場合において実際には当該割引による販売数量が著しく限定されている商品がある場合には、当該商品を特定して販売数量を明瞭に記載する必要がある。

2-(3) 複数の店舗で販売する旨を申し出る場合について
　単一の事業者が同一の広告、ビラ等においてその事業者の複数の店舗で販売する旨を申し出る場合においては、原則として、各店舗毎の販売数量が明記されている必要がある。広告スペース等の事情により、各店舗毎の販売数量を明記することが困難な場合には、当該広告、ビラ等に記載された全店舗での総販売数量に併せて、店舗により販売数量が異なる旨及び全店舗のうち最も販売数量が少ない店舗における販売数量の表示が必要である。

また、高額な耐久財等について全店舗における販売数量が一括管理されており、全店舗における総販売数量に達するまではいずれの店舗においても取引する場合には、その旨の表示がなされていれば足りる。

なお、いずれの場合においても、広告した商品又は役務の取引を行わない店舗がある場合には、その店舗名が記載されている必要があり、記載されていない場合には、当該店舗において広告商品等について取引を行うための準備がなされていない場合（告示第1号）に当たる。

3　告示第3号の限定の内容が「明瞭に記載されていない場合」について

供給期間、供給の相手方又は顧客一人当たりの供給量の限定については、実際の販売日、販売時間等の販売期間、販売の相手方又は顧客一人当たりの販売数量が当該広告、ビラ等に明瞭に記載されていなければならず、これらについて限定されている旨のみが記載されているだけでは、限定の内容が明瞭に記載されているとはいえない。

4－(1)　告示第4号の広告商品等の「取引の成立を妨げる行為が行われる場合」について

広告商品等の「取引の成立を妨げる行為が行われる場合」に当たる場合を例示すると以下のとおりである。このような場合には、結果として広告商品等の取引に応じることがあったとしても、告示第4号に該当する。

① 広告商品を顧客に対して見せない、又は広告、ビラ等に表示した役務の内容を顧客に説明することを拒む場合
② 広告商品等に関する難点をことさら指摘する場合
③ 広告商品等の取引を事実上拒否する場合
④ 広告商品等の購入を希望する顧客に対し当該商品等に替えて他の商品等の購入を推奨する場合において、顧客が推奨された他の商品等を購入する意思がないと表明したにもかかわらず、重ねて推奨する場合
⑤ 広告商品等の取引に応じたことにより販売員等が不利益な取扱いを受けることとされている事情の下において他の商品を推奨する場合

4－(2)　告示第4号の「合理的理由」について

未成年者に酒類を販売しない等広告商品等を販売しないことについて合理的理由があるときには告示第4号には該当しない。

第3　広告、ビラ等の表示が景品表示法第5条第1号、第2号の問題となる場合

1　広告、ビラ等に表示された商品又は役務の内容について、例えば、以下のような場合は、実際のものよりも著しく優良であると示すものであり、景品表示法第5条第1号の規定に違反する。

① 実際に販売される商品が、キズ物、ハンパ物、中古品等であるにもかかわらず、その旨の表示がない場合
② 新型の商品であるかのように表示されているにもかかわらず、実際に販売される商品が旧型品である場合
③ 実際に販売される商品が特売用のものであり通常販売品と内容が異なるにもかかわらず、通常販売品であるかのように表示されている場合

2　広告、ビラ等に表示された商品又は役務の取引条件について、例えば、以下のような場合は、実際のものよりも著しく有利であると誤認されるものであり、景品表示法第5条第2号の規定に違反する

① 実際には値引き除外品又は値引率のより小さい商品があるにもかかわらず、その旨の明瞭な記載がなく、「全店3割引」、「全商品3割引」、「○○メーカー製品3割引」等と表示されている場合
② 実際の販売価格が自店通常価格と変わらないにもかかわらず、自店通常価格より廉価で販売するかのように表示されている場合
③ 広告商品等の購入に際し、広告、ビラ等に表示された価格に加え、通常は費用を請求されない配送料、加工料等の付帯費用、容器・包装料、手数料等の支払を要するにもかかわらず、その内容が明瞭に記載されていない場合
④ 「閉店」、「倒産」等特売を行う特別の理由又は「直輸入」、「直取引」等特に安い価格で販売することが可能となる理由が表示され、これらの理由により特に安い価格で販売するかのように表示しているにもかかわらず、実際には自店通常価格で販売を行っている場合
⑤ 二重価格表示（割引率の表示を含む。）において以下のような表示が行われている場合（「不当な価格表示についての景品表示法上の考え方」（平成12年6月30日公表）参照）
　a　比較対照価格として、実際の市価よりも高い価格が市価として用いられている場合
　b　比較対照価格として、架空の、又は既に撤廃されたメーカー希望小売価格が用いられている場合
　c　比較対照価格として、実際の自店旧価格（又は自店通常価格）よりも高い価格が自店旧価格（又は自店通常価格）として用いられている場合
　d　自店旧価格（又は自店通常価格）がないときに、比較対照価格として任意の価格が自店旧価格（又は自店通常価格）として用いられている場合

⑥ 消費税、容器料等込みで設定されているメーカー希望小売価格等を比較対照価格とする二重価格表示において、当該店舗における販売価格が消費税、容器料等抜きで記載されている場合

不当な価格表示についての景品表示法上の考え方

```
           平成12年6月30日   公正取引委員会
改定  平成14年12月5日   公正取引委員会
改定  平成18年1月4日    公正取引委員会
改定  平成28年4月1日    消費者庁
```

はじめに

事業者が市場の状況に応じて自己の販売価格を自主的に決定することは、事業者の事業活動において最も基本的な事項であり、かつ、これによって事業者間の競争と消費者の選択が確保される。

このように、事業者の販売価格は他の事業者との競争において重要な手段となるものであり、販売価格に関する情報を消費者に伝達・訴求するために価格表示が積極的に行われている。

一方、消費者にとっても、価格表示は、商品又は役務（サービス）の選択上最も重要な販売価格についての情報を得る手段である。また、価格表示によって、事業者間や商品間等の価格比較が容易となり、価格表示に基づく消費者の選択が行われることを通じて、事業者間や商品間等の価格競争も促進されることとなる。

しかしながら、実際と異なる表示が行われるなど、価格表示が適正に行われない場合には、消費者の選択を誤らせるとともに、市場における公正な競争が阻害され、上記のような価格表示が持つ本来の機能が発揮されなくなる。

このような観点から、不当景品類及び不当表示防止法（以下「景品表示法」という。）は、事業者の販売価格について一般消費者に実際のもの又は競争事業者に係るものよりも著しく有利であると誤認される表示を不当表示として規制している。

本考え方は、一般消費者を対象とした価格表示に関して、不当な価格表示についての景品表示法上の考え方を明らかにすることによって、事業者の景品表示法違反行為の未然防止とその適正な価格表示を推進し、事業者間の公正かつ自由な競争を促進するとともに、一般消費者の適正な商品又は役務の選択を確保することを目的としている。

なお、本考え方の策定に伴い、「不当な価格表示に関する不当景品類及び不当表示防止法第4条第2号の運用基準」（昭和44年事務局長通達第4号）及び「カラーテレビ等家庭電気製品の希望小売価格の表示に関する取扱いについて」（昭和46年事務局長通達第1号）は、廃止する。

第1 本考え方の構成及び適用範囲

1 本考え方の構成

本考え方は、どのような価格表示が一般消費者に誤認を与え、景品表示法に違反するおそれがあるかを明らかにするため、まず、第2において、景品表示法第5条第2号の規定により不当表示として問題となる価格表示について説明を行い、第3から第6までにおいて、価格表示の主要な類型別に、景品表示法上の基本的な考え方及び不当表示に該当するおそれのある主要な事例を示している。

2 本考え方の適用範囲

(1) 本考え方の対象となる価格表示

本考え方は、製造業者、卸売業者、小売業者、通信販売業者、輸入代理店、サービス業者等、事業者の事業形態を問わず、事業者が、一般消費者に対して商品又は役務を供給する際に行う価格表示のすべてを対象としている。

なお、第3以下においては、分かりやすいものとするため、「不当表示に該当するおそれのある表示」において役務の事例を記述する場合を除き、小売業者が一般消費者に対して商品を供給する場合に行う価格表示を前提として記述しているが、その考え方は、基本的には、役務の価格表示及び小売業者以外の事業者が行う商品又は役務の価格表示についても適用されるものである。

(2) 本考え方の対象となる表示媒体

価格表示については、商品本体による表示（商品に添付又は貼付される値札等）、店頭における表示、チラシ広告、新聞・テレビによる広告、インターネットによる広告等多様な媒体により行われているが、一般消費者に対して行われる価格表示であれば、それがどのような表示媒体により行われるものであるかを問わず、本考え方が適用されるものである。

(3) おとり広告との関係

本考え方は、事業者が商品又は役務の供給に際し一般消費者に対して行う価格表示についての考え方を示したものである。したがって、例えば、安売りのチラシに掲載された商品の販売価格について実際と異なる表示が行われる場合には、本考え方が適用されることとなる。

他方、チラシに掲載された商品についてそもそも販売される用意がなされていない場合など、広告、チラシ等において、広く一般消費者に対し取引の申出をした商品又は役務について、実際には申出どおりに購入することができないものであるにもかかわらず、一般消費者が申出どおりに購入

できると誤認するおそれがある表示については、「おとり広告に関する表示」（平成5年公正取引委員会告示第17号）及び「『おとり広告に関する表示』等の運用基準」（平成5年事務局長通達第6号）において考え方が示されており、引き続き、この考え方によって判断されることとなる。

3　個別事案の判断

本考え方は、景品表示法に違反するおそれのある価格表示についての考え方を明らかにしたものであり、本考え方において「不当表示に該当するおそれのある表示」として例示されていないものを含め、事業者が行う具体的な価格表示が景品表示法に違反するか否かについては、景品表示法の規定に照らして、個別事案ごとに判断されることはいうまでもない。

第2　不当な価格表示に関する景品表示法上の考え方

1　景品表示法の内容

(1)　販売価格に関する表示については、次の表示が景品表示法上問題となる（注）。

ア　自己が供給する商品又は役務の販売価格について、実際の販売価格よりも著しく有利であると一般消費者に誤認される表示

イ　自己が供給する商品又は役務の販売価格について、競争事業者の販売価格よりも著しく有利であると一般消費者に誤認される表示

（注）景品表示法第5条

事業者は、自己の供給する商品又は役務の取引について、次の各号のいずれかに該当する表示をしてはならない。

1　（略）

2　商品又は役務の価格その他の取引条件について、実際のもの又は当該事業者と同種若しくは類似の商品若しくは役務を供給している他の事業者に係るものよりも取引の相手方に著しく有利であると一般消費者に誤認される表示であつて、不当に顧客を誘引し、一般消費者による自主的かつ合理的な選択を阻害するおそれがあると認められるもの

(2)　「有利であると一般消費者に誤認される」とは、当該表示によって販売価格が実際と異なって安いという印象を一般消費者に与えることをいう。また、「著しく有利」であると誤認される表示か否かは、当該表示が、一般的に許容される誇張の程度を超えて、商品又は役務の選択に影響を与えるような内容か否かにより判断される。

(3)　なお、景品表示法上問題となるか否かは、表示媒体における表示内容全体をみて、一般消費者が当該表示について著しく有利であると誤認するか否かにより判断されるものであり、その際、事業者の故意又は過失の有無は問題とされない。

2　景品表示法上問題となる価格表示

上記1を踏まえると、次のような価格表示を行う場合には、景品表示法に違反する不当表示（以下、単に「不当表示」という。）に該当するおそれがある。

(1)　実際の販売価格よりも安い価格を表示する場合

(2)　販売価格が、過去の販売価格や競争事業者の販売価格等と比較して安いとの印象を与える表示を行っているが、例えば、次のような理由のために実際は安くない場合

ア　比較に用いた販売価格が実際と異なっているとき。

イ　商品又は役務の内容や適用条件が異なるものの販売価格を比較に用いているとき。

(3)　その他、販売価格が安いとの印象を与える表示を行っているが、実際は安くない場合

第3　販売価格に関する表示について

1　基本的考え方

特定の商品の販売に際して販売価格が表示される場合には、一般消費者は、表示された販売価格で当該商品を購入できると認識するものと考えられる。

このため、販売価格に関する表示を行う場合には、(1)販売価格、(2)当該価格が適用される商品の範囲（関連する商品、役務が一体的に提供されているか否か等）、(3)当該価格が適用される顧客の条件について正確に表示する必要があり、これらの事項について実際と異なる表示を行ったり、あいまいな表示を行う場合には、一般消費者に販売価格が安いとの誤認を与え、不当表示に該当するおそれがある。

なお、以上の考え方は、販売価格を単体で表示する場合だけではなく、第4以下で記述する二重価格表示等における販売価格の表示についても同様に当てはまるものである。

2　不当表示に該当するおそれのある表示

販売価格に関する次のような表示は、不当表示に該当するおそれがある。

ア　実際の販売価格より安い価格を販売価格として表示すること。

（事例）

Ａ不動産会社が、「分譲宅地　価格／1平方メートル100,000円～120,000円～特選地」と表示しているが、実際には、当該宅地の価格は1平方メートル当たり約148,000円ないし約185,000円であるとき。

イ　通常他の関連する商品や役務と併せて一体的に

販売されている商品について、これらの関連する商品や役務の対価を別途請求する場合に、その旨を明示しないで、商品の販売価格のみを表示すること。

(事例)

A内装工事業者が、「カベ1部屋5,000円クロス張替え」と表示しているが、実際には、5,000円はクロスそのものの代金であり別途施工料金が請求されるとき。

ウ 表示された販売価格が適用される顧客が限定されているにもかかわらず、その条件を明示しないで、商品の販売価格のみを表示すること。

(事例)

・A電器店が、「新バージョンソフト　特別価格5,000円」と表示しているが、実際には、当該価格は同ソフトの旧バージョンを所有する者だけに適用される特別価格であるとき。

・A電気通信事業者が、「国際ダイヤル通話サービス　アメリカまで1分60円」と表示しているが、実際には、当該価格は特定の割引プランに加入し、かつ、1か月当たり一定金額以上の使用実績がある利用者が、深夜・早朝時間帯に3分間通話したときに適用される1分間当たりの料金であるとき。

第4　二重価格表示について

1　二重価格表示についての基本的考え方

二重価格表示は、事業者が自己の販売価格に当該販売価格よりも高い他の価格(以下「比較対照価格」という。)を併記して表示するものであり、その内容が適正な場合には、一般消費者の適正な商品選択と事業者間の価格競争の促進に資する面がある。

しかし、次のように、二重価格表示において、販売価格の安さを強調するために用いられた比較対照価格の内容について適正な表示が行われていない場合には、一般消費者に販売価格が安いとの誤認を与え、不当表示に該当するおそれがある。

(1)　同一ではない商品の価格を比較対照価格に用いて表示を行う場合

ア　同一ではない商品の価格との二重価格表示が行われる場合には、販売価格と比較対照価格との価格差については、商品の品質等の違いも反映されているため、二重価格表示で示された価格差のみをもって販売価格の安さを評価することが難しく、一般消費者に販売価格が安いとの誤認を与え、不当表示に該当するおそれがある。

なお、同一ではない商品との二重価格表示であっても、一の事業者が実際に販売している二つの異なる商品について現在の販売価格を比較することは、通常、景品表示法上問題となるものではない。

イ　商品の同一性は、銘柄、品質、規格等からみて同一とみられるか否かにより判断される。

なお、衣料品等のように色やサイズの違いがあっても同一の価格で販売されるような商品については、同一の商品に該当すると考えられる。

また、ある一つの商品の新品と中古品、汚れ物、キズ物、旧型又は旧式の物(以下「中古品等」という。)とは、同一の商品とは考えられない。

野菜、鮮魚等の生鮮食料品については、一般的には、商品の同一性を判断することが難しいと考えられる。このため、生鮮食料品を対象とする二重価格表示については、後記2の(1)ウで記述するタイムサービスのように商品の同一性が明らかな場合や、一般消費者が商品の同一性を判断することが可能な場合を除き、一般消費者に販売価格が安いとの誤認を与え、不当表示に該当するおそれがある。

(2)　比較対照価格に用いる価格について実際と異なる表示やあいまいな表示を行う場合

二重価格表示が行われる場合には、比較対照価格として、過去の販売価格、希望小売価格、競争事業者の販売価格等多様なものが用いられている。

これらの比較対照価格については、事実に基づいて表示する必要があり、比較対照価格に用いる価格が虚偽のものである場合には、一般消費者に販売価格が安いとの誤認を与え、不当表示に該当するおそれがある。

また、過去の販売価格や競争事業者の販売価格等でそれ自体は根拠のある価格を比較対照価格に用いる場合でも、当該価格がどのような内容の価格であるかを正確に表示する必要があり、比較対照価格に用いる価格についてあいまいな表示を行う場合には、一般消費者に販売価格が安いとの誤認を与え、不当表示に該当するおそれがある。

2　過去の販売価格等を比較対照価格とする二重価格表示について

(1)　基本的考え方

ア　過去の販売価格を比較対照価格とする二重価格表示

(ア)　景品表示法上の考え方

a　需要喚起、在庫処分等の目的で行われる期間限定のセールにおいて、販売価格を引き下げる場合に、過去の販売価格を比較対照価格とする二重価格表示が行われることがある。

この場合、比較対照価格に用いられる過去の販売価格の表示方法は一様ではなく、価格のみが表示されている場合、「当店通常価格」、「セール前価格」等の名称や、㊜、㊝等の記号が付されている場合、どのような価格かについて具体的な説明が付記されている場合などがある。
  b　過去の販売価格を比較対照価格とする二重価格表示が行われる場合に、比較対照価格がどのような価格であるか具体的に表示されていないときは、一般消費者は、通常、同一の商品が当該価格でセール前の相当期間販売されており、セール期間中において販売価格が当該値下げ分だけ安くなっていると認識するものと考えられる。
  このため、過去の販売価格を比較対照価格とする二重価格表示を行う場合に、同一の商品について最近相当期間にわたって販売されていた価格とはいえない価格を比較対照価格に用いるときは、当該価格がいつの時点でどの程度の期間販売されていた価格であるか等その内容を正確に表示しない限り、一般消費者に販売価格が安いとの誤認を与え、不当表示に該当するおそれがある。
  ただし、セール実施の決定後に販売を開始した商品の二重価格表示については、商品の販売開始時点で、セールにおいていくらで販売するか既に決まっており、セール前価格は実績作りのものとみられることから、セール前価格で販売されていた期間を正確に表示したとしても、不当表示に該当するおそれがある。
  他方、同一の商品について最近相当期間にわたって販売されていた価格を比較対照価格とする場合には、不当表示に該当するおそれはないと考えられる。
 (イ)　「最近相当期間にわたって販売されていた価格」についての考え方
  a　「相当期間」については、必ずしも連続した期間に限定されるものではなく、断続的にセールが実施される場合であれば、比較対照価格で販売されていた期間を全体としてみて評価することとなる。
  b　また、「販売されていた」とは、事業者が通常の販売活動において当該商品を販売していたことをいい、実際に消費者に購入された実績のあることまでは必要ではない。
  他方、形式的に一定の期間にわたって販売されていたとしても、通常の販売場所とは異なる場所に陳列してあるなど販売形態が通常と異なっている場合や、単に比較対照価格とするための実績作りとして一時的に当該価格で販売していたとみられるような場合には、「販売されていた」とはみられないものである。
 (ウ)　「最近相当期間にわたって販売されていた価格」か否かの判断基準
  比較対照価格が「最近相当期間にわたって販売されていた価格」に当たるか否かは、当該価格で販売されていた時期及び期間、対象となっている商品の一般的価格変動の状況、当該店舗における販売形態等を考慮しつつ、個々の事案ごとに検討されることとなるが、一般的には、二重価格表示を行う最近時（最近時については、セール開始時点からさかのぼる8週間について検討されるものとするが、当該商品が販売されていた期間が8週間未満の場合には、当該期間について検討されるものとする。）において、当該価格で販売されていた期間が当該商品が販売されていた期間の過半を占めているときには、「最近相当期間にわたって販売されていた価格」とみてよいものと考えられる。ただし、前記の要件を満たす場合であっても、当該価格で販売されていた期間が通算して2週間未満の場合、又は当該価格で販売された最後の日から2週間以上経過している場合においては、「最近相当期間にわたって販売されていた価格」とはいえないものと考えられる。
イ　将来の販売価格を比較対照価格とする二重価格表示
  販売当初の段階における需要喚起等を目的に、将来の時点における販売価格を比較対照価格とする二重価格表示が行われることがある。
  このような二重価格表示については、表示された将来の販売価格が十分な根拠のあるものでないとき（実際に販売することのない価格であるときや、ごく短期間のみ当該価格で販売するにすぎないときなど）には、一般消費者に販売価格が安いとの誤認を与え、不当表示に該当するおそれがある。
  将来の価格設定は、将来の不確定な需給状況等に応じて変動するものであることから、将来の価格として表示された価格で販売することが確かな場合（需給状況等が変化しても表示価格で販売することとしている場合など）以外において、将来の販売価格を用いた二重価格表示を行うことは、適切でないと考えられる。
ウ　タイムサービスを行う場合の二重価格表示

特定の商品について一定の営業時間に限り価格の引下げを行ったり、又は生鮮食料品等について売れ残りを回避するために一定の営業時間経過後に価格の引下げを行ったりする場合に、当初の表示価格を比較対照価格とする二重価格表示が行われることがある。

このような二重価格表示については、通常は、不当表示に該当するおそれはないと考えられる。

(2) 不当表示に該当するおそれのある表示

過去の販売価格等を比較対照価格とする次のような二重価格表示は、不当表示に該当するおそれがある。

ア 過去の販売価格を比較対照価格に用いる場合

㈡ 実際に販売されていた価格よりも高い価格を、「当店通常価格」等最近相当期間にわたって販売されていた価格であるとの印象を与えるような名称を付して比較対照価格に用いること。

(事例)

・A衣料品店が、「紳士スーツ　当店通常価格58,000円の品40,000円」と表示しているが、実際には、当該商品と同一の商品について、通常45,000円で販売しているとき。

・Aスーパーが、「＊印は当店通常価格　マーガリン＊498円　258円」と表示しているが、実際には、当該商品と同一の商品について、通常338円で販売しているとき。

㈣ 販売実績の全くない商品又はセール直前に販売が開始された商品等、短期間しか販売した実績のない商品の価格を、「当店通常価格」等最近相当期間にわたって販売されていた価格であるとの印象を与えるような名称を付して比較対照価格に用いること。

(事例)

・A寝具店が、「羽毛ふとん　当店通常価格15,800円を12,000円」と表示しているが、実際には、当該商品は今回初めて販売されるものであるとき。

・A衣料品店が、「比較対照価格の㊞は当社通常価格の略　980円均一　紳士ポロシャツ＜各種＞（M・L寸）㊞2,800円の品」と表示しているが、実際には、当該商品と同一の商品について、当該比較対照価格により販売された実績がないとき。

㈦ 過去の販売期間のうち短期間において販売されていた価格を、「当店通常価格」等最近相当期間にわたって販売されていた価格であるとの印象を与えるような名称を付して比較対照価格に用いること。

(事例)

A衣料品店が、「婦人カシミヤセーター　当店通常価格12,000円を9,500円」と表示しているが、実際には、当該商品と同一の商品について、過去の販売期間（8週間）のうち、当該価格で販売されていた期間は当初2週間だけであり、その後の6週間はこれより低い価格で販売されていたとき。

㈢ 過去において販売されていた価格を、具体的な販売期間を明示しないで、又は実際と異なる販売期間を付記して比較対照価格に用いること。

(事例)

・A人形店が、「5月人形兜飾り　72,000円の品　セール期間中43,000円で販売」と表示しているが、実際には、当該商品と同一の商品について、72,000円で販売した期間が2日間だけであるとき。

・A衣料品店が、「新作ダブルスーツ　○月1日～20日までの販売価格48,000円の品　33,800円」と表示しているが、実際には、当該商品と同一の商品について、当該比較対照価格により販売されていたのは2日間だけであるとき。

・Aゴルフ用品製造販売業者が、インターネット上のショッピングサイトにおいて、「ゴルフクラブ　定価380,000円　特価138,000円」と表示しているが、実際には、当該「定価」と称する価格は、当該商品の販売開始時における同社の直営小売店舗での販売価格であって、当該価格での販売は4年前に終了しているとき。

㈥ 販売する商品と同一ではない商品（中古品等を販売する場合において、新品など当該商品の中古品等ではない商品を含む。）の過去の販売価格を比較対照価格に用いること。

(事例)

A楽器店が、「電子オルガン　当店通常価格650,000円を365,000円」と表示しているが、実際には、当該商品は長期間展示品であって新品とはみなされないもので、当店通常価格は新品のものの価格であるとき。

イ 将来の販売価格を比較対照価格に用いる場合

セール期間経過後も販売価格を引き上げる予定がないにもかかわらず、又はセール期間経過後ごく短期間しか表示された価格で販売しないにもかかわらず、セール期間経過後の将来の販売価格を比較対照価格に用いること。

(事例)

A衣料品店が、「婦人ブラウス　お試し価格

4,800円　○月○日以降は6,000円になります」と表示しているが、実際には、当該商品と同一の商品について、○月○日以降も4,800円で販売するとき。

3　希望小売価格を比較対照価格とする二重価格表示について
(1) 基本的考え方
ア　製造業者、卸売業者、輸入総代理店等、小売業者以外の者（以下「製造業者等」という。）が、自己の供給する商品について希望小売価格を設定している場合に、小売業者は、この希望小売価格を比較対照価格とする二重価格表示を行うことがある。

一般消費者は、通常、希望小売価格については、製造業者等により小売業者の価格設定の参考となるものとして設定され、あらかじめ、新聞広告、カタログ、商品本体への印字等により公表されているものであり、このことから、小売業者の販売価格が安いかどうかを判断する際の参考情報の一つとなり得るものと認識していると考えられる。

このため、希望小売価格を比較対照価格とする二重価格表示を行う場合に、製造業者等により設定され、あらかじめ公表されているとはいえない価格を、希望小売価格と称して比較対照価格に用いるときには、一般消費者に販売価格が安いとの誤認を与え、不当表示に該当するおそれがある。

イ　なお、希望小売価格に類似するものとして、製造業者等が参考小売価格や参考上代等の名称で小売業者に対してのみ呈示している価格がある。

これらの価格が、小売業者の小売価格設定の参考となるものとして、製造業者等が設定したものをカタログやパンフレットに記載するなどして当該商品を取り扱う小売業者に広く呈示されている場合（製造業者等が商談の際に当該商品を取り扱う小売店の一部の問い合わせに対して個別に呈示するような場合は含まない。）には、小売業者が当該価格を比較対照価格に用いて二重価格表示を行うこと自体は可能であるが、希望小売価格以外の名称を用いるなど、一般消費者が誤認しないように表示する必要がある。

また、参考小売価格等を比較対照価格とする二重価格表示を行う場合に、製造業者等が当該商品を取り扱う小売業者に小売業者向けのカタログ等により広く呈示しているとはいえない価格を、小売業者が参考小売価格等と称して比較対照価格に用いるときには、一般消費者に販売価格が安いとの誤認を与え、不当表示に該当するおそれがある。

(2) 不当表示に該当するおそれのある表示
希望小売価格を比較対照価格とする次のような二重価格表示は、不当表示に該当するおそれがある。
ア　希望小売価格よりも高い価格を希望小売価格として比較対照価格に用いること。
（事例）
　　A電器店が、「全自動洗濯機　メーカー希望小売価格75,000円の品　58,000円」と表示しているが、実際には、当該商品と同一の商品について、メーカーであるB電機が設定した希望小売価格は67,000円であるとき。
イ　希望小売価格が設定されていない場合（希望小売価格が撤廃されている場合を含む。）に、任意の価格を希望小売価格として比較対照価格に用いること。
（事例）
・A衣料品店が、「ビジネス・スーツ　メーカー希望小売価格29,000円の品割引価格23,800円」と表示しているが、実際には、当該商品と同一の商品について、メーカーは希望小売価格を設定していないとき。
・Aスーパーが、「インバーターエアコン　メーカー希望小売価格200,000円の品　138,000円」と表示しているが、実際には、当該商品と同一の商品について、メーカーであるB電機は希望小売価格を1年前に撤廃しているとき。
ウ　①プライベートブランド商品について小売業者が自ら設定した価格、②製造業者等が専ら自ら小売販売している商品について自ら設定した価格、又は③特定の小売業者が専ら販売している商品について製造業者等が当該小売業者の意向を受けて設定した価格を、希望小売価格として比較対照価格に用いること。
（事例）
・Aミシン店が、「電子ミシン　メーカー希望小売価格30,000円の品　18,000円」と表示しているが、実際には、当該商品は同店が海外の事業者に製造委託した自社ブランド商品であるとき。
・A宝飾品製造販売業者が、「プラチナ台ダイヤモンドリング0.1　カラット　メーカー希望小売価格100,000円の品　3割引　70,000円」と表示しているが、実際には、当該商品はA宝飾品製造販売業者が製造し、自ら直営店のみで販売するものであるとき。
・A家具店が、「Bメーカー応接5点セット　メーカー希望小売価格120,000円の品産直価格78,000

円」と表示しているが、実際には、当該商品はA家具店のみで販売されており、当該希望小売価格は、A家具店がBメーカーに依頼して設定させた価格であるとき。
エ　製造業者等が当該商品を取り扱う小売業者の一部に対してのみ呈示した価格を、希望小売価格として比較対照価格に用いること。
（事例）
　　A服飾雑貨品店が、「Bメーカー製財布　メーカー希望小売価格6,000円の品3,800円」と表示しているが、実際には、当該希望小売価格は、Bメーカーが商談の際にA服飾雑貨品店を含む当該商品を取り扱う小売業者の一部にのみ呈示した価格であるとき。
オ　販売する商品と同一ではない商品（中古品等を販売する場合において、新品など当該商品の中古品等ではない商品を含む。）の希望小売価格を比較対照価格に用いること。
（事例）
　　A電器店が、「〇〇社製パソコン　メーカー希望小売価格270,000円の品180,000円」と表示しているが、実際には、当該希望小売価格は、販売する商品に比べて記憶容量が大きいなど同一ではない商品のメーカー希望小売価格であるとき。
カ　①参考小売価格等が設定されていない場合に、任意の価格を参考小売価格等として比較対照価格に用いること、及び②製造業者等が当該商品を取り扱う小売業者の一部に対してのみ呈示した価格を、参考小売価格等として比較対照価格に用いること。
（事例）
・A眼鏡店が、「78％ OFF　メーカーセット参考小売価格　33,000円の品レンズ付き7,000円」と表示しているが、実際には、当該商品と同一のレンズとフレーム一式の商品について、メーカーは参考小売価格を設定していないとき。
・A眼鏡店が、「ブランドフレーム　参考小売価格￥34,000→￥5,000　85％ OFF」と表示しているが、実際には、メーカーとの商談の際に、A眼鏡店を含む当該商品を取り扱う小売店の一部の問い合わせに対して、メーカーから呈示された価格を、参考小売価格として比較対照価格に用いたものであるとき。

4　競争事業者の販売価格を比較対照価格とする二重価格表示について
（1）基本的考え方
　　自己の販売価格の安さを強調するために、市価や特定の競争事業者の販売価格を比較対照価格とする二重価格表示が行われることがある。これらの競争事業者の販売価格を比較対照価格とする二重価格表示が行われる場合には、一般消費者は、通常、同一の商品について代替的に購入し得る事業者の最近時の販売価格との比較が行われていると認識するものと考えられる。
　　このため、競争事業者の販売価格を比較対照価格とする二重価格表示を行う場合に、同一の商品について代替的に購入し得る事業者の最近時の販売価格とはいえない価格を比較対照価格に用いるときには、一般消費者に販売価格が安いとの誤認を与え、不当表示に該当するおそれがある。特に、市価を比較対照価格とする二重価格表示については、当該事業者が販売している地域内において競争関係にある事業者の相当数の者が実際に販売している価格を正確に調査することなく表示する場合には、不当表示に該当するおそれがある。
　　このように、市価や特定の競争事業者の販売価格を比較対照価格とする二重価格表示を行う場合には、競争事業者の最近時の販売価格を正確に調査するとともに、特定の競争事業者の販売価格と比較する場合には、当該競争事業者の名称を明示する必要がある。
（2）不当表示に該当するおそれのある表示
　　競争事業者の販売価格を比較対照価格とする次のような二重価格表示は、不当表示に該当するおそれがある。
ア　最近時の市価よりも高い価格を市価として比較対照価格に用いること。
（事例）
　　A人形店が、「陶製人形　市価9,000円のものを3,500円」と表示しているが、実際には、当該商品と同一の商品について、A人形店が販売している地域内における他の人形店では、最近時において3,000円から4,000円で販売されているとき。
イ　最近時の競争事業者の販売価格よりも高い価格を当該競争事業者の販売価格として比較対照価格に用いること。
（事例）
　　A時計店が、「〇〇製時計　B時計店横浜店108,000円の品　80,000円」と表示しているが、実際には、当該商品と同一の商品について、B時計店横浜店では最近時において70,000円で販売されているとき。
ウ　商圏が異なり一般消費者が購入する機会のない店舗の販売価格を比較対照価格に用いること。
（事例）
　　Aスーパー福岡店が、「紳士用皮革ベルト　B

スーパーで12,000円の品　7,800円」と表示しているが、実際には、当該比較対照価格は事実上福岡地域の一般消費者が購入する機会のないBスーパーの長崎店の販売価格であるとき。
　エ　販売する商品と同一ではない商品（中古品等を販売する場合において、新品など当該商品の中古品等ではない商品を含む。）について、競争事業者が販売している価格を比較対照価格に用いること。
　　（事例）
　　　A電器店が、「衛星放送内蔵テレビ（25インチ）B電器店の販売価格185,000円の品　148,000円」と表示しているが、実際には、当該比較対照価格は当該商品の性能を一層向上させた後継機種の販売価格であるとき。

5　他の顧客向けの販売価格を比較対照価格とする二重価格表示について
　(1)　基本的考え方
　　同一の商品であっても、顧客の条件（顧客の購入時期を含む。以下同じ。）に応じて、販売価格に差が設けられている場合に、特定の条件を満たす顧客向けの販売価格について、その安さを強調するために、他の顧客向けの販売価格を比較対照価格とする二重価格表示が行われることがある。
　　顧客によって販売価格に差がある場合に、一般消費者は、それぞれの販売価格が適用される顧客の条件の内容及びその販売価格の差を比較した上で商品選択を行うこととなる。
　　このため、他の顧客向けの販売価格を比較対照価格とする二重価格表示を行う場合に、それぞれの販売価格が適用される顧客の条件の内容等について、実際と異なる表示を行ったり、あいまいな表示を行うときには、一般消費者に販売価格が安いとの誤認を与え、不当表示に該当するおそれがある。
　(2)　不当表示に該当するおそれのある表示
　　他の顧客向けの販売価格を比較対照価格とする次のような二重価格表示は、不当表示に該当するおそれがある。
　　ア　会員制の販売方法において非会員価格を比較対照価格に用いる場合
　　　容易に会員になることが可能であって、その価格での購入者がほとんど存在しないと認められる販売価格を非会員価格として比較対照価格に用いること。
　　　（事例）
　　　　A宝飾店が、「K18ダイヤモンドピアス　非会員価格¥50,000　会員価格¥24,980」と表示しているが、実際には、購入を希望する一般消費者は誰でも容易に会員となることができ、非会員価格で販売されることはほとんどないとき。
　　イ　需要のピーク時における販売価格を比較対照価格に用いる場合
　　　需要のピーク時とオフ時で販売価格の差が大きく、かつ、ピーク時の期間が特定の時期に限定されている場合において、オフ時の販売価格を表示する際に、ピーク時の販売価格を、「当店標準価格」等当該事業者における平均的な販売価格であるとの印象を与える名称を付して比較対照価格に用いること。
　　　（事例）
　　　　Aリゾートホテルが、「宿泊料金（ツイン1泊2日食事なし）標準料金1人当たり40,000円のところ○月○日～○日に限り20,000円」と表示しているが、実際には、当該比較対照価格は宿泊客が多い特定の期間において限定的に適用されている価格であるとき。

第5　割引率又は割引額の表示について
1　基本的考え方
　(1)　割引率又は割引額の表示
　　二重価格表示と類似した表示方法として、「当店通常価格」や表示価格等からの割引率又は割引額を用いた価格表示が行われることがある。
　　この表示方法は、二重価格表示における比較対照価格と販売価格の差を割引率又は割引額で表示したものであり、景品表示法上の考え方については、基本的には第4で示した二重価格表示の考え方と同じである。
　　すなわち、算出の基礎となる価格や割引率又は割引額の内容等について実際と異なる表示を行ったり、あいまいな表示を行う場合には、一般消費者に販売価格が安いとの誤認を与え、不当表示に該当するおそれがある。
　(2)　一括的な割引率又は割引額の表示
　　割引率又は割引額の表示の中には、小売業者の取り扱う全商品又は特定の商品群を対象として一括して割引率又は割引額を表示する場合がある。
　　このような一括的な割引率又は割引額の表示については、小売業者にとって個別品目ごとの値引き表示を行う場合の煩雑さを回避したり、一般消費者に対する訴求力を高めたりする利点があるが、その訴求力が強いことから、一括して割引率又は割引額の表示を行う場合には、算出の基礎となる価格、適用される商品の範囲及び適用されるための条件について明示することにより、一般消費者が誤認しないようにする必要がある。
　　なお、小売業者の取り扱う全商品又は特定の商品群を対象とし、当該商品に付けられた表示価格

を算出の基礎とする一括的な割引率又は割引額の表示については、次の２のア及びイに例示するような場合を除き、通常は、不当表示に該当するおそれはないと考えられる。

２　不当表示に該当するおそれのある表示

割引率又は割引額を用いた次のような価格表示は、不当表示に該当するおそれがある。

なお、その他の割引率又は割引額の表示については、基本的には第４の考え方が適用される。

ア　適用対象となる商品が一部のものに限定されているにもかかわらず、その旨を明示しないで、小売業者の取り扱う全商品又は特定の商品群を対象とした一括的な割引率又は割引額を強調した表示を行うこと。

（事例）

Ａ家具店が、適用される商品の範囲を明示しないで、「家具５割引セール」と強調して表示しているが、実際には、一部の商品のみが５割引の対象となっているにすぎないとき。

イ　表示価格からの割引率若しくは割引額又はポイント還元率（以下「割引率等」という。）を用いた表示を行う場合に、(1)表示価格をいったん引き上げた上で割引率等を用いた表示を行うこと、又は(2)セール実施の決定後に販売が開始された商品を対象として割引率等を用いた表示を行うこと。

（事例）

・Ａ衣料品店が、「春物スーツ　表示価格から３割引」と表示しているが、実際には、適用対象となる商品の表示価格がセール直前に引き上げられているとき。

・Ａスーパーが、「ワイン全品　土曜日、日曜日２日間に限り店頭価格から３割引」と表示しているが、実際には、適用対象となる商品のうち、一部の商品がセール実施の決定後に販売が開始された商品であるとき。

・Ａ電器店が、「エアコン全品　ポイント還元５％アップ」と表示しているが、実際には、適用対象となる商品の表示価格がセール直前に引き上げられているとき。

ウ　最大割引率又は最大還元率が適用されるのは一部のものに限定されているにもかかわらず、取り扱う全商品又は特定の商品群について、個々の商品ごとに割引率等を表示せずに、一定の幅の割引率等で、かつ、最大割引率又は最大還元率を強調した表示を行うことにより、あたかも多くの商品について最大割引率又は最大還元率が適用されるかのような表示を行うこと。

（事例）

・Ａ電器店が、個々の商品ごとに割引率を表示せずに「☆マークがついている商品は、５～20％値引きします」と表示し、かつ、「５％」を著しく小さく記載し、「20％」を大きく強調して表示することにより、あたかも多くの商品について「20％」の割引が適用されるかのように表示しているが、実際には、20パーセントの割引の対象となるのは一部の商品に限定されているとき。

・Ａ電器店が、個々の商品ごとにポイント還元率を表示せずに「全商品10％、15％、20％ポイント還元」と還元率が大きくなるにつれて文字を大きく表示し、かつ、「20％」を強調して表示することにより、あたかも多くの商品について「20％」のポイント還元が適用されるかのように表示しているが、実際には、20パーセントのポイント還元の対象となるのは一部の商品に限定されているとき。

エ　任意に設定した価格を算出の基礎として、割引率又は割引額の表示を行うこと。

（事例）

Ａゴルフ用品製造販売業者が、「チタンクラブ80,000円の品　３割引56,000円」と表示しているが、実際には、算出の基礎となる価格が任意に設定された価格であるとき。

第６　販売価格の安さを強調するその他の表示について

１　基本的考え方

小売業者の取り扱う全商品又は特定の商品群を対象に、これらの商品の販売価格の安さを強調するために、販売価格の安さの理由や安さの程度を説明する用語（例えば、安さの理由を説明する「倒産品処分」、「工場渡し価格」等の用語、安さの程度を説明する「大幅値下げ」、「他店より安い」等の用語）を用いた表示が行われることがある。

販売価格が安いという印象を与えるすべての表示が景品表示法上問題となるものではないが、これらの表示については、販売価格が通常時等の価格と比較してほとんど差がなかったり、適用対象となる商品が一部に限定されているにもかかわらず、表示された商品の全体について大幅に値引きされているような表示を行うなど、実際と異なって安さを強調するものである場合には、一般消費者に販売価格が安いとの誤認を与え、不当表示に該当するおそれがある。

また、競争事業者の店舗の販売価格よりも自店の販売価格を安くする等の広告表示において、適用対象となる商品について、一般消費者が容易に判断できないような限定条件を設けたり、価格を安くする旨の表示と比較して著しく小さな文字で限定条件を表示するなど、限定条件を明示せず、価格の有利性を殊更強調する表示を行うことは、一般消費者に自

己の販売価格が競争事業者のものよりも著しく有利であるとの誤認を与え、不当表示に該当するおそれがある。

このため、安さの理由や安さの程度を説明する用語等を用いて、販売価格の安さを強調する表示を行う場合には、適用対象となる商品の範囲及び条件を明示するとともに、安さの理由や安さの程度について具体的に明示することにより、一般消費者が誤認しないようにする必要がある。

2　不当表示に該当するおそれのある表示

販売価格の安さを強調する次のような価格表示は、不当表示に該当するおそれがある。

ア　通常時等の価格と比較して特に安くなっている商品がなかったり、一部に限定されているにもかかわらず、安さの理由を説明する用語を用いて、表示された商品の全体について販売価格が特に安くなっていることを強調する表示を行うこと。

（事例）
・A寝具店が、「製造業者倒産品処分」と強調して表示しているが、実際には、表示された商品は製造業者が倒産したことによる処分品ではなく、当該小売店が継続的に取引のある製造業者から仕入れたものであり、表示された商品の販売価格は従来と変わっていないとき。
・A人形店が、「ひな人形商品全品工場渡し価格により御奉仕」と強調して表示しているが、実際には、工場渡し価格により販売される商品は表示された商品のうち一部の商品に限定されているとき。

イ　通常時等の価格と比較して特に安くなっている商品がなかったり、一部に限定されているにもかかわらず、安さの程度を説明する用語を用いて、表示された商品の全体について販売価格が特に安くなっていることを強調する表示を行うこと。

（事例）
・Aスポーツ用品店が、「他店よりも販売価格を安くします」と強調して表示しているが、実際には、表示された商品について、他店よりも安い価格で販売を行わないとき。
・A衣料品店が、「冬物衣料全品大幅値下げ断行！」と強調して表示しているが、実際には、「当店通常価格」よりも特に安くなっている商品は表示された商品のうちの一部の商品に限定されているとき。
・A電器店が、「他店チラシ掲載売価より更に10％以上安くします」と強調して表示しているが、実際には、他店のチラシ価格と価格比較できる商品は表示された商品のうちの一部の商品に限定されているとき、又は他店のチラシ価格よりも価格が安く設定されていない商品があるとき。

比較広告に関する景品表示法上の考え方

[昭和62年4月21日　公正取引委員会事務局]
[改正　平成28年4月1日　消費者庁]

はじめに

(1)　比較広告に関しては、昭和61年6月、その景品表示法上の基本的な考え方を、以下のように明らかにしている。

ア　景品表示法第4条[1]は、自己の供給する商品の内容や取引条件について、競争事業者のものよりも、著しく優良又は有利であると一般消費者に誤認される表示を不当表示として禁止しているが、競争事業者の商品との比較そのものについて禁止し、制限するものではない。

イ　望ましい比較広告は、一般消費者が商品を選択するに当たって、同種の商品の品質や取引条件についての特徴を適切に比較し得るための具体的情報を提供するものである。したがって、例えば、次のような比較広告は、商品の特徴を適切に比較することを妨げ、一般消費者の適正な商品選択を阻害し、不当表示に該当するおそれがある。

①　実証されていない、又は実証され得ない事項を挙げて比較するもの
②　一般消費者の商品選択にとって重要でない事項を重要であるかのように強調して比較するもの及び比較する商品を恣意的に選び出すなど不公正な基準によって比較するもの
③　一般消費者に対する具体的な情報提供ではなく、単に競争事業者又はその商品を中傷し又はひぼうするもの

(2)　我が国においてはこれまで比較広告が余り行われていないが、このような状況において、比較広告が適正に行われるためには、取りあえず景品表示法上問題とならない場合の考え方を示すことが適当である。したがって、当面の措置として、基本的に景品表示法上問題とならない比較広告の要件を挙げ、同法に違反する比較広告の未然防止を図ることとした。

(3)　今後、各広告主は、比較広告を行う場合には、以下の事項を参酌して、適正に行うことが必要である。

1．対象とする比較広告の範囲

以下の事項において、比較広告とは、自己の供給する商品又は役務（以下「商品等」という。）について、これと競争関係にある特定の商品等を比較対象商品等として示し（暗示的に示す場合を含む。）、商品等の内容又は取引条件に関して、客観的に測定又は評価する

ことによって比較する広告をいう。

これ以外の形態により比較する広告については、個々の事例ごとに、以下の事項の趣旨を参酌して、景品表示法上の適否を判断することとする。

[1] 平成28年4月1日以降は第5条。

2．基本的考え方

(1) 景品表示法による規制の趣旨

景品表示法第5条は、自己の供給する商品等の内容や取引条件について、実際のもの又は競争事業者のものよりも、著しく優良であると示す又は著しく有利であると一般消費者に誤認される表示を不当表示として禁止している。

(2) 適正な比較広告の要件

したがって、比較広告が不当表示とならないようにするためには、一般消費者にこのような誤認を与えないようにする必要がある。

このためには、次の三つの要件をすべて満たす必要がある。

① 比較広告で主張する内容が客観的に実証されていること

② 実証されている数値や事実を正確かつ適正に引用すること

③ 比較の方法が公正であること

3．比較広告で主張する内容が客観的に実証されていること

客観的に実証されている数値や事実を摘示して比較する場合には、通常、一般消費者が誤認することはないので、不当表示とはならない。

（参考） 表示している内容が、明らかに空想上のものであって、一般消費者にとって実在しないことが明らかな場合には、一般消費者がそのような事実が存在すると誤認することはないので、不当表示とはならない。

「客観的に実証されている」というためには、以下の事項を考慮する必要がある。

(1) 実証が必要な事項の範囲

実証が必要な事項の範囲は、比較広告で主張する事項の範囲である。

例えば、「某市で調査した結果、A商品よりB商品の方が優秀であった。」という比較広告を行う場合には、

① 某市において、A商品とB商品との優秀性に関する調査が行われていること

② 主張するような調査結果が出ていること

が必要である。

(2) 実証の方法および程度

実証は、比較する商品等の特性について確立された方法（例えば、自動車の燃費効率については、10モード法）がある場合には当該確立された方法によって、それがない場合には社会通念上及び経験則上妥当と考えられる方法（例えば、無作為抽出法で相当数のサンプルを選んで、作為が生じないように考慮して行う調査方法）によって、主張しようとする事実が存在すると認識できる程度まで、行われている必要がある。

「社会通念上及び経験則上妥当と考えられる方法」及び「主張しようとする事実が存在すると認識できる程度」が具体的にどのようなものであるかについては、比較する商品等の特性、広告の影響の範囲及び程度等を勘案して判断する。

例えば、一般に、自社製品と他社製品に対する消費者のし好の程度について、相当広い地域で比較広告を行う場合には、相当数のサンプルを選んで行った調査で実証されている必要がある。これに対して、中小企業者が、味噌のような低額の商品について、一部の地域に限定して比較広告を行うような場合には、比較的少ない数のサンプルを選んで行った調査で足りる。

また、公的機関が公表している数値や事実及び比較対象商品等を供給する事業者がパンフレット等で公表し、かつ、客観的に信頼できると認められる数値や事実については、当該数値や事実を実証されているものとして取り扱うことができる。

(3) 調査機関

調査を行った機関が広告主とは関係のない第三者（例えば、国公立の試験研究機関等の公的機関、中立的な立場で調査、研究を行う民間機関等）である場合には、その調査は客観的なものであると考えられるので、このような調査結果を用いることが望ましい。ただし、広告主と関係のない第三者の行ったものでなくとも、その実証方法等が妥当なものである限り、これを比較広告の根拠として用いることができる。

4．実証されている数値や事実を正確かつ適正に引用すること

客観的に実証されている数値や事実を正確かつ適正に引用する場合には、通常、一般消費者が誤認することはないので、不当表示とはならない。

「正確かつ適正に引用する」というためには、以下の事項を考慮する必要がある。

(1) 調査結果の引用の方法

ア 実証されている事実の範囲内で引用すること

例えば、実証の根拠となる調査が一定の限られた条件の下で行われている場合には、当該限られた条件の下での比較として引用する必要がある。

これに対して、限られた条件の下での調査結果であるにもかかわらず、すべての条件の下でも適

用されるものであるかのように引用する場合（例えば、温暖地用のエンジンオイルの性能に関する比較広告において、温暖地での比較実験の結果のみを根拠に、自社製品が国内のすべての地域において優秀であると主張するような場合）には、主張する事実（この例では、国内のすべての地域における自社製品の優秀性）についてまでは実証がないこととなるので、不当表示となるおそれがある。

　イ　調査結果の一部を引用する場合には、調査結果の趣旨に沿って引用すること

　　例えば、各社の製品について、多数の項目にわたって比較テストをしている調査結果の一部を引用する場合に、自己の判断で、いくつかの項目を恣意的に取り上げ、その評価を点数化し、平均値を求めるという方法等を用いることにより、当該調査結果の本来の趣旨とは異なる形で引用し、自社製品の優秀性を主張することは、不当表示となるおそれがある。

(2)　調査方法に関するデータの表示

　ある調査結果を引用して比較する場合には、一般消費者が調査結果を正確に認識することができるようにするため、調査機関、調査時点、調査場所等の調査方法に関するデータを広告中に表示することが適当である。ただし、調査方法を適切に説明できる限り、広告スペース等の関係から、これらのデータを表示しないとしても特に問題ない。

　しかしながら、調査機関や調査時点等をあえて表示せず、調査の客観性や調査時点等について一般消費者に誤認を生じさせることとなるような場合には、不当表示となるおそれがある。

　例えば、「調査結果によれば、100人中60人がA商品よりB商品の方が使い心地がよいと言った。」という広告において、調査機関、調査時点、調査場所等についてはあえて表示せず、むしろ「近時における権威ある調査によれば」等とあたかも第三者機関が最近行った調査であるかのような文言を用いているが、実際には、自社で行った調査であったり、相当以前に行った調査であったような場合には、不当表示となるおそれがある。

5．比較の方法が公正であること

　比較の方法が公正である場合には、通常、一般消費者が誤認することはないので、不当表示とならない。

　「比較の方法が公正である」というためには、以下の事項を考慮する必要がある。

(1)　表示事項（比較項目）の選択基準

　一般に、どのような事項について比較したとしても特に問題ない。

　しかしながら、特定の事項について比較し、それが商品等の全体の機能、効用等に余り影響がないにもかかわらず、あたかも商品等の全体の機能、効用等が優良であるかのように強調するような場合には、不当表示となるおそれがある。

　例えば、自社製品が瑣末な改良が行われているものにすぎないにもかかわらず、従来の他社製品と比べ、画期的な新製品であるかのように表示するような場合には、不当表示となるおそれがある。

(2)　比較の対象となる商品等の選択基準

　一般に、比較の対象として、競争関係にあるどのような商品等を選択しても特に問題ない。

　しかしながら、社会通念上又は取引通念上、同等のものとして認識されていないものと比較し、あたかも同等のものとの比較であるかのように表示する場合には、不当表示となるおそれがある。

　例えば、自社のデラックス・タイプの自動車の内装の豪華さについて比較広告する場合において、他社製品のスタンダード・タイプのものの内装と比較し、特にグレイドが異なることについて触れず、あたかも同一グレイドのもの同士の比較であるかのように表示することは、不当表示となるおそれがある。

　また、製造又は販売が中止されている商品等と比較しているにもかかわらず、あたかも現在製造又は販売されている商品等との比較であるかのように表示することも、不当表示となるおそれがある。

　例えば、自社の新製品と他社の既に製造が中止されている旧型製品を比較し、特に旧型製品との比較であることについて触れず、あたかも新製品同士の比較であるかのように表示することは、不当表示となるおそれがある。

(3)　短所の表示

　一般に、ある事項について比較する場合、これに付随する他の短所を表示しなかったとしても特に問題ない。

　しかしながら、表示を義務付けられており、又は通常表示されている事項であって、主張する長所と不離一体の関係にある短所について、これを殊更表示しなかったり、明りょうに表示しなかったりするような場合には、商品全体の機能、効用等について一般消費者に誤認を与えるので、不当表示となるおそれがある。

　例えば、土地の価格を比較する場合において、自社が販売する土地には高圧電線が架設されているため安価であるという事情があるにもかかわらず、これについて特に触れないようなときには、不当表示となるおそれがある。

6．中傷、ひぼうにわたる比較広告

　一般に、中傷、ひぼうとは、商品等に関する具体的

な情報を提供するためのものではなく、単に競争事業者又はその商品等を陥れるため、殊更その欠点を指摘するものをいう。

このような中傷、ひぼうとなる比較広告のうち事実に反するものは、一般消費者に誤認を与える場合には、不当表示となるおそれがある。

また、事実に基づくものであっても、信用失墜、人身攻撃にわたるもの等で、広告全体の趣旨からみて、あたかも比較対象商品等が実際のものより著しく劣っているかのような印象を一般消費者に与えるような場合にも、不当表示となるおそれがある。

さらに、場合によっては刑法等他の法律で問題となることや、倫理上の問題、品位にかかわる問題を惹起することもあるので、注意する必要がある。

7．公正取引協議会等各種の団体、マスメディアにおける自主規制

以上の事項は、比較広告に関する景品表示法上の一般原則である。

しかしながら、個々の商品等の特性、広告の影響の範囲や程度等を考慮した、比較広告に関する正常な商慣習が確立され、適正な比較広告が行われるようにするためには、公正取引協議会等の団体において、以上の事項を踏まえた比較広告についての自主規制基準が作成され、公正取引協議会等の自主規制機関によって、適切に運用されることが適当である。

また、広告を取り扱うマスメディアにおいて、比較広告に関する適正な自主規制が個々に行われることも重要である。

8．その他の問題

景品表示法上問題のない比較広告であっても、その表示内容、調査結果の引用の方法や対象商品等の種類によっては、著作権法等によって、禁止されることがあることに注意する必要がある。

不当景品類及び不当表示防止法第7条第2項の運用指針
―不実証広告規制に関する指針―

[平成15年10月28日　公正取引委員会]
[平成28年4月1日　消費者庁一部改正]

はじめに

近年、健康、痩身、環境等に対する消費者の関心が高まる中、ダイエット効果を標ぼうする商品や器具、視力回復効果を標ぼうする器具、焼却時にダイオキシンを発生させないと標ぼうする商品等、商品・サービスの有する「性能」やその結果消費者が期待できる「効果」に関する優良性を強調した表示が多くみられるようになってきている。

これまで、商品・サービスの効果、性能に関する表示について、公正取引委員会が不当景品類及び不当表示防止法（昭和37年法律第134号。以下「景品表示法」という。）に基づき、不当表示として規制するためには、公正取引委員会が専門機関を利用して調査・鑑定等を行い、表示どおりの効果、性能がないことを立証する必要があったため、事業者が当該表示の裏付けとなる合理的な根拠を全く有していない場合でも、行政処分を行うまでに多大な時間を要し、その間に不当表示の疑いのある商品・サービスが販売され続け、その結果として、消費者被害が拡大するおそれがあった。

このような状況を踏まえ、商品・サービスの内容に関する合理的な根拠のない表示を効果的に規制することを可能とする景品表示法第4条第2項（当時）の新設を含む、「不当景品類及び不当表示防止法の一部を改正する法律（平成15年法律第45号）」が平成15年5月23日に制定・公布され、景品表示法第4条第2項（当時）については平成15年11月23日に施行された。

本指針は、消費者庁の景品表示法第7条第2項の運用の透明性及び事業者の予見可能性を確保するため、同項の運用について一定の指針を示すことを目的としている。

なお、本指針は、景品表示法第7条第2項の適用がなされる場合のあらゆる場面を網羅しているわけではなく、事業者が行った表示が同項の適用の対象となるのか、また、事業者から提出された資料が表示の裏付けとなる合理的な根拠を示すものと認められるかどうかについては、本指針において例示されていないものを含め、個別事案ごとに判断されることに留意する必要がある。

第1　景品表示法第5条第1号により禁止される表示の概要

1　景品表示法の対象となる表示

景品表示法上の表示とは、商品本体による表示（容器・包装を含む。）、店頭における表示、チラシ広告、新聞・雑誌による広告だけではなく、テレビやインターネットによる広告までも含むものであり、景品表示法は、様々な表示媒体によって一般消費者に対して行われる商品・サービスに関する表示に幅広く適用される（昭和37年6月30日公正取引委員会告示第3号）。

2　景品表示法第5条第1号により禁止される表示

(1) 景品表示法第5条第1号は、商品・サービスの品質、規格その他の内容（以下「商品・サービスの内容」という。）について、一般消費者に対して実際のものよりも著しく優良であると示すこと、又は一般消費者に対して事実に相違して当該事業者と競争関係にある他の事業者に係るものよりも著しく優良で

あると示すことにより、不当に顧客を誘引し、公正な競争を阻害するおそれがあると認められる表示を不当表示として禁止している。
(2) 景品表示法による不当表示の規制は、不当な顧客の誘引を防止し、一般消費者の適正な商品・サービスの選択を確保することを目的として行われるものであり、「著しく優良であると示す」表示に当たるか否かは、業界の慣行や表示を行う事業者の認識により判断するのではなく、表示の受け手である一般消費者に、「著しく優良」と認識されるか否かという観点から判断される。また、「著しく」とは、当該表示の誇張の程度が、社会一般に許容される程度を超えて、一般消費者による商品・サービスの選択に影響を与える場合をいう。

すなわち、商品・サービスの内容について実際のものよりも著しく優良であると示す又は事実に相違して当該事業者と競争関係にある他の事業者に係るものよりも著しく優良であると示す表示とは、一般消費者に対して、社会一般に許容される誇張の程度を超えて、商品・サービスの内容が、実際のもの等よりも著しく優良であると示す表示である。このような表示が行われれば、一般消費者は、商品・サービスの内容について誤認することになる。

なお、「著しく優良であると示す」表示か否かの判断に当たっては、表示上の特定の文章、図表、写真等から一般消費者が受ける印象・認識ではなく、表示内容全体から一般消費者が受ける印象・認識が基準となる。
(3) 消費者庁は、商品・サービスの表示について、景品表示法第5条第1号に該当するとして規制するためには、当該表示が実際のものとは異なるものであること等の具体的な立証が必要である。

一方、消費者庁は、景品表示法第7条第2項により、当該表示をした事業者に対し、期間を定めて、当該表示の裏付けとなる合理的な根拠を示す資料の提出を求めることができ、この場合において、当該事業者が当該資料を提出しないときは、消費者庁が当該表示について実際のものとは異なるものであること等の具体的な立証を行うまでもなく、当該表示は景品表示法第5条第1号に該当する表示とみなされることになり、景品表示法第7条第2項は、このような法律効果を発生させるものである。

このため、法運用の透明性と事業者の予見可能性を確保する観点から、以下、景品表示法第7条第2項の適用についての考え方、表示の裏付けとなる資料についての「合理的な根拠」の判断基準等を明らかにすることとする。

第2 景品表示法第7条第2項の適用についての考え方
1 基本的な考え方
(1) 景品表示法第7条第2項の適用対象となる表示とは、景品表示法第5条第1号が適用される商品・サービスの内容に関する表示である。

商品・サービスの内容に関する表示のうち、例えば、原材料、成分、容量、原産地、等級、住宅等の交通の便、周辺環境のような事項に関する表示については、通常、契約書等の取引上の書類や商品そのもの等の情報を確認することによって、当該表示が実際のものとは異なるものであるか否かを判断できる。
(2) 他方、商品・サービスの内容に関する表示の中でも、痩身効果、空気清浄機能等のような効果、性能に関する表示については、契約書等の取引上の書類や商品そのもの等の情報を確認することだけでは、実際に表示されたとおりの効果、性能があるか否かを客観的に判断することは困難である。

このような表示について、表示されたとおりの効果、性能があるか否かの立証を行うためには、専門機関による調査・鑑定等が必要となることから、当該表示が実際のものとは異なり景品表示法第5条第1号に該当する場合であっても、当該表示を排除するための行政処分を行うまでに多大な時間を要し、その間にも当該商品・サービスが販売され続け、消費者被害が拡大するおそれがある。
(3) したがって、景品表示法第7条第2項（平成28年4月1日より前は第4条第2項）が新設された趣旨とこのような効果、性能に関する表示に対する立証上の問題点を踏まえ、本運用指針においては、商品・サービスの効果、性能に関する表示に対する同項の適用についての考え方を示すこととする。

2 表示の裏付けとなる合理的な根拠を示す資料の提出を求めることとなる表示例
(1) 景品表示法第7条第2項により、表示の裏付けとなる合理的な根拠を示す資料の提出を求めることとなる商品・サービスの効果、性能の表示としては、例えば、次のようなものが考えられる。

なお、これは、あくまでも過去の排除命令（景品表示法が消費者庁に移管された平成21年9月1日以降は措置命令）の事例から取りまとめた、平成28年4月1日より前の景品表示法第4条第2項に基づき、表示の裏付けとなる合理的な根拠を示す資料の提出を求める対象となり得る効果、性能に関する表示例であり、ここに示されていないものを含め、具体的な商品・サービスの効果、性能に関する表示が同項の規定に基づき、表示の裏付けとなる合理的な根拠を示す資料の提出を求める対象となるか否かは、個別事案ごとに判断することとなる。

表示の例（商品・サービス）	効果、性能
「○○を使用すると2ミリから3ミリ、3ミリから6ミリ、6ミリから1センチ、1センチから3センチというように、短い期間にすくすく伸びる。」（長身機）	背丈を伸ばす効果
「医学的な原理に基づいて、鼻の大部分を形成している軟骨と筋肉を根本的に矯正するように苦心研究のすえ完成されたもので、隆鼻した…鼻筋が通ってきたなど沢山の報告がある。」（隆鼻器）	鼻を高くする効果
「使えば使うほど切れ味は鋭利になり」「研がなくても25年間、そのすばらしい切れ味は不変」（包丁）	永続的な切断性能
「エンジンに取りつけるだけで25％燃費軽減！…」「確実に5～25％の燃料カット」（自動車用品）	燃料消費量の節約効果
「81kgの体重をダイエットで66kgまで減量。しかし、それ以上は何をしても無理だったという…そんな彼女も○○での58日間でなんと10kgの減量に成功。3度の食事を欠かさずにこの変化」（瘦身効果を標ぼうする美容サービス）	食事制限を伴わない瘦身効果
「4.5kg～10kg減量がラクラク！！！」「食前に○○茶を飲む。すると、その11種類の天然植物の成分が後から入ってくる食物中の脂肪分が体に取り込まれないように胃に薄い保護膜を作る。」（茶）	食事制限を伴わない瘦身効果
「超音波と電磁波の両方を利用することで、家屋のゴキブリ・ネズミなどをブロックします。○○の電磁波が壁、床下、天井などの電気配線を伝わり、隠れている場所からゴキブリ・ネズミを追い出します。」（ゴキブリ・ネズミ駆除機）	ゴキブリ・ネズミ駆除効果
「ニキビ等どんな肌のトラブルも、リンゴの皮をむくようにスルリと優しくムキ取ります。」「3週間後には顔中にあったニキビが全部ムキ取れて消滅し、今ではすっきりスベスベ肌！」（化粧品）	ニキビ除去効果（短期間でニキビの全くない肌になる効果）

(2) また、商品・サービスの効果、性能に関する表示であって、神秘的内容（「開運」、「金運」等）、主観的内容（「気分爽快」等）、抽象的内容（「健康になる」等）に関する表示であっても、当該表示が一般消費者にとって、当該商品・サービス選択に際しての重要な判断基準となっていると考えられ、さらに、これらの表示内容に加えて具体的かつ著しい便益が主張されている（暗示されている場合も含む。）な

ど、当該商品・サービスの内容について、一般消費者に対し実際のものよりも著しく優良との認識を与えるようなものであれば、景品表示法第5条第1号に該当するおそれがあり、そのような場合には、景品表示法第7条第2項に基づき表示の裏付けとなる合理的な根拠を示す資料の提出を求める対象となり得る。

他方、上記のような内容の表示のみであって、通常、当該表示から、直ちに、表示された効果、性能について、一般消費者が著しい優良性を認識しないと考えられるものは、景品表示法第5条第1号に該当するおそれはないと考えられるため、景品表示法第7条第2項に基づき表示の裏付けとなる合理的な根拠を示す資料の提出を求める対象とはならない。

第3　「合理的な根拠」の判断基準
1　基本的な考え方

商品・サービスの効果、性能の著しい優良性を示す表示は、一般消費者に対して強い訴求力を有し、顧客誘引効果が高いものであることから、そのような表示を行う事業者は、当該表示内容を裏付ける合理的な根拠をあらかじめ有しているべきである。

このような観点から、消費者庁長官が事業者に対し、商品・サービスの効果、性能に関する表示について、景品表示法第5条第1号違反に該当する表示か否か判断するために必要があると認めて、当該表示の裏付けとなる合理的な根拠を示す資料の提出を求めた場合に、当該事業者から提出された資料（以下「提出資料」という。）が当該表示の裏付けとなる合理的な根拠を示すものであると認められるためには、次の2つの要件を満たす必要がある。

> ① 提出資料が客観的に実証された内容のものであること
> ② 表示された効果、性能と提出資料によって実証された内容が適切に対応していること

なお、商品の効果、性能に関する表示は、当該商品の製造業者から得た、商品について効果、性能があるとの情報を基に販売カタログや店舗内表示などにより、販売業者が自ら行うこともある。この場合、販売業者が自ら実証試験・調査等を行うことが常に求められるものではなく、製造業者等が行った実証試験・調査等に係るデータ等が存在するかどうか及びその試験方法・結果の客観性等の確認を販売業者が自ら行ったことを示す書面等を当該表示の裏付けとなる根拠として提出することも可能である。

2　提出資料が客観的に実証された内容のものであること

提出資料は、表示された具体的な効果、性能が事実であることを説明できるものでなければならず、その

ためには、客観的に実証された内容のものである必要がある。

客観的に実証された内容のものとは、次のいずれかに該当するものである。

> ① 試験・調査によって得られた結果
> ② 専門家、専門家団体若しくは専門機関の見解又は学術文献

(1) 試験・調査によって得られた結果

ア　試験・調査によって得られた結果を表示の裏付けとなる根拠として提出する場合、当該試験・調査の方法は、表示された商品・サービスの効果、性能に関連する学術界又は産業界において一般的に認められた方法又は関連分野の専門家多数が認める方法によって実施する必要がある。

＜例＞

- 日用雑貨品の抗菌効果試験について、JIS（日本工業規格）に規定する試験方法によって実施したもの。
- 自動車の燃費効率試験の実施方法について、10・15モード法によって実施したもの。
- 繊維製品の防炎性能試験について、消防法に基づき指定を受けた検査機関によって実施したもの。

イ　学術界又は産業界において一般的に認められた方法又は関連分野の専門家多数が認める方法が存在しない場合には、当該試験・調査は、社会通念上及び経験則上妥当と認められる方法で実施する必要がある。

　社会通念上及び経験則上妥当と認められる方法が具体的にどのようなものかについては、表示の内容、商品・サービスの特性、関連分野の専門家が妥当と判断するか否か等を総合的に勘案して判断する。

ウ　試験・調査を行った機関が商品・サービスの効果、性能に関する表示を行った事業者とは関係のない第三者（例えば、国公立の試験研究機関等の公的機関、中立的な立場で調査、研究を行う民間機関等）である場合には、一般的に、その試験・調査は、客観的なものであると考えられるが、上記ア又はイの方法で実施されている限り、当該事業者（その関係機関を含む。）が行った試験・調査であっても、当該表示の裏付けとなる根拠として提出することも可能である。

エ　なお、一部の商品・サービスの効果、性能に関する表示には、消費者の体験談やモニターの意見等を表示の裏付けとなる根拠にしているとみられるものもあるが、これら消費者の体験談やモニターの意見等の実例を収集した調査結果を表示の裏付けとなる根拠として提出する場合には、無作為抽出法で相当数のサンプルを選定し、作為が生じないように考慮して行うなど、統計的に客観性が十分に確保されている必要がある。

＜例＞

- 自社の従業員又はその家族等、販売する商品・サービスに利害関係を有するものの体験談を収集して行う調査は、サンプルの抽出過程において作為的な要素を含んでおり、自社に都合の良い結果となりがちであることから、統計的に客観性が確保されたものとはいえず、客観的に実証されたものとは認められない。
- 積極的に体験談を送付してくる利用者は、一般に、商品・サービスの効果、性能に著しく心理的な感銘を受けていることが予想され、その意見は、主観的なものとなりがちなところ、体験談を送付しなかった利用者の意見を調査することなく、一部の利用者から寄せられた体験談のみをサンプル母体とする調査は、無作為なサンプル抽出がなされた統計的に客観性が確保されたものとはいえず、客観的に実証されたものとは認められない。
- 広い地域で販売する商品につき、一部の地域において少数のモニターを選定して行った統計調査は、サンプル数が十分でなく、統計的に客観性が確保されたものとはいえず、客観的に実証されたものとは認められない。

※どの程度のサンプル数であれば統計的に客観性が確保されたものといえるかについては、商品・サービス又は表示された効果、性能の特性、表示の影響の範囲及び程度によって異なるため、これらの事項を勘案して個別事案ごとに判断することとなるが、少なくとも、学問上又は表示された効果、性能に関連する専門分野において、客観的な実証に耐える程度のものである必要がある。

(2) 専門家、専門家団体若しくは専門機関の見解又は学術文献

ア　当該商品・サービス又は表示された効果、性能に関連する分野を専門として実務、研究、調査等を行う専門家、専門家団体又は専門機関（以下「専門家等」という。）による見解又は学術文献を表示の裏付けとなる根拠として提出する場合、その見解又は学術文献は、次のいずれかであれば、客観的に実証されたものと認められる。

> ① 専門家等が、専門的知見に基づいて当該商品・サービスの表示された効果、性能について客観的に評価した見解又は学術文献であって、当該専門分野において一般的に認められているもの
> ② 専門家等が、当該商品・サービスとは関わり

なく、表示された効果、性能について客観的に評価した見解又は学術文献であって、当該専門分野において一般的に認められているもの

イ　特定の専門家等による特異な見解である場合、又は画期的な効果、性能等、新しい分野であって専門家等が存在しない場合等当該商品・サービス又は表示された効果、性能に関連する専門分野において一般的には認められていない場合には、その専門家等の見解又は学術文献は客観的に実証されたものとは認められない。

この場合、事業者は前記(1)の試験・調査によって、表示された効果、性能を客観的に実証する必要がある。

ウ　生薬の効果など、試験・調査によっては表示された効果、性能を客観的に実証することは困難であるが、古来からの言い伝え等、長期に亘る多数の人々の経験則によって効果、性能の存在が一般的に認められているものがあるが、このような経験則を表示の裏付けとなる根拠として提出する場合においても、専門家等の見解又は学術文献によってその存在が確認されている必要がある。

3　表示された効果、性能と提出資料によって実証された内容が適切に対応していること

提出資料が表示の裏付けとなる合理的な根拠を示すものであると認められるためには、前記のように、提出資料が、それ自体として客観的に実証された内容のものであることに加え、表示された効果、性能が提出資料によって実証された内容と適切に対応していなければならない。

したがって、次の例のとおり、提出資料自体は客観的に実証された内容のものであっても、表示された効果、性能が提出資料によって実証された内容と適切に対応していなければ、当該資料は、当該表示の裏付けとなる合理的な根拠を示すものとは認められない。

なお、ここで表示された効果、性能とは、文章、写真、試験結果等から引用された数値、イメージ図、消費者の体験談等を含めた表示全体から一般消費者が認識する効果、性能であることに留意する必要がある。

＜例1＞

■　家屋内の害虫を有効に駆除すると表示する家庭用害虫駆除器について、事業者から、公的機関が実施した試験結果が提出された。

しかしながら、当該試験結果は、試験用のアクリルケース内において、当該機器によって発生した電磁波が、害虫に対して一時的に回避行動を取らせることを確認したものにすぎず、人の通常の居住環境における実用的な害虫駆除効果があることを実証するものではなかった。

したがって、上記の表示された効果、性能と提出資料によって実証された内容が適切に対応しているとはいえず、当該提出資料は表示の裏付けとなる合理的な根拠を示すものとは認められない。

＜例2＞

■　あらゆる種類のエンジンオイルに対して10％の燃費向上が期待できると表示する自動車エンジンオイル添加剤について、事業者から、民間の研究機関が実施した試験結果が提出された。

しかしながら、その試験結果は、特定の高性能エンジンオイルについて燃費が10％向上することを確認したものにすぎず、一般的な品質のエンジンオイルについて同様の効果が得られることを実証するものではなかった。

したがって、上記の表示された効果、性能と提出資料によって実証された内容が適切に対応しているとはいえず、当該提出資料は表示の裏付けとなる合理的な根拠を示すものとは認められない。

＜例3＞

■　99％の紫外線をカットすると表示する紫外線遮断素材を使用した衣料について、事業者から、当該化学繊維の紫外線遮断効果についての学術文献が提出された。

しかしながら、当該学術文献は、当該紫外線遮断素材が紫外線を50％遮断することを確認したものにすぎず、紫外線を99％遮断することまで実証するものではなかった。

したがって、上記の表示された効果、性能と提出資料によって実証された内容が適切に対応しているとはいえず、当該提出資料は表示の裏付けとなる合理的な根拠を示すものとは認められない。

＜例4＞

■　「食べるだけで1か月に5kg痩せます」との見出しに加え、「○○大学△△医学博士の試験で効果は実証済み」との専門家による評価があることを表示することにより、表示全体として、食べるだけで1か月に5kgの減量効果が期待できるとの認識を一般消費者に与えるダイエット食品について、事業者から、美容痩身に関する専門家の見解が提出された。

しかしながら、当該専門家の見解は、当該食

品に含まれる主成分の含有量、一般的な摂取方法及び適度の運動によって脂肪燃焼を促進する効果が期待できることについて確認したものにすぎず、食べるだけで1か月に5kgの減量効果が得られることを実証するものではなかった。

したがって、表示全体として、食べるだけで1か月に5kgの減量効果が期待できるとの認識を一般消費者に与える表示と、提出資料によって実証された内容が適切に対応しているとはいえず、当該提出資料は表示の裏付けとなる合理的な根拠を示すものとは認められない。

第4　表示の裏付けとなる合理的な根拠を示す資料の提出手続

景品表示法第7条第2項は、事業者が、消費者庁長官によってあらかじめ設定された期間内に表示の裏付けとなる合理的な根拠を示す資料を提出しないときは、当該事業者が行う当該表示は不当表示とみなされるとの法律効果を発生させる規定である。

景品表示法第7条第2項の運用に係る手続の透明性を確保する観点から、合理的な根拠を示す資料の提出に係る手続については、次のとおりとする。

1　文書による資料提出の要請

消費者庁長官は、景品表示法第5条第1号に該当する表示か否かを判断するため必要があると認め、事業者に対し、景品表示法第7条第2項に基づき、当該表示の裏付けとなる合理的な根拠を示す資料の提出を求める場合には、文書をもって行う。なお、当該文書には、次に掲げる事項を具体的かつ明確に記載する。

① 当該事業者がした当該表示内容
② 資料の提出先及び提出期限

2　資料の提出期限

(1) 表示の裏付けとなる合理的な根拠を示す資料の提出期限は、消費者庁長官が、前記1の文書により当該資料の提出を求めた日から、原則として15日後である（不当景品類及び不当表示防止法施行規則（平成28年内閣府令第6号）第7条第2項）。

(2) 消費者庁長官は、事業者から書面により提出期限の延長の申出があり、正当な事由があると認めた場合には、その提出期限を延長することができる。

なお、具体的にどのような理由であれば、正当な事由と認められるかは、個別の事案ごとに判断されることになるが、新たな又は追加的な試験・調査を実施する必要があるなどの理由は、正当な事由とは認められない。

消費者向け電子商取引における表示についての景品表示法上の問題点と留意事項（抜粋）

[平成14年6月5日
一部改定　平成15年8月29日
公正取引委員会]

はじめに

1　公正取引委員会は、平成13年1月、急速に拡大しつつある消費者向け電子商取引（以下「BtoC取引」という。）が消費者から信頼を得られるためには、事業者から消費者に対して商品選択上の重要な情報が適切に提供される必要があるとの観点から、広告表示問題を中心に、BtoC取引についての景品表示法上の考え方等を取りまとめ、「消費者向け電子商取引への公正取引委員会の対応について－広告表示問題を中心に－」と題する報告書を公表した（注1）。

2　BtoC取引においては、消費者にとってウェブページ（注2）上の表示が商品・サービスの内容、取引条件等についての唯一の情報源となるものであるところ、事業者は、商品・サービスの内容、取引条件等についてのウェブページ上の表示内容を簡単に変更することができる。

また、事業者は、初期投資が少なくて済むことから、参入・撤退が容易かつ迅速にできるという特徴がある。

さらに、BtoC取引では、コンピュータを利用して表示画面が設定され、また、通信回線を利用して取引が行われることから、次のような特徴がみられる。

① ウェブページ上の指示に従ってクリックをしていけば契約が成立してしまう場合があるなど、契約の申込みが容易である。
② 画面上の制約があるため、スクロール（注3）しなければ表示内容全体を見ることができない場合がある。
③ 技術的な特徴として、多くの情報を提供できるようにするため、ハイパーリンク（注4）などの手法が用いられる場合が多い。

このようなことから、BtoC取引には、従来からみられる表示上の問題だけでなく、商品選択や注文等における消費者の誤認を招き、その結果、消費者被害が拡大しやすいという特徴がある。

このため、公正取引委員会は、平成12年12月以降実施しているBtoC取引上の表示についての集中的な監視調査（インターネット・サーフ・デイ）の実施結果、最近のBtoC取引をめぐる環境の変化、インターネットに関する苦情・相談の傾向等を踏まえ、BtoC取引の健全な発展と消費者取引の適正化を図るとの観点から、BtoC取引における表示について景品表示法

上の問題点を整理し、事業者に求められる表示上の留意事項を公表することとした。
3　本留意事項は、まず、第1において、インターネットを利用して行われる商品・サービスの取引（取引の申込み・受付をウェブサイト上で行うもの。狭義のBtoC取引）における表示について、商品・サービスの内容又は取引条件に係る表示とハイパーリンクなどを用いた表示方法に分け、それぞれ、景品表示法上の問題点、問題となる事例及び表示上の留意事項を示し、第2においては、インターネットを利用して行われる商品・サービスの取引のうち、特にデジタルコンテンツ等の情報財（インターネット情報提供サービス）の取引を取り上げ、同取引における表示について、景品表示法上の問題点、問題となる事例及び表示上の留意事項を示している。

そして、第3においては、必ずしもBtoC取引に限定されるものではないが、BtoC取引を行う上で前提となるインターネット接続サービスの取引における表示についても、景品表示法上の問題点、問題となる事例及び表示上の留意事項を示すこととした。

4　公正取引委員会は、今後も、BtoC取引上の表示についての集中的な監視調査を継続的に実施し、また、外部の専門家にインターネット上の広告表示の調査を委託すること等により、インターネット上の広告表示に対する監視を広げていくとともに、新たな景品表示法上の問題の発生に応じてBtoC取引における表示についての景品表示法上の問題点を整理し、留意事項を追加・補充することとする。

　　（注1）　公正取引委員会は、平成10年12月、景品表示法第2条第2項に規定する同法の規制の対象となる表示にはインターネット等情報処理の用に供する機器による広告等も含まれることを明らかにしたところであり、事業者がウェブページ上で行う、自己の供給する商品・サービスの内容又は取引条件についての表示も景品表示法の規制の対象となる。

　　（注2）　ウェブページ
　　　　　　ウェブページとは、「インターネット・エクスプローラ」や「ネットスケープ・ナビゲータ」などのインターネットブラウザに表示される文書や画像の入ったページをいう。なお、ひとまとまりに公開されているウェブページ群をウェブサイト又は単にサイトという。

　　（注3）　スクロール
　　　　　　スクロールとは、コンピュータのディスプレイ上で、一画面で表示しきれないときに、表示内容を上下・左右に動かすことをいう。

　　（注4）　ハイパーリンク
　　　　　　ハイパーリンクとは、ウェブページ上にハイパーリンクの文字列と呼ばれる色文字や下線付きの文字、色枠付き画像などが埋め込まれ、ユーザーがそこをクリックするだけで、当該ウェブページの別の場所や他のウェブページ又は全く別のサイトへ移動することができる仕組みをいう。

第1　インターネットを利用して行われる商品・サービスの取引における表示

1　商品・サービスの内容又は取引条件に係る表示について

(1)　景品表示法上の問題点

BtoC取引においては、商品選択や注文等における消費者の誤認を招き、その結果、消費者被害が拡大しやすいという特徴があることから、既存の店舗を中心とした取引以上に、商品・サービスの内容又は取引条件についての重要な情報が消費者に適切に提供される必要がある。

これらの商品・サービスの内容又は取引条件について、実際のもの又は競争事業者に係るものよりも著しく優良又は有利であると一般消費者に誤認される場合には、景品表示法上の不当表示として問題となる。

また、商品選択上の重要な情報について、事業者にとって有利な点を強調し不利な点を隠すような表示や、表示しないことあるいは見づらくすることによって、商品・サービスの内容又は取引条件の重要な部分に関して一般消費者に誤認されるような場合についても、他の表示とあいまって景品表示法上の不当表示として問題となることがある（注5）。

　　（注5）　この考え方については、以下の第2及び第3においても適用されるものである。

(2)　問題となる事例

ア　商品・サービスの内容についての表示

○　（略）

○　十分な根拠がないにもかかわらず、「ラクラク5～6kg減量！早い人は1週間で普通3、4キロはヤセます。食事制限はありません。専門家が医学理論に基づき、ダイエットに良いといわれる天然素材を独自に調合したものです。」と、効能・効果を強調し、それが学問的に認められているかのように表示すること。

○　商品の効果を強調するために、実際には公的機関の認可等の事実がないにもかかわらず、「○○国の機関が承認し、また特許も取得している。」と表示すること。

○　「使用者からの感激の体験談」と称し、使用前と使用後の顔写真とともに「5日後には顔中のニキビが消え、ツルツルの肌になれました。」と表示しているが、実際には、使用前の顔写真はモデルに特殊な化粧を施した架空のもので、

体験談の内容も実際の体験を記載したものではないにもかかわらず、そのような事実や効能があるかのように表示すること。
イ　商品・サービスの取引条件についての表示
　○　（略）
　○　実際には厳しい返品条件が付いているためほとんど返品することができないにもかかわらず、当該返品条件を明示せずに、「効果がなければ、いつでも返品できます。」と、無条件で返品できるかのように表示すること。
　○　（略）
　○　「通常価格380,000円　特価138,000円」と表示しているが、「通常価格」と称する比較対照価格は最近相当期間に販売された実績のある価格ではないにもかかわらず、実際の価格が著しく安いかのように表示すること。
　○　（略）
(3)　表示上の留意事項

（商品・サービスの内容についての表示）
○　商品・サービスの内容については、客観的事実に基づき正確かつ明瞭に表示する必要がある。
○　商品・サービスの効能・効果を標ぼうする場合には、十分な根拠なく効能・効果があるかのように一般消費者に誤認される表示を行ってはならない。また、このような表示を行う場合には、その根拠となる実験結果、データ等を用意しておく必要があり、BtoC取引においては消費者にとってウェブページ上の表示が唯一の情報源となるものであるという特徴を踏まえれば、これを表示することが望ましい。
○　商品・サービスの効能・効果を強調するために、利用者の体験談、専門家等の推薦、実験データ等の商品・サービスの信用・推奨についての表示を行う場合には、これらが具体的にどのような条件で実施されたものなのかを表示する必要がある。

（商品・サービスの取引条件についての表示）
○　販売価格、送料、代金の支払時期・方法、引渡し時期、返品の可否・条件等の取引条件については、その具体的内容を正確かつ明瞭に表示する必要がある。
○　二重価格表示を行う場合には、最近相当期間に販売された実績のある価格等事実に基づく比較対照価格を用いるとともに、その根拠を正確かつ明瞭に表示する必要がある。

2　表示方法について
(1)　景品表示法上の問題点
　　BtoC取引においては、表示内容がパソコン等のディスプレイ上に表示されることから表示内容全体を見ることができない場合があり、このためスクロール、ハイパーリンクなどの手法が用いられるという特徴がある。特に、ハイパーリンクは、パソコン等の狭いディスプレイ上において、多くの情報を提供するための有効な手段となっている。
　　しかし、ハイパーリンクを用いて、消費者がその時点で見ている画面ではなく別のウェブページ等（以下「リンク先」という。）に、商品・サービスの内容又は取引条件についての重要な情報を表示する場合には、消費者は、ウェブページ上に埋め込まれた色文字や下線付きの文字、色枠付き画像等（以下「ハイパーリンクの文字列」という。）をクリックして当該リンク先に移動しなければ、当該情報を得ることができないことになる。このような場合、例えば、ハイパーリンクの文字列が重要な情報の所在であることを明瞭に表示していなければ、消費者はこれを見落とし、商品選択上の重要な情報を得ることができないという問題が生じる。
　　また、BtoC取引においては、ウェブページ上の表示内容を簡単に変更でき、商品・サービスの内容又は取引条件を簡単に変えることが可能であることから、情報の更新日が表示されていなければ、表示内容がいつの時点のものであるのかが分かりづらいという問題がある。
　　このように、①ハイパーリンクの文字列を明瞭に表示しないこと等により、リンク先に移動して商品・サービスの内容又は取引条件についての重要な情報を得られないことによって、又は②情報の更新日を表示しないこと等により、表示内容がいつの時点のものであるのかが分かりづらくなることによって、商品・サービスの内容又は取引条件について、実際のもの又は競争事業者に係るものよりも著しく優良又は有利であると一般消費者に誤認される場合には、景品表示法上の不当表示として問題となることがある。
(2)　問題となる事例
　ア　ハイパーリンクを用いる場合（別添参照）
　　○　「気に入らなければ返品できます。」と強調表示した上で、「商品の到着日を含めて5日以内でなければ返品することができない。」という返品条件をリンク先に表示する場合、例えば、ハイパーリンクの文字列を、抽象的な「追加情報」という表現にすれば、消費者は、特段当該ハイパーリンクの文字列をクリックする必要があるとは思わずに、当該ハイパーリンクの文字列をクリックせず、当該リンク先に移動して当

該返品条件についての情報を得ることができず、その結果、あたかも、返品条件がなく、いつでも返品することができるかのように誤認されること。（別添事例1）
　○　「送料無料」と強調表示した上で、「送料が無料になる配送地域は東京都内だけ」という配送条件をリンク先に表示する場合、例えば、ハイパーリンクの文字列を小さい文字で表示すれば、消費者は、当該ハイパーリンクの文字列を見落として、当該ハイパーリンクの文字列をクリックせず、当該リンク先に移動して当該配送条件についての情報を得ることができず、その結果、あたかも、配送条件がなく、どこでも送料無料で配送されるかのように誤認されること。（別添事例2）
　○　「1日3粒のダイエットサプリメント　1か月で10kg減」と強調表示した上で、「痩せるためには一定の運動療法と食事制限が必要」という痩せるための条件をリンク先に表示する場合、例えば、ハイパーリンクの文字列を別のウェブページに配置すれば、消費者は、当該ハイパーリンクの文字列を見落として、当該ハイパーリンクの文字列をクリックせず、当該リンク先に移動して痩せるための条件についての情報を得ることができず、その結果、あたかも、何ら条件がなく、飲むだけで痩せるかのように誤認されること。（別添事例3）
　イ　情報の更新日
　　○　情報の更新日を表示せずに、例えば「新製品」や「最上位機種」などと商品の新しさを強調表示している場合、既に「新製品」や「最上位機種」でなくなったものであっても、いまだ新しい商品であるかのように誤認されること。
　　○　情報の更新日を表示せずに、例えば「今日から1週間　大安売り」などと表示している場合、当該期間が経過し安売りが終了していたとしても、いまだ安売りが継続しているかのように誤認されること。
(3)　表示上の留意事項

（ハイパーリンクを用いる場合）
○　リンク先に、商品・サービスの内容又は取引条件についての重要な情報を表示する場合、ハイパーリンクの文字列については、消費者がクリックする必要性を認識できるようにするため、「追加情報」などの抽象的な表現ではなく、リンク先に何が表示されているのかが明確に分かる「返品条件」などの具体的な表現を用いる必要がある。（別添事例1）
○　リンク先に、商品・サービスの内容又は取引条件についての重要な情報を表示する場合、ハイパーリンクの文字列については、消費者が見落とさないようにするため、文字の大きさ、配色などに配慮し、明瞭に表示する必要がある。（別添事例2）
○　リンク先に、商品・サービスの内容又は取引条件についての重要な情報を表示する場合、ハイパーリンクの文字列については、消費者が見落とさないようにするため、関連情報の近くに配置する必要がある。（別添事例3）
（情報の更新日）
○　情報の更新日については、表示内容を変更した都度、最新の更新時点及び変更箇所を正確かつ明瞭に表示する必要がある。
○　既に「新製品」でない商品等、表示内容が過去のものであって現在の事実と異なっているものについては、直ちにウェブページの内容を修正する必要がある。

第2　インターネット情報提供サービスの取引における表示
（略）

第3　インターネット接続サービスの取引における表示
（略）

消費者向け電子商取引における表示についての景品表示法上の問題点と留意事項（抜粋）

ハイパーリンクを用いる場合の問題となる事例

別添

（事例1）ハイパーリンクの文字列が、リンク先に何が表示されているのかが明確に分かる具体的な表現でない場合

JFTC Beauty and Health SHOP

当サイトでは，皆様の美容と健康に役立つ商品を豊富に取り揃えております。
あなたの美容と健康のために，当サイトを是非ご利用ください。

- JFTC Beauty and Health SHOPとは？
- 取扱商品一覧
- 当サイトに関するお問い合わせ

商品の注文はこちらからどうぞ。

★なお，ご購入いただいた商品は，気に入らなければ返品できます。★

JFTC Beauty and Health SHOP　商品一覧　お問い合わせ　追加情報

　このハイパーリンクの文字列をクリックすれば、リンク先（下図）に移動し、返品条件を見ることができる。
　しかし、このような抽象的な表現では、消費者は、リンク先に返品条件が表示されているとは分からないことから、特段このハイパーリンクの文字列をクリックする必要があるとは思わない。
　このため、消費者は、「★なお、ご購入いただいた商品は、気に入らなければ返品できます。★」という関連情報を見た後、このハイパーリンクの文字列をクリックせず、リンク先（下図）に移動しないことから、商品選択上の重要な下図の情報を得ることができず、あたかも、返品条件がなく、いつでも返品することができるかのように誤認することとなる。

JFTC Beauty and Health SHOP

追加情報です。よくご確認ください。

1　返品については，到着日を含めて5日以内にお願いします。

2　返品に要する送料は，お客様のご負担になります。

3　その他，ご不明な点があれば，e-mailでお問い合わせください。

JFTC Beauty and Health SHOP　商品一覧　お問い合わせ　追加情報

（事例２）ハイパーリンクの文字列が、小さい文字で表示されており、明瞭に表示されているとはいえない場合

このハイパーリンクの文字列をクリックすれば、リンク先（下図）に移動し、送料についての条件を見ることができる。

しかし、このような小さい文字で表示されていれば、このハイパーリンクの文字列を見落としてしまうおそれがある。

このため、消費者は、「★送料無料★」という関連情報を見た後、このハイパーリンクの文字列をクリックせず、リンク先（下図）に移動しないことから、商品選択上の重要な下図を得ることができず、あたかも、配送条件がなく、どこでも送料無料で配送されるかのように誤認することとなる。

(事例３）ハイパーリンクの文字列が、関連情報の近くに配置されていない場合

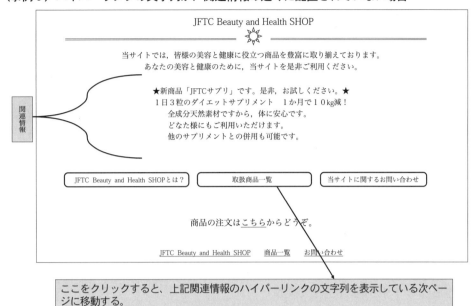

ここをクリックすると、上記関連情報のハイパーリンクの文字列を表示している次ページに移動する。

このハイパーリンクの文字列をクリックすれば、リンク先（下図）に移動し、飲用に当たっての注意事項（痩せるための条件）を見ることができる。
　しかし、このように、上図の関連情報と離れてこのページに配置されていれば、消費者は、このハイパーリンクの文字列を見落としてしまうおそれがある。
　このため、消費者は、上図の関連情報を見た後、このハイパーリンクの文字列をクリックせず、リンク先（下図）に移動しないことから、商品選択上の重要な次ページの情報を得ることができず、あたかも、何ら条件がなく、飲むだけで痩せるかのように誤認することとなる。

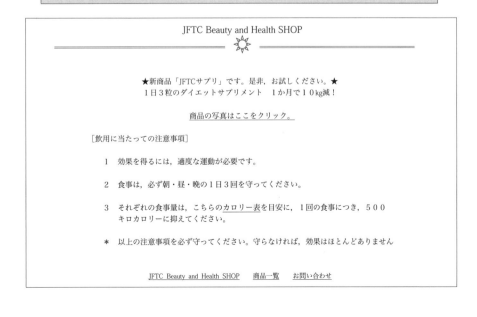

インターネット消費者取引に係る広告表示に関する景品表示法上の問題点及び留意事項

平成23年10月28日　消費者庁
一部改定　平成24年5月9日　消費者庁

第1　はじめに

　当庁は、平成23年3月11日、インターネット消費者取引研究会報告書「インターネット取引に係る消費者の安全・安心に向けた取組について」（以下「研究会報告書」という。）を公表した。この研究会報告書では、インターネット消費者取引に係る表示について事業者が守るべき事項を、消費者庁として提示することとしている。このことを踏まえ、当庁は、このたび、インターネット取引に係る広告表示に関する委託調査（平成23年6月から同8月まで実施）の結果も踏まえ、当該表示が行われるインターネット上のサービスの類型ごとに、景品表示法上の問題点及び留意事項をとりまとめたので、公表する。なおここに挙げられた表示は、研究会報告書において「検討事項として想定される表示の例」として挙げられた表示を中心としている。

　インターネット消費者取引と景品表示法との関係に関しては、既に「消費者向け電子商取引における表示についての景品表示法上の問題点と留意事項」（公正取引委員会、平成14年6月5日〔一部改訂平成15年8月29日〕）（以下「電子商取引ガイドライン」という。）において基本的な考え方が提示されている。一方、今回提示する「インターネット消費者取引に係る広告表示に関する景品表示法上の問題点及び留意事項」は、電子商取引ガイドラインが示されてから7年余りが経過し、今回研究会報告書で指摘されたとおり、インターネット消費者取引にも新たなサービス類型が現れてきていることから、これら新たなサービス類型について特に景品表示法上の問題点及び留意事項を示すものである。

　なお、今回提示する問題点及び留意事項は、景品表示法のこれまでの運用及び電子商取引ガイドラインの考え方を新たなサービス類型に対して当てはめて記述したものであり、電子商取引ガイドラインの考え方を変更するものではなく、電子商取引ガイドラインは引き続きインターネット消費者取引の基本指針となる。

　また、ここでの検討は「定義及び概要」に記載したモデルを前提としたもので、具体的な表示が景品表示法上に違反するか否かは個々の事案ごとに判断されることはいうまでもない。

　当庁は、今後も引き続き、インターネット消費者取引において景品表示法上問題となる表示が行われた場合には、厳正かつ迅速に対処することとする。

参考：検討事項として想定される表示の例（研究会報告書6ページ）

- いわゆるフリーミアム（基本的なサービスを無料で提供し、高度な、あるいは、追加的なサービスを有料で提供して収益を得るビジネスモデル）における正確でない「無料」といった表示
- 目立たない箇所に断片的に「事実」を記載しているとしても、全体として消費者に誤解を与え得るような表示
- 口コミサイトにおけるサクラ記事など、広告主から報酬を得ていることが明示されないカキコミ等
- 共同購入サイトなどのフラッシュマーケティング（割引クーポン等を期間限定で販売するマーケティング手法）に係る二重価格表示
- たとえばアフィリエイト（販売事業者のサイトへのリンク広告を貼るサイトに対し、リンク広告のクリック回数等に応じた報酬が支払われる広告手法）のリンク元サイトによる不適切な広告表示など、第三者による不適切な表示
- 個人たる販売者による不適切な表示別添

第2　サービス類型ごとの検討

1　フリーミアム（略）

2　口コミサイト
(1)　定義及び概要
　○　口コミサイトとは、人物、企業、商品・サービス等に関する評判や噂といった、いわゆる「口コミ」情報を掲載するインターネット上のサイトを指す。
　○　口コミサイトとしては、①口コミ情報の交換を主な目的とするサイトのほか、②旅行情報、グルメ情報、商品情報等を掲載するサイトが、サービスの一環として、旅館、飲食店、商品等に関する口コミ情報を交換するサービスを提供するものが代表的である。さらに、③ブログ等、個人（有名、無名を問わない。以下、ブログを運営する者を「ブロガー」という。）が情報を提供するウェブサイトにおいても、ブロガーの「おすすめ商品」等に関する情報提供が行われることがあり、こうしたブログなども口コミサイトの一つに数えることができる。
　○　ブログについては、特に芸能人等有名人のブロガーによるブログにおいて、「おすすめ商品」等に関する記事が掲載されることが多くなっている。
　○　ブロガーにブログサービスを提供している事業

者（以下「ブログ事業者」という。）の一部には、商品・サービスの広告宣伝を依頼する事業者（以下「広告主」という。）に対して、ブロガーによる記事執筆を手段とした商品・サービスのプロモーションサービスを提供しているものがある。ここでは、ブログ事業者は、広告主との契約に基づき、ブロガーに対して当該商品・サービスを提供し、ブロガーは提供された商品・サービスを使用した感想等を含む紹介記事をブログに掲載する。それら紹介記事には、紹介された商品・サービスを販売するインターネットサイトへのリンクが設けられていることが多い。

(2) 景品表示法上の問題点

口コミサイトに掲載された口コミ情報は、インターネット上のサービスが一般に普及するに従い、消費者が商品・サービスを選択する際に参考とする情報として影響力を増してきていると考えられる。

口コミサイトに掲載される情報は、一般的には、口コミの対象となる商品・サービスを現に購入したり利用したりしている消費者や、当該商品・サービスの購入・利用を検討している消費者によって書き込まれていると考えられる。これを前提とすれば、消費者は口コミ情報の対象となる商品・サービスを自ら供給する者ではないので、消費者による口コミ情報は景品表示法で定義される「表示」[3]には該当せず、したがって、景品表示法上の問題が生じることはない。

ただし、商品・サービスを提供する事業者が、顧客を誘引する手段として、口コミサイトに口コミ情報を自ら掲載し、又は第三者に依頼して掲載させ、当該「口コミ」情報が、当該事業者の商品・サービスの内容又は取引条件について、実際のもの又は競争事業者に係るものよりも著しく優良又は有利であると一般消費者に誤認されるものである場合には、景品表示法上の不当表示として問題となる。

[3] 「顧客を誘引するための手段として、事業者が自己の供給する商品又は役務の内容又は取引条件その他これらの取引に関する事項について行う広告その他の表示」（景品表示法第2条第4項）。

(3) 問題となる事例

○ グルメサイトの口コミ情報コーナーにおいて、飲食店を経営する事業者が、自らの飲食店で提供している料理について、実際には地鶏を使用していないにもかかわらず、「このお店は△□地鶏を使っているとか。さすが△□地鶏、とても美味でした。オススメです！！」と、自らの飲食店についての「口コミ」情報として、料理にあたかも地鶏を使用しているかのように表示すること。

○ 商品・サービスを提供する店舗を経営する事業者が、口コミ投稿の代行を行う事業者に依頼し、自己の供給する商品・サービスに関するサイトの口コミ情報コーナーに口コミを多数書き込ませ、

図2　口コミサイトのビジネスモデル

図2-1　グルメサイトの場合

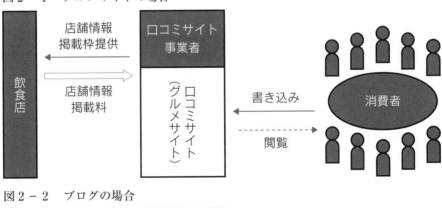

図2-2　ブログの場合

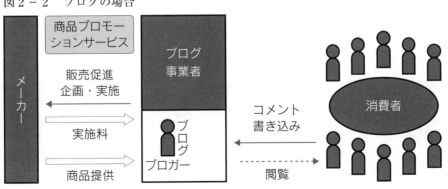

口コミサイト上の評価自体を変動させて、もともと口コミサイト上で当該商品・サービスに対する好意的な評価はさほど多くなかったにもかかわらず、提供する商品・サービスの品質その他の内容について、あたかも一般消費者の多数から好意的評価を受けているかのように表示させること。
○ 広告主が、（ブログ事業者を通じて）ブロガーに広告主が供給する商品・サービスを宣伝するブログ記事を執筆するように依頼し、依頼を受けたブロガーをして、十分な根拠がないにもかかわらず、「△□、ついにゲットしました〜。しみ、そばかすを予防して、ぷるぷるお肌になっちゃいます！気になる方はコチラ」と表示させること[4]。

[4] 米国では、連邦取引委員会（FTC）が2009年12月に「広告における推薦及び証言の使用に関するガイドライン」を公表しており、この中でFTCは、広告主からブロガーに対して商品・サービスの無償での提供や記事掲載への対価の支払いがなされるなど、両者の間に重大なつながり（material connection）があった場合、広告主のこのような方法による虚偽又はミスリーディングな広告行為は、FTC法第5条で違法とされる「欺瞞的な行為又は慣行」に当たり、広告主は同法に基づく法的責任を負う、との解釈指針を示している。

(4) 景品表示法上の留意事項
○ 商品・サービスを供給する事業者が、口コミサイトに口コミ情報を自ら掲載し、又は第三者に依頼して掲載させる場合には、当該事業者は、当該口コミ情報の対象となった商品・サービスの内容又は取引条件について、実際のもの又は当該商品・サービスを供給する事業者の競争事業者に係るものよりも著しく優良又は有利であると一般消費者に誤認されることのないようにする必要がある。

3 フラッシュマーケティング
(1) 定義及び概要
○ フラッシュマーケティングとは、商品・サービスの価格を割り引くなどの特典付きのクーポンを、一定数量、期間限定で販売するビジネスモデルで、平成20年（2008年）頃から登場した。
○ クーポンの発行を希望する店舗等の事業者（以下「店舗等」という。）は、クーポン発行会社との間でクーポン販売に関する契約を締結し、クーポン発行会社は自らのサイト（以下「クーポンサイト」という。）においてクーポンの販売を行う。
○ 消費者は、クーポンサイトにアクセスし、希望する商品・サービスに係るクーポンを購入する。
○ クーポン発行会社と消費者との間のクーポン発行に係る契約は、
① 購入の申込みがあったクーポンの数があらかじめ設定された最低販売数を超え、かつ、当該クーポンの販売期間が終了した場合、又は
② 購入の申込みがあったクーポンの数があらかじめ設定した上限販売数に達した場合
に成立する。
○ クーポン発行に係る契約が成立した場合、クーポンを購入した消費者は、当該クーポンが例えば店舗への来店時に割引サービスを受けられるものであれば、当該店舗に来店してクーポンを提示することで、割引サービスを受ける。
○ フラッシュマーケティングは、「通常価格」などと称する価格と当該「通常価格」にクーポンの利用による割引率を反映させた価格（以下「割引価格」という。）の両方を表示して、当該二重価格表示によって高い割引率を訴求するなどして顧客を誘引することをビジネスモデルの基本としている。ただし、二重価格表示が行われていないものもある。

(2) 景品表示法上の問題点
クーポンサイトで、「通常価格」と「割引価格」の二重価格表示が行われている場合において、例えば、クーポンの対象となっている商品・サービスについて、実際には比較対照価格である「通常価格」での販売実績が全く無いことがある。その場合は、一般消費者に当該商品・サービスに係る「割引価格」が実際のものよりも著しく有利との誤認を与え、景品表示法上の不当表示として問題となる。
また、多数のクーポンが発行されている中で、限られた期間内に顧客に訴求するために、実際と異なる表示を行う場合がある。例えば、商品に使用している材料の品質を、実際は人工のものであるにもかかわらず、「天然」などと表示している場合、一般消

図3　フラッシュマーケティングのビジネスモデル

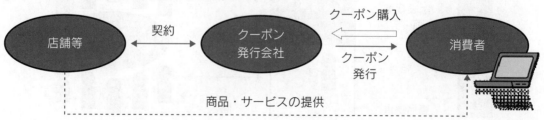

費者に当該商品が実際のものよりも著しく優良であるとの誤認を与え、景品表示法上の不当表示として問題となる。

(3) 問題となる事例
○ クーポンの適用対象となる商品が「通常価格」で販売した実績のない商品であるにもかかわらず、クーポン適用後の「割引価格」を「1,600円」と表示するとともに、「通常価格5,730円、割引率72％OFF、割引額4,130円」と表示すること。
○ クーポンの適用対象となる商品について、実際には養殖の鮎を材料とした甘露煮であるにもかかわらず、「天然鮎を使った高級甘露煮です。」と表示すること。

(4) 景品表示法上の留意事項
○ 店舗等は、クーポンサイトにおいて、クーポンの対象となる商品・サービスに係る二重価格表示を行う場合には、最近相当期間に販売された実績のある同一商品・サービスの価格を比較対照価格に用いるか、比較対照価格がどのような価格であるかを具体的に表示する必要がある。
○ 店舗等は、クーポンサイトにおいて、クーポンの対象となる商品・サービスの品質、規格等に係る表示を行う場合には、当該商品・サービスの内容について、実際のもの又は当該商品・サービスを供給する事業者の競争事業者に係るものよりも著しく優良であると一般消費者に誤認されることのないようにする必要がある。
○ クーポン発行会社は、自らのクーポンサイトに店舗等の商品・サービスを掲載するに際して当該商品・サービスの自らのクーポンサイト以外における販売の有無等を確認し、販売されていないなどの場合には掲載を取りやめるなど、景品表示法違反を惹起する二重価格表示が行われないようにすることが求められる。

4 アフィリエイトプログラム
(1) 定義及び概要
○ アフィリエイトプログラムとは、インターネットを用いた広告手法の一つである（以下、広告される商品・サービスを供給する事業者を「広告主」と、広告を掲載するウェブサイトを「アフィリエイトサイト」と、アフィリエイトサイトを運営する者を「アフィリエイター」という。）。アフィリエイトプログラムのビジネスモデルは、ブログその他のウェブサイトの運営者が当該サイトに当該運営者以外の者が供給する商品・サービスのバナー広告[5]等を掲載し、当該サイトを閲覧した者がバナー広告等をクリックしたり、バナー広告等を通じて広告主のサイトにアクセスして広告主の商品・サービスを購入したり、購入の申し込みを行ったりした場合など、あらかじめ定められた条件に従って、アフィリエイターに対して、広告主から成功報酬が支払われるものである。アフィリエイトプログラムで用いられる広告は「成功報酬型広告」と呼ばれる。

[5] 「バナー」とは、旗や「のぼり」のことで、インターネットのウェブサイト上に掲載される主に横長の画像に商品・サービスの画像や短い広告文などが示されているもの。ハイパーリンクを兼ねており、クリックすると商品・サービスを提供するウェブサイトにアクセスするように設定される。

○ アフィリエイトプログラムは、広告主が自らシステムを構築してアフィリエイターとの間で直接実行する場合もあるが、広告主とアフィリエイターとの間を仲介してアフィリエイトプログラムを実現するシステムをサービスとして提供する事業者（アフィリエイトサービスプロバイダー。以下「ASP」という。）が存在する。
○ 広告主がASPを利用して成功報酬型広告を配信する場合を例示すると、次のとおり。

図4　アフィリエイトのビジネスモデル（ASPが仲介する場合の例）

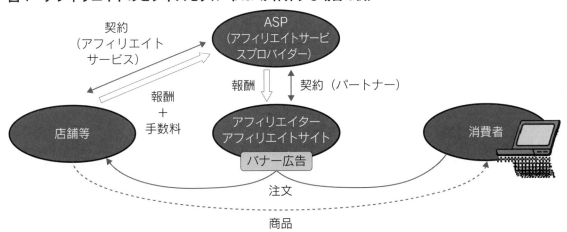

・広告主は、ASPとの間でアフィリエイトサービスに関する契約を締結し、ASPは、アフィリエイターに向けて広告主の成功報酬型広告をアフィリエイトサイトに掲載するためのシステムを提供する。

・アフィリエイターは、ASPとの間でパートナー契約を締結した上、ASPのシステム上で用意される各種広告主の成功報酬型広告を自ら選択し、自らのアフィリエイトサイト上に当該広告がバナー広告等の形で表示されるように設定する。

・例えば、消費者がアフィリエイトサイトに掲載されたバナー広告等を通じて広告主のサイトにアクセスして広告主の商品・サービスを購入することが報酬条件となっている場合において、消費者がこの報酬条件に合致する形でバナー広告等を通じて広告主のサイトにアクセスして広告主の商品・サービスを購入したときには、広告主は、ASPを通じて、アフィリエイターに対して報酬を支払う。

・ASPは、広告主から、ASPと広告主との間の契約で定められた手数料の支払いを受ける。

(2) 景品表示法上の問題点

アフィリエイターがアフィリエイトサイトに掲載する、広告主のバナー広告における表示に関しては、バナー広告に記載された商品・サービスの内容又は取引条件について、実際のもの又は競争事業者に係るものよりも著しく優良又は有利であると一般消費者に誤認される場合には、景品表示法上の不当表示として問題となる。

広告主のサイトへのリンク（バナー広告等）をクリックさせるために行われる、アフィリエイターによるアフィリエイトサイト上の表示に関しては、アフィリエイターはアフィリエイトプログラムの対象となる商品・サービスを自ら供給する者ではないので、景品表示法で定義される「表示」には該当せず、したがって、景品表示法上の問題が生じることはない。

(3) 問題となる事例

○ アフィリエイトプログラムで使用されるバナー広告において、実際には当該バナー広告の対象となる商品は普段から1,980円で販売されていたものであるにもかかわらず、「今だけ！通常価格10,000円がなんと！1,980円！！早い者勝ち！今すぐクリック！！」と表示すること。

○ アフィリエイトプログラムで使用されるバナー広告において、十分な根拠がないにもかかわらず、「食事制限なし！気になる部分に貼るだけで簡単ダイエット！！詳しくはこちら」と表示すること。

(4) 景品表示法上の留意事項

○ アフィリエイトプログラムで使用されるバナー広告において、二重価格表示を行う場合には、広告主は、最近相当期間に販売された実績のある同一商品・サービスの価格を比較対照価格に用いるか、比較対照価格がどのような価格であるかを具体的に表示する必要がある。

○ アフィリエイトプログラムで使用されるバナー広告において、商品・サービスの効能・効果を標ぼうする場合には、広告主は、十分な根拠なく効能・効果があるかのように一般消費者に誤認される表示を行わないようにする必要がある。

5 ドロップシッピング

(1) 定義及び概要

○ ドロップシッピングとは、インターネット上に開設された電子商取引サイトを通じて消費者が商品を購入するビジネスモデルの一形態であるが、当該電子商取引サイトの運営者は販売する商品の在庫を持ったり配送を行ったりすることをせず、在庫は当該商品の製造元や卸元等が持ち、発送も行うところに特徴を有する（以下、ドロップシッピングのビジネスモデルを採用する電子商取引サイトを「ドロップシッピングショップ」と、ドロップシッピングショップの運営者を「ドロップシッパー」という。）。

○ ドロップシッピングショップに消費者からの注文があった場合、注文情報がドロップシッピングショップから注文された商品の製造元・卸元に送信され、注文情報を受けた製造元・卸元は、注文を行った消費者にドロップシッピングサイト名義で商品を発送する（ドロップシッピングサービスプロバイダー〔後述〕の名義で発送される場合などもある。）。

○ また、ドロップシッパーと商品の製造元・卸元との間を仲介してドロップシッピングを実現する各種サービス（ドロップシッピングショップの開設に必要なショッピングカート機能、決済機能、口コミ機能や商品データベース等）を提供する事業者（ドロップシッピングサービスプロバイダー。以下「DSP」という。）が存在する。それらDSPが提供するサービスにより、ドロップシッピングショップを構築する技術力や商品の仕入ルートを持たない個人等も容易にドロップシッピングショップを開設することが可能となっている。

○ DSPが仲介する場合の物流、商流を例示すると、次のとおり[6]。

6 これは一例であって、DSPが仲介する場合の物流、商流が全て例示のとおりとなっているものではない。

- ドロップシッパーは、ドロップシッピングショップで販売する商品を自ら選択し、当該商品の価格を自ら決定した上で、消費者からの注文を受ける。
- 消費者がドロップシッピングショップで商品を購入した際の注文情報はDSPを通じて商品の製造元・卸元に伝送される。
- 注文情報を受けた商品の製造元・卸元は、ドロップシッピングショップの名義で商品を消費者に発送する。
- DSPは、自らが提供する決裁システムを通じて消費者から商品の代金を受け取り、当該代金とDSPがドロップシッピングサイトに商品を提供する価格（ドロップシッピングサイトにとっての仕入れ値に相当）との差額を報酬としてドロップシッパーに支払う。
- DSPは商品の製造元・卸元に商品の代金を支払う。

(2) 景品表示法上の問題点

ドロップシッパーは、仮に個人であったとしても、景品表示法に定める事業者に当たると考えられる。このことから、ドロップシッピングショップで販売される商品に係る表示により、当該商品の内容又は取引条件について、実際のもの又は競争事業者に係るものよりも著しく優良又は有利であると一般消費者に誤認される場合には、景品表示法上の不当表示として問題となり、ドロップシッパーは事業者として責任を負うことになる。

(3) 問題となる事例

○ ドロップシッピングショップにおいて、十分な根拠がないにもかかわらず、「血液サラサラ」、「記憶力アップ」、「免疫力アップ」、「老化を防止する」と効能・効果を強調して表示すること。
○ ドロップシッピングサイトにおいて、最近相当期間に販売された実績のある価格ではないにもかかわらず、「通常価格」と称する比較対照価格を用いて、「通常7,140円→特別価格3,129円」と表示すること。

(4) 景品表示法上の留意事項

○ ドロップシッパーは、ドロップシッピングショップで商品を供給するに際しては、当該商品の内容について、客観的事実に基づき正確かつ明瞭に表示する必要がある。
○ ドロップシッパーは、ドロップシッピングショップで商品の効能・効果を標ぼうする場合には、十分な根拠なく効能・効果があるかのように一般消費者に誤認される表示を行ってはならない。
○ ドロップシッパーは、ドロップシッピングショップで二重価格表示を行う場合には、最近相当期間に販売された実績のある同一商品・サービスの価格を比較対照価格に用いるか、比較対照価格がどのような価格であるかを具体的に表示する必要がある。
○ 製造元・卸元、又はDSPのうち製造元・卸元の機能を兼ねる者は、ドロップシッパーに対して商品を供給する場合であって、販売促進のためのノウハウ等の情報を提供すること等により、ドロップシッパーが一般消費者に示す表示内容の決定に関与するときには、十分な根拠無く効能・効果があるかのように一般消費者に誤認される表示など、景品表示法に違反する表示が行われないようにしなければならない。

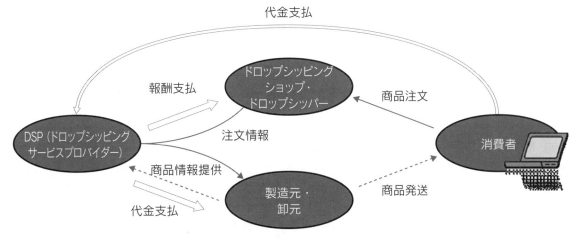

図5　ドロップシッピングのビジネスモデル（DSPが仲介する場合の例）

事業者が講ずべき景品類の提供及び表示の管理上の措置についての指針

［平成26年11月14日　内閣府告示第276号］
［改正　平成28年４月１日　内閣府告示第125号］

第１　はじめに

本指針は、不当景品類及び不当表示防止法（昭和37年法律第134号。以下「景品表示法」という。）第26条第１項に規定する事業者が景品表示法で規制される不当な景品類及び表示による顧客の誘引を防止するために講ずべき措置に関して、同条第２項の規定に基づき事業者が適切かつ有効な実施を図るために必要な事項について定めるものである。

第２　基本的な考え方

１　必要な措置が求められる事業者

景品表示法第26条第１項は、それぞれの事業者内部において、景品表示法第３条の規定に基づく告示に違反する景品類の提供及び景品表示法第４条に違反する表示（以下「不当表示等」という。）を未然に防止するために必要な措置を講じることを求めるものである。すなわち、景品類の提供若しくは自己の供給する商品又は役務についての一般消費者向けの表示（以下「表示等」という。）をする事業者に対して必要な措置を講じることを求めるものであり、例えば、当該事業者と取引関係はあるが、表示等を行っていない事業者に対して措置を求めるものではない。

なお、自己の供給する商品又は役務について一般消費者に対する表示を行っていない事業者（広告媒体事業者等）であっても、例えば、当該事業者が、商品又は役務を一般消費者に供給している他の事業者と共同して商品又は役務を一般消費者に供給していると認められる場合は、景品表示法の適用を受けることから、このような場合には、景品表示法第26条第１項の規定に基づき必要な措置を講じることが求められることに留意しなければならない。

２　事業者が講ずべき措置の規模や業態等による相違

景品表示法の対象となる事業者は、その規模や業態、取り扱う商品又は役務の内容等が様々である。各事業者は、その規模や業態、取り扱う商品又は役務の内容等に応じて、不当表示等を未然に防止するために必要な措置を講じることとなる。したがって、各事業者によって、必要な措置の内容は異なることとなるが、事業者の組織が大規模かつ複雑になれば、不当表示等を未然に防止するために、例えば、表示等に関する情報の共有において、より多くの措置が必要となる場合があることに留意しなければならない。他方、小規模企業者やその他の中小企業者においては、その規模や業態等に応じて、不当表示等を未然に防止するために十分な措置を講じていれば、必ずしも大企業と同等の措置が求められる訳ではない。

なお、従来から景品表示法や景品表示法第31条第１項の規定に基づく協定又は規約（以下「公正競争規約」という。）を遵守するために必要な措置を講じている事業者にとっては、本指針によって、新たに、特段の措置を講じることが求められるものではない。

３　別添記載の具体的事例についての注意点

本指針において、別添に記載した事例は、事業者の理解を助けることを目的に参考として示したものであり、当該事例と同じ措置ではなくても、不当表示等を未然に防止するための必要な措置として適切なものであれば、景品表示法第26条第１項の規定に基づく措置を講じていると判断されることとなる。また、本指針の中で挙げられた事例は、景品表示法第７条第１項の規定に基づく必要な措置を網羅するものではないことに留意しなければならない。

第３　用語の説明

１　必要な措置

景品表示法第26条第１項に規定する「必要な措置」とは、事業者が景品表示法を遵守するために必要な措置を包括的に表現したものであり、「景品類の価額の最高額、総額その他の景品類の提供に関する事項及び商品又は役務の品質、規格その他の内容に係る表示に関する事項を適正に管理するために必要な体制の整備」は事業者が講ずべき「必要な措置」の一例である。必要な措置とは、例えば、景品類の提供について、それが違法とならないかどうかを判断する上で必要な事項を確認することや、商品又は役務の提供について実際のもの又は事実に相違して当該事業者と同種若しくは類似の商品若しくは役務を供給している他の事業者に係るものよりも著しく優良又は有利であると示す表示等に当たらないかどうかを確認することのほか、確認した事項を適正に管理するための措置を講じることである。

２　正当な理由

景品表示法第28条第１項に規定する「正当な理由」とは、専ら一般消費者の利益の保護の見地から判断されるものであって、単に一般消費者の利益の保護とは直接関係しない事業経営上又は取引上の観点だけからみて合理性又は必要性があるに過ぎない場合などは、正当な理由があるとはいえない。

正当な理由がある場合とは、例えば、事業者が表示等の管理上の措置として表示等の根拠となる資料等を保管していたが、災害等の不可抗力によってそれらが失われた場合などである。

第4 事業者が講ずべき表示等の管理上の措置の内容

表示等の管理上の措置として、事業者は、その規模（注1）や業態、取り扱う商品又は役務の内容等に応じ、必要かつ適切な範囲で、次に示す事項に沿うような具体的な措置を講ずる必要がある。

なお、本指針で例示されているもの以外にも不当表示等を防止する措置は存在するところ、事業者がそれぞれの業務内容や社内体制に応じて、必要と考える独自の措置を講じることも重要である。

（注1）例えば、後記5に関して、個人事業主等の小規模企業者やその他の中小企業者においては、その規模等に応じて、代表者が表示等を管理している場合には、代表者をその担当者と定めることも可能である。

1 景品表示法の考え方の周知・啓発

事業者は、不当表示等の防止のため、景品表示法の考え方について、表示等に関係している役員及び従業員（注2）（以下「関係従業員等」という。）にその職務に応じた周知・啓発を行うこと。

なお、周知・啓発を行うに当たっては、例えば、一般消費者にとって、表示等が商品又は役務を購入するかどうかを判断する重要な要素となること、その商品又は役務について最も多くの情報・知識を有している事業者が正しい表示を行うことが、一般消費者の利益を保護することになるばかりか、最終的にはその事業者や業界全体の利益となることを十分理解する必要がある。

（注2）表示等の内容を決定する又は管理する役員及び従業員のほか、決定された表示内容に基づき一般消費者に対する表示（商品説明、セールストーク等）を行うことが想定される者を含む。

2 法令遵守の方針等の明確化

事業者は、不当表示等の防止のため、景品表示法を含む法令遵守の方針や法令遵守のためにとるべき手順等を明確化すること。

なお、本事項は、必ずしも不当表示等を防止する目的に特化した法令遵守の方針等を、一般的な法令遵守の方針等とは別に明確化することを求めるものではない。また、例えば、個人事業主等の小規模企業者やその他の中小企業者においては、その規模等に応じて、社内規程等を明文化しなくても法令遵守の方針等を個々の従業員（従業員を雇用していない代表者一人の事業者にあっては当該代表者）が認識することで足りることもある。

3 表示等に関する情報の確認

事業者は、
(1) 景品類を提供しようとする場合、違法とならない景品類の価額の最高額・総額・種類・提供の方法等を、
(2) とりわけ、商品又は役務の長所や要点を一般消費者に訴求するために、その内容等について積極的に表示を行う場合には、当該表示の根拠となる情報を確認すること。

この「確認」がなされたといえるかどうかは、表示等の内容、その検証の容易性、当該事業者が払った注意の内容・方法等によって個別具体的に判断されることとなる。例えば、小売業者が商品の内容等について積極的に表示を行う場合には、直接の仕入れ先に対する確認や、商品自体の表示の確認など、事業者が当然把握し得る範囲の情報を表示の内容等に応じて適切に確認することは通常求められるが、全ての場合について、商品の流通過程を遡って調査を行うことや商品の鑑定・検査等を行うことまでを求められるものではない。

なお、事業者の業態等に応じて、例えば、小売業のように商品を提供する段階における情報の確認のみで足りる場合や、飲食業のように、提供する料理を企画する段階、その材料を調達する段階、加工（製造）する段階及び実際に提供する段階に至るまでの複数の段階における情報の確認を組み合わせて実施することが必要となる場合があることに留意する必要がある。

4 表示等に関する情報の共有

事業者は、その規模等に応じ、前記3のとおり確認した情報を、当該表示等に関係する各組織部門が不当表示等を防止する上で必要に応じて共有し確認できるようにすること。

不当表示等は、企画・調達・生産・製造・加工を行う部門と実際に表示等を行う営業・広報部門等との間における情報共有が希薄であることや、複数の者による確認が行われていないこと等により発生する場合がある。このため、情報の共有を行うに当たっては、このような原因や背景を十分に踏まえた対応を行うことが重要である。

なお、個人事業主等の小規模企業者やその他の中小企業者においては、その規模等に応じて、代表者が表示等を管理している場合には、代表者が表示等に関する情報を把握していることで足りる。

5 表示等を管理するための担当者等を定めること

事業者は、表示等に関する事項を適正に管理する

ため、表示等を管理する担当者又は担当部門（以下「表示等管理担当者」という。）をあらかじめ定めること（注3及び4）。

表示等管理担当者を定めるに際しては、以下の事項を満たすこと。

(1) 表示等管理担当者が自社の表示等に関して監視・監督権限を有していること。
(2) 表示等管理担当者が複数存在する場合、それぞれの権限又は所掌が明確であること。
(3) 表示等管理担当者となる者が、例えば、景品表示法の研修を受けるなど、景品表示法に関する一定の知識の習得に努めていること。
(4) 表示等管理担当者を社内において周知する方法が確立していること。

なお、仮に、景品表示法に違反する事実が認められた場合、景品表示法第28条第1項の規定に基づく勧告等の対象となるのは、あくまで事業者であり、表示等管理担当者がその対象となるものではない。

（注3）例えば、個人事業主等の小規模企業者やその他の中小企業者においては、その規模等に応じて、代表者が表示等を管理している場合には、代表者をその担当者と定めることも可能である。

（注4）表示等管理担当者は、必ずしも専任の担当者又は担当部門である必要はなく、例えば、一般的な法令遵守等の担当者又は担当部門がその業務の一環として表示等の管理を行うことが可能な場合には、それらの担当者又は担当部門を表示等管理担当者に指定することで足りる。

6 表示等の根拠となる情報を事後的に確認するために必要な措置を採ること

事業者は、前記3のとおり確認した表示等に関する情報を、表示等の対象となる商品又は役務が一般消費者に供給され得ると合理的に考えられる期間、事後的に確認するために、例えば、資料の保管等必要な措置を採ること。

7 不当な表示等が明らかになった場合における迅速かつ適切な対応

事業者は、特定の商品又は役務に景品表示法違反又はそのおそれがある事案が発生した場合、その事案に対処するため、次の措置を講じること。

(1) 当該事案に係る事実関係を迅速かつ正確に確認すること。
(2) 前記(1)における事実確認に即して、不当表示等による一般消費者の誤認排除を迅速かつ適正に行うこと。
(3) 再発防止に向けた措置を講じること。

なお、不当表示等による一般消費者の誤認の排除に当たっては、不当表示等を単に是正するだけでは、既に不当に誘引された一般消費者の誤認がなくなったことにはならずに、当該商品又は役務に不当表示等があった事実を一般消費者に認知させるなどの措置が求められる場合があることを理解する必要がある。

別添　事業者が講ずべき表示等の管理上の措置の具体的事例

別添に記載された具体的事例は、事業者へのヒアリング等に基づき参考として記載するものであり、各事業者が講じる具体的な措置は、その規模や業態、取り扱う商品又は役務の内容等に応じ、各事業者において個別具体的に判断されるべきものである。

1　景品表示法の考え方の周知・啓発の例
- 朝礼・終礼において、関係従業員等に対し、表示等に関する社内外からの問合せに備えるため、景品表示法の考え方を周知すること。
- 適時、関係従業員等に対し、表示等に関する社内外からの問合せに備えるため、景品表示法の考え方をメール等によって配信し、周知・啓発すること。
- 社内報、社内メールマガジン、社内ポータルサイト等において、景品表示法を含む法令の遵守に係る事業者の方針、景品表示法を含む自社に関わる法令の内容、自社の取り扱っている商品・役務と類似する景品表示法の違反事例等を掲載し、周知・啓発すること。
- 関係従業員等が景品表示法に関する都道府県、事業者団体、消費者団体等が主催する社外講習会等に参加すること。
- 関係従業員等に対し、景品表示法に関して一定の知識等を獲得することができるよう構成した社内の教育・研修等を行うこと。
- 景品表示法に関する勉強会を定期的に開催すること。
- 調達・生産・製造・加工部門と、営業部門との間での商品知識及び景品表示法上の理解に関する相互研修を行い、認識の共有化を図ること。
- 社内資格制度を設け、景品表示法等の表示関連法令について一定の知識を有すると認められた者でなければ、表示等の作成や決定をすることができないこととすること。
- 適正表示等のための定例的な広告審査会（複数部署が参加して表示等を相互に批評する会合）を開催すること。

2　法令遵守の方針等の明確化の例
- 法令遵守の方針等を社内規程、行動規範等として定めること。
- パンフレット、ウェブサイト、メールマガジン等の広報資料等に法令遵守に係る事業者の方針を記載すること。
- 法令違反があった場合に、役員に対しても厳正に対処する方針及び対処の内容を役員規程に定めること。
- 法令違反があった場合に、懲戒処分の対象となる旨を就業規則その他の社内規則等において明記すること。
- 禁止される表示等の内容、表示等を行う際の手順等を定めたマニュアルを作成すること。
- 社内規程において、不当表示等が発生した場合に係る連絡体制、具体的な回収等の方法、関係行政機関への報告の手順等を規定すること。

3　表示等に関する情報の確認の例
(1)　企画・設計段階における確認等
- 企画・設計段階で特定の表示等を行うことを想定している場合には、当該表示等が実現可能か（例えば、原材料の安定供給が可能か、取引の予定総額が実現可能か）検討すること。
- 景品表示法の各種運用基準、過去の不当表示等事案の先例等を参考にして、どのような景品類の提供や表示が可能なのか、又は当該表示等をするためにはどのような根拠が必要なのか検討すること。
- 最終的な商品・役務についてどのような表示が可能なのか、又は当該表示をするためにはどのような根拠が必要なのか検討すること。
- 企画・設計段階で特定の表示を行うことを想定している場合には、どのような仕様であれば当該表示が可能か検討すること。
- 景品類を提供しようとする場合、商品・役務の販売価格や売上総額を試算し、景品関係の告示等に照らし、違法とならない景品類の価額の最高額・総額・種類・提供の方法等を確認すること。

(2)　調達段階における確認等
- 調達する原材料等の仕様、規格、表示内容を確認し、最終的な表示の内容に与える影響を検討すること。
- 地理的表示等の保護ルール等が存在する場合には、それらの制度を利用して原産地等を確認すること。
- 規格・基準等の認証制度が存在する場合（ブランド食材の認証マーク等）には、それらの制度を利用して品質や呼称を確認すること。
- 無作為に抽出したサンプルの成分検査を実施すること。

(3)　生産・製造・加工段階における確認等
- 生産・製造・加工が仕様書・企画書と整合しているかどうか確認すること。
- 特定の表示を行うことが予定されている場合、生産・製造・加工の過程が表示に与える影響（「オーガニック」等の表示の可否、再加工等による原

産地の変更等）を確認すること。
- 生産・製造・加工の過程における誤りが表示に影響を与え得る場合、そのような誤りを防止するために必要な措置を講じること（誤混入の防止のため、保管場所の施設を区画し、帳簿等で在庫を管理する等）。
- 流通に用いるこん包材の表示が一般消費者に訴求する表示につながる可能性がある場合、こん包材の表示についても確認すること。
- 定期的に原料配合表に基づいた成分検査等を実施すること。

(4) 提供段階における確認等
- 景品表示法の各種運用基準、過去の不当表示等事案の先例等を参照し、表示等を検証すること。
- 企画・設計・調達・生産・製造・加工の各段階における確認事項を集約し、表示の根拠を確認して、最終的な表示を検証すること。
- 企画・設計・調達・生産・製造・加工・営業の各部門の間で表示しようとする内容と実際の商品・役務とを照合すること。
- 他の法令（農林物資の規格化等に関する法律（JAS法）、食品衛生法、食品表示法、酒税法等）が定める規格・表示基準との整合性を確認すること。
- 社内外に依頼したモニター等の一般消費者の視点を活用することにより、一般消費者が誤認する可能性があるかどうかを検証すること。
- 景品類を提供する場合、景品関係の告示等に照らし、景品類の価額の最高額・総額・種類・提供の方法等を確認すること。

4 表示等に関する情報の共有の例
- 社内イントラネットや共有電子ファイル等を利用して、関係従業員等が表示等の根拠となる情報を閲覧できるようにしておくこと。
- 企画・設計・調達・生産・製造・加工・営業等の各部門の間で、表示等の内容と実際の商品若しくは役務又は提供する景品類等とを照合すること。
- 企画・設計・調達・生産・製造・加工・営業等の各部門の間で、表示等の根拠となる情報を証票（仕様書等）をもって伝達すること（紙、電子媒体を問わない。）。
- 表示等に影響を与え得る商品又は役務の内容の変更を行う場合、担当部門が速やかに表示等担当部門に当該情報を伝達すること。
- 表示等の変更を行う場合、企画・設計部門及び品質管理部門の確認を得ること。
- 関係従業員等に対し、朝礼等において、表示等の根拠となる情報（その日の原材料・原産地等、景品類の提供の方法等）を共有しておくこと。

- 表示等の根拠となる情報（その日の原材料・原産地等、景品類の提供の方法等）を共有スペースに掲示しておくこと。
- 生産・製造・加工の過程が表示に影響を与える可能性があり（食肉への脂の注入等）、その有無をその後の過程で判断することが難しい場合には、その有無をその後の過程において認識できるようにしておくこと。
- 表示物の最終チェックを品質管理部門が運用する申請・承認システムで行い、合格した表示物の内容をデータベースにて関係従業員等に公開すること。

5 表示等を管理するための担当者等を定めることの例
① 担当者又は担当部門を指定し、その者が表示等の内容を確認する例
- 代表者自身が表示等を管理している場合に、その代表者を表示等管理担当者と定め、代表者が表示等の内容を確認すること。
- 既存の品質管理部門・法務部門・コンプライアンス部門を表示等管理部門と定め、当該部門において表示等の内容を確認すること。
- 店舗ごとに表示等を策定している場合において、店長を表示等管理担当者と定め、店長が表示等の内容を確認すること。
- 売り場ごとに表示等を策定している場合において、売り場責任者を表示等管理担当者と定め、その者が表示等の内容を確認すること。
② 表示等の内容や商品カテゴリごとに表示等を確認する者を指定し、その者が表示等の内容を確認する例
- 商品カテゴリごとに異なる部門が表示等を策定している場合、各部門の長を表示等管理担当者と定め、部門長が表示等の内容を確認すること。
- チラシ等の販売促進に関する表示等については営業部門の長を表示等管理担当者と定め、商品ラベルに関する表示等については品質管理部門の長を表示等管理担当者と定め、それぞれが担当する表示等の内容を確認すること。
- 社内資格制度を設け、表示等管理担当者となるためには、景品表示法等の表示等関連法令についての試験に合格することを要件とすること。

6 表示等の根拠となる情報を事後的に確認するために必要な措置を採ることの例
- 表示等の根拠となる情報を記録し、保存しておくこと（注1及び2）。
- 製造業者等に問い合わせれば足りる事項について、製造業者等に問合せができる体制を構築しておくこと。
- 調達先業者との間で、品質・規格・原産地等に変更

があった場合には、その旨の伝達を行うことをあらかじめ申し合わせておくこと。
・トレーサビリティ制度に基づく情報により原産地等を確認できる場合には、同制度を利用して原産地等を確認できるようにしておくこと。

（注１）表示等の根拠となる情報についての資料の例
・原材料、原産地、品質、成分等に関する表示であれば、企画書、仕様書、契約書等の取引上の書類、原材料調達時の伝票、生産者の証明書、製造工程表、原材料配合表、帳簿、商品そのもの等
・効果、性能に関する表示であれば、検査データや専門機関による鑑定結果等
・価格に関する表示であれば、必要とされる期間の売上伝票、帳簿類、製造業者による希望小売価格・参考小売価格の記載のあるカタログ等
・景品類の提供であれば、景品類の購入伝票、提供期間中の当該商品又は役務に関する売上伝票等
・その他、商談記録、会議議事録、決裁文書、試算結果、統計資料等

（注２）合理的と考えられる資料の保存期間の例
・即時に消費される場合又は消費期限が定められている場合には販売を開始した日から３か月の期間
・賞味期限、保証期間、流通期間、耐用年数等に応じて定められた期間
・他法令に基づく保存期間が定められている場合（法人税法、所得税法、米穀等の取引等に係る情報の記録及び産地情報の伝達に関する法律（米トレサ法）等）の当該期間

7　不当な表示等が明らかになった場合における迅速かつ適切な対応の例
（１）事実関係を迅速かつ正確に確認する例
・表示等管理担当者、事業者の代表者又は専門の委員会等が、表示物・景品類及び表示等の根拠となった情報を確認し、関係従業員等から事実関係を聴取するなどして事実関係を確認すること。
・事案に係る情報を入手した者から法務部門・コンプライアンス部門に速やかに連絡する体制を整備すること。

（２）不当表示等による一般消費者の誤認排除を迅速かつ適正に行う例
・速やかに当該違反を是正すること。
・一般消費者に対する誤認を取り除くために必要がある場合には、速やかに一般消費者に対する周知（例えば、新聞、自社ウェブサイト、店頭での貼り紙）及び回収を行うこと。
・当該事案に係る事実関係を関係行政機関へ速やかに報告すること。

（３）再発防止に向けた措置の例
・関係従業員等に対して必要な教育・研修等を改めて行うこと。
・当該事案を関係従業員等で共有し、表示等の改善のための施策を講じること。

（４）その他の例
・内部通報制度を整備し、内部通報窓口担当者が適切に対応すること。
・第三者が所掌する法令遵守調査室や第三者委員会を設置すること。
・就業規則その他の職務規律を定めた文書において、関係従業員等が景品表示法違反に関し、情報を提供したこと又は事実関係の確認に協力したこと等を理由として、不利益な扱いを行ってはならない旨を定め、従業員に周知すること。

8　前記１から７まで以外の措置の例
・景品表示法違反の未然防止又は被害の拡大の防止の観点から、速やかに景品表示法違反を発見する監視体制の整備及び関係従業員等が報復のおそれなく報告できる報告体制を設け、実施すること。
・表示等が適正かどうかの検討に際し、疑義のある事項について関係行政機関や公正取引協議会に事前に問い合わせること。
・表示等が適正かどうかの検討に際し、当該業界の自主ルール又は公正競争規約を参考にすること。

●課徴金関係

不当景品類及び不当表示防止法第8条（課徴金納付命令の基本的要件）に関する考え方

〔平成28年1月29日　消費者庁〕

第1　はじめに

1　本考え方の目的

不当な表示による顧客の誘引を防止するため、不当景品類及び不当表示防止法（昭和37年法律第134号。以下「本法」という。）への課徴金制度の導入等を内容とする不当景品類及び不当表示防止法の一部を改正する法律（平成26年法律第118号。以下「本改正法」といい、本法の引用に際しては本改正法施行後の条文を引用する。）が平成26年11月19日に成立し（同月27日公布）、平成28年4月1日から施行される。

本改正法の施行に伴い、事業者が、不当な表示を禁止する本法「第5条の規定に違反する行為（同条第三号に該当する表示に係るものを除く。〔略〕）」（以下「課徴金対象行為」という。）を施行日以後にしたときは、消費者庁長官は、その他の要件を満たす限り、当該事業者に対し、課徴金の納付を命じなければならないこととなる（本法第8条第1項本文。以下同項本文の規定による命令を「課徴金納付命令」という。）。

そこで、本法の課徴金制度の運用の透明性及び事業者の予見可能性を確保するため、本法に基づく課徴金納付命令の基本的要件に関する考え方を示すこととする。

2　本考え方の構成

本考え方は、前記1の目的を踏まえ、まず、第2において、課徴金対象行為を基礎付ける不当な表示すなわち本法第5条第一号に該当する表示（以下「優良誤認表示」という。）及び同条第二号に該当する表示（以下「有利誤認表示」といい、優良誤認表示及び有利誤認表示を総称する場合は「優良・有利誤認表示」という。）の考え方を示す。

その上で、第3以下において、課徴金納付命令の基本的要件の意義や考え方について説明するものである。具体的には、第3において課徴金対象行為、第4において課徴金額の算定方法、第5において「相当の注意を怠つた者でないと認められる」か否か、第6において規模基準、第7において課徴金納付命令に関する不実証広告規制の考え方を示す。

なお、本考え方においては必要に応じて「想定例」を掲げているが、これら「想定例」は、本法の課徴金制度の運用の透明性及び事業者の予見可能性を確保するため、仮定の行為を例示したものである。具体的な行為が課徴金納付命令に関する各要件を満たすか否かは、本法の規定に照らして個別事案ごとに判断されることに留意する必要がある。

第2　優良・有利誤認表示

本改正法は、優良・有利誤認表示に関する従来の規定を変更したものではないが、本改正法の施行に伴い、事業者が優良・有利誤認表示をする行為をしたとき、消費者庁長官は、その他の要件を満たす限り、その行為をした事業者に対し、課徴金の納付を命じなければならなくなることを踏まえ、本法上の「表示」（本法第2条第4項）を後記1にて確認した上で、優良・有利誤認表示について、後記2に概要を記載する。

1　本法上の「表示」

本法上の「表示」とは、「顧客を誘引するための手段として、事業者が自己の供給する商品又は役務の内容又は取引条件その他これらの取引に関する事項について行う広告その他の表示」（本法第2条第4項）であり、具体的には、次に掲げるものをいう（昭和37年公正取引委員会告示第3号）。

① 商品、容器又は包装による広告その他の表示及びこれらに添付した物による広告その他の表示

② 見本、チラシ、パンフレット、説明書面その他これらに類似する物による広告その他の表示（ダイレクトメール、ファクシミリ等によるものを含む。）及び口頭による広告その他の表示（電話によるものを含む。）

③ ポスター、看板（プラカード及び建物又は電車、自動車等に記載されたものを含む。）、ネオン・サイン、アドバルーン、その他これらに類似する物による広告及び陳列物又は実演による広告

④ 新聞紙、雑誌その他の出版物、放送（有線電気通信設備又は拡声機による放送を含む。）、映写、演劇又は電光による広告

⑤ 情報処理の用に供する機器による広告その他の表示（インターネット、パソコン通信等によるものを含む。）

このように、事業者が商品又は役務の供給の際に顧客を誘引するために利用するあらゆる表示が本法の「表示」に該当し、容器や包装上のものだけではなく、パンフレット、説明書面、ポスター、看板、インターネットを始めとして、その範囲は広範に及ぶ。口頭によるものも「表示」に該当する。

2　優良・有利誤認表示

(1) 本法第5条第一号及び第二号の規定

本法第5条は、事業者に対し、「自己の供給する

商品又は役務の取引」について、同条第一号から第三号までのいずれかに該当する表示をしてはならない旨を定めているところ、優良・有利誤認表示に関する同条第一号及び同条第二号の規定は次のとおりである。

〔本法〕
（不当な表示の禁止）
第5条　事業者は、自己の供給する商品又は役務の取引について、次の各号のいずれかに該当する表示をしてはならない。
一　商品又は役務の品質、規格その他の内容について、一般消費者に対し、実際のものよりも著しく優良であると示し、又は事実に相違して当該事業者と同種若しくは類似の商品若しくは役務を供給している他の事業者に係るものよりも著しく優良であると示す表示であつて、不当に顧客を誘引し、一般消費者による自主的かつ合理的な選択を阻害するおそれがあると認められるもの
二　商品又は役務の価格その他の取引条件について、実際のもの又は当該事業者と同種若しくは類似の商品若しくは役務を供給している他の事業者に係るものよりも取引の相手方に著しく有利であると一般消費者に誤認される表示であつて、不当に顧客を誘引し、一般消費者による自主的かつ合理的な選択を阻害するおそれがあると認められるもの
三　（略）

(2)　優良・有利誤認表示の意義等

　本法の不当な表示に関する規制は、不当な顧客の誘引を防止し、一般消費者による適正な商品又は役務の選択を確保することを目的として行われるものである。このため、特定の表示が「著しく優良であると示す」表示（又は「著しく有利である」と「誤認される」表示）に該当するか否かは、業界の慣行や表示をする事業者の認識により判断するのではなく、表示の受け手である一般消費者に、「著しく優良」（又は「著しく有利」）と誤認されるか否かという観点から判断される。また、「著しく」とは、当該表示の誇張の程度が、社会一般に許容される程度を超えて、一般消費者による商品又は役務の選択に影響を与える場合をいう。
　すなわち、優良誤認表示（又は有利誤認表示）とは、一般消費者に対して、社会一般に許容される誇張の程度を超えて、特定の「商品又は役務」の内容（又は取引条件）について、実際のもの等よりも著しく優良であると示す表示（又は著しく有利であると誤認される表示）である。このような表示が行われれば、一般消費者は、商品又は役務の内容（又は取引条件）について誤認することとなる。
　なお、「著しく優良であると示す」表示（又は「著しく有利である」と「誤認される」表示）か否かの判断に当たっては、表示上の特定の文言、図表、写真等から一般消費者が受ける印象・認識ではなく、表示内容全体から一般消費者が受ける印象・認識が基準となり、その際、事業者の故意又は過失の有無は問題とされない。

第3　課徴金対象行為

　課徴金対象行為とは、優良・有利誤認表示をする行為である（本法第8条第1項）。したがって、例えば、事業者が、本法第31条第1項の規定に基づく協定又は規約（以下「公正競争規約」という。）に沿った表示など、優良・有利誤認表示に該当しない表示をした場合には、課徴金対象行為は成立せず、課徴金の納付を命ずることはない。

〔本法〕
（課徴金納付命令）
第8条　事業者が、第5条の規定に違反する行為（同条第三号に該当する表示に係るものを除く。以下「課徴金対象行為」という。）をしたときは、内閣総理大臣は、当該事業者に対し、当該課徴金対象行為に係る課徴金対象期間に取引をした当該課徴金対象行為に係る商品又は役務の政令で定める方法により算定した売上額に100分の3を乗じて得た額に相当する額の課徴金を国庫に納付することを命じなければならない。ただし、当該事業者が当該課徴金対象行為をした期間を通じて当該課徴金対象行為に係る表示が次の各号のいずれかに該当することを知らず、かつ、知らないことにつき相当の注意を怠つた者でないと認められるとき、又はその額が150万円未満であるときは、その納付を命ずることができない。
一・二　（略）
2・3　（略）

第4　課徴金額の算定方法

　課徴金額は、(ア)「課徴金対象期間に取引をした」(イ)「課徴金対象行為に係る商品又は役務」の(ウ)「政令で定める方法により算定した売上額」に、3％を乗じて得た額となる（本法第8条第1項本文）。
　そこで、以下では、課徴金額算定の基礎となる「売上額」を算定するに当たり必要な要素である、(ア)「課

徴金対象期間」、(イ)「課徴金対象行為に係る商品又は役務」、(ウ)「政令で定める方法により算定した売上額」について説明する。

> 〔本法〕
> （課徴金納付命令）
> 第8条　事業者が、第5条の規定に違反する行為（同条第三号に該当する表示に係るものを除く。以下「課徴金対象行為」という。）をしたときは、内閣総理大臣は、当該事業者に対し、当該課徴金対象行為に係る課徴金対象期間に取引をした当該課徴金対象行為に係る商品又は役務の政令で定める方法により算定した売上額に100分の3を乗じて得た額に相当する額の課徴金を国庫に納付することを命じなければならない。ただし、当該事業者が当該課徴金対象行為をした期間を通じて当該課徴金対象行為に係る表示が次の各号のいずれかに該当することを知らず、かつ、知らないことにつき相当の注意を怠つた者でないと認められるとき、又はその額が150万円未満であるときは、その納付を命ずることができない。
> 一・二　（略）
> 2・3　（略）

1　「課徴金対象期間」

(1)　本法第8条第2項の規定

本法第8条第2項は、「課徴金対象期間」について、以下の(i)又は(ii)の期間であるとしつつ、当該期間が3年を超えるときは、当該期間の末日から遡って3年間であると定めている。

(i)　原則：「課徴金対象行為をした期間」（後記(2)参照）

(ii)　課徴金対象行為を「やめた日」から①6か月を経過する日、又は、②「不当に顧客を誘引し、一般消費者による自主的かつ合理的な選択を阻害するおそれを解消するための措置として内閣府令で定める措置」（以下「一般消費者の誤認のおそれの解消措置」という。）をとった日のいずれか早い日までの間に、当該「課徴金対象行為に係る商品又は役務の取引をした」場合：課徴金対象行為をした期間に、当該「課徴金対象行為をやめてから最後に当該取引をした日までの期間」を加えた期間（後記(3)及び(4)参照）

> 〔本法〕
> （課徴金納付命令）
> 第8条　（略）
> 2　前項に規定する「課徴金対象期間」とは、課徴金対象行為をした期間（課徴金対象行為をやめた後そのやめた日から六月を経過する日（同日前に、当該事業者が当該課徴金対象行為に係る表示が不当に顧客を誘引し、一般消費者による自主的かつ合理的な選択を阻害するおそれを解消するための措置として内閣府令で定める措置をとったときは、その日）までの間に当該事業者が当該課徴金対象行為に係る商品又は役務の取引をしたときは、当該課徴金対象行為をやめてから最後に当該取引をした日までの期間を加えた期間とし、当該期間が3年を超えるときは、当該期間の末日から遡つて3年間とする。）をいう。
> 3　（略）

(2)　「課徴金対象行為をした期間」

「課徴金対象行為をした期間」とは、事業者が課徴金対象行為（優良・有利誤認表示をする行為）を始めた日からやめた日までの期間である。

このうち、課徴金対象行為を「やめた日」に該当する日としては、例えば、事業者が、特定の商品の内容について著しく優良であると示す表示を内容とするウェブサイトを公開し続けた場合の当該公開行為終了日が挙げられる。また、当該行為を終了していない場合であっても、当該事業者が、課徴金対象行為に係る商品の内容を変更することにより、表示内容と一致させたと認められる場合には、当該変更日が課徴金対象行為を「やめた日」に該当する。

(3)　「課徴金対象行為をやめてから最後に当該取引をした日までの期間」

本法第8条第2項は、課徴金額の算定に当たり、課徴金対象行為に係る表示により生じた「不当に顧客を誘引し、一般消費者による自主的かつ合理的な選択を阻害するおそれ」が存続する期間を、課徴金対象行為をやめた後（一般消費者の誤認のおそれの解消措置をとらない限り）最長6か月とみなし、当該期間のうち「最後に当該取引をした日までの期間」も、課徴金対象期間に含めることとしている。

なお、この「最後に当該取引をした日までの期間」とは、当該課徴金対象行為を「やめた日」から①6か月を経過する日又は②一般消費者の誤認のおそれの解消措置をとった日のいずれか早い日までの間に、最後に課徴金対象行為に係る商品又は役務の取引をした日までの期間である。例えば、事業者が課徴金対象行為をやめた日から一般消費者の誤認のおそれの解消措置をとらないまま9か月間課徴金対象行為に係る商品又は役務の取引を継続したとしても、課徴金対象行為をやめた日か

(4) 一般消費者の誤認のおそれの解消措置

一般消費者の誤認のおそれの解消措置とは、事業者が、課徴金対象行為に係る表示が本法第8条第1項第一号又は第二号に該当する表示であることを、時事に関する事項を掲載する日刊新聞紙に掲載する方法その他の不当に顧客を誘引し、一般消費者による自主的かつ合理的な選択を阻害するおそれを解消する相当な方法により一般消費者に周知する措置をいう（不当景品類及び不当表示防止法施行規則（平成28年内閣府令第6号）第8条）。

課徴金対象行為に係る表示方法、表示内容や行為態様等は個別事案により多様であるため、当該課徴金対象行為に係る表示から生じる「不当に顧客を誘引し、一般消費者による自主的かつ合理的な選択を阻害するおそれ」を解消するため相当と認められる方法は個別事案によって異なるが、少なくとも、「一般消費者に周知する措置」である必要がある点に留意する必要がある。

〔不当景品類及び不当表示防止法施行規則〕
（法第8条第2項に規定する内閣府令で定める措置）
第8条　法第8条第2項に規定する内閣府令で定める措置は、課徴金対象行為に係る表示が同条第1項ただし書各号のいずれかに該当することを時事に関する事項を掲載する日刊新聞紙に掲載する方法その他の不当に顧客を誘引し、一般消費者による自主的かつ合理的な選択を阻害するおそれを解消する相当な方法により一般消費者に周知する措置とする。

〔本法〕
（課徴金納付命令）
第8条　（略）
一　商品又は役務の品質、規格その他の内容について、実際のものよりも著しく優良であること又は事実に相違して当該事業者と同種若しくは類似の商品若しくは役務を供給している他の事業者に係るものよりも著しく優良であることを示す表示
二　商品又は役務の価格その他の取引条件について、実際のものよりも取引の相手方に著しく有利であること又は事実に相違して当該事業者と同種若しくは類似の商品若しくは役務を供給している他の事業者に係るものよりも取引の相手方に著しく有利であることを示す表示
2・3　（略）

(5) 想定例

事業者が、課徴金対象行為をやめた日より後に課徴金対象行為に係る商品又は役務の取引をしていない場合は、「課徴金対象期間」は「課徴金対象行為をした期間」と同一期間となる。

他方、事業者が課徴金対象行為をやめた日より後に課徴金対象行為に係る商品又は役務の取引をした場合は、課徴金対象行為をやめた日から6か月を経過する日又は一般消費者の誤認のおそれの解消措置をとった日のいずれか早い日までの間においていつまで取引をしていたか否かによって、課徴金対象期間が異なることとなる。

以下の想定例では、必要に応じて、それぞれの場合に応じた説明をする。

なお、各想定例における「課徴金対象行為をした期間」は、各事業者が課徴金対象行為を毎日行っていない場合（例えば、週に1回行っていた場合、月に1回行っていた場合）であっても、異なるものではない。

① 商品aを製造する事業者Aが、小売業者を通じて一般消費者に対して供給する商品aの取引に際して、商品aについて優良誤認表示を内容とする包装をし、その包装がされた商品aを、平成30年4月1日から同年9月30日までの間、毎日小売業者に対し販売して引き渡した場合、事業者Aの課徴金対象行為をした期間は、平成30年4月1日から同年9月30日までとなる（小売業者の一般消費者に対する販売行為は、事業者Aの行為ではない。なお、当該小売業者が事業者Aとともに当該優良誤認表示の内容の決定に関与していた場合は、当該小売業者が一般消費者に対して商品aを販売して引き渡す行為について、別途課徴金対象行為の該当性が問題となる。）。

事業者Aは、課徴金対象行為をやめた日の翌日である平成30年10月1日以降は商品aの取引をしていないため、課徴金対象期間は、平成30年4月1日から同年9月30日までとなる。

② 事業者Bが、自ら直接一般消費者に対して販売する商品bの取引に際して、商品bについて有利誤認表示を内容とするチラシを、自ら平成30年10月1日から平成31年

3月31日までの間配布した場合、事業者Bの課徴金対象行為をした期間は、平成30年10月1日から平成31年3月31日までとなる。

事業者Bが、平成31年4月1日以降は商品bの取引をしなかった場合、課徴金対象期間は平成30年10月1日から平成31年3月31日までとなる。

③　事業者Cが、自ら直接一般消費者に対して販売する商品cの取引に際して、商品cについて優良誤認表示を内容とするポスターを平成31年4月1日から同年9月30日までの間自己の店舗内及び店頭に掲示した場合、事業者Cの課徴金対象行為をした期間は、平成31年4月1日から同年9月30日までとなる。

事業者Cが、平成31年10月1日以降、一般消費者の誤認のおそれの解消措置をとらないまま、商品cの取引を継続し、最後に取引をした日が平成31年12月31日であった場合、課徴金対象期間は平成31年4月1日から同年12月31日までとなる。

④　事業者Dが、自ら直接一般消費者に対して販売する商品dの取引に際して、商品dについて優良誤認表示を内容とするテレビコマーシャルを平成31年10月1日から同月31日までの間テレビ放送局に放送させた場合、事業者Dの課徴金対象行為をした期間は、平成31年10月1日から同月31日までとなる。

事業者Dが、平成31年11月1日以降、一般消費者の誤認のおそれの解消措置をとらないまま、商品dの取引を継続し、平成32年4月30日に取引をした上で、最後に取引をした日が平成32年8月31日であった場合、課徴金対象期間は、平成31年10月1日から平成32年4月30日（課徴金対象行為をやめてから6か月経過日までの最後の取引日）までとなる。

⑤　事業者Eが、自ら直接一般消費者に対して販売する商品eの取引に際して、商品eについて有利誤認表示を内容とするウェブサイトを平成31年11月1日から平成32年4月30日までの間公開した場合、事業者Eの課徴金対象行為をした期間は、平成31年11月1日から平成32年4月30日までとなる。

事業者Eが平成32年5月1日以降も商品eの取引を継続し（同年7月31日にも取引をしていた。）、最後に取引をした日が平成34年9月30日であったが、平成32年7月31日に一般消費者の誤認のおそれの解消措置をとっていた場合、課徴金対象期間は、平成31年11月1日から平成32年7月31日までとなる。

2　「課徴金対象行為に係る商品又は役務」

課徴金対象行為は優良・有利誤認表示をする行為であるから、「課徴金対象行為に係る商品又は役務」は、優良・有利誤認表示をする行為の対象となった商品又は役務である。その「商品又は役務」は、課徴金対象行為に係る表示内容や当該行為態様等に応じて個別事案ごとに異なるものであるから、全ての場合を想定して論じることはできないが、以下、「課徴金対象行為に係る商品又は役務」に関する考え方の例を記載することとする。

⑴　全国（又は特定地域）において供給する商品又は役務であっても、具体的な表示の内容や実際に優良・有利誤認表示をした地域といった事情から、一部の地域や店舗において供給した当該商品又は役務が「課徴金対象行為に係る商品又は役務」となることがある。

＜想定例＞

①　事業者Aが、自ら全国において運営する複数の店舗においてうなぎ加工食品aを一般消費者に販売しているところ、平成30年4月1日から同年11月30日までの間、北海道内で配布した「北海道版」と明記したチラシにおいて、当該うなぎ加工食品について「国産うなぎ」等と記載することにより、あたかも、当該うなぎ加工食品に国産うなぎを使用しているかのように示す表示をしていたものの、実際には、同期間を通じ、外国産のうなぎを使用していた事案事業者Aの課徴金対象行為に係る商品は、事業者Aが北海道内の店舗において販売する当該うなぎ加工食品となる。

②　事業者Bが、自ら東京都内で運営する10店舗において振り袖bを一般消費者に販売しているところ、平成30年9月1日から同年11月30日までの間、東京都内で配布したチラシにおいて、当該振り袖について「○○店、××店、△△店限定セール実施！通常価格50万円がセール価格20万円！」（○

○店、××店、△△店は東京都内にある店舗）等と記載することにより、あたかも、実売価格が「通常価格」と記載した価格に比して安いかのように表示をしていたものの、実際には、「通常価格」と記載した価格は、事業者Bが任意に設定した架空の価格であって、○○店、××店、△△店において販売された実績のないものであった事案
事業者Bの課徴金対象行為に係る商品は、事業者Bが東京都内の○○店、××店、△△店において販売する当該振り袖となる。

(2) 事業者が、自己の供給する商品又は役務を構成する一部分の内容や取引条件について問題となる表示をした場合において、（当該商品又は役務の一部分が別の商品又は役務として独立の選択〔取引〕対象となるか否かにかかわらず）その問題となる表示が、商品又は役務の一部分ではなく商品又は役務そのものの選択に影響を与えるときには、（当該商品又は役務の一部分でなく）当該商品又は役務が「課徴金対象行為に係る商品又は役務」となる。

<想定例>

① 事業者Cが、自ら運営するレストラン1店舗においてコース料理cを一般消費者に提供するに当たり、平成31年1月10日から同年12月28日までの間、当該料理について、「松阪牛ステーキを堪能できるコース料理」等との記載があるウェブサイトを公開することにより、あたかも、当該コース料理中のステーキに松阪牛を使用しているかのように表示をしていたものの、実際には、同期間を通じ、松阪牛ではない国産の牛肉を使用していた事案
当該ウェブサイトでの表示は、一般消費者による当該コース料理の選択に影響を与えることとなるから、事業者Cの課徴金対象行為に係る役務（料理）は、「松阪牛ステーキを堪能できるコース料理」と示して提供した当該コース料理となる。

② 事業者Dが、自ら運営する旅館1軒において宿泊役務dを一般消費者に提供するに当たり、平成33年4月1日から平成34年3月31日までの間、当該宿泊役務について、「一番人気！肉食系集合！！松阪牛ステーキ宿泊プラン」等との記載があるウェブサイトを公開することにより、あたかも、当該宿泊役務の利用者に提供する料理に松阪牛を使用しているかのように示す表示をしていたものの、実際には、同期間を通じ、松阪牛ではない国産の牛肉を使用していた事案
当該ウェブサイトでの表示は、一般消費者による当該宿泊役務の選択に影響を与えることとなるから、事業者Dの課徴金対象行為に係る役務は、「松阪牛ステーキ」と示して提供した料理を含む当該宿泊役務となる。

(3) 「課徴金対象行為に係る商品又は役務」は、具体的に「著しく優良」と示された（「著しく有利」と誤認される）商品又は役務に限られる。

<想定例>

① 事業者Eが、自ら運営するレストラン1店舗において料理eを一般消費者に提供するに当たり、平成30年7月1日から平成31年12月31日までの間、同店舗内に設置したメニューにおいて、当該料理について、「松阪牛すき焼き」等と記載することにより、あたかも、記載された料理に松阪牛を使用しているかのように表示をしていたものの、実際には、平成30年7月14日から平成31年12月31日までの間、松阪牛ではない国産の牛肉を使用していた事案
事業者Eの課徴金対象行為に係る役務（料理）は、事業者Eが松阪牛を使用していないにもかかわらず松阪牛すき焼きと示して提供した当該すき焼き料理となる（事業者Eが平成30年7月1日から同月13日までの間に実際に松阪牛を使用して提供したすきやき料理は課徴金対象行為に係る役務（料理）とならない。）。

② 事業者Fが、自ら全国において運営する複数の店舗においてスーツを一般消費者に販売するに当たり、平成30年3月1日から同年6月30日までの間、テレビコマーシャルにおいて、当該スーツについて、「スーツ全品半額」等との文字を使用した映像、「スーツ全品半額」等との音声をテレビ放送局に放送させることにより、あたかも、事業者Fが全店舗において販売するスーツの全てが表示価格の半額で販売されているかのように表示をしていたものの、実際には、表示価格2万円未満のスーツは半額対象外であった事案
事業者Fの課徴金対象行為に係る商品は、

> 事業者Fが全店舗において販売するスーツ商品のうち、半額対象外であるにもかかわらず半額と示した表示価格2万円未満のスーツとなる（実際に半額対象であった表示価格2万円以上のスーツは課徴金対象行為に係る商品とならない。）。

3　「政令で定める方法で算定した売上額」（算定方法）

(1)　「売上額」

課徴金額算定の基礎となる、課徴金対象行為に係る商品又は役務の「売上額」は、事業者の事業活動から生ずる収益から費用を差し引く前の数値（消費税相当額も含む。）を意味する。

また、この「売上額」は、事業者の直接の取引先に対する売上額のことであり、当該「売上額」は、必ずしも事業者の一般消費者に対する直接の売上額のみに限られるものではない。

例えば、自ら特定の商品を製造する事業者が、同商品について優良誤認表示をした場合において、その商品の流通経路として、当該製造事業者が一般消費者に対して直接販売する経路のほか、当該製造事業者が卸売業者や小売業者等を介して一般消費者に販売する経路があるときには、当該製造事業者から一般消費者に対する直接の販売額のみならず、当該卸売業者や小売業者等に対する販売額も、課徴金算定の基礎となる「売上額」に含まれる。

なお、課徴金対象行為に係る商品又は役務のうち、「役務」の「売上額」については、事業者が提供する役務の内容に応じて異なることとなるが、例えば、①住宅建築請負工事や住宅リフォーム工事については工事役務の対価である工事代金、②電気通信役務については通信役務の対価である通信料金、③不動産仲介については仲介役務の対価である仲介手数料、④物品運送については運送役務の対価である運賃、⑤保険については保険の引受けの対価である保険料が、それぞれ「売上額」となる。

(2)　「売上額」の算定方法（「政令で定める方法」）

課徴金額算定の基礎となる「売上額」は、後記アのとおり算定した総売上額から、後記イの控除項目の合計額を控除して算定する（不当景品類及び不当表示防止法施行令（平成21年政令第218号。以下「本政令」という。）第1条、第2条）。

ア　総売上額の算定

(ア)　総売上額は、原則として、課徴金対象期間において引き渡された又は提供された、課徴金対象行為に係る商品又は役務の対価を合計する方法（引渡基準）によって算定する（本政令第1条）。

(イ)　ただし、課徴金対象行為に係る商品又は役務の対価がその販売又は提供に関する契約を締結する際に定められる場合であって、引渡基準により算定した額と、当該課徴金対象期間において締結した契約額を合計する方法（契約基準）により算定した額の間に著しい差異を生ずる事情があると認められるときは、契約基準によって算定する（本政令第2条）。

契約基準を用いるべき、「課徴金対象行為…に係る商品又は役務の対価がその販売又は提供に係る契約の締結の際に定められる場合において、課徴金対象期間において引き渡した商品又は提供した役務の対価の額の合計額と課徴金対象期間において締結した契約により定められた商品の販売又は役務の提供の対価の額の合計額との間に著しい差異を生ずる事情があると認められるとき」（本政令第2条第1項）に該当するか否かについては、実際に両方の方法で額を計算し、その額に著しい差異が生じたか否かによってではなく、そのような著しい差異が生じる蓋然性が類型的又は定性的に認められるか否かによって判断する。

例えば、課徴金対象行為に係る商品が新築戸建分譲住宅であるときのように契約から引渡しまでに長期間を要するような場合には、契約基準を用いることがあると考えられる。

> 〔本政令〕
> （法第8条第1項に規定する政令で定める売上額の算定の方法）
> 第1条　不当景品類及び不当表示防止法（以下「法」という。）第8条第1項に規定する政令で定める売上額の算定の方法は、次条に定めるものを除き、法第8条第2項に規定する課徴金対象期間（以下単に「課徴金対象期間」という。）において引き渡した商品又は提供した役務の対価の額を合計する方法とする。この場合において、次の各号に掲げる場合に該当するときは、当該各号に定める額を控除するものとする。
> 一～三　（略）
>
> 第2条　法第8条第1項に規定する課徴金対象行為（以下単に「課徴金対象行為」という。）に係る商品又は役務の対価がその販売又は提供に係る契約の締結の際に定めら

れる場合において、課徴金対象期間において引き渡した商品又は提供した役務の対価の額の合計額と課徴金対象期間において締結した契約により定められた商品の販売又は役務の提供の対価の額の合計額との間に著しい差異を生ずる事情があると認められるときは、同項に規定する売上額の算定の方法は、課徴金対象期間において締結した契約により定められた商品の販売又は役務の提供の対価の額を合計する方法とする。

2 （略）

イ　総売上額からの控除項目

(ア) 総売上額を引渡基準により算定する場合、総売上額からの控除項目は、以下のとおりとなる。

① 本政令第1条第一号に該当する値引き額
課徴金対象期間において商品の量目不足、品質不良又は破損、役務の不足又は不良その他の事由により対価の額の全部又は一部が控除された場合における控除額

② 本政令第1条第二号に該当する返品額課徴金対象期間に返品された場合における返品商品の対価相当額

③ 本政令第1条第三号に該当する割戻金の額
商品の引渡し又は役務の提供の実績に応じて割戻金を支払うべき旨が書面によって明らかな契約があった場合に、当該契約に基づき課徴金対象期間におけるその実績により算定した割戻金の額

なお、本政令第1条第一号又は第二号は、それぞれ、課徴金対象期間内に商品の量目不足等により対価の額が控除された場合における控除額や同期間内に返品された場合における返品商品の対価相当額を控除することを規定するものであり、課徴金対象期間中に引き渡した又は提供した商品又は役務の値引き又は返品であるか否かは、本政令第1条第一号又は同条第二号の該当性とは関係がない。これに対し、本政令第1条第三号に該当する割戻金の額は、課徴金対象期間中に引き渡した商品又は提供した役務に対応する割戻金の額に限定される。

(イ) 契約基準により「売上額」を算定する場合には、割戻金の額が総売上額からの控除項目となる（本政令第2条第2項）。

なお、引渡基準により算定する場合には総売上額からの控除項目となる不足等による値引きと返品は、契約基準により算定する場合には契約の修正という形で行われ、修正された契約額が総売上額となる。

〔本政令〕
（法第8条第1項に規定する政令で定める売上額の算定の方法）

第1条　不当景品類及び不当表示防止法（以下「法」という。）第8条第1項に規定する政令で定める売上額の算定の方法は、次条に定めるものを除き、法第8条第2項に規定する課徴金対象期間（以下単に「課徴金対象期間」という。）において引き渡した商品又は提供した役務の対価の額を合計する方法とする。この場合において、次の各号に掲げる場合に該当するときは、当該各号に定める額を控除するものとする。

一　課徴金対象期間において商品の量目不足、品質不良又は破損、役務の不足又は不良その他の事由により対価の額の全部又は一部を控除した場合　控除した額

二　課徴金対象期間において商品が返品された場合　返品された商品の対価の額

三　商品の引渡し又は役務の提供を行う者が引渡し又は提供の実績に応じて割戻金の支払を行うべき旨が書面によって明らかな契約（一定の期間内の実績が一定の額又は数量に達しない場合に割戻しを行わない旨を定めるものを除く。）があった場合　課徴金対象期間におけるその実績について当該契約で定めるところにより算定した割戻金の額（一定の期間内の実績に応じて異なる割合又は額によって算定すべき場合にあっては、それらのうち最も低い割合又は額により算定した額）

第2条　（略）

2　前条（第三号に係る部分に限る。）の規定は、前項に規定する方法により売上額を算定する場合に準用する。

第5　「相当の注意を怠つた者でないと認められる」か否か

事業者が課徴金対象行為をした場合であっても、当該事業者が、「課徴金対象行為をした期間を通じて」、自らが行った表示が本法第8条第1項第一号又は第二号に該当することを「知らず、かつ、知らないことにつき相当の注意を怠つた者でないと認められるとき」は、消費者庁長官は、課徴金の納付を命ずることがで

きない（本法第8条第1項ただし書）。

なお、「知らず、かつ、知らないことにつき相当の注意を怠つた者でないと認められる」か否かは、事業者が課徴金対象行為をした場合に判断する必要があるものである。したがって、例えば、事業者が、公正競争規約に沿った表示のように優良・有利誤認表示に該当しない表示をした場合等、課徴金対象行為が成立しないときは、当該事業者について、「相当の注意を怠つた者でないと認められる」か否かを判断するまでもなく、課徴金の納付を命ずることはない。

〔本法〕
（課徴金納付命令）
第8条　事業者が、第5条の規定に違反する行為（同条第三号に該当する表示に係るものを除く。以下「課徴金対象行為」という。）をしたときは、内閣総理大臣は、当該事業者に対し、当該課徴金対象行為に係る課徴金対象期間に取引をした当該課徴金対象行為に係る商品又は役務の政令で定める方法により算定した売上額に100分の3を乗じて得た額に相当する額の課徴金を国庫に納付することを命じなければならない。ただし、当該事業者が当該課徴金対象行為をした期間を通じて当該課徴金対象行為に係る表示が次の各号のいずれかに該当することを知らず、かつ、知らないことにつき相当の注意を怠つた者でないと認められるとき、又はその額が150万円未満であるときは、その納付を命ずることができない。
一　商品又は役務の品質、規格その他の内容について、実際のものよりも著しく優良であること又は事実に相違して当該事業者と同種若しくは類似の商品若しくは役務を供給している他の事業者に係るものよりも著しく優良であることを示す表示
二　商品又は役務の価格その他の取引条件について、実際のものよりも取引の相手方に著しく有利であること又は事実に相違して当該事業者と同種若しくは類似の商品若しくは役務を供給している他の事業者に係るものよりも取引の相手方に著しく有利であることを示す表示
2・3　（略）

1　「相当の注意を怠つた者でないと認められる」

課徴金対象行為をした事業者が、当該課徴金対象行為をした期間を通じて自らが行った表示が本法第8条第1項第一号又は第二号に該当することを「知らないことにつき相当の注意を怠つた者でないと認められる」か否かは、当該事業者が課徴金対象行為に係る表示をする際に、当該表示の根拠となる情報を確認するなど、正常な商慣習に照らし必要とされる注意をしていたか否かにより、個別事案ごとに判断されることとなる（なお、ここでいう正常な商慣習とは、一般消費者の利益の保護の見地から是認されるものをいう。したがって、仮に、例えば自己の供給する商品の内容について一切確認することなく表示をするといった一定の商慣習が現に存在し、それには反していなかったとしても、そのことによって直ちに「知らないことにつき相当の注意を怠つた者でないと認められる」わけではないことに留意する必要がある。）。

当該判断に当たっては、当該事業者の業態や規模、課徴金対象行為に係る商品又は役務の内容、課徴金対象行為に係る表示内容及び課徴金対象行為の態様等を勘案することとなるが、当該事業者が、必要かつ適切な範囲で、「事業者が講ずべき景品類の提供及び表示の管理上の措置についての指針」（平成26年内閣府告示第276号）に沿うような具体的な措置を講じていた場合には、「相当の注意を怠つた者でない」と認められると考えられる（「事業者が講ずべき景品類の提供及び表示の管理上の措置についての指針」：http://www.caa.go.jp/representation/pdf/141114premiums_5.pdf）。

2　「課徴金対象行為をした期間を通じて」

(1) 消費者庁長官が課徴金の納付を命ずることができないのは、課徴金対象行為をした事業者が、課徴金対象行為をした期間を通じて、自らが行った表示が本法第8条第1項第一号又は第二号に該当することを「知らず、かつ、知らないことにつき相当の注意を怠つた者でないと認められるとき」である。

このため、課徴金対象行為を始めた日には「知らず、かつ、知らないことにつき相当の注意を怠つた者でないと認められる」場合であったとしても、課徴金対象行為をした期間中のいずれかの時点で「知らず、かつ、知らないことにつき相当の注意を怠つた者でないと認められ」ないときは、課徴金の納付を命ずることとなる。例えば、事業者が、課徴金対象行為を始めた日には「知らず、かつ、知らないことにつき相当の注意を怠つた者でないと認められる」ものであったものの、当該課徴金対象行為をしている期間中に、同事業者の従業員の報告や第三者からの指摘を受けるなどしたにもかかわらず、何ら必要かつ適切な調査・確認等を行わなかったときには、「課徴金対象行為をした期間を通じて」「知らず、かつ、知らないこと

につき相当の注意を怠つた者でないと認められ」ず、課徴金の納付を命ずることとなる。

なお、事業者が課徴金対象行為をやめた後における当該事業者の認識の有無等は、直接の判断対象ではない。

(2) 課徴金対象行為をした事業者が、当該課徴金対象行為を始めた日から当該課徴金対象行為に係る表示が本法第8条第1項第1号又は第2号に該当することを知るまでの期間を通じて当該事実を知らないことにつき相当の注意を怠つた者でない場合であって、当該事実を知った後に速やかに課徴金対象行為をやめたときは、当該事業者が当該「課徴金対象行為をした期間を通じて」当該課徴金対象行為に係る表示が本法第8条第1項第1号又は第2号に該当することを知らず、かつ、知らないことにつき相当の注意を怠つた者でないと「認められる」と考えられる。

(3) 他方、当該事業者が、当該表示が本法第8条第1項第一号又は第二号に該当することを知った後に速やかに課徴金対象行為をやめなかったときには、課徴金対象行為をした期間を通じて相当の注意を怠った者でないと認められない。かかる場合の課徴金額算定の基礎は、「課徴金対象期間に取引をした当該課徴金対象行為に係る商品又は役務の(略)売上額」となる（本法第8条第1項本文。自らが行った表示が本法第8条第1項第一号又は第二号に該当することを知った日以降の当該商品又は役務の売上額のみが課徴金額算定の基礎となるわけではない。）。

3 想定例

課徴金対象行為をした事業者が、課徴金対象行為をした期間を通じて自らが行った表示が本法第8条第1項第一号又は第二号に該当することを「知らず、かつ、知らないことにつき相当の注意を怠つた者でないと認められる」か否かは、個別事案ごとに異なるものである。

このため、全ての場合を想定して論じることはできないが、以下、課徴金対象行為をした期間を通じて当該課徴金対象行為に係る表示が本法第8条第1項第一号又は第二号に該当することを「知らず、かつ、知らないことにつき相当の注意を怠つた者でないと認められる」と考えられる想定例を記載することとする。

---

① 製造業者Aが、自ら製造するシャツを、小売業者を通じて一般消費者に販売するに当たり、当該シャツについて、「通気性が従来製品の10倍」等との記載があるウェブサイトを公開することにより、あたかも、当該シャツの通気性が自社の従来製品の10倍であるかのように示す表示をしていたものの、実際には、そのような通気性を有さなかった事案

当該事案において、製造業者Aが、

・上記表示をする際に、実績がある等信頼できる検査機関に通気性試験を依頼し、通気性が自社の従来製品の10倍であるという試験結果報告を受けて当該報告内容を確認していたところ、

・当該検査機関による再試験の結果、実際には、上記表示をする際に依頼した試験結果に誤りがあったことが明らかとなり、速やかに当該表示に係る課徴金対象行為をやめた場合

---

② 小売業者Bが、卸売業者から仕入れた鶏肉を用いて自ら製造したおにぎりを一般消費者に供給するに当たり、当該おにぎりについて、当該おにぎりの包装袋に貼付したシールにおいて、「国産鶏肉使用」等と記載することにより、あたかも、当該商品の原材料に我が国で肥育された鶏の肉を用いているかのように示す表示をしていたものの、実際には、当該商品の原材料に外国で肥育された鶏の肉を用いていた事案

当該事案において、小売業者Bが、

・上記表示をする際に、卸売業者から交付された生産者作成に係る証明書に「国産鶏」と記載されていることを確認していたところ、

・当該卸売業者から鶏肉の仕入れをしていた別の小売業者の指摘を契機として、実際には、当該証明書の記載は当該生産者による虚偽の記載であったことが明らかになり、速やかに当該表示に係る課徴金対象行為をやめた場合

---

③ 小売業者Cが、卸売業者から仕入れた健康食品を、自ら全国において運営するドラッグストアにおいて一般消費者に販売するに当たり、当該健康食品について、全店舗の店頭ポップにおいて、「アセロラ由来のビタミンC含有の健康食品です。」等と記載

することにより、あたかも、当該健康食品に含有されているビタミンCがアセロラ果実から得られたものであるかのように示す表示をしていたものの、実際には、当該健康食品に含有されているビタミンCは化学合成により製造されたものであった事案
　当該事案において、小売業者Cが、
・上記表示をする際に、卸売業者から仕入れた当該健康食品のパッケージに「アセロラ由来のビタミンC含有」との記載があることを確認していたところ、
・消費者庁から当該健康食品の表示に関する質問を受け、この後に速やかに当該健康食品の製造業者に問い質したところ、実際には、当該健康食品に含有されているビタミンCはアセロラ果実から得られたものではなく化学合成により製造されたものであったことが明らかとなり、速やかに当該表示に係る課徴金対象行為をやめた場合

④　小売業者Dが、製造業者から仕入れた布団を通信販売の方法により一般消費者に販売するに当たり、当該布団について、テレビショッピング番組において、「カシミヤ80％」との文字を使用した映像及び「ぜいたくにカシミヤを80％使いました」等の音声をテレビ放送局に放送させることにより、あたかも、当該布団の詰め物の原材料としてカシミヤが80％用いられているかのように示す表示をしていたものの、実際には、当該布団の詰め物の原材料にカシミヤは用いられていなかった事案
　当該事案において、小売業者Dが、
・上記表示をする際に、当該布団を製造した事業者からカシミヤを80％含んでいる旨の混合率に関する検査結果報告を提出させ、当該報告を確認していたところ、
・当該布団を含め自社で取り扱っている全商品について実施した抜き打ち検査により、実際には、当該布団にはカシミヤが用いられていないことが明らかとなり、速やかに当該表示に係る課徴金対象行為をやめた場合

⑤　旅行業者Eが、自ら企画した募集型企画旅行（旅行業者があらかじめ旅行計画を作成し、旅行者を募集するもの）を、自ら全国において運営する複数の店舗において一般消費者に提供するに当たり、当該旅行について、全店舗に設置したパンフレットにおいて、「豪華　松阪牛のすき焼きを食す旅」等と記載することにより、あたかも、当該旅行の行程中に提供される料理（すき焼き）が松阪牛を使用したものであるかのように示す表示をしていたものの、実際には、松阪牛ではない外国産の牛肉を使用したすき焼きが提供されていた事案
　当該事案において、旅行業者Eが、
・上記表示をする際に、当該旅行の行程における宿泊先であるホテルで提供されるすき焼きの食材について、ホテル運営事業者との間で当該旅行の宿泊客に対して松阪牛を使用したすき焼きを提供することを合意し、当該ホテル運営事業者を通じて松阪牛を納入する事業者から松阪牛の納入に関する証明書の提出を受けて確認していたところ、
・当該ホテル運営事業者の従業員からの申告を契機として、実際には、当該ホテル運営事業者の独断ですき焼きに松阪牛以外の外国産の牛肉を使用したすき焼きが提供されていたことが明らかとなり、速やかに当該表示に係る課徴金対象行為をやめた場合

第6　規模基準

　本法第8条第1項の規定により算定した課徴金額が150万円未満（課徴金対象行為に係る商品又は役務の売上額が5000万円未満）であるときは、課徴金の納付を命ずることができない（本法第8条第1項ただし書）。
　なお、「その額」すなわち「課徴金対象期間に取引をした当該課徴金対象行為に係る商品又は役務の政令で定める方法により算定した売上額」に3％を乗じて得た額（本法第8条第1項本文により算定した課徴金額。算定方法について前記第4参照。）が150万円以上である場合、課徴金対象行為に該当する事実の報告や返金措置の実施による課徴金額の減額の結果、減額後の金額が150万円未満になったとしても、当該減額後の金額について、課徴金の納付を命ずることとなる。

＜想定例＞
　事業者が行った課徴金対象行為について、本法第8

条第1項の規定により算定した課徴金額が200万円である場合において、当該事業者が本法第9条の要件を満たす課徴金対象行為に該当する事実の報告を行い課徴金額から50％相当額が減額され、更に所定の要件を満たす返金措置の実施により課徴金額から50万円が減額されることとなったとき、当該事業者に対して、50万円（200万円－200万円×50％－50万円）の課徴金の納付を命ずることとなる。

> 〔本法〕
> （課徴金納付命令）
> 第8条　事業者が、第5条の規定に違反する行為（同条第三号に該当する表示に係るものを除く。以下「課徴金対象行為」という。）をしたときは、内閣総理大臣は、当該事業者に対し、当該課徴金対象行為に係る課徴金対象期間に取引をした当該課徴金対象行為に係る商品又は役務の政令で定める方法により算定した売上額に100分の3を乗じて得た額に相当する額の課徴金を国庫に納付することを命じなければならない。ただし、当該事業者が当該課徴金対象行為をした期間を通じて当該課徴金対象行為に係る表示が次の各号のいずれかに該当することを知らず、かつ、知らないことにつき相当の注意を怠った者でないと認められるとき、又はその額が150万円未満であるときは、その納付を命ずることができない。
> 一・二　（略）
> 2・3　（略）

第7　課徴金納付命令に関する不実証広告規制

消費者庁長官は、課徴金納付命令に関し、例えばダイエット効果を標ぼうする商品や器具等の効果や性能に関する表示が優良誤認表示に該当するか否かを判断するため必要があるときは、当該表示を行った事業者に対し、期間を定めて、当該表示の裏付けとなる合理的な根拠を示す資料の提出を求めることができ、この場合において、当該事業者が当該資料を提出しないときは、消費者庁長官が当該表示について実際のものとは異なるものであること等の具体的な立証を行うまでもなく、当該表示を優良誤認表示と推定する（本法第8条第3項）。

事業者は、自らが行った表示について本法第8条第3項の規定により優良誤認表示であると「推定」された場合には、資料提出期間経過後であっても、当該表示の裏付けとなる合理的な根拠を示す新しい資料を提出し、当該表示が優良誤認表示には該当しないことを主張することができる。

なお、合理的な根拠を示す資料の提出要求は、上記のとおり課徴金納付命令に関して行われる場合のほか、本法第7条第2項により、同条第1項による命令（措置命令）に関して行われる場合がある。かかる場合において、当該資料の提出要求を受けた事業者が当該資料を提出しないときは、消費者庁長官が当該表示について実際のものとは異なるものであること等の具体的な立証を行うまでもなく、当該表示は優良誤認表示とみなされる（本法第7条第2項）。

本法第7条第2項と本法第8条第3項は、表示の裏付けとなる合理的な根拠を示す資料の提出の求めを受けた事業者が当該資料を提出しないときに、優良誤認表示であると「みなす」か「推定する」かという効果の点において異なるが、その他は同様である。

このため、本法第8条第3項の適用についての考え方、「合理的な根拠」の判断基準及び表示の裏付けとなる合理的な根拠を示す資料の提出手続は、「不当景品類及び不当表示防止法第7条第2項の運用指針」（平成15年10月28日公正取引委員会）と同様である。

> 〔本法〕
> （課徴金納付命令）
> 第8条　事業者が、第5条の規定に違反する行為（同条第三号に該当する表示に係るものを除く。以下「課徴金対象行為」という。）をしたときは、内閣総理大臣は、当該事業者に対し、当該課徴金対象行為に係る課徴金対象期間に取引をした当該課徴金対象行為に係る商品又は役務の政令で定める方法により算定した売上額に100分の3を乗じて得た額に相当する額の課徴金を国庫に納付することを命じなければならない。ただし、当該事業者が当該課徴金対象行為をした期間を通じて当該課徴金対象行為に係る表示が次の各号のいずれかに該当することを知らず、かつ、知らないことにつき相当の注意を怠った者でないと認められるとき、又はその額が150万円未満であるときは、その納付を命ずることができない。
> 一・二　（略）
> 2　（略）
> 3　内閣総理大臣は、第1項の規定による命令（以下「課徴金納付命令」という。）に関し、事業者がした表示が第5条第一号に該当するか否かを判断するため必要があると認めるときは、当該表示をした事業者に対し、期間を定めて、当該表示の裏付けとなる合理的な根拠を示す資料の提出を求めることができる。この場合において、当該事業者が当該資料を提出しないときは、同項の規定の適用については、当該表示は同号

に該当する表示と推定する。

第7条　内閣総理大臣は、第4条の規定による制限若しくは禁止又は第5条の規定に違反する行為があるときは、当該事業者に対し、その行為の差止め若しくはその行為が再び行われることを防止するために必要な事項又はこれらの実施に関連する公示その他必要な事項を命ずることができる。その命令は、当該違反行為が既になくなつている場合においても、次に掲げる者に対し、することができる。
一　当該違反行為をした事業者
二　当該違反行為をした事業者が法人である場合において、当該法人が合併により消滅したときにおける合併後存続し、又は合併により設立された法人
三　当該違反行為をした事業者が法人である場合において、当該法人から分割により当該違反行為に係る事業の全部又は一部を承継した法人
四　当該違反行為をした事業者から当該違反行為に係る事業の全部又は一部を譲り受けた事業者
2　内閣総理大臣は、前項の規定による命令に関し、事業者がした表示が第5条第一号に該当するか否かを判断するため必要があると認めるときは、当該表示をした事業者に対し、期間を定めて、当該表示の裏付けとなる合理的な根拠を示す資料の提出を求めることができる。この場合において、当該事業者が当該資料を提出しないときは、同項の規定の適用については、当該表示は同号に該当する表示とみなす。

第6章

1 法令
- 特定商取引に関する法律 ……………………………………………………………………… 765
- インターネット通販における「意に反して契約の申込みをさせようとする行為」に
  係るガイドライン ………………………………………………………………………………… 813
- 電子メール広告をすることの承諾・請求の取得等に係る「容易に認識できるように
  表示していないこと」に係るガイドライン …………………………………………………… 816

2 東京都消費生活条例等
- 東京都消費生活条例(抄) ………………………………………………………………………… 818
- 東京都消費生活条例施行規則(抄) ……………………………………………………………… 823

特定商取引に関する法律

［昭和51年6月4日法律第57号］
［最終改正　平成28年6月3日法律第60号］

第1章　総則
（目的）
第1条　この法律は、特定商取引（訪問販売、通信販売及び電話勧誘販売に係る取引、連鎖販売取引、特定継続的役務提供に係る取引、業務提供誘引販売取引並びに訪問購入に係る取引をいう。以下同じ。）を公正にし、及び購入者等が受けることのある損害の防止を図ることにより、購入者等の利益を保護し、あわせて商品等の流通及び役務の提供を適正かつ円滑にし、もつて国民経済の健全な発展に寄与することを目的とする。

第2章　訪問販売、通信販売及び電話勧誘販売
第1節　定義
第2条　この章及び第58条の18第1項において「訪問販売」とは、次に掲げるものをいう。
一　販売業者又は役務の提供の事業を営む者（以下「役務提供事業者」という。）が営業所、代理店その他の主務省令で定める場所（以下「営業所等」という。）以外の場所において、売買契約の申込みを受け、若しくは売買契約を締結して行う商品若しくは指定権利の販売又は役務を有償で提供する契約（以下「役務提供契約」という。）の申込みを受け、若しくは役務提供契約を締結して行う役務の提供
二　販売業者又は役務提供事業者が、営業所等において、営業所等以外の場所において呼び止めて営業所等に同行させた者その他政令で定める方法により誘引した者（以下「特定顧客」という。）から売買契約の申込みを受け、若しくは特定顧客と売買契約を締結して行う商品若しくは指定権利の販売又は特定顧客から役務提供契約の申込みを受け、若しくは特定顧客と役務提供契約を締結して行う役務の提供

2　この章及び第58条の19において「通信販売」とは、販売業者又は役務提供事業者が郵便その他の主務省令で定める方法（以下「郵便等」という。）により売買契約又は役務提供契約の申込みを受けて行う商品若しくは指定権利の販売又は役務の提供であつて電話勧誘販売に該当しないものをいう。

3　この章及び第58条の20第1項において「電話勧誘販売」とは、販売業者又は役務提供事業者が、電話をかけ又は政令で定める方法により電話をかけさせ、その電話において行う売買契約又は役務提供契約の締結についての勧誘（以下「電話勧誘行為」という。）により、その相手方（以下「電話勧誘顧客」という。）から当該売買契約の申込みを郵便等により受け、若しくは電話勧誘顧客と当該売買契約を郵便等により締結して行う商品若しくは指定権利の販売又は電話勧誘顧客から当該役務提供契約の申込みを郵便等により受け、若しくは電話勧誘顧客と当該役務提供契約を郵便等により締結して行う役務の提供をいう。

4　この章並びに第58条の19及び第67条第1項において「指定権利」とは、施設を利用し又は役務の提供を受ける権利のうち国民の日常生活に係る取引において販売されるものであつて政令で定めるものをいう。

注）次の改正規定は、平成28年6月3日法律第60号で公布され、公布の日から起算して1年6月を超えない範囲内において政令で定める日から施行する。

第2条第1項各号、第2項及び第3項中「指定権利」を「特定権利」に改め、同条第4項中「指定権利」を「特定権利」に、「施設を利用し又は役務の提供を受ける権利のうち国民の日常生活に係る取引において販売されるものであつて政令で定めるもの」を「次に掲げる権利」に改め、同項に次の各号を加える。

一　施設を利用し又は役務の提供を受ける権利のうち国民の日常生活に係る取引において販売されるものであつて政令で定めるもの
二　社債その他の金銭債権
三　株式会社の株式、合同会社、合名会社若しくは合資会社の社員の持分若しくはその他の社団法人の社員権又は外国法人の社員権でこれらの権利の性質を有するもの

第2節　訪問販売
（訪問販売における氏名等の明示）
第3条　販売業者又は役務提供事業者は、訪問販売をしようとするときは、その勧誘に先立つて、その相手方に対し、販売業者又は役務提供事業者の氏名又は名称、売買契約又は役務提供契約の締結について勧誘をする目的である旨及び当該勧誘に係る商品若しくは権利又は役務の種類を明らかにしなければならない。

（契約を締結しない旨の意思を表示した者に対する勧誘の禁止等）
第3条の2　販売業者又は役務提供事業者は、訪問販売をしようとするときは、その相手方に対し、勧誘を受ける意思があることを確認するよう努めなければならない。

2　販売業者又は役務提供事業者は、訪問販売に係る売買契約又は役務提供契約を締結しない旨の意思を表示した者に対し、当該売買契約又は当該役務提供契約の締結について勧誘をしてはならない。

（訪問販売における書面の交付）
第4条　販売業者又は役務提供事業者は、営業所等以外の場所において商品若しくは指定権利につき売買契約の申込みを受け、若しくは役務につき役務提供契約の申込みを受けたとき又は営業所等において特定顧客か

ら商品若しくは指定権利につき売買契約の申込みを受け、若しくは役務につき役務提供契約の申込みを受けたときは、直ちに、主務省令で定めるところにより、次の事項についてその申込みの内容を記載した書面をその申込みをした者に交付しなければならない。ただし、その申込みを受けた際その売買契約又は役務提供契約を締結した場合においては、この限りでない。
一 商品若しくは権利又は役務の種類
二 商品若しくは権利の販売価格又は役務の対価
三 商品若しくは権利の代金又は役務の対価の支払の時期及び方法
四 商品の引渡時期若しくは権利の移転時期又は役務の提供時期
五 第9条第1項の規定による売買契約若しくは役務提供契約の申込みの撤回又は売買契約若しくは役務提供契約の解除に関する事項（同条第2項から第7項までの規定に関する事項（第26条第3項又は第4項の規定の適用がある場合にあつては、第4条第3項又は第4項の規定に関する事項を含む。）を含む。）
六 前各号に掲げるもののほか、主務省令で定める事項

注）次の改正規定は、平成28年6月3日法律第60号で公布され、公布の日から起算して1年6月を超えない範囲内において政令で定める日から施行する。
　第4条中「指定権利」を「特定権利」に改め、同条第五号中「第26条第3項又は第4項」を「第26条第2項、第4項又は第5項」に、「同条第3項又は第4項」を「当該各項」に改める。

第5条 販売業者又は役務提供事業者は、次の各号のいずれかに該当するときは、次項に規定する場合を除き、遅滞なく（前条ただし書に規定する場合に該当するときは、直ちに）、主務省令で定めるところにより、同条各号の事項（同条第五号の事項については、売買契約又は役務提供契約の解除に関する事項に限る。）についてその売買契約又は役務提供契約の内容を明らかにする書面を購入者又は役務の提供を受ける者に交付しなければならない。
一 営業所等以外の場所において、商品若しくは指定権利につき売買契約を締結したとき又は役務につき役務提供契約を締結したとき（営業所等において特定顧客以外の顧客から申込みを受け、営業所等以外の場所において売買契約又は役務提供契約を締結したときを除く。）。
二 営業所等以外の場所において商品若しくは指定権利又は役務につき売買契約又は役務提供契約の申込みを受け、営業所等においてその売買契約又は役務提供契約を締結したとき。
三 営業所等において、特定顧客と商品若しくは指定権利につき売買契約を締結したとき又は役務につき役務提供契約を締結したとき。

2　販売業者又は役務提供事業者は、前項各号のいずれかに該当する場合において、その売買契約又は役務提供契約を締結した際に、商品を引き渡し、若しくは指定権利を移転し、又は役務を提供し、かつ、商品若しくは指定権利の代金又は役務の対価の全部を受領したときは、直ちに、主務省令で定めるところにより、前条第一号及び第二号の事項並びに同条第五号の事項のうち売買契約又は役務提供契約の解除に関する事項その他主務省令で定める事項を記載した書面を購入者又は役務の提供を受ける者に交付しなければならない。

注）次の改正規定は、平成28年6月3日法律第60号で公布され、公布の日から起算して1年6月を超えない範囲内において政令で定める日から施行する。
　第5条第1項各号及び第2項中「指定権利」を「特定権利」に改める。

（禁止行為）
第6条 販売業者又は役務提供事業者は、訪問販売に係る売買契約若しくは役務提供契約の締結について勧誘をするに際し、又は訪問販売に係る売買契約若しくは役務提供契約の申込みの撤回若しくは解除を妨げるため、次の事項につき、不実のことを告げる行為をしてはならない。
一 商品の種類及びその性能若しくは品質又は権利若しくは役務の種類及びこれらの内容その他これらに類するものとして主務省令で定める事項
二 商品若しくは権利の販売価格又は役務の対価
三 商品若しくは権利の代金又は役務の対価の支払の時期及び方法
四 商品の引渡時期若しくは権利の移転時期又は役務の提供時期
五 当該売買契約若しくは当該役務提供契約の申込みの撤回又は当該売買契約若しくは当該役務提供契約の解除に関する事項（第9条第1項から第7項までの規定に関する事項（第26条第3項又は第4項の規定の適用がある場合にあつては、同条第3項又は第4項の規定に関する事項を含む。）を含む。）
六 顧客が当該売買契約又は当該役務提供契約の締結を必要とする事情に関する事項
七 前各号に掲げるもののほか、当該売買契約又は当該役務提供契約に関する事項であつて、顧客又は購入者若しくは役務の提供を受ける者の判断に影響を及ぼすこととなる重要なもの

2　販売業者又は役務提供事業者は、訪問販売に係る売買契約又は役務提供契約の締結について勧誘をするに際し、前項第一号から第五号までに掲げる事項につき、故意に事実を告げない行為をしてはならない。

3　販売業者又は役務提供事業者は、訪問販売に係る売買契約若しくは役務提供契約を締結させ、又は訪問販売に係る売買契約若しくは役務提供契約の申込みの撤

回若しくは解除を妨げるため、人を威迫して困惑させてはならない。
4　販売業者又は役務提供事業者は、訪問販売に係る売買契約又は役務提供契約の締結について勧誘をするためのものであることを告げずに営業所等以外の場所において呼び止めて同行させることその他政令で定める方法により誘引した者に対し、公衆の出入りする場所以外の場所において、当該売買契約又は当該役務提供契約の締結について勧誘をしてはならない。

> 注）次の改正規定は、平成28年6月3日法律第60号で公布され、公布の日から起算して1年6月を超えない範囲内において政令で定める日から施行する。
>
> 第6条第1項第五号中「第26条第3項又は第4項」を「第26条第2項、第4項又は第5項」に、「同条第3項又は第4項」を「当該各項」に改める。

（合理的な根拠を示す資料の提出）

第6条の2　主務大臣は、前条第1項第一号に掲げる事項につき不実のことを告げる行為をしたか否かを判断するため必要があると認めるときは、当該販売業者又は当該役務提供事業者に対し、期間を定めて、当該告げた事項の裏付けとなる合理的な根拠を示す資料の提出を求めることができる。この場合において、当該販売業者又は当該役務提供事業者が当該資料を提出しないときは、次条及び第8条第1項の規定の適用については、当該販売業者又は当該役務提供事業者は、同号に掲げる事項につき不実のことを告げる行為をしたものとみなす。

> 注）次の改正規定は、平成28年6月3日法律第60号で公布され、公布の日から起算して1年6月を超えない範囲内において政令で定める日から施行する。
>
> 第6条の2中「次条」を「次条第1項」に改める。

（指示）

第7条　主務大臣は、販売業者又は役務提供事業者が第3条、第3条の2第2項若しくは第4条から第6条までの規定に違反し、又は次に掲げる行為をした場合において、訪問販売に係る取引の公正及び購入者又は役務の提供を受ける者の利益が害されるおそれがあると認めるときは、その販売業者又は役務提供事業者に対し、必要な措置をとるべきことを指示することができる。

一　訪問販売に係る売買契約若しくは役務提供契約に基づく債務又は訪問販売に係る売買契約若しくは役務提供契約の解除によつて生ずる債務の全部又は一部の履行を拒否し、又は不当に遅延させること。

二　訪問販売に係る売買契約若しくは役務提供契約の締結について勧誘をするに際し、又は訪問販売に係る売買契約若しくは役務提供契約の申込みの撤回若しくは解除を妨げるため、当該売買契約又は当該役務提供契約に関する事項であつて、顧客又は購入者若しくは役務の提供を受ける者の判断に影響を及ぼすこととなる重要なもの（第6条第1項第一号から第五号までに掲げるものを除く。）につき、故意に事実を告げないこと。

三　正当な理由がないのに訪問販売に係る売買契約であつて日常生活において通常必要とされる分量を著しく超える商品の売買契約の締結について勧誘することその他顧客の財産の状況に照らし不適当と認められる行為として主務省令で定めるもの

四　前三号に掲げるもののほか、訪問販売に関する行為であつて、訪問販売に係る取引の公正及び購入者又は役務の提供を受ける者の利益を害するおそれがあるものとして主務省令で定めるもの

> 注）次の改正規定は、平成28年6月3日法律第60号で公布され、公布の日から起算して1年6月を超えない範囲内において政令で定める日から施行する。
>
> 第7条の見出しを「（指示等）」に改め、同条中「対し、」の下に「当該違反又は当該行為の是正のための措置、購入者又は役務の提供を受ける者の利益の保護を図るための措置その他の」を加え、同条第二号中「若しくは役務提供契約の締結」を「又は役務提供契約の締結」に改め、「、又は訪問販売に係る売買契約若しくは役務提供契約の申込みの撤回若しくは解除を妨げるため」及び「又は購入者若しくは役務の提供を受ける者」を削り、同条第四号中「前三号」を「前各号」に改め、同号を同条第五号とし、同条第三号中「係る売買契約」の下に「又は役務提供契約」を加え、「の売買契約」を「若しくは特定権利（第2条第4項第一号に掲げるものに限る。）の売買契約又は日常生活において通常必要とされる回数、期間若しくは分量を著しく超えて役務の提供を受ける役務提供契約」に改め、同号を同条第四号とし、同条第二号の次に次の1号を加える。
>
> 三　訪問販売に係る売買契約又は役務提供契約の申込みの撤回又は解除を妨げるため、当該売買契約又は当該役務提供契約に関する事項であつて、顧客又は購入者若しくは役務の提供を受ける者の判断に影響を及ぼすこととなる重要なものにつき、故意に事実を告げないこと。
>
> 第7条に次の1項を加える。
>
> 2　主務大臣は、前項の規定による指示をしたときは、その旨を公表しなければならない。

（業務の停止等）

第8条　主務大臣は、販売業者若しくは役務提供事業者が第3条、第3条の2第2項若しくは第4条から第6条までの規定に違反し若しくは前条各号に掲げる行為をした場合において訪問販売に係る取引の公正及び購入者若しくは役務の提供を受ける者の利益が著しく害されるおそれがあると認めるとき、又は販売業者若しくは役務提供事業者が同条の規定による指示に従わないときは、その販売業者又は役務提供事業者に対し、1年以内の期間を限り、訪問販売に関する業務の全部又は一部を停止すべきことを命ずることができる。

2　主務大臣は、前項の規定による命令をしたときは、

その旨を公表しなければならない。
　注）次の改正規定は、平成28年6月3日法律第60号で公布され、公布の日から起算して1年6月を超えない範囲内において政令で定める日から施行する。

　　第8条第1項中「前条各号」を「前条第1項各号」に、「同条」を「同項」に、「1年」を「2年」に改め、同項に後段として次のように加える。

　　この場合において、主務大臣は、その販売業者又は役務提供事業者が個人である場合にあつては、その者に対して、当該停止を命ずる期間と同一の期間を定めて、当該停止を命ずる範囲の業務を営む法人（人格のない社団又は財団で代表者又は管理人の定めのあるものを含む。以下同じ。）の当該業務を担当する役員（業務を執行する社員、取締役、執行役、代表者、管理人又はこれらに準ずる者をいい、相談役、顧問その他いかなる名称を有する者であるかを問わず、法人に対し業務を執行する社員、取締役、執行役、代表者、管理人又はこれらに準ずる者と同等以上の支配力を有するものと認められる者を含む。以下同じ。）となることの禁止を併せて命ずることができる。

　　第8条の次に次の1条を加える。

　　（業務の禁止等）

　　第8条の2　主務大臣は、販売業者又は役務提供事業者に対して前条第1項の規定により業務の停止を命ずる場合において、次の各号に掲げる場合の区分に応じ、当該各号に定める者が当該命令の理由となつた事実及び当該事実に関してその者が有していた責任の程度を考慮して当該命令の実効性を確保するためにその者による訪問販売に関する業務を制限することが相当と認められる者として主務省令で定める者に該当するときは、その者に対して、当該停止を命ずる期間と同一の期間を定めて、当該停止を命ずる範囲の業務を新たに開始すること（当該業務を営む法人の当該業務を担当する役員となることを含む。）の禁止を命ずることができる。

　　一　当該販売業者又は当該役務提供事業者が法人である場合　その役員及び当該命令の日前60日以内においてその役員であつた者並びにその営業所の業務を統括する者その他の政令で定める使用人（以下単に「使用人」という。）及び当該命令の日前60日以内においてその使用人であつた者

　　二　当該販売業者又は当該役務提供事業者が個人である場合　その使用人及び当該命令の日前60日以内においてその使用人であつた者

　　2　主務大臣は、前項の規定による命令をしたときは、その旨を公表しなければならない。

（訪問販売における契約の申込みの撤回等）

第9条　販売業者若しくは役務提供事業者が営業所等以外の場所において商品若しくは指定権利若しくは役務につき売買契約若しくは役務提供契約の申込みを受けた場合若しくは販売業者若しくは役務提供事業者が営業所等において特定顧客から商品若しくは指定権利若しくは役務につき売買契約若しくは役務提供契約の申込みを受けた場合におけるその申込みをした者又は販売業者若しくは役務提供事業者が営業所等以外の場所において商品若しくは指定権利若しくは役務につき売買契約若しくは役務提供契約を締結した場合（営業所等において申込みを受け、営業所等以外の場所において売買契約又は役務提供契約を締結した場合を除く。）若しくは販売業者若しくは役務提供事業者が営業所等において特定顧客と商品若しくは指定権利若しくは役務につき売買契約若しくは役務提供契約を締結した場合におけるその購入者若しくは役務の提供を受ける者（以下この条から第9条の3までにおいて「申込者等」という。）は、書面によりその売買契約若しくは役務提供契約の申込みの撤回又はその売買契約若しくは役務提供契約の解除（以下この条において「申込みの撤回等」という。）を行うことができる。ただし、申込者等が第5条の書面を受領した日（その日前に第4条の書面を受領した場合にあつては、その書面を受領した日）から起算して8日を経過した場合（申込者等が、販売業者若しくは役務提供事業者が第6条第1項の規定に違反して申込みの撤回等に関する事項につき不実のことを告げる行為をしたことにより当該告げられた内容が事実であるとの誤認をし、又は販売業者若しくは役務提供事業者が同条第3項の規定に違反して威迫したことにより困惑し、これらによつて当該期間を経過するまでに申込みの撤回等を行わなかつた場合には、当該申込者等が、当該販売業者又は当該役務提供事業者が主務省令で定めるところにより当該売買契約又は当該役務提供契約の申込みの撤回等を行うことができる旨を記載して交付した書面を受領した日から起算して8日を経過した場合）においては、この限りでない。

2　申込みの撤回等は、当該申込みの撤回等に係る書面を発した時に、その効力を生ずる。

3　申込みの撤回等があつた場合においては、販売業者又は役務提供事業者は、その申込みの撤回等に伴う損害賠償又は違約金の支払を請求することができない。

4　申込みの撤回等があつた場合において、その売買契約に係る商品の引渡し又は権利の移転が既にされているときは、その引取り又は返還に要する費用は、販売業者の負担とする。

5　販売業者又は役務提供事業者は、商品若しくは指定権利の売買契約又は役務提供契約につき申込みの撤回等があつた場合には、既に当該売買契約に基づき引き渡された商品が使用され若しくは当該権利の行使により施設が利用され若しくは役務が提供され又は当該役務提供契約に基づき役務が提供されたときにおいても、申込者等に対し、当該商品の使用により得られた利益若しくは当該権利の行使により得られた利益に相

当する金銭又は当該役務提供契約に係る役務の対価その他の金銭の支払を請求することができない。
6 役務提供事業者は、役務提供契約につき申込みの撤回等があつた場合において、当該役務提供契約に関連して金銭を受領しているときは、申込者等に対し、速やかに、これを返還しなければならない。
7 役務提供契約又は指定権利の売買契約の申込者等は、その役務提供契約又は売買契約につき申込みの撤回等を行つた場合において、当該役務提供契約又は当該指定権利に係る役務の提供に伴い申込者等の土地又は建物その他の工作物の現状が変更されたときは、当該役務提供事業者又は当該指定権利の販売業者に対し、その原状回復に必要な措置を無償で講ずることを請求することができる。
8 前各項の規定に反する特約で申込者等に不利なものは、無効とする。

注）次の改正規定は、平成28年6月3日法律第60号で公布され、公布の日から起算して1年6月を超えない範囲内において政令で定める日から施行する。
第9条第1項中「指定権利」を「特定権利」に改め、同条第5項中「指定権利」を「特定権利」に、「の行使により施設が利用され若しくは役務が提供され」を「が行使され」に改め、同条第7項中「指定権利」を「特定権利」に改める。

（通常必要とされる分量を著しく超える商品の売買契約等の申込みの撤回等）
第9条の2 申込者等は、次に掲げる契約に該当する売買契約若しくは役務提供契約の申込みの撤回又は売買契約若しくは役務提供契約の解除（以下この条において「申込みの撤回等」という。）を行うことができる。ただし、申込者等に当該契約の締結を必要とする特別の事情があつたときは、この限りでない。
一 その日常生活において通常必要とされる分量を著しく超える商品若しくは指定権利の売買契約又はその日常生活において通常必要とされる回数、期間若しくは分量を著しく超えて役務の提供を受ける役務提供契約
二 当該販売業者又は役務提供事業者が、当該売買契約若しくは役務提供契約に基づく債務を履行することにより申込者等にとつて当該売買契約に係る商品若しくは指定権利と同種の商品若しくは指定権利の分量がその日常生活において通常必要とされる分量を著しく超えることとなること若しくは当該役務提供契約に係る役務と同種の役務の提供を受ける回数若しくは期間若しくはその分量がその日常生活において通常必要とされる回数、期間若しくは分量を著しく超えることとなることを知り、又は申込者等にとつて当該売買契約に係る商品若しくは指定権利と同種の商品若しくは指定権利の分量がその日常生活において通常必要とされる分量を既に著しく超えていること若しくは当該役務提供契約に係る役務と同種の役務の提供を受ける回数若しくは期間若しくはその分量がその日常生活において通常必要とされる回数、期間若しくは分量を既に著しく超えていることを知りながら、申込みを受け、又は締結した売買契約又は役務提供契約

2 前項の規定による権利は、当該売買契約又は当該役務提供契約の締結の時から1年以内に行使しなければならない。
3 前条第3項から第8項までの規定は、第1項の規定による申込みの撤回等について準用する。この場合において、同条第8項中「前各項」とあるのは、「次条第1項及び第2項並びに同条第3項において準用する第3項から前項まで」と読み替えるものとする。

注）次の改正規定は、平成28年6月3日法律第60号で公布され、公布の日から起算して1年6月を超えない範囲内において政令で定める日から施行する。
第9条の2第1項第一号中「指定権利」を「特定権利（第2条第4項第一号に掲げるものに限る。次号において同じ。）」に改め、同項第二号中「指定権利」を「特定権利」に改める。

（訪問販売における契約の申込み又はその承諾の意思表示の取消し）
第9条の3 申込者等は、販売業者又は役務提供事業者が訪問販売に係る売買契約又は役務提供契約の締結について勧誘をするに際し次の各号に掲げる行為をしたことにより、当該各号に定める誤認をし、それによつて当該売買契約若しくは当該役務提供契約の申込み又はその承諾の意思表示をしたときは、これを取り消すことができる。
一 第6条第1項の規定に違反して不実のことを告げる行為 当該告げられた内容が事実であるとの誤認
二 第6条第2項の規定に違反して故意に事実を告げない行為 当該事実が存在しないとの誤認
2 前項の規定による訪問販売に係る売買契約若しくは役務提供契約の申込み又はその承諾の意思表示の取消しは、これをもつて善意の第三者に対抗することができない。
3 第1項の規定は、同項に規定する訪問販売に係る売買契約若しくは役務提供契約の申込み又はその承諾の意思表示に対する民法（明治29年法律第89号）第96条の規定の適用を妨げるものと解してはならない。
4 第1項の規定による取消権は、追認をすることができる時から6月間行わないときは、時効によつて消滅する。当該売買契約又は当該役務提供契約の締結の時から5年を経過したときも、同様とする。
5 民法第121条の2第1項の規定にかかわらず、訪問販売に係る売買契約又は役務提供契約に基づく債務の履行として給付を受けた申込者等は、第1項の規定により当該売買契約若しくは当該役務提供契約の申込み

又はその承諾の意思表示を取り消した場合において、給付を受けた当時その意思表示が取り消すことができるものであることを知らなかつたときは、当該売買契約又は当該役務提供契約によつて現に利益を受けている限度において、返還の義務を負う。

> 注）次の改正規定は、平成28年6月3日法律第60号で公布され、公布の日から起算して1年6月を超えない範囲内において政令で定める日から施行する。
> 　　第9条の3第4項中「6月」を「1年」に改める。

（訪問販売における契約の解除等に伴う損害賠償等の額の制限）

第10条　販売業者又は役務提供事業者は、第5条第1項各号のいずれかに該当する売買契約又は役務提供契約の締結をした場合において、その売買契約又はその役務提供契約が解除されたときは、損害賠償額の予定又は違約金の定めがあるときにおいても、次の各号に掲げる場合に応じ当該各号に定める額にこれに対する法定利率による遅延損害金の額を加算した金額を超える額の金銭の支払を購入者又は役務の提供を受ける者に対して請求することができない。

一　当該商品又は当該権利が返還された場合　当該商品の通常の使用料の額又は当該権利の行使により通常得られる利益に相当する額（当該商品又は当該権利の販売価格に相当する額から当該商品又は当該権利の返還された時における価額を控除した額が通常の使用料の額又は当該権利の行使により通常得られる利益に相当する額を超えるときは、その額）

二　当該商品又は当該権利が返還されない場合　当該商品又は当該権利の販売価格に相当する額

三　当該役務提供契約の解除が当該役務の提供の開始後である場合　提供された当該役務の対価に相当する額

四　当該契約の解除が当該商品の引渡し若しくは当該権利の移転又は当該役務の提供の開始前である場合　契約の締結及び履行のために通常要する費用の額

2　販売業者又は役務提供事業者は、第5条第1項各号のいずれかに該当する売買契約又は役務提供契約の締結をした場合において、その売買契約についての代金又はその役務提供契約についての対価の全部又は一部の支払の義務が履行されない場合（売買契約又は役務提供契約が解除された場合を除く。）には、損害賠償額の予定又は違約金の定めがあるときにおいても、当該商品若しくは当該権利の販売価格又は当該役務の対価に相当する額から既に支払われた当該商品若しくは当該権利の代金又は当該役務の対価の額を控除した額にこれに対する法定利率による遅延損害金の額を加算した金額を超える額の金銭の支払を購入者又は役務の提供を受ける者に対して請求することができない。

第3節　通信販売

（通信販売についての広告）

第11条　販売業者又は役務提供事業者は、通信販売をする場合の商品若しくは指定権利の販売条件又は役務の提供条件について広告をするときは、主務省令で定めるところにより、当該広告に、当該商品若しくは当該権利又は当該役務に関する次の事項を表示しなければならない。ただし、当該広告に、請求により、これらの事項を記載した書面を遅滞なく交付し、又はこれらの事項を記録した電磁的記録（電子的方式、磁気的方式その他人の知覚によつては認識することができない方式で作られる記録であつて、電子計算機による情報処理の用に供されるものをいう。）を遅滞なく提供する旨の表示をする場合には、販売業者又は役務提供事業者は、主務省令で定めるところにより、これらの事項の一部を表示しないことができる。

一　商品若しくは権利の販売価格又は役務の対価（販売価格に商品の送料が含まれない場合には、販売価格及び商品の送料）

二　商品若しくは権利の代金又は役務の対価の支払の時期及び方法

三　商品の引渡時期若しくは権利の移転時期又は役務の提供時期

四　商品若しくは指定権利の売買契約の申込みの撤回又は売買契約の解除に関する事項（第15条の2第1項ただし書に規定する特約がある場合には、その内容を含む。）

五　前各号に掲げるもののほか、主務省令で定める事項

> 注）次の改正規定は、平成28年6月3日法律第60号で公布され、公布の日から起算して1年6月を超えない範囲内において政令で定める日から施行する。
> 　　第11条中「指定権利の販売条件」を「特定権利の販売条件」に改め、同条第四号中「指定権利」を「特定権利」に、「第15条の2第1項ただし書」を「第15条の3第1項ただし書」に、「、その内容」を「その内容を、第26条第2項の規定の適用がある場合には同項の規定に関する事項」に改める。

（誇大広告等の禁止）

第12条　販売業者又は役務提供事業者は、通信販売をする場合の商品若しくは指定権利の販売条件又は役務の提供条件について広告をするときは、当該商品の性能又は当該権利若しくは当該役務の内容、当該商品若しくは当該権利の売買契約の申込みの撤回又は売買契約の解除に関する事項（第15条の2第1項ただし書に規定する特約がある場合には、その内容を含む。）その他の主務省令で定める事項について、著しく事実に相違する表示をし、又は実際のものよりも著しく優良であり、若しくは有利であると人を誤認させるような表示をしてはならない。

注）次の改正規定は、平成28年6月3日法律第60号で公布され、公布の日から起算して1年6月を超えない範囲内において政令で定める日から施行する。

　　第12条中「指定権利」を「特定権利」に、「第15条の2第1項ただし書」を「第15条の3第1項ただし書」に改める。

（合理的な根拠を示す資料の提出）
第12条の2　主務大臣は、前条に規定する表示に該当するか否かを判断するため必要があると認めるときは、当該表示をした販売業者又は役務提供事業者に対し、期間を定めて、当該表示の裏付けとなる合理的な根拠を示す資料の提出を求めることができる。この場合において、当該販売業者又は当該役務提供事業者が当該資料を提出しないときは、第14条第1項及び第15条第1項の規定の適用については、当該表示は、前条に規定する表示に該当するものとみなす。

（承諾をしていない者に対する電子メール広告の提供の禁止等）
第12条の3　販売業者又は役務提供事業者は、次に掲げる場合を除き、通信販売をする場合の商品若しくは指定権利の販売条件又は役務の提供条件について、その相手方となる者の承諾を得ないで電子メール広告（当該広告に係る通信文その他の情報を電磁的方法（電子情報処理組織を使用する方法その他の情報通信の技術を利用する方法であつて主務省令で定めるものをいう。以下同じ。）により送信し、これを当該広告の相手方の使用に係る電子計算機の映像面に表示されるようにする方法により行う広告をいう。以下同じ。）をしてはならない。
一　相手方となる者の請求に基づき、通信販売をする場合の商品若しくは指定権利の販売条件又は役務の提供条件に係る電子メール広告（以下この節において「通信販売電子メール広告」という。）をするとき。
二　当該販売業者の販売する商品若しくは指定権利若しくは当該役務提供事業者の提供する役務につき売買契約若しくは役務提供契約の申込みをした者又はこれらにつき売買契約若しくは役務提供契約を締結した者に対し、主務省令で定める方法により当該申込み若しくは当該契約の内容又は当該契約の履行に関する事項を通知する場合において、主務省令で定めるところにより通信販売電子メール広告をするとき。
三　前二号に掲げるもののほか、通常通信販売電子メール広告の提供を受ける者の利益を損なうおそれがないと認められる場合として主務省令で定める場合において、通信販売電子メール広告をするとき。
2　前項に規定する承諾を得、又は同項第一号に規定する請求を受けた販売業者又は役務提供事業者は、当該通信販売電子メール広告の相手方から通信販売電子メール広告の提供を受けない旨の意思の表示を受けたときは、当該相手方に対し、通信販売電子メール広告をしてはならない。ただし、当該表示を受けた後に再び通信販売電子メール広告をすることにつき当該相手方から請求を受け、又は当該相手方の承諾を得た場合には、この限りでない。
3　販売業者又は役務提供事業者は、通信販売電子メール広告をするときは、第1項第二号又は第三号に掲げる場合を除き、当該通信販売電子メール広告をすることにつきその相手方の承諾を得、又はその相手方から請求を受けたことの記録として主務省令で定めるものを作成し、主務省令で定めるところによりこれを保存しなければならない。
4　販売業者又は役務提供事業者は、通信販売電子メール広告をするときは、第1項第二号又は第三号に掲げる場合を除き、当該通信販売電子メール広告に、第11条各号に掲げる事項のほか、主務省令で定めるところにより、その相手方が通信販売電子メール広告の提供を受けない旨の意思を表示するために必要な事項として主務省令で定めるものを表示しなければならない。
5　前2項の規定は、販売業者又は役務提供事業者が他の者に次に掲げる業務のすべてにつき一括して委託しているときは、その委託に係る通信販売電子メール広告については、適用しない。
一　通信販売電子メール広告をすることにつきその相手方の承諾を得、又はその相手方から請求を受ける業務
二　第3項に規定する記録を作成し、及び保存する業務
三　前項に規定する通信販売電子メール広告の提供を受けない旨の意思を表示するために必要な事項を表示する業務

注）次の改正規定は、平成28年6月3日法律第60号で公布され、公布の日から起算して1年6月を超えない範囲内において政令で定める日から施行する。

　　第12条の3第1項中「指定権利の販売条件又は役務の提供条件について」を「特定権利の販売条件又は役務の提供条件について」に改め、同項第一号及び第二号中「指定権利」を「特定権利」に改め、同条第2項ただし書中「表示」を「意思の表示」に改め、同条第4項中「を表示する」を「の表示をする」に改め、同項第5項中「すべて」を「全て」に改め、同項第三号中「意思を表示する」を「意思の表示をする」に改める。

第12条の4　販売業者又は役務提供事業者から前条第5項各号に掲げる業務のすべてにつき一括して委託を受けた者（以下この節並びに第66条第4項及び第6項において「通信販売電子メール広告受託事業者」という。）は、次に掲げる場合を除き、当該業務を委託した販売業者又は役務提供事業者（以下この節におい

て「通信販売電子メール広告委託者」という。）が通信販売をする場合の商品若しくは指定権利の販売条件又は役務の提供条件について、その相手方となる者の承諾を得ないで通信販売電子メール広告をしてはならない。
　一　相手方となる者の請求に基づき、通信販売電子メール広告委託者に係る通信販売電子メール広告をするとき。
　二　前号に掲げるもののほか、通常通信販売電子メール広告委託者に係る通信販売電子メール広告の提供を受ける者の利益を損なうおそれがないと認められる場合として主務省令で定める場合において、通信販売電子メール広告委託者に係る通信販売電子メール広告をするとき。
２　前条第２項から第４項までの規定は、通信販売電子メール広告受託事業者による通信販売電子メール広告委託者に係る通信販売電子メール広告について準用する。この場合において、同条第３項及び第４項中「第１項第二号又は第三号」とあるのは、「次条第１項第二号」と読み替えるものとする。
　　注）次の改正規定は、平成28年６月３日法律第60号で公布され、公布の日から起算して１年６月を超えない範囲内において政令で定める日から施行する。

　　　第12条の４第１項中「すべて」を「全て」に、「第66条第４項及び第６項」を「第66条第５項及び第67条第１項第四号」に、「指定権利」を「特定権利」に改め、同条の次に次の１条を加える。
　　（承諾をしていない者に対するファクシミリ広告の提供の禁止等）
　　第12条の５　販売業者又は役務提供事業者は、次に掲げる場合を除き、通信販売をする場合の商品若しくは特定権利の販売条件又は役務の提供条件について、その相手方となる者の承諾を得ないでファクシミリ広告（当該広告に係る通信文その他の情報をファクシミリ装置を用いて送信する方法により行う広告をいう。第一号において同じ。）をしてはならない。
　　　一　相手方となる者の請求に基づき、通信販売をする場合の商品若しくは特定権利の販売条件又は役務の提供条件に係るファクシミリ広告（以下この条において「通信販売ファクシミリ広告」という。）をするとき。
　　　二　当該販売業者の販売する商品若しくは特定権利若しくは当該役務提供事業者の提供する役務につき売買契約若しくは役務提供契約の申込みをした者又はこれらにつき売買契約若しくは役務提供契約を締結した者に対し、主務省令で定める方法により当該申込み若しくは当該契約の内容又は当該契約の履行に関する事項を通知する場合において、主務省令で定めるところにより通信販売ファクシミリ広告をするとき。
　　　三　前二号に掲げるもののほか、通常通信販売ファクシミリ広告の提供を受ける者の利益を損なうおそれがないと認められる場合として主務省令で定める場合において、通信販売ファクシミリ広告をするとき。
　　２　前項に規定する承諾を得、又は同項第一号に規定する請求を受けた販売業者又は役務提供事業者は、当該通信販売ファクシミリ広告の相手方から通信販売ファクシミリ広告の提供を受けない旨の意思の表示を受けたときは、当該相手方に対し、通信販売ファクシミリ広告をしてはならない。ただし、当該意思の表示を受けた後に再び通信販売ファクシミリ広告をすることにつき当該相手方から請求を受け、又は当該相手方の承諾を得た場合には、この限りでない。
　　３　販売業者又は役務提供事業者は、通信販売ファクシミリ広告をするときは、第１項第二号又は第三号に掲げる場合を除き、当該通信販売ファクシミリ広告をすることにつきその相手方の承諾を得、又はその相手方から請求を受けたことの記録として主務省令で定めるものを作成し、主務省令で定めるところによりこれを保存しなければならない。
　　４　販売業者又は役務提供事業者は、通信販売ファクシミリ広告をするときは、第１項第二号又は第三号に掲げる場合を除き、当該通信販売ファクシミリ広告に、第11条各号に掲げる事項のほか、主務省令で定めるところにより、その相手方が通信販売ファクシミリ広告の提供を受けない旨の意思の表示をするために必要な事項として主務省令で定めるものを表示しなければならない。

（通信販売における承諾等の通知）
第13条　販売業者又は役務提供事業者は、商品若しくは指定権利又は役務につき売買契約又は役務提供契約の申込みをした者から当該商品の引渡し若しくは当該権利の移転又は当該役務の提供に先立つて当該商品若しくは当該権利の代金又は当該役務の対価の全部又は一部を受領することとする通信販売をする場合において、郵便等により当該商品若しくは当該権利又は当該役務につき売買契約又は役務提供契約の申込みを受け、かつ、当該商品若しくは当該権利の代金又は当該役務の対価の全部又は一部を受領したときは、遅滞なく、主務省令で定めるところにより、その申込みを承諾する旨又は承諾しない旨（その受領前にその申込みを承諾する旨又は承諾しない旨をその申込みをした者に通知している場合には、その旨）その他の主務省令で定める事項をその者に書面により通知しなければならない。ただし、当該商品若しくは当該権利の代金又は当該役務の対価の全部又は一部を受領した後遅滞なく当該商品を送付し、若しくは当該権利を移転し、又は当該役務を提供したときは、この限りでない。
２　販売業者又は役務提供事業者は、前項本文の規定による書面による通知に代えて、政令で定めるところにより、当該申込みをした者の承諾を得て、当該通知すべき事項を電磁的方法その他の主務省令で定める方法により提供することができる。この場合において、当

該販売業者又は役務提供事業者は、当該書面による通知をしたものとみなす。
> 注）次の改正規定は、平成28年6月3日法律第60号で公布され、公布の日から起算して1年6月を超えない範囲内において政令で定める日から施行する。
> 　　第13条第1項中「指定権利」を「特定権利」に改める。

（指示）
第14条　主務大臣は、販売業者又は役務提供事業者が第11条、第12条、第12条の3（第5項を除く。）若しくは前条第1項の規定に違反し、又は次に掲げる行為をした場合において、通信販売に係る取引の公正及び購入者又は役務の提供を受ける者の利益が害されるおそれがあると認めるときは、その販売業者又は役務提供事業者に対し、必要な措置をとるべきことを指示することができる。
一　通信販売に係る売買契約若しくは役務提供契約に基づく債務又は通信販売に係る売買契約若しくは役務提供契約の解除によつて生ずる債務の全部又は一部の履行を拒否し、又は不当に遅延させること。
二　顧客の意に反して通信販売に係る売買契約又は役務提供契約の申込みをさせようとする行為として主務省令で定めるもの
三　前二号に掲げるもののほか、通信販売に関する行為であつて、通信販売に係る取引の公正及び購入者又は役務の提供を受ける者の利益を害するおそれがあるものとして主務省令で定めるもの
2　主務大臣は、通信販売電子メール広告受託事業者が第12条の4第1項若しくは同条第2項において準用する第12条の3第2項から第4項までの規定に違反し、又は次に掲げる行為をした場合において、通信販売に係る取引の公正及び購入者又は役務の提供を受ける者の利益が害されるおそれがあると認めるときは、その通信販売電子メール広告受託事業者に対し、必要な措置をとるべきことを指示することができる。
一　顧客の意に反して通信販売電子メール広告委託者に対する通信販売に係る売買契約又は役務提供契約の申込みをさせようとする行為として主務省令で定めるもの
二　前号に掲げるもののほか、通信販売に関する行為であつて、通信販売に係る取引の公正及び購入者又は役務の提供を受ける者の利益を害するおそれがあるものとして主務省令で定めるもの
> 注）次の改正規定は、平成28年6月3日法律第60号で公布され、公布の日から起算して1年6月を超えない範囲内において政令で定める日から施行する。
> 　　第14条の見出しを「（指示等）」に改め、同条第1項中「除く。）」の下に「、第12条の5」を、「対し、」の下に「当該違反又は当該行為の是正のための措置、購入者又は役務の提供を受ける者の利益の保護を図るための措置その他の」を加え、同条に次の2項を加える。

3　主務大臣は、第1項の規定による指示をしたときは、その旨を公表しなければならない。
4　主務大臣は、第2項の規定による指示をしたときは、その旨を公表しなければならない。

（業務の停止等）
第15条　主務大臣は、販売業者若しくは役務提供事業者が第11条、第12条、第12条の3（第5項除く。）若しくは第13条第1項の規定に違反し若しくは前条第1項各号に掲げる行為をした場合において通信販売に係る取引の公正及び購入者若しくは役務の提供を受ける者の利益が著しく害されるおそれがあると認めるとき、又は販売業者若しくは役務提供事業者が同項の規定による指示に従わないときは、その販売業者又は役務提供事業者に対し、1年以内の期間を限り、通信販売に関する業務の全部又は一部を停止すべきことを命ずることができる。
2　主務大臣は、通信販売電子メール広告受託事業者が第12条の4第1項若しくは同条第2項において準用する第12条の3第2項から第4項までの規定に違反し若しくは前条第2項各号に掲げる行為をした場合において通信販売に係る取引の公正及び購入者若しくは役務の提供を受ける者の利益が著しく害されるおそれがあると認めるとき、又は通信販売電子メール広告受託事業者が同項の規定による指示に従わないときは、その通信販売電子メール広告受託事業者に対し、1年以内の期間を限り、通信販売電子メール広告に関する業務の全部又は一部を停止すべきことを命ずることができる。
3　主務大臣は、第1項の規定による命令をしたときは、その旨を公表しなければならない。
4　主務大臣は、第2項の規定による命令をしたときは、その旨を公表しなければならない。
> 注）次の改正規定は、平成28年6月3日法律第60号で公布され、公布の日から起算して1年6月を超えない範囲内において政令で定める日から施行する。
> 　　第15条第1項中「除く。）」の下に「、第12条の5」を加え、「1年」を「2年」に改め、同項に後段として次のように加える。
> 　　この場合において、主務大臣は、その販売業者又は役務提供事業者が個人である場合にあつては、その者に対して、当該停止を命ずる期間と同一の期間を定めて、当該停止を命ずる範囲の業務を営む法人の当該業務を担当する役員となることの禁止を併せて命ずることができる。

（通信販売における契約の解除等）
第15条の2　通信販売をする場合の商品又は指定権利の販売条件について広告をした販売業者が当該商品若しくは当該指定権利の売買契約の申込みを受けた場合におけるその申込みをした者又は売買契約を締結した場合におけるその購入者（次項において単に「購入者」という。）は、その売買契約に係る商品の引渡し又は

指定権利の移転を受けた日から起算して8日を経過するまでの間は、その売買契約の申込みの撤回又はその売買契約の解除（以下この条において「申込みの撤回等」という。）を行うことができる。ただし、当該販売業者が申込みの撤回等についての特約を当該広告に表示していた場合（当該売買契約が電子消費者契約及び電子承諾通知に関する民法の特例に関する法律（平成13年法律第95号）第2条第1項に規定する電子消費者契約に該当する場合その他主務省令で定める場合にあつては、当該広告に表示し、かつ、広告に表示する方法以外の方法であつて主務省令で定める方法により表示していた場合）には、この限りでない。

2　申込みの撤回等があつた場合において、その売買契約に係る商品の引渡し又は指定権利の移転が既にされているときは、その引取り又は返還に要する費用は、購入者の負担とする。

注）次の改正規定は、平成28年6月3日法律第60号で公布され、公布の日から起算して1年6月を超えない範囲内において政令で定める日から施行する。

第15条の2中「指定権利」を「特定権利」に改め、第2章第3節中同条を第15条の3とし、第15条の次に次の1条を加える。

（業務の禁止等）

第15条の2　主務大臣は、販売業者又は役務提供事業者に対して前条第1項の規定により業務の停止を命ずる場合において、次の各号に掲げる場合の区分に応じ、当該各号に定める者が当該命令の理由となつた事実及び当該事実に関してその者が有していた責任の程度を考慮して当該命令の実効性を確保するためにその者による通信販売に関する業務を制限することが相当と認められる者として主務省令で定める者に該当するときは、その者に対して、当該停止を命ずる期間と同一の期間を定めて、当該停止を命ずる範囲の業務を新たに開始すること（当該業務を営む法人の当該業務を担当する役員となることを含む。）の禁止を命ずることができる。

一　当該販売業者又は当該役務提供事業者が法人である場合　その役員及び当該命令の日前60日以内においてその役員であつた者並びにその使用人及び当該命令の日前60日以内においてその使用人であつた者

二　当該販売業者又は当該役務提供事業者が個人である場合　その使用人及び当該命令の日前60日以内においてその使用人であつた者

2　主務大臣は、前項の規定による命令をしたときは、その旨を公表しなければならない。

第4節　電話勧誘販売

（電話勧誘販売における氏名等の明示）

第16条　販売業者又は役務提供事業者は、電話勧誘販売をしようとするときは、その勧誘に先立つて、その相手方に対し、販売業者又は役務提供事業者の氏名又は名称及びその勧誘を行う者の氏名並びに商品若しくは権利又は役務の種類並びにその電話が売買契約又は役務提供契約の締結について勧誘をするためのものであることを告げなければならない。

（契約を締結しない旨の意思を表示した者に対する勧誘の禁止）

第17条　販売業者又は役務提供事業者は、電話勧誘販売に係る売買契約又は役務提供契約を締結しない旨の意思を表示した者に対し、当該売買契約又は当該役務提供契約の締結について勧誘をしてはならない。

（電話勧誘販売における書面の交付）

第18条　販売業者又は役務提供事業者は、電話勧誘行為により、電話勧誘顧客から商品若しくは指定権利につき当該売買契約の申込みを郵便等により受け、又は役務につき当該役務提供契約の申込みを郵便等により受けたときは、遅滞なく、主務省令で定めるところにより、次の事項についてその申込みの内容を記載した書面をその申込みをした者に交付しなければならない。ただし、その申込みを受けた際その売買契約又は役務提供契約を締結した場合においては、この限りでない。

一　商品若しくは権利又は役務の種類

二　商品若しくは権利の販売価格又は役務の対価

三　商品若しくは権利の代金又は役務の対価の支払の時期及び方法

四　商品の引渡時期若しくは権利の移転時期又は役務の提供時期

五　第24条第1項の規定による売買契約若しくは役務提供契約の申込みの撤回又は売買契約若しくは役務提供契約の解除に関する事項（同条第2項から第7項までの規定に関する事項（第26条第3項又は第4項の規定の適用がある場合にあつては、同条第3項又は第4項の規定に関する事項を含む。）を含む。）

六　前各号に掲げるもののほか、主務省令で定める事項

注）次の改正規定は、平成28年6月3日法律第60号で公布され、公布の日から起算して1年6月を超えない範囲内において政令で定める日から施行する。

第18条中「指定権利」を「特定権利」に改め、同条第五号中「第26条第3項又は第4項」を「第26条第2項、第4項又は第5項」に、「同条第3項又は第4項」を「当該各項」に改める。

第19条　販売業者又は役務提供事業者は、次の各号のいずれかに該当するときは、次項に規定する場合を除き、遅滞なく、主務省令で定めるところにより、前条各号の事項（同条第五号の事項については、売買契約又は役務提供契約の解除に関する事項に限る。）についてその売買契約又は役務提供契約の内容を明らかに

する書面を購入者又は役務の提供を受ける者に交付しなければならない。
一　電話勧誘行為により、電話勧誘顧客と商品若しくは指定権利につき当該売買契約を郵便等により締結したとき又は役務につき当該役務提供契約を郵便等により締結したとき。
二　電話勧誘行為により電話勧誘顧客から商品若しくは指定権利又は役務につき当該売買契約又は当該役務提供契約の申込みを郵便等により受け、その売買契約又は役務提供契約を締結したとき。

2　販売業者又は役務提供事業者は、前項第二号に該当する場合において、その売買契約又は役務提供契約を締結した際に、商品を引き渡し、若しくは指定権利を移転し、又は役務を提供し、かつ、商品若しくは指定権利の代金又は役務の対価の全部を受領したときは、直ちに、主務省令で定めるところにより、前条第一号及び第二号の事項並びに同条第五号の事項のうち売買契約又は役務提供契約の解除に関する事項その他主務省令で定める事項を記載した書面を購入者又は役務の提供を受ける者に交付しなければならない。

注）次の改正規定は、平成28年6月3日法律第60号で公布され、公布の日から起算して1年6月を超えない範囲内において政令で定める日から施行する。

　　第19条第1項各号及び第2項並びに第20条中「指定権利」を「特定権利」に改める。

（電話勧誘販売における承諾等の通知）
第20条　販売業者又は役務提供事業者は、商品若しくは指定権利又は役務につき売買契約又は役務提供契約の申込みをした者から当該商品の引渡し若しくは当該権利の移転又は当該役務の提供に先立つて当該商品若しくは当該権利の代金又は当該役務の対価の全部又は一部を受領することとする電話勧誘販売をする場合において、郵便等により当該商品若しくは当該権利又は当該役務につき売買契約又は役務提供契約の申込みを受け、かつ、当該商品若しくは当該権利の代金又は当該役務の対価の全部又は一部を受領したときは、遅滞なく、主務省令で定めるところにより、その申込みを承諾する旨又は承諾しない旨（その受領前にその申込みを承諾する旨又は承諾しない旨をその申込みをした者に通知している場合には、その旨）その他の主務省令で定める事項をその者に書面により通知しなければならない。ただし、当該商品若しくは当該権利の代金又は当該役務の対価の全部又は一部を受領した後遅滞なく当該商品を送付し、若しくは当該権利を移転し、又は当該役務を提供したときは、この限りでない。

（禁止行為）
第21条　販売業者又は役務提供事業者は、電話勧誘販売に係る売買契約若しくは役務提供契約の締結について勧誘をするに際し、又は電話勧誘販売に係る売買契約若しくは役務提供契約の申込みの撤回若しくは解除を妨げるため、次の事項につき、不実のことを告げる行為をしてはならない。
一　商品の種類及びその性能若しくは品質又は権利若しくは役務の種類及びこれらの内容その他これらに類するものとして主務省令で定める事項
二　商品若しくは権利の販売価格又は役務の対価
三　商品若しくは権利の代金又は役務の対価の支払の時期及び方法
四　商品の引渡時期若しくは権利の移転時期又は役務の提供時期
五　当該売買契約若しくは当該役務提供契約の申込みの撤回又は当該売買契約若しくは当該役務提供契約の解除に関する事項（第24条第1項から第7項までの規定に関する事項（第26条第3項又は第4項の規定の適用がある場合にあつては、同条第3項又は第4項の規定に関する事項を含む。）を含む。）
六　電話勧誘顧客が当該売買契約又は当該役務提供契約の締結を必要とする事情に関する事項
七　前各号に掲げるもののほか、当該売買契約又は当該役務提供契約に関する事項であつて、電話勧誘顧客又は購入者若しくは役務の提供を受ける者の判断に影響を及ぼすこととなる重要なもの

2　販売業者又は役務提供事業者は、電話勧誘販売に係る売買契約又は役務提供契約の締結について勧誘をするに際し、前項第一号から第五号までに掲げる事項につき、故意に事実を告げない行為をしてはならない。

3　販売業者又は役務提供事業者は、電話勧誘販売に係る売買契約若しくは役務提供契約を締結させ、又は電話勧誘販売に係る売買契約若しくは役務提供契約の申込みの撤回若しくは解除を妨げるため、人を威迫して困惑させてはならない。

注）次の改正規定は、平成28年6月3日法律第60号で公布され、公布の日から起算して1年6月を超えない範囲内において政令で定める日から施行する。

　　第21条第1項第五号中「第26条第3項又は第4項」を「第26条第2項、第4項又は第5項」に、「同条第3項又は第4項」を「当該各項」に改める。

（合理的な根拠を示す資料の提出）
第21条の2　主務大臣は、前条第1項第一号に掲げる事項につき不実のことを告げる行為をしたか否かを判断するため必要があると認めるときは、当該販売業者又は当該役務提供事業者に対し、期間を定めて、当該告げた事項の裏付けとなる合理的な根拠を示す資料の提出を求めることができる。この場合において、当該販売業者又は当該役務提供事業者が当該資料を提出しないときは、次条及び第23条第1項の規定の適用については、当該販売業者又は当該役務提供事業者は、同号に掲げる事項につき不実のことを告げる行為をしたものとみなす。

注）次の改正規定は、平成28年6月3日法律第60号で公布さ

れ、公布の日から起算して1年6月を超えない範囲内において政令で定める日から施行する。

第21条の2中「次条」を「次条第1項」に改める。

(指示)
第22条 主務大臣は、販売業者又は役務提供事業者が第16条から第21条までの規定に違反し、又は次に掲げる行為をした場合において、電話勧誘販売に係る取引の公正及び購入者又は役務の提供を受ける者の利益が害されるおそれがあると認めるときは、その販売業者又は役務提供事業者に対し、必要な措置をとるべきことを指示することができる。
一 電話勧誘販売に係る売買契約若しくは役務提供契約に基づく債務又は電話勧誘販売に係る売買契約若しくは役務提供契約の解除によつて生ずる債務の全部又は一部の履行を拒否し、又は不当に遅延させること。
二 電話勧誘販売に係る売買契約若しくは役務提供契約の締結について勧誘をするに際し、又は電話勧誘販売に係る売買契約若しくは役務提供契約の申込みの撤回若しくは解除を妨げるため、当該売買契約又は当該役務提供契約に関する事項であつて、電話勧誘顧客又は購入者若しくは役務の提供を受ける者の判断に影響を及ぼすこととなる重要なもの（第21条第1項第一号から第五号までに掲げるものを除く。）につき、故意に事実を告げないこと。
三 前二号に掲げるもののほか、電話勧誘販売に関する行為であつて、電話勧誘販売に係る取引の公正及び購入者又は役務の提供を受ける者の利益を害するおそれがあるものとして主務省令で定めるもの。

注）次の改正規定は、平成28年6月3日法律第60号で公布され、公布の日から起算して1年6月を超えない範囲内において政令で定める日から施行する。

第22条の見出しを「（指示等）」に改め、同条中「対し、」の下に「当該違反又は当該行為の是正のための措置、購入者又は役務の提供を受ける者の利益の保護を図るための措置その他の」を加え、同条第二号中「若しくは役務提供契約の締結」を「又は役務提供契約の締結」に改め、「、又は電話勧誘販売に係る売買契約若しくは役務提供契約の申込みの撤回若しくは解除を妨げるため」及び「又は購入者若しくは役務の提供を受ける者」を削り、同条第三号中「前二号」を「前各号」に、「もの。」を「もの」に改め、同号を同条第五号とし、同条第二号の次に次の2号を加える。

三 電話勧誘販売に係る売買契約又は役務提供契約の申込みの撤回又は解除を妨げるため、当該売買契約又は当該役務提供契約に関する事項であつて、電話勧誘顧客又は購入者若しくは役務の提供を受ける者の判断に影響を及ぼすこととなる重要なものにつき、故意に事実を告げないこと。

四 正当な理由がないのに電話勧誘販売に係る売買契約又は役務提供契約であつて日常生活において通常必要とされる分量を著しく超える商品若しくは特定権利（第2条第1項第一号に掲げるものに限る。）の売買契約又は日常生活において通常必要とされる回数、期間若しくは分量を著しく超えて役務の提供を受ける役務提供契約の締結について勧誘することその他電話勧誘顧客の財産の状況に照らし不適当と認められる行為として主務省令で定めるもの

第22条に次の1項を加える。

2 主務大臣は、前項の規定による指示をしたときは、その旨を公表しなければならない。

(業務の停止等)
第23条 主務大臣は、販売業者若しくは役務提供事業者が第16条から第21条までの規定に違反し若しくは前条各号に掲げる行為をした場合において電話勧誘販売に係る取引の公正及び購入者若しくは役務の提供を受ける者の利益が著しく害されるおそれがあると認めるとき、又は販売業者若しくは役務提供事業者が同条の規定による指示に従わないときは、その販売業者又は役務提供事業者に対し、1年以内の期間を限り、電話勧誘販売に関する業務の全部又は一部を停止すべきことを命ずることができる。

2 主務大臣は、前項の規定による命令をしたときは、その旨を公表しなければならない。

注）次の改正規定は、平成28年6月3日法律第60号で公布され、公布の日から起算して1年6月を超えない範囲内において政令で定める日から施行する。

第23条第1項中「前条各号」を「前条第1項各号」に、「同条」を「同項」に、「1年」を「2年」に改め、同項に後段として次のように加える。

この場合において、主務大臣は、その販売業者又は役務提供事業者が個人である場合にあつては、その者に対して、当該停止を命ずる期間と同一の期間を定めて、当該停止を命ずる範囲の業務を営む法人の当該業務を担当する役員となることの禁止を併せて命ずることができる。

第23条の次に次の1条を加える。

（業務の禁止等）

第23条の2 主務大臣は、販売業者又は役務提供事業者に対して前条第1項の規定により業務の停止を命ずる場合において、次の各号に掲げる場合の区分に応じ、当該各号に定める者が当該命令の理由となつた事実及び当該事実に関してその者が有していた責任の程度を考慮して当該命令の実効性を確保するためにその者による電話勧誘販売に関する業務を制限することが相当と認められる者として主務省令で定める者に該当するときは、その者に対して、当該停止を命ずる期間と同一の期間を定めて、当該停止を命ずる範囲の業務を新たに開始すること（当該業務を営む法人の当該業務を担当する役員となることを含む。）の禁止を命ずることができる。

一 当該販売業者又は当該役務提供事業者が法人である

場合　その役員及び当該命令の日前60日以内において
その役員であつた者並びにその使用人及び当該命令の
日前60日以内においてその使用人であつた者
　二　当該販売業者又は当該役務提供事業者が個人である
場合　その使用人及び当該命令の日前60日以内におい
てその使用人であつた者
2　主務大臣は、前項の規定による命令をしたときは、そ
の旨を公表しなければならない。

（電話勧誘販売における契約の申込みの撤回等）
第24条　販売業者若しくは役務提供事業者が電話勧誘
行為により電話勧誘顧客から商品若しくは指定権利若
しくは役務につき当該売買契約若しくは当該役務提供
契約の申込みを郵便等により受けた場合におけるその
申込みをした者又は販売業者若しくは役務提供事業者
が電話勧誘行為により電話勧誘顧客と商品若しくは指
定権利若しくは役務につき当該売買契約若しくは当該
役務提供契約を郵便等により締結した場合におけるそ
の購入者若しくは役務の提供を受ける者（以下この条
及び次条において「申込者等」という。）は、書面に
よりその売買契約若しくは役務提供契約の申込みの撤
回又はその売買契約若しくは役務提供契約の解除（以
下この条において「申込みの撤回等」という。）を行
うことができる。ただし、申込者等が第19条の書面
を受領した日（その日前に第18条の書面を受領した
場合にあつては、その書面を受領した日）から起算し
て8日を経過した場合（申込者等が、販売業者若しく
は役務提供事業者が第21条第1項の規定に違反して
申込みの撤回等に関する事項につき不実のことを告げ
る行為をしたことにより当該告げられた内容が事実で
あるとの誤認をし、又は販売業者若しくは役務提供事
業者が同条第3項の規定に違反して威迫したことによ
り困惑し、これらによつて当該期間を経過するまでに
申込みの撤回等を行わなかつた場合には、当該申込者
等が、当該販売業者又は当該役務提供事業者が主務省
令で定めるところにより当該売買契約又は当該役務提
供契約の申込みの撤回等を行うことができる旨を記載
して交付した書面を受領した日から起算して8日を経
過した場合）においては、この限りでない。
2　申込みの撤回等は、当該申込みの撤回等に係る書面
を発した時に、その効力を生ずる。
3　申込みの撤回等があつた場合においては、販売業者
又は役務提供事業者は、その申込みの撤回等に伴う損
害賠償又は違約金の支払を請求することができない。
4　申込みの撤回等があつた場合において、その売買契
約に係る商品の引渡し又は権利の移転が既にされてい
るときは、その引取り又は返還に要する費用は、販売
業者の負担とする。
5　役務提供事業者又は指定権利の販売業者は、役務提
供契約又は指定権利の売買契約につき申込みの撤回等
があつた場合には、既に当該役務提供契約に基づき役
務が提供され又は当該権利の行使により施設が利用さ
れ若しくは役務が提供されたときにおいても、申込者
等に対し、当該役務提供契約に係る役務の対価その他
の金銭又は当該権利の行使により得られた利益に相当
する金銭の支払を請求することができない。
6　役務提供事業者は、役務提供契約につき申込みの撤
回等があつた場合において、当該役務提供契約に関連
して金銭を受領しているときは、申込者等に対し、速
やかに、これを返還しなければならない。
7　役務提供契約又は指定権利の売買契約の申込者等
は、その役務提供契約又は売買契約につき申込みの撤
回等を行つた場合において、当該役務提供契約又は当
該指定権利に係る役務の提供に伴い申込者等の土地又
は建物その他の工作物の現状が変更されたときは、当
該役務提供事業者又は当該指定権利の販売業者に対
し、その原状回復に必要な措置を無償で講ずることを
請求することができる。
8　前各項の規定に反する特約で申込者等に不利なもの
は、無効とする。

　注）次の改正規定は、平成28年6月3日法律第60号で公布さ
れ、公布の日から起算して1年6月を超えない範囲内にお
いて政令で定める日から施行する。
　　第24条第1項中「指定権利」を「特定権利」に、「及び次
条」を「から第24条の3まで」に改め、同条第5項を次の
ように改める。
　　5　販売業者又は役務提供事業者は、商品若しくは特定権
利の売買契約又は役務提供契約につき申込みの撤回等が
あつた場合には、既に当該売買契約に基づき引き渡され
た商品が使用され若しくは当該権利が行使され又は当該
役務提供契約に基づき役務が提供されたときにおいても、
申込者等に対し、当該商品の使用により得られた利益若
しくは当該権利の行使により得られた利益に相当する金
銭又は当該役務提供契約に係る役務の対価その他の金銭
の支払を請求することができない。
　　第24条第7項中「指定権利」を「特定権利」に改める。

**（電話勧誘販売における契約の申込み又はその承諾の意
思表示の取消し）**
第24条の2　申込者等は、販売業者又は役務提供事業
者が電話勧誘販売に係る売買契約又は役務提供契約の
締結について勧誘をするに際し次の各号に掲げる行為
をしたことにより、当該各号に定める誤認をし、それ
によつて当該売買契約若しくは当該役務提供契約の申
込み又はその承諾の意思表示をしたときは、これを取
り消すことができる。
　一　第21条第1項の規定に違反して不実のことを告
げる行為　当該告げられた内容が事実であるとの誤
認
　二　第21条第2項の規定に違反して故意に事実を告
げない行為　当該事実が存在しないとの誤認
2　第9条の3第2項から第5項までの規定は、前項の

規定による電話勧誘販売に係る売買契約若しくは役務提供契約の申込み又はその承諾の意思表示の取消しについて準用する。
　注）次の改正規定は、平成28年6月3日法律第60号で公布され、公布の日から起算して1年6月を超えない範囲内において政令で定める日から施行する。
　　第24条の2を第24条の3とし、第24条の次に次の1条を加える。
　　（通常必要とされる分量を著しく超える商品の売買契約等の申込みの撤回等）
　　第24条の2　申込者等は、次に掲げる契約に該当する売買契約若しくは役務提供契約の申込みの撤回又は売買契約若しくは役務提供契約の解除（以下この条において「申込みの撤回等」という。）を行うことができる。ただし、申込者等に当該契約の締結を必要とする特別の事情があつたときは、この限りでない。
　　一　その日常生活において通常必要とされる分量を著しく超える商品若しくは特定権利（第2条第4項第一号に掲げるものに限る。次号において同じ。）の売買契約又はその日常生活において通常必要とされる回数、期間若しくは分量を著しく超えて役務の提供を受ける役務提供契約
　　二　当該販売業者又は役務提供事業者が、当該売買契約若しくは役務提供契約に基づく債務を履行することにより申込者等にとつて当該売買契約に係る商品若しくは特定権利と同種の商品若しくは特定権利の分量がその日常生活において通常必要とされる分量を著しく超えることとなること若しくは当該役務提供契約に係る役務と同種の役務の提供を受ける回数若しくは期間若しくはその分量がその日常生活において通常必要とされる回数、期間若しくは分量を著しく超えることとなることを知り、又は申込者等にとつて当該売買契約に係る商品若しくは特定権利と同種の商品若しくは特定権利の分量がその日常生活において通常必要とされる分量を既に著しく超えていること若しくは当該役務提供契約に係る役務と同種の役務の提供を受ける回数若しくは期間若しくはその分量がその日常生活において通常必要とされる回数、期間若しくは分量を既に著しく超えていることを知りながら、申込みを受け、又は締結した売買契約又は役務提供契約
　2　前項の規定による権利は、当該売買契約又は当該役務提供契約の締結の時から1年以内に行使しなければならない。
　3　前条第3項から第8項までの規定は、第1項の規定による申込みの撤回等について準用する。この場合において、同条第8項中「前各項」とあるのは、「次条第1項及び第2項並びに同条第3項において準用する第3項から前項まで」と読み替えるものとする。

（電話勧誘販売における契約の解除等に伴う損害賠償等の額の制限）
第25条　販売業者又は役務提供事業者は、第19条第1項各号のいずれかに該当する売買契約又は役務提供契約の締結をした場合において、その売買契約又はその役務提供契約が解除されたときは、損害賠償額の予定又は違約金の定めがあるときにおいても、次の各号に掲げる場合に応じ当該各号に定める額にこれに対する法定利率による遅延損害金の額を加算した金額を超える額の金銭の支払を購入者又は役務の提供を受ける者に対して請求することができない。
　一　当該商品又は当該権利が返還された場合　当該商品の通常の使用料の額又は当該権利の行使により通常得られる利益に相当する額（当該商品又は当該権利の販売価格に相当する額から当該商品又は当該権利の返還された時における価額を控除した額が通常の使用料の額又は当該権利の行使により通常得られる利益に相当する額を超えるときは、その額）
　二　当該商品又は当該権利が返還されない場合　当該商品又は当該権利の販売価格に相当する額
　三　当該役務提供契約の解除が当該役務の提供の開始後である場合　提供された当該役務の対価に相当する額
　四　当該契約の解除が当該商品の引渡し若しくは当該権利の移転又は当該役務の提供の開始前である場合　契約の締結及び履行のために通常要する費用の額
　2　販売業者又は役務提供事業者は、第19条第1項各号のいずれかに該当する売買契約又は役務提供契約の締結をした場合において、その売買契約についての代金又はその役務提供契約についての対価の全部又は一部の支払の義務が履行されない場合（売買契約又は役務提供契約が解除された場合を除く。）には、損害賠償額の予定又は違約金の定めがあるときにおいても、当該商品若しくは当該権利の販売価格又は当該役務の対価に相当する額から既に支払われた当該商品若しくは当該権利の代金又は当該役務の対価の額を控除した額にこれに対する法定利率による遅延損害金の額を加算した金額を超える額の金銭の支払を購入者又は役務の提供を受ける者に対して請求することができない。

第5節　雑則
（適用除外）
第26条　前3節の規定は、次の販売又は役務の提供で訪問販売、通信販売又は電話勧誘販売に該当するものについては、適用しない。
　一　売買契約又は役務提供契約で、第2条第1項から第3項までに規定する売買契約若しくは役務提供契約の申込みをした者が営業のために若しくは営業として締結するもの又は購入者若しくは役務の提供を受ける者が営業のために若しくは営業として締結す

るものに係る販売又は役務の提供
二　本邦外に在る者に対する商品若しくは権利の販売又は役務の提供
三　国又は地方公共団体が行う販売又は役務の提供
四　次の団体がその直接又は間接の構成員に対して行う販売又は役務の提供（その団体が構成員以外の者にその事業又は施設を利用させることができる場合には、これらの者に対して行う販売又は役務の提供を含む。）
　イ　特別の法律に基づいて設立された組合並びにその連合会及び中央会
　ロ　国家公務員法（昭和22年法律第120号）第108条の2又は地方公務員法（昭和25年法律第261号）第52条の団体
　ハ　労働組合
五　事業者がその従業者に対して行う販売又は役務の提供
六　株式会社以外の者が発行する新聞紙の販売
七　弁護士が行う弁護士法（昭和24年法律第205号）第3条第1項に規定する役務の提供及び同法第30条の2に規定する弁護士法人が行う同法第3条第1項又は第30条の5に規定する役務の提供並びに外国弁護士による法律事務の取扱いに関する特別措置法（昭和61年法律第66号）第2条第三号に規定する外国法事務弁護士が行う同法第3条第1項、第5条第1項、第5条の2第1項又は第5条の3に規定する役務の提供及び同法第2条第三号の2に規定する外国法事務弁護士法人が行う同法第50条の5に規定する役務の提供
八　次に掲げる販売又は役務の提供
　イ　金融商品取引法（昭和23年法律第25号）第2条第9項に規定する金融商品取引業者が行う同条第8項に規定する商品の販売又は役務の提供、同条第12項に規定する金融商品仲介業者が行う同条第11項に規定する役務の提供、同項に規定する登録金融機関が行う同法第33条の5第1項第三号に規定する商品の販売又は役務の提供、同法第79条の10に規定する認定投資者保護団体が行う同法第79条の7第1項に規定する役務の提供及び同法第2条第30項に規定する証券金融会社が行う同法第156条の24第1項又は第156条の27第1項に規定する役務の提供
　ロ　宅地建物取引業法（昭和27年法律第176号）第2条第三号に規定する宅地建物取引業者（信託会社又は金融機関の信託業務の兼営等に関する法律（昭和18年法律第43号）第1条第1項の認可を受けた金融機関であつて、宅地建物取引業法第2条第二号に規定する宅地建物取引業を営むものを含む。）が行う宅地建物取引業法第2条第二号に規定する商品の販売又は役務の提供
　ハ　旅行業法（昭和27年法律第239号）第6条の4第1項に規定する旅行業者及び同条第3項に規定する旅行業者代理業者が行う同法第2条第3項に規定する役務の提供
　ニ　イからハまでに掲げるもののほか、他の法律の規定によつて訪問販売、通信販売又は電話勧誘販売における商品若しくは指定権利の売買契約又は役務提供契約について、その勧誘若しくは広告の相手方、その申込みをした者又は購入者若しくは役務の提供を受ける者の利益を保護することができると認められる販売又は役務の提供として政令で定めるもの
2　第4条、第5条、第9条、第18条、第19条及び第24条の規定は、その全部の履行が契約の締結後直ちに行われることが通例である役務の提供として政令で定めるものであつて、訪問販売又は電話勧誘販売に該当するものの全部又は一部が、契約の締結後直ちに履行された場合（主務省令で定める場合に限る。）については、適用しない。
3　第9条及び第24条の規定は、次の販売又は役務の提供で訪問販売又は電話勧誘販売に該当するものについては、適用しない。
一　その販売条件又は役務の提供条件についての交渉が、販売業者又は役務提供事業者と購入者又は役務の提供を受ける者との間で相当の期間にわたり行われることが通常の取引の態様である商品又は役務として政令で定めるものの販売又は提供
二　契約の締結後速やかに提供されない場合には、その提供を受ける者の利益を著しく害するおそれがある役務として政令で定める役務の提供
4　第9条及び第24条の規定は、訪問販売又は電話勧誘販売に該当する販売又は役務の提供が次の場合に該当する場合における当該販売又は役務の提供については、適用しない。
一　第9条第1項に規定する申込者等又は第24条第1項に規定する申込者等が第4条若しくは第5条又は第18条若しくは第19条の書面を受領した場合において、その使用若しくは一部の消費により価額が著しく減少するおそれがある商品として政令で定めるものを使用し又はその全部若しくは一部を消費したとき（当該販売業者が当該申込者等に当該商品を使用させ、又はその全部若しくは一部を消費させた場合を除く。）。
二　第9条第1項に規定する申込者等又は第24条第1項に規定する申込者等が第4条若しくは第5条又は第18条若しくは第19条の書面を受領した場合において、相当の期間品質を保持することが難しく、品質の低下により価額が著しく減少するおそれがある商品として政令で定めるものを引き渡されたとき。

三　第5条第2項又は第19条第2項に規定する場合において、当該売買契約に係る商品若しくは指定権利の代金又は当該役務提供契約に係る役務の対価の総額が政令で定める金額に満たないとき。

5　第4条から第10条までの規定は、次の訪問販売については、適用しない。
一　その住居において売買契約若しくは役務提供契約の申込みをし又は売買契約若しくは役務提供契約を締結することを請求した者に対して行う訪問販売
二　販売業者又は役務提供事業者がその営業所等以外の場所において商品若しくは指定権利若しくは役務につき売買契約若しくは役務提供契約の申込みを受け又は売買契約若しくは役務提供契約を締結することが通例であり、かつ、通常購入者又は役務の提供を受ける者の利益を損なうおそれがないと認められる取引の態様で政令で定めるものに該当する訪問販売

6　第18条、第19条及び第21条から前条までの規定は、次の電話勧誘販売については、適用しない。
一　売買契約若しくは役務提供契約の申込みをし又は売買契約若しくは役務提供契約を締結するために電話をかけることを請求した者（電話勧誘行為又は政令で定める行為によりこれを請求した者を除く。）に対して行う電話勧誘販売
二　販売業者又は役務提供事業者が電話勧誘行為により商品若しくは指定権利若しくは役務につき当該売買契約若しくは当該役務提供契約の申込みを郵便等により受け又は当該売買契約若しくは当該役務提供契約を郵便等により締結することが通例であり、かつ、通常購入者又は役務の提供を受ける者の利益を損なうおそれがないと認められる取引の態様で政令で定めるものに該当する電話勧誘販売

7　第10条及び前条の規定は、割賦販売（割賦販売法（昭和36年法律第159号）第2条第1項に規定する割賦販売をいう。以下同じ。）で訪問販売又は電話勧誘販売に該当するものについては、適用しない。

8　第11条及び第13条の規定は、割賦販売等（割賦販売、割賦販売法第2条第2項に規定するローン提携販売、同条第3項に規定する包括信用購入あつせん又は同条第4項に規定する個別信用購入あつせんに係る販売をいう。次項において同じ。）で通信販売に該当するものについては、適用しない。

9　第20条の規定は、割賦販売等で電話勧誘販売に該当するものについては、適用しない。
　　注）次の改正規定は、平成28年6月3日法律第60号で公布され、公布の日から起算して1年6月を超えない範囲内において政令で定める日から施行する。
　　　第26条第1項第八号イ中「商品の」を削り、同号ロ中「行う宅地建物取引業法第2条第二号」を「行う同条第二号」に改め、同号ニ中「指定権利」を「特定権利」に改め、同条中第9項を第10項とし、第8項を第9項とし、第7項を第8項とし、同条第6項第二号中「指定権利」を「特定権利」に改め、同項を同条第7項とし、同条第5項第二号中「指定権利」を「特定権利」に改め、同項を同条第6項とし、同条第4項第三号中「指定権利」を「特定権利」に改め、同項を同条第5項とし、同条中第3項を第4項とし、第2項を第3項とし、第1項の次に次の1項を加える。
　　　2　第9条から第9条の3まで、第15条の3及び第24条から第24条の3までの規定は、会社法（平成17年法律第86号）その他の法律により詐欺又は強迫を理由として取消しをすることができないものとされている株式若しくは出資の引受け又は基金の拠出としてされた特定権利の販売で訪問販売、通信販売又は電話勧誘販売に該当するものについては、適用しない。

（訪問販売協会）
第27条　その名称中に訪問販売協会という文字を用いる一般社団法人は、訪問販売に係る取引を公正にし、並びに購入者及び役務の提供を受ける者の利益を保護するとともに、訪問販売の事業の健全な発展に資することを目的とし、かつ、訪問販売を業として営む者を社員とする旨の定款の定めがあるものに限り、設立することができる。
2　前項に規定する定款の定めは、これを変更することができない。

（協会への加入の制限等）
第27条の2　前条第1項の一般社団法人（以下「訪問販売協会」という。）は、その定款において、第8条第1項の規定により訪問販売に関する業務の全部若しくは一部の停止を命ぜられた者又は第29条の3に規定する定款の定めによつて当該訪問販売協会から除名の処分を受けた者については、その者が社員として加入することを拒否することができる旨を定めなければならない。
2　訪問販売協会は、社員の名簿を公衆の縦覧に供しなければならない。

（成立の届出）
第27条の3　訪問販売協会は、成立したときは、成立の日から2週間以内に、登記事項証明書及び定款の写しを添えて、その旨を主務大臣に届け出なければならない。
2　主務大臣は、前項の規定による届出があつたときは、その旨を公示しなければならない。

（変更の届出）
第27条の4　訪問販売協会は、その名称、住所、定款その他の主務省令で定める事項について変更があつたときは、当該変更の日から2週間以内に、その旨を主務大臣に届け出なければならない。
2　前条第2項の規定は、前項の規定による届出について準用する。

（名称の使用制限）
第28条 訪問販売協会でない者は、その名称又は商号中に、訪問販売協会であると誤認されるおそれのある文字を用いてはならない。
2　訪問販売協会に加入していない者は、その名称又は商号中に、訪問販売協会会員であると誤認されるおそれのある文字を用いてはならない。

（購入者等の利益の保護に関する措置）
第29条 訪問販売協会は、購入者又は役務の提供を受ける者等から会員の営む訪問販売の業務に関する苦情について解決の申出があつたときは、その相談に応じ、申出人に必要な助言をし、その苦情に係る事情を調査するとともに、当該会員に対しその苦情の内容を通知してその迅速な処理を求めなければならない。
2　訪問販売協会は、前項の申出に係る苦情の解決について必要があると認めるときは、当該会員に対し、文書若しくは口頭による説明を求め、又は資料の提出を求めることができる。
3　会員は、訪問販売協会から前項の規定による求めがあつたときは、正当な理由がないのに、これを拒んではならない。
4　訪問販売協会は、第1項の申出、当該苦情に係る事情及びその解決の結果について会員に周知させなければならない。

第29条の2　訪問販売協会は、会員の営む訪問販売の業務に係る売買契約若しくは役務提供契約をこの法律の規定により解除し、又は会員の営む訪問販売の業務に係る売買契約若しくは役務提供契約の申込み若しくはその承諾の意思表示をこの法律の規定により取り消して当該会員に支払つた金銭の返還を請求した者に対し、正当な理由なくその金銭の返還がされない場合に、その者に対し、一定の金額の金銭を交付する業務を行うものとする。
2　訪問販売協会は、前項の業務に関する基金を設け、この業務に要する費用に充てることを条件として会員から出えんされた金額の合計額をもつてこれに充てるものとする。
3　訪問販売協会は、定款において、第1項の業務の実施の方法を定めておかなければならない。
4　訪問販売協会は、前項の規定により業務の実施の方法を定めたときは、これを公表しなければならない。これを変更したときも、同様とする。

（社員に対する処分）
第29条の3　訪問販売協会は、その定款において、社員が、この法律の規定又はこの法律の規定に基づく処分に違反する行為をした場合に、当該社員に対し、過怠金を課し、定款に定める社員の権利の停止若しくは制限を命じ、又は除名する旨を定めなければならない。

（情報の提供等）
第29条の4　主務大臣は、訪問販売協会に対し、第29条及び第29条の2に規定する業務の実施に関し必要な情報及び資料の提供又は指導及び助言を行うものとする。

（訪問販売協会の業務の監督）
第29条の5　訪問販売協会の業務は、主務大臣の監督に属する。
2　主務大臣は、業務の適正な実施を確保するため必要があると認めるときは、この法律の規定の施行に必要な限度において、当該業務及び訪問販売協会の財産の状況を検査し、又は訪問販売協会に対し、その改善に必要な措置をとるべきことを命ずることができる。
3　主務大臣は、前項の命令をした場合において、購入者又は役務の提供を受ける者の利益を保護するため特に必要があると認めるときは、当該命令をした旨を公表することができる。

（通信販売協会）
第30条　その名称中に通信販売協会という文字を用いる一般社団法人は、通信販売に係る取引を公正にし、並びに購入者及び役務の提供を受ける者の利益を保護するとともに、通信販売の事業の健全な発展に資することを目的とし、かつ、通信販売を業として営む者を社員とする旨の定款の定めがあるものに限り、設立することができる。
2　前項に規定する定款の定めは、これを変更することができない。

（成立の届出）
第30条の2　前条第1項の一般社団法人（以下「通信販売協会」という。）は、成立したときは、成立の日から2週間以内に、登記事項証明書及び定款の写しを添えて、その旨を主務大臣に届け出なければならない。
2　主務大臣は、前項の規定による届出があつたときは、その旨を公示しなければならない。

（変更の届出）
第30条の3　通信販売協会は、その名称、住所その他の主務省令で定める事項について変更があつたときは、当該変更の日から2週間以内に、その旨を主務大臣に届け出なければならない。
2　前条第2項の規定は、前項の規定による届出について準用する。

（名称の使用制限）
第31条　通信販売協会でない者は、その名称又は商号中に、通信販売協会であると誤認されるおそれのある文字を用いてはならない。
2　通信販売協会に加入していない者は、その名称又は商号中に、通信販売協会会員であると誤認されるおそれのある文字を用いてはならない。

（苦情の解決）
第32条　通信販売協会は、購入者又は役務の提供を受ける者等から会員の営む通信販売の業務に関する苦情について解決の申出があつたときは、その相談に応じ、

申出人に必要な助言をし、その苦情に係る事情を調査するとともに、当該会員に対しその苦情の内容を通知してその迅速な処理を求めなければならない。

2　通信販売協会は、前項の申出に係る苦情の解決について必要があると認めるときは、当該会員に対し、文書若しくは口頭による説明を求め、又は資料の提出を求めることができる。

3　会員は、通信販売協会から前項の規定による求めがあつたときは、正当な理由がないのに、これを拒んではならない。

4　通信販売協会は、第1項の申出、当該苦情に係る事情及びその解決の結果について会員に周知させなければならない。

（通信販売協会の業務の監督）

第32条の2　通信販売協会の業務は、主務大臣の監督に属する。

2　主務大臣は、前条の業務の適正な実施を確保するため必要があると認めるときは、いつでも、当該業務及び通信販売協会の財産の状況を検査し、又は通信販売協会に対し、当該業務に関し監督上必要な命令をすることができる。

3　主務大臣は、前項の命令をした場合において、購入者又は役務の提供を受ける者の利益を保護するため特に必要があると認めるときは、当該命令をした旨を公表することができる。

第3章　連鎖販売取引
（定義）

第33条　この章並びに第58条の21第1項及び第3項並びに第67条第1項において「連鎖販売業」とは、物品（施設を利用し又は役務の提供を受ける権利を含む。以下この章及び第5章において同じ。）の販売（そのあつせんを含む。）又は有償で行う役務の提供（そのあつせんを含む。）の事業であつて、販売の目的物たる物品（以下この章及び第58条の21第1項第一号イにおいて「商品」という。）の再販売（販売の相手方が商品を買い受けて販売することをいう。以下同じ。）、受託販売（販売の委託を受けて商品を販売することをいう。以下同じ。）若しくは販売のあつせんをする者又は同種役務の提供（その役務と同一の種類の役務の提供をすることをいう。以下同じ。）若しくはその役務の提供のあつせんをする者を特定利益（その商品の再販売、受託販売若しくは販売のあつせんをする他の者又は同種役務の提供若しくはその役務の提供のあつせんをする他の者が提供する取引料その他の主務省令で定める要件に該当する利益の全部又は一部をいう。以下この章及び第58条の21第1項第四号において同じ。）を収受し得ることをもつて誘引し、その者と特定負担（その商品の購入若しくはその役務の対価の支払又は取引料の提供をいう。以下この章及び第58条の21第1項第四号において同じ。）を伴うその商品の販売若しくはそのあつせん又は同種役務の提供若しくはその役務の提供のあつせんに係る取引（その取引条件の変更を含む。以下「連鎖販売取引」という。）をするものをいう。

2　この章並びに第58条の21、第66条第1項及び第67条第1項において「統括者」とは、連鎖販売業に係る商品に自己の商標を付し、若しくは連鎖販売業に係る役務の提供について自己の商号その他特定の表示を使用させ、連鎖販売取引に関する約款を定め、又は連鎖販売業を行う者の経営に関し継続的に指導を行う等一連の連鎖販売業を実質的に統括する者をいう。

3　この章において「取引料」とは、取引料、加盟料、保証金その他いかなる名義をもつてするかを問わず、取引をするに際し、又は取引条件を変更するに際し提供される金品をいう。

（連鎖販売取引における氏名等の明示）

第33条の2　統括者、勧誘者（統括者がその統括する一連の連鎖販売業に係る連鎖販売取引について勧誘を行わせる者をいう。以下同じ。）又は一般連鎖販売業者（統括者又は勧誘者以外の者であつて、連鎖販売業を行う者をいう。以下同じ。）は、その統括者の統括する一連の連鎖販売業に係る連鎖販売取引をしようとするときは、その勧誘に先立つて、その相手方に対し、統括者、勧誘者又は一般連鎖販売業者の氏名又は名称（勧誘者又は一般連鎖販売業者にあつては、その連鎖販売業に係る統括者の氏名又は名称を含む。）、特定負担を伴う取引についての契約の締結について勧誘をする目的である旨及び当該勧誘に係る商品又は役務の種類を明らかにしなければならない。

（禁止行為）

第34条　統括者又は勧誘者は、その統括者の統括する一連の連鎖販売業に係る連鎖販売取引についての契約（その連鎖販売業に係る商品の販売若しくはそのあつせん又は役務の提供若しくはそのあつせんを店舗その他これに類似する設備（以下「店舗等」という。）によらないで行う個人との契約に限る。以下この条において同じ。）の締結について勧誘をするに際し、又はその連鎖販売業に係る連鎖販売取引についての契約の解除を妨げるため、次の事項につき、故意に事実を告げず、又は不実のことを告げる行為をしてはならない。

一　商品（施設を利用し及び役務の提供を受ける権利を除く。）の種類及びその性能若しくは品質又は施設を利用し若しくは役務の提供を受ける権利若しくは役務の種類及びこれらの内容その他これらに類するものとして主務省令で定める事項

二　当該連鎖販売取引に伴う特定負担に関する事項

三　当該契約の解除に関する事項（第40条第1項から第3項まで及び第40条の2第1項から第5項までの規定に関する事項を含む。）

四　その連鎖販売業に係る特定利益に関する事項

五　前各号に掲げるもののほか、その連鎖販売業に関する事項であつて、連鎖販売取引の相手方の判断に影響を及ぼすこととなる重要なもの

2　一般連鎖販売業者は、その統括者の統括する一連の連鎖販売業に係る連鎖販売取引についての契約の締結について勧誘をするに際し、又はその連鎖販売業に係る連鎖販売取引についての契約の解除を妨げるため、前項各号の事項につき、不実のことを告げる行為をしてはならない。

3　統括者、勧誘者又は一般連鎖販売業者は、その統括者の統括する一連の連鎖販売業に係る連鎖販売取引についての契約を締結させ、又はその連鎖販売業に係る連鎖販売取引についての契約の解除を妨げるため、人を威迫して困惑させてはならない。

4　統括者、勧誘者又は一般連鎖販売業者は、特定負担を伴う取引についての契約の締結について勧誘をするためのものであることを告げずに営業所、代理店その他の主務省令で定める場所以外の場所において呼び止めて同行させることその他政令で定める方法により誘引した者に対し、公衆の出入りする場所以外の場所において、当該契約の締結について勧誘をしてはならない。

注）次の改正規定は、平成28年6月3日法律第60号で公布され、公布の日から起算して1年6月を超えない範囲内において政令で定める日から施行する。
　　第34条第1項中「この条」の下に「及び第38条第3項第二号」を加える。

（合理的な根拠を示す資料の提出）

第34条の2　主務大臣は、前条第1項第一号又は第四号に掲げる事項につき不実のことを告げる行為をしたか否かを判断するため必要があると認めるときは、当該統括者、当該勧誘者又は当該一般連鎖販売業者に対し、期間を定めて、当該告げた事項の裏付けとなる合理的な根拠を示す資料の提出を求めることができる。この場合において、当該統括者、当該勧誘者又は当該一般連鎖販売業者が当該資料を提出しないときは、第38条第1項から第3項まで及び第39条第1項の規定の適用については、当該統括者、当該勧誘者又は当該一般連鎖販売業者は、前条第1項第一号又は第四号に掲げる事項につき不実のことを告げる行為をしたものとみなす。

（連鎖販売取引についての広告）

第35条　統括者、勧誘者又は一般連鎖販売業者は、その統括者の統括する一連の連鎖販売業に係る連鎖販売取引について広告をするときは、主務省令で定めるところにより、当該広告に、その連鎖販売業に関する次の事項を表示しなければならない。
一　商品又は役務の種類
二　当該連鎖販売取引に伴う特定負担に関する事項
三　その連鎖販売業に係る特定利益について広告をするときは、その計算の方法
四　前三号に掲げるもののほか、主務省令で定める事項

（誇大広告等の禁止）

第36条　統括者、勧誘者又は一般連鎖販売業者は、その統括者の統括する一連の連鎖販売業に係る連鎖販売取引について広告をするときは、その連鎖販売業に係る商品（施設を利用し及び役務の提供を受ける権利を除く。）の性能若しくは品質又は施設を利用し若しくは役務の提供を受ける権利若しくは役務の内容、当該連鎖販売取引に伴う特定負担、当該連鎖販売業に係る特定利益その他の主務省令で定める事項について、著しく事実に相違する表示をし、又は実際のものよりも著しく優良であり、若しくは有利であると人を誤認させるような表示をしてはならない。

（合理的な根拠を示す資料の提出）

第36条の2　主務大臣は、前条に規定する表示に該当するか否かを判断するため必要があると認めるときは、当該表示をした統括者、勧誘者又は一般連鎖販売業者に対し、期間を定めて、当該表示の裏付けとなる合理的な根拠を示す資料の提出を求めることができる。この場合において、当該統括者、当該勧誘者又は当該一般連鎖販売業者が当該資料を提出しないときは、第38条第1項から第3項まで及び第39条第1項の適用については、当該表示は、前条に規定する表示に該当するものとみなす。

（承諾をしていない者に対する電子メール広告の提供の禁止等）

第36条の3　統括者、勧誘者又は一般連鎖販売業者は、次に掲げる場合を除き、その統括者の統括する一連の連鎖販売業に係る連鎖販売取引について、その相手方となる者の承諾を得ないで電子メール広告をしてはならない。
一　相手方となる者の請求に基づき、その統括者の統括する一連の連鎖販売業に係る連鎖販売取引に係る電子メール広告（以下この章において「連鎖販売取引電子メール広告」という。）をするとき。
二　前号に掲げるもののほか、通常連鎖販売取引電子メール広告の提供を受ける者の利益を損なうおそれがないと認められる場合として主務省令で定める場合において、連鎖販売取引電子メール広告をするとき。

2　前項に規定する承諾を得、又は同項第一号に規定する請求を受けた統括者、勧誘者又は一般連鎖販売業者は、当該連鎖販売取引電子メール広告の相手方から連鎖販売取引電子メール広告の提供を受けない旨の意思の表示を受けたときは、当該相手方に対し、連鎖販売取引電子メール広告をしてはならない。ただし、当該表示を受けた後に再び連鎖販売取引電子メール広告をすることにつき当該相手方から請求を受け、又は当該

相手方の承諾を得た場合には、この限りでない。
3　統括者、勧誘者又は一般連鎖販売業者は、連鎖販売取引電子メール広告をするときは、第1項第二号に掲げる場合を除き、当該連鎖販売取引電子メール広告をすることにつきその相手方の承諾を得、又はその相手方から請求を受けたことの記録として主務省令で定めるものを作成し、主務省令で定めるところによりこれを保存しなければならない。
4　統括者、勧誘者又は一般連鎖販売業者は、連鎖販売取引電子メール広告をするときは、第1項第二号に掲げる場合を除き、当該連鎖販売取引電子メール広告に、第35条各号に掲げる事項のほか、主務省令で定めるところにより、その相手方が連鎖販売取引電子メール広告の提供を受けない旨の意思を表示するために必要な事項として主務省令で定めるものを表示しなければならない。
5　前2項の規定は、統括者、勧誘者又は一般連鎖販売業者が他の者に次に掲げる業務のすべてにつき一括して委託しているときは、その委託に係る連鎖販売取引電子メール広告については、適用しない。
一　連鎖販売取引電子メール広告をすることにつきその相手方の承諾を得、又はその相手方から請求を受ける業務
二　第3項に規定する記録を作成し、及び保存する業務
三　前項に規定する連鎖販売取引電子メール広告の提供を受けない旨の意思を表示するために必要な事項を表示する業務
　　注）次の改正規定は、平成28年6月3日法律第60号で公布され、公布の日から起算して1年6月を超えない範囲内において政令で定める日から施行する。
　　　第36条の3第2項ただし書中「表示」を「意思の表示」に改め、同条第4項中「を表示する」を「の表示をする」に改め、同条第5項中「すべて」を「全て」に改め、同項第三号中「意思を表示する」を「意思の表示をする」に改める。

第36条の4　統括者、勧誘者又は一般連鎖販売業者から前条第5項各号に掲げる業務のすべてにつき一括して委託を受けた者（以下この章並びに第66条第4項及び第6項において「連鎖販売取引電子メール広告受託事業者」という。）は、次に掲げる場合を除き、当該業務を委託した統括者、勧誘者又は一般連鎖販売業者（以下この条において「連鎖販売取引電子メール広告委託者」という。）が行うその統括者の統括する一連の連鎖販売業に係る連鎖販売取引について、その相手方となる者の承諾を得ないで連鎖販売取引電子メール広告をしてはならない。
一　相手方となる者の請求に基づき、連鎖販売取引電子メール広告委託者に係る連鎖販売取引電子メール広告をするとき。
二　前号に掲げるもののほか、通常連鎖販売取引電子メール広告委託者に係る連鎖販売取引電子メール広告の提供を受ける者の利益を損なうおそれがないと認められる場合として主務省令で定める場合において、連鎖販売取引電子メール広告委託者に係る連鎖販売取引電子メール広告をするとき。
2　前条第2項から第4項までの規定は、連鎖販売取引電子メール広告受託事業者による連鎖販売取引電子メール広告委託者に係る連鎖販売取引電子メール広告について準用する。この場合において、同条第3項及び第4項中「第1項第二号」とあるのは、「次条第1項第二号」と読み替えるものとする。
　　注）次の改正規定は、平成28年6月3日法律第60号で公布され、公布の日から起算して1年6月を超えない範囲内において政令で定める日から施行する。
　　　第36条の4第1項中「すべて」を「全て」に、「第66条第4項及び第6項」を「第66条第5項及び第67条第1項第四号」に改める。

（連鎖販売取引における書面の交付）
第37条　連鎖販売業を行う者（連鎖販売業を行う者以外の者がその連鎖販売業に係る連鎖販売取引に伴う特定負担についての契約を締結する者であるときは、その者）は、連鎖販売取引に伴う特定負担をしようとする者（その連鎖販売業に係る商品の販売若しくはそのあつせん又は役務の提供若しくはそのあつせんを店舗等によらないで行う個人に限る。）とその特定負担についての契約を締結しようとするときは、その契約を締結するまでに、主務省令で定めるところにより、その連鎖販売業の概要について記載した書面をその者に交付しなければならない。
2　連鎖販売業を行う者は、その連鎖販売業に係る連鎖販売取引についての契約（以下この章において「連鎖販売契約」という。）を締結した場合において、その連鎖販売契約の相手方がその連鎖販売業に係る商品の販売若しくはそのあつせん又は役務の提供若しくはそのあつせんを店舗等によらないで行う個人であるときは、遅滞なく、主務省令で定めるところにより、次の事項についてその連鎖販売契約の内容を明らかにする書面をその者に交付しなければならない。
一　商品（施設を利用し及び役務の提供を受ける権利を除く。）の種類及びその性能若しくは品質又は施設を利用し若しくは役務の提供を受ける権利若しくは役務の種類及びこれらの内容に関する事項
二　商品の再販売、受託販売若しくは販売のあつせん又は同種役務の提供若しくは役務の提供のあつせんについての条件に関する事項
三　当該連鎖販売取引に伴う特定負担に関する事項
四　当該連鎖販売契約の解除に関する事項（第40条第1項から第3項まで及び第40条の2第1項から第5項までの規定に関する事項を含む。）

五　前各号に掲げるもののほか、主務省令で定める事項

（指示）
第38条　主務大臣は、統括者が第33条の2、第34条第1項、第3項若しくは第4項、第35条、第36条、第36条の3（第5項を除く。）若しくは前条の規定に違反し若しくは次に掲げる行為をした場合又は勧誘者が第33条の2、第34条第1項、第3項若しくは第4項、第35条、第36条若しくは第36条の3（第5項を除く。）の規定に違反し若しくは第二号から第四号までに掲げる行為をした場合において連鎖販売取引の公正及び連鎖販売取引の相手方の利益が害されるおそれがあると認めるときは、その統括者に対し、必要な措置をとるべきことを指示することができる。

一　その連鎖販売業に係る連鎖販売契約に基づく債務又はその解除によつて生ずる債務の全部又は一部の履行を拒否し、又は不当に遅延させること。

二　その統括者の統括する一連の連鎖販売業に係る連鎖販売取引につき利益を生ずることが確実であると誤解させるべき断定的判断を提供してその連鎖販売業に係る連鎖販売契約（その連鎖販売業に係る商品の販売若しくはそのあつせん又は役務の提供若しくはそのあつせんを店舗等によらないで行う個人との契約に限る。次号において同じ。）の締結について勧誘をすること。

三　その統括者の統括する一連の連鎖販売業に係る連鎖販売契約を締結しない旨の意思を表示している者に対し、当該連鎖販売契約の締結について迷惑を覚えさせるような仕方で勧誘をすること。

四　前三号に掲げるもののほか、その統括者の統括する一連の連鎖販売業に係る連鎖販売契約に関する行為であつて、連鎖販売取引の公正及び連鎖販売取引の相手方の利益を害するおそれがあるものとして主務省令で定めるもの。

2　主務大臣は、勧誘者が第33条の2、第34条第1項、第3項若しくは第4項、第35条、第36条、第36条の3（第5項を除く。）若しくは前条の規定に違反し、又は前項各号に掲げる行為をした場合において連鎖販売取引の公正及び連鎖販売取引の相手方の利益が害されるおそれがあると認めるときは、その勧誘者に対し、必要な措置をとるべきことを指示することができる。

3　主務大臣は、一般連鎖販売業者が第33条の2、第34条第2項から第4項まで、第35条、第36条、第36条の3（第5項を除く。）若しくは前条の規定に違反し、又は第1項各号に掲げる行為をした場合において連鎖販売取引の公正及び連鎖販売取引の相手方の利益が害されるおそれがあると認めるときは、その一般連鎖販売業者に対し、必要な措置をとるべきことを指示することができる。

4　主務大臣は、連鎖販売取引電子メール広告受託事業者が第36条の4第1項又は同条第2項において準用する第36条の3第2項から第4項までの規定に違反した場合において、連鎖販売取引の公正及び連鎖販売取引の相手方の利益が害されるおそれがあると認めるときは、その連鎖販売取引電子メール広告受託事業者に対し、必要な措置をとるべきことを指示することができる。

注）次の改正規定は、平成28年6月3日法律第60号で公布され、公布の日から起算して1年6月を超えない範囲内において政令で定める日から施行する。

第38条の見出しを「（指示等）」に改め、同条第1項中「対し、必要な」を「対し、当該違反又は当該行為の是正のための措置、連鎖販売取引の相手方の利益の保護を図るための措置その他必要な」に改め、同項第四号中「もの。」を「もの」に改め、同条第2項中「対し、」の下に「当該違反又は当該行為の是正のための措置、連鎖販売取引の相手方の利益の保護を図るための措置その他の」を加え、同条第3項中「第1項各号に」を「次に」に改め、「対し、」の下に「当該違反又は当該行為の是正のための措置、連鎖販売取引の相手方の利益の保護を図るための措置その他の」を加え、同項に次の各号を加える。

一　第1項各号に掲げる行為

二　その統括者の統括する一連の連鎖販売業に係る連鎖販売取引についての契約の締結について勧誘をするに際し、又はその連鎖販売業に係る連鎖販売取引についての契約の解除を妨げるため、その連鎖販売業に関する事項であつて、連鎖販売取引の相手方の判断に影響を及ぼすこととなる重要なものにつき、故意に事実を告げないこと。

第38条に次の2項を加える。

5　主務大臣は、第1項から第3項までの規定による指示をしたときは、その旨を公表しなければならない。

6　主務大臣は、第4項の規定による指示をしたときは、その旨を公表しなければならない。

（連鎖販売取引の停止等）
第39条　主務大臣は、統括者が第33条の2、第34条第1項、第3項若しくは第4項、第35条、第36条、第36条の3（第5項を除く。）若しくは第37条の規定に違反し若しくは前条第1項各号に掲げる行為をした場合若しくは勧誘者が第33条の2、第34条第1項、第3項若しくは第4項、第35条、第36条若しくは第36条の3（第5項を除く。）の規定に違反し若しくは前条第1項第二号から第四号までに掲げる行為をした場合において連鎖販売取引の公正及び連鎖販売取引の相手方の利益が著しく害されるおそれがあると認めるとき、又は統括者が同項の規定による指示に従わないときは、その統括者に対し、1年以内の期間を限り、当該連鎖販売業に係る連鎖販売取引について勧誘を行い若しくは勧誘者に行わせることを停止し、又はその行う連鎖販売取引の全部若しくは一部を停止すべきこと

を命ずることができる。
2　主務大臣は、勧誘者が第33条の２、第34条第１項、第３項若しくは第４項、第35条、第36条、第36条の３（第５項を除く。）若しくは第37条の規定に違反し若しくは前条第１項各号に掲げる行為をした場合において連鎖販売取引の公正及び連鎖販売取引の相手方の利益が著しく害されるおそれがあると認めるとき、又は勧誘者が同条第２項の規定による指示に従わないときは、その勧誘者に対し、１年以内の期間を限り、当該連鎖販売業に係る連鎖販売取引について勧誘を行うことを停止し、又はその行う連鎖販売取引の全部若しくは一部を停止すべきことを命ずることができる。
3　主務大臣は、一般連鎖販売業者が第33条の２、第34条第２項から第４項まで、第35条、第36条、第36条の３（第５項を除く。）若しくは第37条の規定に違反し若しくは前条第１項各号に掲げる行為をした場合において連鎖販売取引の公正及び連鎖販売取引の相手方の利益が著しく害されるおそれがあると認めるとき、又は一般連鎖販売業者が同条第３項の規定による指示に従わないときは、その一般連鎖販売業者に対し、１年以内の期間を限り、当該連鎖販売業に係る連鎖販売取引について勧誘を行うことを停止し、又はその行う連鎖販売取引の全部若しくは一部を停止すべきことを命ずることができる。
4　主務大臣は、連鎖販売取引電子メール広告受託事業者が第36条の４第１項若しくは同条第２項において準用する第36条の３第２項から第４項までの規定に違反した場合において連鎖販売取引の公正及び連鎖販売取引の相手方の利益が著しく害されるおそれがあると認めるとき、又は連鎖販売取引電子メール広告受託事業者が前条第４項の規定による指示に従わないときは、その連鎖販売取引電子メール広告受託事業者に対し、１年以内の期間を限り、連鎖販売取引電子メール広告に関する業務の全部又は一部を停止すべきことを命ずることができる。
5　主務大臣は、第１項から第３項までの規定による命令をしたときは、その旨を公表しなければならない。
6　主務大臣は、第４項の規定による命令をしたときは、その旨を公表しなければならない。

　　注）次の改正規定は、平成28年６月３日法律第60号で公布され、公布の日から起算して１年６月を超えない範囲内において政令で定める日から施行する。
　　　　第39条第１項中「１年」を「２年」に改め、同項に後段として次のように加える。
　　　　　この場合において、主務大臣は、その統括者が個人である場合にあつては、その者に対して、当該停止を命ずる期間と同一の期間を定めて、当該停止を命ずる範囲の連鎖販売取引に係る業務を営む法人の当該業務を担当する役員となることの禁止を併せて命ずることができる。
　　　　第39条第２項中「１年」を「２年」に改め、同項に後段として次のように加える。
　　　　　この場合において、主務大臣は、その勧誘者が個人である場合にあつては、その者に対して、当該停止を命ずる期間と同一の期間を定めて、当該停止を命ずる範囲の連鎖販売取引に係る業務を営む法人の当該業務を担当する役員となることの禁止を併せて命ずることができる。
　　　　第39条第３項中「前条第１項各号」を「前条第３項各号」に、「同条第３項」を「同項」に、「１年」を「２年」に改め、同項に後段として次のように加える。
　　　　　この場合において、主務大臣は、その一般連鎖販売業者が個人である場合にあつては、その者に対して、当該停止を命ずる期間と同一の期間を定めて、当該停止を命ずる範囲の連鎖販売取引に係る業務を営む法人の当該業務を担当する役員となることの禁止を併せて命ずることができる。
　　　　第39条の次に次の１条を加える。
　　　（業務の禁止等）
　　　　第39条の２　主務大臣は、統括者に対して前条第１項の規定によりその行う連鎖販売取引の停止を命ずる場合において、次の各号に掲げる場合の区分に応じ、当該各号に定める者が当該命令の理由となつた事実及び当該事実に関してその者が有していた責任の程度を考慮して当該命令の実効性を確保するためにその者による連鎖販売取引に係る業務を制限することが相当と認められる者として主務省令で定める者に該当するときは、その者に対して、当該停止を命ずる期間と同一の期間を定めて、当該停止を命ずる範囲の連鎖販売取引に係る業務を新たに開始すること（当該業務を営む法人の当該業務を担当する役員となることを含む。）の禁止を命ずることができる。
　　　　一　当該統括者が法人である場合　その役員及び当該命令の日前60日以内においてその役員であつた者並びにその使用人及び当該命令の日前60日以内においてその使用人であつた者
　　　　二　当該統括者が個人である場合　その使用人及び当該命令の日前60日以内においてその使用人であつた者
　　　　2　主務大臣は、勧誘者に対して前条第２項の規定によりその行う連鎖販売取引の停止を命ずる場合において、次の各号に掲げる場合の区分に応じ、当該各号に定める者が当該命令の理由となつた事実及び当該事実に関してその者が有していた責任の程度を考慮して当該命令の実効性を確保するためにその者による連鎖販売取引に係る業務を制限することが相当と認められる者として主務省令で定める者に該当するときは、その者に対して、当該停止を命ずる期間と同一の期間を定めて、当該停止を命ずる範囲の連鎖販売取引に係る業務を新たに開始すること（当該業務を営む法人の当該業務を担当する役員となることを含む。）の禁止を命ずることができる。
　　　　一　当該勧誘者が法人である場合　その役員及び当該命令の日前60日以内においてその役員であつた者並びにその使用人及び当該命令の日前60日以内においてその

使用人であつた者
　　二　当該勧誘者が個人である場合　その使用人及び当該命令の日前60日以内においてその使用人であつた者
3　主務大臣は、一般連鎖販売業者に対して前条第3項の規定によりその行う連鎖販売取引の停止を命ずる場合において、次の各号に掲げる場合の区分に応じ、当該各号に定める者が当該命令の理由となつた事実及び当該事実に関してその者が有していた責任の程度を考慮して当該命令の実効性を確保するためにその者による連鎖販売取引に係る業務を制限することが相当と認められる者として主務省令で定める者に該当するときは、その者に対して、当該停止を命ずる期間と同一の期間を定めて、当該停止を命ずる範囲の連鎖販売取引に係る業務を新たに開始すること（当該業務を営む法人の当該業務を担当する役員となることを含む。）の禁止を命ずることができる。
　　一　当該一般連鎖販売業者が法人である場合　その役員及び当該命令の日前60日以内においてその役員であつた者並びにその使用人及び当該命令の日前60日以内においてその使用人であつた者
　　二　当該一般連鎖販売業者が個人である場合　その使用人及び当該命令の日前60日以内においてその使用人であつた者
4　主務大臣は、前3項の規定による命令をしたときは、その旨を公表しなければならない。

（連鎖販売契約の解除等）
第40条　連鎖販売業を行う者がその連鎖販売業に係る連鎖販売契約を締結した場合におけるその連鎖販売契約の相手方（その連鎖販売業に係る商品の販売若しくはそのあつせん又は役務の提供若しくはそのあつせんを店舗等によらないで行う個人に限る。以下この章において「連鎖販売加入者」という。）は、第37条第2項の書面を受領した日（その連鎖販売契約に係る特定負担が再販売をする商品（施設を利用し及び役務の提供を受ける権利を除く。以下この項において同じ。）の購入についてのものである場合において、その連鎖販売契約に基づき購入したその商品につき最初の引渡しを受けた日がその受領した日後であるときは、その引渡しを受けた日。次条第1項において同じ。）から起算して20日を経過したとき（連鎖販売加入者が、統括者若しくは勧誘者が第34条第1項の規定に違反し若しくは一般連鎖販売業者が同条第2項の規定に違反してこの項の規定による連鎖販売契約の解除に関する事項につき不実のことを告げる行為をしたことにより当該告げられた内容が事実であるとの誤認をし、又は統括者、勧誘者若しくは一般連鎖販売業者が同条第3項の規定に違反して威迫したことにより困惑し、これらによつて当該期間を経過するまでにこの項の規定による連鎖販売契約の解除を行わなかつた場合には、当該連鎖販売加入者が、その連鎖販売業に係る統括者、勧誘者又は一般連鎖販売業者が主務省令で定めるところによりこの項の規定による当該連鎖販売契約の解除を行うことができる旨を記載して交付した書面を受領した日から起算して20日を経過したとき）を除き、書面によりその連鎖販売契約の解除を行うことができる。この場合において、その連鎖販売業を行う者は、その連鎖販売契約の解除に伴う損害賠償又は違約金の支払を請求することができない。
2　前項の連鎖販売契約の解除は、その連鎖販売契約の解除を行う旨の書面を発した時に、その効力を生ずる。
3　第1項の連鎖販売契約の解除があつた場合において、その連鎖販売契約に係る商品の引渡しが既にされているときは、その引取りに要する費用は、その連鎖販売業を行う者の負担とする。
4　前3項の規定に反する特約でその連鎖販売加入者に不利なものは、無効とする。

第40条の2　連鎖販売加入者は、第37条第2項の書面を受領した日から起算して20日を経過した後（連鎖販売加入者が、統括者若しくは勧誘者が第34条第1項の規定に違反し若しくは一般連鎖販売業者が同条第2項の規定に違反して前条第1項の規定による連鎖販売契約の解除に関する事項につき不実のことを告げる行為をしたことにより当該告げられた内容が事実であるとの誤認をし、又は統括者、勧誘者若しくは一般連鎖販売業者が第34条第3項の規定に違反して威迫したことにより困惑し、これらによつて当該期間を経過するまでに前条第1項の規定による連鎖販売契約の解除を行わなかつた場合には、当該連鎖販売加入者が、その連鎖販売業に係る統括者、勧誘者又は一般連鎖販売業者が同項の主務省令で定めるところにより同項の規定による当該連鎖販売契約の解除を行うことができる旨を記載して交付した書面を受領した日から起算して20日を経過した後）においては、将来に向かつてその連鎖販売契約の解除を行うことができる。
2　前項の規定により連鎖販売契約が解除された場合において、その解除がされる前に、連鎖販売業を行う者が連鎖販売加入者（当該連鎖販売契約（取引条件の変更に係る連鎖販売契約を除く。）を締結した日から1年を経過していない者に限る。以下この条において同じ。）に対し、既に、連鎖販売業に係る商品の販売（そのあつせんを含む。）を行つているときは、連鎖販売加入者は、次に掲げる場合を除き、当該商品の販売に係る契約（当該連鎖販売契約のうち当該連鎖販売取引に伴う特定負担に係る商品の販売に係る部分を含む。以下この条において「商品販売契約」という。）の解除を行うことができる。
　　一　当該商品の引渡し（当該商品が施設を利用し又は役務の提供を受ける権利である場合にあつては、その移転。以下この条において同じ。）を受けた日から起算して90日を経過したとき。
　　二　当該商品を再販売したとき。

三　当該商品を使用し又はその全部若しくは一部を消費したとき（当該連鎖販売業に係る商品の販売を行つた者が当該連鎖販売加入者に当該商品を使用させ、又はその全部若しくは一部を消費させた場合を除く。）。
四　その他政令で定めるとき。
3　連鎖販売業を行う者は、第１項の規定により連鎖販売契約が解除されたときは、損害賠償額の予定又は違約金の定めがあるときにおいても、契約の締結及び履行のために通常要する費用の額（次の各号のいずれかに該当する場合にあつては、当該額に当該各号に掲げる場合に応じ当該各号に定める額を加算した額）にこれに対する法定利率による遅延損害金の額を加算した金額を超える額の金銭の支払を連鎖販売加入者に対して請求することができない。
一　当該連鎖販売契約の解除が当該連鎖販売取引に伴う特定負担に係る商品の引渡し後である場合　次の額を合算した額
　イ　引渡しがされた当該商品（当該連鎖販売契約に基づき販売が行われたものに限り、前項の規定により当該商品に係る商品販売契約が解除されたものを除く。）の販売価格に相当する額
　ロ　提供された特定利益その他の金品（前項の規定により解除された商品販売契約に係る商品に係るものに限る。）に相当する額
二　当該連鎖販売契約の解除が当該連鎖販売取引に伴う特定負担に係る役務の提供開始後である場合　提供された当該役務（当該連鎖販売契約に基づき提供されたものに限る。）の対価に相当する額
4　連鎖販売業に係る商品の販売を行つた者は、第２項の規定により商品販売契約が解除されたときは、損害賠償額の予定又は違約金の定めがあるときにおいても、次の各号に掲げる場合に応じ当該各号に定める額にこれに対する法定利率による遅延損害金の額を加算した金額を超える額の金銭の支払を当該連鎖販売加入者に対して請求することができない。
一　当該商品が返還された場合又は当該商品販売契約の解除が当該商品の引渡し前である場合　当該商品の販売価格の10分の１に相当する額
二　当該商品が返還されない場合　当該商品の販売価格に相当する額
5　第２項の規定により商品販売契約が解除されたときは、当該商品に係る一連の連鎖販売業の統括者は、連帯して、その解除によつて生ずる当該商品の販売を行つた者の債務の弁済の責めに任ずる。
6　前各項の規定に反する特約で連鎖販売加入者に不利なものは、無効とする。
7　第３項及び第４項の規定は、連鎖販売業に係る商品又は役務を割賦販売により販売し又は提供するものについては、適用しない。

（連鎖販売契約の申込み又はその承諾の意思表示の取消し）
第40条の３　連鎖販売加入者は、統括者若しくは勧誘者がその統括者の統括する一連の連鎖販売業に係る連鎖販売契約の締結について勧誘をするに際し第一号若しくは第二号に掲げる行為をしたことにより当該各号に定める誤認をし、又は一般連鎖販売業者がその連鎖販売業に係る連鎖販売契約の締結について勧誘をするに際し第三号に掲げる行為をしたことにより同号に定める誤認をし、これらによつて当該連鎖販売契約の申込み又はその承諾の意思表示をしたときは、これを取り消すことができる。ただし、当該連鎖販売契約の相手方が、当該連鎖販売契約の締結の当時、当該統括者、当該勧誘者又は当該一般連鎖販売業者がこれらの行為をした事実を知らなかつたときは、この限りでない。
一　第34条第１項の規定に違反して不実のことを告げる行為　当該告げられた内容が事実であるとの誤認
二　第34条第１項の規定に違反して故意に事実を告げない行為　当該事実が存在しないとの誤認
三　第34条第２項の規定に違反して不実のことを告げる行為　当該告げられた内容が事実であるとの誤認
2　第９条の３第２項から第５項までの規定は、前項の規定による連鎖販売契約の申込み又はその承諾の意思表示の取消しについて準用する。

第４章　特定継続的役務提供
（定義）
第41条　この章及び第58条の22第１項第一号において「特定継続的役務提供」とは、次に掲げるものをいう。
一　役務提供事業者が、特定継続的役務をそれぞれの特定継続的役務ごとに政令で定める期間を超える期間にわたり提供することを約し、相手方がこれに応じて政令で定める金額を超える金銭を支払うことを約する契約（以下この章において「特定継続的役務提供契約」という。）を締結して行う特定継続的役務の提供
二　販売業者が、特定継続的役務の提供（前号の政令で定める期間を超える期間にわたり提供するものに限る。）を受ける権利を同号の政令で定める金額を超える金銭を受け取つて販売する契約（以下この章において「特定権利販売契約」という。）を締結して行う特定継続的役務の提供を受ける権利の販売
2　この章並びに第58条の８第１項第一号及び第67条第１項において「特定継続的役務」とは、国民の日常生活に係る取引において有償で継続的に提供される役務であつて、次の各号のいずれにも該当するものとして、政令で定めるものをいう。
一　役務の提供を受ける者の身体の美化又は知識若し

くは技能の向上その他のその者の心身又は身上に関する目的を実現させることをもつて誘引が行われるもの
二　役務の性質上、前号に規定する目的が実現するかどうかが確実でないもの

(特定継続的役務提供における書面の交付)
第42条　役務提供事業者又は販売業者は、特定継続的役務の提供を受けようとする者又は特定継続的役務の提供を受ける権利を購入しようとする者と特定継続的役務提供契約又は特定権利販売契約(以下この章及び第58条の22において「特定継続的役務提供等契約」という。)を締結しようとするときは、当該特定継続的役務提供等契約を締結するまでに、主務省令で定めるところにより、当該特定継続的役務提供等契約の概要について記載した書面をその者に交付しなければならない。

2　役務提供事業者は、特定継続的役務提供契約を締結したときは、遅滞なく、主務省令で定めるところにより、次の事項について当該特定継続的役務提供契約の内容を明らかにする書面を当該特定継続的役務の提供を受ける者に交付しなければならない。

一　役務の内容であつて主務省令で定める事項及び当該役務の提供に際し当該役務の提供を受ける者が購入する必要のある商品がある場合にはその商品名
二　役務の対価その他の役務の提供を受ける者が支払わなければならない金銭の額
三　前号に掲げる金銭の支払の時期及び方法
四　役務の提供期間
五　第48条第1項の規定による特定継続的役務提供契約の解除に関する事項(同条第2項から第7項までの規定に関する事項を含む。)
六　第49条第1項の規定による特定継続的役務提供契約の解除に関する事項(同条第2項、第5項及び第6項の規定に関する事項を含む。)
七　前各号に掲げるもののほか、主務省令で定める事項

3　販売業者は、特定権利販売契約を締結したときは、遅滞なく、主務省令で定めるところにより、次の事項について当該特定権利販売契約の内容を明らかにする書面を当該特定継続的役務の提供を受ける権利の購入者に交付しなければならない。

一　権利の内容であつて主務省令で定める事項及び当該権利の行使による役務の提供に際し当該特定継続的役務の提供を受ける権利の購入者が購入する必要のある商品がある場合にはその商品名
二　権利の販売価格その他の当該特定継続的役務の提供を受ける権利の購入者が支払わなければならない金銭の額
三　前号に掲げる金銭の支払の時期及び方法
四　権利の行使により受けることができる役務の提供期間
五　第48条第1項の規定による特定権利販売契約の解除に関する事項(同条第2項から第7項までの規定に関する事項を含む。)
六　第49条第3項の規定による特定権利販売契約の解除に関する事項(同条第4項から第6項までの規定に関する事項を含む。)
七　前各号に掲げるもののほか、主務省令で定める事項

(誇大広告等の禁止)
第43条　役務提供事業者又は販売業者は、特定継続的役務提供をする場合の特定継続的役務の提供条件又は特定継続的役務の提供を受ける権利の販売条件について広告をするときは、当該特定継続的役務の内容又は効果その他の主務省令で定める事項について、著しく事実に相違する表示をし、又は実際のものよりも著しく優良であり、若しくは有利であると人を誤認させるような表示をしてはならない。

(合理的な根拠を示す資料の提出)
第43条の2　主務大臣は、前条に規定する表示に該当するか否かを判断するため必要があると認めるときは、当該表示をした役務提供事業者又は販売業者に対し、期間を定めて、当該表示の裏付けとなる合理的な根拠を示す資料の提出を求めることができる。この場合において、当該役務提供事業者又は当該販売業者が当該資料を提出しないときは、第46条及び第47条第1項の規定の適用については、当該表示は、前条に規定する表示に該当するものとみなす。

注)次の改正規定は、平成28年6月3日法律第60号で公布され、公布の日から起算して1年6月を超えない範囲内において政令で定める日から施行する。
　　第43条の2及び第44条の2中「第46条」を「第46条第1項」に改める。

(禁止行為)
第44条　役務提供事業者又は販売業者は、特定継続的役務提供等契約の締結について勧誘をするに際し、又は特定継続的役務提供等契約の解除を妨げるため、次の事項につき、不実のことを告げる行為をしてはならない。

一　役務又は役務の提供を受ける権利の種類及びこれらの内容又は効果(権利の場合にあつては、当該権利に係る役務の効果)その他これらに類するものとして主務省令で定める事項
二　役務の提供又は権利の行使による役務の提供に際し当該役務の提供を受ける者又は当該権利の購入者が購入する必要のある商品がある場合には、その商品の種類及びその性能又は品質その他これらに類するものとして主務省令で定める事項
三　役務の対価又は権利の販売価格その他の役務の提供を受ける者又は役務の提供を受ける権利の購入者

が支払わなければならない金銭の額
　四　前号に掲げる金銭の支払の時期及び方法
　五　役務の提供期間又は権利の行使により受けることができる役務の提供期間
　六　当該特定継続的役務提供等契約の解除に関する事項（第48条第1項から第7項まで及び第49条第1項から第6項までの規定に関する事項を含む。）
　七　顧客が当該特定継続的役務提供等契約の締結を必要とする事情に関する事項
　八　前各号に掲げるもののほか、当該特定継続的役務提供等契約に関する事項であつて、顧客又は特定継続的役務の提供を受ける者若しくは特定継続的役務の提供を受ける権利の購入者の判断に及ぼすこととなる重要なもの
2　役務提供事業者又は販売業者は、特定継続的役務提供等契約の締結について勧誘をするに際し、前項第一号から第六号までに掲げる事項につき、故意に事実を告げない行為をしてはならない。
3　役務提供事業者又は販売業者は、特定継続的役務提供等契約を締結させ、又は特定継続的役務提供等契約の解除を妨げるため、人を威迫して困惑させてはならない。

（合理的な根拠を示す資料の提出）
第44条の2　主務大臣は、前条第1項第一号又は第二号に掲げる事項につき不実のことを告げる行為をしたか否かを判断するため必要があると認めるときは、当該役務提供事業者又は当該販売業者に対し、期間を定めて、当該告げた事項の裏付けとなる合理的な根拠を示す資料の提出を求めることができる。この場合において、当該役務提供事業者又は当該販売業者が当該資料を提出しないときは、第46条及び第47条第1項の規定の適用については、当該役務提供事業者又は当該販売業者は、前条第1項第一号又は第二号に掲げる事項につき不実のことを告げる行為をしたものとみなす。

（書類の備付け及び閲覧等）
第45条　役務提供事業者又は販売業者は、特定継続的役務提供に係る前払取引（特定継続的役務提供に先立つてその相手方から政令で定める金額を超える金銭を受領する特定継続的役務提供に係る取引をいう。次項において同じ。）を行うときは、主務省令で定めるところにより、その業務及び財産の状況を記載した書類を、特定継続的役務提供等契約に関する業務を行う事務所に備え置かなければならない。
2　特定継続的役務提供に係る前払取引の相手方は、前項に規定する書類の閲覧を求め、又は前項の役務提供事業者若しくは販売業者の定める費用を支払つてその謄本若しくは抄本の交付を求めることができる。

（指示）
第46条　主務大臣は、役務提供事業者又は販売業者が第42条、第43条、第44条若しくは前条の規定に違反し、又は次に掲げる行為をした場合において、特定継続的役務提供に係る取引の公正及び特定継続的役務提供契約を締結して特定継続的役務の提供を受ける者又は特定権利販売契約を締結して特定継続的役務の提供を受ける権利を購入する者（以下この章において「特定継続的役務提供受領者等」という。）の利益が害されるおそれがあると認めるときは、その役務提供事業者又は販売業者に対し、必要な措置をとるべきことを指示することができる。
一　特定継続的役務提供等契約に基づく債務又は特定継続的役務提供等契約の解除によつて生ずる債務の全部又は一部の履行を拒否し、又は不当に遅延させること。
二　特定継続的役務提供等契約の締結について勧誘をするに際し、又は特定継続的役務提供等契約の解除を妨げるため、当該特定継続的役務提供等契約に関する事項であつて、顧客又は特定継続的役務提供受領者等の判断に影響を及ぼすこととなる重要なもの（第44条第1項第一号から第六号までに掲げるものを除く。）につき、故意に事実を告げないこと。
三　前二号に掲げるもののほか、特定継続的役務提供に関する行為であつて、特定継続的役務提供に係る取引の公正及び特定継続的役務提供受領者等の利益を害するおそれがあるものとして主務省令で定めるもの

　注）次の改正規定は、平成28年6月3日法律第60号で公布され、公布の日から起算して1年6月を超えない範囲内において政令で定める日から施行する。

　　　第46条の見出しを「（指示等）」に改め、同条中「対し、」の下に「当該違反又は当該行為の是正のための措置、特定継続的役務提供受領者等の利益の保護を図るための措置その他の」を加え、同条第二号中「、又は特定継続的役務提供等契約の解除を妨げるため」及び「又は特定継続的役務提供受領者等」を削り、同条第三号中「前二号」を「前三号」に改め、同号を同条第四号とし、同条第二号の次に次の1号を加える。
　　　　三　特定継続的役務提供等契約の解除を妨げるため、当該特定継続的役務提供等契約に関する事項であつて、特定継続的役務提供受領者等の判断に影響を及ぼすこととなる重要なものにつき、故意に事実を告げないこと。
　　　第46条に次の1項を加える。
　　　2　主務大臣は、前項の規定による指示をしたときは、その旨を公表しなければならない。

（業務の停止等）
第47条　主務大臣は、役務提供事業者又は販売業者が第42条、第43条、第44条若しくは第45条の規定に違反し若しくは前条各号に掲げる行為をした場合において特定継続的役務提供に係る取引の公正及び特定継続

的役務提供受領者等の利益が著しく害されるおそれがあると認めるとき、又は役務提供事業者若しくは販売業者が同条の規定による指示に従わないときは、その役務提供事業者又は販売業者に対し、1年以内の期間を限り、特定継続的役務提供に関する業務の全部又は一部を停止すべきことを命ずることができる。
2 　主務大臣は、前項の規定による命令をしたときは、その旨を公表しなければならない。
　　注）次の改正規定は、平成28年6月3日法律第60号で公布され、公布の日から起算して1年6月を超えない範囲内において政令で定める日から施行する。
　　　第47条第1項中「前条各号」を「前条第1項各号」に、「同条」を「同項」に、「1年」を「2年」に改め、同項に後段として次のように加える。
　　　　この場合において、主務大臣は、その役務提供事業者又は販売業者が個人である場合にあつては、その者に対して、当該停止を命ずる期間と同一の期間を定めて、当該停止を命ずる範囲の業務を営む法人の当該業務を担当する役員となることの禁止を併せて命ずることができる。
　　　第47条の次に次の1条を加える。
　　　（業務の禁止等）
　　　第47条の2　主務大臣は、役務提供事業者又は販売業者に対して前条第1項の規定により業務の停止を命ずる場合において、次の各号に掲げる場合の区分に応じ、当該各号に定める者が当該命令の理由となつた事実及び当該事実に関してその者が有していた責任の程度を考慮して当該命令の実効性を確保するためにその者による特定継続的役務提供に関する業務を制限することが相当と認められる者として主務省令で定める者に該当するときは、その者に対して、当該停止を命ずる期間と同一の期間を定めて、当該停止を命ずる範囲の業務を新たに開始すること（当該業務を営む法人の当該業務を担当する役員となることを含む。）の禁止を命ずることができる。
　　　一　当該役務提供事業者又は当該販売業者が法人である場合　その役員及び当該命令の日前60日以内においてその役員であつた者並びにその使用人及び当該命令の日前60日以内においてその使用人であつた者
　　　二　当該役務提供事業者又は当該販売業者が個人である場合　その使用人及び当該命令の日前60日以内においてその使用人であつた者
　　　2 　主務大臣は、前項の規定による命令をしたときは、その旨を公表しなければならない。

（特定継続的役務提供等契約の解除等）
第48条　役務提供事業者又は販売業者が特定継続的役務提供等契約を締結した場合におけるその特定継続的役務提供受領者等は、第42条第2項又は第3項の書面を受領した日から起算して8日を経過したとき（特定継続的役務提供受領者等が、役務提供事業者若しくは販売業者が第44条第1項の規定に違反してこの項の規定による特定継続的役務提供等契約の解除に関する事項につき不実のことを告げる行為をしたことにより当該告げられた内容が事実であるとの誤認をし、又は役務提供事業者若しくは販売業者が同条第3項の規定に違反して威迫したことにより困惑し、これらによつて当該期間を経過するまでにこの項の規定による特定継続的役務提供等契約の解除を行わなかつた場合には、当該特定継続的役務提供受領者等が、当該役務提供事業者又は当該販売業者が主務省令で定めるところによりこの項の規定による当該特定継続的役務提供等契約の解除を行うことができる旨を記載して交付した書面を受領した日から起算して8日を経過したとき）を除き、書面によりその特定継続的役務提供等契約の解除を行うことができる。
2 　前項の規定による特定継続的役務提供等契約の解除があつた場合において、役務提供事業者又は販売業者が特定継続的役務の提供に際し特定継続的役務提供受領者等が購入する必要のある商品として政令で定める商品（以下この章並びに第58条の22第2項及び第66条第2項において「関連商品」という。）の販売又はその代理若しくは媒介を行つている場合には、当該商品の販売に係る契約（以下この条、次条及び第58条の8第2項において「関連商品販売契約」という。）についても、前項と同様とする。ただし、特定継続的役務提供受領者等が第42条第2項又は第3項の書面を受領した場合において、関連商品であつてその使用若しくは一部の消費により価額が著しく減少するおそれがある商品として政令で定めるものを使用し又はその全部若しくは一部を消費したとき（当該役務提供事業者又は当該販売業者が当該特定継続的役務提供受領者等に当該商品を使用させ、又はその全部若しくは一部を消費させた場合を除く。）は、この限りでない。
3 　前2項の規定による特定継続的役務提供等契約の解除及び関連商品販売契約の解除は、それぞれ当該解除を行う旨の書面を発した時に、その効力を生ずる。
4 　第1項の規定による特定継続的役務提供等契約の解除又は第2項の規定による関連商品販売契約の解除があつた場合においては、役務提供事業者若しくは販売業者又は関連商品の販売を行つた者は、当該解除に伴う損害賠償若しくは違約金の支払を請求することができない。
5 　第1項の規定による特定権利販売契約の解除又は第2項の規定による関連商品販売契約の解除があつた場合において、その特定権利販売契約又は関連商品販売契約に係る権利の移転又は関連商品の引渡しが既にされているときは、その返還又は引取りに要する費用は、販売業者又は関連商品の販売を行つた者の負担とする。
6 　役務提供事業者又は販売業者は、第1項の規定による特定継続的役務提供等契約の解除があつた場合に

は、既に当該特定継続的役務提供等契約に基づき特定継続的役務提供が行われたときにおいても、特定継続的役務提供受領者等に対し、当該特定継続的役務提供等契約に係る特定継続的役務の対価その他の金銭の支払を請求することができない。

7　役務提供事業者は、第1項の規定による特定継続的役務提供契約の解除があつた場合において、当該特定継続的役務提供契約に関連して金銭を受領しているときは、特定継続的役務の提供を受ける者に対し、速やかに、これを返還しなければならない。

8　前各項の規定に反する特約で特定継続的役務提供受領者等に不利なものは、無効とする。

第49条　役務提供事業者が特定継続的役務提供契約を締結した場合におけるその特定継続的役務の提供を受ける者は、第42条第2項の書面を受領した日から起算して8日を経過した後（その特定継続的役務の提供を受ける者が、役務提供事業者が第44条第1項の規定に違反して前条第1項の規定による特定継続的役務提供契約の解除に関する事項につき不実のことを告げる行為をしたことにより当該告げられた内容が事実であるとの誤認をし、又は役務提供事業者が第44条第3項の規定に違反して威迫したことにより困惑し、これらによつて当該期間を経過するまでに前条第1項の規定による特定継続的役務提供契約の解除を行わなかつた場合には、当該特定継続的役務の提供を受ける者が、当該役務提供事業者が同項の主務省令で定めるところにより同項の規定による当該特定継続的役務提供契約の解除を行うことができる旨を記載して交付した書面を受領した日から起算して8日を経過した後）においては、将来に向かつてその特定継続的役務提供契約の解除を行うことができる。

2　役務提供事業者は、前項の規定により特定継続的役務提供契約が解除されたときは、損害賠償額の予定又は違約金の定めがあるときにおいても、次の各号に掲げる場合に応じ当該各号に定める額にこれに対する法定利率による遅延損害金の額を加算した金額を超える額の金銭の支払を特定継続的役務の提供を受ける者に対して請求することができない。

　一　当該特定継続的役務提供契約の解除が特定継続的役務の提供開始後である場合　次の額を合算した額
　　イ　提供された特定継続的役務の対価に相当する額
　　ロ　当該特定継続的役務提供契約の解除によつて通常生ずる損害の額として第41条第2項の政令で定める役務ごとに政令で定める額
　二　当該特定継続的役務提供契約の解除が特定継続的役務の提供開始前である場合　契約の締結及び履行のために通常要する費用の額として第41条第2項の政令で定める役務ごとに政令で定める額

3　販売業者が特定権利販売契約を締結した場合におけるその特定継続的役務の提供を受ける権利の購入者は、第42条第3項の書面を受領した日から起算して8日を経過した後（その特定継続的役務の提供を受ける権利の購入者が、販売業者が第44条第1項の規定に違反して前条第1項の規定による特定権利販売契約の解除に関する事項につき不実のことを告げる行為をしたことにより当該告げられた内容が事実であるとの誤認をし、又は販売業者が第44条第3項の規定に違反して威迫したことにより困惑し、これらによつて当該期間を経過するまでに前条第1項の規定による特定権利販売契約の解除を行わなかつた場合には、当該特定継続的役務の提供を受ける権利の購入者が、当該販売業者が同項の主務省令で定めるところにより同項の規定による当該特定権利販売契約の解除を行うことができる旨を記載して交付した書面を受領した日から起算して8日を経過した後）においては、その特定権利販売契約の解除を行うことができる。

4　販売業者は、前項の規定により特定権利販売契約が解除されたときは、損害賠償額の予定又は違約金の定めがあるときにおいても、次の各号に掲げる場合に応じ当該各号に定める額にこれに対する法定利率による遅延損害金の額を加算した金額を超える額の金銭の支払を特定継続的役務の提供を受ける権利の購入者に対して請求することができない。

　一　当該権利が返還された場合　当該権利の行使により通常得られる利益に相当する額（当該権利の販売価格に相当する額から当該権利の返還されたときにおける価額を控除した額が当該権利の行使により通常得られる利益に相当する額を超えるときは、その額）
　二　当該権利が返還されない場合　当該権利の販売価格に相当する額
　三　当該契約の解除が当該権利の移転前である場合　契約の締結及び履行のために通常要する費用の額

5　第1項又は第3項の規定により特定継続的役務提供等契約が解除された場合であつて、役務提供事業者又は販売業者が特定継続的役務提供受領者等に対し、関連商品の販売又はその代理若しくは媒介を行つている場合には、特定継続的役務提供受領者等は当該関連商品販売契約の解除を行うことができる。

6　関連商品の販売を行つた者は、前項の規定により関連商品販売契約が解除されたときは、損害賠償額の予定又は違約金の定めがあるときにおいても、次の各号に掲げる場合に応じ当該各号に定める額にこれに対する法定利率による遅延損害金の額を加算した金額を超える額の金銭の支払を特定継続的役務提供受領者等に対して請求することができない。

　一　当該関連商品が返還された場合　当該関連商品の通常の使用料に相当する額（当該関連商品の販売価格に相当する額から当該関連商品の返還されたときにおける価額を控除した額が通常の使用料に相当す

る額を超えるときは、その額）
二　当該関連商品が返還されない場合　当該関連商品の販売価格に相当する額
三　当該契約の解除が当該関連商品の引渡し前である場合　契約の締結及び履行のために通常要する費用の額
7　前各項の規定に反する特約で特定継続的役務提供受領者等に不利なものは、無効とする。

（特定継続的役務提供等契約の申込み又はその承諾の意思表示の取消し）
第49条の2　特定継続的役務提供受領者等は、役務提供事業者又は販売業者が特定継続的役務提供等契約の締結について勧誘をするに際し次の各号に掲げる行為をしたことにより、当該各号に定める誤認をし、それによって当該特定継続的役務提供等契約の申込み又はその承諾の意思表示をしたときは、これを取り消すことができる。
一　第44条第1項の規定に違反して不実のことを告げる行為　当該告げられた内容が事実であるとの誤認
二　第44条第2項の規定に違反して故意に事実を告げない行為　当該事実が存在しないとの誤認
2　第9条の3第2項から第5項までの規定は、前項の規定による特定継続的役務提供等契約の申込み又はその承諾の意思表示の取消しについて準用する。
3　前条第5項から第7項までの規定は、第1項の規定により特定継続的役務提供等契約の申込み又はその承諾の意思表示が取り消された場合について準用する。

（適用除外）
第50条　この章の規定は、次の特定継続的役務提供については、適用しない。
一　特定継続的役務提供等契約で、特定継続的役務提供受領者等が営業のために又は営業として締結するものに係る特定継続的役務提供
二　本邦外に在る者に対する特定継続的役務提供
三　国又は地方公共団体が行う特定継続的役務提供
四　次の団体がその直接又は間接の構成員に対して行う特定継続的役務提供（その団体が構成員以外の者にその事業又は施設を利用させることができる場合には、これらの者に対して行う特定継続的役務提供を含む。）
　イ　特別の法律に基づいて設立された組合並びにその連合会及び中央会
　ロ　国家公務員法第108条の2又は地方公務員法第52条の団体
　ハ　労働組合
五　事業者がその従業者に対して行う特定継続的役務提供
2　第49条第2項、第4項及び第6項（前条第3項において準用する場合を含む。）の規定は、特定継続的役務又は関連商品を割賦販売により提供し又は販売するものについては、適用しない。

第5章　業務提供誘引販売取引
（定義）
第51条　この章並びに第58条の23、第66条第1項及び第67条第1項において「業務提供誘引販売業」とは、物品の販売（そのあつせんを含む。）又は有償で行う役務の提供（そのあつせんを含む。）の事業であつて、その販売の目的物たる物品（以下この章及び第58条の23第1項第一号イにおいて「商品」という。）又はその提供される役務を利用する業務（その商品の販売若しくはそのあつせん又はその役務の提供若しくはそのあつせんを行う者が自ら提供を行い、又はあつせんを行うものに限る。）に従事することにより得られる利益（以下この章及び第58条の23第1項第三号において「業務提供利益」という。）を収受し得ることをもつて相手方を誘引し、その者と特定負担（その商品の購入若しくはその役務の対価の支払又は取引料の提供をいう。以下この章及び第58条の23第1項第三号において同じ。）を伴うその商品の販売若しくはそのあつせん又はその役務の提供若しくはそのあつせんに係る取引（その取引条件の変更を含む。以下「業務提供誘引販売取引」という。）をするものをいう。
2　この章において「取引料」とは、取引料、登録料、保証金その他いかなる名義をもつてするかを問わず、取引をするに際し、又は取引条件を変更するに際し提供される金品をいう。

（業務提供誘引販売取引における氏名等の明示）
第51条の2　業務提供誘引販売業を行う者は、その業務提供誘引販売業に係る業務提供誘引販売取引をしようとするときは、その勧誘に先立つて、その相手方に対し、業務提供誘引販売業を行う者の氏名又は名称、特定負担を伴う取引についての契約の締結について勧誘をする目的である旨及び当該勧誘に係る商品又は役務の種類を明らかにしなければならない。

（禁止行為）
第52条　業務提供誘引販売業を行う者は、その業務提供誘引販売業に係る業務提供誘引販売取引についての契約（その業務提供誘引販売業に関して提供され、又はあつせんされる業務を事業所その他これに類似する施設（以下「事業所等」という。）によらないで行う個人との契約に限る。以下この条において同じ。）の締結について勧誘をするに際し、又はその業務提供誘引販売業に係る業務提供誘引販売取引についての契約の解除を妨げるため、次の事項につき、故意に事実を告げず、又は不実のことを告げる行為をしてはならない。
一　商品（施設を利用し及び役務の提供を受ける権利を除く。）の種類及びその性能若しくは品質又は施

設を利用し若しくは役務の提供を受ける権利若しくは役務の種類及びこれらの内容その他これらに類するものとして主務省令で定める事項
二　当該業務提供誘引販売取引に伴う特定負担に関する事項
三　当該契約の解除に関する事項（第58条第1項から第3項までの規定に関する事項を含む。）
四　その業務提供誘引販売業に係る業務提供利益に関する事項
五　前各号に掲げるもののほか、その業務提供誘引販売業に関する事項であつて、業務提供誘引販売取引の相手方の判断に影響を及ぼすこととなる重要なもの

2　業務提供誘引販売業を行う者は、その業務提供誘引販売業に係る業務提供誘引販売取引についての契約を締結させ、又はその業務提供誘引販売業に係る業務提供誘引販売取引についての契約の解除を妨げるため、人を威迫して困惑させてはならない。

3　業務提供誘引販売業を行う者は、特定負担を伴う取引についての契約の締結について勧誘をするためのものであることを告げずに営業所、代理店その他の主務省令で定める場所以外の場所において呼び止めて同行させることその他政令で定める方法により誘引した者に対し、公衆の出入りする場所以外の場所において、当該業務提供誘引販売業に係る業務提供誘引販売取引についての契約の締結について勧誘をしてはならない。

（合理的な根拠を示す資料の提出）
第52条の2　主務大臣は、前条第1項第一号又は第四号に掲げる事項につき不実のことを告げる行為をしたか否かを判断するため必要があると認めるときは、当該業務提供誘引販売業を行う者に対し、期間を定めて、当該告げた事項の裏付けとなる合理的な根拠を示す資料の提出を求めることができる。この場合において、当該業務提供誘引販売業を行う者が当該資料を提出しないときは、第56条第1項及び第57条第1項の規定の適用については、当該業務提供誘引販売業を行う者は、前条第1項第一号又は第四号に掲げる事項につき不実のことを告げる行為をしたものとみなす。

（業務提供誘引販売取引についての広告）
第53条　業務提供誘引販売業を行う者は、その業務提供誘引販売業に係る業務提供誘引販売取引について広告をするときは、主務省令で定めるところにより、当該広告に、その業務提供誘引販売業に関する次の事項を表示しなければならない。
一　商品又は役務の種類
二　当該業務提供誘引販売取引に伴う特定負担に関する事項
三　その業務提供誘引販売業に関して提供し、又はあつせんする業務について広告をするときは、その業務の提供条件
四　前三号に掲げるもののほか、主務省令で定める事項

（誇大広告等の禁止）
第54条　業務提供誘引販売業を行う者は、その業務提供誘引販売業に係る業務提供誘引販売取引について広告をするときは、当該業務提供誘引販売取引に伴う特定負担、当該業務提供誘引販売業に係る業務提供利益その他の主務省令で定める事項について、著しく事実に相違する表示をし、又は実際のものよりも著しく優良であり、若しくは有利であると人を誤認させるような表示をしてはならない。

（合理的な根拠を示す資料の提出）
第54条の2　主務大臣は、前条に規定する表示に該当するか否かを判断するため必要があると認めるときは、当該表示をした業務提供誘引販売業を行う者に対し、期間を定めて、当該表示の裏付けとなる合理的な根拠を示す資料の提出を求めることができる。この場合において、当該業務提供誘引販売業を行う者が当該資料を提出しないときは、第56条第1項及び第57条第1項の規定の適用については、当該表示は、前条に規定する表示に該当するものとみなす。

（承諾をしていない者に対する電子メール広告の提供の禁止等）
第54条の3　業務提供誘引販売業を行う者は、次に掲げる場合を除き、その業務提供誘引販売業に係る業務提供誘引販売取引について、その相手方となる者の承諾を得ないで電子メール広告をしてはならない。
一　相手方となる者の請求に基づき、その業務提供誘引販売業に係る業務提供誘引販売取引に係る電子メール広告（以下この章において「業務提供誘引販売取引電子メール広告」という。）をするとき。
二　前号に掲げるもののほか、通常業務提供誘引販売取引電子メール広告の提供を受ける者の利益を損なうおそれがないと認められる場合として主務省令で定める場合において、業務提供誘引販売取引電子メール広告をするとき。

2　前項に規定する承諾を得、又は同項第一号に規定する請求を受けた業務提供誘引販売業を行う者は、当該業務提供誘引販売取引電子メール広告の相手方から業務提供誘引販売取引電子メール広告の提供を受けない旨の意思の表示を受けたときは、当該相手方に対し、業務提供誘引販売取引電子メール広告をしてはならない。ただし、当該表示を受けた後に再び業務提供誘引販売取引電子メール広告をすることにつき当該相手方から請求を受け、又は当該相手方の承諾を得た場合には、この限りでない。

3　業務提供誘引販売業を行う者は、業務提供誘引販売取引電子メール広告をするときは、第1項第二号に掲げる場合を除き、当該業務提供誘引販売取引電子メー

ル広告をすることにつきその相手方の承諾を得、又はその相手方から請求を受けたことの記録として主務省令で定めるものを作成し、主務省令で定めるところによりこれを保存しなければならない。

4　業務提供誘引販売業を行う者は、業務提供誘引販売取引電子メール広告をするときは、第1項第二号に掲げる場合を除き、当該業務提供誘引販売取引電子メール広告に、第53条各号に掲げる事項のほか、主務省令で定めるところにより、その相手方が業務提供誘引販売取引電子メール広告の提供を受けない旨の意思を表示するために必要な事項として主務省令で定めるものを表示しなければならない。

5　前2項の規定は、業務提供誘引販売業を行う者が他の者に次に掲げる業務のすべてにつき一括して委託しているときは、その委託に係る業務提供誘引販売取引電子メール広告については、適用しない。
　一　業務提供誘引販売取引電子メール広告をすることにつきその相手方の承諾を得、又はその相手方から請求を受ける業務
　二　第3項に規定する記録を作成し、及び保存する業務
　三　前項に規定する業務提供誘引販売取引電子メール広告の提供を受けない旨の意思を表示するために必要な事項を表示する業務
　　注）次の改正規定は、平成28年6月3日法律第60号で公布され、公布の日から起算して1年6月を超えない範囲内において政令で定める日から施行する。
　　　　第54条の3第2項ただし書中「表示」を「意思の表示」に改め、同条第4項中「を表示する」を「の表示をする」に改め、同条第5項中「すべて」を「全て」に改め、同項第三号中「意思を表示する」を「意思の表示をする」に改める。

第54条の4　業務提供誘引販売業を行う者から前条第5項各号に掲げる業務のすべてにつき一括して委託を受けた者（以下この章並びに第66条第4項及び第6項において「業務提供誘引販売取引電子メール広告受託事業者」という。）は、次に掲げる場合を除き、当該業務を委託した業務提供誘引販売業を行う者（以下この条において「業務提供誘引販売取引電子メール広告委託者」という。）が行うその業務提供誘引販売業に係る業務提供誘引販売取引について、その相手方となる者の承諾を得ないで業務提供誘引販売取引電子メール広告をしてはならない。
　一　相手方となる者の請求に基づき、業務提供誘引販売取引電子メール広告委託者に係る業務提供誘引販売取引電子メール広告をするとき。
　二　前号に掲げるもののほか、通常業務提供誘引販売取引電子メール広告委託者に係る業務提供誘引販売取引電子メール広告の提供を受ける者の利益を損なうおそれがないと認められる場合として主務省令で定める場合において、業務提供誘引販売取引電子メール広告委託者に係る業務提供誘引販売取引電子メール広告をするとき。

2　前条第2項から第4項までの規定は、業務提供誘引販売取引電子メール広告受託事業者による業務提供誘引販売取引電子メール広告委託者に係る業務提供誘引販売取引電子メール広告について準用する。この場合において、同条第3項及び第4項中「第1項第二号」とあるのは、「次条第1項第二号」と読み替えるものとする。
　　注）次の改正規定は、平成28年6月3日法律第60号で公布され、公布の日から起算して1年6月を超えない範囲内において政令で定める日から施行する。
　　　　第54条の4第1項中「すべて」を「全て」に、「第66条第4項及び第6項」を「第66条第5項及び第67条第1項第四号」に改める。

（業務提供誘引販売取引における書面の交付）

第55条　業務提供誘引販売業を行う者は、その業務提供誘引販売取引に伴う特定負担をしようとする者（その業務提供誘引販売業に関して提供され、又はあつせんされる業務を事業所等によらないで行う個人に限る。）とその特定負担についての契約を締結しようとするときは、その契約を締結するまでに、主務省令で定めるところにより、その業務提供誘引販売業の概要について記載した書面をその者に交付しなければならない。

2　業務提供誘引販売業を行う者は、その業務提供誘引販売業に係る業務提供誘引販売取引についての契約（以下この章において「業務提供誘引販売契約」という。）を締結した場合において、その業務提供誘引販売契約の相手方がその業務提供誘引販売業に関して提供され、又はあつせんされる業務を事業所等によらないで行う個人であるときは、遅滞なく、主務省令で定めるところにより、次の事項についてその業務提供誘引販売契約の内容を明らかにする書面をその者に交付しなければならない。
　一　商品（施設を利用し及び役務の提供を受ける権利を除く。）の種類及びその性能若しくは品質又は施設を利用し若しくは役務の提供を受ける権利若しくは役務の種類及びこれらの内容に関する事項
　二　商品若しくは提供される役務を利用する業務の提供又はあつせんについての条件に関する事項
　三　当該業務提供誘引販売取引に伴う特定負担に関する事項
　四　当該業務提供誘引販売契約の解除に関する事項（第58条第1項から第3項までの規定に関する事項を含む。）
　五　前各号に掲げるもののほか、主務省令で定める事項

（指示）
第56条 主務大臣は、業務提供誘引販売業を行う者が第51条の2、第52条、第53条、第54条、第54条の3（第5項を除く。）若しくは前条の規定に違反し、又は次に掲げる行為をした場合において、業務提供誘引販売取引の公正及び業務提供誘引販売取引の相手方の利益が害されるおそれがあると認めるときは、その業務提供誘引販売業を行う者に対し、必要な措置をとるべきことを指示することができる。
一　その業務提供誘引販売業に係る業務提供誘引販売契約に基づく債務又はその解除によつて生ずる債務の全部又は一部の履行を拒否し、又は不当に遅延させること。
二　その業務提供誘引販売業に係る業務提供誘引販売取引につき利益を生ずることが確実であると誤解させるべき断定的判断を提供してその業務提供誘引販売業に係る業務提供誘引販売契約（その業務提供誘引販売業に関して提供され、又はあつせんされる業務を事業所等によらないで行う個人との契約に限る。次号において同じ。）の締結について勧誘をすること。
三　その業務提供誘引販売業に係る業務提供誘引販売契約を締結しない旨の意思を表示している者に対し、当該業務提供誘引販売契約の締結について迷惑を覚えさせるような仕方で勧誘をすること。
四　前三号に掲げるもののほか、その業務提供誘引販売業に係る業務提供誘引販売契約に関する行為であつて、業務提供誘引販売取引の公正及び業務提供誘引販売取引の相手方の利益を害するおそれがあるものとして主務省令で定めるもの。
2　主務大臣は、業務提供誘引販売取引電子メール広告受託事業者が第54条の4第1項又は同条第2項において準用する第54条の3第2項から第4項までの規定に違反した場合において、業務提供誘引販売取引の公正及び業務提供誘引販売取引の相手方の利益が害されるおそれがあると認めるときは、その業務提供誘引販売取引電子メール広告受託事業者に対し、必要な措置をとるべきことを指示することができる。

注）次の改正規定は、平成28年6月3日法律第60号で公布され、公布の日から起算して1年6月を超えない範囲内において政令で定める日から施行する。

第56条の見出しを「（指示等）」に改め、同条第1項中「行う者に対し、」の下に「当該違反又は当該行為の是正のための措置、業務提供誘引販売取引の相手方の利益の保護を図るための措置その他の」を加え、同項第四号中「もの。」を「もの」に改め、同条に次の2項を加える。
3　主務大臣は、第1項の規定による指示をしたときは、その旨を公表しなければならない。
4　主務大臣は、第2項の規定による指示をしたときは、その旨を公表しなければならない。

（業務提供誘引販売取引の停止等）
第57条　主務大臣は、業務提供誘引販売業を行う者が第51条の2、第52条、第53条、第54条、第54条の3（第コ項を除く。）若しくは第55条の規定に違反し若しくは前条第1項各号に掲げる行為をした場合において業務提供誘引販売取引の公正及び業務提供誘引販売取引の相手方の利益が著しく害されるおそれがあると認めるとき、又は業務提供誘引販売業を行う者が同項の規定による指示に従わないときは、その業務提供誘引販売業を行う者に対し、1年以内の期間を限り、当該業務提供誘引販売業に係る業務提供誘引販売取引の全部又は一部を停止すべきことを命ずることができる。
2　主務大臣は、業務提供誘引販売取引電子メール広告受託事業者が第54条の4第1項若しくは同条第2項において準用する第54条の3第2項から第4項までの規定に違反した場合において業務提供誘引販売取引の公正及び業務提供誘引販売取引の相手方の利益が著しく害されるおそれがあると認めるとき、又は業務提供誘引販売取引電子メール広告受託事業者が前条第2項の規定による指示に従わないときは、その業務提供誘引販売取引電子メール広告受託事業者に対し、1年以内の期間を限り、業務提供誘引販売取引電子メール広告に関する業務の全部又は一部を停止すべきことを命ずることができる。
3　主務大臣は、第1項の規定による命令をしたときは、その旨を公表しなければならない。
4　主務大臣は、第2項の規定による命令をしたときは、その旨を公表しなければならない。

注）次の改正規定は、平成28年6月3日法律第60号で公布され、公布の日から起算して1年6月を超えない範囲内において政令で定める日から施行する。

第57条第1項中「1年」を「2年」に改め、同項に後段として次のように加える。

この場合において、主務大臣は、その業務提供誘引販売業を行う者が個人である場合にあつては、その者に対して、当該停止を命ずる期間と同一の期間を定めて、当該停止を命ずる範囲の業務提供誘引販売取引に係る業務を営む法人の当該業務を担当する役員となることの禁止を併せて命ずることができる。

第57条の次に次の1条を加える。
（業務の禁止等）
第57条の2　主務大臣は、業務提供誘引販売業を行う者に対して前条第1項の規定によりその業務提供誘引販売業に係る業務提供誘引販売取引の停止を命ずる場合において、次の各号に掲げる場合の区分に応じ、当該各号に定める者が当該命令の理由となつた事実及び当該事実に関してその者が有していた責任の程度を考慮して当該命令の実効性を確保するためにその者による業務提供誘引販売取引に係る業務を制限することが相

当と認められる者として主務省令で定める者に該当するときは、その者に対して、当該停止を命ずる期間と同一の期間を定めて、当該停止を命ずる範囲の業務提供誘引販売取引に係る業務を新たに開始すること（当該業務を営む法人の当該業務を担当する役員となることを含む。）の禁止を命ずることができる。

一　当該業務提供誘引販売業を行う者が法人である場合　その役員及び当該命令の日前60日以内においてその役員であつた者並びにその使用人及び当該命令の日前60日以内においてその使用人であつた者

二　当該業務提供誘引販売業を行う者が個人である場合　その使用人及び当該命令の日前60日以内においてその使用人であつた者

2　主務大臣は、前項の規定による命令をしたときは、その旨を公表しなければならない。

（業務提供誘引販売契約の解除）

第58条　業務提供誘引販売業を行う者がその業務提供誘引販売業に係る業務提供誘引販売契約を締結した場合におけるその業務提供誘引販売契約の相手方（その業務提供誘引販売業に関して提供され、又はあつせんされる業務を事業所等によらないで行う個人に限る。以下この条から第58条の3までにおいて「相手方」という。）は、第55条第2項の書面を受領した日から起算して20日を経過したとき（相手方が、業務提供誘引販売業を行う者が第52条第1項の規定に違反してこの項の規定による業務提供誘引販売契約の解除に関する事項につき不実のことを告げる行為をしたことにより当該告げられた内容が事実であるとの誤認をし、又は業務提供誘引販売業を行う者が同条第2項の規定に違反して威迫したことにより困惑し、これらによつて当該期間を経過するまでにこの項の規定による業務提供誘引販売契約の解除を行わなかつた場合には、相手方が、当該業務提供誘引販売業を行う者が主務省令で定めるところによりこの項の規定による当該業務提供誘引販売契約の解除を行うことができる旨を記載して交付した書面を受領した日から起算して20日を経過したとき）を除き、書面によりその業務提供誘引販売契約の解除を行うことができる。この場合において、その業務提供誘引販売業を行う者は、その業務提供誘引販売契約の解除に伴う損害賠償又は違約金の支払を請求することができない。

2　前項の業務提供誘引販売契約の解除は、その業務提供誘引販売契約の解除を行う旨の書面を発した時に、その効力を生ずる。

3　第1項の業務提供誘引販売契約の解除があつた場合において、その業務提供誘引販売契約に係る商品の引渡しが既にされているときは、その引取りに要する費用は、その業務提供誘引販売業を行う者の負担とする。

4　前3項の規定に反する特約でその相手方に不利なものは、無効とする。

（業務提供誘引販売契約の申込み又はその承諾の意思表示の取消し）

第58条の2　相手方は、業務提供誘引販売業を行う者がその業務提供誘引販売業に係る業務提供誘引販売契約の締結について勧誘をするに際し次の各号に掲げる行為をしたことにより、当該各号に定める誤認をし、それによつて当該業務提供誘引販売契約の申込み又はその承諾の意思表示をしたときは、これを取り消すことができる。

一　第52条第1項の規定に違反して不実のことを告げる行為　当該告げられた内容が事実であるとの誤認

二　第52条第1項の規定に違反して故意に事実を告げない行為　当該事実が存在しないとの誤認

2　第9条の3第2項から第5項までの規定は、前項の規定による業務提供誘引販売契約の申込み又はその承諾の意思表示の取消しについて準用する。

（業務提供誘引販売契約の解除等に伴う損害賠償等の額の制限）

第58条の3　業務提供誘引販売業を行う者は、その業務提供誘引販売業に係る業務提供誘引販売契約の締結をした場合において、その業務提供誘引販売契約が解除されたときは、損害賠償額の予定又は違約金の定めがあるときにおいても、次の各号に掲げる場合に応じ当該各号に定める額にこれに対する法定利率による遅延損害金の額を加算した金額を超える額の金銭の支払をその相手方に対して請求することができない。

一　当該商品（施設を利用し及び役務の提供を受ける権利を除く。以下この項において同じ。）又は当該権利が返還された場合　当該商品の通常の使用料の額又は当該権利の行使により通常得られる利益に相当する額（当該商品又は当該権利の販売価格に相当する額から当該商品又は当該権利の返還された時における価額を控除した額が通常の使用料の額又は当該権利の行使により通常得られる利益に相当する額を超えるときは、その額）

二　当該商品又は当該権利が返還されない場合　当該商品又は当該権利の販売価格に相当する額

三　当該業務提供誘引販売契約の解除が当該役務の提供の開始後である場合　提供された当該役務の対価に相当する額

四　該業務提供誘引販売契約の解除が当該商品の引渡し若しくは当該権利の移転又は当該役務の提供の開始前である場合　契約の締結及び履行のために通常要する費用の額

2　業務提供誘引販売業を行う者は、その業務提供誘引販売業に係る業務提供誘引販売契約の締結をした場合において、その業務提供誘引販売契約に係る商品の代金又は役務の対価の全部又は一部の支払の義務が履行されない場合（業務提供誘引販売契約が解除された場

合を除く。）には、損害賠償額の予定又は違約金の定めがあるときにおいても、当該商品の販売価格又は当該役務の対価に相当する額から既に支払われた当該商品の代金又は当該役務の対価の額を控除した額にこれに対する法定利率による遅延損害金の額を加算した金額を超える額の金銭の支払を相手方に対して請求することができない。

3　前２項の規定は、業務提供誘引販売取引に係る商品又は役務を割賦販売により販売し又は提供するものについては、適用しない。

第５章の２　訪問購入

（定義）

第58条の４　この章及び第58条の24第１項において「訪問購入」とは、物品の購入を業として営む者（以下「購入業者」という。）が営業所等以外の場所において、売買契約の申込みを受け、又は売買契約を締結して行う物品（当該売買契約の相手方の利益を損なうおそれがないと認められる物品又はこの章の規定の適用を受けることとされた場合に流通が著しく害されるおそれがあると認められる物品であつて、政令で定めるものを除く。以下この章、同項及び第67条第１項において同じ。）の購入をいう。

（訪問購入における氏名等の明示）

第58条の５　購入業者は、訪問購入をしようとするときは、その勧誘に先立つて、その相手方に対し、購入業者の氏名又は名称、売買契約の締結について勧誘をする目的である旨及び当該勧誘に係る物品の種類を明らかにしなければならない。

（勧誘の要請をしていない者に対する勧誘の禁止等）

第58条の６　購入業者は、訪問購入に係る売買契約の締結についての勧誘の要請をしていない者に対し、営業所等以外の場所において、当該売買契約の締結について勧誘をし、又は勧誘を受ける意思の有無を確認してはならない。

2　購入業者は、訪問購入をしようとするときは、その勧誘に先立つて、その相手方に対し、勧誘を受ける意思があることを確認することをしないで勧誘をしてはならない。

3　購入業者は、訪問購入に係る売買契約を締結しない旨の意思を表示した者に対し、当該売買契約の締結について勧誘をしてはならない。

（訪問購入における書面の交付）

第58条の７　購入業者は、営業所等以外の場所において物品につき売買契約の申込みを受けたときは、直ちに、主務省令で定めるところにより、次の事項についてその申込みの内容を記載した書面をその申込みをした者に交付しなければならない。ただし、その申込みを受けた際その売買契約を締結した場合においては、この限りでない。

一　物品の種類
二　物品の購入価格
三　物品の代金の支払の時期及び方法
四　物品の引渡時期及び引渡しの方法
五　第58条の14第１項の規定による売買契約の申込みの撤回又は売買契約の解除に関する事項（同条第２項から第５項までの規定に関する事項を含む。）
六　第58条の15の規定による物品の引渡しの拒絶に関する事項
七　前各号に掲げるもののほか、主務省令で定める事項

第58条の８　購入業者は、次の各号のいずれかに該当するときは、次項に規定する場合を除き、遅滞なく（前条ただし書に規定する場合に該当するときは、直ちに）、主務省令で定めるところにより、同条各号の事項（同条第五号の事項については、売買契約の解除に関する事項に限る。）についてその売買契約の内容を明らかにする書面をその売買契約の相手方に交付しなければならない。

一　営業所等以外の場所において、物品につき売買契約を締結したとき（営業所等において申込みを受け、営業所等以外の場所において売買契約を締結したときを除く。）。
二　営業所等以外の場所において物品につき売買契約の申込みを受け、営業所等においてその売買契約を締結したとき。

2　購入業者は、前項各号のいずれかに該当する場合において、その売買契約を締結した際に、代金を支払い、かつ、物品の引渡しを受けたときは、直ちに、主務省令で定めるところにより、前条第一号及び第二号の事項並びに同条第五号の事項のうち売買契約の解除に関する事項その他主務省令で定める事項を記載した書面をその売買契約の相手方に交付しなければならない。

（物品の引渡しの拒絶に関する告知）

第58条の９　購入業者は、訪問購入に係る売買契約の相手方から直接物品の引渡しを受ける時は、その売買契約の相手方に対し、第58条の14第１項ただし書に規定する場合を除き、当該物品の引渡しを拒むことができる旨を告げなければならない。

（禁止行為）

第58条の10　購入業者は、訪問購入に係る売買契約の締結について勧誘をするに際し、又は訪問購入に係る売買契約の申込みの撤回若しくは解除を妨げるため、次の事項につき、不実のことを告げる行為をしてはならない。

一　物品の種類及びその性能又は品質その他これらに類するものとして主務省令で定める事項
二　物品の購入価格
三　物品の代金の支払の時期及び方法
四　物品の引渡時期及び引渡しの方法

五　当該売買契約の申込みの撤回又は当該売買契約の解除に関する事項（第58条の14第1項から第5項までの規定に関する事項を含む。）
六　第58条の15の規定による物品の引渡しの拒絶に関する事項
七　顧客が当該売買契約の締結を必要とする事情に関する事項
八　前各号に掲げるもののほか、当該売買契約に関する事項であつて、顧客又は売買契約の相手方の判断に影響を及ぼすこととなる重要なもの
2　購入業者は、訪問購入に係る売買契約の締結について勧誘をするに際し、前項第一号から第六号までに掲げる事項につき、故意に事実を告げない行為をしてはならない。
3　購入業者は、訪問購入に係る売買契約を締結させ、又は訪問購入に係る売買契約の申込みの撤回若しくは解除を妨げるため、人を威迫して困惑させてはならない。
4　購入業者は、訪問購入に係る物品の引渡しを受けるため、物品の引渡時期その他物品の引渡しに関する事項であつて、売買契約の相手方の判断に影響を及ぼすこととなる重要なものにつき、故意に事実を告げず、又は不実のことを告げる行為をしてはならない。
5　購入業者は、訪問購入に係る物品の引渡しを受けるため、人を威迫して困惑させてはならない。

（第三者への物品の引渡しについての相手方に対する通知）
第58条の11　購入業者は、第58条の8第1項各号のいずれかに該当する売買契約の相手方から物品の引渡しを受けた後に、第三者に当該物品を引き渡したときは、第58条の14第1項ただし書に規定する場合を除き、その旨及びその引渡しに関する事項として主務省令で定める事項を、遅滞なく、その売買契約の相手方に通知しなければならない。

（物品の引渡しを受ける第三者に対する通知）
第58条の11の2　購入業者は、第58条の8第1項各号のいずれかに該当する売買契約の相手方から物品の引渡しを受けた後に、第58条の14第1項ただし書に規定する場合以外の場合において第三者に当該物品を引き渡すときは、主務省令で定めるところにより、同項の規定により当該物品の売買契約が解除された旨又は解除されることがある旨を、その第三者に通知しなければならない。

（指示）
第58条の12　主務大臣は、購入業者が第58条の5から前条までの規定に違反し、又は次に掲げる行為をした場合において、訪問購入に係る取引の公正及び売買契約の相手方の利益が害されるおそれがあると認めるときは、その購入業者に対し、必要な措置をとるべきことを指示することができる。

一　訪問購入に係る売買契約に基づく債務又は訪問購入に係る売買契約の解除によつて生ずる債務の全部又は一部の履行を拒否し、又は不当に遅延させること。
二　訪問購入に係る売買契約の締結について勧誘をするに際し、又は訪問購入に係る売買契約の申込みの撤回若しくは解除を妨げるため、当該売買契約に関する事項であつて、顧客又は売買契約の相手方の判断に影響を及ぼすこととなる重要なもの（第58条の10第1項第一号から第六号までに掲げるものを除く。）につき、故意に事実を告げないこと。
三　前二号に掲げるもののほか、訪問購入に関する行為であつて、訪問購入に係る取引の公正及び売買契約の相手方の利益を害するおそれがあるものとして主務省令で定めるもの

注）次の改正規定は、平成28年6月3日法律第60号で公布され、公布の日から起算して1年6月を超えない範囲内において政令で定める日から施行する。

第58条の12の見出しを「（指示等）」に改め、同条中「対し、」の下に「当該違反又は当該行為の是正のための措置、売買契約の相手方の利益の保護を図るための措置その他の」を加え、同条第二号中「、又は訪問購入に係る売買契約の申込みの撤回若しくは解除を妨げるため」及び「又は売買契約の相手方」を削り、同条第三号中「前二号」を「前三号」に改め、同号を同条第四号とし、同条第二号の次に次の1号を加える。
　　三　訪問購入に係る売買契約の申込みの撤回又は解除を妨げるため、当該売買契約に関する事項であつて、顧客又は売買契約の相手方の判断に影響を及ぼすこととなる重要なものにつき、故意に事実を告げないこと。
第58条の12に次の1項を加える。
　2　主務大臣は、前項の規定による指示をしたときは、その旨を公表しなければならない。

（業務の停止等）
第58条の13　主務大臣は、購入業者が第58条の5から第58条の11の2までの規定に違反し若しくは前各号に掲げる行為をした場合において訪問購入に係る取引の公正及び売買契約の相手方の利益が著しく害されるおそれがあると認めるとき、又は購入業者が同条の規定による指示に従わないときは、その購入業者に対し、1年以内の期間を限り、訪問購入に関する業務の全部又は一部を停止すべきことを命ずることができる。
2　主務大臣は、前項の規定による命令をしたときは、その旨を公表しなければならない。

注）次の改正規定は、平成28年6月3日法律第60号で公布され、公布の日から起算して1年6月を超えない範囲内において政令で定める日から施行する。

第58条の13第1項中「前条各号」を「前条第1項各号」に、「同条」を「同項」に、「1年」を「2年」に改め、同項に後段として次のように加える。

この場合において、主務大臣は、その購入業者が個人である場合にあつては、その者に対して、当該停止を命ずる期間と同一の期間を定めて、当該停止を命ずる範囲の業務を営む法人の当該業務を担当する役員となることの禁止を併せて命ずることができる。

第58条の13の次に次の1条を加える。

（業務の禁止等）

第58条の13の2　主務大臣は、購入業者に対して前条第1項の規定により業務の停止を命ずる場合において、次の各号に掲げる場合の区分に応じ、当該各号に定める者が当該命令の理由となつた事実及び当該事実に関してその者が有していた責任の程度を考慮して当該命令の実効性を確保するためにその者による訪問購入に関する業務を制限することが相当と認められる者として主務省令で定める者に該当するときは、その者に対して、当該停止を命ずる期間と同一の期間を定めて、当該停止を命ずる範囲の業務を新たに開始すること（当該業務を営む法人の当該業務を担当する役員となることを含む。）の禁止を命ずることができる。

一　当該購入業者が法人である場合　その役員及び当該命令の日前60日以内においてその役員であつた者並びにその使用人及び当該命令の日前60日以内においてその使用人であつた者

二　当該購入業者が個人である場合　その使用人及び当該命令の日前60日以内においてその使用人であつた者

2　主務大臣は、前項の規定による命令をしたときは、その旨を公表しなければならない。

（訪問購入における契約の申込みの撤回等）

第58条の14　購入業者が営業所等以外の場所において物品につき売買契約の申込みを受けた場合におけるその申込みをした者又は購入業者が営業所等以外の場所において物品につき売買契約を締結した場合（営業所等において申込みを受け、営業所等以外の場所において売買契約を締結した場合を除く。）におけるその売買契約の相手方（以下この条及び次条において「申込者等」という。）は、書面によりその売買契約の申込みの撤回又はその売買契約の解除（以下この条において「申込みの撤回等」という。）を行うことができる。ただし、申込者等が第58条の8の書面を受領した日（その日前に第58条の7の書面を受領した場合にあつては、その書面を受領した日）から起算して8日を経過した場合（申込者等が、購入業者が第58条の10第1項の規定に違反して申込みの撤回等に関する事項につき不実のことを告げる行為をしたことにより当該告げられた内容が事実であるとの誤認をし、又は購入業者が同条第3項の規定に違反して威迫したことにより困惑し、これらによつて当該期間を経過するまでに申込みの撤回等を行わなかつた場合には、当該申込者等が、当該購入業者が主務省令で定めるところにより当該売買契約の申込みの撤回等を行うことができる旨を記載して交付した書面を受領した日から起算して8日を経過した場合）においては、この限りでない。

2　申込みの撤回等は、当該申込みの撤回等に係る書面を発した時に、その効力を生ずる。

3　申込者等である売買契約の相手方は、第1項の規定による売買契約の解除をもつて、第三者に対抗することができる。ただし、第三者が善意であり、かつ、過失がないときは、この限りでない。

4　申込みの撤回等があつた場合においては、購入業者は、その申込みの撤回等に伴う損害賠償又は違約金の支払を請求することができない。

5　申込みの撤回等があつた場合において、その売買契約に係る代金の支払が既にされているときは、その代金の返還に要する費用及びその利息は、購入業者の負担とする。

6　前各項の規定に反する特約で申込者等に不利なものは、無効とする。

（物品の引渡しの拒絶）

第58条の15　申込者等である売買契約の相手方は、前条第1項ただし書に規定する場合を除き、引渡しの期日の定めがあるときにおいても、購入業者及びその承継人に対し、訪問購入に係る物品の引渡しを拒むことができる。

（訪問購入における契約の解除等に伴う損害賠償等の額の制限）

第58条の16　購入業者は、第58条の8第1項各号のいずれかに該当する売買契約の締結をした場合において、その売買契約が解除されたときは、損害賠償額の予定又は違約金の定めがあるときにおいても、次の各号に掲げる場合に応じ当該各号に定める額にこれに対する法定利率による遅延損害金の額を加算した金額を超える額の金銭の支払をその売買契約の相手方に対して請求することができない。

一　当該売買契約の解除が当該売買契約についての代金の支払後である場合　当該代金に相当する額及びその利息

二　当該売買契約の解除が当該売買契約についての代金の支払前である場合　契約の締結及び履行のために通常要する費用の額

2　購入業者は、第58条の8第1項各号のいずれかに該当する売買契約の締結をした場合において、その売買契約についての物品の引渡しの義務が履行されない場合（売買契約が解除された場合を除く。）には、損害賠償額の予定又は違約金の定めがあるときにおいても、次の各号に掲げる場合に応じ当該各号に定める額にこれに対する法定利率による遅延損害金の額を加算した金額を超える額の金銭の支払をその売買契約の相手方に対して請求することができない。

一　履行期限後に当該物品が引き渡された場合　当該

物品の通常の使用料の額（当該物品の購入価格に相当する額から当該物品の引渡しの時における価額を控除した額が通常の使用料の額を超えるときは、その額）
二　当該物品が引き渡されない場合　当該物品の購入価格に相当する額

（適用除外）
第58条の17　この章の規定は、次の訪問購入については、適用しない。
一　売買契約で、第58条の4に規定する売買契約の申込みをした者が営業のために若しくは営業として締結するもの又はその売買契約の相手方が営業のために若しくは営業として締結するものに係る訪問購入
二　本邦外に在る者に対する訪問購入
三　国又は地方公共団体が行う訪問購入
四　次の団体がその直接又は間接の構成員に対して行う訪問購入（その団体が構成員以外の者にその事業又は施設を利用させることができる場合には、これらの者に対して行う訪問購入を含む。）
　イ　特別の法律に基づいて設立された組合並びにその連合会及び中央会
　ロ　国家公務員法第108条の2又は地方公務員法第52条の団体
　ハ　労働組合
五　事業者がその従業者に対して行う訪問購入
2　第58条の6第1項及び第58条の7から前条までの規定は、次の訪問購入については、適用しない。
一　その住居において売買契約の申込みをし又は売買契約を締結することを請求した者に対して行う訪問購入
二　購入業者がその営業所等以外の場所において物品につき売買契約の申込みを受け又は売買契約を締結することが通例であり、かつ、通常売買契約の相手方の利益を損なうおそれがないと認められる取引の態様で政令で定めるものに該当する訪問購入

第5章の3　差止請求権
（訪問販売に係る差止請求権）
第58条の18　消費者契約法（平成12年法律第61号）第2条第4項に規定する適格消費者団体（以下この章において単に「適格消費者団体」という。）は、販売業者又は役務提供事業者が、訪問販売に関し、不特定かつ多数の者に対して次に掲げる行為を現に行い又は行うおそれがあるときは、その販売業者又は役務提供事業者に対し、当該行為の停止若しくは予防又は当該行為に供した物の廃棄若しくは除去その他の当該行為の停止若しくは予防に必要な措置をとることを請求することができる。
一　売買契約若しくは役務提供契約の締結について勧誘をするに際し、又は売買契約若しくは役務提供契約の申込みの撤回若しくは解除を妨げるため、次に掲げる事項につき、不実のことを告げる行為
　イ　商品の種類及びその性能若しくは品質又は権利若しくは役務の種類及びこれらの内容
　ロ　第6条第1項第二号から第五号までに掲げる事項
　ハ　第6条第1項第六号又は第七号に掲げる事項
二　売買契約又は役務提供契約の締結について勧誘をするに際し、前号イ又はロに掲げる事項につき、故意に事実を告げない行為
三　売買契約若しくは役務提供契約を締結させ、又は売買契約若しくは役務提供契約の申込みの撤回若しくは解除を妨げるため、威迫して困惑させる行為
2　適格消費者団体は、販売業者又は役務提供事業者が、売買契約又は役務提供契約を締結するに際し、不特定かつ多数の者との間で次に掲げる特約を含む売買契約又は役務提供契約の申込み又はその承諾の意思表示を現に行い又は行うおそれがあるときは、その販売業者又は役務提供事業者に対し、当該行為の停止若しくは予防又は当該行為に供した物の廃棄若しくは除去その他の当該行為の停止若しくは予防に必要な措置をとることを請求することができる。
一　第9条第8項（第9条の2第3項において読み替えて準用する場合を含む。）に規定する特約
二　第10条の規定に反する特約

（通信販売に係る差止請求権）
第58条の19　適格消費者団体は、販売業者又は役務提供事業者が、通信販売をする場合の商品若しくは指定権利の販売条件又は役務の提供条件について広告をするに際し、不特定かつ多数の者に対して当該商品の性能若しくは当該権利若しくは当該役務の内容又は当該商品若しくは当該権利の売買契約の申込みの撤回若しくは解除に関する事項（第15条の2第1項ただし書に規定する特約がある場合には、その内容を含む。）について、著しく事実に相違する表示をし、又は実際のものよりも著しく優良であり、若しくは有利であると誤認させるような表示をする行為を現に行い又は行うおそれがあるときは、その販売業者又は役務提供事業者に対し、当該行為の停止若しくは予防又は当該行為に供した物の廃棄若しくは除去その他の当該行為の停止若しくは予防に必要な措置をとることを請求することができる。
　注）次の改正規定は、平成28年6月3日法律第60号で公布され、公布の日から起算して1年6月を超えない範囲内において政令で定める日から施行する。
　　　第58条の19中「指定権利」を「特定権利」に、「第15条の2第1項ただし書」を「第15条の3第1項ただし書」に改める。

（電話勧誘販売に係る差止請求権）
第58条の20　適格消費者団体は、販売業者又は役務提

供事業者が、電話勧誘販売に関し、不特定かつ多数の者に対して次に掲げる行為を現に行い又は行うおそれがあるときは、その販売業者又は役務提供事業者に対し、当該行為の停止若しくは予防又は当該行為に供した物の廃棄若しくは除去その他の当該行為の停止若しくは予防に必要な措置をとることを請求することができる。
一　売買契約若しくは役務提供契約の締結について勧誘をするに際し、又は売買契約若しくは役務提供契約の申込みの撤回若しくは解除を妨げるため、次に掲げる事項につき、不実のことを告げる行為
　　イ　商品の種類及びその性能若しくは品質又は権利若しくは役務の種類及びこれらの内容
　　ロ　第21条第1項第二号から第五号までに掲げる事項
　　ハ　第21条第1項第六号又は第七号に掲げる事項
二　売買契約又は役務提供契約の締結について勧誘をするに際し、前号イ又はロに掲げる事項につき、故意に事実を告げない行為
三　売買契約若しくは役務提供契約を締結させ、又は売買契約若しくは役務提供契約の申込みの撤回若しくは解除を妨げるため、威迫して困惑させる行為
2　適格消費者団体は、販売業者又は役務提供事業者が、売買契約又は役務提供契約を締結するに際し、不特定かつ多数の者との間で次に掲げる特約を含む売買契約又は役務提供契約の申込み又はその承諾の意思表示を現に行い又は行うおそれがあるときは、その販売業者又は役務提供事業者に対し、当該行為の停止若しくは予防又は当該行為に供した物の廃棄若しくは除去その他の当該行為の停止若しくは予防に必要な措置をとることを請求することができる。
一　第24条第8項に規定する特約
二　第25条の規定に反する特約
　注）次の改正規定は、平成28年6月3日法律第60号で公布され、公布の日から起算して1年6月を超えない範囲内において政令で定める日から施行する。
　　　第58条の20第2項第一号中「第24条第8項」の下に「（第24条の2第3項において読み替えて準用する場合を含む。）」を加える。

（連鎖販売取引に係る差止請求権）
第58条の21　適格消費者団体は、統括者、勧誘者又は一般連鎖販売業者が、不特定かつ多数の者に対して次に掲げる行為を現に行い又は行うおそれがあるときは、それぞれその統括者、勧誘者又は一般連鎖販売業者に対し、当該行為の停止若しくは予防又は当該行為に供した物の廃棄若しくは除去その他の当該行為の停止若しくは予防に必要な措置をとることを請求することができる。
一　統括者又は勧誘者が、その統括者の統括する一連の連鎖販売業に係る連鎖販売取引についての契約（その連鎖販売業に係る商品の販売若しくはそのあつせん又は役務の提供若しくはそのあつせんを店舗等によらないで行う個人との契約に限る。以下この項及び第3項において同じ。）の締結について勧誘をするに際し、又はその連鎖販売業に係る連鎖販売取引についての契約の解除を妨げるため、次に掲げる事項につき、故意に事実を告げず、又は不実のことを告げる行為
　　イ　商品（施設を利用し及び役務の提供を受ける権利を除く。第四号において同じ。）の種類及びその性能若しくは品質又は施設を利用し若しくは役務の提供を受ける権利若しくは役務の種類及びこれらの内容
　　ロ　第34条第1項第二号から第五号までに掲げる事項
二　一般連鎖販売業者が、その統括者の統括する一連の連鎖販売業に係る連鎖販売取引についての契約の締結について勧誘をするに際し、又はその連鎖販売業に係る連鎖販売取引についての契約の解除を妨げるため、前号イ又はロに掲げる事項につき、不実のことを告げる行為
三　統括者、勧誘者又は一般連鎖販売業者が、その統括者の統括する一連の連鎖販売業に係る連鎖販売取引についての契約を締結させ、又はその連鎖販売業に係る連鎖販売取引についての契約の解除を妨げるため、威迫して困惑させる行為
四　統括者、勧誘者又は一般連鎖販売業者が、その統括者の統括する一連の連鎖販売業に係る連鎖販売取引について広告をするに際し、その連鎖販売業に係る商品の性能若しくは品質若しくは施設を利用し若しくは役務の提供を受ける権利若しくは役務の内容、当該連鎖販売取引に伴う特定負担又は当該連鎖販売業に係る特定利益について、著しく事実に相違する表示をし、又は実際のものよりも著しく優良であり、若しくは有利であると誤認させるような表示をする行為
五　統括者、勧誘者又は一般連鎖販売業者が、その統括者の統括する一連の連鎖販売業に係る連鎖販売取引につき利益を生ずることが確実であると誤解させるべき断定的判断を提供してその連鎖販売業に係る連鎖販売取引についての契約の締結について勧誘をする行為
2　適格消費者団体は、勧誘者が、不特定かつ多数の者に対して前項第一号又は第三号から第五号までに掲げる行為を現に行い又は行うおそれがあるときは、その統括者に対し、当該行為の停止若しくは予防又は当該行為に供した物の廃棄若しくは除去その他の当該行為の停止若しくは予防に必要な措置をとることを請求することができる。
3　適格消費者団体は、統括者、勧誘者又は一般連鎖販

売業者が、その連鎖販売業に係る連鎖販売取引についての契約を締結するに際し、不特定かつ多数の者との間で次に掲げる特約を含む連鎖販売業に係る連鎖販売取引についての契約の申込み又はその承諾の意思表示を現に行い又は行うおそれがあるときは、それぞれその統括者、勧誘者又は一般連鎖販売業者に対し、当該行為の停止若しくは予防又は当該行為に供した物の廃棄若しくは除去その他の当該行為の停止若しくは予防に必要な措置をとることを請求することができる。
一　第40条第4項に規定する特約
二　第40条の2第6項に規定する特約

（特定継続的役務提供に係る差止請求権）
第58条の22　適格消費者団体は、役務提供事業者又は販売業者が、不特定かつ多数の者に対して次に掲げる行為を現に行い又は行うおそれがあるときは、その役務提供事業者又は販売業者に対し、当該行為の停止若しくは予防又は当該行為に供した物の廃棄若しくは除去その他の当該行為の停止若しくは予防に必要な措置をとることを請求することができる。
一　特定継続的役務提供をする場合の特定継続的役務の提供条件又は特定継続的役務の提供を受ける権利の販売条件について広告をするに際し、当該特定継続的役務の内容又は効果について、著しく事実に相違する表示をし、又は実際のものよりも著しく優良であり、若しくは有利であると誤認させるような表示をする行為
二　特定継続的役務提供等契約の締結について勧誘をするに際し、又は特定継続的役務提供等契約の解除を妨げるため、次に掲げる事項につき、不実のことを告げる行為
　　イ　役務又は役務の提供を受ける権利の種類及びこれらの内容又は効果（権利の場合にあつては、当該権利に係る役務の効果）
　　ロ　役務の提供又は権利の行使による役務の提供に際し当該役務の提供を受ける者又は当該権利の購入者が購入する必要のある商品がある場合には、その商品の種類及びその性能又は品質
　　ハ　第44条第1項第三号から第六号までに掲げる事項
　　ニ　第44条第1項第七号又は第八号に掲げる事項
三　特定継続的役務提供等契約の締結について勧誘をするに際し、前号イからハまでに掲げる事項につき、故意に事実を告げない行為
四　特定継続的役務提供等契約を締結させ、又は特定継続的役務提供等契約の解除を妨げるため、威迫して困惑させる行為
2　適格消費者団体は、役務提供事業者、販売業者又は関連商品の販売を行う者が、特定継続的役務提供等契約又は関連商品販売契約を締結するに際し、不特定かつ多数の者との間で次に掲げる特約を含む特定継続的役務提供等契約の申込み又はその承諾の意思表示を現に行い又は行うおそれがあるときは、それぞれその役務提供事業者、販売業者又は関連商品の販売を行う者に対し、当該行為の停止若しくは予防又は当該行為に供した物の廃棄若しくは除去その他の当該行為の停止若しくは予防に必要な措置をとることを請求することができる。
一　第48条第8項に規定する特約
二　第49条第7項（第49条の2第3項において準用する場合を含む。）に規定する特約

（業務提供誘引販売取引に係る差止請求権）
第58条の23　適格消費者団体は、業務提供誘引販売業を行う者が、不特定かつ多数の者に対して次に掲げる行為を現に行い又は行うおそれがあるときは、その業務提供誘引販売業を行う者に対し、当該行為の停止若しくは予防又は当該行為に供した物の廃棄若しくは除去その他の当該行為の停止若しくは予防に必要な措置をとることを請求することができる。
一　業務提供誘引販売業に係る業務提供誘引販売取引についての契約（その業務提供誘引販売業に関して提供され、又はあつせんされる業務を事業所等によらないで行う個人との契約に限る。以下この条において同じ。）の締結について勧誘をするに際し、又はその業務提供誘引販売業に係る業務提供誘引販売取引についての契約の解除を妨げるため、次に掲げる事項につき、故意に事実を告げず、又は不実のことを告げる行為
　　イ　商品（施設を利用し及び役務の提供を受ける権利を除く。）の種類及びその性能若しくは品質又は施設を利用し若しくは役務の提供を受ける権利若しくは役務の種類及びこれらの内容
　　ロ　第52条第1項第二号から第五号までに掲げる事項
二　業務提供誘引販売業に係る業務提供誘引販売取引についての契約を締結させ、又はその業務提供誘引販売業に係る業務提供誘引販売取引についての契約の解除を妨げるため、威迫して困惑させる行為
三　業務提供誘引販売業に係る業務提供誘引販売取引について広告をするに際し、当該業務提供誘引販売取引に伴う特定負担又は当該業務提供誘引販売業に係る業務提供利益について、著しく事実に相違する表示をし、又は実際のものよりも著しく優良であり、若しくは有利であると誤認させるような表示をする行為
四　業務提供誘引販売業に係る業務提供誘引販売取引につき利益を生ずることが確実であると誤解させるべき断定的判断を提供してその業務提供誘引販売業に係る業務提供誘引販売取引についての契約の締結について勧誘をする行為
2　適格消費者団体は、業務提供誘引販売業を行う者が、

業務提供誘引販売業に係る業務提供誘引販売取引についての契約を締結するに際し、不特定かつ多数の者との間で次に掲げる特約を含む業務提供誘引販売業に係る業務提供誘引販売取引についての契約の申込み又はその承諾の意思表示を現に行い又は行うおそれがあるときは、その業務提供誘引販売業を行う者に対し、当該行為の停止若しくは予防又は当該行為に供した物の廃棄若しくは除去その他の当該行為の停止若しくは予防に必要な措置をとることを請求することができる。
一　第58条第4項に規定する特約
二　第58条の3第1項又は第2項の規定に反する特約

（訪問購入に係る差止請求権）
第58条の24　適格消費者団体は、購入業者が、訪問購入に関し、不特定かつ多数の者に対して次に掲げる行為を現に行い又は行うおそれがあるときは、その購入業者に対し、当該行為の停止若しくは予防又は当該行為に供した物の廃棄若しくは除去その他の当該行為の停止若しくは予防に必要な措置をとることを請求することができる。
一　売買契約の締結について勧誘をするに際し、又は売買契約の申込みの撤回若しくは解除を妨げるため、次に掲げる事項につき、不実のことを告げる行為
　イ　物品の種類及びその性能又は品質
　ロ　第58条の10第1項第二号から第六号までに掲げる事項
　ハ　第58条の10第1項第七号又は第八号に掲げる事項
二　売買契約の締結について勧誘をするに際し、前号イ又はロに掲げる事項につき、故意に事実を告げない行為
三　売買契約を締結させ、又は売買契約の申込みの撤回若しくは解除を妨げるため、威迫して困惑させる行為
四　物品の引渡しを受けるため、物品の引渡時期その他物品の引渡しに関する事項であつて、売買契約の相手方の判断に影響を及ぼすこととなる重要なものにつき、故意に事実を告げず、又は不実のことを告げる行為
五　物品の引渡しを受けるため、威迫して困惑させる行為
2　適格消費者団体は、購入業者が、売買契約を締結するに際し、不特定かつ多数の者との間で次に掲げる特約を含む売買契約の申込み又はその承諾の意思表示を現に行い又は行うおそれがあるときは、その購入業者に対し、当該行為の停止若しくは予防又は当該行為に供した物の廃棄若しくは除去その他の当該行為の停止若しくは予防に必要な措置をとることを請求することができる。
一　第58条の14第6項に規定する特約
二　第58条の16の規定に反する特約

（適用除外）
第58条の25　次の各号に掲げる規定は、当該各号に定める規定の適用について準用する。
一　第26条第1項　第58条の18から第58条の20まで
二　第26条第5項　第58条の18
三　第26条第6項　第58条の20
四　第26条第7項　第58条の18第2項（第二号に係る部分に限る。）及び第58条の20第2項（第二号に係る部分に限る。）
五　第40条の2第7項　第58条の21第3項（第二号に掲げる特約のうち第40条の2第3項及び第4項の規定に反するものに係る部分に限る。）
六　第50条第1項　第58条の22
七　第50条第2項　第58条の22第2項（第二号に掲げる特約のうち第49条第2項、第4項及び第6項（第49条の2第3項において準用する場合を含む。）の規定に反するものに係る部分に限る。）
八　第58条の3第3項　第58条の23第2項（第二号に係る部分に限る。）
九　第58条の17　前条
　注）次の改正規定は、平成28年6月3日法律第60号で公布され、公布の日から起算して1年6月を超えない範囲内において政令で定める日から施行する。
　　　第58条の25第二号中「第26条第5項」を「第26条第6項」に改め、同条第三号中「第26条第6項」を「第26条第7項」に改め、同条第四号中「第26条第7項」を「第26条第8項」に改める。

第6章　雑則
（売買契約に基づかないで送付された商品）
第59条　販売業者は、売買契約の申込みを受けた場合におけるその申込みをした者及び売買契約を締結した場合におけるその購入者（以下この項において「申込者等」という。）以外の者に対して売買契約の申込みをし、かつ、その申込みに係る商品を送付した場合又は申込者等に対してその売買契約に係る商品以外の商品につき売買契約の申込みをし、かつ、その申込みに係る商品を送付した場合において、その商品の送付があつた日から起算して14日を経過する日（その日が、その商品の送付を受けた者が販売業者に対してその商品の引取りの請求をした場合におけるその請求の日から起算して7日を経過する日後であるときは、その7日を経過する日）までに、その商品の送付を受けた者がその申込みにつき承諾をせず、かつ、販売業者がその商品の引取りをしないときは、その送付した商品の返還を請求することができない。
2　前項の規定は、その商品の送付を受けた者のために商行為となる売買契約の申込みについては、適用しな

(主務大臣に対する申出)
第60条 何人も、特定商取引の公正及び購入者等の利益が害されるおそれがあると認めるときは、主務大臣に対し、その旨を申し出て、適当な措置をとるべきことを求めることができる。
2 主務大臣は、前項の規定による申出があつたときは、必要な調査を行い、その申出の内容が事実であると認めるときは、この法律に基づく措置その他適当な措置をとらなければならない。

(指定法人)
第61条 主務大臣は、主務省令で定めるところにより、一般社団法人又は一般財団法人であつて、次項に規定する業務(以下この項及び第66条第5項において「特定商取引適正化業務」という。)を適正かつ確実に行うことができると認められるものを、その申請により、特定商取引適正化業務を行う者(以下「指定法人」という。)として指定することができる。
2 指定法人は、次に掲げる業務を行うものとする。
 一 前条第1項の規定による主務大臣に対する申出をしようとする者に対し指導又は助言を行うこと。
 二 主務大臣から求められた場合において、前条第2項の申出に係る事実関係につき調査を行うこと。
 三 特定商取引に関する情報又は資料を収集し、及び提供すること。
 四 特定商取引に関する苦情処理又は相談に係る業務を担当する者を養成すること。
  注)次の改正規定は、平成28年6月3日法律第60号で公布され、公布の日から起算して1年6月を超えない範囲内において政令で定める日から施行する。
   第61条第1項中「第66条第5項」を「第66条第4項」に改める。

(改善命令)
第62条 主務大臣は、指定法人の前条第2項に規定する業務の運営に関し改善が必要であると認めるときは、その指定法人に対し、その改善に必要な措置を講ずべきことを命ずることができる。

(指定の取消し)
第63条 主務大臣は、指定法人が前条の規定による命令に違反したときは、その指定を取り消すことができる。

(消費者委員会及び消費経済審議会への諮問)
第64条 主務大臣は、第2条第4項、第26条第1項第八号ニ、第2項、第3項各号、第4項第一号若しくは第二号、第5項第二号若しくは第6項第二号、第41条第1項第一号(期間に係るものに限る。)若しくは第2項、第48条第2項、第58条の4又は第58条の17第2項第二号の政令の制定又は改廃の立案をしようとするときは、政令で定めるところにより、消費者委員会及び消費経済審議会に諮問しなければならない。

2 主務大臣は、第2条第1項第二号若しくは第3項、第6条第4項、第26条第4項第三号若しくは第6項第一号、第34条第4項、第40条の2第2項第四号、第41条第1項第一号(金額に係るものに限る。)、第49条第2項第一号ロ若しくは第二号、第52条第3項又は第66条第2項(密接関係者の定めに係るものに限る。)の政令の制定又は改廃の立案をしようとするときは、政令で定めるところにより、消費者委員会及び消費経済審議会に諮問しなければならない。
  注)次の改正規定は、平成28年6月3日法律第60号で公布され、公布の日から起算して1年6月を超えない範囲内において政令で定める日から施行する。
   第64条第1項中「第2条第4項」を「第2条第4項第一号」に、「第2項、第3項各号、第4項第一号若しくは第二号、第5項第二号若しくは第6項第二号」を「第3項、第4項各号、第5項第一号若しくは第二号、第6項第二号若しくは第7項第二号」に改め、同条第2項中「第26条第4項第三号若しくは第6項第一号」を「第26条第5項第三号若しくは第7項第一号」に改める。

(経過措置)
第65条 この法律の規定に基づき命令を制定し、又は改廃する場合においては、その命令で、その制定又は改廃に伴い合理的に必要と判断される範囲内において、所要の経過措置(罰則に関する経過措置を含む。)を定めることができる。

(報告及び立入検査)
第66条 主務大臣は、この法律を施行するため必要があると認めるときは、政令で定めるところにより販売業者、役務提供事業者、統括者、勧誘者、一般連鎖販売業者、業務提供誘引販売業を行う者若しくは購入業者(以下この条において「販売業者等」という。)に対し報告若しくは帳簿、書類その他の物件の提出を命じ、又はその職員に販売業者等の店舗その他の事業所に立ち入り、帳簿、書類その他の物件を検査させることができる。
2 主務大臣は、この法律を施行するため特に必要があると認めるときは、政令で定めるところにより関連商品の販売を行う者その他の販売業者等と密接な関係を有する者として政令で定める者(以下この項において「密接関係者」という。)に対し報告若しくは資料の提出を命じ、又はその職員に密接関係者の店舗その他の事業所に立ち入り、帳簿、書類その他の物件を検査させることができる。
3 主務大臣は、この法律を施行するため特に必要があると認めるときは、販売業者等と取引する者(次項の規定が適用される者を除く。)に対し、当該販売業者等の業務又は財産に関し参考となるべき報告又は資料の提出を命ずることができる。
4 主務大臣は、この法律を施行するため特に必要があると認めるときは、電気通信事業法(昭和59年法律第

86号）第2条第五号に規定する電気通信事業者その他の者であつて、電磁的方法の利用者を識別するための文字、番号、記号その他の符号又は同条第二号に規定する電気通信設備を識別するための文字、番号、記号その他の符号（電子メール広告の相手方の使用に係る電子計算機の映像面に表示されたもの又は電子メール広告をするために用いられたもののうち当該電子メール広告をした者に関するものに限る。）を使用する権利を付与したものから、当該権利を付与された者の氏名又は名称、住所その他の当該権利を付与された者を特定するために必要な情報について、報告を求めることができる。

5　主務大臣は、特定商取引適正化業務の適正な運営を確保するために必要な限度において、指定法人に対し、特定商取引適正化業務若しくは資産の状況に関し必要な報告をさせ、又はその職員に、指定法人の事務所に立ち入り、特定商取引適正化業務の状況若しくは帳簿、書類その他の物件を検査させることができる。

6　第1項から第3項までの規定は、通信販売電子メール広告受託事業者、連鎖販売取引電子メール広告受託事業者及び業務提供誘引販売取引電子メール広告受託事業者について準用する。この場合において、第2項及び第3項中「販売業者等」とあるのは、「通信販売電子メール広告受託事業者、連鎖販売取引電子メール広告受託事業者又は業務提供誘引販売取引電子メール広告受託事業者」と読み替えるものとする。

7　第1項若しくは第2項（これらの規定を前項において準用する場合を含む。）又は第5項の規定により立入検査をする職員は、その身分を示す証明書を携帯し、関係人に提示しなければならない。

8　第1項若しくは第2項（これらの規定を第6項において準用する場合を含む。）又は第5項の規定による立入検査の権限は、犯罪捜査のために認められたものと解釈してはならない。

　注）次の改正規定は、平成28年6月3日法律第60号で公布され、公布の日から起算して1年6月を超えない範囲内において政令で定める日から施行する。

　　　第66条第1項中「この条において」を削り、「検査させる」を「検査させ、若しくは従業員その他の関係者に質問させる」に改め、同条第2項中「検査させる」を「検査させ、若しくは従業員その他の関係者に質問させる」に改め、同条第3項中「（次項の規定が適用される者を除く。）」を削り、同条第4項を削り、同条中第5項を第4項とし、第6項を第5項とし、同条第7項中「第5項」を「第4項」に改め、同項を同条第6項とし、同条第8項中「第6項」を「第5項」に、「第5項」を「第4項」に改め、同項を同条第7項とする。

　　　第66条の次に次の5条を加える。

　　（協力依頼）

　　第66条の2　主務大臣は、この法律を施行するため必要があると認めるときは、官庁、公共団体その他の者に照会し、又は協力を求めることができる。

　　（指示等の方式）

　　第66条の3　この法律の規定による指示又は命令は、主務省令で定める書類を送達して行う。

　　（送達に関する民事訴訟法の準用）

　　第66条の4　書類の送達については、民事訴訟法（平成8年法律第109号）第99条、第101条、第103条、第105条、第106条、第108条及び第109条の規定を準用する。この場合において、同法第99条第1項中「執行官」とあるのは「主務大臣の職員」と、同法第108条中「裁判長」とあり、及び同法第109条中「裁判所」とあるのは「主務大臣」と読み替えるものとする。

　　（公示送達）

　　第66条の5　主務大臣は、次に掲げる場合には、公示送達をすることができる。

　　一　送達を受けるべき者の住所、居所その他送達をすべき場所が知れない場合

　　二　外国においてすべき送達について、前条において準用する民事訴訟法第108条の規定によることができず、又はこれによつても送達をすることができないと認めるべき場合

　　三　前条において準用する民事訴訟法第108条の規定により外国の管轄官庁に嘱託を発した後6月を経過してもその送達を証する書面の送付がない場合

　2　公示送達は、送達すべき書類を送達を受けるべき者にいつでも交付すべき旨を主務大臣の事務所の掲示場に掲示することにより行う。

　3　公示送達は、前項の規定による掲示を始めた日から2週間を経過することによつて、その効力を生ずる。

　4　外国においてすべき送達についてした公示送達にあつては、前項の期間は、6週間とする。

　　（電子情報処理組織の使用）

　　第66条の6　行政手続等における情報通信の技術の利用に関する法律（平成14年法律第151号）第2条第七号に規定する処分通知等であつて、この章の規定により書類の送達により行うこととしているものについては、同法第4条第1項の規定にかかわらず、当該処分通知等の相手方が送達を受ける旨の主務省令で定める方式による意思の表示をしないときは、電子情報処理組織（同項に規定する電子情報処理組織をいう。次項において同じ。）を使用して行うことができない。

　2　主務大臣の職員が前項に規定する処分通知等に関する事務を電子情報処理組織を使用して行つたときは、第66条の4において準用する民事訴訟法第109条の規定による送達に関する事項を記載した書面の作成及び提出に代えて、当該事項を電子情報処理組織を使用して主務大臣の使用に係る電子計算機（入出力装置を含む。）に備えられたファイルに記録しなければならない。

（主務大臣等）
第67条 この法律における主務大臣は、次のとおりとする。
一 商品に係る販売業者に関する事項、商品に係る一連の連鎖販売業の統括者、勧誘者及び一般連鎖販売業者に関する事項、商品に係る業務提供誘引販売業を行う者に関する事項並びに物品に係る購入業者に関する事項については、内閣総理大臣、経済産業大臣並びに当該商品及び物品の流通を所掌する大臣
二 指定権利に係る販売業者に関する事項、施設を利用し又は役務の提供を受ける権利に係る一連の連鎖販売業の統括者、勧誘者及び一般連鎖販売業者に関する事項、特定継続的役務の提供を受ける権利に係る販売業者に関する事項並びに施設を利用し又は役務の提供を受ける権利に係る業務提供誘引販売業を行う者に関する事項については、内閣総理大臣、経済産業大臣及び当該権利に係る施設又は役務の提供を行う事業を所管する大臣
三 役務提供事業者に関する事項、役務に係る一連の連鎖販売業の統括者、勧誘者及び一般連鎖販売業者に関する事項並びに役務に係る業務提供誘引販売業を行う者に関する事項については、内閣総理大臣、経済産業大臣及び当該役務の提供を行う事業を所管する大臣
四 通信販売電子メール広告受託事業者、連鎖販売取引電子メール広告受託事業者及び業務提供誘引販売取引電子メール広告受託事業者に関する事項、訪問販売協会及び通信販売協会に関する事項並びに第64条第2項の規定による消費者委員会及び消費経済審議会への諮問に関する事項については、内閣総理大臣及び経済産業大臣
五 指定法人に関する事項については、内閣総理大臣、経済産業大臣並びに販売に係る商品及び購入に係る物品の流通を所掌する大臣、指定権利に係る施設又は役務の提供を行う事業を所管する大臣、役務の提供を行う事業を所管する大臣並びに特定継続的役務の提供を行う事業を所管する大臣
六 第64条第1項の規定による消費者委員会及び消費経済審議会への諮問に関する事項については、内閣総理大臣、経済産業大臣及び当該商品若しくは物品の流通を所掌する大臣、当該権利に係る施設若しくは役務の提供を行う事業を所管する大臣又は当該役務の提供を行う事業を所管する大臣
2 内閣総理大臣は、この法律による権限（金融庁の所掌に係るものに限り、政令で定めるものを除く。）を金融庁長官に委任する。
3 内閣総理大臣は、この法律による権限（消費者庁の所掌に係るものに限り、政令で定めるものを除く。）を消費者庁長官に委任する。
4 この法律における主務省令は、内閣総理大臣及び経済産業大臣が共同で発する命令とする。ただし、第61条第1項に規定する主務省令については、第1項第五号に定める主務大臣の発する命令とする。

注）次の改正規定は、平成28年6月3日法律第60号で公布され、公布の日から起算して1年6月を超えない範囲内において政令で定める日から施行する。

第67条第1項第一号中「商品に係る販売業者」を「商品及び特定権利（第2条第4項第二号及び第三号に掲げるものに限る。以下この号において同じ。）に係る販売業者」に改め、「当該商品」の下に「、特定権利」を加え、同項第二号中「指定権利」を「特定権利（第2条第4項第一号に掲げるものに限る。）」に改め、同項第五号中「及び」の下に「特定権利（第2条第4項第二号及び第三号に掲げるものに限る。）並びに」を加え、「指定権利」を「特定権利（同項第一号に掲げるものに限る。）」に改め、同項第六号中「当該商品」の下に「、特定権利（第2条第4項第二号及び第三号に掲げるものに限る。）」を加える。

（都道府県が処理する事務）
第68条 この法律に規定する主務大臣の権限に属する事務の一部は、政令で定めるところにより、都道府県知事が行うこととすることができる。

（権限の委任）
第69条 この法律により主務大臣の権限に属する事項は、政令で定めるところにより、地方支分部局の長に行わせることができる。
2 金融庁長官は、政令で定めるところにより、第67条第2項の規定により委任された権限の一部を財務局長又は財務支局長に委任することができる。
3 消費者庁長官は、政令で定めるところにより、第67条第3項の規定により委任された権限の一部を経済産業局長に委任することができる。

注）次の改正規定は、平成28年6月3日法律第60号で公布され、公布の日から起算して1年6月を超えない範囲内において政令で定める日から施行する。

第6章中第69条の次に次の1条を加える。
（関係者相互の連携）
第69条の2 主務大臣、関係行政機関の長（当該行政機関が合議制の機関である場合にあつては、当該行政機関）、関係地方公共団体の長、独立行政法人国民生活センターの長その他の関係者は、特定商取引を公正にするとともに購入者等が受けることのある損害の防止を図るため、必要な情報交換を行うことその他相互の密接な連携の確保に努めるものとする。

第7章 罰則
第70条 第6条第1項から第3項まで、第21条、第34条第1項から第3項まで、第44条、第52条第1項若しくは第2項又は第58条の10の規定に違反した者は、3年以下の懲役又は300万円以下の罰金に処し、又はこれを併科する。

注）次の改正規定は、平成28年6月3日法律第60号で公布され、公布の日から起算して1年6月を超えない範囲内において政令で定める日から施行する。

　第70条を次のように改める。

　第70条　次の各号のいずれかに該当する者は、3年以下の懲役又は300万円以下の罰金に処し、又はこれを併科する。

　一　第6条、第21条、第34条、第44条、第52条又は第58条の10の規定に違反した者

　二　第8条第1項、第8条の2第1項、第15条第1項若しくは第2項、第15条の2第1項、第23条第1項、第23条の2第1項、第39条第1項から第4項まで、第39条の2第1項から第3項まで、第47条第1項、第47条の2第1項、第57条第1項若しくは第2項、第57条の2第1項、第58条の13第1項又は第58条の13の2第1項の規定による命令に違反した者

第70条の2　第8条第1項、第15条第1項若しくは第2項、第23条第1項、第39条第1項から第4項まで、第47条第1項、第57条第1項若しくは第2項又は第58条の13第1項の規定による命令に違反した者は、2年以下の懲役又は300万円以下の罰金に処し、又はこれを併科する。

第70条の3　第6条第4項、第34条第4項又は第52条第3項の規定に違反した者は、1年以下の懲役又は200万円以下の罰金に処し、又はこれを併科する。

注）次の改正規定は、平成28年6月3日法律第60号で公布され、公布の日から起算して1年6月を超えない範囲内において政令で定める日から施行する。

　第70条の2及び第70条の3を削る。

第71条　第37条又は第55条の規定に違反して、書面を交付せず、又はこれらの規定に規定する事項が記載されていない書面若しくは虚偽の記載のある書面を交付した者は、6月以下の懲役又は100万円以下の罰金に処し、又はこれを併科する。

注）次の改正規定は、平成28年6月3日法律第60号で公布され、公布の日から起算して1年6月を超えない範囲内において政令で定める日から施行する。

　第71条を次のように改める。

　第71条　次の各号のいずれかに該当する者は、6月以下の懲役又は100万円以下の罰金に処し、又はこれを併科する。

　一　第4条、第5条、第18条、第19条、第37条、第42条、第55条、第58条の7又は第58条の8の規定に違反して、書面を交付せず、又はこれらの規定に規定する事項が記載されていない書面若しくは虚偽の記載のある書面を交付した者

　二　第7条第1項、第14条第1項若しくは第2項、第22条第1項、第38条第1項から第4項まで、第46条第1項、第56条第1項若しくは第2項又は第58条の12第1項の規定による指示に違反した者

　三　第66条第1項（同条第5項において準用する場合を含む。以下この号において同じ。）の規定による報告をせず、若しくは虚偽の報告をし、若しくは同条第1項の規定による物件を提出せず、若しくは虚偽の物件を提出し、又は同項の規定による検査を拒み、妨げ、若しくは忌避し、若しくは同項の規定による質問に対し陳述をせず、若しくは虚偽の陳述をした者

　四　第66条第2項（同条第5項において読み替えて準用する場合を含む。以下この号において同じ。）の規定による報告をせず、若しくは虚偽の報告をし、若しくは同条第2項の規定による資料を提出せず、若しくは虚偽の資料を提出し、又は同項の規定による検査を拒み、妨げ、若しくは忌避し、若しくは同項の規定による質問に対し陳述をせず、若しくは虚偽の陳述をした者

第72条　次の各号のいずれかに該当する者は、100万円以下の罰金に処する。

　一　第4条、第5条、第18条、第19条、第42条、第58条の7又は第58条の8の規定に違反して、書面を交付せず、又はこれらの規定に規定する事項が記載されていない書面若しくは虚偽の記載のある書面を交付した者

　二　第7条、第14条、第22条、第38条、第46条、第56条又は第58条の12の規定による指示に違反した者

　三　第12条、第36条、第43条又は第54条の規定に違反して、著しく事実に相違する表示をし、又は実際のものよりも著しく優良であり、若しくは有利であると人を誤認させるような表示をした者

　四　第12条の3第1項若しくは第2項（第12条の4第2項において準用する場合を含む。）、第12条の4第1項、第36条の3第1項若しくは第2項（第36条の4第2項において準用する場合を含む。）、第36条の4第1項、第54条の3第1項若しくは第2項（第54条の4第2項において準用する場合を含む。）又は第54条の4第1項の規定に違反した者

　五　第12条の3第3項（第12条の4第2項において読み替えて準用する場合を含む。）、第36条の3第3項（第36条の4第2項において読み替えて準用する場合を含む。）又は第54条の3第3項（第54条の4第2項において読み替えて準用する場合を含む。）の規定に違反して、記録を作成せず、若しくは虚偽の記録を作成し、又は記録を保存しなかつた者

　六　第13条第1項又は第20条の規定に違反して通知しなかつた者

　七　第35条又は第53条の規定に違反して表示しなかつた者

　八　第45条第1項の規定に違反して、同項に定める書類を備え置かず、又はこれに不正の記載をした者

　九　第45条第2項の規定に違反して、正当な理由がないのに、書類の閲覧又は謄本若しくは抄本の交付

を拒んだ者
十　第66条第1項（同条第6項において準用する場合を含む。以下この号において同じ。）の規定による報告をせず、若しくは虚偽の報告をし、若しくは同条第1項の規定による物件を提出せず、若しくは虚偽の物件を提出し、又は同項の規定による検査を拒み、妨げ、若しくは忌避した者
十一　第66条第2項（同条第6項において読み替えて準用する場合を含む。以下この号において同じ。）の規定による報告をせず、若しくは虚偽の報告をし、若しくは同条第2項の規定による資料を提出せず、若しくは虚偽の資料を提出し、又は同項の規定による検査を拒み、妨げ、若しくは忌避した者

2　前項第四号の罪を犯した者が、その提供した電子メール広告において、第11条、第12条の3第4項（第12条の4第2項において読み替えて準用する場合を含む。）、第35条、第36条の3第4項（第36条の4第2項において読み替えて準用する場合を含む。）、第53条若しくは第54条の3第4項（第54条の4第2項において読み替えて準用する場合を含む。）の規定に違反して表示しなかつたとき、又は第12条、第36条若しくは第54条の規定に違反して著しく事実に相違する表示をし、若しくは実際のものよりも著しく優良であり、若しくは有利であると人を誤認させるような表示をしたときは、1年以下の懲役又は200万円以下の罰金に処し、又はこれを併科する。

　　注）次の改正規定は、平成28年6月3日法律第60号で公布され、公布の日から起算して1年6月を超えない範囲内において政令で定める日から施行する。

　　　第72条第1項中第一号及び第二号を削り、第三号を第一号とし、第四号から第九号までを2号ずつ繰り上げ、第十号及び第十一号を削り、同条第2項中「前項第四号」を「前項第二号」に改める。

第73条　次の各号のいずれかに該当する者は、30万円以下の罰金に処する。
一　第28条第2項又は第31条第2項の規定に違反して、その名称又は商号中に訪問販売協会会員又は通信販売協会会員であると誤認されるおそれのある文字を用いた者
二　第66条第3項（同条第6項において読み替えて準用する場合を含む。以下この号において同じ。）の規定による報告をせず、若しくは虚偽の報告をし、又は同条第3項の規定による資料を提出せず、若しくは虚偽の資料を提出した者
三　第66条第5項の規定による報告をせず、若しくは虚偽の報告をし、又は同項の規定による検査を拒み、妨げ、若しくは忌避した者

　　注）次の改正規定は、平成28年6月3日法律第60号で公布され、公布の日から起算して1年6月を超えない範囲内において政令で定める日から施行する。

　　　第73条第二号中「同条第6項」を「同条第5項」に改め、同条第三号中「第66条第5項」を「第66条第4項」に改める。

第74条　法人の代表者又は法人若しくは人の代理人、使用人その他の従業者が、その法人又は人の業務に関し、次の各号に掲げる規定の違反行為をしたときは、行為者を罰するほか、その法人に対して当該各号で定める罰金刑を、その人に対して各本条の罰金刑を科する。
一　第70条の2　3億円以下の罰金刑
二　第70条又は第70条の3から前条まで　各本条の罰金刑

　　注）次の改正規定は、平成28年6月3日法律第60号で公布され、公布の日から起算して1年6月を超えない範囲内において政令で定める日から施行する。

　　　第74条中「代表者」の下に「若しくは管理人」を加え、同条第一号中「第70条の2」を「第70条第二号」に改め、同条第二号中「第70条又は第70条の3から前条まで」を「前3条」に改め、同号を同条第三号とし、同条第一号の次に次の1号を加える。

　　　　二　第70条第一号　1億円以下の罰金刑
　　　第74条に次の1項を加える。
　　2　人格のない社団又は財団について前項の規定の適用がある場合には、その代表者又は管理人が、その訴訟行為につきその人格のない社団又は財団を代表するほか、法人を被告人又は被疑者とする場合の刑事訴訟に関する法律の規定を準用する。

第75条　次の各号のいずれかに該当する者は、50万円以下の過料に処する。
一　第27条の3第1項、第27条の4第1項、第30条の2第1項又は第30条の3第1項の規定による届出をせず、又は虚偽の届出をした者
二　第29条の5第2項若しくは第32条の2第2項の規定による検査を拒み、妨げ、若しくは忌避し、又は第29条の5第2項若しくは第32条の2第2項の規定による命令に違反した者

第76条　第28条第1項又は第31条第1項の規定に違反して、その名称又は商号中に訪問販売協会又は通信販売協会であると誤認されるおそれのある文字を用いた者は、10万円以下の過料に処する。

附　則　抄
（施行期日）
第1条　この法律は、公布の日から起算して6月を超えない範囲内において政令で定める日から施行する。ただし、第19条、第21条第二号、附則第3条及び附則第4条の規定は、公布の日から施行する。

（経過措置）
第2条　第4条及び第9条の規定は、この法律の施行前に販売業者が受けた売買契約の申込みについては、適

用しない。
2 　第5条第1項から第3項まで及び第7条の規定は、この法律の施行前に締結された売買契約については、適用しない。
3 　第6条の規定は、この法律の施行前に販売業者が受けた売買契約の申込み若しくはその申込みに係る売買契約がこの法律の施行後に締結された場合におけるその売買契約又はこの法律の施行前に締結された売買契約については、適用しない。
4 　第15条第2項及び第16条の規定は、この法律の施行前に第11条第1項に規定する連鎖販売業に相当する事業を行う者が締結した同項に規定する連鎖販売取引に相当する取引についての契約については、適用しない。
5 　この法律の施行前に販売業者が行つた商品の送付についての第18条の規定の適用については、同条第1項中「その商品の送付があつた日」とあるのは、「この法律の施行の日」とする。

附　則　（平成23年6月24日法律第74号）　抄
(施行期日)
第1条　この法律は、公布の日から起算して20日を経過した日から施行する。

附　則　（平成24年8月22日法律第59号）　抄
(施行期日)
第1条　この法律は、公布の日から起算して6月を超えない範囲内において政令で定める日から施行する。ただし、次の各号に掲げる規定は、当該各号に定める日から施行する。
　一　次条第5項並びに附則第3条及び第7条の規定
　　公布の日
　二　附則第6条の規定　国家公務員法等の一部を改正する法律等の施行に伴う関係法律の整備等に関する法律（平成24年法律第　　号）の公布の日又はこの法律の公布の日のいずれか遅い日
(経過措置)
第2条　この法律による改正後の特定商取引に関する法律（以下この条及び附則第4条において「新特定商取引法」という。）第58条の7の規定は、この法律の施行前に新特定商取引法第58条の4に規定する購入業者に相当する者（第3項及び第4項において「旧購入業者」という。）が受けた売買契約の申込みについては、適用しない。
2 　新特定商取引法第58条の8及び第58条の16の規定は、この法律の施行前に締結された売買契約については、適用しない。
3 　新特定商取引法第58条の9、第58条の11、第58条の11の2及び第58条の15の規定は、この法律の施行前に旧購入業者が受けた申込みに係る売買契約がこの法律の施行後に締結された場合におけるその売買契約又はこの法律の施行前に締結された売買契約については、適用しない。
4 　新特定商取引法第58条の14の規定は、この法律の施行前に旧購入業者が受けた売買契約の申込み若しくはその申込みに係る売買契約がこの法律の施行後に締結された場合におけるその売買契約又はこの法律の施行前に締結された売買契約については、適用しない。
5 　新特定商取引法第67条第1項第六号に定める主務大臣は、この法律の施行の日前においても新特定商取引法第58条の4又は第58条の17第2項第二号の政令の制定の立案のために、政令で定めるところにより、消費者委員会及び消費経済審議会に諮問することができる。
(政令への委任)
第3条　前条に規定するもののほか、この法律の施行に伴い必要な経過措置は、政令で定める。
(検討)
第4条　政府は、新特定商取引法第58条の14第1項に規定する申込者等が同項の規定による売買契約の解除をした場合において当該申込者等が新特定商取引法第58条の4に規定する訪問購入に係る物品の占有を確実に回復し又は保持することができるようにするための制度について検討を加え、その結果に基づいて所要の措置を講ずるものとする。
2 　政府は、前項に規定するもののほか、この法律の施行後3年を経過した場合において、新特定商取引法の規定の施行の状況について検討を加え、必要があると認めるときは、その結果に基づいて所要の措置を講ずるものとする。

附　則　（平成26年4月25日法律第29号）　抄
(施行期日)
1 　この法律は、公布の日から起算して2年を超えない範囲内において政令で定める日から施行する。

附　則　（平成28年6月3日法律第60号）　抄
(施行期日)
第1条　この法律は、公布の日から起算して1年6月を超えない範囲内において政令で定める日から施行する。ただし、次の各号に掲げる規定は、当該各号に定める日から施行する。
　一　附則第5条の規定　公布の日
　二　第2条の規定及び附則第3条の規定　民法の一部を改正する法律（平成28年法律第71号）の施行の日
　　＜編注：公布の日（平成28年6月7日）から施行＞
(経過措置)
第2条　第1条の規定による改正後の特定商取引に関する法律（以下この条において「新法」という。）第4条、第13条、第18条及び第20条の規定は、この法律

の施行の日（以下「施行日」という。）以後に販売業者又は役務提供事業者が受けた売買契約又は役務提供契約の申込みについて適用し、施行日前に販売業者又は役務提供事業者が受けた商品若しくは第1条の規定による改正前の特定商取引に関する法律（以下この条において「旧法」という。）第2条第4項に規定する指定権利又は役務（以下この条において「商品等」という。）の売買契約又は役務提供契約の申込みについては、なお従前の例による。

2　新法第5条、第10条、第19条及び第25条の規定は、施行日以後に締結された売買契約又は役務提供契約について適用し、施行日前に締結された商品等の売買契約又は役務提供契約については、なお従前の例による。

3　新法第7条第2項、第14条第3項及び第4項、第22条第2項、第38条第5項及び第6項、第46条第2項、第56条第3項及び第4項並びに第58条の12第2項の規定は、施行日前に旧法第7条、第14条、第22条、第38条、第46条、第56条又は第58条の12の規定によりした指示については、適用しない。

4　販売業者又は役務提供事業者の施行日前にした旧法第3条、第3条の2第2項若しくは第4条から第6条までの規定に違反する行為若しくは旧法第7条各号に掲げる行為又は同条の規定による指示に従わない行為については、新法第8条第1項の規定にかかわらず、なお従前の例による。

5　新法第8条の2第1項の規定は、前項に規定する行為に関して業務の停止を命ずる場合については、適用しない。

6　新法第9条、第9条の2、第15条の3及び第24条の規定は、施行日以後に販売業者若しくは役務提供事業者が受けた売買契約若しくは役務提供契約の申込み又は施行日以後に締結された売買契約若しくは役務提供契約（施行日前にその申込みを受けたものを除く。）について適用し、施行日前に販売業者若しくは役務提供事業者が受けた商品等の売買契約若しくは役務提供契約の申込み若しくはその申込みに係る売買契約若しくは役務提供契約が施行日以後に締結された場合におけるその売買契約若しくは役務提供契約又は施行日前に締結された商品等の売買契約若しくは役務提供契約については、なお従前の例による。

7　新法第9条の3第4項（新法第24条の3第2項、第40条の3第2項、第49条の2第2項及び第58条の2第2項において準用する場合を含む。）の規定は、施行日以後にした売買契約若しくは役務提供契約、連鎖販売契約、特定継続的役務提供契約若しくは特定権利販売契約若しくは業務提供誘引販売契約の申込み又はその承諾の意思表示に係る取消権について適用し、施行日前にした商品等の売買契約若しくは役務提供契約、連鎖販売契約、特定継続的役務提供契約若しくは特定権利販売契約若しくは業務提供誘引販売契約の申込み又はその承諾の意思表示に係る取消権については、なお従前の例による。

8　施行日において既に新法第12条の3第1項第一号に規定する通信販売電子メール広告（商品等に係るものを除く。）をすることにつきその相手方から受けている請求又はその相手方から得ている承諾は、通信販売電子メール広告をすることにつきその相手方から受けた請求又はその相手方から得た承諾とみなす。

9　施行日において既にされている意思の表示であって、新法第12条の3第1項第一号に規定する通信販売電子メール広告（商品等に係るものを除く。）の提供を受けない旨のものは、同条第2項（新法第12条の4第2項において準用する場合を含む。）に規定する意思の表示とみなす。

10　新法第12条の3第3項（新法第12条の4第2項において読み替えて準用する場合を含む。）の規定は、施行日前に新法第12条の3第1項第一号に規定する通信販売電子メール広告（商品等に係るものを除く。）をすることにつきその相手方から受けた請求又はその相手方から得た承諾に基づく通信販売電子メール広告については、適用しない。

11　施行日において既に新法第12条の5第1項第一号に規定する通信販売ファクシミリ広告に相当するものをすることにつきその相手方から受けている請求又はその相手方から得ている承諾は、通信販売ファクシミリ広告をすることにつきその相手方から受けた請求又はその相手方から得た承諾とみなす。

12　施行日において既にされている意思の表示であって、新法第12条の5第1項第一号に規定する通信販売ファクシミリ広告に相当するものの提供を受けない旨のものは、同条第2項に規定する意思の表示とみなす。

13　新法第12条の5第3項の規定は、施行日前に同条第1項第一号に規定する通信販売ファクシミリ広告に相当するものをすることにつきその相手方から受けた請求又はその相手方から得た承諾に基づく通信販売ファクシミリ広告については、適用しない。

14　販売業者又は役務提供事業者の施行日前にした旧法第11条、第12条、第12条の3（第5項を除く。）若しくは第13条第1項の規定に違反する行為若しくは旧法第14条第1項各号に掲げる行為又は同項の規定による指示に従わない行為については、新法第15条第1項の規定にかかわらず、なお従前の例による。

15　新法第15条の2第1項の規定は、前項に規定する行為に関して業務の停止を命ずる場合については、適用しない。

16　販売業者又は役務提供事業者の施行日前にした旧法第16条から第21条までの規定に違反する行為若しくは旧法第22条各号に掲げる行為又は同条の規定による指

示に従わない行為については、新法第23条第1項の規定にかかわらず、なお従前の例による。

17　新法第23条の2第1項の規定は、前項に規定する行為に関して業務の停止を命ずる場合については、適用しない。

18　新法第24条の2の規定は、施行日前に販売業者若しくは役務提供事業者が受けた売買契約若しくは役務提供契約の申込み若しくはその申込みに係る売買契約若しくは役務提供契約が施行日以後に締結された場合におけるその売買契約若しくは役務提供契約又は施行日前に締結された売買契約若しくは役務提供契約については、適用しない。

19　統括者の施行日前にした旧法第33条の2、第34条第1項、第3項若しくは第4項、第35条、第36条、第36条の3（第5項を除く。）若しくは第37条の規定に違反する行為若しくは旧法第38条第1項各号に掲げる行為又は同項の規定による指示に従わない行為又は勧誘者の施行日前にした旧法第33条の2、第34条第1項、第3項若しくは第4項、第35条、第36条若しくは第36条の3（第5項を除く。）の規定に違反する行為若しくは旧法第38条第1項第二号から第四号までに掲げる行為については、新法第39条第1項の規定にかかわらず、なお従前の例による。

20　勧誘者の施行日前にした旧法第33条の2、第34条第1項、第3項若しくは第4項、第35条、第36条、第36条の3（第5項を除く。）若しくは第37条の規定に違反する行為若しくは旧法第38条第1項各号に掲げる行為又は同条第2項の規定による指示に従わない行為については、新法第39条第2項の規定にかかわらず、なお従前の例による。

21　一般連鎖販売業者の施行日前にした旧法第33条の2、第34条第2項から第4項まで、第35条、第36条、第36条の3（第5項を除く。）若しくは第37条の規定に違反する行為若しくは旧法第38条第1項各号に掲げる行為又は同条第3項の規定による指示に従わない行為については、新法第39条第3項の規定にかかわらず、なお従前の例による。

22　新法第39条の2第1項の規定は、第19項に規定する行為に関して連鎖販売取引の停止を命ずる場合については、適用しない。

23　新法第39条の2第2項の規定は、第20項に規定する行為に関して連鎖販売取引の停止を命ずる場合については、適用しない。

24　新法第39条の2第3項の規定は、第21項に規定する行為に関して連鎖販売取引の停止を命ずる場合については、適用しない。

25　役務提供事業者又は販売業者の施行日前にした旧法第42条、第43条、第44条若しくは第45条の規定に違反する行為若しくは旧法第46条各号に掲げる行為又は同条の規定による指示に従わない行為については、新法第47条第1項の規定にかかわらず、なお従前の例による。

26　新法第47条の2第1項の規定は、前項に規定する行為に関して業務の停止を命ずる場合については、適用しない。

27　業務提供誘引販売業を行う者の施行日前にした旧法第51条の2、第52条、第53条、第54条、第54条の3（第5項を除く。）若しくは第55条の規定に違反する行為若しくは旧法第56条第1項各号に掲げる行為又は同項の規定による指示に従わない行為については、新法第57条第1項の規定にかかわらず、なお従前の例による。

28　新法第57条の2第1項の規定は、前項に規定する行為に関して業務提供誘引販売業に係る業務提供誘引販売取引の停止を命ずる場合については、適用しない。

29　購入業者の施行日前にした旧法第58条の5から第58条の11の2までの規定に違反する行為若しくは旧法第58条の12各号に掲げる行為又は同条の規定による指示に従わない行為については、新法第58条の13第1項の規定にかかわらず、なお従前の例による。

30　新法第58条の13の2第1項の規定は、前項に規定する行為に関して業務の停止を命ずる場合については、適用しない。

第3条　第2条の規定による改正後の特定商取引に関する法律（以下この条において「第2号新法」という。）第9条の3第5項（第2号新法第24条の3第2項、第40条の3第2項、第49条の2第2項及び第58条の2第2項において準用する場合を含む。）の規定は、附則第1条第二号に掲げる規定の施行前に売買契約若しくは役務提供契約、連鎖販売契約、特定継続的役務提供契約若しくは特定権利販売契約又は業務提供誘引販売契約に基づく債務の履行として給付がされた場合におけるその給付を受けた者の返還の義務については、適用しない。

（罰則に関する経過措置）

第4条　附則第2条の規定によりなお従前の例によることとされる場合における施行日以後にした行為に対する罰則の適用については、なお従前の例による。

（政令への委任）

第5条　前3条に規定するもののほか、この法律の施行に伴い必要な経過措置は、政令で定める。

（検討）

第6条　政府は、この法律の施行後5年を経過した場合において、この法律による改正後の特定商取引に関する法律の施行の状況について検討を加え、必要があると認めるときは、その結果に基づいて所要の措置を講ずるものとする。

インターネット通販における「意に反して契約の申込みをさせようとする行為」に係るガイドライン

　特定商取引法第14条第1項第2号では、販売業者又は役務提供事業者が、「顧客の意に反して売買契約若しくは役務提供契約の申込みをさせようとする行為として主務省令で定めるもの」をした場合において、取引の公正及び購入者等の利益が害されるおそれがあると認めるときには、主務大臣が指示を行うことができる旨を定めている。

　この規定に基づき、省令第16条第1項では、「顧客の意に反して契約の申込みをさせようとする行為」の具体的内容を定めている。このうち、第1号及び第2号が、インターネット通販に対応した規定である（第1号又は第2号のいずれかに該当する場合に、指示の対象となる）。なお、第3号は、葉書等で申し込む場合に対応した規定である。

【省令第16条第1項の規定】
一　販売業者又は役務提供事業者が、電子契約（販売業者又は役務提供事業者と顧客との間で電子情報処理組織を使用する方法その他の情報通信技術を利用する方法により電子計算機の映像面を介して締結される売買契約又は役務提供契約であつて、販売業者若しくは役務提供事業者又はこれらの委託を受けた者が当該映像面に表示する手続きに従つて、顧客がその使用する電子計算機を用いて送信することによつてその申込みを行うものをいう。この号及び次号において同じ。）の申込みを受ける場合において、電子契約に係る電子計算機の操作（当該電子契約の申込みとなるものに限る。次号において同じ。）が当該電子契約の申込みとなることを、顧客が当該操作を行う際に容易に認識できるように表示していないこと。
二　販売業者又は役務提供事業者が、電子契約の申込みを受ける場合において、申込みの内容を、顧客が電子契約に係る電子計算機の操作を行う際に容易に確認し及び訂正できるようにしていないこと。

1．第1号（申込みとなることの表示について）

(1)　第1号は、インターネット通販において、あるボタンをクリックすれば、それが有料の申込みとなることを、消費者が容易に認識できるように表示していないことを規定するもの。

(2)　以下のような場合は、一般に、第1号で定める行為に該当しないと考えられる。

　A．申込みの最終段階において、「注文内容の確認」といった表題の画面（いわゆる最終確認画面）が必ず表示され、その画面上で「この内容で注文する」といった表示のあるボタンをクリックしてはじめて申込みになる場合。（参考：【画面例1】）
　B．いわゆる最終確認画面がない場合であっても、以下のような措置が講じられ、最終的な申込みの操作となることが明示されている場合。（参考：【画面例2】）
　　ア．最終的な申込みにあたるボタンのテキストに「私は上記の商品を購入（注文、申込み）します」と表示されている。
　　イ．最終的な申込みにあたるボタンに近接して「購入（注文、申込み）しますか」との表示があり、ボタンのテキストに「はい」と表示されている。

(3)　以下のような場合は、第1号で定める行為に該当するおそれがある。
　A．最終的な申込みにあたるボタン上では、「購入（注文、申込み）」などといった用語ではなく、「送信」などの用語で表示がされており、また、画面上の他の部分でも「申込み」であることを明らかにする表示がない場合。（参考：【画面例3】）
　B．最終的な申込みにあたるボタンに近接して「プレゼント」と表示されているなど、有償契約の申込みではないとの誤解を招くような表示がなされている場合。

2．第2号（確認・訂正機会の提供）について

(1)　第2号は、インターネット通販において、申込みをする際に、消費者が申込み内容を容易に確認し、かつ、訂正できるように措置していないことを規定するものである。

(2)　以下のⅠ及びⅡの両方を充たしているような場合は、一般に、第2号で定める行為に該当しないと考えられる。（参考：【画面例1】、【画面例4】）
　Ⅰ．申込みの最終段階で、以下のいずれかの措置が講じられ、申込み内容を容易に確認できるようになっていること。
　　A．申込みの最終段階の画面上において、申込みの内容が表示される場合。
　　B．申込みの最終段階の画面上において、申込み内容そのものは表示されていない場合であっても、「注文内容を確認する」といったボタンが用意され、それをクリックすることにより確認できる場合。あるいは、「確認したい場合には、ブラウザの戻るボタンで前のページに戻ってください」といった説明がなされている場合。

Ⅱ．Ⅰにより申込み内容を確認した上で、以下のいずれかの措置により、容易に訂正できるようになっていること。
　A．申込みの最終段階の画面上において、「変更」「取消し」といったボタンが用意され、そのボタンをクリックすることにより訂正ができるようになっている場合。
　B．申込みの最終段階の画面上において、「修正したい部分があれば、ブラウザの戻るボタンで前のページに戻ってください」といった説明がなされている場合。

(3) 以下のような場合は、第2号で定める行為に該当するおそれがある。
　A．申込みの最終段階の画面上において、申込み内容が表示されず、これを確認するための手段（「注文内容を確認」などのボタンの設定や、「ブラウザの戻るボタンで前に戻ることができる」旨の説明）も提供されていない場合。（参考：【画面例5】）
　B．申込みの最終段階の画面上において、訂正するための手段（「変更」などのボタンの設定や、「ブラウザの戻るボタンで前に戻ることができる」旨の説明）が提供されていない場合。（参考：【画面例5】）
　C．申込みの内容として、あらかじめ（申込者が自分で変更しない限りは）、同一商品を複数申し込むように設定してあるなど、一般的には想定されない設定がなされており、よほど注意していない限り、申込み内容を認識しないままに申し込んでしまうようになっている場合。（参考：【画面例6】）

【画面例1】

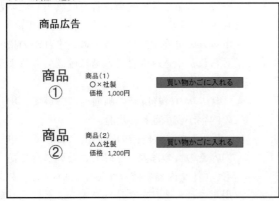

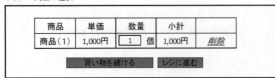

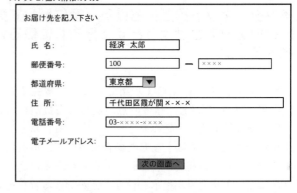

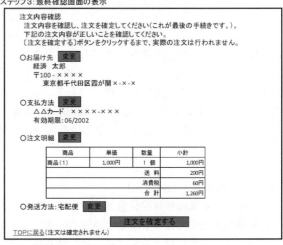

【画面例2】

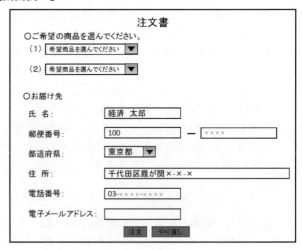

インターネット通販における「意に反して契約の申込みをさせようとする行為」に係るガイドライン

【画面例3】

(1ページ)

注文フォーム
・申込手順
・返品について
・お支払い方法

(2ページ)

・ご贈答品について
・申し込み
　商品A □　　商品B □
　　（チェックを入れてください）
　商品01 □　商品02 □　商品03 □
　　　………………………
　商品13 □　商品14 □　商品15 □
　　（チェックを入れてください）

(3ページ)

申込者名：
e-mail：
郵便番号：
住　所：
電話番号：
・お支払い方法
　銀行振り込み □　郵便振替 □　代金引換 □
・送料
　銀行振り込み、郵便振替は全国一律○○円
　代金引換の場合は地域によって異なります（別表参考）。
　送料に代金引換手数料△△円が加算されます。

［送信］　［取消］

【画面例4】

ご注文内容確認
この内容で店主にメールが送信されます。
この内容で良ければ、〔この内容で注文する〕を、修正したい部分があれば、
ブラウザのボタンで前のページに戻ってください。

●注文商品

商品	単価	数量	小計
商品(1)	1,000円	1 個	1,000円
		送　料	200円
		消費税	60円
		合　計	1,260円

●ご注文者
　氏　名：
　住　所：
　電話番号：
　e-mail：
●お届け先
　ご注文先に同じ
●お支払い方法
　代金引き替え

［この内容で注文する］

【画面例5】

ステップ1

商品名	画像	商品説明	
●●●	商品①		¥5,340　［進む］

ステップ2

代引き
送り先の住所を入力してください。

お名前：
会社名：
住所：
郵便番号：
電話番号：
e-mail：

［購入OK］

【画面例6】

商品の注文フォームです。
以下をもれなく記入して「商品申込みをする」ボタンをクリックしてください。

☆お名前：
☆ふりがな：
　　　　〒
☆ご住所：　都道府県
　　　　　住所
☆郵便番号：
☆電話番号：

ご注文Ⅰ
●商品名A　A型リング　￥10,000 ▼
●商品名B　B型ネックレス　￥15,000 ▼
●サイズ　7 ▼

ご注文Ⅱ
●商品名A　A型リング　￥10,000 ▼
●商品名B　B型ネックレス　￥15,000 ▼
●サイズ　7 ▼

◇商品代金：　　　　円
◇消費税：　　　　円
◇合計金額：　　　　円
◇お支払い方法：

［商品申込みをする］　［取り消し］

ご注文ありがとうございました。

電子メール広告をすることの承諾・請求の取得等に係る「容易に認識できるよう表示していないこと」に係るガイドライン

経済産業省

　特定商取引に関する法律（以下「法」という。）第14条第1項第2号及び同条第2項第2号では、販売業者又は役務提供事業者等が、「通信販売に係る取引の公正及び購入者又は役務の提供を受ける者の利益を害するおそれがあるものとして経済産業省令で定めるもの」に該当する行為をした場合において、取引の公正及び購入者等の利益が害されるおそれがあると認めるときは、主務大臣が指示を行うことができる旨を定めている。

　当該規定に基づき、特定商取引に関する法律施行規則（以下「省令」という。）第16条第2項及び第4項において、その具体的な内容を定めている。

　また、法第12条の3第4項では、通信販売電子メール広告に、「通信販売電子メール広告の提供を受けない旨の意思を表示するために必要な事項」を表示しなければならない旨を定めている。

　当該規定に基づき、省令第11条の6に規定されているいわゆるオプトアウト（送信を希望しない旨の意思表示）の際の連絡方法の表示に関しても「容易に認識できるように表示」しなければならない旨を規定している。

　本ガイドラインにおいては、これらの省令中の「容易に認識できるように表示していない」とはどのようなものであるかについての具体的な例について示したものである（連鎖販売取引、業務提供誘引販売取引についても同様）。ここでは、ウェブ画面上や電子メール上での表示について例示しているが、書面等の場合においても本ガイドラインを参考に、消費者にとってわかりやすい位置にわかりやすい表示を行うとした基本的考え方に沿って対応していくこととする。

　なお、本ガイドラインは例示の1つに過ぎないことから、通信販売業者等や今般新たに適用対象となった電子メール広告受託事業者において、消費者にとってよりわかりやすい表示になるよう引き続き取り組んでいくことを期待する。

1．省令第16条第2項及び同条第4項について

　これらの条項では、消費者が、あるボタンをクリックすれば、それが通信販売電子メール広告を受けることについての請求又は承諾となることを、消費者が容易に認識できるように表示していないことについて規定している。

(1) 消費者が購入したショッピングサイト等における承諾の取り方
　① 以下のような場合は、一般に、「容易に認識できるように表示していないこと」に該当しないと考えられる。
　○ 消費者が商品を購入したショッピングサイト等において、販売業者が消費者に対して広告メールをすることについての承諾を得る場合において、いわゆるデフォルト・オン方式（例えば、消費者が購入者情報を入力する画面において、広告メールの送信を希望する旨にあらかじめチェックが付されている方式）によることも認められるが、その場合、デフォルト・オンの表示について画面の中で消費者が認識しやすいように明示（例えば、全体が白色系の画面であれば、赤字（対面色）で表示）され、かつ、最終的な申込みにあたるボタンに近接したところに表示されている場合。（画面例1）

(画面例1)

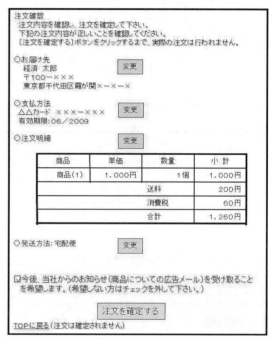

② 以下のような場合は、「容易に認識できるように表示していないこと」に該当するおそれがある。
　○ 膨大な画面をスクロールしないと広告メールの送信についての承諾の表示にたどり着けず、かつ画面の途中に小さい文字で記述されているなど、消費者がよほどの注意を払わない限りは見落としやすく、広告メールの送信について承諾をしたこととなってしまう場合。（画面例2）

（画面例2）

```
注文を確定する
○支払方法
 △△カード ×××－×××
 有効期限：06／2009

利用規約
 本規約に従ってサービスを利用いただきます。
 第1条 ○○○○○○○○○○○○○○○○○○○○○○○
 第2条 ○○○○○○○○○○○○○○○○○○○○○○○
 〜〜〜〜〜〜〜〜〜〜〜〜〜〜〜〜〜〜
 第29条 今後、当社からのお知らせを受け取ることを承諾します。
 第30条 ○○○○○○○○○○○○○○○○○○○○○○○
 第31条 ○○○○○○○○○○○○○○○○○○○○○○○
```

(2) いわゆる懸賞サイトや占いサイト等における承諾の取り方

① 以下のような場合は、一般に、「容易に認識できるように表示していないこと」に該当しないと考えられる。

○ いわゆる懸賞サイトや占いサイト等にメールアドレスを記入させることを条件の一つとして、様々なサービスを無料で提供しているサイトにおいて、関連サイトからの広告メール送信がある旨又は無料情報サービスに付随して広告メールを送信することがある旨の承諾を得る場合において、メールアドレスを記入することが、関連サイトからの電子メール広告を受けることの承諾となることを消費者が認識しやすいように明示（例えば、全体が白色系の画面であれば、赤字（対面色）で表示）され、かつ、特に関連サイトからのメール送信の場合には、当該関連サイトのホームページアドレスに加えて、当該関連サイトのカテゴリーを併記するか、サイト名又は送信者名を併記するなどして、当該サイトがどのような内容のものか具体的に認識できるように表示されている場合。（画面例3）

（画面例3）

```
懸賞ポイントサービス会員への登録を希望します。 メールアドレス記入欄：

（※）懸賞ポイントサービス会員に対しては、提携サイトからの広告メールを
  送信することとなります。
                                    送信
提携サイトの一覧はこちらです。

 http://www.○○○.co.jp/fashion/  （ファッション関係）
 http://www.○○○.co.jp/electric/  （家電関係）
 http://www.○○○.co.jp/magazine/  （雑誌関係）
```

② 以下のような場合は、「容易に認識できるように表示していないこと」に該当するおそれがある。

○ 関連サイトについて単に姉妹サイト一覧と表示されているのみで、クリックしないとどのようなサイトか消費者に認識できず、かつ関連サイトのアドレスから想定される内容が実際の内容とは全く異なっており、いわゆるアダルトサイトなど、表示からは想定されないようなところからの広告メールの送信を承諾したこととなってしまう場合。（画面例4）

（画面例4）

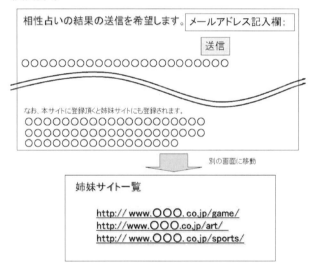

2．省令第11条の6について

ここでは、相手方が電子メール広告の提供を受けない旨の意思を表示するための方法として、電子メールアドレスや当該意思を表示するためのウェブページのURLを、当該電子メール広告の本文に容易に認識できるように表示しなければならない旨を規定している。

① 以下のような場合は、一般に、「容易に認識できるように表示」していないことに該当しないと考えられる。

○ 電子メール広告の配信を停止するための電子メールアドレスやURLを、電子メール広告の本文の最前部に表示している場合、もしくは、

電子メール広告の末尾に表示している場合（消費者がある程度のスクロール操作で閲覧可能な場合等）で、消費者が認識しやすいように明示（例えば下線を引くなどして表示）されているような場合。（画面例5）

（画面例5）

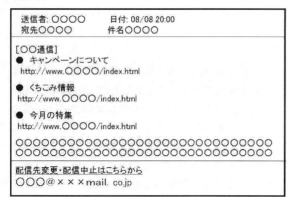

② 以下のような場合は、「容易に認識できるように表示」していないことに該当するおそれがある。
　膨大な画面をスクロールしないと当該表示にたどり着けない、文中に紛れ込んでおり他の文章との見分けがつかないなど、消費者がよほどの注意を払わない限りは、認識できないような表示となっている場合。（画面例6）

（画面例6）

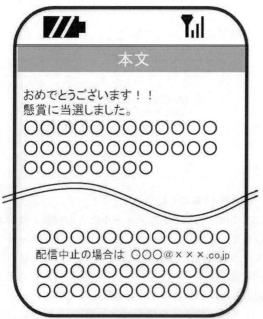

東京都消費生活条例（抄）

［平成6年10月6日
東京都条例110号］
平成27年3月31日改正現在

目次

前文
第1章　総則（第1条－第8条）
第2章　危害の防止（第9条－第14条）
第3章　表示、包装及び計量の適正化
　　　　　　　　　　　　（第15条－第20条）
第4章　不適正な事業行為の是正等
　第1節　価格に関する不適正な事業行為の是正
　　　　　　　　　　　　（第21条－第24条）
　第2節　不適正な取引行為の防止
　　　　　　　　　　　　（第25条－第27条）
第5章　消費者の被害の救済（第28条－第38条）
第6章　情報の提供の推進（第39条・第40条）
第7章　消費者教育の推進（第41条－第42条）
第8章　消費生活に関する施策の総合的な推進
　　　　　　　　　　　　（第43条・第44条）
第9章　東京都消費生活対策審議会（第45条）
第10章　調査、勧告、公表等（第46条－第51条）
第11章　雑則（第52条・第53条）
第12章　罰則（第54条・第55条）
附　則（平成27年条例第22号）
（経過措置）

　古来、人は、物を生産し、消費することによって、生存を維持し、生活を営んできた。
　しかし、経済社会の進展は、消費生活に便利さや快適さをもたらす一方で、消費者と事業者との間に情報力、交渉力等の構造的な格差を生み出し、消費者の安全や利益を損なうさまざまな問題を発生させてきている。とりわけ、大消費地であり経済社会のグローバル化が進展している東京における消費者問題は、極めて複雑、多様であり、常に変容を続けている。
　健康で安全かつ豊かな生活は、都民のすべてが希求するところである。その基盤となる消費生活に関し、事業者、消費者及び行政は、自ら又は連携して、自由・公正かつ環境への負荷の少ない経済社会の発展を促進しつつ、消費者の利益の擁護及び増進に努めていくことが強く求められている。
　東京都は、消費者と事業者とは本来対等の立場に立つものであるとの視点から、事業活動の適正化を一層推進するとともに、消費者の自立性を高めるための支援を進めるなど、都民の意見の反映を図りつつ、総合的な施策

の充実に努めるものである。
　このため、都民の消費生活における消費者の権利を具体的に掲げ、その確立に向けて、実効性ある方策を講ずることを宣明する。この権利は、東京都はもとより都民の不断の努力によって、その確立を図ることが必要である。
　事業者は、事業活動に当たって、消費者の権利を尊重し、消費生活に係る東京都の施策に協力する責務を有するものであり、また、消費者は、自らの消費生活において主体的に行動し、その消費行動が市場に与える影響を自覚して、社会の一員としての役割を果たすことが求められる。
　このような認識の下に、健康で安全かつ豊かな生活を子孫に引き継ぐことを目指し、都民の消費生活の安定と向上のために、この条例を制定する。

第1章　総則
（目的）
第1条　この条例は、都民の消費生活に関し、東京都（以下「都」という。）が実施する施策について必要な事項を定め、都民の自主的な努力と相まって、次に掲げる消費者の権利（以下「消費者の権利」という。）を確立し、もって都民の消費生活の安定と向上を図ることを目的とする。
　一　消費生活において、商品又はサービスによって、生命及び健康を侵されない権利
　二　消費生活において、商品又はサービスを適切に選択し、適正に使用又は利用をするため、適正な表示を行わせる権利
　三　消費生活において、商品又はサービスについて、不当な取引条件を強制されず、不適正な取引行為を行わせない権利
　四　消費生活において、事業者によって不当に受けた被害から、公正かつ速やかに救済される権利
　五　消費生活を営むために必要な情報を速やかに提供される権利
　六　消費生活において、必要な知識及び判断力を習得し、主体的に行動するため、消費者教育を受ける権利

（定義）
第2条　この条例において、次の各号に掲げる用語の意義は、それぞれ当該各号に定めるところによる。
　一　消費者　事業者が供給する商品又はサービスを使用し、又は利用して生活する者をいう。
　二　事業者　商業、工業、サービス業その他の事業を行う者をいう。
　三　商品　消費者が消費生活を営む上において使用する物をいう。
　四　サービス　消費者が消費生活を営む上において使用し、又は利用するもののうち、商品以外のものをいう。

（都の責務）
第3条　都は、この条例に定める施策を通じて、消費者の権利を確立し、もって都民の消費生活の安定と向上を図るものとする。
2　都は、都民の参加と協力の下に、この条例に定める施策を実施するよう努めなければならない。
3　都は、消費生活の安定と向上に関する施策（以下「消費生活に関する施策」という。）に、都民の意見を反映することができるよう必要な措置を講ずるものとする。
4　都は、都民が消費者の権利を確立し、消費生活の安定と向上を図るため自主的に推進する組織及び調査、研究、学習等の活動に対して、必要な援助及び協力を行うよう努めなければならない。

（特別区及び市町村に対する協力）
第4条　都は、次条第2項に定めるもののほか、特別区及び市町村（以下「区市町村」という。）が実施する消費生活に関する施策について、必要に応じ、情報の提供、調査の実施、技術的支援その他の協力を行うものとする。

（国又は他の地方公共団体との相互協力）
第5条　都は、消費生活に関する施策を実施するに当たり、必要に応じ、国又は他の地方公共団体に対して、情報の提供、調査の実施その他の協力を求めなければならない。
2　都は、国又は他の地方公共団体が実施する消費生活に関する施策について、情報の提供、調査の実施その他の協力を求められたときは、これに応ずるものとする。

（国に対する措置要求等）
第6条　知事は、前条第1項に定めるもののほか、都民の消費生活の安定と向上を図るため必要があると認めるときは、国に対し、意見を述べ、必要な措置をとるよう求めなければならない。

（事業者の責務）
第7条　事業者は、商品又はサービスの供給その他の事業活動を行うに当たり、消費者の権利を侵してはならない。
2　事業者は、事業活動を行うに当たり、常に法令を守るとともに、都がこの条例に基づき実施する施策に協力しなければならない。
3　事業者は、商品又はサービスの供給その他の事業活動を行うに当たり、自主的に、危害の防止、表示等の事業行為の適正化、事業活動に伴う消費者からの苦情の迅速かつ適切な処理等必要な措置をとるよう努めなければならない。

（知事に対する申出）
第8条　都民は、この条例の定めに違反する事業活動により、又はこの条例に定める措置がとられていないため、消費者の権利が侵されている疑いがあるときは、

知事に対しその旨を申し出て、適当な措置をとるべきことを求めることができる。
2　知事は、前項の規定による申出があったときは必要な調査を行い、その申出の内容が事実であると認めるときはこの条例に基づく措置その他適当な措置をとるものとする。
3　知事は、都民の消費生活の安定と向上を図るため必要があると認めるときは、第1項の規定による申出の内容並びにその処理の経過及び結果を明らかにするものとする。

第4章　不適正な事業行為の是正等
第2節　不適正な取引行為の防止
（不適正な取引行為の禁止）
第25条　知事は、事業者が消費者との間で行う取引（商品の購入、交換等を業として営む事業者が、消費者を相手方として商品の購入、交換等をする取引を含む。以下同じ。）に関して、次のいずれかに該当する行為を、不適正な取引行為として規則で定めることができる。
一　消費者を訪問し又は電話機、ファクシミリ装置その他の通信機器若しくは情報処理の用に供する機器を利用して広告宣伝等を行うことにより、消費者の意に反して、又は消費者にとって不適当な契約と認められるにもかかわらず若しくは消費者の判断力不足に乗じることにより、契約の締結を勧誘し、又は契約を締結させること。
二　法令又はこの条例に定める書面（当該書面に記載すべき事項を記録した電磁的記録を含む。）を消費者に交付する義務、広告における表示義務その他事業者が消費者に情報を提供する義務に違反して、契約の締結を勧誘し、又は契約を締結させること。
三　消費者に対し、取引の意図を隠し、商品若しくはサービスの品質、安全性、内容、取引条件、取引の仕組み等に関する重要な情報であって、事業者が保有し、若しくは保有し得るものを提供せず、若しくは誤信を招く情報を提供し、又は将来における不確実な事項について断定的判断を提供して、契約の締結を勧誘し、又は契約を締結させること。
四　消費者を威迫して困惑させ、又は迷惑を覚えさせるような方法で、若しくは消費者を心理的に不安な状態若しくは正常な判断ができない状態に陥らせ、契約の締結を勧誘し、又は契約を締結させること。
五　取引における信義誠実の原則に反し、消費者に不当な不利益をもたらすこととなる内容の契約を締結させること。
六　消費者又はその関係人を欺き、威迫して困惑させる等不当な手段を用いて、消費者又はその関係人に契約（契約の成立又はその内容について当事者間で争いのあるものを含む。）に基づく債務の履行を迫り、又は当該債務の履行をさせること。
七　契約若しくは法律の規定に基づく債務の完全な履行がない旨の消費者からの苦情に対し、適切な処理をせず、履行を不当に拒否し、若しくはいたずらに遅延させ、又は継続的取引において、正当な理由なく取引条件を一方的に変更し、若しくは消費者への事前の通知をすることなく履行を中止すること。
八　消費者の正当な根拠に基づく契約の申込みの撤回、契約の解除若しくは取消しの申出若しくは契約の無効の主張に際し、これらを妨げて、契約の成立若しくは存続を強要し、又は契約の申込みの撤回、契約の解除若しくは取消し若しくは契約の無効の主張が有効に行われたにもかかわらず、これらによって生じた債務の履行を不当に拒否し、又はいたずらに遅延させること。
九　商品若しくはサービスに係る取引を行う事業者又はその取次店等実質的な取引行為を行う者からの商品又はサービスに係る取引を条件又は原因として信用の供与をする契約若しくは保証を受託する契約（以下「与信契約等」という。）について、消費者の利益を不当に害することが明白であるにもかかわらず、その締結を勧誘し、若しくは締結させ、又は消費者の利益を不当に害する方法で与信契約等に基づく債務の履行を迫り、若しくは債務の履行をさせること。
2　事業者は、消費者と取引を行うに当たり、前項の規定により定められた不適正な取引行為を行ってはならない。

（重大不適正取引行為）
第25条の2　知事は、前条第1項に規定する行為における、次のいずれかに該当する行為を重大不適正取引行為とする。
一　契約の締結について勧誘をするに際し、又は契約の申込みの撤回若しくは解除を妨げるため、商品の性能その他契約における重要な事項として規則に定めるものにつき、不実のことを告げること。
二　契約の締結について勧誘をするに際し、商品の取引価格その他契約における重要な事項として規則に定めるものにつき、故意に事実を告げないこと。
三　契約を締結させ、又は契約の申込みの撤回若しくは解除を妨げるため、消費者を威迫して困惑させること。

（不適正な取引行為に関する調査）
第26条　知事は、第25条第1項に定める不適正な取引行為が行われている疑いがあると認めるときは、その取引の仕組み、実態等につき必要な調査を行うものと

する。
(不適正な取引行為に関する情報提供)
第27条 知事は、不適正な取引行為による被害の発生及び拡大を防止するため必要があると認めるときは、前条の規定による調査の経過及び結果を明らかにするものとする。

第10章 調査、勧告、公表等
(立入調査等)
第46条 知事は、第10条、第12条から第14条まで、第16条から第19条まで及び第22条の規定の施行に必要な限度において、事業者に対し、報告を求め、その職員をして、事業者の事務所、事業所その他その事業を行う場所に立ち入って、帳簿、書類、設備その他の物件を調査させ、若しくは事業者若しくはその従業員若しくは当該事業者の業務に従事する者(以下この条において「事業者等」という。)に質問させ、又は第10条に定める調査及び認定並びに第12条に定める認定を行うため、必要最小限度の数量の商品又は当該事業者がサービスを提供するために使用する物若しくは当該サービスに関する資料(以下「商品等」という。)の提出を求めることができる。
2 知事は、事業者等が前項の規定による報告、商品等の提出若しくは立入調査を拒み、又は質問に対し答弁しなかったときは、事業者に対し、書面により、報告若しくは商品等の提出を要求し、又は立入調査若しくは質問に応ずべきことを要求することができる。
3 前項の書面には、要求に応じない場合においては、当該事業者の氏名又は名称その他必要な事項を公表する旨及び報告、商品等の提出、立入調査又は質問を必要とする理由を付さなければならない。
4 第1項及び第2項の規定により立入調査又は質問を行う職員は、その身分を示す証明書を携帯し、事業者等に提示しなければならない。
5 都は、第1項及び第2項の規定により事業者から商品等を提出させたときは、正当な補償を行うものとする。
6 第1項又は第2項の規定による立入調査の権限は、犯罪捜査のために認められたものと解釈してはならない。
第46条の2 知事は、第26条及び第51条第1項の規定の施行に必要な限度において、事業者又は当該事業者と消費者との間で行う当該取引に密接に関係する者として次の各号のいずれかに該当すると知事が認める者(以下「密接関係者」という。)に対し、報告を求め、その職員をして、事業者若しくは密接関係者の事務所、事業所その他その事業を行う場所に立ち入って、帳簿、書類、設備その他の物件を調査させ、又は事業者若しくは密接関係者若しくはそれらの従業員若しくはそれらの業務に従事する者(以下この条において「事業者、密接関係者等」という。)に質問させることができる。
一 当該取引に関し、消費者の判断に影響を及ぼす重要な事項を消費者に告げ、又は表示する者
二 当該取引に誘引するため又は契約後において当該取引を継続させ、若しくは取引の内容を拡大させるためほかの商品若しくはサービスを消費者に供給する者
三 当該取引に関し、契約の締結若しくは解除又は債務の履行に係る行為を行う者
四 当該取引に関し、契約の締結、履行又は解除に係る関係書類を保有する者
五 当該取引に関し、当該事業者に対し、第25条第1項に規定する取引行為の方法等を教示する者
六 前各号に掲げるもののほか、規則で定める者
2 知事は、第26条及び第51条第1項の規定の施行に必要な限度において、事業者、密接関係者等に対し、書面により、報告を要求し、又は立入調査若しくは質問に応ずべきことを要求することができる。
3 前項の書面には、要求に応じない場合においては、当該事業者又は当該密接関係者の氏名又は名称その他必要な事項を公表する旨及び報告、立入調査又は質問を必要とする理由を付さなければならない。
4 第1項及び第2項の規定により立入調査又は質問を行う職員は、その身分を示す証明書を携帯し、事業者、密接関係者等に提示しなければならない。
5 第1項又は第2項の規定による立入調査の権限は、犯罪捜査のために認められたものと解釈してはならない。
6 知事は、第26条及び第51条第1項の規定の施行に必要な限度において、事業者との間で取引を行う者に対し、当該取引に関する事項について報告を求めることができる。
(告示)
第47条 知事は、第14条第1項、第16条第1項から第3項まで、第17条第1項、第18条第1項若しくは第2項若しくは第22条第1項の規定による指定をし、若しくはその変更若しくは解除をしたとき、又は第19条第2項の規定による基準の設定をし、若しくはその変更若しくは廃止をしたときは、その旨を告示しなければならない。
(指導及び勧告)
第48条 知事は、第14条第2項、第16条第4項、第17条第2項、第18条第2項、第19条第3項又は第25条第2項の規定に違反をしている事業者があるときは、その者に対し、当該違反をしている事項を是正するよう指導し、及び勧告することができる。
(意見陳述の機会の付与)
第49条 知事は、第10条第3項の規定による要求又は第23条若しくは前条の規定による勧告をしようとするときは、当該要求又は勧告に係る事業者に対し、当

該事案について意見を述べ、証拠を提示する機会を与えなければならない。

(公表)
第50条 知事は、事業者が第10条第3項若しくは第46条第2項の規定による要求又は第12条、第23条若しくは第48条の規定による勧告に従わないときは、その旨を公表するものとする。
2 知事は、事業者又は密接関係者が第46条の2第2項の規定による要求に従わないときは、その旨を公表するものとする。

(禁止命令)
第51条 知事は、消費者被害の拡大防止のため特に必要があるものとして別表に定める取引について、次の各号のいずれかに該当するときは、その事業者に対し、1年以内の期間を限り、契約の締結について勧誘すること又は契約を締結することを禁止することを命ずることができる。
一 前条の規定による公表をされた後において、なお、正当な理由がなくてその勧告に係る措置をとらず、第25条の2の重大不適正取引行為をしたとき。
二 第25条の2の重大不適正取引行為をした場合において、消費者の利益が著しく害されるおそれがあり、当該被害を防止するため緊急の必要があると認めるとき。
2 前項の規定による命令は、第25条の2の重大不適正取引行為について、消費者被害の拡大防止を図るために実施し得る法律の規定による指示、命令、登録の取消しその他の措置がある場合には、行わないものとする。
3 知事は、第25条の2第一号の重要な事項として規則で定めるもののうち規則で定めるものにつき不実のことを告げる行為をしたか否かを判断するため必要があると認めるときは、当該事業者に対し、期間を定めて、当該告げた事項の裏付けとなる合理的な根拠を示す資料の提出を求めることができる。この場合において、当該事業者が当該資料を提出しないときは、第1項の規定の適用については、当該事業者は、同号に掲げる事項につき不実のことを告げる行為をしたものとみなす。
4 知事は、第1項の規定による命令をしたときは、その旨を公表するものとする。

第11章 雑則
(適用除外)
第52条 第2章の規定は、医薬品、医療機器等の品質、有効性及び安全性の確保等に関する法律(昭和35年法律第145号)第2条第1項に規定する医薬品については、適用しない。
2 第2章から第5章までの規定は、次に掲げるものについては、適用しない。
一 医師、歯科医師その他これらに準ずる者により行われる診療行為及びこれに準ずる行為
二 商品、サービス及び生活関連商品等の価格で、法令に基づいて規制されているもの
3 第6章の規定は、前項第一号に掲げる行為については、適用しない。

(委任)
第53条 この条例に規定するもののほか、この条例の施行について必要な事項は、規則で定める。

第12章 罰則
(過料)
第54条 第51条第1項の規定による知事の命令に違反した者は、5万円以下の過料に処する。
第55条 第51条第1項の規定の施行に必要な第46条の2第2項の規定による立入調査若しくは質問を拒み、妨げ、又は忌避した者は、3万円以下の過料に処する。

附 則
(施行期日)
1 この条例は、平成7年1月1日から施行する。
(東京都消費生活対策審議会条例等の廃止)
2 次に掲げる条例は、廃止する。
一 東京都消費生活対策審議会条例(昭和36年東京都条例第86号)
二 東京都消費者被害救済委員会条例(昭和50年東京都条例第103号)
三 東京都消費者訴訟資金貸付条例(昭和50年東京都条例第104号)
(経過措置)
3 この条例による改正前の東京都生活物資等の危害の防止、表示等の事業行為の適正化及び消費者被害救済に関する条例(以下「旧条例」という。)第29条の規定による東京都消費者被害救済委員会及び前項の規定による廃止前の東京都消費生活対策審議会条例第1条の規定による東京都消費生活対策審議会は、それぞれこの条例の規定による東京都消費者被害救済委員会及び東京都消費生活対策審議会となり、同一性をもって存続するものとする。
4 この条例の施行の際、現に旧条例第7条第1項の規定によりされている申出は、第8条第1項に規定する申出とみなす。
5 前項に規定する場合のほか、この条例の施行前に旧条例又は附則第2項の規定による廃止前の東京都消費生活対策審議会条例、東京都消費者被害救済委員会条例若しくは東京都消費者訴訟資金貸付条例の規定によってした処分、手続その他の行為は、この条例中にこれに相当する規定があるときは、この条例の規定によってした処分、手続その他の行為とみなす。

附　則（平成27年条例第22号）
(施行期日)
1　この条例は、平成27年7月1日から施行する。ただし、第41条の改正規定及び同条の次に次の3条を加える改正規定は、同年4月1日から施行する。
(経過措置)
2　この条例による改正後の東京都消費生活条例第25条第2項、第25条の2、第46条の2、第48条、第50条及び第51条の規定は、この条例の施行後にした行為について適用し、この条例の施行前にした行為については、なお従前の例による。
3　この条例の施行前にした行為に対する罰則の適用については、なお従前の例による。

　　別　表（第51条関係号）
一　消費者の住居においてサービス提供契約の申込みをし、又はサービス提供契約を締結することを請求した消費者に対して事業者が当該消費者の住居を訪問して行う取引であって、次に掲げるサービスに関して契約締結前にサービスの提供を行うことにより、消費者が契約締結を断ることが困難な状況を作り出す取引
　（一）衛生設備用品の修繕又は改良
　（二）物品の回収
二　雑誌、テレビ等に出演するために必要な技芸又は知識の教授に関する2月以上の継続的な役務提供に係る取引
三　契約を締結することを目的に、事業者の事務所、事業所その他その事業を行う場所を消費者が訪問して、サービス提供契約の申込みをし、又は提供契約を締結する場合における次に掲げるサービスの取引
　（一）雑誌、テレビ等に出演する機会若しくは当該情報の提供又を出演する機会を得るための広告宣伝若しくは交渉の代行（特定商取引に関する法律（昭和51年法律第57号）第51条第1項に規定する業務提供誘引販売よる取引を除く。）
　（二）精神の修養又は就職、起業等のための啓発若しくは知識の伝授
　（三）外国への留学若しくは外国における研修、就業等あっせん又はその手続の代行
四　非宅地の土地に係る取引

東京都消費生活条例施行規則（抄）

［平成6年12月26日　東京都規則第225号
平成28年2月10日改正現在］

目　次
　第1章　総則（第1条・第2条）
　第2章　危害の防止（第3条・第4条）
　第3章　適正包装の一般的基準（第5条）
　第4章　不適正な取引行為（第5条の2－第12条の2）
　第5章　東京都消費者被害救済委員会（第12条の3・
　　　　　第12条の4）
　第6章　消費者訴訟資金の貸付け（第13条－第24条）
　第7章　調査、勧告、公表等（第25条－第39条）
　附　則

第1章　総則
(趣旨)
第1条　この規則は、東京都消費生活条例（平成6年東京都条例第110号。以下「条例」という。）の施行について必要な事項を定めるものとする。
(知事に対する申出の手続)
第2条　条例第8条第1項の規定により知事に対して申出をしようとする者は、次の事項を記載した申出書を提出しなければならない。
　一　申出人の氏名又は名称及び住所
　二　申出の趣旨及び求める措置の内容
　三　その他参考となる事項
2　知事は、前項の規定による申出書の提出があったときは、これを誠実に処理し、処理の経過及び結果を申出人に通知するものとする。

第4章　不適正な取引行為
(条例第25条第1項第1号の不適正な取引行為)
第5条の2　条例第25条第1項第1号の規定に該当する不適正な取引行為は、次に掲げるものとする。
　一　商品又はサービスに係る取引に際し、消費者の拒絶の意思表示にもかかわらず、消費者を訪問し、契約の締結を勧誘し、又は契約を締結させること。
　二　商品又はサービスに係る取引に際し、消費者の拒絶の意思表示にもかかわらず、又はその意思表示の機会を明示的に与えることなく、消費者に対し電話機、ファクシミリ装置その他の通信機器若しくは情報処理の用に供する機器を利用して一方的に広告宣伝等を行うことにより、契約の締結を勧誘し、又は契約を締結させること。
　三　商品又はサービスに係る取引に際し、消費者の知識、経験及び財産の状況に照らして不適当と認められる契約の締結を勧誘し、又は契約を締結させるこ

と。
四 商品又はサービスに係る取引に際し、高齢者その他の者の判断力の不足に乗じ、契約を締結させること。

(条例第25条第1項第2号の不適正な取引行為)
第5条の3 条例第25条第1項第2号の規定に該当する不適正な取引行為は、次に掲げるものとする。
一 商品又はサービスに係る取引に際し、法令又は条例に定める書面(当該書面に記載すべき事項を記録した電磁的記録を含む。)を消費者に交付する義務その他事業者が消費者に情報を提供する義務に違反し、契約の締結を勧誘し、又は契約を締結させること。
二 商品又はサービスに係る広告をするに際し、法令に定められた記載事項を表示しない広告により、契約の締結を勧誘すること。
三 特定商取引に関する法律施行規則(昭和51年通商産業省令第89号)第16条第1項第1号に規定する電子契約(以下単に「電子契約」という。)の申込みに際し、当該電子契約に係る電子計算機の操作が当該電子契約の申込みとなることを、消費者が容易に認識できるように表示せずに、契約の締結を勧誘し、又は契約を締結させること。
四 電子契約の申込みに際し、消費者が申込みの内容を容易に確認し、及び訂正できるようにせずに、契約の締結を勧誘し、又は契約を締結させること。
五 申込みの様式が印刷された書面により契約の申込みを受ける場合において、当該書面の送付が申込みとなることを、消費者が容易に認識できるように当該書面に表示せずに、契約の締結を勧誘し、又は契約を締結させること。

(条例第25条第1項第3号の不適正な取引行為)
第6条 条例第25条第1項第3号の規定に該当する不適正な取引行為は、次に掲げるものとする。
一 商品若しくはサービスに係る取引の意図を明らかにせず、若しくは商品若しくはサービスに係る取引以外のことを主要な目的であるかのように告げて、又はそのような広告等で消費者を誘引することにより、契約の締結を勧誘し、又は契約を締結させること。
二 商品又はサービスに関し、その品質、安全性、内容、取引条件、取引の仕組みその他の取引に関する重要な情報であって、事業者が保有し、又は保有し得るものを提供しないで、契約の締結を勧誘し、又は契約を締結させること。
三 商品又はサービスに係る取引に際し、消費者が契約締結の意思を決定する上で重要な事項について、事実と異なること若しくは誤信させるような事実を告げて、又は将来における不確実な事項について断定的判断を提供して、契約の締結を勧誘し、又は契約を締結させること。
四 商品又はサービスの品質、内容又は取引条件が実際のものよりも著しく優良又は有利であると消費者を誤信させるような表現を用いて、契約の締結を勧誘し、又は契約を締結させること。
五 商品又はサービスに係る取引、利用又は設置が法令等により義務付けられているかのように説明して、契約の締結を勧誘し、又は契約を締結させること。
六 自らを官公署、公共的団体若しくは著名な法人等の職員と誤信させるような言動等を用いて、又は官公署、公共的団体若しくは著名な法人若しくは個人の許可、認可、後援等の関与を得ていると誤信させるような言動等を用いて、契約の締結を勧誘し、又は契約を締結させること。
七 商品又はサービスに係る取引に際し、事業者の氏名若しくは名称若しくは住所について明らかにせず、又は偽って、契約の締結を勧誘し、又は契約を締結させること。

(条例第25条第1項第4号の不適正な取引行為)
第7条 条例第25条第1項第4号の規定に該当する不適正な取引行為は、次に掲げるものとする。
一 消費者を威迫して困惑させ、又は迷惑を覚えさせるような方法で、契約の締結を勧誘し、又は契約を締結させること。
二 消費者が依頼又は承諾していないにもかかわらず、消費者の住居等において商品又はサービスに係る取引を一方的に行って、あたかも契約が成立したかのように誤信させて、消費者を心理的に不安な状態若しくは正常な判断ができない状態に陥らせ、契約の締結を勧誘し、又は契約を締結させること。
三 消費者を訪問し、消費者が拒絶の意思を表示することを妨げるような方法で契約の締結を勧誘し、又は契約を締結させること。
四 消費者の年齢、収入等契約を締結する上で重要な事項について、事実と異なる内容の契約書等を作成して、執ように契約の締結を勧誘し、又は契約を締結させること。
五 路上その他の場所において消費者を呼び止め、消費者の意に反して、執ように説得し、又は消費者を威迫して困惑させ、その場で、又は営業所若しくはその他の場所へ誘引して、契約の締結を勧誘し、又は契約を締結させること。
六 商品又はサービスに係る取引を行う目的で、親切行為その他の無償又は著しい廉価のサービス又は商品の供給を行うことにより、消費者の心理的負担を利用して、執ように契約の締結を勧誘し、又は契約を締結させること。
七 商品又はサービスの取引に係る資金に関して、消費者からの要請がないにもかかわらず、貸金業者等

からの借入れその他の信用の供与を受けることを勧めて、執ように契約の締結を勧誘し、又は契約を締結させること。
八　消費者の不幸を予言し、消費者の健康又は老後の不安その他の生活上の不安をことさらにあおる等消費者を心理的に不安な状態に陥らせる言動等を用いて、契約の締結を勧誘し、又は契約を締結させること。
九　商品又はサービスに係る取引に際し、当該消費者の情報又は当該消費者が従前にかかわった取引に関する情報を利用して、消費者を心理的に不安状態に陥らせ、過去の不利益が回復できるかのように告げ、又は害悪を受けることを予防し、若しくは現在被っている不利益が拡大することを防止するかのように告げて、契約の締結を勧誘し、又は契約を締結させること。
十　主たる取引目的以外の商品又はサービスを意図的に無償又は著しい廉価で供給すること等により、消費者を正常な判断ができない状態に陥れて、商品又はサービスに係る取引の契約の締結を勧誘し、又は契約を締結させること。
十一　消費者の意に反して、早朝若しくは深夜に、又は消費者が正常な判断をすることが困難な状態のときに、電話をし、又は訪問して、契約の締結を勧誘し、又は契約を締結させること。

（条例第25条第1項第5号の不適正な取引行為）
第8条　条例第25条第1項第5号の規定に該当する不適正な取引行為は、次に掲げるものとする。
一　法律の規定が適用される場合に比し、消費者の権利を制限し、又は消費者の義務を加重し、信義誠実の原則に反して消費者の利益を一方的に害する条項を設けた契約を締結させること。
二　契約に係る損害賠償額の予定、違約金又は契約の解除に伴う清算金の定めにおいて、消費者に不当に高額又は高率の負担を求める条項を設けた契約を締結させること。
三　消費者の契約の申込みの撤回、契約の解除若しくは取消し又は契約の無効の主張をすることができる権利を制限して、消費者に不当な不利益をもたらすこととなる条項を設けた契約を締結させること。
四　消費者が取引の意思表示をした主たる商品又はサービスと異なるものを記載して、消費者に不当な不利益をもたらすこととなる内容の契約書等を作成させること。
五　消費者にとって不当に過大な量の商品若しくはサービス又は不当に長期にわたって供給される商品若しくはサービスに係る取引を内容とする契約を締結させること。
六　当該契約に関する訴訟について、消費者に不利な裁判管轄を定める条項を設けた契約を締結させること。
七　商品又はサービスに係る取引に伴って消費者が受ける信用がその者の返済能力を超えることが明白であるにもかかわらず、そのような信用の供与を伴った契約を締結させること。
八　債務不履行若しくは債務履行に伴う不法行為若しくは契約の目的物の瑕疵により生じた消費者に対して事業者が負うべき損害賠償責任の全部若しくは一部を不当に免除し、又は瑕疵に係る事業者の修補責任を一方的に免責させる条項を設けた契約を締結させること。
九　第三者によって、クレジットカード、会員証、パスワード等、商品又はサービスに係る取引を行う際の資格を証するものが不正に使用された場合に、消費者に不当に責任を負担させる条項を設けた契約を締結させること。

（条例第25条第1項第6号の不適正な取引行為）
第9条　条例第25条第1項第6号の規定に該当する不適正な取引行為は、次に掲げるものとする。
一　消費者、その保証人等法律上支払義務のある者（以下「消費者等」という。）を欺き、威迫して困惑させ、又は正当な理由なく早朝若しくは深夜に電話をし、若しくは訪問する等の不当な手段を用いて、債務の履行を迫り、又は債務の履行をさせること。
二　消費者等を欺き、威迫して困惑させ、又は迷惑を覚えさせるような方法で、預金の払戻し、生命保険の解約、借入れを受けること等により、消費者等に金銭を調達させ、債務の履行をさせること。
三　消費者等に対して、正当な理由がないにもかかわらず、消費者等に不利益となる情報を信用情報機関若しくは消費者等の関係人に通知し、又はインターネットその他の情報伝達手段を用いて情報を流布する旨の言動を用い、心理的圧迫を与えて、債務の履行を迫り、又は債務の履行をさせること。
四　契約の成立又は有効性について消費者等が争っているにもかかわらず、契約が成立し、又は有効であると一方的に主張して、強引に債務の履行を迫り、又は債務の履行をさせること。
五　消費者の関係人で法律上支払義務のないものに、正当な理由なく電話をし、又は訪問する等の不当な手段を用いて、契約に基づく債務の履行への協力を執ように要求し、又は協力をさせること。
六　事業者の氏名若しくは名称若しくは住所について明らかにせず、又は偽ったまま、消費者等に対して、強引に債務の履行を迫り、又は債務の履行をさせること。

（条例第25条第1項第7号の不適正な取引行為）
第10条　条例第25条第1項第7号の規定に該当する不

適正な取引行為は、次に掲げるものとする。
一 履行期限を過ぎても契約に基づく債務の完全な履行をせず、消費者からの再三の履行の督促に対して適切な対応をすることなく、債務の履行を拒否し、又は引き延ばし、商品又はサービスを契約の趣旨に従って供給しないこと。
二 法令の規定等により消費者に認められている財務書類の閲覧権、事実又は情報の開示を請求できる権利等の行使を拒否し、閲覧、開示等を拒むこと。
三 継続的に商品又はサービスを供給する契約を締結した場合において、正当な理由なく取引条件を一方的に変更し、又は債務の履行が終了していないにもかかわらず消費者への事前の通知をすることなく履行を中止すること。

（条例第25条第1項第8号の不適正な取引行為）
第11条 条例第25条第1項第8号の規定に該当する不適正な取引行為は、次に掲げるものとする。
一 消費者のクーリング・オフの権利の行使に際して、これを拒否し、若しくは黙殺し、威迫して困惑させ、又は術策、甘言等を用いて、当該権利の行使を妨げ、契約の成立又は存続を強要すること。
二 消費者のクーリング・オフの権利の行使に際して、口頭による行使を認めておきながら、後に書面によらないことを理由として、又は消費者のクーリング・オフの権利の行使を妨げる目的で消費者の自発的意思を待つことなく商品若しくはサービスの使用若しくは利用をさせて、契約の成立又は存続を強要すること。
三 消費者のクーリング・オフの権利の行使に際して、手数料、送料、サービスの対価等法令上根拠のない要求をして、当該権利の行使を妨げ、契約の成立又は存続を強要すること。
四 継続的に商品又はサービスを供給する契約を締結した場合において、消費者の正当な根拠に基づく中途解約の申出に対して、これを不当に拒否し、解約に伴う不当な違約金、損害賠償金等を要求し、又は威迫して困惑させる等して、契約の存続を強要すること。
五 前各号に掲げるもののほか、消費者の正当な根拠に基づく契約の申込みの撤回、契約の解除若しくは取消しの申出又は契約の無効の主張に際し、これを不当に拒否し、不当な違約金、損害賠償金等を要求し、又は威迫して困惑させる等して契約の成立又は存続を強要すること。
六 消費者のクーリング・オフの権利の行使その他契約の申込みの撤回、契約の解除若しくは取消し又は契約の無効の主張が有効に行われたにもかかわらず、法律上その義務とされる返還義務、原状回復義務、損害賠償義務等の履行を正当な理由なく拒否し、又は遅延させること。

2 前項第1号から第3号まで及び第6号に規定するクーリング・オフの権利とは、次に掲げる権利をいう。
一 特定商取引に関する法律（昭和51年法律第57号）第9条第1項、第9条の2第1項、第24条第1項、第40条第1項、第48条第1項、第58条第1項及び第58条の14第1項に規定する契約の申込みの撤回又は契約の解除を行う権利
二 前号に規定する法律以外の法令の規定又は契約により認められた権利で前号に掲げる権利に類するもの

（条例第25条第1項第9号の不適正な取引行為）
第12条 条例第25条第1項第9号の規定に該当する不適正な取引行為は、次に掲げるものとする。
一 立替払、債務の保証その他の与信に係る債権及び債務について、重要な情報を提供せず、又は誤信させるような表現を用いて、与信契約等の締結を勧誘し、又は与信契約等の締結をさせること。
二 与信が消費者の返済能力を超えることが明白であるにもかかわらず、与信契約等の締結を勧誘し、又は与信契約等の締結をさせること。
三 販売業者等（消費者との間で商品若しくはサービスを販売する事業者又はその取次店等実質的な販売行為を行う者をいう。以下同じ。）の行為が第5条の2から第8条までに規定するいずれかの行為に該当することを知りながら、又は与信に係る加盟店契約その他の提携関係にある販売業者等を適切に管理していれば、そのことを知り得べきであるにもかかわらず、与信契約等の締結を勧誘し、又は与信契約等の締結をさせること。
四 与信契約等において、販売業者等に対して生じている事由をもって消費者が正当な根拠に基づき支払を拒絶できる場合であるにもかかわらず、正当な理由なく電話をし、又は訪問する等の不当な手段を用いて、消費者若しくはその関係人に債務の履行を迫り、又は債務の履行をさせること。

（契約における重要な事項）
第12条の2 条例第25条の2第1号に規定する契約における重要な事項は、次に掲げるものとする。
一 商品の種類、性能若しくは品質、効能、商標若しくは製造者名、販売数量及び必要数量又はサービスの種類、内容及び効果
二 商品又はサービスに係る取引価格
三 商品又はサービスに係る取引価格の支払いの時期及び方法
四 商品の引渡時期又はサービスの提供時期
五 商品若しくはサービスに係る当該取引の契約申込みの撤回又は契約の解除に関する事項
六 消費者が商品又はサービスに係る当該取引の契約の締結を必要とする事情に関する事項

七　前各号に掲げるもののほか、商品又はサービスに係る当該取引の契約に関する事項であって、消費者の判断に影響を及ぼすこととなる重要なもの
2　条例第25条の2第2号に規定する契約における重要な事項は、前項第1号から第5号までに掲げるものとする。

第7章　調査、勧告、公表等
（立入調査等）
第25条　知事は、条例第46条第1項の規定により事業者に対し、報告を求め、又は商品等（条例第10条に定める調査及び認定を行う場合には、商品の原材料を含む。）の提出を求めるときは、提出に必要な期限を付するものとする。
2　条例第46条第2項の書面は、別記第20号様式又は第21号様式によるものとする。

第25条の2　知事は、条例第46条の2第1項の規定により事業者、密接関係者等に対し、報告を求めるときは、提出に必要な期限を付すものとする。
2　条例第46条の2第2項の書面は、別記第22号様式又は第23号様式によるものとする。

（身分証明書の様式）
第26条　条例第46条第4項及び第46条の2第4項の証明書は、別記第24号様式によるものとする。

（補償請求書等）
第27条　条例第46条第5項の補償を請求しようとする者は、次に掲げる事項を記載した請求書（別記第25号様式）を知事に提出しなければならない。
一　請求者の氏名及び住所（法人にあっては、名称、代表者の氏名及び主たる事務所の所在地）
二　補償請求の事由
三　補償請求額の総額及び内訳
2　前項の請求書には、補償請求額を算出する基礎となった資料を添えなければならない。
3　知事は、第1項の規定による請求を受けたときは、補償すべき額を決定し、請求者にこれを損失補償額決定通知書（別記第26号様式）により通知するものとする。

（勧告書）
第28条　知事が条例第12条、第23条及び第48条の規定により勧告をしたときの通知は、別記第27号様式、第28号様式、第29号様式及び第30号様式による勧告書による。

（意見陳述の機会の付与）
第29条　条例第49条の意見を述べ、証拠を提示する機会（以下「意見陳述の機会」という。）におけるその方法は、知事が口頭ですることを認めたときを除き、意見を記載した書面（以下「意見書」という。）を提出してするものとする。
2　意見陳述をするときは、証拠書類等を提出することができる。

（意見陳述の機会の付与の通知）
第30条　知事は、意見陳述の機会を与えるときは、意見書、証拠書類等の提出期限（口頭による意見陳述の機会の付与を行う場合には、その日時）の一週間前の日までに、当該要求又は勧告に係る事業者に対し、次に掲げる事項を書面により通知しなければならない。
一　予定される要求又は勧告の内容及び根拠となる条例等の条項
二　要求又は勧告の原因となる事実
三　意見書、証拠書類等の提出先及び提出期限（口頭による意見陳述の機会の付与を行う場合には、その旨並びに出頭すべき日時及び場所）
2　知事は、要求又は勧告に係る事業者の所在が判明しない場合においては、前項の規定による通知を、その者の氏名、同項第3号に掲げる事項及び知事が同項各号に掲げる事項を記載した書面をいつでもその者に交付する旨を東京都庁の掲示場に掲示することによって行うことができる。この場合においては、掲示を始めた日から二週間を経過したときに、当該通知がその者に到達したものとみなす。

（代理人）
第31条　前条第1項の通知を受けた者（同条第2項後段の規定により当該通知が到達したものとみなされる者を含む。以下「当事者」という。）は、代理人を選任することができる。
2　代理人は、各自、当事者のために、意見陳述の機会に関する一切の行為をすることができる。
3　代理人の資格は、書面で証明しなければならない。
4　代理人がその資格を失ったときは、当該代理人を選任した当事者は、書面でその旨を知事に届け出なければならない。

（意見陳述の機会の期日又は場所の変更）
第32条　当事者又はその代理人は、やむを得ない事情のある場合には、知事に対し、意見書、証拠書類等の提出期限の延長又は出頭すべき日時若しくは場所の変更を申し出ることができる。
2　知事は、前項の規定による申出又は職権により、意見書、証拠書類等の提出期限を延長し、又は出頭すべき日時若しくは場所を変更することができる。

（口頭による意見陳述の聴取）
第33条　口頭による意見陳述の機会を与えたときは、知事の指名する職員は、意見を録取しなければならない。

（意見陳述調書）
第34条　前条の規定により意見陳述を録取する者（以下「意見録取者」という。）は、当事者又はその代理人が口頭による意見陳述をしたときは、次に掲げる事項を記載した調書（以下「意見陳述調書」という。）を作成し、これに記名押印しなければならない。

一　意見陳述の件名
二　意見陳述の日時及び場所
三　意見録取者の職名及び氏名
四　意見陳述に出頭した当事者及びその代理人の氏名及び住所
五　当事者及びその代理人の意見陳述の要旨
六　証拠書類等が提出されたときは、その標目
七　前各号に掲げる事項のほか、参考となるべき事項

2　意見陳述調書には、書面、図画、写真その他知事が適当と認めるものを添付してその一部とすることができる。

(意見陳述調書の提出)
第35条　意見録取者は、口頭による意見陳述の終結後速やかに、意見陳述調書を知事に提出しなければならない。

(意見陳述調書の閲覧等)
第36条　当事者又はその代理人は、意見陳述調書の閲覧を求めることができる。

2　意見録取者は、当事者又はその代理人に対し、第34条第1項第5号に規定する意見陳述の要旨が当該意見陳述の機会の付与における発言内容と相違ないことを確認し、意見陳述調書に記名押印するよう求めなければならない。この場合において、記名押印を拒否し、又はできない者があったときは、意見録取者は、その旨及びその理由を意見陳述調書に記載しなければならない。

(意見書の不提出等)
第37条　知事は、正当な理由なく、第30条の提出期限までに意見書が提出されない場合又は意見陳述の日時に当事者若しくはその代理人が出頭しない場合には、改めて意見陳述の機会の付与を行うことを要しない。

(公表)
第38条　条例第50条及び第51条第4項に規定する公表は、東京都公報に登載するほか、広く都民に周知させる方法により行うものとする。

(禁止命令書等)
第39条　知事が条例第51条第1項の規定により契約の締結について勧誘すること又は契約を締結することを禁止することを命じたときの通知は、別記第32号様式又は第33号様式による禁止命令書による。

2　条例第51条第3項に規定する事項は、第12条の2第1項第1号に掲げるものとする。

附　則
(施行期日)
1　この規則は、平成7年1月1日から施行する。
(東京都消費者訴訟資金貸付条例施行規則等の廃止)
2　次に掲げる規則は、廃止する。
一　東京都消費者訴訟資金貸付条例施行規則(昭和50年東京都規則第248号)
二　東京都適正包装の一般的基準に関する規則(昭和51年東京都規則第113号)
三　不適正な取引行為を定める規則(平成元年東京都規則第139号)

(経過措置)
3　この規則の施行前に、この規則による改正前の東京都生活物資等の危害の防止、表示等の事業行為の適正化及び消費者被害救済に関する条例施行規則(昭和50年東京都規則第247号。以下「旧規則」という。)又は附則第2項の規定による廃止前の東京都消費者訴訟資金貸付条例施行規則の規定によってした処分、手続その他の行為は、この規則中にこれに相当する規定があるときは、この規則の規定によってした処分、手続その他の行為とみなす。

4　この規則の施行の際、旧規則又は東京都消費者訴訟資金貸付条例施行規則の様式による用紙で、現に残存するものは、所要の修正を加え、なお使用することができる。

附　則　(平成28年規則第12号)
1　この規則は、平成28年4月1日から施行する。
2　この規則の施行の際、この規則による改正前の東京都消費生活条例施行規則別記第8号様式、第9号様式、第19号様式、第32号様式及び第33号様式による用紙で、現に残存するものは、所要の修正を加え、なお使用することができる。

第7章

1 法令
- 農林物資の規格化等に関する法律（抜粋）……………………………………………………………831
- 有機加工食品の日本農林規格……………………………………………………………………………834
- 飲食料品及び油脂の格付の表示の様式及び表示の方法（抜粋）
  ………838

農林物資の規格化等に関する法律（抜粋）

［昭和25年5月11日　法律第175号］
［平成26年6月4日　法律第51号　改正現在］

（法律の目的）
第1条　この法律は、適正かつ合理的な農林物資の規格を制定し、これを普及させることによつて、農林物資の品質の改善、生産の合理化、取引の単純公正化及び使用又は消費の合理化を図るとともに、飲食料品以外の農林物資の品質に関する適正な表示を行なわせることによつて、食品表示法（平成25年法律第70号）による措置と相まつて、一般消費者の選択に資し、もつて農林物資の生産及び流通の円滑化、消費者の需要に即した農業生産等の振興並びに消費者の利益の保護に寄与することを目的とする。

（定義等）
第2条　この法律で「農林物資」とは、次の各号に掲げる物資をいう。ただし、酒類並びに医薬品、医療機器等の品質、有効性及び安全性の確保等に関する法律（昭和35年法律第145号）に規定する医薬品、医薬部外品、化粧品及び再生医療等製品を除く。
一　飲食料品及び油脂
二　農産物、林産物、畜産物及び水産物並びにこれらを原料又は材料として製造し、又は加工した物資（前号に掲げるものを除く。）であつて、政令で定めるもの
2　この法律で「規格」とは、農林物資の品質（その形状、寸法、量目又は荷造り、包装等の条件を含む。以下同じ。）についての基準及びその品質に関する表示（名称及び原産地の表示を含み、栄養成分の表示を除く。以下同じ。）の基準をいう。
3　この法律で「日本農林規格」とは、第7条の規定により制定された規格であつて、次に掲げる農林物資の品質についての基準を内容とするものをいう。
一　品位、成分、性能その他の品質についての基準（次号及び第三号に掲げるものを除く。）
二　生産の方法についての基準
三　流通の方法についての基準
4　前項第二号又は第三号に掲げる基準に係る日本農林規格は、生産の方法又は流通の方法に特色があり、これにより価値が高まると認められる農林物資について制定することができる。
5　この法律で「登録認定機関」又は「登録外国認定機関」とは、それぞれ第17条の2第1項又は第19条の10において準用する同項の規定により農林水産大臣の登録を受けた法人をいう。

（製造業者等が守るべき表示の基準）
第19条の13　内閣総理大臣は、飲食料品以外の農林物資（生産の方法又は流通の方法に特色があり、これにより価値が高まると認められるものを除く。）で、一般消費者がその購入に際してその品質を識別することが特に必要であると認められるもののうち、一般消費者の経済的利益を保護するためその品質に関する表示の適正化を図る必要があるものとして政令で指定するものについては、その指定のあつた後速やかに、その品質に関する表示について、その製造業者等が守るべき基準を定めなければならない。
2　内閣総理大臣は、前項の規定により品質に関する表示の基準を定めたときは、遅滞なく、これを告示しなければならない。
3　内閣総理大臣は、第1項の規定により品質に関する表示の基準を定めようとするときは、あらかじめ、農林水産大臣に協議するとともに、消費者委員会の意見を聴かなければならない。
4　農林水産大臣は、第1項の規定により品質に関する表示の基準が定められることにより、当該基準に係る農林物資の生産又は流通の改善が図られると認めるときは、内閣総理大臣に対し、当該基準の案を添えて、その策定を要請することができる。
5　第7条第2項並びに第13条第1項、第4項及び第5項の規定は第1項から第3項の場合について、同条第2項から第5項までの規定は第1項の規定により定められた品質に関する表示の基準について準用する。この場合において、同条第1項から第4項までの規定中「農林水産大臣」とあるのは「内閣総理大臣」と、同項中「その改正について審議会の審議に付さなければ」とあるのは「その改正をしなければ」と、同条第5項中「農林水産省令」とあるのは「内閣府令」と読み替えるものとする。

（品質に関する表示の基準の遵守）
第19条の13の2　製造業者等は、前条第1項の規定により定められた品質に関する表示の基準に従い、飲食料品以外の農林物資の品質に関する表示をしなければならない。

（表示に関する指示等）
第19条の14　第19条の13第1項の規定により定められた品質に関する表示の基準を守らない製造業者等があるときは、内閣総理大臣又は農林水産大臣（内閣府令・農林水産省令で定める表示の方法については、内閣総理大臣）は、当該製造業者等に対し、その基準を守るべき旨の指示をすることができる。
2　次の各号に掲げる大臣は、単独で前項の規定による指示（第一号に掲げる大臣にあつては、同項の内閣府令・農林水産省令で定める表示の方法に係るものを除く。）をしようとするときは、あらかじめ、その指示の内容について、それぞれ当該各号に定める大臣に通知するものとする。
一　内閣総理大臣　農林水産大臣

二　農林水産大臣　内閣総理大臣
3　内閣総理大臣は、第1項の規定による指示を受けた者が、正当な理由がなくてその指示に係る措置をとらなかつたときは、その者に対し、その指示に係る措置をとるべきことを命ずることができる。
4　農林水産大臣は、第1項の規定による指示をした場合において、その指示を受けた者が、正当な理由がなくてその指示に係る措置をとらなかつたときは、内閣総理大臣に対し、前項の規定により、その者に対してその指示に係る措置をとるべきことを命ずることを要請することができる。

第19条の14の2　前条の規定により指示又は命令が行われるときは、これと併せてその旨の公表が行われるものとする。

(指定農林物資に係る名称の表示)

第19条の15　何人も、第2条第3項第二号に掲げる基準に係る日本農林規格が定められている農林物資であつて、当該日本農林規格において定める名称が当該日本農林規格において定める生産の方法とは異なる方法により生産された他の農林物資についても用いられており、これを放置しては一般消費者の選択に著しい支障を生ずるおそれがあるため、名称の表示の適正化を図ることが特に必要であると認められるものとして政令で指定するもの(以下「指定農林物資」という。)については、当該指定農林物資又はその包装、容器若しくは送り状に当該日本農林規格による格付の表示が付されていない場合には、当該日本農林規格において定める名称の表示又はこれと紛らわしい表示を付してはならない。
2　何人も、指定農林物資以外の農林物資について、当該指定農林物資に係る日本農林規格において定める名称の表示又はこれと紛らわしい表示を付してはならない。
3　農林物資の輸入業者は、指定農林物資に係る日本農林規格による格付の表示が当該農林物資又はその包装、容器若しくは送り状に付されておらず、かつ、当該日本農林規格において定める名称の表示又はこれと紛らわしい表示が付してある農林物資(その包装、容器又は送り状に当該表示の付してある場合における当該農林物資を含む。)でその輸入に係るものを販売し、販売の委託をし、又は販売のために陳列してはならない。

(名称の表示の除去命令等)

第19条の16　農林水産大臣は、前条の規定に違反した者に対し、指定農林物資に係る日本農林規格において定める名称の表示若しくはこれと紛らわしい表示を除去若しくは抹消すべき旨を命じ、又は指定農林物資の販売、販売の委託若しくは販売のための陳列を禁止することができる。

(立入検査等)

第20条　農林水産大臣は、この法律の施行に必要な限度において、登録認定機関若しくはその登録認定機関とその業務に関して関係のある事業者に対し、認定に関する業務に関し必要な報告若しくは帳簿、書類その他の物件の提出を求め、又はその職員に、これらの者の事務所、事業所若しくは倉庫その他の場所に立ち入り、認定に関する業務の状況若しくは帳簿、書類その他の物件を検査させ、若しくは従業員その他の関係者に質問させることができる。
2　農林水産大臣は、この法律の施行に必要な限度において、認定製造業者等、認定生産行程管理者、認定流通行程管理者、認定小分け業者、認定輸入業者、指定農林物資の生産業者、販売業者若しくは輸入業者若しくはこれらの者とその事業に関して関係のある事業者に対し、格付(格付の表示を含む。以下この項及び次条第2項において同じ。)若しくは指定農林物資に係る名称の表示に関し必要な報告若しくは帳簿、書類その他の物件の提出を求め、又はその職員に、これらの者の工場、ほ場、店舗、事務所、事業所若しくは倉庫その他の場所に立ち入り、格付若しくは指定農林物資に係る名称の表示の状況若しくは農林物資、その原料、帳簿、書類その他の物件を検査させ、若しくは従業員その他の関係者に質問させることができる。
3　内閣総理大臣又は農林水産大臣(第19条の14第1項の内閣府令・農林水産省令で定める表示の方法に係る事項については、内閣総理大臣)は、この法律の施行に必要な限度において、第19条の13第1項の規定により品質に関する表示の基準が定められている農林物資の製造業者等若しくはその者とその事業に関して関係のある事業者に対し、品質に関する表示に関し必要な報告若しくは帳簿、書類その他の物件の提出を求め、又はその職員に、これらの者の工場、ほ場、店舗、事務所、事業所若しくは倉庫その他の場所に立ち入り、品質に関する表示の状況若しくは農林物資、その原料、帳簿、書類その他の物件を検査させ、若しくは従業員その他の関係者に質問させることができる。
4　前3項の規定により立入検査又は質問をする職員は、その身分を示す証明書を携帯し、関係人にこれを提示しなければならない。
5　第1項から第3項までの規定による立入検査又は質問の権限は、犯罪捜査のために認められたものと解してはならない。
6　次の各号に掲げる大臣は、第3項の規定による権限を単独で行使したときは、速やかに、その結果をそれぞれ当該各号に定める大臣に通知するものとする。
一　内閣総理大臣　農林水産大臣
二　農林水産大臣　内閣総理大臣

(センターによる立入検査等)

第20条の2　農林水産大臣は、前条第1項の場合におい

て必要があると認めるときは、センターに、登録認定機関又はその登録認定機関とその業務に関して関係のある事業者の事務所、事業所又は倉庫その他の場所に立ち入り、認定に関する業務の状況若しくは帳簿、書類その他の物件を検査させ、又は従業員その他の関係者に質問させることができる。

2　農林水産大臣は、前条第2項の場合において必要があると認めるときは、センターに、同項に規定する者の工場、ほ場、店舗、事務所、事業所又は倉庫その他の場所に立ち入り、格付若しくは指定農林物資に係る名称の表示の状況若しくは農林物資、その原料、帳簿、書類その他の物件を検査させ、又は従業員その他の関係者に質問させることができる。

3　農林水産大臣は、前条第3項の規定によりその職員に立入検査又は質問を行わせることができる場合において必要があると認めるときは、センターに、同項に規定する者の工場、ほ場、店舗、事務所、事業所又は倉庫その他の場所に立ち入り、品質に関する表示の状況若しくは農林物資、その原料、帳簿、書類その他の物件を検査させ、又は従業員その他の関係者に質問させることができる。

4　農林水産大臣は、前3項の規定によりセンターに立入検査又は質問を行わせる場合には、センターに対し、当該立入検査又は質問の期日、場所その他必要な事項を示してこれを実施すべきことを指示するものとする。

5　センターは、前項の指示に従つて第1項から第3項までの規定による立入検査又は質問を行つたときは、農林水産省令で定めるところにより、その結果を農林水産大臣に報告しなければならない。

6　農林水産大臣は、第3項の規定による立入検査又は質問について前項の規定による報告を受けたときは、速やかに、その内容を内閣総理大臣に通知するものとする。

7　第1項から第3項までの規定による立入検査又は質問については、前条第4項及び第5項の規定を準用する。

（センターに対する命令）

第20条の3　農林水産大臣は、前条第1項から第3項までの規定による立入検査又は質問の業務の適正な実施を確保するため必要があると認めるときは、センターに対し、当該業務に関し必要な命令をすることができる。

（農林水産大臣に対する申出）

第21条　何人も、次に掲げる場合には、農林水産省令で定める手続に従い、その旨を農林水産大臣に申し出て適切な措置をとるべきことを求めることができる。

一　格付の表示を付された農林物資が日本農林規格に適合しないと認めるとき。

二　指定農林物質に係る名称の表示が適正でないため一般消費者の利益が害されていると認めるとき。

2　農林水産大臣は、前項の規定による申出があつたときは、必要な調査を行い、その申出の内容が事実であると認めるときは、第19条の2（第19条の6第3項において準用する場合を含む。）、第19条の15及び第19条の16に規定する措置その他の適切な措置をとらなければならない。

（内閣総理大臣又は農林水産大臣に対する申出）

第21条の2　何人も、飲食料品以外の農林物資の品質に関する表示が適正でないため一般消費者の利益が害されていると認めるときは、内閣府令・農林水産省令で定める手続に従い、その旨を内閣総理大臣又は農林水産大臣（当該農林物資の品質に関する表示が適正でないことが第19条の14第1項の内閣府令・農林水産省令で定める表示の方法のみに係るものである場合にあつては、内閣総理大臣。次項において同じ。）に申し出て適切な措置をとるべきことを求めることができる。

2　内閣総理大臣又は農林水産大臣は、前項の規定による申出があつたときは、必要な調査を行い、その申出の内容が事実であると認めるときは、第19条の13及び第19条の14に規定する措置その他の適切な措置をとらなければならない。

（内閣総理大臣への資料提供等）

第21条の3　内閣総理大臣は、飲食料品以外の農林物資の品質に関する表示の適正化を図るため必要があると認めるときは、農林水産大臣に対し、資料の提供、説明その他必要な協力を求めることができる。

（食品衛生法等の適用）

第22条　この法律の規定は、食品衛生法（昭和22年法律第233号）又は不当景品類及び不当表示防止法（昭和37年法律第134号）の適用を排除するものと解してはならない。

（権限の委任等）

第23条　内閣総理大臣は、この法律の規定による権限（政令で定めるものを除く。）を消費者庁長官に委任する。

2　この法律に規定する農林水産大臣の権限及び前項の規定により消費者庁長官に委任された権限に属する事務の一部は、政令で定めるところにより、都道府県知事又は地方自治法（昭和22年法律第67号）第252条の19第1項に規定する指定都市の長が行うこととすることができる。

3　この法律に規定する農林水産大臣の権限は、農林水産省令で定めるところにより、その一部を地方支分部局の長に委任することができる。

第24条　次の各号のいずれかに該当する者は、1年以下の懲役又は100万円以下の罰金に処する。

一　（略）

二　（略）

三　（略）

四　第19条の規定に違反した者
五　（略）
六　（略）
七　（略）
八　第19条の14第3項の規定による命令に違反した者

第27条　次の各号のいずれかに該当する者は、50万円以下の罰金に処する。
一　第17条の15第1項の規定に違反した者
二　第19条の2の規定による格付の表示の除去又は抹消の命令に違反した者
三　第19条の16の規定による処分に違反した者
四　第20条第1項から第3項までの規定による報告若しくは物件の提出をせず、若しくは虚偽の報告若しくは虚偽の物件の提出をし、又は同条第1項から第3項まで若しくは第20条の2第1項から第3項までの規定による検査を拒み、妨げ、若しくは忌避し、若しくはこれらの規定による質問に対して答弁をせず、若しくは虚偽の答弁をした者

第28条　次の各号に掲げる違反があつた場合においては、その行為をした登録認定機関の代表者、代理人、使用人その他の従業者は、50万円以下の罰金に処する。
一　（略）
二　（略）
三　（略）
四　（略）

第29条　法人（人格のない社団又は財団で代表者又は管理人の定めのあるものを含む。以下この項において同じ。）の代表者若しくは管理人又は法人若しくは人の代理人、使用人その他の従業者が、その法人又は人の業務に関して、次の各号に掲げる規定の違反行為をしたときは、行為者を罰するほか、その法人に対して当該各号に定める罰金刑を、その人に対して各本条の罰金刑を科する。
一　第24条（第八号に係る部分に限る。）　1億円以下の罰金刑
二　第24条（第八号に係る部分を除く。）、第25条又は前2条　各本条の罰金刑

2　人格のない社団又は財団について前項の規定の適用がある場合には、その代表者又は管理人が、その訴訟行為につきその人格のない社団又は財団を代表するほか、法人を被告人又は被疑者とする場合の刑事訴訟に関する法律の規定を準用する。

有機加工食品の日本農林規格

[制　　定　平成12年1月20日　農林水産省告示第60号]
[最終改正　平成28年2月24日　農林水産省告示第489号]

（目的）
第1条　この規格は、有機加工食品の生産の方法についての基準等を定めることを目的とする。

（有機加工食品の生産の原則）
第2条　有機加工食品は、原材料である有機農産物の日本農林規格（平成17年10月27日農林水産省告示第1605号）第3条に規定する有機農産物（以下「有機農産物」という。）及び有機畜産物の日本農林規格（平成17年10月27日農林水産省告示第1608号）第3条に規定する有機畜産物（以下「有機畜産物」という。）の有する特性を製造又は加工の過程において保持することを旨とし、物理的又は生物の機能を利用した加工方法を用い、化学的に合成された添加物及び薬剤の使用を避けることを基本として、生産することとする。

（定義）
第3条　この規格において、次の表左欄の用語の定義は、それぞれ同表右欄のとおりとする。

用　語	定　義
有機加工食品	次条の基準に従い生産された加工食品であって、原材料（食塩及び水を除く。）及び添加物（加工助剤を除く。）の重量に占める農産物（有機農産物を除く。）、畜産物（有機畜産物を除く。）、水産物及びこれらの加工品並びに添加物（有機加工食品として格付された一般飲食物添加物（一般に食品として飲食に供されている物であって添加物として使用されるものをいう。以下同じ。）及び加工助剤を除く。）の重量の割合が5％以下であるものをいう。
有機農産物加工食品	有機加工食品のうち、原材料（食塩及び水を除く。）及び添加物（加工助剤を除く。）の重量に占める農産物（有機農産物を除く。）、畜産物、水産物及びこれらの加工品並びに添加物（有機加工食品として格付された一般飲食物添加物及び加工助剤を除く。）の重量の割合が5％以下であるものをいう。
有機畜産物加工食品	有機加工食品のうち、原材料（食塩及び水を除く。）及び添加物（加工助剤を除く。）の重量に占める農産物、畜産物（有機畜産物を除く。）、水産物及びこれらの加工品並びに添加物（有機加工食品として格付された一般飲食物添加物及び加工助剤を除く。）の重量の割合が5％以下であるものをいう。

有機農畜産物加工食品	有機加工食品のうち、有機農産物加工食品及び有機畜産物加工食品以外のものをいう。
組換えDNA技術	酵素等を用いた切断及び再結合の操作によって、DNAをつなぎ合わせた組換えDNA分子を作製し、それを生細胞に移入し、かつ、増殖させる技術をいう。
転換期間中有機農産物	有機農産物の日本農林規格第4条の表ほ場の項基準の欄2に規定する転換期間中のほ場において生産された農産物をいう。

(生産の方法についての基準)
第4条 有機加工食品の生産の方法についての基準は、次のとおりとする。

事　項	基　準
原材料及び添加物（加工助剤を含む。）	次に掲げるものに限り使用することができる。ただし、2又は4に掲げるものについては、使用する原材料と同一の種類の有機農産物、有機畜産物又は有機加工食品の入手が困難な場合に限る。 1　以下のうち、その包装、容器又は送り状に格付の表示が付されているもの。ただし、その有機加工食品を製造し、又は加工する者により生産され、農林物資の規格化等に関する法律（昭和25年法律第175号）第14条又は第19条の3の規定により格付されたものにあってはこの限りでない。 (1)有機農産物 (2)有機加工食品 (3)有機畜産物 2　1以外の農畜産物。ただし、以下のものを除く。 (1) 原材料として使用した有機農産物及び有機畜産物と同一の種類の農畜産物 (2) 放射線照射が行われたもの (3) 組換えDNA技術を用いて生産されたもの 3　水産物（放射線照射が行われたもの及び組換えDNA技術を用いて生産されたものを除く。） 4　農畜水産物の加工品（1に掲げるもの（(2)に掲げるものに限る。）、原材料として使用した有機加工食品と同一の種類の加工食品、放射線照射が行われたもの及び組換えDNA技術を用いて生産されたものを除く。） 5　食塩 6　水 7　別表1の添加物（組換えDNA技術を用いて製造されたものを除く。以下同じ。）
原材料及び添加物の使用割合	原材料（食塩及び水を除く。）及び添加物（加工助剤を除く。）の重量に占めるこの表原材料及び添加物（加工助剤を含むの項基準の欄2、3、4及び7（有機加工食品として格付された一般飲食物添加物及び加工助剤を除く。）に掲げるものの重量の割合が5％以下であること。
製造、加工、包装、保管その他の工程に係る管理	1　製造又は加工は、物理的又は生物の機能を利用した方法（組換えDNA技術を用いて生産された生物を利用した方法を除く。以下同じ。）によることとし、添加物を使用する場合は必要最小限度とすること。 2　原材料として使用される有機農産物、有機加工食品及び有機畜産物は、他の農畜産物又はその加工食品が混入しないように管理を行うこと。 3　有害動植物の防除は、物理的又は生物の機能を利用した方法によること。ただし、物理的又は生物の機能を利用した方法のみによっては効果が不十分な場合には、別表2の薬剤に限り使用することができる。この場合においては、原材料、添加物及び製品への混入を防止すること。 4　3の方法のみによっては有害動植物の防除の効果が不十分な場合には、有機加工食品を製造し、又は保管していない期間に限り、別表2に掲げられていない薬剤を使用することができる。この場合においては、有機加工食品の製造開始前に、これらの薬剤を除去すること。 5　有害動植物の防除、食品の保存又は衛生の目的での放射線照射を行わないこと。 6　この表原材料及び添加物（加工助剤を含む。）の項の基準及びこの項1から5までに掲げる基準に従い製造され、又は加工された食品が農薬、洗浄剤、消毒剤その他の資材により汚染されないように管理を行うこと。

(有機加工食品の表示)
第5条 食品表示基準（平成27年内閣府令第10号）の規定に従うほか、有機加工食品の名称の表示及び原材料名の表示は、次に規定する方法により行うものとする。

区　分	基　準
名称の表示	1　次の例のいずれかにより記載すること。 (1)「有機○○」又は「○○（有機）」 (2)「オーガニック○○」又は「○○（オーガニック）」

		（注）「〇〇」には、当該加工食品の一般的な名称を記載すること。ただし、有機農畜産物加工食品のうち、「〇〇」に記載する一般的な名称が有機農産物加工食品の一般的な名称と同一となるものについては、名称又は商品名の表示されている箇所に近接した箇所に、有機農産物加工食品でないことが分かるように記載すること。 2　1の基準にかかわらず、転換期間中有機農産物又はこれを製造若しくは加工したものを原材料として使用したものにあっては、1の例のいずれかにより記載する名称の前又は後に「転換期間中」と記載すること。 　ただし、商品名の表示されている箇所に近接した箇所に、背景の色と対照的な色で、日本工業規格Z8305（1962）に規定する14ポイントの活字以上の大きさの統一のとれた活字で、「転換期間中」と記載する場合は、この限りでない。
原材料名の表示		1　使用した原材料のうち、有機農産物（転換期間中有機農産物を除く。）、有機加工食品（転換期間中有機農産物を原材料としたものを除く。）又は有機畜産物にあっては、その一般的な名称に「有機」等の文字を記載すること。 2　転換期間中有機農産物又はこれを製造若しくは加工したものを原材料として使用したものにあっては、1の基準により記載する原材料名の前又は後に「転換期間中」と記載すること。 　ただし、商品名の表示されている箇所に近接した箇所に、背景の色と対照的な色で、日本工業規格Z8305（1962）に規定する14ポイントの活字以上の大きさの統一のとれた活字で、「転換期間中」と記載する場合は、この限りでない。

別表1

INS番号	食品添加物	基　準
330	クエン酸	pH調整剤として使用するもの又は野菜の加工品若しくは果実の加工品に使用する場合に限ること。
331iii	クエン酸ナトリウム	ソーセージ、卵白の低温殺菌又は乳製品に使用する場合に限ること。
296	DL―リンゴ酸	農産物の加工品に使用する場合に限ること。
270	乳酸	野菜若しくは米の加工品に使用する場合、ソーセージのケーシングに使用する場合、凝固剤として乳製品に使用する場合又はpH調整剤としてチーズの塩漬に使用する場合に限ること。
300	L-アスコルビン酸	農産物の加工品に使用する場合に限ること。
301	L-アスコルビン酸ナトリウム	食肉の加工品に使用する場合に限ること。
	タンニン	ろ過助剤として農産物の加工品に使用する場合に限ること。
513	硫酸	pH調整剤として砂糖類の製造における抽出水のpH調整に使用する場合に限ること。
500i	炭酸ナトリウム	菓子類、砂糖類、豆類の調製品、麺・パン類又は中和剤として乳製品に使用する場合に限ること。
500ii	炭酸水素ナトリウム	菓子類、砂糖類、豆類の調製品、麺・パン類、飲料、野菜の加工品又は中和剤として乳製品に使用する場合に限ること。
501i	炭酸カリウム	果実の加工品の乾燥に使用する場合又は穀類の加工品、砂糖類、豆類の調製品、麺・パン類若しくは菓子類に使用する場合に限ること。
170i	炭酸カルシウム	畜産物の加工品に使用する場合にあっては、乳製品に使用するもの（着色料としての使用は除く。）又は凝固剤としてチーズ製造に使用するものに限ること。
503i	炭酸アンモニウム	農産物の加工品に使用する場合に限ること。
503ii	炭酸水素アンモニウム	農産物の加工品に使用する場合に限ること。
504i	炭酸マグネシウム	農産物の加工品に使用する場合に限ること。
508	塩化カリウム	野菜の加工品、果実の加工品、食肉の加工品、調味料又はスープに使用する場合に限ること。
509	塩化カルシウム	農産物の加工品の凝固剤及びチーズ製造の凝固剤として使用する場合又は食用油脂、野菜の加工品、果実の加工品、豆類の調製品、乳製品若しくは食肉の加工品に使用する場合に限ること。
511	塩化マグネシウム	農産物の加工品の凝固剤として使用する場合又は豆類の調製品に使用する場合に限ること。

有機加工食品の日本農林規格

	粗製海水塩化マグネシウム	農産物の加工品の凝固剤として使用する場合又は豆類の調製品に使用する場合に限ること。
524	水酸化ナトリウム	pH調整剤として砂糖類の加工に使用する場合又は穀類の加工品に使用する場合に限ること。
525	水酸化カリウム	pH調整剤として砂糖類の加工に使用する場合に限ること。
526	水酸化カルシウム	農産物の加工品に使用する場合に限ること。
334	L-酒石酸	農産物の加工品に使用する場合に限ること。
335ii	L-酒石酸ナトリウム	菓子類に使用する場合に限ること。
336i	L-酒石酸水素カリウム	穀類の加工品又は菓子類に使用する場合に限ること。
341i	リン酸二水素カルシウム	膨張剤として粉類に使用する場合に限ること。
516	硫酸カルシウム	凝固剤として使用する場合又は菓子類、豆類の調製品若しくはパン酵母に使用する場合に限ること。
400	アルギン酸	農産物の加工品に使用する場合に限ること。
401	アルギン酸ナトリウム	農産物の加工品に使用する場合に限ること。
407	カラギナン	畜産物の加工品に使用する場合にあっては、乳製品に使用するものに限ること。
410	カロブビーンガム	畜産物の加工品に使用する場合にあっては、乳製品又は食肉の加工品に使用するものに限ること。
412	グアーガム	畜産物の加工品に使用する場合にあっては、乳製品、缶詰肉又は卵製品に使用するものに限ること。
413	トラガントガム	
414	アラビアガム	乳製品、食用油脂又は菓子類に使用する場合に限ること。
415	キサンタンガム	畜産物の加工品に使用する場合にあっては、乳製品又は菓子類に使用するものに限ること。
416	カラヤガム	畜産物の加工品に使用する場合にあっては、乳製品又は菓子類に使用するものに限ること。
	カゼイン	農産物の加工品に使用する場合に限ること。
	ゼラチン	農産物の加工品に使用する場合に限ること。
440	ペクチン	畜産物の加工品に使用する場合にあっては、乳製品に使用するものに限ること。
	エタノール	畜産物の加工品に使用する場合にあっては、食肉の加工品に使用するものに限ること。
307b	ミックストコフェロール	畜産物の加工品に使用する場合にあっては、食肉の加工品に使用するものに限ること。

322	レシチン（植物レシチン、卵黄レシチン、分別レシチン）	漂白処理をせずに得られたものに限ること。また、畜産物の加工品に使用する場合にあっては、乳製品、乳由来の幼児食品、油脂製品又はドレッシングに使用するものに限ること。
553iii	タルク	農産物の加工品に使用する場合に限ること。
558	ベントナイト	農産物の加工品に使用する場合に限ること。
559	カオリン	農産物の加工品に使用する場合に限ること。
	ケイソウ土	農産物の加工品に使用する場合に限ること。
	パーライト	農産物の加工品に使用する場合に限ること。
551	二酸化ケイ素	ゲル又はコロイド溶液として、農産物の加工品に使用する場合に限ること。
	活性炭	農産物の加工品に使用する場合に限ること。
901	ミツロウ	分離剤として農産物の加工品に使用する場合に限ること。
903	カルナウバロウ	分離剤として農産物の加工品に使用する場合に限ること。
	木灰	天然物質又は化学的処理を行っていない天然物質に由来するものから化学的な方法によらずに製造されたものに限ること。また、沖縄そば、米の加工品、和生菓子、ピータン若しくはこんにゃくに使用する場合又は山菜類のあく抜きに使用する場合に限ること。
	香料	化学的に合成されたものでないこと。
941	窒素	
948	酸素	
290	二酸化炭素	
	酵素	
	一般飲食物添加物	
	次亜塩素酸ナトリウム	食肉の加工品に用いる動物の腸の消毒用又は卵の洗浄用に限ること。
	次亜塩素酸水	農産物の加工品に使用する場合（食塩水を電気分解して得られた次亜塩素酸水を使用する場合に限る。）又は食肉の加工品に用いる動物の腸の消毒若しくは卵の洗浄に使用する場合に限ること。
297	フマル酸	食肉の加工品に用いる動物の腸の消毒用又は卵の洗浄用に限ること。
365	フマル酸一ナトリウム	食肉の加工品に用いる動物の腸の消毒用又は卵の洗浄用に限ること。
	オゾン	農産物の加工品に使用する場合又は食肉の加工品に用いる動物の腸の消毒若しくは卵の洗浄に使用する場合に限ること。

（注）INS番号：食品添加物の国際番号付与システムにより付与された添加物の番号

別表2

薬　剤	基　準
除虫菊抽出物	共力剤としてピペロニルブトキサイドを含まないものに限ること。
ケイソウ土	
ケイ酸ナトリウム	農産物に対して病害虫を防除する目的で使用する場合を除く。
重曹	
二酸化炭素	
カリウム石鹸（軟石鹸）	農産物に対して病害虫を防除する目的で使用する場合を除く。
エタノール	農産物に対して病害虫を防除する目的で使用する場合を除く。
ホウ酸	容器に入れて使用する場合に限ること。また、農産物に対して病害虫を防除する目的で使用する場合を除く。
フェロモン	昆虫のフェロモン作用を有する物質を有効成分とする薬剤に限ること。また、農産物に対して病害虫を防除する目的で使用する場合を除く。
カプサイシン	忌避剤として使用する場合に限ること。また、農産物に対して病害虫を防除する目的で使用する場合を除く。

（注）薬剤の使用に当たっては、薬剤の容器等に表示された使用方法を遵守すること。

最終改正の改正文（平成28年2月24日農林水産省告示第489号）抄

平成28年3月25日から施行する。

飲食料品及び油脂の格付の表示の様式及び表示の方法（抜粋）

[昭和54年8月18日　農林水産省告示第1182号]
[改正　平成28年6月1日　農林水産省告示第1270号]

〈別記様式4（第2条関係）〉

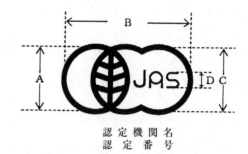

認 定 機 関 名
認 定 番 号

(1)　Aは、5mm以上とする。
(2)　Bは、Aの2倍とし、Dは、Cの3/10とする。
(3)　認定機関名の文字の高さは、Dと同じとする。
(4)　認定機関名は、略称を記載することができる。
(5)　認定番号は、関係法令の規定により飲食料品又は油脂の包装、容器若しくは送り状に表示される事項により、有機農産物又は有機畜産物の生産行程管理者、小分け業者、外国生産行程管理者若しくは外国小分け業者又は指定農林物資の輸入業者を特定することができる場合には、記載しないことができる。

補章

●健康食品の利用に関する消費者調査について
　　【都民を対象とした「健康食品」の摂取に係る調査結果報告書】

●いわゆる「健康食品」に関するメッセージ
　　【食品安全委員会　いわゆる「健康食品」の検討に関するワーキンググループ】

健康食品の利用に関する消費者調査について
～都民を対象とした「健康食品」の摂取に係る調査結果報告書～

　東京都では、「東京都食品安全推進計画」に基づき、「健康食品」の安全確保や正しい利用方法の普及啓発を行っています。
　これらの施策に資することを目的として、平成28年1月に「都民を対象とした「健康食品」の摂取に係る調査」を実施し、その結果を報告書としました。当該結果及び報告書本文は、平成28年3月29日付で報道発表を行い、東京都のホームページ※に掲載しています。
　本調査の結果は、健康影響等についての分析・評価や都民・事業者への効果的な普及啓発のための基礎資料として活用していきます。
　以下に調査結果のポイント、調査結果を踏まえた今後の取り組みを示すとともに、842ページに調査概要を掲載します。

＜調査結果のポイント＞

◆「健康食品」の利用状況について
- 66.4％が最近一年間に「健康食品」を利用していた。
- 男女別の利用率では、男性62.1％、女性70.5％と女性のほうが高く、年代別では18～39歳69.7％、40～59歳67.8％、60～74歳58.7％と若年層ほど高くなっていた。
- 「効果・目的」、「原材料、内容成分」、「価格」などを重視して購入していた。
- 摂取目的は、「栄養バランス」、「健康増進」、「疲労回復」などであった。

◆「健康食品」と医薬品との併用、同時に複数の「健康食品」利用について
- 利用者の31％が医薬品と併用したことがあると回答していた。
- 51.1％が「健康食品」の複数利用の経験ありと回答していた。

◆摂取の目安量について
- 利用者の65.8％は摂取の目安量を守って摂取していると回答していたが、16.9％が目安量より多く摂取している、7.3％が目安量を考えずに摂取していると回答していた。

◆「健康食品」利用による体調不良について
- 利用者の3.6％が体調不良の経験ありと回答していた。
- 症状は、主に「下痢、腹痛」、「吐き気、おう吐」、「皮膚のかゆみ、発赤、発疹」などであった。

◆中学生以下の子供の利用状況について
- 中学生以下の子供と同居している回答者の15.1％が、中学生以下の子供の利用があると回答していた。
- 摂取目的は「健康増進」、「栄養バランス」、「特定の栄養素摂取」、「疲労回復」などであった。

＜調査結果を踏まえた今後の取組＞
　東京都は、今後も健康食品の適正利用に向けた対策を推進していきます。
◆関係部署との連携による総合的対策の推進
◆東京都食品安全情報評価委員会での検討
◆健康食品の正しい利用に関する知識の普及

※報告書本文は、下記のURLからダウンロードできます。
　http://www.tokyo-eiken.go.jp/files/top/27_kenshoku_houkokusho.pdf

【調査概要】

1 調査期間
平成28年1月13日から23日まで

2 調査方法
インターネットによるアンケート調査（予備調査・本調査）及びグループ・インタビュー方式による調査

(1) インターネットによるアンケート調査

予備調査：平成22年国勢調査をベースとした東京都の人口構成比に準拠した割付により、東京都に居住する18歳〜74歳までの男女（調査委託会社モニター登録者）約6,000名を対象に、「健康食品」の認知度、摂取状況、中学生以下の子どもの摂取状況等（設問数15）について調査を実施した。

本　調　査：予備調査より、「健康食品」の摂取頻度の高い人、中学生以下の子どもが「健康食品」を摂取している（摂取させている）と回答した人を抽出し、うち約1,200名について、より具体的な摂取状況や健康危害の有無等（設問数30）について調査を実施した。

(2) グループ・インタビュー方式による調査

東京都に居住する18歳〜74歳までの男女（調査委託会社モニター登録者）を対象に、「健康食品」の認知度、摂取状況、中学生以下の子どもの摂取状況等（インターネット調査による予備調査と同様の設問数15）について調査を実施し、健康食品の利用状況が比較的多い等の条件合致者を抽出した。うち、本本調査への協力が得られた性別・年代別による3グループ（10〜20代の女性6名、40〜50代の女性6名（うち1名体調不良のため欠席）、40〜50代の男性6名）について、1グループあたり2時間のインタビューを実施した。

3 調査結果概要

(1) インターネット調査

インターネット調査の回収数等は、予備調査で依頼数25,726名のうち有効回収数6,427名　25.0 %、本調査で依頼数1,645名　有効回収数1,266名、77.0 %であった。

◆予備調査の結果概要◆

予備調査の回答者の性別は、男性が48.8 %、女性が51.2 %。年代は、18〜39歳は39.9 %、40〜59歳は36.7 %、60〜74歳は23.4 %であった。

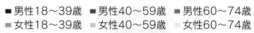
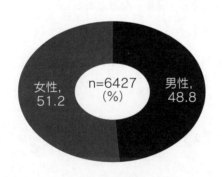
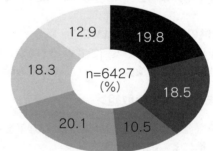

> 「健康食品」に関する用語認知

「具体的な内容をよく知っている」は、特定保健用食品（トクホ）24.3 %、栄養機能食品14.5 %、機能性表示食品13.1 %、いわゆる健康食品11.8 %であった。

一方、「全く知らない」は、特定保健用食品（トクホ）5.7 %、栄養機能食品15.8 %、機能性表示食品26.6 %、いわゆる健康食品27.4 %となっており、特定保健用食品（トクホ）以外、いずれも「全く知らない」のほうが「具体的な内容をよく知っている」より高く、また、「名前を聞いたことがある程度」がそれぞれ6〜7割を占めていた。

➢ 「健康食品」購入時の重視点
　購入者の重視点は、「効果・目的」20.2％、「原材料・内容成分（原材料名、原産地、食品添加物等）」10.6％、「値段」10.4％が上位を占めていた。

➢ 「健康食品」の利用状況
　最近1年間の利用状況（「たぶん利用」含む）は、66.4％。種類別では、特定保健用食品（トクホ）56.0％、栄養機能食品50.0％、機能性表示食品44.4％、いわゆる健康食品48.1％であった。

➢ 「健康食品」の利用者の特徴（性年代別）
　性別でみると、男性62.1％、女性70.5％と女性のほうが利用率は高かった。
　年代別でみると、18～39歳69.7％、40～59歳67.8％、60～74歳58.7％であり、若年層ほど高くなっていた。

➢ 「健康食品」に対するイメージ
　イメージでは、「摂取することで、健康を維持できる」31.2％、「食事では摂取しにくい栄養成分を摂取することができる」24.4％に続き、「効果は期待できない」23.6％、「あまり信用できない」21.4％も上位を占めていた。

➢ 「健康食品」の摂取目的【回答ベース：健康食品摂取者】
　摂取目的は、「栄養バランス」41.1％、「健康増進」39.9％、「疲労回復」20.1％であった。
　一番の目的では、「健康増進」25.3％、「栄養バランス」22.1％、「特定の栄養素摂取」7.9％であった。

➢ 利用している「健康食品」の種類（形状）【回答ベース：健康食品摂取者】
　種類（形状）としては、「サプリメント（錠剤・タブレット・カプセル等）」64.4％、「サプリメント以外（飲料、菓子、粉末食品　等の形態のもの）」48.8％となっている。

➢ 摂取数【回答ベース：健康食品摂取かつ商品名認知者】
　利用（摂取）している健康食品名称等を聞いたところ、覚えていて回答した者は、利用者の67.2％であった。商品名認識者に、5点まで具体的に記入してもらったところ、「1点のみ」が59.0％、「2点」21.8％、「3点」10.9％、「4点」3.9％、「5点まで」4.4％であった。

➢ 摂取頻度【回答ベース：健康食品摂取かつ商品名認知者】
　利用（摂取）している健康食品の商品名認識者に、具体的に記入した商品について、それぞれの摂取頻度をたずねた。複数利用の場合、摂取頻度の高いものを基準に集計したところ、「概ね毎日利用（摂取）している」47.5％、「週に数日程度」15.9％、「思いついたときに利用（摂取）する程度」21.2％、「調子が悪いと感じたとき」3.4％、「今は利用（摂取）していない」12.0％であった。

➢ 中学生以下の子どもの利用状況【回答ベース：中学生以下の子どもと同居者】
　「利用している（したことがある）」15.1％であった。

◆本調査の結果概要◆
　本調査は、予備調査結果より、以下の2つの条件に該当する回答者を対象とした。
・同居する中学生以下の子どもが「健康食品」を利用（摂取）している（したことがある）
・健康食品の摂取頻度が「概ね毎日利用（摂取）している」、または、「週に数日程度」
　なお、本調査回答者の性別は、男性が41.3％、女性が58.7％で、年代は、18～39歳29.8％、40～59歳42.1％、60～74歳28.1％である。

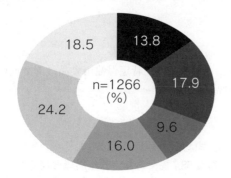
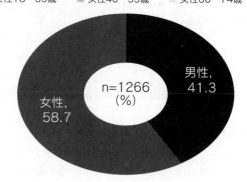

> 「健康食品」の購入先
>
> 購入先としては、「ドラッグストア」48.3 %、「スーパーマーケット」34.4 %、「インターネットショッピング」31.5 %であった。

> 「健康食品」購入時の参考情報【回答ベース：「健康食品」購入者】
>
> 参考情報としては、「テレビ・ラジオの番組やコマーシャル」35.9 %、「口コミ・インターネット等での評判」31.5 %、「商品のパッケージ、ラベル」29.0 %であった。

> 「健康食品」購入時の重視点【回答ベース：「健康食品」購入者】
>
> 購入時の重視度（「とても重視する」「重視する」の合計）が高いものは、「効能・効果に関する情報」88.9 %、「価格」85.8 %、「原材料・含有成分が何であるか」76.1 %であった。

> 利用（摂取）している「健康食品」の満足度
>
> 満足度は、満足（「大いに満足」「満足」の合計）52.1 %、「どちらともいえない」44.6 %、不満（「不満」「非常に不満」の合計）3.3 %であった。

> 利用（摂取）している「健康食品」の効果
>
> 効果について、「非常に効果を感じている」8.4 %、「少しは効果を感じている」61.8 %であり、70.2 %が何らかの効果を感じる一方、「効果を感じてない」29.9 %となっている。

> 「健康食品」利用（摂取）者の疾病等の有無
>
> 健康食品利用者で、「いずれかの疾病と診断されたことがある」52.3 %、「いずれかの疾病の疑いがある」26.6 %、「特にない」38.2 %であった。
>
> 疾病または疑いのある疾病では、「脂質異常症（中性脂肪またはコレステロールが多い）」23.9 %、「アレルギー（花粉症など）症」22.5 %、「高血圧」16.7 %、「肥満」11.8 %、「眼精疲労」11.5 %であった。

> 「健康食品」と医薬品（内服薬）との併用状況
>
> 健康食品を「医薬品と併用したことがある」31.0 %、「覚えていない（わからない）」20.0 %であった。

> 「健康食品」の摂取目安量の順守状況
>
> 摂取目安量に対し、「多く摂取したことはない」が65.8 %であった。一方、多く摂取している（「倍以上」「少し」の合計）は、16.9 %、「目安量を考えずに摂取している」7.3 %、「覚えていない（わからない）」10.0 %であった。

> 同時に複数の「健康食品」の利用状況
>
> 同時に複数の利用（摂取）経験は「ある」51.1 %、「ない」37.4 %、「覚えていない」11.5 %であった。

> 「健康食品」利用による体調不良の有無
>
> 体調不良を感じた経験は、「ある」3.6 %、「確信は持てないがある（他の要因の可能性もあり）」8.2 %で、合わ

せて11.8 %であった。

➢ 「健康食品」利用による体調不良への対応【回答ベース：健康食品で体調不良者】
体調不良を感じた後の対応では、「健康食品の利用を中止した」52.3 %である一方、「特に対応しなかった（そのまま利用し続けた）」34.2 %、「家族・友人・知人に相談した」10.7 %であった。

➢ 「健康食品」利用による体調不良の際の症状【回答ベース：健康食品で体調不良者】
体調不良を感じた際の症状では、「下痢・腹痛」27.5 %、「吐き気、おう吐」19.5 %、「皮膚のかゆみ、発赤、発疹」16.1 %、「けん怠感（だるさ）」14.8 %と続き、「覚えていない（わからない）」は20.8 %であった。

➢ 中学生以下の子どもの「健康食品」の摂取目的
摂取目的では、「健康増進」49.4 %、「栄養バランス」39.3 %、「特定の栄養素摂取」22.5 %、「疲労回復」20.2 %であった。

➢ 中学生以下の子どもの「健康食品」と医薬品（内服薬）との併用状況
健康食品を「医薬品と併用したことがある」14.6 %、「覚えていない（わからない）」7.9 %であった。

➢ 中学生以下の子どもの「健康食品」の摂取目安量の順守状況
摂取目安量に対し、「多く摂取したことはない」82.0 %。一方、多く摂取している（「倍以上」「少し」の合計）は10.1 %、「目安量を考えずに摂取している」2.2 %、「覚えていない（わからない）」5.6 %であった。

➢ 中学生以下の子どもの同時に複数の「健康食品」の利用状況
同時に複数の利用（摂取）経験は「ある」18.0 %、「ない」75.3 %、「覚えていない」6.7 %であった。

➢ 中学生以下の子どもの「健康食品」利用による体調不良の有無
体調不良を感じた経験は、「ある」4.5 %、「確信は持てないがある（他の要因の可能性もあり）」7.9 %で、合わせて12.4 %であった。

➢ 中学生以下の子どもの「健康食品」利用による体調不良への対応【回答ベース：子どもが健康食品で体調不良者】
体調不良を感じた後の対応（該当者11件）では、「医師の診察を受けた（させた）」4件、「健康食品の利用を中止した（させた）」3件である一方、「特に対応しなかった（そのまま利用し続けた）」5件、「家族・友人・知人に相談した」2件であった。

➢ 中学生以下の子どもの「健康食品」利用による体調不良の際の症状【回答ベース：子どもが健康食品で体調不良者】
体調不良を感じた際の症状（該当者11件）では、「めまい、ふらつき」、「けん怠感」はそれぞれ3件、また、「覚えていない（わからない）」も3件であった。

(2) グループ・インタビュー結果概要
実際に摂取している「健康食品」は年代・性別によって様々である。1グループ（40～50代女性）の参加者は、栄養バランスなどを目的に様々な「健康食品」を摂取しているが、特に大きな効果を期待しているというより、通常の食事だけでは摂取できない栄養素の補給と考えている者が多かった。2グループ（10～20代女性）では、1グループと同様に大きな効果を期待しているのではなく、「気休め程度の利用」という発言が複数聞かれた。また、朝食やおやつ代わりに「健康食品」を摂取する者がいることもこの年代の特徴の一つであった。さらに、親と同居している場合には、母親と同じもの・母親が提供するものをそのまま摂取するケースも複数見られた。3グループ（40～50代男性）は、体力の低下を実感したことや、健康診断の検査値がよくないことを「健康食品」の摂取のきっかけとする人も多かった。さらには、家族や仕事に対して「若くありたい」という気持ちから、「健康食品」を選ぶケースがあることも特徴の一つであった。
その他、グループ別の主な特徴については以下に示した。

◆**効果について**
　・効果は期待していない。（40〜50代女性）
　・効果は期待していない。気休め程度（10〜20代女性）
　・効果を期待して摂取（40〜50代男性）

◆**健康食品の摂取目的について**
　・栄養バランスを考えた栄養補給のため（40〜50代女性）
　・朝食やおやつ代わりに摂取（10〜20代女性）
　・体力低下や健康診断の結果を見て改善のため（40〜50代男性）

◆**健康食品を選ぶ基準について**
　・口コミ（40〜50代女性）
　・価格（10〜20代女性）
　・宣伝文、ブランド（メーカー名）（40〜50代男性）

◆**医療機関受診時の健康食品摂取状況の申告について**
　・概ね申告しない（全てのグループ）

◆**健康トラブルになった時の対応**
　・メーカーのお客様相談に連絡（全てのグループ）
　・インターネットで調べてから医療機関に相談（40〜50代女性、10〜20代女性）

◆**健康食品に係る情報について信頼できる提供先**
　・公的な立場の機関、人（行政、保健所、医師、薬剤師）（全てのグループ）

いわゆる「健康食品」に関する
メッセージ

2015年12月
食品安全委員会（いわゆる「健康食品」の検討に関するワーキンググループ）

もくじ

Ⅰ．はじめに

Ⅱ．用語の定義

Ⅲ．「健康食品」についての19のメッセージ
　1．食品としての安全性についてのメッセージ（①～③）
　　①　「食品」でも安全とは限りません。
　　②　「食品」だからたくさん摂っても大丈夫と考えてはいけません。
　　③　同じ食品や食品成分を長く続けて摂った場合の安全性は正確にはわかっていません。

　2．「健康食品」としての安全性についてのメッセージ（④～⑨）
　　④　「健康食品」として販売されているからといって安全ということではありません。
　　⑤　「天然」「自然」「ナチュラル」などのうたい文句は「安全」を連想させますが、科学的には「安全」を意味するものではありません。
　　⑥　「健康食品」として販売されている「無承認無許可医薬品」に注意してください。
　　⑦　通常の食品と異なる形態の「健康食品」に注意してください。
　　⑧　ビタミンやミネラルのサプリメントによる過剰摂取のリスクに注意してください。
　　⑨　「健康食品」は、医薬品並みの品質管理がなされているものではありません。

　3．「健康食品」を摂る人と摂る目的についてのメッセージ（⑩～⑮）
　　⑩　「健康食品」は、多くの場合が「健康な成人」を対象にしています。高齢者、子ども、妊婦、病気の人が「健康食品」を摂ることには注意が必要です。
　　⑪　病気の人が摂るとかえって病状を悪化させる「健康食品」があります。
　　⑫　治療のため医薬品を服用している場合は「健康食品」を併せて摂ることについて医師・薬剤師のアドバイスを受けてください。
　　⑬　「健康食品」は薬の代わりにはならないので医薬品の服用を止めてはいけません。
　　⑭　ダイエットや筋力増強効果を期待させる食品には、特に注意してください。
　　⑮　「健康寿命の延伸（元気で長生き）」の効果を実証されている食品はありません。

　4．「健康食品」の情報についてのメッセージ（⑯）
　　⑯　知っていると思っている健康情報は、本当に（科学的に）正しいものですか。情報が確かなものであるかを見極めて、摂るかどうか判断してください。

　5．「健康食品」の摂取についてのメッセージ（⑰～⑲）
　　⑰　「健康食品」を摂るかどうかの選択は「わからない中での選択」です。
　　⑱　摂る際には、何を、いつ、どのくらい摂ったかと、効果や体調の変化を記録してください。
　　⑲　「健康食品」を摂っていて体調が悪くなったときには、まずは摂るのを中止し、因果関係を考えてください。

Ⅳ．「健康食品」について安全な選択をするために（まとめ）
　●　健康の保持・増進の基本は、健全な食生活、適度な運動、休養・睡眠です。

● 「健康食品」を摂る選択をする前に、今の自分にとって本当に必要か考えてください。その際に、信頼できる（科学的根拠のある）情報を入手するように努めることが、自身の健康を守るために大切です。
● 「健康食品」を購入／摂る場合は、このメッセージで述べられている点に注意して、選択をすることが必要です。
● 増量することは健康被害をもたらすリスクを高めます。たとえ効果が実感できなくても、増量してはいけません。
● 「健康食品」を摂っていて体調が悪くなった場合は、すぐに摂るのをやめてください。

I．はじめに

このメッセージを出すにあたっての経緯と目的

「健康食品」とは

「健康食品」という言葉で認識される対象は人によって様々です。医薬品と似た錠剤やカプセルなどの形態のいわゆるサプリメントから、飲料やお菓子、はては野菜などの食材まで多岐にわたります。「健康食品」という用語は、法令上通常の食品として取り扱われるものと、法令上で特定保健用食品（トクホ）等として取り扱われるものとを併せて認識されることが多いようです。

今回のメッセージでは、「健康の維持・増進に特別に役立つことをうたって販売されたり、そのような効果を期待して摂られたりしている食品」を「健康食品」とし、体重を減らす目的の「健康食品」や法令で規定されている保健機能食品（特定保健用食品、栄養機能食品、機能性表示食品）等まで幅広く対象にしました。

種々のアンケート調査によると、国民の半数程度が「健康食品」を摂っていると回答しています。そして、「健康食品」に何を期待しているかは、様々なようです。「健康食品」を摂る、摂らないは個人の価値判断によっています。

しかし、「健康食品」のために健康被害が出てしまっては、何のために特別に心を配り費用をかけて「健康食品」を摂ったのかわかりません。「健康食品」に限らず食品には、どのような形態のものであっても多かれ少なかれ健康被害を起こす可能性（リスク）があります。しかし、「健康食品」では、その食品中に害を及ぼすものが入っているような場合はもちろんのこと、摂る量や摂り方に問題がある場合にも健康被害が起こるので、特別の注意が必要です。

また、一般に人の体の中における代謝（吸収から排泄に至るまでの化学的な反応）は複雑で、一つの物質を摂った場合の生体反応も様々です。そして、良い効果が強いほど、悪い影響も起こりやすいものです。「健康に良い」と言われているものが、全ての人にとって良いわけではなく、ある人には安全で役に立つものが、別の人にはむしろ害になるということもあります。さらに以前は効果があると言われていた食品や成分が、研究の進展により、期待とは逆の悪影響があることがわかることもしばしばあります。

したがって、個々の消費者が「健康食品」を摂ることを考えるにあたっては、それによる健康被害をできるだけ避けるために、「健康食品」の特性や基本的な事項について知っておく必要があります。

この「メッセージ」は、「健康食品」による、避けることのできる健康被害を防止することを目的として、「健康食品」を摂るかどうかを判断するときに考えるべき基本事項を19項目にまとめて提示しました。また「健康食品」による健康被害が疑われるときの考え方なども含めて、取りまとめました。

II．用語の定義

ここでいう食品の「安全」とは、その食品を摂ることで栄養成分や体の機能を調節する成分を過剰に摂ってしまったり、図らずもそれら以外の含有成分による良くない影響を受けたりして体調をくずしたり、病気になったりすることが「起こらない」ことです。

また、ここでの、「わかっている」とは、科学的な方法で検討して明確になっていること、「わかっていない」とは、科学的な方法では明確になっていないことを意味します。

「科学的な方法で検討して明確になっていること」とは、「健康食品」の有効性を例にとれば、動物ではなく、妥当な人数の人を対象として、適切な試験が行われていること、複数の研究機関により客観的に評価されている（論文の公表など）ことなどで、効果があったという体験談や一研究者の学会発表だけでは「科学的に確か」とは言えません。

III．「健康食品」についての19のメッセージ

1．食品としての安全性についてのメッセージ（①～③）

① 「食品」でも安全とは限りません。

すべての「健康食品」について、通常の食品と同様に健康へのリスクがないとは言えません。実際に「健康食品」によると思われる体調不良を経験している人がいます。また、体質によってアレルギーを起こすものもあります。

② 「食品」だからたくさん摂っても大丈夫と考えてはいけません。

　通常の食事で摂っている「通常の食品」も、摂りすぎれば健康に良くない影響が出ます。しかし、通常の食品は、たとえ有害な物質を含む食品であっても、長年習慣としてきた方法で常識的な量を食べている範囲では健康被害を起こすことはほとんどありません。このことが長年にわたる試行錯誤の歴史を経て経験的にわかっているため、我々は通常の食品が危ないと感じることがないのです。

　「健康食品」も過剰に摂れば良くない影響が出ます。その上、「健康食品」の多くは、特定の成分の含有量を増やすなどして、通常の食品に増した健康増進効果をうたうもののため、食品として長年摂られて来た経験（食経験と言います）が乏しいものもあり、どの程度の量なら問題が起きないかなどわからないことが多いのが現状です。

　実際によく摂られている「健康食品」でも健康被害が起きた事例が少なからずあります（例：ウコンによる肝障害、キャンドルブッシュによる下痢・腹痛）。

③ 同じ食品や食品成分を長く続けて摂った場合の安全性は正確にはわかっていません。

　日常摂っている「通常の食品」や食品成分でも、同じものを長期間毎日摂り続けたときの安全性がわかっているものはほとんどありません。

　これは、「健康食品」についても同じです。毎日同じ「健康食品」を長く摂り続けて安全かどうかはわかっていないものがほとんどです。

　知見が得られている稀な事例として身近なビタミン・ミネラルがあります。例えば、β-カロテンは、がんや心筋梗塞などの心血管疾患の予防の効果があるといわれてきましたが、長期研究では、期待とは逆に、喫煙者の肺がんリスクを上げると報告されています。

2．「健康食品」としての安全性についてのメッセージ（④〜⑨）

④ 「健康食品」として販売されているからといって安全ということではありません。

　健康に良いと思われている「健康食品」も食品の一つで、安全性や有効性の評価はされていないものがほとんどです※。また、長年摂られて来た経験（食経験）が少ないものもあります。
※安全性や有効性が評価されているのは特定保健用食品など一部のみです。これらについてもある決まった量と摂り方と期間など、限られた条件のなかで効果と安全性が評価されているに過ぎません。

　「健康食品」の中には、有害な成分を含んでいるなどして健康被害を起こす例もみられます。店頭で販売されているからといって安全とは限りません。また、多くの人には安全であっても、一部の人に健康被害を起こす場合があります（例：肝臓疾患がある人でのウコンによる肝障害）。

⑤ 「天然」「自然」「ナチュラル」などのうたい文句は「安全」を連想させますが、科学的には「安全」を意味するものではありません。

　「天然なので安心」といったうたい文句で販売されている食品がありますが、人工的につくられたものに比べ天然物由来の食品の方がより安全とはいえません。そもそも天然の毒物もたくさんあります。また、「健康食品」に用いられている植物について、適切な原材料管理がされておらず重金属が過剰に含有されていた例や、よく似てはいるが別の種の植物が使われて、表示とは異なる成分が含まれていた例があります。

⑥ 「健康食品」として販売されている「無承認無許可医薬品」に注意してください。

　「健康食品」として販売されているものの中には医薬品成分やそれに似た成分を違法に添加しているものがあります。これらは「無承認無許可医薬品」と言われ、行政による取り締まりの対象になりますが、一見「健康食品」のように販売されていることがあるため、知らずに摂った人が健康被害を起こす事例も発生しています。

⑦ 通常の食品と異なる形態の「健康食品」に注意してください。

　通常の食品として摂る場合には、摂れる量に自ずと限度があります。しかし、粉末にした形態、特定成分を抽出あるいは濃縮してカプセルや錠剤にした形態（サプリメント）では、特定の成分を多量に摂ることも容易ですので、特に注意が必要です。健康に良いのだからたくさん摂ればもっと良い効果が得られるだろうと、今までの食経験を超えた量を摂る過剰摂取の事例が見られます。

⑧ ビタミンやミネラルのサプリメントによる過剰摂取のリスクに注意してください。

　ビタミンやミネラル（「微量栄養素」と言います）のサプリメントもいろいろと販売されていますが、現在の日

本人が通常の食事をしていて欠乏症を起こすビタミンやミネラルはあまりありません。つまり、通常の食事をしている限り、ビタミンやミネラルを食事以外からサプリメントによって摂る必要性を示すデータは今のところありません。「日本人の食事摂取基準（2015年版）策定検討会報告書」では、ビタミンやミネラルの「過剰摂取の回避」について、通常の一般的な食品から摂ることによって過剰症が起こることはないとしています。しかし、特にサプリメントからの過剰摂取を防止するため、「耐容上限量」が設けられています。特に必要量と過剰量との差が少ないセレンや鉄などの微量ミネラル、ビタミンA、ビタミンDなどの体内に蓄積しやすい脂溶性ビタミンなどは過剰にならないように注意が必要です。

厚生労働省による国民健康・栄養調査における「栄養素摂取量」と「日本人の食事摂取基準（2015年版）」に示されている「推定平均必要量」を、性・年齢層別に比較した場合、カルシウムや鉄など一部のミネラルやビタミンにおいては、摂取不足が懸念される人が相当数存在するように見えます。しかし、栄養素の必要量には個人差があることや、自分で食事からの栄養素摂取量を知ることも難しいので、個人が自己判断でサプリメントからミネラルを大量に補給することは過剰摂取につながる可能性があります。サプリメントからビタミンやミネラルを補給する場合は、これらに対する知識を有する専門家（医師、薬剤師、管理栄養士、アドバイザリースタッフ※等）のアドバイスを受けるなど、注意深く、必要性を判断してください。

ちなみに、以前の研究では、先進国でもビタミンやミネラルの補給が有用だという結果が出ていましたが、最近十数年間に実施された同様の研究では、先進国では有用だという結果が得られにくくなっています。これは、食料が十分に供給されているため、よほどの偏食をしない限りビタミンやミネラルの欠乏状態が起きないからだと考えられています。個々の食生活の違いにより、食事以外からもビタミンやミネラルを摂る必要があるかどうかが変わります。

※アドバイザリースタッフとは、厚生労働省が公表した「保健機能食品等に係るアドバイザリースタッフの養成に関する基本的考え方について」の内容に基づき、民間団体により養成されている、「健康食品」の持つ成分の機能、その必要性、使用目的、活用方法等について理解し、正しく情報を提供できる身近な助言者のことです。

⑨ 「健康食品」は、医薬品並みの品質管理がなされているものではありません。

錠剤やカプセル形態のものは外見上医薬品と誤認されることが多いようです。しかし、箱やビンの中の個々の錠剤やカプセルが医薬品と同じようでも、成分が一定量に調整されていない製品がある可能性があります。また、消化管の中で確実に溶けて、吸収されるように作られていないと思われる製品があったり、不純物（重金属など）が多量に含まれている製品があるなど、製造管理に問題がある事例があります。

「健康食品」の製造管理は、医薬品と違って品質管理が法の規制の対象にならず、製造者の自主性に任せられていることにご留意ください。

錠剤・カプセル形態の「健康食品」には、現在、事業者が自主的にGMP※など品質管理を行うことが推奨されています。製品についているGMPマークは、品質を判断する上で参考にすることができます。

※GMPとは、Good Manufacturing Practice（適正製造規範）の略で、原材料の受け入れから製造、出荷まで全ての過程において、製品が「安全」に作られ、安全性の観点から「一定の品質」が保たれるようにするための製造工程管理基準のことです。

3．「健康食品」を摂る人と摂る目的についてのメッセージ（⑩〜⑮）

⑩ 「健康食品」は、多くの場合が「健康な成人」を対象にしています。高齢者、子ども、妊婦、病気の人が「健康食品」を摂ることには注意が必要です。

「健康食品」は、多くの場合が治療の必要がない疾病予備軍を含めた「健康な成人」を対象としたものがほとんどです。摂る「目安量」が書いてある場合も、多くは健康な成人を対象にしています。高齢者、子ども、妊婦（胎児）、病気の人などは代謝機能が低下していたり十分でなかったりするので、同じ量でも影響を受けやすい状態です。このような方々は、安易に「健康食品」を摂らないようにしてください。特定保健用食品では、健康な人で安全性試験を行っていますが、高齢者、子ども、妊婦、病気の人での安全性は調べていません。

⑪ 病気の人が摂るとかえって病状を悪化させる「健康食品」があります。

健康な人には問題がないものであっても病気の人が摂ると良くない「健康食品」もあります。自己判断で摂ってはいけません。特に肝臓や腎臓は物質の代謝に重要な役割を担っていますので、これらに疾患のある方は、注意が必要です。病気治療中の方が「健康食品」を摂る場合は、必ず医師・薬剤師に相談してください。

⑫ 治療のため医薬品を服用している場合は「健康食品」を併せて摂ることについて医師・薬剤師のアドバイスを受けてください。

　病気で医薬品を処方されている場合、「健康食品」を併用すると相互作用で薬の効果が弱くなったり、逆に効果が強く出すぎて有害作用が出たりする事例があります。特に、複数の医薬品を服用している場合には、「健康食品」との相互作用が現れる可能性が増加します。「健康食品」と医薬品を同時に摂っていると、有害な作用が現れたときにその原因を特定することが難しくなります。自己判断で摂らず、必ず医師・薬剤師に相談してください。

⑬ 「健康食品」は薬の代わりにはならないので医薬品の服用を止めてはいけません。

　「健康食品」は医薬品ではありません。

　医薬品に似た作用があるとされる「健康食品」をその医薬品を止めて代わりに摂っても医薬品のような効果は期待できません。医薬品の服用を中止すると病気の進行（悪化）につながる恐れがあります。安全性や有効性が評価されている特定保健用食品も、病気でない方の健康増進を目的としており、病気を治療するものではありません。

　病気の人が「健康食品」を摂っていることを医療関係者に伝えずにいると、適正な治療が出来なくなることもあります。病気治療中の方は、原則的に、健康食品を摂らないようにし、どうしても摂る場合は医師・薬剤師に相談してからにしてください。

⑭ ダイエットや筋力増強効果を期待させる食品には、特に注意してください。

　体重を減らす効果をうたう食品（いわゆるダイエット用食品）は、人での安全性が実証されているものはほとんどありません。「運動や食事制限なしに痩せられる」といった類のうたい文句には注意が必要で、多くは効果もないと思われます。食べて痩せる食品は栄養状態を低下させる有害物といえます。仮に何らかの効果がある場合は、その作用の仕組みを考えれば、安全性におけるリスクが高いと考えられます。なかには医薬品成分やそれに類似した成分、規制対象となる成分が含まれているものもあり、重篤な肝障害に至った例や死亡した例もあります。また、筋肉増強効果をうたった食品でも死亡事例が起きています。医薬品成分が添加された製品は、「無承認無許可医薬品」（⑥参照）であり、行政による取り締まりの対象になりますが、ネット上の販売が多く、一見「健康食品」のように販売されていることがあります。これらの食品を摂ることには注意が必要ですし、ましてや多量に摂ったり、体調が悪くなっても我慢して無理に続けたりしてはいけません。

⑮ 「健康寿命の延伸（元気で長生き）」の効果を実証されている食品はありません。

　「健康寿命が延伸できる」ことを科学的に実証することは難しく、食品のみならず医薬品を含めても、そのような効果を示している研究はほとんどありません。

　また、効果があると期待されているものもその後長期間の観察では効果がないことが確認されたり、逆に別の良くない影響がわかったりすることがしばしばあります。

4．「健康食品」の情報についてのメッセージ（⑯）

⑯ 知っていると思っている健康情報は、本当に（科学的に）正しいものですか。情報が確かなものであるかを見極めて、摂るかどうか判断してください。

　体験談は、安全性・有効性を示す根拠にはなりません。効いたと言う事例がたくさん挙げられていても「安全・有効であることがわかった」とは言えません。また、特定の研究者だけが主張している場合には、必ずしも安全性・有効性の証拠にはなりません。さらに、動物と人とでは、「健康食品」の成分の消化吸収や代謝、体のつくりなどが違い、反応のしかたが異なるため、動物実験で有効であったとの結果をそのまま人に当てはめることはできません。安全で適切な「健康食品」を選択するためには、人での適切な試験が行われているか、複数の研究による客観的な評価がなされているかなどを確認することが必要です。

　たとえ、多くの人に効果があると言われている「健康食品」でも、誰がどのような目的で、どれだけの量をどれだけの期間に摂るかによって、製品の安全性や有効性は変わります。「健康食品」は消費者が自ら判断して摂るか否かを決めるものです。そのため、安全性を確保するためには、摂取してはいけない場合（肝機能や腎機能が低下しているなどの病歴・健康状態、その成分に対するアレルギーを有するなど）や、過剰摂取したときに想定される健康被害（症状）、医薬品との相互作用などについて、消費者自身があらかじめ情報を入手して知っておくことが重要です。

　そして情報は、信頼できる情報源から得ることが大切です。例えば、食品安全委員会や厚生労働省では、「健康食品」の健康被害に関する情報をインターネットで提供しています。また、国立研究開発法人医薬基盤・健康・栄

養研究所の「『健康食品』の安全性・有効性情報」では、「健康食品」が関連した健康被害の防止のため、「健康食品」の基礎的な知識や安全性情報を掲載しています。

5．「健康食品」の摂取についてのメッセージ（⑰〜⑲）

⑰ 「健康食品」を摂るかどうかの選択は「わからない中での選択」です。

　以上のように、「健康食品」は安全性、品質、有効性などいずれの点でもわかってないまま販売されているものが少なくありません。「健康食品」を摂るかどうかを決めることは、そういったわからないことが多い中での選択と言えます。効果についての情報だけではなく、健康被害についての情報も得て、自分の状況をよく考えた上で選択することが大切です。

⑱ 摂る際には、何を、いつ、どのくらい摂ったかと、効果や体調の変化を記録してください。

　「健康食品」を摂っているときには自分の体調によく気をつけてください。

　健康食品を安全に摂る上で、どの製品をどれだけの量、どのような方法で摂り、その時の体調はどうであったかというメモを作成することが有用です（表参照）。「体調が良い」という記載が並べば自分に合った製品であると判断できます。「体調は変わらない」という記載が並べば、継続して摂るか否かを再度検討するきっかけになります。

　「健康食品」が原因と疑われる健康被害が起こっても、摂取した製品や摂取状況などの具体的な内容がわからない場合が多く、医薬品などよりも被害の状況が明らかになるのが遅れる傾向にあります。摂取内容や体調などをメモしておくと、摂るのを中止する判断や医療機関などで因果関係を推定してもらうのに役に立ちます。

　記録する内容は、①いつ、②どの製品を、③どれだけ摂ったか、④その際の体調はどうだったかです。「健康食品」を摂る前と取った後での変化が、摂り続けてよいか、摂るのをやめるべきかの判断材料になります。

表　健康食品を摂る際のメモの例

年月日	製品名A （企業名）	製品名B （企業名）	体調や気になる事項、医薬品の併用状況
〇年◎月×日	2粒×1回	摂らず	体調が良い。医薬品Cを併用
〇年◎月△日	摂らず	1粒×3回	体調は変わらない
〇年◎月□日	2粒×1回	1粒×3回	発疹がでた

　①いつ　　②どの製品を　③どれだけ摂ったか　　④その際の体調はどうだったか

⑲ 「健康食品」を摂っていて体調が悪くなったときには、まずは摂るのを中止し、因果関係を考えてください。

　自分の体調変化に注意し、体調が悪くなったときは、摂るのを中止してください。

　「健康食品」の健康被害は、いくつかの問題が重なって起きることがあるため、これまで体調が悪くならずに食べ続けていた「健康食品」でも体調が悪化する要因となることがあります。

　体調悪化の原因が「健康食品」そのものによるかどうかは、「健康食品」を摂り始めた後から起こったか、摂るのをやめると和らいだか、などを考えるとある程度判断ができます。「健康食品」で健康を害していないかをセルフチェックしてください。

　このように考えても判断できない場合などは「健康食品」に対する知識を有する専門家（医師・薬剤師・管理栄養士・アドバイザリースタッフ等）に相談してください。

IV．「健康食品」について安全な選択をするために（まとめ）

● 健康の保持・増進の基本は、健全な食生活、適度な運動、休養・睡眠です。
● 「健康食品」を摂る選択をする前に、今の自分にとって本当に必要か考えてください。その際に、信頼できる（科学的根拠のある）情報を入手するように努めることが、自身の健康を守るために大切です。

- 「健康食品」を購入／摂る場合は、このメッセージで述べられている点に注意して、選択をすることが必要です。
- 増量することは健康被害をもたらすリスクを高めます。たとえ効果が実感できなくても、増量してはいけません。
- 「健康食品」を摂っていて体調が悪くなった場合は、すぐに摂るのをやめてください。

健康食品取扱マニュアル　第7版

平成28年12月25日　第7版　第1刷発行

編集　東 京 都 福 祉 保 健 局
　　　東 京 都 生 活 文 化 局

発行　株式会社 薬事日報社

本社　〒101-8648　東京都千代田区神田和泉町1番地
　　　電話　03-3862-2141（代表）
　　　FAX　03-3866-8408
支社　〒541-0045　大阪府大阪市中央区道修町2-1-10
　　　電話　06-6203-4191（代表）

薬事日報ホームページ　http://www.yakuji.co.jp/

ISBN978-4-8408-1376-1　　印刷　昭和情報プロセス株式会社　　©2016 Printed in Japan